老年人合理用药处方手册

主　编　张天奉　唐新征

副主编　邓　鸣　姚灿坤　周岁锋　韩　霞

科学技术文献出版社
SCIENTIFIC AND TECHNICAL DOCUMENTATION PRESS

·北 京·

图书在版编目（CIP）数据

老年人合理用药处方手册 / 张天奉，唐新征主编. —北京：科学技术文献出版社，2021.1

ISBN 978-7-5189-7446-7

Ⅰ.①老… Ⅱ.①张… ②唐… Ⅲ.①老年人—用药法—手册 Ⅳ.① R452-62

中国版本图书馆 CIP 数据核字（2020）第 250027 号

老年人合理用药处方手册

策划编辑：张宪安　薛士滨　责任编辑：钟志霞　周可欣　责任校对：张吲哚　责任出版：张志平

出　版　者	科学技术文献出版社
地　　　址	北京市复兴路15号　邮编 100038
编　务　部	（010）58882938，58882087（传真）
发　行　部	（010）58882868，58882870（传真）
邮　购　部	（010）58882873
官　方　网址	www.stdp.com.cn
发　行　者	科学技术文献出版社发行　全国各地新华书店经销
印　刷　者	长沙鸿发印务实业有限公司
版　　　次	2021 年 1 月第 1 版　2021 年 1 月第 1 次印刷
开　　　本	787×1092　1/16
字　　　数	860千
印　　　张	41.75
书　　　号	ISBN 978-7-5189-7446-7
定　　　价	198.00元

《老年人合理用药处方手册》作者名单

主　　编　张天奉　广州中医药大学深圳医院
　　　　　唐新征　广州中医药大学深圳医院
副 主 编　邓　鸣　广州中医药大学深圳医院
　　　　　姚灿坤　广州中医药大学深圳医院
　　　　　周岁锋　广东省中山市中医院
　　　　　韩　霞　广州中医药大学深圳医院
作　　者（按姓氏笔画排序）
　　　　　马文君　王利军　王静滨　王科澎　毛东伟　刘　丽
　　　　　朱阳瑞　刘雄伟　李　诺　朴春丽　陈　玲　陈秀梅
　　　　　何斌斌　何海瑞　杨　朔　杨义龙　杨美玲　杨俊兴
　　　　　张萃艺　林　华　单爱云　周　霞　侯　琳　贺　楠
　　　　　赵雅梅　高运吉　贾淑琳　唐红梅　徐卫方　黄仁发
　　　　　黄国欣　黄海福　黄海燕　彭媛媛　温清波　赖英哲
　　　　　蔡汉潮　蔡智刚　廖　馨
学术秘书　刘迪继　成　涛　朱瑾娴　牟　雷

主编简介

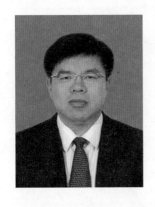

张天奉　医学博士，教授，博士研究生导师，毕业于中国中医科学院，现任广州中医药大学深圳医院党委书记，中医老年病学术带头人、中西医结合心血管病学科带头人。兼任世界中医药联合会痰证专业委员会副会长、世界中医药联合会促进中医立法工作委员会理事、故宫研究院中医药文化研究所客座研究员、中华中医药学会方药量效研讨分会副主任委员、中国中医药研究促进会专科专病建设工作委员会副会长、广东省中医药学会心脏康复专业委员会主任委员、深圳市中医药学会养生专业委员会第一届委员会主任委员、教育部学位与研究生教育发展中心评估专家、深圳市中医药学会副会长。长期从事心血管疾病的中医证素特征及辨证路径研究、中医药抗衰老研究，擅长中西结合治疗冠心病、心脏瓣膜病、心肌炎、心力衰竭、心律失常、高血压、高血脂以及心脏介入术后的中医治疗等。主持科研课题20余项，主编专著7部。

主编简介

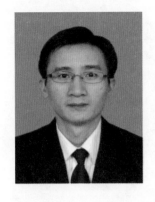

唐新征 医学硕士，副教授，硕士研究生导师。毕业于广州中医药大学，现任广州中医药大学深圳医院大内科主任、心血管病科主任、内科教研室主任。兼任世界中医药联合会中医诊断专业委员会委员、中国心脏联盟心血管疾病预防与康复学会委员、中华中医药学会方药量效专业委员会常委、广东省中医药学会心脏康复专业委员会副主任委员、深圳市中医药学会心血管病专业委员会副主任委员、深圳市中医药学会心脏康复专业委员会副主任委员、深圳市中西医结合学会心血管病专业委员会副主任委员、深圳市中西医结合学会心脏康复专业委员会副主任委员等职。长期从事中西医结合防治心血管疾病、老年病研究及老年人合理用药研究，擅长中西医结合诊治心血管疾病、老年病，主持科研课题10余项，主编、参编专著4部。

内容提要

　　本书论述了我国人口老龄化的特点与发展趋势，老年药代动力学和药效动力学的改变与合理用药，老年患病的特点与特有症状，合理用药的目标、政策措施和国家策略，老年疾病合理用药的原则、个体化给药方案设计、药物治疗监测和不良反应的防治，详细阐述了老年感染性疾病，水、电解质紊乱、酸碱平衡失调、恶性肿瘤和脑血管、呼吸、循环、消化、泌尿、内分泌、血液、神经、精神、妇科、眼睛、耳朵、皮肤等系统疾病的临床表现、诊断标准、西医与中医治疗思路、原则、目标与处方，用药说明及注意事项。

　　本书是论述中西医结合老年合理用药的专著，是作者科研成果和临床经验的总结，参阅国内外文献，将老年疾病诊疗的新理论、新知识、新疗法、新技术融汇其中，具有科学、先进、规范、实用等特点，内容翔实具体，可操作性强，可供内科、外科、妇科、五官科、皮肤性病科、康复科医师、全科医师、基层医师及药师、护师阅读使用，是老年病科医师的工具书，是科研院所、医学院校科研教学的高级参考书。

序　言

　　随着社会的进步及居民健康水平的提高，人均寿命在不断延长，全球人口的老龄化程度也在不断加深，"人口老龄化"已成为全球共同面临的一个重要的社会问题。根据联合国老龄化社会的标准，中国从2000年开始已进入老年型社会。这种"变老"趋势正在以惊人的速度向前发展，估计目前中国65岁以上老龄人口为1.7亿左右，约占世界老龄人口总数的24%，占亚洲老龄人口的50%。我国迅速进展的老龄化以"未富先老"和"慢病高发"为特点，对整个社会的发展形成了严峻的挑战，也使我国老年医学发展面临巨大压力和空前机遇。老年人作为一个特殊的群体，随着机体功能的增龄性改变，导致多种疾病的患病率增加，尤其是慢性病和老年病的增加更为明显。老年人疾病的防治与管理已纳入健康中国建设的国家战略，老年人用药管理则是老年医学的重要内容。

　　老年人往往呈多种疾病共存，其用药的机会及用药种类均明显高于其他年龄群体。老年人因生理功能的减退，其药代动力学和药效动力学与其他人群不同，药物的不良反应发生率也明显高于其他年龄群体，合理用药对老年疾病的治疗尤为重要。因此，根据老年人机体特点、疾病种类和药理学理论选择最佳的药物及其制剂，制定和优化给药方案，安全、有效、经济、适当地使用药物，从而建立一套完整的老年人合理用药体系，具有重大的现实意义。

　　由广州中医药大学深圳医院张天奉、唐新征任主编，组织从事临床医疗的业务技术骨干，对多家医院近十多年来诊治老年疾病临床用药的经验教训，进行了总结并参阅国内外文献资料，共同编著了《老年人合理用药处方手册》一书。本书紧紧围绕老年疾病、药物治疗、合理有效安全用药，系统阐述老年人各系统疾病常用药物的使用原则及注意事项。全书内容涵盖老年人生理病理特点、老年疾病的整体用药原则、老年人个体给药设计、老年人药物不良反应的表现与防治，并按老年人内科、外科、妇科、五官科、骨科、皮肤科等专科疾病，分别详细论述常用药物的注意事项等。既有国内外老年疾病药物治疗的前沿新知识，也汇集了老中青专家学者的科研成果和临床实践经验。该书使读者对老年人合理用药有一个全面的掌握与了解；为临床医师在老年人安全用药方面提供较全面的参考资料；为临床药事管理部门开展安全用药管理提供借鉴。

　　本书具有科学、先进、规范、实用等特点。理论联系实际，论述翔实具体，易学易懂，可操作性强。既有西医治疗方案，又有中医辨证论治处方、秘方、验方，是一本中西医结合论述老年合理用药的优秀专著。

　　我相信本书的出版，将会对老年疾病的防治、合理安全用药及老年人健康起到积极的促进作用。

深圳市中医药学会会长

深圳市中医院主任医师、教授　　李顺民

博士生及博士后导师

前　言

随着社会的进步及居民健康水平的提升，目前全球的人口老龄化程度也在不断加深，"人口老龄化"已成为全球共同面临的一个重要的社会问题。老年人作为一个特殊的群体，随着机体功能的增龄性改变，导致多种疾病的患病率增加，尤其是慢性疾病的患病率增加更为明显。如何做好老年人疾病的管理？这是众多老年病研究及管理人员探索的热门领域。其中，做好老年人用药管理是疾病管理中的重要一环。

老年人往往呈多病共存的状态，用药的机会及用药种类均明显高于其他年龄群体；同时，老年人因生理功能的减退，其药代动力学和药效动力学也具有一定的群体性特征，药物的不良反应发生率也明显高于其他年龄群体，合理用药的重要性在老年疾病的诊疗中具有非常重要的地位。因此，根据老年人机体特点、疾病种类和药理学理论选择最佳的药物，制订给药方案，安全、有效、经济、适当地使用药物，从而建立一套完整的老年人合理用药体系，具有重大的实际意义。为此，我们从临床实际需求出发，对老年人用药进行系统归纳总结，并整理成册，以期在老年人合理用药体系的构建方面，做一定的基础性工作。

本书以老年人合理用药为主线，以老年人常见疾病西药、中药治疗处方为主要内容，包括老年人常见的内科、外科、五官科、骨科、皮肤科疾病从病因病理、临床表现、诊断标准、分类分期、西医治疗思路、目标、原则与处方，中医中药治疗处方及用药注意事项等内容，使读者对老年人合理用药有一个全面的掌握与了解，为临床医师在老年人安全用药方面提供较全面的参考资料；同时，也可作为临床药事管理部门开展安全用药管理体系建设的参考书籍。

本书在编写过程中得到了广州中医药大学和深圳市卫生健康委员会的大力支持，科学技术文献出版社特聘编审张宪安教授为本书编审做了许多工作，国家级名老中医、深圳市中医药学会会长、深圳市中医院主任医师李顺民教授在百忙之中为本书作序，四十多位作者精耕细作，反复修改三易其稿，为编写本书付出了辛勤的劳动，在此一并致以由衷的感谢。

由于时间仓促，加之编者水平所限，本书难免有不妥之处，敬请广大读者不吝指正。

广州中医药大学深圳医院教授、博士研究生导师、党委书记　张天奉

目 录

第一章　老年人合理用药概述

第一节　我国人口老龄化概况、特点及发展趋势

一、全球及我国人口老龄化概况

"人口老化"是指基于人口生育率的降低和人均寿命的不断延长所导致的总人口中年轻人口数量减少、年长人口数量增加，进而产生的老年人口比例相应增长的一种动态现象。随着现代社会的迅速发展，"人口老化"引起了联合国及世界各国政府的高度重视和密切关注，世界卫生组织的统计和预测数据显示：2000年全球60岁以上人口为6亿，2025年翻倍为12亿；2050年则将高达20亿。目前有60多个国家的老年人口达到或超过人口总数的10%，进入了人口老龄化社会行列。

从20世纪中期以来，我国的经济、社会建设取得了巨大的进步，居民的健康水平也得到了极大的提升，而我国的人口基数较大，在此背景下，预计我国的人口老龄化的问题将比20世纪的欧洲更严重。据调查显示，我国老年人口占据了世界老年人口总数的20%，我国老年人口的年均增长率约为总人口增长率的5倍，从2011年到2015年，全国60岁以上的老年人由1.78亿增加到2.21亿，老年人口的比重由13.3%增至16%。如此巨大的老年人口增长速度和增长质量让我国较其他国家提前进入了老龄化社会，而且其增长速度仍处于向上趋势。

据统计，截至2017年末，中国大陆总人口（不包括香港、澳门特别行政区、台湾省以及海外华侨人数）数目已超过1.3亿，较2016年增加了700余万人，人口基数进一步加大。从年龄构成上看，小于60岁的劳动年龄人口为90 199万人，占总人口数的64.9%；60周岁及以上人口24 090万人，占总人口数的17.3%。其中65周岁及以上人口15 831万人，占总人口数的11.4%（图1-1）。

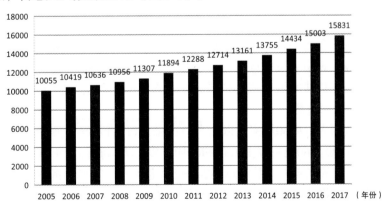

图1-1　2005—2017年中国≥65周岁及以上人口数量走势（万人）

0.6个百分点。预计到2020年，老年人口达到2.48亿，老龄化水平达到17.17%，其中80岁以上老年人口将达到3067万人；2025年，60岁以上人口将达到3亿，成为超老年型国家。考虑到20世纪70年代末，计划生育工作力度的加大，预计到2040年我国人口老龄化进程达到顶峰，之后，老龄化进程进入减速期。总体看来，我国人口老龄化仍处于加速阶段。

第二节　我国人口老龄化带来的问题及对策

一、我国人口老龄化带来的问题

（一）人口老龄化对老年人身心健康的影响

老年人本身就是社会的弱势群体，随着年龄的不断增长，老年群体自身的免疫功能也会逐渐下降，生理机能开始退化，老年痴呆、心脑血管疾病、风湿病等都是老年群体中常见的疾病。由于老年人自身健康状况和社会角色的改变，常容易产生悲观、抑郁、孤独和焦虑等一系列不良心理和情绪，而如今的家庭结构模式越来越趋于小型化，子女忙于工作无心照料在家的老人，更别说是精神上的交流，因此，很多老年人精神状态比较差，他们需要社会的关心和理解。老年人是社会的一种宝贵财富，俗语说："家有一老，如有一宝。"老年人的知识储备和生活阅历是值得我们年轻人学习的，老一辈人对革命的建设和历史的贡献更是值得全社会敬仰的，全社会应将老年群体视为宝贵财富去尊敬爱护他们，要知道每一个人都会变老，我们不应该戴着有色眼镜去看待每一个老年人，尊老爱幼是中华民族的传统美德，我们要发扬光大。

（二）人口老龄化使家庭养老问题突出

北京大学袁方教授认为解决中国老龄化的问题单靠哪一方面的力量是不够的，需要各方努力，需国家、社会和家庭相互结合。如今的家庭结构模式大多数为传统的"4-2-1"家庭，即四个老人，夫妻双方，一个孩子，意味着两个子女要承担赡养四个老人的义务，这无形中加重了家庭成员的养老负担，并且受西方文化的冲击，我国传统的家庭观念正在逐渐淡化，家庭养老功能也在弱化，老年人的物质和情感需求得不到相应的满足，而这种现象在农村尤为严重，农村大量中青年劳动力去往经济更发达的一、二线城市发展，使家庭养老功能弱化，农村高龄老人养老问题严峻，这也在一定程度上造成了城乡发展不均衡，我国的养老遇到瓶颈问题。

（三）人口老龄化加重了我国经济负担

近年来我国人口老龄化速度的加快，老龄人口的供给支付额度对人口比例较小的青壮年形成极大的压力，社会财富创造与现代化建设无法满足老龄人口的快速发展需求。从而导致经济发展与人口老龄化问题产生较大的矛盾，特别是在经济欠发达区域，经济发展无法满足老龄人口的抚养需求。从实质上来看，人口老龄化程度并不是社会经济压力的决定因素，但老龄人口保障必须有着充分的经济基础和社会资源。但我国当前的情况仍不具备足够的经济基础和社会条件，所以老龄化问题给社会经济发展带来巨大的压力。相关学者预测，我国在未来40年内会达到人口老龄化高峰，也是经济压力的高峰期，社会发展会受到空前的压力。

（四）人口老龄化对社会稳定的影响

随着我国城镇化进程的不断加快，资源的日渐紧张使得社会经济不断震荡，同时也进一步推动了人口老龄化对社会发展的影响。城镇化进程促使我国农村的劳动力不断转移向城市范围，大量人力资源的聚集虽然在很大程度上弥补了城市缺乏青壮年群体的不足，但同时也给城市带来了巨大的压力，资源紧张、就业压力、社会保障等各个方面都受到较大的冲击。同时由于农村生产力的大量转移，使农村生产力日渐匮乏，从而呈现出严重的空巢现象，很多农村老龄人口缺乏生产能力和生产技能，经济收入极其微薄，加之老年人口基数的不断增大，我国农村社会保障的不到位，很难有效解决农村老龄人口的赡养问题，从而导致社会贫富阶级矛盾的加剧，造成社会公共安全和农村社会稳定潜在的威胁。

（五）人口老龄化对文化的影响

我国文化自古推崇孝道，百善孝为先，孝在中国传统文化中有着极其浓重的尊老思想。但随着我国人口老龄化程度的加剧，老龄人口日渐增多，而青壮年由于计划生育政策的实施大多为独生子女，在赡养、关怀老人方面普遍存在着力不从心的情况；加之现代生活节奏加快、人们的生活压力逐渐增大形成普遍的物质至上的价值观，导致养老从以往的"用心"模式逐渐转变为"用钱"模式，传统家庭观念中赡养父母的思想逐渐转变为用物质、金钱供养老人的思想。这种情况的普遍存在使我国传统文化中"孝"的精髓与经济资源挂钩，导致我国5000年的"孝道"文化逐渐歪曲，使其遭受极大的挑战。

二、解决我国人口老龄化问题的对策

（一）实行与人口协调发展的经济战略

要统筹处理好社会经济发展与人口老龄化问题的关系，将人口老龄化问题作为重大的经济问题，实行与人口老龄化问题相协调的经济发展战略。一，实施科技创新驱动发展战略，不断提升社会生产力，充分发挥科技创新的作用，通过提高生产力来对冲人口老龄化对经济发展的负面影响；二，拓展新的经济发展方式，通过调整经济结构、壮大实体经济、促进居民消费等方式来不断适应人口老龄化问题对社会经济的冲击。不断完善老龄社会条件下的消费需求机制，完善社会保障的各项制度，最大限度地满足老龄人口的消费需求，提升当前社会条件下的经济驱动力。

（二）协调社会发展与人口老龄化问题的关系

要将建设理想老龄化社会纳入我国社会发展的总体战略中，高度重视人口老龄化与社会劳动力结构变化的问题，改革劳动就业制度，统筹处理社会就业与养老之间的矛盾；不断完善退休制度，加强老龄人力资源的开发与利用；结合年龄平等原则，对收入分配制度加以改革，逐步提升老龄人口在社会财富、机会及权利等方面的分配；建立科学的代际利益协调、权益保障、矛盾处理机制，不断推动社会各个年龄群体平等分享社会资源、共享社会利益、共担社会责任。不断完善社会养老保障制度，建立与老龄社会发展需求相符的养老、医疗等保障制度，不断优化社会公共服务结构，完善老龄人口生活料理、精神慰藉、疾病护理等老龄服务体系。

（三）完善核心价值体系，倡导年龄平等文化

在文化发展方面，应该将老龄社会建设纳入人文发展战略中，构建老龄社会的新文化。不断完善社会主义核心价值体系，大力倡导年龄平等文化，宣传新的价值观。通过现代各种媒体、自媒体渠道，在全社会范围内大力宣传传统道德文化，提升全社会敬老、爱老、助老的孝道文化。同时要提倡家庭养老这一重要方式，构建老龄社会的新型文化体系。

（四）转变人口老龄化问题的观念，加强对老年人的精神关怀

在对待人口老龄化这一问题上，我们首先要转变观念，辨证面对这一客观社会现象而不是敬而畏之。社会在满足老年人物质生活的同时，更应该关心老年人的精神生活，注重老年人身心健康。一，各地相关部门应加大资金投入，为老年人提供较好的精神娱乐场所，丰富老年人的精神文化生活，让其在与不同人群的交流中体会乐趣，从而排解空虚寂寞的情绪；二，建设老年大学，为老年人发展自己的兴趣爱好提供平台，使老年人在活动和学习中认识同龄人并体会其中的快乐；三，定期组织老年群体开展形式多样的娱乐活动，通过琴棋书画、戏剧、歌舞团等活动让老年人修身养性，充实精神生活；四，医护人员为老年人提供情感支持，开展心理咨询服务，医护人员在服务老年人群的过程中更有耐心和爱心，站在老人的角度为他们着想，理解他们的痛苦，主动与他们沟通交流，倾听他们内心的真实想法，更要在肢体和语言上表达出对他们的尊重与关怀。积极开展老年群体活动，帮助老年人树立积极、乐观的心态，解除他们精神和心理负担，通过这些方式丰富了老年人的精神文化生活，更好地增强了他们的社会归属感。

（五）建立健全医疗保障制度，加强对老年人医学人文关怀

随着老年人年龄的增长，身体抵抗力逐渐下降，多数老年人深受疾病的困扰，因此，医疗保障对于老年人是一项重要的保障措施。一方面要完善医疗福利保障系统，降低药品价格，让老年人看得起病；另一方面，对老年患者要更有耐心。老年患者的疾病主要是慢性病，不仅治愈率低，而且病程长，经常会伴有功能性方面的问题，所以更需要医护人员长期的医疗照护。同时在老年人的医疗保障，不但要为

其提供医疗技术的指导，更要为其提供情感和心理上的支持与安慰，真正去关怀、关爱老年人，关注他们的身心健康。医疗机构人员更需要加强对老年群体健康知识的宣传，以老年群体常见病为主要内容，更具针对性地向老年群体普及老年保健和卫生科学知识，加强对他们的健康指导。同时积极向老年人讲解相关常见病、多发病的预防和治疗，对他们的生活行为也要进行适当的干预，从而加强对老年人的医学人文关怀。

（六）多方面筹集养老保障资金，实行新型养老保障制度

我国政府应充分发挥财政的再分配功能，根据我国社会经济的发展状况，增加养老补贴，加大对老年福利的投入。鼓励地方政府对经济困难老人和高龄老人给予适当的家庭补助和高龄津贴。同时，政府要支持社会力量成立养老服务机构，整合地方资源，积极引导社会资本向养老服务业的投入。可以采取以国家、集体、社会、个人等多渠道相结合的筹资模式，以各种方式加大养老服务机构的兴办，为老年人群提供更加全面、便捷以及高水准的养老福利机构。此外，要鼓励社会资本成立更多公益慈善养老基金，充分发挥慈善组织作用，发扬尊老、敬老、爱老、养老的传统美德，切实凝聚社会的力量，提高老年群体的生命质量和生活品质。

（七）开发老年人力资源，提倡老年人自养

随着科学技术的不断发展，老年人的生活质量明显提高，其精神面貌以及身体素质得到了很大提升，同时由于现在老年人退休年龄较低，所以许多已经退休的老年人仍具有劳动能力。老年人对待工作认真坚韧，具有多年的工作经验，甚至有些老年人的工作能力比大部分年轻人还要强，是社会不可缺少的资源。因此，应大力发掘老年人力资源，鼓励老年人为社会发展继续做贡献。对于身体素质较好并愿意从事新工作的老年人，应当为其提供机会，在增加其经济来源的同时减轻社会压力。

（八）完善老年福利的法律保障，真正保障老年人各项权利

老年群体本身就是社会弱势群体，其没有固定的经济收入来源，生活上的自理能力也较弱，他们有权利得到社会的关心和照顾。《中华人民共和国老年人权益保障法》是我国目前保护老年人权利的根本大法，新《老年人权益保障法》第三条规定："国家保障老年人依法享有权益。老年人享有从国家和社会获得物质帮助的权利，有享受社会服务和社会优待的权利，有参与社会发展和共享发展成果的权利；禁止歧视、侮辱、虐待或者遗弃老年人。"新法的修订从一定程度上保障了老年人的基本权利。除2015年重新修订的《中华人民共和国老年人权益保障法》之外，我国就没有另外关于保障老年人基本权利的法律法规。因而，我国应加强对老年群体权益保障的相关立法工作，健全一整套保障老年人基本权利的长效法律机制，从而为我国巨大的老年群体保驾护航，为社会对老年人的关怀确立法律基础。

关心、关爱老年群体需要政府和全社会的共同努力，需要我们不断创新实践方法，开拓新途径。不仅是从宏观的制度、政策模式和公共财政倾斜等方面进行努力，更要在实施具体政策中不断完善社保、医疗和娱乐基础设施等方面的内容，是

要在满足老年人物质生活需求的同时，更加注重丰富老年人的精神文化生活，让老年群体切实体会到社会的关怀。这不仅有利于推动社会稳定，促进社会主义和谐社会的构建，更有利于我们早日实现全面建成小康社会的整体目标。

第三节　人体老化的原因、机制与老化的表现特征

一、人体衰老的原因及机制

当今科学和技术的快速发展，已经确定了许多人类退化性疾病和早衰相关疾病的机制，对衰老定义提出了新的观念：与衰老相关的身体虚弱和生理、心理功能的丧失为生理功能不正常所致，而这些生理功能的不正常可通过适当地临床处理治愈。同时强调应用先进的医学科技手段进行疾病的超早期诊断、预防、治疗和康复。

近现代分子生物学的兴起与发展，使人们能从分子水平上或生物大分子的层次上对衰老机理进行卓有成效的探索与深入研究，并积累了丰富的知识和经验，取得了丰硕的成果。随着科学的不断发展，对衰老起因的研究也在不断地深入，目前已到了分子生物学的水平，产生了一系列新的学说，如基因调节假说、细胞凋亡假说、自由基学说、端粒假说、线粒体假说、核糖体假说、系统假说、免疫学说、微循环学说、微量元素学说等。它们在原有学说的基础上，有了很大的发展和提高。

细胞衰老是生物衰老的基本单位，也是人类老年病发病的共同基础。衰老是正常细胞由于分裂次数的积聚，使其增生能力丧失，而发生的永久性细胞生长停止和细胞形态改变的过程。已有学者证实，体外细胞的衰老与体内组织的衰老有直接的相关性。20世纪20年代就有学者提出"一切生物学关键问题必须在细胞中寻找"。20世纪后期，这一观点已成为生物学家的共识。细胞衰老是细胞周期调控下多基因参与的复杂的生理病理过程，其过程是通过信号传导实现的，是受到某些基因控制的。

二、人体老化的表现特征

（一）人体结构成分的衰老变化

1. 水分减少　60岁以上老年人全身含水量男性为51.5%（正常为60%，细胞内含水量由42%降至35%），女性为42%～45.5%（正常为50%），含水量的变化对药物的代谢、分布及疾病的进展都产生了一定的影响。

2. 脂肪增多　随着年龄的增长，新陈代谢逐渐减慢，耗热量逐渐降低，因而食入热量常高于消耗量，所余热量即转化为脂肪而储积，使脂肪组织的比例逐渐增加，身体逐渐肥胖。人体脂含量与水含量呈反比，脂肪含量与血总胆固醇含量呈平行关系，因此血脂随着年龄的增长而呈上升趋势。

3. 细胞数减少，器官及体重减轻　细胞减少呈增长性改变，75岁老人组织细胞减少约30%，由于老年人细胞萎缩、死亡及水分减少等，致使人体各器官重量和体重

减轻，其中以肌肉、性腺、脾、肾等的减重更为明显，细胞萎缩最明显的是肌肉，肌肉弹性降低、力量减弱，致使易疲劳。老年人肌腱、韧带萎缩僵硬，致使动作缓慢，反应迟钝。

4. 器官功能下降 主要表现在各器官的储备能力减少、适应能力降低和应激能力减退等方面。

（二）老化性代谢（三大代谢平衡失调）

在代谢上，青年期的特点是进行性、同化性和合成性，而老年期的特点则是退行性、异化性和分解性，这种倾向通常在衰老症状出现前就已经开始了。

1. 糖代谢的变化 老年人糖代谢功能下降，有患糖尿病的倾向。研究证明，50岁以上糖代谢异常者占16%，70岁以上异常者占25%。

2. 脂代谢的变化 随机体的老化，不饱和脂肪酸形成的脂质过氧化物易积聚，后者极易产生自由基，血清脂蛋白也是自由基的来源，随年龄的增长，血中脂质明显增加，易患高脂血症、动脉粥样硬化、高血压及脑血管病。

3. 蛋白质代谢的变化 蛋白质代谢的衰老变化是人体生理功能衰退的重要物质基础，随着年龄的增长血清白蛋白含量降低，总球蛋白增高，而且蛋白质分子可随着年龄的增长而形成大而不活跃的分子，蓄积于细胞中，致使细胞活力降低，功能下降。老年人蛋白质代谢分解大于合成，消化、吸收功能减退。随年龄的增长，各种蛋白质的量和质趋于降低。蛋白质轻度缺乏时，可出现易疲劳、体重减轻、抵抗力降低等症状。严重缺乏时则可导致营养不良性水肿、低蛋白血症及肝、肾功能降低等疾病。但老年人长期过量的高蛋白饮食，可增加功能已减退的肝、肾等器官的负担。随着年龄的增长，蛋白质在合成过程中易发生翻译差错，导致细胞的衰老与死亡。

4. 无机物代谢的变化 老年人细胞膜通透功能减退，离子交换能力低下，最显著的无机物异常代谢表现为骨病，尤以骨质疏松为甚。

5. 适应能力的变化 老年人对内外环境改变的适应能力下降，体力活动时易出现心慌气短，活动后恢复时间延长，对冷、热适应能力减弱，夏季易中暑，冬季易感冒；一些年轻人很易应付的体、脑力劳动，老年人常难以负担；由于对体位适应能力减弱，老年人血压波动大，代谢能力低下，如经口或静脉注射葡萄糖负荷或静脉注射钙负荷，其高血糖或高血钙持续时间均较长，可见老年人的内环境稳定性也较年轻人低。总体而言，老年人机体的整体适应能力随年龄的增加而逐步减弱。

三、各系统的生理性老化

（一）皮肤系统的生理性老化

皮肤是保持身体正常生理活动的第一道防线，从面积和含量而论，皮肤是人体最大的器官。老年人皮肤的触、温觉减弱，表面的反应性减弱，对不良刺激的防御等功能降低，再生和愈合能力减弱，通常在40岁左右皮肤开始出现老化特征。

1. 发改变　毛发失去光泽，头发脱落，眉毛、鼻毛变白脱落。

2. 皮肤　老年人皮肤因皮脂腺分泌减少而无光泽，易裂、发痒，由于表面粗糙、松弛、弹性降低而出现皱纹、下眼睑肿胀，形成眼袋，皮肤毛细血管减少，变性，脆性增加易出血（老年性紫癜）。随着年龄的增长，皮肤神经末梢的密度显著减少，致皮肤调温功能下降，感觉迟钝，脂褐素沉积形成老年斑。

（二）感觉的生理性变化

随着年龄的增长，机体的细胞数减少，组织器官发生退行性变，多种生理功能减退，如听力下降，视力减退，视野变小，嗅觉不灵，感觉迟钝，行动迟缓，步履蹒跚，对周围环境的适应能力降低，易发生感染性疾病，因而人们会用"老态龙钟""老气横秋"等形容词来形容老年人因衰老所表现出的缺乏朝气的表现。

（三）呼吸系统的老化

1. 鼻　鼻软骨弹性减低，黏膜及腺体萎缩，鼻腔对气流的过滤和加温功能减退或丧失，加重下位气道的负担，使整体气道防御功能下降。

2. 咽　咽黏膜和淋巴细胞萎缩，易于引起上呼吸道感染。

3. 气管、支气管　支气管黏膜萎缩，弹性组织减少、纤维组织增生、黏膜下腺体和平滑肌萎缩，支气管软骨钙化、变硬，管腔扩张，小气道状细胞数量增多，分泌亢进，黏液潴留，气流阻力增加，易发生呼气性呼吸困难，常使小气道萎陷、闭合。由于管腔内分泌物排泄不畅，发生感染的机会增多，内径变大呈桶状。

4. 胸廓　因肋骨、脊柱钙化而变硬，黏膜上皮及黏液腺退化，管腔扩张，前后径变大呈桶状。

5. 肺　肺泡壁变薄，泡腔扩大，弹性降低，肺组织重量减轻，呼吸肌萎缩，肺弹性回缩力降低，导致肺活量降低，残气量增多，咳嗽反射及纤毛运动功能退化，老年人咳嗽和反射机能减弱，使滞留在肺的分泌物和异物增多，易感染。

（四）循环系统的老化

1. 心脏　心脏增大，80岁左心室比30岁时增厚25%，心肌细胞纤维化，脂褐素沉积，胶原增多，呈淀粉样变，心肌的兴奋性、自律性、传导性均降低，心瓣呈膜退行性变和钙化，窦房结P细胞减少，纤维增多，房室结、房室束和束支都有不同程度的纤维化，心脏传导功能减退。

2. 血管　随着年龄的增长，动脉内膜增厚，中层胶原纤维增加，造成大动脉扩张而屈曲，小动脉管腔变小，引发动脉粥样硬化，由于血管硬化，可扩张性小，易发生血压上升及体位性低血压。

（五）消化系统的老化

1. 口腔　牙龈萎缩，齿根外露，齿槽管被吸收，牙齿松动，牙釉质丧失，牙易磨损、过敏，舌和咬肌萎缩，咀嚼无力，碎食不良，食欲下降，唾液腺分泌减少，加重下消化道负担。

2. 食管　肌肉萎缩，收缩力减弱，食物通过时间延长。

3. 胃　胃黏膜及腺细胞萎缩、退化，胃液分泌减少，造成胃黏膜的机械损伤，黏液—碳酸氢盐屏障的形成障碍，致胃黏膜易被胃酸和胃蛋白酶破坏，减低胃蛋白酶的消化作用和灭菌作用，促胰液素的释放减少，使胃黏膜糜烂、溃疡、出血、营养被夺，加之内因子分泌功能部分或全部丧失，失去吸收维生素B_{12}的能力，致巨幼红细胞性贫血和造血障碍，平滑肌的萎缩使胃蠕动减弱，排空延迟，是引发便秘的原因之一。

4. 肠　小肠绒毛增宽而短，平滑肌层变薄，收缩蠕动无力，吸收功能差，小肠分泌减少，各种消化酶水平下降，致小肠消化功能大大减退，结肠黏膜萎缩，肌层增厚，易产生憩室，肠蠕动缓慢无力，对水分的吸收减少，大肠充盈不足，不能引起扩张感觉等，造成便秘。

5. 肝　肝细胞数量减少、变性，结缔组织增加，易造成肝纤维化和硬化，肝功能减退，合成蛋白能力下降，肝介毒功能下降，易引起药物性肝损害，由于老年人消化吸收功能差，易引起蛋白质等营养缺乏，导致肝脂肪沉积。

6. 胆　胆囊及胆管变厚、弹性减低，因含大量胆固醇，易发生胆囊炎、胆石症。

7. 胰　胰腺萎缩，胰液分泌减少，酶量及活性下降，严重影响淀粉、蛋白、脂肪等消化、吸收，胰岛细胞变性，胰岛素分泌减少，对葡萄糖的耐量减退，增加了发生胰岛素依赖型糖尿病的危险。

（六）泌尿系统老化

1. 肾　肾重量减轻，间质纤维化增加，肾小球数量减少，且玻璃样变、硬化，基底膜增厚，肾小管细胞脂肪变性，弹性纤维增多，内膜增厚，透明变性，肾远端小管憩室数随着年龄的增长而增加，可扩大成肾囊肿。70岁以后肾单位可减少$1/3 \sim 1/2$。肾功能衰减，出现少尿、尿素，肌酐清除率下降，肾血流量减少，肾浓缩、稀释功能降低，肾小管分泌与吸收功能随着年龄的增长下降，肾小管内压增加，从而减少有效滤过率，使肾小球滤过率进一步下降。肾调节酸碱平衡能力下降，肾的内分泌机能减退。

2. 输尿管　输尿管肌层变薄，支配肌肉活动的神经减少，输尿管驰缩力降低，使泵入膀胱的速度变慢，且易反流。

3. 膀胱　膀胱肌肉萎缩，纤维组织增生，易发生憩室，膀胱缩小，容量减少，残余量尿增多，75岁以上老年人残余尿量可达100 mL，随着年龄的增长膀胱括约肌萎缩，支配膀胱的自主神经系统功能障碍，致排尿反射减弱，缺乏控制能力，常出现尿频或尿意延迟，甚至尿失禁。

4. 尿道　尿道肌萎缩纤维化变硬，括约肌松弛，尿流变慢，排尿无力，致较多残余尿，尿失禁。由于尿道腺体分泌减少，男性前列腺增生，前列腺液分泌减少，使尿道感染的发生率高。

（七）神经精神系统的老化

随着年龄的增长，脑组织萎缩，脑细胞数量减少。一般认为，人出生后脑神经细胞即停止分裂，自20岁开始，每年丧失0.8%，且随其种类、存在部位等的不同而选择性减少。60岁时大脑皮质神经和细胞数量减少20%～25%，小脑皮质神经细胞数量减少25%。70岁以上老人神经细胞总数减少可达45%，脑室扩大，脑膜增厚，脂褐素沉积增多，细胞的代谢障碍，脑动脉硬化，血循环阻力增大，脑供血减少，耗氧量降低，致脑软化，约半数65岁以上的正常老人的脑部都可发现缺血性病灶。老年人脑部多种神经递质的能力皆有所下降，导致老年人健忘，智力减退，注意力不集中，睡眠不佳，精神性格改变，动作迟缓，运动震颤，痴呆等，脑神经突触数量减少发生退行性变，神经传导速度减慢，导致老年人对外界事物反应迟钝，动作协调能力下降。随着年龄的增长，自主神经变性，功能紊乱，导致体液循环、气体交换、物质吸收与排泄、生长发育和繁殖等内脏器官功能活动的平衡失调，老年人的触觉，本体觉，视、听觉的敏锐性均下降，味、嗅觉的阈值明显升高，向中枢的传导信号明显减少，从而使老年人的劳动能力下降。只能从事节律较慢的活动和较轻的工作。老年人独特的心理特征：

1. 老年人的记忆　特别是近记忆减退明显，对新鲜事物不敏感，想象力衰退。

2. 情绪易波动　特别是对亲友的生离死别、丧偶等会使他们情绪抑郁，对生活失去兴趣，加之体弱多病，离退休生活习惯的骤然改变都可使其产生自卑、无用、老朽感，患上抑郁症，万念俱灰，个别人还会产生自杀的念头。

3. 性格改变　人到老年，精神活动由倾向外界事物的变化渐转为"内向"的趋势，留恋往事，固守旧的习惯，自我封闭，可以一改以往性格，判若两人，这与大脑皮层额叶先退化有关。

4. 行为改变　由于大脑皮层的衰变，受皮层控制的皮层下部的本能活动占优势，因此，部分老年人会出现一些如儿童的行为。

（八）内分泌系统的老化

1. 下丘脑　下丘脑是体内自主神经中枢。一些学者认为"老化钟"位于下丘脑，其功能衰退，使各种促激素释放激素分泌减少或作用减低，接受下丘脑调节的垂体及下属靶腺的功能也随之发生全面减退，从而引起衰老的发生与发展。随着年龄的增长，下丘脑的受体数量减少，对糖皮质激素和血糖的反应均减弱。对负反馈抑制的阈值升高。

2. 垂体　随着年龄的增长，垂体纤维组织和铁沉积增多，下丘脑—垂体轴的反馈受体敏感性降低。

3. 甲状腺　老年人甲状腺重量减轻，滤泡变小，同化碘的能力减弱，T_3水平降低，血清抗甲状腺自身抗体增高，甲状腺在外周组织的降解率降低，垂体前叶促甲状腺激素释放激素刺激的反应性亦降低。

4. 甲状旁腺　老年人的甲状旁腺细胞减少，结缔组织和脂肪细胞增厚，血管狭窄，甲状腺素的活性下降，Ca^{2+}转运减慢，血清总钙和离子钙均比年轻人低。老年妇女由于缺乏能抑制甲状腺素的雌激素，可引起骨代谢障碍。

5. 肾上腺 老年人肾上腺的皮、髓质细胞均减少，不论性别，随着年龄的增长肾上腺皮质的雄激素分泌皆呈直线下降，使老年人保持内环境稳定的能力与应激能力降低。

6. 性腺 男性50岁以上，其睾丸间质细胞的睾酮分泌下降，受体数目减少，或其敏感性降低，致使性功能渐减退，女性35~40岁雌激素急剧减少，60岁降到最低水平，60岁以后稳定于低水平。

7. 胰腺 随着年龄的增长，胰岛功能减退，胰岛素分泌减少，细胞膜上胰岛素受体减少和对胰岛素的敏感性降低，致65岁以上的老人43%糖耐量降低，糖尿病发生率高。

8. 松果体 有副垂体之称，老年人垂体产生的胺类和肽类激素减少，使其调节功能减退，下丘脑敏感阈值升高，延缓应激反应。

（九）免疫系统的老化

随着年龄的增长，人体免疫功能与机体衰老呈平行下降。

1. 胸腺 老年期胸腺明显萎缩，血中胸腺素浓度下降，使T细胞分化、成熟和功能表达均相应极度降低。

2. T细胞 在抗原刺激下转化为致敏淋巴细胞的能力明显减弱，对外来抗原的反应减弱。

3. β细胞 β淋巴细胞对抗原刺激的应答随着年龄的增长而下降，抗原和抗体间的亲和力下降；需要T细胞协助的体外免疫应答也随着年龄的增长而下降。

4. 自身免疫 老年人自身免疫功能大大增强，免疫细胞的识别能力随着年龄的增长而减弱。除攻击外来病原体外，还攻击自身组织，引起机体衰老死亡。

（十）运动系统的老化

1. 骨老化 骨老化的总特征是骨质吸收超过骨质形成。皮质变薄，髓质增宽，胶质减少或消失，骨内水分增多，碳酸钙减少，骨密度减低，骨质疏松，脆性增加，易发生骨折，肋软骨钙化、易断，老年人骨质畸形，越活越矮。

2. 关节老化 老年人关节软骨含水量和亲水性黏多糖减少，软骨素亦减少，关节囊滑膜沉积磷灰石钙盐或焦磷酸盐而僵硬，滑膜萎缩、变薄，基质减少，液体分泌减少，关节软骨、滑膜钙化、纤维化失去弹性，血管硬化，供血不足，加重变性，韧带、腱膜、关节囊纤维化而僵硬，使关节活动受到严重影响，引起疼痛，骨质增生形成骨刺。

3. 肌肉老化 随着年龄的增长，肌细胞水分减少，脂褐素沉积增多，肌纤维变细，重量减轻，肌肉韧带萎缩，耗氧量减少，肌力减低，易疲劳，加之脊髓和大脑功能衰退，活动减少，反应迟钝，笨拙。

第四节　老年药代动力学和药效动力学的改变

一、老年药代动力学的改变

（一）药物吸收

随着年龄的增长，老年人机体将发生许多生理变化，进而改变药物的胃肠道吸收和非口服途径（肌内注射、皮下注射、皮内注射等）的吸收。胃酸缺乏、胃液pH升高、胃排空延缓、小肠吸收面积减少、胃肠及肝血流量减少都会影响口服药物的吸收。

1. 胃酸缺乏　老年人胃肠道活动减弱，胃壁细胞功能减退，胃酸分泌减少（胃酸分泌量仅为20岁年轻人的25% ~ 35%），胃内酸度降低，而且胰腺分泌胰蛋白酶量减少。胃液pH升高将直接影响弱酸性药物和弱碱性药物的解离度、脂溶性，从而影响药物的吸收。一些酸性药物如巴比妥类、地高辛等因pH升高解离部分增多，而使吸收减少，造成起效慢，对弱碱性药物则可能吸收增多。地高辛可在胃酸中转化为活性代谢产物去甲地西泮，在pH为3时其吸收较pH为6时快，代谢物的血药浓度高。四环素等也因溶解度降低而减少吸收，但青霉素G等在酸性环境中不稳定的药物吸收则可能增加。

2. 胃排空速度减慢　无论是酸性还是碱性药物，大多数由小肠吸收，而老年人胃肠道肌肉纤维萎缩，张力降低，胃排空速度减慢，致使大多数药物进入小肠的时间延迟，吸收速率降低，血药浓度达峰时间延迟，峰浓度降低，影响药效的发挥。

3. 消化道面积减少　老年人小肠黏膜表面积减少，心输出量降低和胃肠动脉硬化而致胃肠道血流减少，消化道黏膜吸收面积可减少30%左右。胃肠功能的变化对被动扩散方式吸收的药物几乎没有影响，如阿司匹林、对乙酰氨基酚、保泰松、复方新诺明等。但由于老年人胃肠道某些主动转运系统功能降低，具有膜转运功能的糖蛋白含量下降，对于按主动转运方式吸收的药物，如铁剂、半乳糖、葡萄糖、钙剂和维生素B_1、维生素B_6、维生素B_{12}及维生素C等，需要载体参与吸收的药物老年人吸收均减少，营养素的吸收也减少。

4. 胃肠道内消化液减少　老年人肠内液体量也相应减少，将使一些不易溶解的药物如氨苄西林、地高辛、甲苯磺丁脲等吸收减慢。老年人肠蠕动减慢，张力提高，并伴有胆汁和肠道消化酶的减少，使一些药物长时间停留在肠道内，有利于大多数药物吸收，也易发生不良反应。患者的便秘、腹泻和使用泻药等，均直接影响药物的吸收。

5. 胃肠及肝血流减少　人类从19岁到86岁，心输出量每年递减约1%。老年人心输出量的减少，使肠道和肝血流量较正常成年人减少40% ~ 50%，若伴有心功能不全，则使地高辛、奎尼丁、普鲁卡因胺、氢氯噻嗪等药物的吸收明显减少。但是肝血流量减少也会使一些主要经肝消除的药物如普萘洛尔、利多卡因等首过效应降低，消除速率减慢，相应血药浓度升高，甚至产生不良反应，并非药物吸收增加导致，须适当调整给药量。

老年人局部血液循环差，肌肉萎缩、血流减少，肌肉或者皮下注射给药时，可使药物吸收速率下降，因此，急症患者宜采用静脉给药。老年人对某个具体药物的吸收利用，应综合上述因素判断，再进行剂量的调整。

（二）药物分布

药物分布既影响药物的储存蓄积、消除速率，又影响药物的疗效和毒性。老年机体组成成分、血浆蛋白结合率、组织器官的血液循环、体液的pH以及组织器官与药物的亲和力等都有不同程度的变化，从而影响药物的体内分布。老年人药物分布的变化特点是水溶性药物表观分布容积（Vd）减小，血药浓度升高；而脂溶性药物表观分布容积增大，药物作用时间延长；血浆蛋白结合率高的药物，游离药物浓度升高，药效增强，甚至出现毒性反应。老年人药物分布的变化主要涉及下列因素。

1. 机体组成变化　机体的组成成分是影响药物分布的重要因素之一。人体的脂肪和体重的比例逐渐增大，有效组织体积随年龄增长而减少。老年人脂肪组织增加，体内脂肪比例增加25%～40%（男性稍低于女性），而总体液及非脂肪组织减少，在20～75岁期间，总体液与体重的比例减少15%～20%（主要是细胞内液的减少），使药物分布容积减少，加上心肌收缩无力，心血管灌注量减少，故影响药物的分布。由于脂肪组织的增加，脂溶性药物如氯氮䓬、地西泮等更容易分布到周围脂肪组织中，使分布容积增大；亲水性药物如乙醇、吗啡、奎宁、对乙酰氨基酚、安替比林、哌替啶等在老年人组织中的分布容积减小，血药浓度增加。有报道50岁以上老年人乙醇、吗啡、哌替啶等的分布容积减少，血药峰浓度值较50岁以下者约高70%。

2. 血浆蛋白结合率减低　年龄本身并不影响药物与血浆蛋白结合的能力，但许多报告认为老年人血浆白蛋白浓度下降15%～20%。尤其在营养状态差、病情严重或极度虚弱的老年人下降更为明显。由于白蛋白是血浆结合蛋白的主要成分，老年人血浆白蛋白减少，直接影响药物与蛋白的结合，应用蛋白结合率高的药物如普萘洛尔、苯妥英钠、甲苯磺丁脲、地西泮、华法林、氯丙嗪、洋地黄毒苷和水杨酸盐、吗啡、哌替啶等，可因结合量减少使血中游离药物浓度增高，表观分布容积增大，导致药物作用增强，甚至出现毒性反应。如老年人应用成人剂量的华法林，因血中具有活性的游离药物比结合型药物多，常规用量就有造成出血的危险。注射等剂量的哌替啶在老年人血浆中的游离药物浓度比年轻人高约1倍，总浓度也较高。吗啡在老年人血浆蛋白结合率降低，使该药对老年人镇痛效果更好。药物相互作用也影响药物蛋白中的结合率，当老年人同时应用两种或多种药物时，可通过竞争蛋白结合部位引起药物蛋白结合率和分布容积的改变。对于高蛋白结合率药物通过竞争置换作用，容易引起毒副反应。如老年人合并使用吲哚美辛和甲苯磺丁脲时可引起严重低血糖反应，合并应用保泰松与华法林时可引起严重出血。游离药物浓度增加，也常使消除加速，药物半衰期缩短。

3. 年龄与药物的分布容积　老年人体液总容量减少，因此给药量要相应减少，特别是地高辛、胺碘酮、溶栓药物等。年龄对分布容积的影响目前尚无一定的规律。分布的增加、减少或不变主要取决于药物本身，如安替比林、地西泮、氯氮草、地高辛的分布容积与年龄呈正相关，而乙醇则呈负相关。奎尼丁、硝西泮、华法林、保泰松、普萘洛尔、丙硫氧嘧啶等的分布容积不随年龄而改变。

（三）药物生物转化

肝脏是药物代谢的主要场所，肝脏生物转化功能随年龄增长而相应降低。老年人由于肝脏重量减少，有功能的肝细胞数量减少，肝血流量下降及肝微粒体酶合成减少、活性降低等因素，使药物代谢减慢，半衰期明显延长，代谢能力明显降低，容易受药物损害。如地西泮，20岁时的半衰期为20小时，80岁以上约为90小时，其毒性反应也从1.9%升至7.1%～39%。

随着老化而减少的心输出量也使肝脏的血流量减少40%～50%，直接影响将药物运往肝脏。对肝清除率高、首过效应明显的药物影响尤大，可提高生物利用度。对必须经肝脏活化才有效的药物也有较大的影响。例如，老年人口服单剂量的普萘洛尔后，血药浓度显著高于年轻人，长期用药时，70岁老年人的稳态血药浓度可为40岁的人的4倍。肝药酶活性随年龄增长而降低，经肝药酶灭活的药物半衰期往往延长，血药浓度升高。如苯巴比妥、对乙酰氨基酚、保泰松、吲哚美辛、氨茶碱、三环类抗抑郁药等，血药浓度约增高1倍，作用时间延长。由于老年人药物半衰期延长，药物消除速率降低，多次或反复给药时，血浆稳态药物浓度升高，故老年人的用药剂量为青年人的1/2～2/3。

老年人药酶活性减弱也存在个体差异，药酶活性还受营养与维生素是否缺乏等多种因素影响。值得注意的是有些肝药酶在老年人体内活性并不降低，如乙醇脱氢酶、异烟肼、肼屈嗪、普鲁卡因胺的乙酰化酶及苯二氮草类的葡萄糖醛酸转移酶等，这些药物在体内的代谢并不减慢。

肝细胞合成白蛋白的能力降低，血浆白蛋白与药物结合能力也降低，游离型药物浓度增高，药物效应增强。如普萘洛尔造成的肝性脑病，就是因为血液中游离普萘洛尔增多，造成心输出量减少，供应脑组织的血流量减少，引起大脑供血不足出现头晕、昏迷等症状。因此，老年人服用普萘洛尔要注意减量，或延长间隔时间。利多卡因的首关效应也很强，老年人使用时应减量。

很多因素可以影响肝脏药物代谢，老年人肝脏代谢药物能力的降低不能由一般的肝功能测定来预知，肝功能正常并不代表肝脏药物代谢能力正常。迄今尚无令人满意的测定肝代谢功能的定量指标，因此，老年人用药剂量个体化十分重要。

（四）药物排泄

药物在肝脏代谢后，大多数药物及其代谢物经由肾脏排泄，肾脏是药物排泄的主要器官。老年人心输出量明显减少，将影响身体其他器官的血液供应，尤其对肾血流影响较大。随年龄增长，肾脏重量减轻、肾脏血管硬化、肾血流量减少、肾小球滤过率降低、肾小管的主动分泌功能降低，一般老年人的肾功能比青年人降低50%左右。而且老年人的某些慢性疾病也可减少肾脏的灌注，这些因素均可影响药物排泄，使药物在体内蓄积，容易产生不良反应或中毒。肌酐清除率也随着年龄增长而降低，但血清肌酐浓度仍可能正常，这是因为老年人肌肉有不同程度的萎缩，使肌酐产生减少。因此，建议评价肾小球滤过是否正常应测定内源性肌酐清除率，以此作为肾功能减退时的给药方案调整的依据。

肾小球随年龄增长而逐渐纤维化，肾小管分泌也减少，老年人药物排泄速率明显减慢，药物排泄能力下降。即使无肾脏疾病，主要经肾脏排泄的药物，排泄量也随年龄增长而减少，半衰期延长，这也是老年患者易发生药物蓄积中毒的主要原因之一。老年人应用常规治疗量的地高辛、普萘洛尔、苯巴比妥、头孢菌素类、四环素类、阿司匹林、磺胺类、降血糖药、锂盐、甲氨蝶呤等药物，半衰期均有相应延长，应相对减少剂量或延长间隔时间。解热镇痛药中的非那西丁、中药朱砂（含汞）以及关木通中的马兜铃酸对肾脏损害明显，老年人应避免使用。

二、老年药效动力学的改变

对于老年人药效学改变的研究远不及药动学深入。老年人机体各器官结构功能老化，代谢功能的改变，适应力减退，体内调节功能下降，对药物的反应性也会发生改变，可使药物到达作用部位或受体的血药浓度改变，引起细胞与受体数量和反应性改变，可能是药效学改变的因素。老年人对药物适应力、耐受性较青年人差，而且在多药合用或给药速度较快时更加明显。

（一）神经系统的药效学特性改变

人类神经组织发育较晚，衰萎较早。随着年龄增加出现脑容积减少，脑血流量少，儿茶酚胺合成减少，酶活性减弱，靶组织中受体数目和结合力改变，甚至出现脑萎缩现象。如老年人对苯二氮䓬类药物敏感性增高的原因是体内与苯二氮䓬受体结合的配体减少，导致机体对外源性配体的敏感性增高。老年人神经递质数量和功能下降，对中枢兴奋药的敏感性降低，对中枢抑制药的反应性增强，小剂量即可引起治疗作用，常规治疗剂量可引起较强的药理反应，出现耐受性降低现象，容易出现中毒反应。如部分老年人对抗惊厥药、安定类、三环类抗抑郁药等较年轻人敏感，这类药物可能严重干扰老年人的中枢神经系统功能，从而引起精神错乱、烦躁、抑郁、激动、幻觉、失眠等临床症状。地西泮使老年人产生"宿醉"等不良反应发生率是年轻人的2倍，且地西泮引起的尿失禁、活动减少仅见于老年人，故使用时应加强用药指导。老年人中枢胆碱能神经功能障碍，学习及记忆能力均减退，常不能按医嘱用药。老年人神经调节功能相对较弱，特别是在应激反应时，老年人的血压、心率以及肾上腺素分泌水平恢复到正常的时间要相对较长。另外，老年人对药物的神经毒性较为敏感，如耳毒性、神经肌肉接头阻滞等，在使用氨基糖苷类抗生素时应特别注意。此外，老年人对疼痛的耐受性较高，但镇痛药可导致老年人的内环境稳定机制更不稳定。

（二）心血管系统的药效学特性改变

老年人心血管功能减退，心肌收缩力减弱，心输出量明显减少，心脏对各种刺激的反应性也明显下降。老年人压力感受器的反射调节功能降低，心脏和自主神经系统反应障碍，对β受体敏感性降低，对α受体敏感性升高，在使用利尿药等降压药时在正常血药浓度即可引起直立性低血压。老年人心脏对儿茶酚胺的最大效应降低，对β受体阻滞药作用增强。对心脏有负性肌力作用的药物如β受体阻滞药、钙通道阻滞药及有水钠潴留作用的药物如皮质激素、保泰松等均可诱发或加重心衰，老年心衰患者要慎用。由于老年人有效循环血量减少，对利尿药和影响血容量的药物也比较敏感。另外，老年人凝血能力减弱，多数老年人会对抗凝血药比较敏感，剂量过大会出现明显的出血现象。

（三）内分泌系统的药效学特性改变

老年人激素分泌水平下降，特别是老年妇女绝经期后，雌激素水平显著下降导致部分生理功能的改变，增加了患动脉粥样硬化、骨质疏松等疾病的概率，适当补充可有缓解作用，但大量长期使用会引起激素平衡紊乱，如雌激素引起女性子宫内膜和乳腺的癌变。老年人对外源性激素和激素类药物的反应差异较大，一般对糖皮质激素反应较为迟钝，而对胰岛素和甲状腺素的反应则较敏感，如糖皮质激素对老年人血糖的影响比青年人小，而对胰岛素导致的低血糖反应要比青年人明显，易发生低血糖昏迷。另外，老年人对激素作用的调节能力也下降，如长期应用利血平，由于交感神经递质耗竭，可出现肾上腺素受体的向上调节，但老年人这种调节能力降低。

（四）免疫系统的药效学特性改变

随着年龄增长，某些免疫效应细胞减少，T细胞应答缺陷，体液免疫也下降。因此，老年人易患各种严重感染性疾病。另外，随年龄增加自身免疫抗体出现的频率也增高，免疫性疾患、肿瘤等较常见。

老年人细胞免疫和体液免疫功能均明显下降，病情严重时常伴有机体防御功能的严重损害或完全消失，导致抗生素治疗失败，故抗生素剂量宜略增加并适当延长疗程（排除肝肾功能不足等因素）。另外，老年人药物变态反应发生率并未因免疫功能下降而降低，老年人骨髓抑制、过敏性肝炎、间质性肾炎和红斑性狼疮等反应的发生率与年轻人无明显差异。

三、老年人药物的不良反应

老年患者比年轻患者对药物不良反应、药物与药物相互作用和药物与疾病相互作用更为敏感。这些反应在发作频率和程度上都和年轻患者不一样，而且耐受较差。同时，老年人患有许多慢性疾病，他们自然比任何其他年岁的人使用更多的药物。老年人的生理储备能力随着年龄的增长而减弱，通过药物和急性或慢性疾病的影响进一步加大了压力，往往呈相加状态。药物不良反应的危险与用药的数目呈指数地上升，大约1/3与药物相关的住院和1/2与药物相关的死亡发生在＞60岁的人中间。因此，权衡潜在的好处是否超过潜在的危险，是指导老年人用药的总方针。

（一）药物—疾病互相作用

药物所致的疾病恶化在老年人中特别重要，它增加疾病的患病率，并且往往难于将隐匿的药物不良反应和对疾病的作用区别开来。临床情况的恶化可考虑为疾病相关的而不是医源性的，导致诊断更加困难。这些问题可以选择更加安全的替代药而得以避免。

（二）药物—药物互相作用

有一个研究指出可走动的老年患者40%处在药物-药物互相作用的危险处境，其中27%有潜在性严重危险。地高辛经常用于老年人，所以必须对该药认真注意，例如奎尼丁、胺碘酮和维拉帕米能降低地高辛得从肾脏廓清；在老年人因为心脏病、低血钾症和慢性阻塞性肺病的高发病率，也增加洋地黄中毒的危险性。

临床上主要思考的问题不仅有药效和安全性，还有剂量、治疗方案的复杂性、给药的数目、价格以及患者能否顺从这样的治疗。仔细观察药物的不良反应，使用适当的剂量，简单的方案，较为安全的药物可使开给老年人的处方既有效又相对安全。

第五节 老年人疾病的特点和临床特征

一、老年人疾病的特点

（一）流行病学特点

多数老年人患有慢性非传染性疾病，即慢性病。根据流行病学调查研究发现，老年人慢病患病率为76%～89%，明显高于中青年（23.7%）。在老年人中，以慢性心脑血管疾病、糖尿病及运动功能障碍性疾病居多。在所有老年疾病中，合并运动功能障碍的比例也较高，患慢病的老人中，46%有运动功能障碍，17%生活不能自理。

（二）病因学特点

多种因素可导致老年疾病的发生。老年人由于机体老化、免疫功能下降、器官和组织功能衰退，任何一种因素都可能引起老年人发病，多数情况下并不能明确病因，有时甚至难以分清是自然衰老还是独立的疾病。

1. 老年感染性疾病中，以革兰氏阴性杆菌、条件致病菌、霉菌居多，且常见混合感染。

2. 非感染性疾病，则是在老化的基础上发生的疾病，这类疾病病因复杂，往往是由多因素引起，故发病机制比较复杂。

3.老年病易受诱因影响。

（三）病理学特点

在病理方面，老年病与中青年比较，特点也较明显。

1.感染性疾病，炎性渗出减少而增生明显。

2.老年人的恶性肿瘤从生长到扩散，比中青年相对缓慢。

3.动脉粥样硬化的病理特点是：复合病变多，多支病变多。

二、老年人疾病的临床特征

总体来说，老年疾病呈现以下几个方面的临床特征：多病共存、起病缓慢、变化迅速、发病独特、不够典型、多无症状。其中，发病症状和体征不典型是老年患病最突出的临床特征。

（一）多病共存

老年人一般都同时并存两三种以上的慢性疾病，如冠心病、高血压病、糖尿病、脑卒中、肺心病、恶性肿瘤、慢性支气管炎、阻塞性肺气肿、慢性胃炎等，而疾病之间又互相影响、相互掩盖，使病情加重、复杂化，从而使诊断难度增大。

（二）临床表现不典型

老年人由于机体衰老，各器官的反应性、敏感性减退，使疾病症状不典型。如老年人急性心肌梗死中，只有约一半的患者存在典型的心绞痛症状，这增加了疾病的诊断难度。

（三）病情急、发展快、并发症多

老年人各器官储备功能明显减退，一旦发病或因用药不当可使病情急转直下。如慢性支气管炎、阻塞性肺气肿、冠心病患者，一旦感冒、发热，极易转为肺炎，从而诱发严重心律失常或心功能及呼吸功能衰竭。

（四）起病隐匿，容易漏诊

老年患者多伴随各器官的衰退，发病缓慢，为非骤然发病，故易被忽略。如老年糖尿病患者多无典型"三多一少"（即吃得多、喝得多、尿得多、体重减少）的症状，由于老年人血糖很高时才会出现尿糖阳性，所以早期血糖增高时，尿糖检查常呈阴性，如果不注意很容易漏诊。

（五）疗效差、病程长、恢复慢

老年病多呈慢性、进行性，一旦患病，很难彻底治愈。如高血压、冠心病、阻塞性肺气肿、糖尿病、脑卒中等疾病，往往需要终身治疗。即使是急性病如感冒、肺炎、急性胃肠炎等，其疗程及恢复期均比年轻人明显延长。这可能与老年人体质虚弱、免疫功能低下、机体调节功能减退有关。

（六）容易出现药物不良反应

老年人胃肠功能减退，口服药物容易出现胃肠反应，另外，老年人肝肾功能减退，药物容易在体内蓄积，如不减量使用或经常监测血药浓度，很容易发生蓄积中毒。

第六节　合理用药的定义、核心内涵和管控措施

一、合理用药的定义

合理用药是指根据疾病种类、患者状况和药理学理论选择最佳的药物及其制剂，制定或调整给药方案，安全、有效、经济、适当地使用药物。其基本要素包括：安全性，作为诊断、预防、治疗疾病的药物，由于其特殊的药理、生理作用而具有两重性，即有效性和不安全性，包括毒副作用，不良反应等；有效性，"药到病除"是药物的治疗目的；经济性，尽可能少的药费支出换取尽可能大的治疗收益，合理使用有限医疗卫生资源，减轻患者的心理压力及社会的经济负担。

二、合理用药的核心内涵

（一）药物选择

用药合理与否，关系到治疗的成败。在选择用药时，必须考虑以下几点：

1. 是否有用药的必要。在可用可不用的情况下无须用药。

2. 若必须用药，就应考虑疗效问题。为尽快治愈患者，在可供选择的同类药物中，应首选疗效最好的药。

3. 药物疗效与药物不良反应的轻重权衡。大多数药物都或多或少的有一些与治疗目的无关的副作用或其他不良反应以及耐药、成瘾等。一般来说，应尽可能选择对患者有益无害或益多害少的药物，因此在用药时必须严格掌握药物的适应证，防止滥用药物。

4. 联合用药问题。联合用药可能使原有药物作用增加，称为协同作用；也可能使原有药物作用减弱，称为拮抗作用。提高治疗效应，减弱毒副反应是联合用药的目的，反之，治疗效应降低，毒副反应加大，是联合用药不当所致，会对患者产生有害反应。

（二）制剂

同一药物、同一剂量、不同的制剂会引起不同的药物效应，这是因为制造工艺不同导致了药物生物利用度的不同。选择适宜的制剂也是合理用药的重要环节。

（三）剂量

为保证用药安全、有效，通常采用最小有效量与达到最大治疗作用但尚未引起毒性反应的剂量之间的那一部分剂量作为常用量。临床所规定的常用量一般是指成人（18～60岁）的平均剂量，但对药物的反应因人而异。年龄、性别、营养状况、遗

传等因素对用药剂量都有影响。小儿所需剂量较小，一般可根据年龄、体重、体表面积按成人剂量折算。老人的药物可按成人剂量酌减。另外，对于体弱、营养差、肝肾功能不全者用药量也应相应减少。

（四）给药途径

不同给药途径影响药物在体内的有效浓度，与疗效关系密切。如硫酸镁注射给药产生镇静作用，而口服给药则导泻。各种给药方法都有其特点，临床主要根据患者情况和药物特点来选择。

1. 口服　是最常用的给药方法，具有方便、经济、安全等优点，适用于大多数药物和患者；主要缺点是吸收缓慢而不规则，药物可刺激胃肠道，在到达全身循环之前又可在肝内部分破坏，也不适用于昏迷、呕吐及婴幼儿、精神病等患者。

2. 直肠给药　主要适用于易受胃肠液破坏或口服易引起恶心、呕吐等少数药物，如水合氯醛，但使用不便，吸收受限，故不常用。

3. 舌下给药　只适合于少数用量较小的药物，如硝酸甘油片剂舌下给药治疗心绞痛，可避免胃肠道酸、碱、酶的破坏，吸收迅速，奏效快。

4. 注射给药　具有吸收迅速而完全、疗效确实可靠等优点。皮下注射吸收均匀缓慢，药效持久，但注射药液量少（1～2毫升），并能引起局部疼痛及刺激，故使用受限；因肌肉组织有丰富的血管网，故肌内注射吸收较皮下快，药物的水溶液、混悬液或油制剂均可采用，刺激性药物亦宜选用肌注；静脉注射可使药物迅速、直接、全部入血浆生效，特别适用于危重患者，但静脉注射只能使用药物的水溶液，要求较高，较易发生不良反应，有一定的危险性，故需慎用。

5. 吸入法给药　适用于挥发性或气体药物，如吸入性全身麻醉药。

6. 局部表面给药　如擦涂、滴眼、喷雾、湿敷等，主要目的是在局部发挥作用。

（五）给药时间

适当的给药时间间隔是维持血药浓度稳定、保证药物无毒而有效的必要条件。给药时间间隔太长，不能维持有效的血药浓度；间隔过短可能会使药物在体内过量，甚至引起中毒。根据药物在体内的代谢规律，以药物血浆半衰期为时间间隔恒速恒量给药，4～6个半衰期后血药浓度可达稳态。实际应用中，大多数药物是每日给药3～4次，只有特殊药物在特殊情况下才规定特殊的给药间隔，如洋地黄类药物。对于一些代谢较快的药物可由静脉滴注维持血药浓度恒定，如去甲肾上腺素、催产素等。对于一些受机体生物节律影响的药物应按其节律规定用药时间，如长期使用肾上腺皮质激素，根据激素清晨分泌最高的特点，选定每日清晨给药以增加疗效，减少副作用。

药物的服用时间应根据具体药物而定。易受胃酸影响的药物应饭前服，如抗酸药；易对胃肠道有刺激的药物宜饭后服，如阿司匹林、吲哚美辛等；而镇静催眠药应睡前服，以利其发挥药效，适时入睡。

疗程的长短应视病情而定，一般在症状消失后即可停药，但慢性疾病需长期用药者，应根据规定疗程给药，如抗结核药一般应至少连续应用半年至一年以上。另外，疗程长短还应根据药物毒性大小而定，如抗癌药物应采用间歇疗法给药。

（六）不良反应

有些患者对某种药特别敏感，称为高敏性；反之，对药物敏感性低则称为耐受性；有些患者对药物产生的反应与其他人有质的不同，即为变态反应。因此，临床用药既要根据药物的药理作用，也要考虑患者实际情况，做到因人施治。影响药物作用的机体因素主要包括：年龄、性别、病理状态、精神因素、遗传因素和营养状态等。

三、合理用药的管控措施

（一）加强有关法律法规和规范性文件的落实

目前国家在合理用药领域出台了一系列的相关规章制度，例如，《卫生部办公厅关于抗菌药物临床应用管理有关问题的通知》《抗菌药物临床应用管理规范》《临床合理用药考核评价标准（试行）》和《公立医院药品管理考核评价实施办法》等，在以上制度的基础上，建立完善的督查制度，严格实施抗菌药物分级管理制度，对处方进行动态监测及超常预警、干预，积极推进临床合理用药。尤其在围手术期预防使用药物、特殊管制类药物的临床应用，辅助类药物的应用监管及不合格处方和不合理用药的管理方面重点开展工作。

（二）规范细菌耐药监测工作

加强合理用药和细菌耐药监测网络建设，规范开展细菌耐药监测工作，建立抗菌药物临床应用和细菌耐药预警机制，根据监测结果及时指导临床合理用药。

（三）推进临床药师制度建设

建立医疗机构临床药师制，建立临床药师准入制度，按规范要求配备临床药师，提高临床药师队伍专业素质。临床药师要参与临床查房、用药讨论、监测、咨询，对药物治疗提出建议。要提供有关药物咨询服务，宣传合理用药知识等，发挥临床药师在指导临床合理用药的作用。

（四）进一步加强对药品的日常监管

采取不同形式对药物使用的合理性进行分析点评，采取限制使用措施。做好药物不良反应监测工作，加强对药物不良反应的监测和申报。

第七节　合理用药的目标、政策、措施和国家策略

一、WHO全球药物战略目标

从1999年开始，世界卫生组织（world health organization，WHO）每4年对193个

成员国开展一次全球药品部门的调查，主要利用结构（structure）和过程（process）指标进行评价，即第1水平（1evel Ⅰ）的评价方法。在1999年、2003年和2007年先后开展了3次调查，已为各国的卫生政策制定者提供了重要的信息来源。概括起来，WHO的全球药物战略目标主要有以下内容：

1. 合理选择和使用基本药物。

2. 支付得起的价格。

3. 充足和持续的资助。

4. 可靠的卫生和供应系统。

二、WHO的药品战略和促进合理用药的国家策略

（一）WHO的药品战略和国家策略包含4个方面

1. 保证药品政策的执行。

2. 确保药品的可及性。

3. 确保药品的质量、安全和有效。

4. 促进药品的合理使用。

（二）WHO药品监测和国家策略的主要内容

监测进展情况是全球药品战略的一项重要部署，WHO通过三个层次的监测（即Ⅰ、Ⅱ和Ⅲ三个水平的指标）来评价各国药品政策的发展。水平Ⅰ的调查对象主要是国家官员和决策者，主要目的是汇总已有的二手资料，主要内容涉及国家药品政策（national medicine policy，NMP）、基本药物目录、药品立法、药品供应系统、药品立法系统、基本药品的筹资和可及性、药品生产、合理使用药物等。这个过程中不需要花费大量的人力和财力资源去开展现场调查。水平Ⅰ指标的优点主要是收集不同国家资料的成本较低、可以定期和重复调查，调查表格和资料录入的格式已经标准化；缺点是资料的可靠性不够，也可能有很多数据缺失。水平Ⅱ调查的核心是对药品使用结果和影响指标的调查，需要对医疗机构和家庭进行系统调查。调查内容主要包括：药品可及性（可得性、价格可承受性）、药品价格、药品质量（药品储存条件、药品过期情况）、合理使用（处方质量、信息可得性）。水平Ⅱ指标的优点是可在小样本范围内调查，从而发现主要问题；主要缺点是WHO覆盖的国家太多，开展系统调查比较困难，成果传播能力有限。对于水平Ⅰ和Ⅱ的调查，WHO已经建立了一套标准方法，可用小样本或简单的调查技术去收集指标。水平Ⅲ调查主要是对药品部门的一些特殊内容和指标进行调查，如对一些特殊疾病（艾滋病）用药情况的调查，执行世界贸易组织的知识产权协议（Agreement on Trade Related Aspects of Intellectual Property Rights，TRIPS）调查，传统药物、法规的评价等。主要包含以下几方面内容。

1. 优先使用基本药物。

2. 遵循能不用就不用、能少用就不多用、能口服不肌内注射、能肌内注射不输液

的原则。

3. 买药要到合法医疗机构和药店，注意区分处方药和非处方药，处方药必须凭执业医师处方购买。

4. 阅读药品说明书，特别要注意药物的禁忌、慎用、注意事项、不良反应和药物间的相互作用等事项。

5. 处方药要严格遵医嘱，切勿擅自使用。特别是抗菌药物和激素类药物，不能自行调整用量或停用。

6. 任何药物都有不良反应，非处方药长期、大量使用也会导致不良后果。

7. 孕期及哺乳期妇女用药要注意禁忌；儿童、老人和有肝脏、肾脏等方面疾病的患者，用药应谨慎，用药后要注意观察；从事驾驶、高空作业等特殊职业者要注意药物对工作的影响。

8. 药品存放要科学、妥善，谨防儿童及精神异常者误服、误用。

9. 接种疫苗是预防一些传染病最有效、最经济的措施，国家免费提供一类疫苗。

10. 保健食品不能替代药品。

第八节　老年疾病合理用药的基本原则和注意事项

一、临床药物治疗的原则

（一）老年临床药物治疗的一般原则

老年人作为一个特殊的群体，其药代动力学及药效动力学均有其自身的特点，因此，老年人临床药物治疗需遵守以下一般原则。

1. 用药个体化原则　由于老年人衰老的程度不同，患病史和治疗史不同，治疗的原则也有所差异，应当根据每位老人的具体情况量身定制适合的药物、剂量和给药途径。如激素类药物可的松，必须在肝脏代谢为氢化可的松才能发挥疗效，所以患有肝脏疾病的老人不应使用可的松，而应当直接使用氢化可的松。

2. 优先治疗原则　老年人常患有多种慢性疾病，为避免同时使用多种药物，当突发急症时，应当确定优先治疗的原则。例如，患有感冒发烧或急性胃肠炎时，应优先治疗这些急症，暂停使用降血脂或软化血管的药物。又如突如其来的心脑血管急症时，暂停慢性胃炎或前列腺肥大的治疗。

3. 用药简单原则　老年人用药要少而精，尽量减少用药的种类，一般应控制在四种以内，减少合并使用类型、作用、不良反应相似的药物，适合使用长效制剂，以减少用药次数。药物治疗要适可而止，不必苛求痊愈。例如，偶发室性期间收缩患者，控制在2～3次/分钟以内即可。

4. 用药减量原则　由于药物在老年人体内过程的改变，使老年患者对药物的敏感性增加，耐受力降低，安全范围缩小，所以除使用抗生素外，用药剂量一般要减少，特别是解热镇痛药、镇静催眠药、麻醉药等。60岁至80岁的老年人用药剂量为成年人的3/4 ~ 4/5，80岁以上的老人应为成年人的1/2，部分特殊药品如强心苷类药品，仅为成年人的1/4 ~ 1/2。

（二）饮食调节原则

多数老年人体内蛋白质比例降低，加之疾病、消瘦、贫血等原因均影响着药物的疗效，应当重视食物的营养选择与搭配。例如，控制饮酒以避免老年人减少B族维生素的摄入，老年性糖尿病患者注意调节饮食以保证降血糖药物的治疗。

（三）人文关怀原则

关怀老年人，特别是关爱患有慢性疾病的老年人，对发挥药物疗效至关重要，如老年人容易漏服药，可以准备21个小瓶，并标注清楚一周七天早、中、晚的时间，将一周需用的药物预先分放好，便于老年人服用，也可建立服用药品的日程表或备忘卡。还应向老年人广泛宣传必要的用药小常识，如服药最好用白开水，肠溶片和缓释片不可掰碎了服用等。

二、合理用药原则

（一）明确治疗目的

对能通过改善社会因素和心理因素解除的疾病，应尽量少用或不用药。大多数老年性疾病是机体功能的退行性改变所致，如睡眠减少，食欲减退等，一般无须用药治疗，可以通过生活调理和心理治疗来改善或消除病症。除急症或器质性病变外，老年人应尽量避免滥用药物。不滥用偏方和秘方、滋补药及抗衰老药。应避免不遵医嘱盲目服用或长期过量服用维生素制剂、钙剂等。

（二）合理选择药物

老年人用药应简化给药方案。明确用药适应证，避免使用老人禁用或慎用的药物，用药前须明确诊断和详细询问用药史。对于多种疾病需要多种药物配合治疗时，尽量减少药物种类，并注意药物间潜在的相互作用。因此，要针对老年人个体用药情况进行梳理，逐个分析相互作用，优化组合，尽可能地减少配伍造成的不良后果；对出现的治疗矛盾，应以停药或换药为主。对于功效不确切的保健性食品或营养性药品，应在医师或药师的指导下选用，切忌自行使用。糖尿病患者应注意选择无糖制剂。

（三）严格掌握剂量

严格遵守从小剂量开始和剂量个体化原则。老年人用药量在《中国药典》规定为成人量的3/4，一般开始用成人量的一半即见效果，再根据临床反应调整剂量，直至出现满意疗效而无不良反应为止。每次增加剂量前至少要间隔3个血浆半衰期。老年人用药后反应的个体差异比其他年龄的人更为显著，最好根据患者肝肾功能情况来决定及调整剂量。对主要由原形经肾脏排泄的药物、安全性差的药物以及多种药物合用时，及时调整剂量更为重要。对于老年慢性疾病，在达到理想个体化剂量后，要定期调整，尤其是出现新发疾病或配伍其他药物时，要及时调整给药方案。

（四）优化给药途径和时间

老年患者需长期用药时，要选择适宜的剂型。尽可能口服给药，对部分吞咽困难的患者，可改用体液剂型，必要时可用注射给药。急性患者可选用静滴或静注给药。尽量少用肌内或皮下注射，因为老年人的肌肉对药物的吸收能力较差，注射后疼痛较显著且易形成硬结。由于老年人胃肠功能减退和不稳定，将影响缓、控释制剂的释放，所以老年人不宜使用缓、控释制剂。老年人消化道功能较差，应避免选用刺激性大的制剂，宜选用糖浆剂、缓释剂和局部润滑剂等。选择合适的用药时间对老年人进行治疗，可以提高疗效和减少毒副作用。如降血压药宜在早晨血压上升前半个小时服用，皮质激素类药物现在主张长期用药者在控制病情后，采取隔日给药法，即根据皮质激素昼夜分泌的节律性，把2天的总量于隔日上午6~8时1次给药，此法对肾上腺皮质功能抑制作用较小，疗效较好，产生库欣综合征等不良反应较小。

（五）提高用药依从性

老年患者良好的依从性是治疗成功的关键。对老年患者应尽量简化治疗方案，必要时在社区医疗保健监控下用药，尽可能让老年人的用药做到准确合理。选取的剂型要便于识别，易于使用，用药方法要简单易记，避免因老年人健忘、混淆而漏服、错服药物。

（张天奉　唐新征）

第二章 老年个体化给药方案设计

第一节 给药方案设计的一般原则及决定因素

一、给药方案设计的一般原则

（一）给药方案设计的目的

是使药物在靶部位达到最佳治疗浓度，产生最佳的治疗作用和最小的副作用。

（二）安全范围广的药物不需要严格的给药方案

如青霉素类、头孢菌素类抗生素，这类药物的治疗窗宽，血药浓度只要维持在最低有效血药浓度以上即可。

（三）对于治疗指数小的药物，要求血药浓度的波动范围在最低中毒浓度与最小有效浓度之间

因为患者的吸收、分布、消除的个体差异常常影响血药浓度水平，因而需要制定个体化给药方案。

（四）对于在治疗剂量即表现出非线性动力学特征的药物需要制定个体化给药方案

剂量的微小改变可能会导致治疗效果的显著差异，甚至会产生严重的副作用，此类药物也需要制定个体化给药方案。

（五）给药方案设计可以采用不同的给药方式

如止痛、催眠药物等仅需要给一次的剂量就可以缓解症状；但多数情况下，临床用药需要重复多次给药才能达到期望的有效浓度。还有一些药物在治疗过程中需要在短时间内达到高浓度才有效，如抗生素类、抗癌药物等化学治疗药物。

二、决定临床给药方案设计的因素

（一）药效学—毒理学因素

合理的给药方案首先建立在药物的安全性与有效性的基础上，即该药的药效学与毒理学特性，掌握该药治疗目标疾病的最低治疗剂量、中毒剂量、治疗指数，可能出现的毒副反应等。理想的药物治疗应使靶组织的药物维持在有效浓度范围，即通常称为"治疗窗"内，因此，治疗目标疾病理想的给药方案是希望得到最佳疗效和最低或没有任何药物不良反应。

（二）药物动力学因素

掌握药物的药物动力学特征，如该药的吸收、分布、代谢和排泄的特性及其个体差异，运用药物动力学原理设计给药方案是合适的。因此，只要给出药物在某一剂量的药物动力学参数，就可估算该患者的血药浓度和体内药量。

（三）临床因素

患者的生理状态，如性别、年龄、体重和营养状况；患者的病理状况，如有无肝肾功能不良或充血性心脏疾病以及其他并发疾病。还应了解患者的生活习性，如有无吸烟和（或）嗜酒，因为上述生理病理状况及生活习性均能改变药物动力学参数，致使体内血药浓度发生变化。在药物治疗管理方面，应了解多种药物治疗效果、给药方案及患者的依从性等。

（四）其他因素

其他因素包括药物的剂型、给药途径；患者遗传差异、特异质、药物过敏史、药物耐药性、依赖性、合并用药的相互作用及经济承受能力等。

第二节　药物在体内过程的非线性特征与给药方案设计

一、药物在体内过程的非线性特征

（一）药物在体内过程的非线性现象

目前临床使用的药物，在治疗浓度或无明显毒性的血药浓度范围内，绝大多数药物在体内的动力学过程都属于线性药物动力学的范畴。但是，有些药物在体内的一些过程有酶或载体参与，在高浓度时酶或载体可能会饱和，这些药物在体内的动力学过程呈现与线性动力学不同的药物动力学特征，不能用线性过程表示，这种药动学特征称为非线性药物动力学。如抗坏血酸和甲氧萘丙酸等的体内过程存在非线性的吸收或分布；还有一些药物在体内的消除过程也是以非线性的方式，如水杨酸、苯妥英钠和乙醇等。以上这些情况在药动学上都属于非线性动力学。

具有非线性动力学特征的药物，在较大剂量时的表观消除速率常数比小剂量时小，因此，不能根据小剂量时的动力学参数预测高剂量下的血药浓度。

一旦消除过程在高浓度下达到饱和，则血药浓度会急剧增高；当血药浓度下降到一定值时，药物消除速度与血药浓度成正比，表现为线性动力学特征。

非线性药动学对于临床用药的安全性和有效性有着较大的影响。当体内某一过程被饱和，产生非线性药动学，会导致临床效应和毒副作用的显著变化。如消除过程被饱和，药物在体内的消除速度明显减慢，血药浓度增高，可导致毒副作用产生，这在临床使用上应引起注意。

（二）非线性动力学方程

当药物浓度较高而出现饱和（酶活载体）时的速率过程称之为非线性速率过程，又叫米曼氏动力学过程。公式如下。

$$-dc/dt=V_m C/（K_m+C）$$

式中$-dc/dt$指时间药物消除速率，V_m为该过程中最大速率，单位为药量/时间。K_m为米氏常数，单位为浓度，定义为消除速率为最大速率一半时的血药浓度。

米曼氏方程有2个极端情况：

1. 当血药浓度很低时，$K_m \geq C$，米曼氏方程可简化为$-dc/dt=V_m C/K_m$，式中V_m/K_m为常数，相当于K，故为一级过程。

2. 当血药浓度很高时，$C \geq K_m$，米曼氏方程可简化为$-dc/dt=V_m$，式中V_m为常数，故为零级过程，酶全部受到饱和，此时药物的半衰期$t_{1/2}=C_0/2V_m$。

（三）非线性药物动力学的特点

与线性药物动力学相比，呈现非线性动力学特征的药物体内过程具有以下特点.

1. 药物的消除不呈现一级动力学特征，即消除动力学是非线性的。

2. 药物消除半期随剂量的增加而延长。

3. 药时曲线下面积和平均稳态血药浓度与剂量不成正比。

4. 其他药物可能竞争酶或载体系统，其动力学过程可能受合并用药的影响。

5. 药物代谢物的组成和（或）比例可能随着剂量变化而变化。

（四）非线性药物动力学给药方案

对于具有非线性药物动力学特征的药物，给药达稳态后，消除速率等于给药速率（R），即：$R=V_m'C_{ss}/（K_m+C_{ss}）$。

式中R为给药速率，C_{ss}为稳态血药浓度，参数V_m'和K_m不仅个体差异很大，而且对于同一个体，当病情变化或合用其他药物时也会产生差异。因此，确定每个患者的V_m'和K_m是设计该类药物给药方案的关键。当患者的V_m'和K_m确定后，可根据上式求给药速率或给药剂量。

二、老年人的药物动力学与个体化给药方案设计

老年人由于生理功能的退行性改变，药物进入机体后的动力学行为（吸收、分布、代谢和排泄）随之发生变化，从而影响器官或组织中的药物浓度以及有效浓度的持续时间，引起疗效的变化且可能出现不良反应。

（一）老年人的药物动力学特点

1. 老年人对药物的吸收

（1）老年人的胃排空速率减慢，使药物进入小肠延迟，药物的吸收速率常数和血药峰浓度降低，吸收半衰期和达峰时间延长，从而影响药物的疗效。

（2）老年人的胃、肠蠕动减弱，胆汁和肠道消化酶减少，容易便秘或腹泻，对

药物的吸收也产生影响。

（3）老年人胃肠道的各种分泌功能降低，胃酸分泌减少，胃酸分泌量仅为20岁年轻人的25%～35%，胃液的pH升高；胃肠黏膜萎缩，吸收面积减少，小肠黏膜面积可减少30%，从而影响药物的吸收。

（4）老年人的消化道血流量减少，胃肠道及肝血流较正常成年人减少40%～50%，药物的吸收受到影响。但是，口服普萘洛尔后的血药浓度却高于青年人，这是由于老年人肝血流的减少使肝首过效应减弱，药物消除减慢。

然而，并不是所有药物的吸收在老年人中都发生变化，如对乙酰氨基酚和劳拉西泮的吸收并不受年龄的影响，因此，应根据具体情况确定老年人的给药方案。

2. 年龄增加对药物分布的影响 老年人体内水分减少，脂肪增多，尤其是老年女性脂肪较多，故水溶性药物的分布容积减少，而脂溶性药物的分布容积增加。因此，对于60岁以上的男性和50岁以上的女性患者，由于脂肪组织的增多，药物的分布容积也会改变。脂溶性较大的药物Vd增加，使药物蓄积，作用时间持久；水溶性较大的药物Vd减少而血药浓度增高。老年人血浆蛋白含量随年龄增长而减少，特别是患有营养不良、严重虚弱或进行性疾病时更为明显。因此，血液中与蛋白结合的药物减少，游离的药物增多，容易产生药物不良反应。

3. 年龄增加对药物代谢的影响 药物主要由肝脏药物代谢酶系统进行代谢。随着年龄的增长，80岁的肝重量比20岁的肝减轻约35%，肝血流量在65岁以上减少40%，另外，功能性肝细胞减少，肝药酶活性也降低，故老年人对药物的代谢能力减弱，使血药浓度升高或消除时间延长。因此，经肝脏代谢的药物应减量。对少数需经肝转化才具有活性的药物，药效降低。需要注意的是，常规的肝功能检查并不能反映老年人肝脏代谢药物能力的变化，肝功能正常时不一定说明代谢药物的能力正常。

4. 年龄增加对药物肾排泄的影响 老年人药动学改变最明显的是排泄，随着年龄增长，肾血流量以每年1.5%～1.9%的速度递减，肾小球滤过率、肾小管的主动分泌和重吸收功能均降低。这些因素使主要由肾以原形排出的药物容易积蓄，药物清除率降低，半衰期延长。如地高辛在20～30岁患者的半衰期为51 h，而在73～81岁老年患者的半衰期为73 h。在制定老年人的给药剂量时应考虑以下3个因素：原形药物的肾排泄分数、药物代谢产物的活性或毒性、药物治疗的安全范围。当药物（如甲苯磺丁脲、华法林）代谢后生成无活性、无毒性的代谢物，则肾功能下降时不需要改变剂量。如果药物（如氨基糖苷类、锂盐）大多以原形从肾排泄，则应减少给药剂量。老年人由于肌肉萎缩，产生的肌酐减少，血清肌酐浓度不变，但肌酐清除率却降低，因此，不能用血清肌酐浓度评价老年人的肾功能。临床用药时，可根据肌酐清除率调整给药剂量。

（二）老年人的个体化给药

给药方案个体化犹如"量体裁衣"，是针对个体患者，通过治疗药物监测，利用临床药物动力学等原理和方法，结合临床实践，制定个体患者的最适给药途径，最佳给药剂型、给药剂量和给药周期，使给药后药物浓度能够维持在"治疗窗"之内，获得最佳疗效，减少或避免不良反应的产生，提高临床药物使用的安全性和有效性。

老年人肝生物转化能力下降，肾清除率减少，药物的维持量应随之减少。如果使用一般的成年人剂量，则使老年人血药浓度较正常的成年人偏高，从而导致药物不良反应的发生。因此，提议使用如下公式从成年人的剂量计算老年人剂量。

老年人的剂量调整公式：

$$剂量 = 成人剂量 \times \frac{[140-年龄（岁）] \times 体表面积（m^2）}{153}$$

$$剂量 = 成人剂量 \times \frac{[140-年龄（岁）] \times [体重（kg）]^{0.7}}{1660}$$

老年人对药物的反应差异也有药效学的原因，如老年人口服抗凝药华法林容易引起出血，吗啡的镇痛作用和中枢抑制作用加强，β受体阻断药的减慢心率作用变得不显著等。这些药效学反应差异的具体原因未明，可能与受体的密度、受体与药物的亲和力改变以及细胞内第二信使的改变有关。

重视非药物疗法，老年人的不适症状如果能通过生活调理消除，则尽可能不用药。如需用药，明确诊断后，要根据患者的病情、健康状况、肝肾功能等情况选择不良反应少的药物以纠正病理过程。如需联用，不宜超过3～4种。药物联用时，2种药物的潜在药物相互作用的发生率为6%，5种药物为50%，8种药物增至100%。老年人用药数目愈多，药物不良反应发生率愈高，同时使用＜5种药物的ADR发生率为4%，6～10种为10%，10～15种为25%，16～20种为54%。尽可能选择抓住主要矛盾，治疗主要疾病。

1. 合理选择药物　根据老年人的生理特点综合选择药物。明确诊断，对症用药，依据药物药理性质选药。尽可能选择不良反应小的药物。为提高老年患者用药依从性，选择老年人服用方便的剂型，并尽可能简化给药方案。老年人常患有多种疾病，如选用药物时应注意药物对老年人其他疾病的影响。

2. 用药剂量个体化　老年人用药应根据年龄、性别、病史、健康状况、药物特性等选择药物和剂量。中国药典规定，60岁以上老人用药剂量为成人的3/4，有些药物为成人剂量的1/2。有些药物老年人要用更小剂量（成年人的1/5～1/4），即在保证有效量的情况下，尽可能选择最小剂量。老年人身体状况个体差异很大，且由于慢性疾病、联合用药和多病症用药的困扰，所以，老年人用药剂量应从小到大逐渐调整，必要时开展治疗药物监测。除了正确的选择药物，采用正确的剂量和给药方式外，通过一定的标准开展个体化用药也是十分必要的。

3. 选择适宜的给药时间　机体对药物的敏感性及药动学等存在明显的周期性变化，选择最合适的用药时间进行治疗，可以提高疗效和减少不良反应。许多疾病的发作、加重都有一定的昼夜节律，如夜间易发生变异型心绞痛、哮喘和脑血栓等。

其中，变异型心绞痛多在0：00—6：00发作，可以睡前用长效钙拮抗剂预防。药动学和药效学也有昼夜节律的变化。铁剂最大吸收率在19：00，而胰岛素的降糖作用上午大于下午。氨茶碱的吸收率以上午7时吸收率较高，所以上午7时服用较好。肾上腺皮质激素在上午8时服用疗效较好，副作用较轻。抗癌药物以中午用药毒性最小，夜间应用毒性最大。胃动力药、助消化药、抗酸药、利胆药等药物在餐前15~30分钟应用，有利于发挥药物疗效。非甾体抗感染药、硫酸亚铁等刺激性药物宜餐后30分钟使用，以减少对胃肠黏膜的损害。

第三节　药物基因组学与个体化给药方案设计

一、药物基因组学概述

（一）概念

药物基因组学是近年来在药物遗传学、遗传药理学、基因组学的基础上发展起来的一门新兴学科，是应用已知的人类基因组学的信息和研究方法，在基因组整体水平上研究遗传多态性及其对药物反应的影响，即研究药动学和药效学差异的基因特性和基因变异所导致的不同个体对药物的不同反应，从而促进新药开发和临床个体化用药。

（二）研究内容和任务

我们在临床上经常会遇到这样的问题：具有一样病症的不同患者使用同一种治疗药物常常会出现不一样的治疗效果，这是由于药物的开发和设计是从统计学数据来论证某一种药物对特定疾病具有一定程度的疗效。在临床实践中，医生也是从临床经验来判断个体的用药及剂量。因此，也就出现了同一种药物用在不同患者身上会出现不同疗效的现象。药物基因组学就是为了解决这种问题的一种药物开发技术平台。

药物基因组学主要通过分析DNA的遗传变异和监测基因表达谱的改变来阐明药物反应差异的遗传学本质，它从基因组整体水平上探讨遗传变异和药物反应之间的关系，利用基因组学信息指导新药的临床前研究和临床研究，以降低研发成本；指导合理用药，特别是个体化用药，以增强药物的有效性和安全性。

药物基因组学主要解决3个问题：第一，不同人群为什么对同一药物的反应有差异？第二，是否能在基因组水平上科学地预测这种差异，以更好地指导临床实践中药物的合理使用？第三，是否能利用基因组多态性的信息为研发新药提供更合理的理论支持？

基因多态性是药物基因组学的研究基础，也是药物基因组学的重要研究内容，药物基因组学阐明了基因多态性和药物反应差异之间的密切关系，为广大研究者提供了一系列全新的药物反应基因。药物反应基因所编码的酶、受体、离子通道和基因本身均可作为药物的作用靶点。同时，药物作用靶点也是疾病亚型分类的依据，是药物发挥治疗作用和产生不良反应的基础。药物反应基因可以分为3类：药物代谢酶、药物作用靶点、致病相关基因。

1. 编码药物代谢酶的基因　这类基因编码肝微粒体酶，习惯上称为细胞色素P450或CYP，在人体内近一半的药物由细胞色素P450代谢。目前研究已发现，细胞色素P450具有基因多态性。作为药物代谢酶，其活性高低决定了药物在体内的维持时间和维持剂量。因此，这种多态性与药物的疗效和毒副作用关联很大，直接导致人类对同一种药物呈现显著的个体差异，特别是对于治疗安全范围小的药物，更容易造成毒副作用的差别。此外，表达药物转运体的基因与药物的吸收、分布紧密相关，其多态性影响药物在体内的药动学过程，因此也归为这类基因。

2. 药物作用靶点　药物反应差异除了药动学差异外，还有药物与其特异性靶点相互作用的药效学差异。药物作用靶点的细微结构变化就会导致靶点与药物作用方式或强度的改变，而这种细微的结构变化取决于基因的多态性，因此，药物作用的药效学也受基因多态性的影响。但是，由于靶点的基因差异在健康人群中非常少见，目前这方面的研究相对较少。

3. 致病相关基因　致病相关基因本身的突变也可造成机体对药物反应的变化，但这种变化与基础药动学和药效学都无关。例如，载脂蛋白E（apoliprotein E，ApoE）是目前已知的阿尔茨海默病的致病相关基因，患者的基因表型多为ApoE4基因的患者，用他克林治疗后，80%的患者病情得以改善；但是，若患者缺乏ApoE4基因，服用他克林后，有60%的患者病情反而出现恶化。

（三）研究方法和技术

药物基因组学的研究思路大致是：第一，确定候选基因，即选定与某个或某几个药物疗效可能相关的候选基因或基因群；第二，研究分析药物疗效和基因或基因群多态性之间的关系；第三，制定该基因或基因群多态性分布的统计学资料，用以指导以后的药物治疗。在方法和技术上，药物基因组学以药理学、基因组学、遗传学和生物化学为基础，尤其重要的是一整套高效的检测基因变异技术，即从人群中获取某个等位基因产物，检测其变异后，确定该基因的序列变化。目前，药物基因组学主要的研究方法和技术如下。

1. 表型和基因型分析　表型分析可通过测定药物代谢情况或临床用药反应而实现。基因型分析要用到限制性片段长度多态性聚合酶链反应、多重PCR、等位基因特性扩增、寡核苷酸序列分析、高密度芯片分析等一系列技术。

2. 连锁分析和关联分析　复杂疾病的基因分型方法包括连锁分析和关联分析。连锁分析是用微卫星DNA标记对家系定型，然后从家系遗传信息中基因间的重组率计算出两基因之间的染色体图距。关联分析不同于连锁分析，它是在不相关人群中发现与性状有关的染色体区域。如果携带某一等位基因的患者患某一疾病的风险性增加，那么患者中含这一等位基因的频率就会高于正常人。在常见的复杂疾病中，由于单个效应基因的贡献比较小，所以关联分析比连锁分析更有效果。

3. 药物效应图谱　该技术利用患者微量的DNA来预测他们对某一药物的反应。目前用于研究药物在小群体中所发生的罕见不良反应，以及帮助医师确定患者是否对罕见而严重的药物不良反应具有易感性。

4. 单核苷酸多态性　一些群体中的正常个体，基因组DNA的某些位点的单碱基对有差别，出现两种或两种以上的不同核苷酸。当单核苷酸次要等位型出现在群体中频率大于1%时，即定义为单核苷酸多态性。单核苷酸多态性的监测分析多以PCR技术为基础。单核苷酸多态性的明显优势是高信息量、高密度、便于自动化操作控制，因此在药物基因组学研究中作用重大。它既可以作为一种高效的多态性标记，用于复杂疾病的关联分析；也可以作为一个遗传特征的有效标记，用以构建单核苷酸多态性图谱，对疾病进行精确的基因诊断。

5. 基因芯片技术　基因芯片包括DNA芯片和蛋白质芯片。DNA芯片在药物基因组学的研究中应用非常广泛，治疗前对患者进行基因诊断，确定其基因多态性，以实施个体化治疗；对特定人群进行基因分析，可以有针对性地开发新药；进行DNA转录分析，提供药物基因组学标记，有助于药物筛选。而蛋白质芯片技术能同时检测生物样品中与某一疾病或环境影响相关的全部蛋白质的含量变化情况，用于研究蛋白质水平的多态性。

6. 表达水平多态性分析　疾病的发生发展及药物作用和基因之间的关系是间接的，但是与基因表达产物—蛋白质之间的关系则比较密切，因为疾病的进程及药物的作用大多是在蛋白质水平上进行的。蛋白质组学的研究分析克服了蛋白质表达和基因之间非线性关系这一弊端，在预测药物疗效、疾病进程，阐明不同个体间的药物反应差异方面相当重要。

二、药物基因组学与个体化给药方案设计

近年来，随着分子生物学技术的不断进行和完善，临床药物治疗学得到突飞猛进的发展。在临床药物治疗中，倡导合理化用药、个体化用药、减少或避免药物不良反应、提高患者的生存质量，已经成为医师、药师和患者共同追求的目标。传统的药物治疗可以说是针对患者群体的平均反应，其模式是单一的，而事实上人体对药物反应存在明显的个体化差异，因此，要实现药物的安全性、有效性和个体化用药，就需要针对不同患者设计出个体化的给药方案。

个体化用药是临床合理用药的核心。现在应用较为广泛的方法是测定患者体内的血药浓度，利用药动学原理计算出药动学参数，从而设计出个体化的给药方案。这种方法监测费时，对于血药浓度与药效一致的药物是可行的，但对于血药浓度与药效不一致的药物，达到个体化用药的目的则比较困难。药物基因组学的研究揭示了基因多态性与药物效应多样性之间的关系，因此，药物基因组学在临床合理用药尤其是个体化用药方面具有非常广阔的应用前景，它弥补了只根据血药浓度进行个

体化用药的缺陷，为之前无法解释的众多药效学现象找到了答案，为临床个体化用药开辟了一条新的道路。

药物基因组学临床应用主要包括：根据基因多态性对药物效应、不良反应的影响，选择合适的药物以及调整给药剂量。

（一）选择合适的药物

1. 根据基因多态性对药物效应的影响，选择合适的药物

（1）药物代谢酶基因多态性对药物效应的影响：有些前体药物在体内需要在代谢酶的作用下才能转化成活性药物。当药物代谢酶基因出现变异，导致酶活性降低或缺乏时，前体药物在体内产生的活性成分减少，药物效应就会降低或无效。因此，药物代谢酶基因多态性决定了药物的临床选择。氯吡格雷为无活性的前体药物，需经肝细胞内细胞色素P450酶系活化，其中约85%被酯酶转化为无活性的代谢产物，其中约15%氯吡格雷活化的P450酶主要为CYP2 C19。CYP2 C19弱代谢人群中，由于缺乏CYP2 C19酶活性而不能将氯吡格雷转化为活性代谢产物发挥抗凝作用。因此，CYP2 C19弱代谢人群中，不能使用氯吡格雷抗凝。可待因在体内需要经过CYP2 D6代谢转化成吗啡才能发挥镇痛等药理作用。在CYP2 D6弱代谢人群中，由于缺乏CYP2 D6酶活性而不能将可待因转化生成吗啡。因此，CYP2 D6弱代谢人群中，不能使用可待因镇痛。

（2）药物靶点基因多态性对药物效应的影响：随着药物基因组学和分子病理、遗传学等技术的发展，越来越多的疾病依据分子靶标被精确地划分为不同的亚型，而针对各个靶标的分子靶向药物则实现了对疾病的精准治疗，且在提高疗效的同时可减少副作用。与之相应的药物基因组靶点的分子分型也被称为临床用药前的常规检查。首个乳腺癌分子靶向制剂曲妥珠单抗的上市，极大地推动了分子靶向药物的研究，也促进了临床药物基因组学与个体化治疗的发展。

（3）其他基因多态性对药物效应的影响：有些基因多态性并不是发生在与药物代谢或作用靶点相关的基因上来影响药物的效应，决定药物的疗效。替莫唑胺用于胶质瘤的治疗，其通过引起NDA双链断裂，导致肿瘤细胞凋亡而发挥抗肿瘤作用。

2. 根据基因多态性对药物不良反应的影响，选择合适的药物　药物不良反应是指因药物本身的作用或药物间相互作用而产生的与用药目的无关而又不利于患者的各种反应，包括副作用、毒性反应、后遗效应、变态反应、继发反应和特异质反应等。药物不良反应有多种分类方法，通常按其与药理作用有无关联而分为2类：A型（量变型异常）和B型（质变型异常）。A型药物不良反应又称为剂量相关的不良反应，主要是由药物的药理作用过程所致，特点是可以预测的，与剂量有关，发生率较高，但死亡率很低，如凝血药物所致的出血等；B型药物不良反应是与正常药理作用完全无关的一种异常反应，难以预测，发生率很低，但死亡率高。

A型不良反应，一般根据基因多态性调整给药剂量即可避免。B型不良反应，一般需要换药。临床常见的与B型不良反应相应的基因，包括：

（1）6-磷酸葡萄糖脱氢酶：红细胞6-磷酸葡萄糖脱氢酶缺乏引起的伯氨喹、拉布立酶等药物所致的急性溶血性贫血。

（2）*HLA-B*等位基因：*HLA-B* × 15：02等位基因引起的卡马西平所致的严重皮肤不良反应包括史蒂文斯-约翰逊综合征和中毒性表皮坏死松解症；*HLA-B* × 13：01等位基因引起的氨苯砜所致的药物超敏综合征；*HLA-B* × 57：01等位基因引起的氟氯西林所致的肝损伤。

（3）线粒体DNA：线粒体DNA 12 S rRNA 遗传多态性引起的氨基糖苷类抗生素所致的耳毒性。

（二）调整给药剂量

药物转运体、代谢酶基因多态性可影响药物自身的活性，进而影响其基底物的血药浓度，最终可能导致药物疗效和毒性反应的差异。而药物作用靶点的变异，可直接影响药物效应。因此，临床上常需要根据基因多态性，调整给药剂量。

1. 根据药物代谢酶、转运体、作用靶点的多态性，调整给药剂量，提高药物疗效。当药物代谢酶、转运体、作用靶点出现变异时，常常影响到药物的代谢或效应。前面已提到CYP2 C19弱代谢人群，由于缺乏CYP2 C19酶活性而不建议使用氯吡格雷进行抗凝治疗。而当CYP2 C19为中等代谢型时，酶的活性降低，氯吡格雷代谢减慢，要达到预期的抗凝效果，就要增加氯吡格雷的给药剂量。

2. 根据药物代谢酶、转运体、作用靶点的多态性，调整给药剂量，避免不良反应。对治疗窗窄的药物或细胞毒性药物，药物代谢酶、转运体、作用靶点的变异，容易导致A型不良反应的发生。伊立替康应用于结直肠癌等实体瘤的化疗，其活性代谢产物SN-38主要经UGT1 A1灭活，从而使正常细胞免受SN-38毒性的影响。UGT1 A1基因常见的多态性位点为 × 28和 × 6，导致酶活性降低，对SN-38代谢能力减弱，使得SN-38在体内集聚增多，毒性风险增加。在UGT1 A1突变的患者中，使用伊立替康应减少给药剂量。

3. 综合遗传和环境因素，精确计算药物给药剂量。在很多情况下，药物的作用并非仅由遗传因素决定，往往还受年龄、体重等多种因素的影响。综合多因素的个体化给药模型是未来药物基因组学的发展趋势。华法林是这一现象研究中的经典范例。华法林治疗窗窄，个体差异大，易导致出血等不良事件的发生。华法林是由*S*型和*R*型对映体组成的消旋体，其中*S*型为主要活性成分。*S*型主要由CYP2 C9代谢，其遗传多态位点 × 3能显著影响到*S*型的血药浓度。

（单爱云　周霞）

第三章　老年药物不良反应的表现与防治

第一节　药物不良反应的类型

药物不良反应是指合格药品在正常用法用量下出现的与用药目的无关的或意外的有害反应。关于药物不良反应的分类，目前尚未有统一的分类标准，综合不同的观点，将药物不良反应一些常用的分类方法简述如下。

一、按其与药理作用有无关联分类

药物不良反应按其与药理作用有无关联分为A型和B型。A型药物不良反应又称为剂量相关的不良反应，与药物剂量相关，它的产生是药物的药理作用增强所致，这种不良反应是可以预测的，发生率高但是死亡率低。B型药物不良反应又称为剂量不相关的不良反应，它的发生一般与药物剂量没有关联，是一种与药理作用无关的异常反应，难以预测，发生率较低，但是死亡率很高，如青霉素引起的过敏性休克就属于B型药物不良反应。

药物的副作用、毒性反应、过度作用、首剂效应、撤药反应、继发反应等属于A型不良反应。药物变态反应和特异质反应属于B型不良反应。

（一）药物的副作用

药物的副作用是指治疗量下与治疗目的无关的不适反应。如临床上的胃肠道平滑肌痉挛患者常常会有疼痛，给予阿托品治疗后出现的口干、视力模糊、眼压增高等不适症状就是阿托品的不良反应。药物产生副作用的原因是药物选择性低，作用范围广泛，治疗时使用一个药理作用，其他作用就可能成了副作用。副作用是在治疗作用下发生的，是药品本身固有的作用，一般情况下，药品的副作用程度较轻并可以预料，也可以通过合并用药来避免或减轻。

（二）药物的毒性作用

药物的毒性作用是指治疗量下出现的毒性反应。由患者的个体差异、病理状态或合用其他药物引起敏感性增加而造成人体生理、生化方面的变化和脏器、器官功能或形态方面的损害。因用量过大而产生的毒性作用，则不属于药品不良反应。

（三）继发反应

继发反应并不是药品本身的效应，而是药品主要作用的间接结果，是继药物治疗作用之后出现的一种反应，也称为治疗矛盾。如在应用抗感染药物的过程中，在长期应用广谱抗菌药物后，由于体内对药物敏感的细菌被杀灭，改变了肠道内的正常菌群，一些对抗感染药物具有耐药性、抗药性的细菌就趁机大量繁殖，引起严重的感染，也称为二重感染或菌群失调，出现伪膜性肠炎，病情和预后都比较严重，尤其常见于老年体弱、久病卧床的患者。

（四）撤药反应

长期使用某种药品，机体对药品产生了适应性，一旦停药或减量过快就会使机体的调节功能失调，从而引起机体功能紊乱，出现病情或症状的反跳与回升，病情加重等现象，称为撤药反应。

（五）后遗效应

后遗效应指停止用药后血浆药物浓度已降至最低有效浓度以下时残存的药理效应。如服用巴比妥类药物后，第二天早晨出现的宿醉现象就属于巴比妥类药物的后遗效应。有一小部分药物甚至能引起难以恢复的器质性损害，如氨基糖苷类抗生素、奎宁和大剂量的呋塞米等引起的听力丧失等，也是后遗反应。

（六）药物依赖

有些人长期服用某些药物后，虽然疾病已经治愈，但心理上总还有继续服用这些药物的愿望，产生心理依赖性，也称习惯性。有的人停药后甚至会出现一些病态表现和症状，即"戒断症状"，没有这种药就不能维持正常的生理功能，严重的甚至能发生惊厥或死亡，属于生理依赖性。从药物角度来说，就是这些药物具有成瘾性，从患者的角度来说就是产生了依赖性，包括心理依赖性和生理依赖性。

（七）过敏反应

过敏反应指药物引起的病理性免疫反应，亦称过敏反应。有些药物，如某些生物制品，本身可以是完全抗原，而有些药物，如某些抗生素或者其杂质，在人体内与血浆蛋白结合，变成完全抗原。

（八）特异质反应

又称特异质遗传反应。有些人服用某些药物后能出现一些与药物本身药理作用无关、也和一般人群不同的反应，这些反应主要与患者特异性遗传因素有关，属于遗传性病理反应。例如，有些人红细胞膜内的葡萄糖-6-磷酸脱氢酶有缺陷，服用某些磺胺类抗生素、阿司匹林、非那西丁、伯氨喹等药物以后容易出现溶血反应。

（九）致癌作用

有些药物长期服用后，能引起机体某些器官、组织、细胞的过度增生，形成良性或恶性肿瘤。根据WHO国际癌症研究机构的资料，有些药物已被正式确定为致癌物和可能致癌物，如己烯雌酚、左旋苯丙氨酸氮芥、苯丁酸氮芥、环磷酰胺、右旋糖酐铁、非那西丁等。

（十）致畸作用

有些药物在孕妇服用以后可能会引起出生的婴儿出现先天性畸形。已经报道的有沙利度胺、己烯雌酚、丙米嗪、苯丙胺、氯丙嗪、碳酸锂、甲氨蝶呤、巯嘌呤、白消安、环磷酰胺、雄性激素、黄体酮、苯巴比妥、苯妥英钠、氟哌啶醇、阿司匹林、奎宁、四环素、链霉素、乙胺嘧啶、华法林、双香豆素、某些糖皮质激素等。

（十一）致突变作用

某些药物可能会诱发染色体和基因出现变异，称之为致突变作用。现有的致突变性检测方法主要利用细菌、离体组织、细胞、昆虫、啮齿类动物，难以准确反映药物对人体的致突变性。

二、WHO药物不良反应分类

目前，WHO将药物不良反应分为A、B、C3种类型。

（一）A类不良反应

包括不良反应、毒性作用、后遗效应、继发反应等，其特点是与常规药理作用有关，反应的发生与剂量有关，虽然发生率高，但死亡率低，因此可以预防。

（二）B类不良反应

药物不良反应的发生与常规的药理作用无关，反应的发生与剂量无关，因而难以预测，常规药理学不能发现。对同一敏感个体来说药物的量与反应强度相关，但对不同的个体来说剂量与不良反应的发生无关，可分为药物异常性和患者异常性。发生率低，死亡率高。

（三）C类不良反应

这类不良反应的发生一般难以预测，影响因素复杂，用药与反应的发生没有明确的时间关系，潜伏期较长。如妊娠期用己烯雌酚，子代女婴至青春期后患阴道腺癌。

三、其他分类

还有把ADR分为9类，即A、B、C、D、E、F、G、H、U类。

（一）A类（扩大反应）

A类属剂量相关性不良反应。该类反应主要是药物的药理作用过强所致，通常呈剂量依赖型，可根据药物的药理学预知，停药或减量可以部分或完全改善。

（二）B类（bugs反应）

这类不良反应是由促进某些微生物生长所引起，是可以预测的，它与A类反应的区别在于B类反应主要针对微生物，但应注意，药物致免疫抑制而产生的感染不属于B类反应。

（三）C类（化学反应）

该类反应取决于赋形物或药物的化学性质，化学刺激是其基本形式，这类反应的严重程度主要取决于药物浓度，如静脉炎、注射部位局部疼痛、外渗反应等可以了解药物的化学特性从而进行预测。

（四）D类（给药反应）

该类反应由给药方式引起，它不依赖于成分的化学物理性质。给药方式不同会出现不同的ADR，改变给药方式，ADR消失。如注射剂中的微粒引起的血管栓塞。

（五）E类（撤药反应）

E类药物不良反应发生于停药后，发生率低。如停用吗啡后出现的戒断症状，停用β受体拮抗剂后出现的反跳现象等属于此类不良反应。

（六）F类（家族性反应）

仅发生在由遗传因子决定的代谢障碍敏感个体中的ADR，此类反应必须与人体对某种药物代谢能力的正常差异而引起的ADR相鉴别，如葡萄糖-6-磷酸脱氢酶缺陷引起的镰状细胞性贫血是F型反应。

（七）G类（基因毒性反应）

这类药物不良反应能引起人类基因损伤的ADR，如致癌、致畸等。

（八）H类（过敏反应）

不是药理学可预测的，且与剂量无关，必须停药，光敏反应等。

（九）U类（未分类反应）

这类不良反应是指机制不明的反应，如药源性味觉障碍等。

第二节　老年人易发生药物不良反应的原因

老年人随着年龄增长，机体各方面的功能逐渐衰退，药物不良反应发生率也逐渐增加。

一、药动学系统的改变

老年人生理功能的减退，导致药动学和药效学的改变。因此，有些药物仍按成年人常规用药剂量、间隔时间应用，必然增加药物不良反应。如老年人由于血浆蛋白及其结合减少，使哌替啶、吗啡等药物在血中游离型药物浓度增高。如静脉注射吗啡后，老年人血药最大浓度比年轻人显著增高，对老年人抑制呼吸作用的敏感性增强，易致不良反应，所以老年人应用时必须减少剂量；老年人由于肝功能减退，药物代谢酶减少，对三环类抗抑郁药等药物的代谢发生障碍，使血浆和组织的药物浓度增高，药物半衰期延长，易出现直立性低血压、尿潴留、心动过速、充血性心力衰竭和器质性精神错乱等不良反应；苯二氮䓬类药物的效应显著受年龄的影响，如地西泮的中枢神经系统副作用随着年龄的增长而显著增加。氟西泮的嗜睡或精神错乱等不良反应，60岁以下发生率为1.9%，80岁以上增加到7.1%，而且剂量越大，差异越明显。

二、机体内环境稳定机制减退

老年人机体器官和各大系统的功能减退，致使发生各种生理变化的生理调节功能降低，代偿恢复的速度减慢，免疫功能和维持机体内环境平衡稳定的能力下降，对药物反应的适应性和应变能力减弱。如对体位、血压、血糖、体温、心排血量等变化的反应能力减退，尤其是血液循环系统调节能力减弱和葡萄糖耐量降低，致使对青年人可以代偿的药物反应，而对老年人来说变成难以代偿的不良反应。

三、对药物的敏感性改变

老年人个体差异很大，同龄老年人对某些药物的剂量可相差数倍之多。这是由于人类有特异性的个体差异，而且老年人的生理衰老情况和程度也有明显差异。随着年龄增长，老年人体内敏感组织的结构或功能发生改变，体内受体部位的敏感性也有改变，导致对不同药物的感受性也发生改变。感受性强的药物，往往常规药量就可出现超量的不良反应，如甲状腺素、洋地黄制剂等就属于这类药物。老年人心脏对异丙肾上腺素、普萘洛尔等药物的作用不敏感，可能与老年人心脏组织纤维化、血流量减少或受体功能降低有关。

四、用药品种多易发生药物相互作用

药物相互作用是引起老年人药物不良反应的主要原因。一般认为，用药种类多，药物相互作用机会增加，是导致ADR发生率上升的主要原因，这一问题在老年患者中尤为突出。老年人因机体衰退，免疫功能低下，抗病能力减弱，常患有多种慢性病，因而常用多种药物治疗，由此导致药物-药物间的相互作用，显著增加了引发药物不良反应的概率。如单胺氧化酶抑制剂帕吉林、呋喃唑酮等，与麻黄碱合用时，使其代谢延缓，升压作用增强，乃至出现高血压危象；若与降压药联用，由于降压作用增强，则可出现严重低血压；强心药地高辛、降血糖药氯磺丙脲等与庆大霉素等氨基糖苷类抗菌药合用时，前者可出现毒性反应。因为上述药物由肾小球滤过而清除，而庆大霉素等氨基糖苷类抗菌药可减少肾小球的滤过；苯妥英钠与氯霉素、保泰松、氯丙嗪、磺胺类等药物联用时，因氯霉素等药物可抑制苯妥英钠的代谢，因此可升高苯妥英钠的血药浓度而出现毒性。联用的药物种类越多，药物不良反应发生率也就越高。

此外，中药和西药的联合应用也易发生不良反应。中药注射剂的成分比较复杂，制剂纯度不易保证，且临床用药时间相对较短，医师对可能发生的不良反应认识不足，这些都是造成中药注射剂不良反应增多的原因。

第三节　老年人常见药物不良反应及药源性疾病

老年人常见的药物不良反应和药源性疾病主要包括以下几方面。

一、药物过敏反应

过敏反应亦称变态反应，是指易感性的个体在用药过程中被某种药物或其代谢物致敏，产生特异性抗体或致敏淋巴细胞，当再次应用该药时发生的特异性免疫反应。老年人免疫系统及功能发生改变，更易出现变态反应，引起药物过敏。过敏反应常表现为发热、皮炎、荨麻疹、血管神经性水肿等。某些药物对机体引起的变态反应特别严重，可导致急性微循环功能障碍，出现休克症状，称为药物过敏性休克，解救不及时可造成死亡。

老年人个体差异大，使用过的药物种类多，发生药物过敏反应的概率也增大。而且机体耐受性差，尤需注意药物过敏反应。对过敏性休克的预防和处置方法，一是用药前问清过敏史，按规定做过敏试验；二是一旦发生过敏性休克，应立即抢救。

二、心脏中毒反应

老年人心肌细胞逐渐出现脂褐质沉着、心肌纤维化及淀粉样变，导致心功能减退、心排血量减少。尤其是窦房结内起搏细胞数目减少，75岁以后其数目不到正常数目的10%，窦房结内固有节律性降低。心室中隔上部纤维化引起传导系统障碍，出现不同程度的房室或束支传导阻滞。因而老年人对心肌有抑制作用和对传导有影响的药物更加敏感，容易引起药物不良反应。老年人药物心脏中毒反应，首先表现为心律失常；静脉注射普鲁卡因胺，可引起低血压、心动过缓、室性停搏；高浓度静滴去甲肾上腺素，可致室性期前收缩等严重反应。麻黄碱、苯丙胺、多巴胺、酚妥拉明等药物也有此反应。能引起室性心动过速的药物有：奎尼丁、阿义马林、利多卡因、硝苯地平、洋地黄类、异丙肾上腺素、氯丙嗪、异丙嗪、阿米替林等。药物心脏中毒反应还可表现为急性心脏性脑缺血综合征。常用药物有：维拉帕米、洋地黄类、奎尼丁、普鲁卡因胺、毛果芸香碱、罂粟碱、利多卡因等。中药如雪上一支蒿、附子、蟾蜍毒等也可引起此不良反应。老年人的药物心脏中毒反应，主要是用药剂量和药物配伍联用问题。老年人对洋地黄敏感，中毒病死率高于青年人，在服用洋地黄制剂的心力衰竭患者中，有20%～30%出现中毒症状，且其中1/3有生命危险，所以必须减量，一般以半量给药，尤其是肾功能减退者；地高辛与奎尼丁合用，能使90%的患者血清地高辛浓度增加1倍；地高辛与四环素或红霉素合用，也升高地高辛的血药浓度，增加毒性；普萘洛尔与维拉帕米合用，由于前者阻碍钙离子在肌浆网内的贮存，后者抑制钙离子通道，从而导致心肌收缩无力或心脏骤停。所以注意剂量调整和配伍变化，是防止心脏药物毒性反应的重要问题。对一些毒性大、治疗量和中毒量较近的药物，临床应进行血药浓度监测。

三、神经系统中毒反应

神经系统尤其是大脑中枢最易受药物作用的影响。通常服用中枢抑制药所致中毒而死亡的人数高于其他系统药物。老年人的老化过程中，中枢神经系统对一些体液因素和化学物质的敏感性增加，因而一旦处于应激状态，或不适当地使用对神经系统有影响的药物，就容易出现神经系统的中毒反应。老年人使用中枢抗胆碱药苯海索，即使小剂量也会发生精神错乱；伴有痴呆症的老年人，使用左旋多巴、金刚烷胺，可引起大脑兴奋，从而加重痴呆症。神经松弛药可产生药源性抑郁、神经运动性兴奋或帕金森综合征。降压药、苯二氮䓬类、洋地黄、吲哚美辛、皮质激素和噻吩嗪药物类均可引起抑郁症；三环类抗抑郁药可引起癫痫发作、精神错乱；长期服用巴比妥类安眠药可致惊厥，还可产生身体性及精神性的依赖，停药会出现戒断症状；长期大量使用异烟肼也可引起惊厥或兴奋不安、幻视、幻听等；长期使用咖啡因、氨茶碱、麻黄碱等可引起精神不安、焦虑或失眠；氨茶碱、甲氨蝶呤、丁卡因、氯喹等药物可致癫痫发作；利血平可使少数人精神抑郁、导致自杀倾向；β受体阻滞药也可引起抑郁症；使用抗帕金森病药、拟交感神经药或抗胆碱能药，可产生幻觉或其他大脑功能紊乱；西咪替丁可引起神经障碍；吡拉西坦也可致精神运动性兴奋；氨基糖苷类抗菌药能引起视觉神经损害。老年人由于内耳毛细胞数目减少，听力都有不同程度的减退，氨基糖苷类等药物耳毒性可引起前庭症状和听力下降，特别是老年和体弱者。

四、肾毒性反应

老年人多数肾功能都有减退，不仅使许多经肾排泄的药物易产生蓄积中毒，而且许多药物易引起肾损害不良反应。如静脉注射四环素类药物，可引起高氮质血症，严重者可致肝、肾损害或加重尿毒症。故老年人尤其是肾功能不良者，应避免使用四环素、万古霉素、头孢噻啶和磺胺类药等；其他对肾有损害的多黏菌素类、头孢菌素类、氨基糖苷类抗菌药以及乙胺丁醇等，老年人应减量使用，或延长间隔时间；林可霉素、克林霉素、两性霉素B、青霉素类等药物对肾也有损害，老年人用量不可过大。

许多抗癌药物对肾毒性较大，如环磷酰胺、卡莫司汀、白消安、甲氨蝶呤、阿糖胞苷、丝裂霉素等都有较大的肾毒性反应。近年用来治疗睾丸癌、卵巢癌、膀胱癌的顺铂，用药1～2周内可发生铂中毒肾衰竭，停药后可恢复。镇痛药非那西丁、吡罗昔康、布洛芬、苯甲酸类、阿司匹林、对乙酰氨基酚等，长期大量使用，可引起间质性肾炎或肾乳头坏死，统称为镇痛药肾病；氨基糖苷类抗菌药、保泰松、吡罗昔康等药物，可致血尿、蛋白尿或肾小管坏死；去甲肾上腺素、甲氧明、去甲肾上腺素等药物，可导致急性肾衰竭或无尿；大量滴注对氨基水杨酸钠，也可致肾衰竭；利福平可导致肾脏过敏；西咪替丁、丙吡胺等药物可损害肾功能或导致急性间质性肾炎。此外，含汞的中药制剂，如含朱砂的中成药，长期大量应用，可析出游离汞或可溶性汞，引起肾损害。

五、肝毒性反应

多数药物在肝脏代谢解毒，有些药物及其代谢产物对肝脏有毒害作用。老年人药物性肝损害较青年人多见，临床上分为肝细胞中毒型、淤胆型及混合型。能引起肝脏损害的药物种类很多。近年来，随着大量新药的不断研制和开发应用，多种药物联合应用的增多，使得药源性肝病的发病率也日益增高。据统计，目前约有600余种药物可引起不同程度的肝脏损害。因黄疸而住院的患者中有2%是因为药源性肝病。在爆发性肝衰竭的患者中有25%被认为与使用药物不当有关。其中，以老年人多见。据统计，引起药源性肝病的药物主要有以下几类。

（一）抗结核药

临床上约30%的药物性肝病由抗结核药引起。不少患者在服用抗结核药物后出现肝功能异常。

（二）中药

中药一向被人们认为毒副作用少，然而随着中草药及中成药的广泛应用，一些中药的毒副作用时有发生。能引起肝损害的单味中药包括：昆明山海棠、黄药子、三七、艾叶、鱼胆、蜈蚣、金果榄、野百合、苦楝子和苦楝根皮、苍耳子、雷公藤、四季青、贯众、丁香、朱砂、罂粟等。这些中药可导致急慢性肝损害、胆汁淤积、脂肪肝，严重者可出现重症肝炎和肝衰竭。故中药引起的药源性肝病也不可忽视。

（三）抗菌药

临床上10%～11%的药源性肝病由抗菌药物引起。能造成肝损害的抗菌药物较多，如大环内酯类、四环素、磺胺类、氟喹诺酮类、呋喃妥因及其他类抗菌药。其中，以大环内酯类药物和磺胺类药物造成的肝损害在临床上最为多见。

（四）解热镇痛类药

该类药物引起的肝损害占8%～9%。如水杨酸盐、吲哚美辛等。其中，以对乙酰氨基酚较常见。

（五）神经系统治疗药

该类药物引起的药物性肝病占5%～6%。其中，以氯丙嗪、卡马西平、丙戊酸钠、氟哌啶醇、丙米嗪较常见。

（六）麻醉药

临床上10%～11%的药源性肝病由麻醉药物引起。其中，氟烷可造成急性肝炎，表现为血清转氨酶升高，偶可出现严重肝病。

（七）激素类药

占药物性肝病的3%～4%。以口服避孕药、雌激素和雄激素最为多见。

（八）消化系统疾病治疗药

占药物性肝病的2%～3%。临床多表现为轻度的胆汁淤积。如西咪替丁和雷尼替丁，在用药4周内可出现轻度黄疸。

（九）治疗肝病的药物也可能引起肝损害

抗病毒药物（如干扰素）和免疫抑制剂也可引起肝损害。

（十）其他药物

如抗心绞痛药物胺碘酮、硝苯地平等可引起磷脂沉积症或酒精中毒样肝病等。

六、消化系统损害反应

药物对消化系统的损害，表现为多方面，涉及的药物也比较多。老年人唾液分泌减少，吞咽功能减退，固体制剂易黏滞于食管的管腔并刺激食管，易造成服药损伤。临床表现为咽痛、咽部异物感、胸骨后灼痛感、吞咽困难，常伴胃灼热、呕吐、长期发热等症状，严重者不能进食。易使食管损伤的常用药物有：多西环素、四环素、复方磺胺甲噁唑、氨茶碱、铁剂、镇静安眠药等。

某些药物如硫酸亚铁、抗酸药、林可霉素、克林霉素、丙戊酸钠、氨茶碱、氮芥、环磷酰胺、巯嘌呤、秋水仙碱、氟尿嘧啶、甲氨蝶呤和大剂量四环素等可导致消化道黏膜损害，表现为恶心、呕吐，严重者可腹泻、便血。能引起消化道溃疡及出血的药物有：糖皮质激素、阿司匹林、吲哚美辛、保泰松、利血平、氯化钾等。胍乙啶、普萘洛尔、甲基多巴、利血平、甲氨蝶呤、新斯的明等药物还可引起腹泻。药物引起的急性胰腺炎，以皮质醇类药物较为多见，其次是抗菌药物；利尿药也可引发急性胰腺炎。β-内酰胺类抗菌药、四环素类、林可霉素类及氯霉素可引起细菌性假膜性肠炎。各种镇静药、青霉胺、四环素、林可霉素、二巯丙醇及卡托普利等转换酶抑制剂，可影响味觉和食欲。

七、血液系统不良反应

药物引起的血液方面的不良反应临床表现有多种，其顺序为粒细胞减少、血小板减少、溶血性贫血、再生障碍性贫血。再生障碍性贫血是红骨髓脂肪化导致全血细胞减少的一组综合征，临床病死率较高，达50%左右。容易导致再生障碍性贫血的药物有氯霉素、氨苄西林、保泰松、磺胺类、苯巴比妥、氨基比林、环磷酰胺、甲氨蝶呤、阿糖胞苷、巯嘌呤等。

血小板减少症常因某些药物引起骨髓再生不良，直接破坏血小板或引起免疫性血小板减少所致。易引起血小板减少症的药物，首先是阿糖胞苷，其次是环磷酰胺、白消安、甲氨蝶呤等，再次是长春新碱。噻嗪类和长期使用雌激素也可引起血小板减少。

能引起粒细胞减少的药物有抗癌药氮芥、甲氨蝶呤、巯嘌呤、白消安、环磷酰胺、长春新碱等；心血管药物甲基多巴、利血平、氢氯噻嗪、普鲁卡因胺、普萘洛尔等；解热镇痛药氨基比林、吲哚美辛、安乃近、阿司匹林等；抗菌药物有氯霉素、金霉素、青霉素等；降糖药甲苯磺丁脲、氯磺丙脲等以及苯妥英钠、巴比妥、异烟肼、对氨基水杨酸、利福平、氯丙嗪、氯氮平、苯海拉明及磺胺类药物等。

可引起溶血性贫血的药物有：苯妥英钠、氯丙嗪、非那西丁、吲哚美辛、奎尼丁、甲基多巴、氯磺丙脲、甲苯磺丁脲、维生素K、青霉素、链霉素、氯霉素、异烟肼、利福平、对氨基水杨酸、阿司匹林、磺胺类和呋喃类等。

八、呼吸系统损害不良反应

药源性呼吸系统疾病常表现为呼吸抑制、支气管哮喘、肺水肿、嗜酸性粒细胞型肺炎、弥漫性间质性肺炎和肺纤维化、肺出血、肺栓塞、结节性多动脉炎、红斑性狼疮综合征和肺部继发感染等。一般多在停药后可以恢复，极少数呈进行性发展。

呼吸抑制主要是中枢抑制药，如巴比妥类、地西泮、氯丙嗪、吗啡、哌替啶、美沙酮、芬太尼、喷他佐辛、氨基丁三醇等，用量过大易引起呼吸抑制。氨基苷类抗菌药因能抑制钙离子，可导致呼吸麻痹，而致呼吸抑制，与肌松药同时使用更甚。

引发支气管哮喘的药物包括：青霉素、氨基苷类、红霉素、四环素、乙硫异烟肼、磺胺类、单胺氧化酶抑制剂、局麻药、维生素K、抗毒血清和疫苗等，可引起过敏性哮喘；阿司匹林、吲哚美辛、苯甲酸类、保泰松和氨基比林等引起的哮喘，被称为阿司匹林哮喘。

能引起嗜酸性粒细胞性肺炎的药物有：阿司匹林、呋喃妥因、呋喃唑酮、对氨基水杨酸钠、青霉素类、丙米嗪、氢氯噻嗪、氯磺丙脲、硫唑嘌呤、甲氨蝶呤、磺胺类和柳氮磺吡啶等；碘化物和吩噻嗪类药物，偶尔可引发结节性多动脉炎。临床表现为肺炎、哮喘和咯血，也可有肺栓塞和肺脓肿症状。

引发弥漫性间质性肺炎和肺纤维化的药物，最易引发的包括博来霉素、白消安和甲氨蝶呤；呋喃妥因及青霉素类也较常见。其他还有环磷酰胺、苯丁酸氮芥、青霉胺、丝裂霉素，肼屈嗪、普鲁卡因胺、磺胺类、异烟肼、对氨基水杨酸钠、苯妥英钠、美沙酮和氯磺丙脲等也能引起此药源性疾病。

九、其他药物不良反应

药物性尿潴留也是老年人较多见的药物不良反应。三环类抗抑郁药阿米替林、多塞平，抗胆碱药苯海索等，都有阻断副交感神经的作用，使得伴有前列腺肥大及膀胱颈纤维性变的老年人易导致尿潴留。特别是阿米替林与苯海索联用更易发生尿潴留。强效利尿药呋塞米、依他尼酸等，对前列腺肥大和留置膀胱导管的老年患者，也易产生尿潴留，可能是过度利尿引起低血钾/钠导致肌无力所致。故老年人要慎用阿米替林，更不宜与苯海索联用，应禁用强效利尿药。

第四节　药物不良反应的预防和防治原则

一、药物不良反应的预防原则

（一）详细了解患者的病史，正确对症用药

在确定治疗方案和选定治疗药物前，详细了解患者的病史、药物过敏史和用药史，对某药有过敏史的患者应终身禁用该药；对可能发生严重过敏反应的药物，可通过皮肤试验等方法来筛查有用药禁忌的患者。

（二）严格掌握药物的用法，区分个体用药

药物治疗中严格遵照用法、剂量、适应证和禁忌证，并根据患者的生理与病理学特点实行个体化给药。老年人用药量宜从小剂量开始，通常推荐量为成人剂量的1/4～1/3，然后逐渐加量，直至最低有效维持量。

（三）合理选择联合用药种类，避免不必要的联合用药

联合用药要注意药物相互作用，可用可不用的药物尽量不用；在必须联合用药时，要兼顾增加疗效与减少药物不良反应。

（四）密切观察患者用药反应，必要时监测血药浓度

对于长期服用药物的患者来说，如用头孢类、氨基糖苷类等抗生素以及利尿剂，应定期监测肝功能、肾功能、电解质及酸碱平衡；长期服用地高辛、氨茶碱的患者尽可能到有条件的医院做血药浓度监测。一旦发现异常反应，应尽快查明原因，及时调整剂量或更换治疗药物。必要时通过治疗药物监测等手段及时调整给药方案，指导合理用药。

（五）提高患者防范意识，及时报告异常反应

最早发现药物不良反应症状的往往是患者自己，因此，不仅要向患者介绍药品的疗效，还应详细地解释相关的药物不良反应和用药注意事项的信息，告诫出现药物不良反应早期征兆时的应对方法，从而增加患者对药物不良反应和药源性疾病的防范意识，提高用药的依从性。

（六）加强对执业者的专业水平训练和职业道德教育，避免用药失误

有相当部分的药物不良反应和药源性疾病的发生与医药人员在处方、配制、发药和用药过程中的差错、事故有关，这类药物不良反应属"可避免的药物不良反应"。通过加强对医师和药师的专业技能训练和职业道德教育，可在一定程度上减少这类药物不良反应的发生。

二、药物不良反应的治疗原则

当发生药物不良反应甚至药源性疾病时，必须迅速采取有效措施，积极进行治疗。

（一）停用可疑药物

在药物治疗过程中，若怀疑出现的病症是由于药物所引起而又不能确定为某药时，如果治疗允许，最可靠的方法是首先停用可疑药物甚至全部药物，这样处理不仅可及时终止致病药物对机体的继续损害，而且有助于药物不良反应的识别。停药后，症状的减轻或消失可以提示疾病的药源性。若治疗不允许中断，对于A型药物不良反应往往可通过减量，或者换用一种选择性更高的同类药物；对于B型药物不良反应则通常必须更换药物。

（二）采取有效的救治措施

多数药物不良反应在经过上述处理后均可逐渐消失，恢复正常。对较严重的药物不良反应和药源性疾病则需采取进一步措施。

1. 减少药物吸收　药物皮下或皮内注射于四肢者，可将止血带缚于注射处近心端，以延缓其吸收。对口服用药者，可用1∶1000～1∶5000高锰酸钾溶液反复洗胃；通过机械刺激咽喉促使呕吐，也可皮下注射阿扑吗啡5 mg或口服1%硫酸铜溶液100～200 mL催吐；使用毒物吸附剂如药用炭吸附药物，同时用导泻剂（如70%山梨醇）将已吸附药物的吸附剂排出体外。

2. 加速药物排泄　可使用利尿剂配合输液，迫使药物排出体外。通过改变体液的pH，加速药物排泄。如弱酸性药物阿司匹林、巴比妥类引起的严重不良反应，可静脉输注碳酸氢钠碱化血液和尿液pH，促进药物排出。碳酸锂过量中毒时，静脉输注0.9%氯化钠注射液有助于锂的排出。有条件时，还可通过人工透析排出体内滞留的过量药物。

3. 使用解救药物　利用药物的相互拮抗作用降低药物的药理活性，达到减轻或消除药物不良反应的目的。如阿托品对抗毛果芸香碱的毒性反应，纳洛酮解救吗啡中毒，鱼精蛋白中和肝素，地高辛抗体片段解救地高辛中毒等。这些均属于特异性的解救药物，及时用药，效果极佳。当缺少特异性解救药物时，则可采取对症支持疗法，为药物不良反应的衰减争取时间。需要强调的是，并非所有的药物不良反应都需要药物治疗，尤其是轻度的一般药物不良反应，不要忽视机体自身的消除与代偿机制。发生药物不良反应时过度依赖药物治疗有时会造成更多新的药物不良反应。

4. 药物过敏反应的抢救　当发生药物过敏性休克时，应立即停止使用此药，并分秒必争地就地抢救，以免延误救治时机。在使用易引起过敏性休克的药物时，应注意做好急救准备。对大多数过敏性休克，最常用的急救药物是肾上腺素，还可加用糖皮质激素，并给予保持气道通畅、吸氧等措施。对皮肤黏膜等过敏反应，可口服氯苯那敏、异丙嗪、苯海拉明等抗过敏药物，还可视病情和需要给予糖皮质激素、皮肤局部治疗等。如继发感染，可给予抗菌药物治疗。在使用抗感染药物时，要考虑到患者可能处于高敏状态，原发反应可能就是由于抗生素引起或发生交叉过敏反应，应注意选择患者不会过敏的药物谨慎使用，并密切观察；用的药物种类不宜过多，亦不要随便增加或调换药物，以免出现新的反应导致病情恶化。

（单爱云　周霞）

第四章　老年临床药物治疗监测

第一节　治疗药物监测的概念及历史回顾

一、治疗药物监测的概念

治疗药物监测（therapeutic drug monitoring，TDM）是指在临床药理学、药代动力学和临床化学基础上，结合现代分析检测技术发展起来的一门应用性边缘学科，通过灵敏可靠的方法，检测患者生物体液（血清、血浆或体液）的药物浓度，结合药动学、药效学基本理论，制定和调整临床合理用药方案以及诊断和治疗药物中毒，实现最佳的药物治疗效果，以保证药物治疗的有效性和安全性。随着临床药理学和先进技术的发展，TDM工作已渗入到各个临床学科。TDM不仅是一项新技术，整个内容也是一门新学科。因为仅仅测定血药浓度，对提高合理用药的作用有限，只有以药代动力学为原理指导用药时，才能有良好的效果。

二、治疗药物监测的历史回顾

TDM于20世纪50年代末60年代初开始引起医学界的重视。由于技术条件的限制，测定体液药物浓度只能采用比色法和分光光度法，受到灵敏度低、特异性差的限制，多用于测定与治疗效果尤其是不良反应相关的药物浓度。20世纪60年代末，开始利用气相色谱法进行血药浓度分析，这在TDM发展史上是一次突破。它使TDM从实验室研究进入临床试验研究，TDM的应用范围扩大。监测药物有抗癫痫药、抗心律失常药和抗抑郁药。但由于技术含量较高，操作难度大以及抗体的限制，阻碍了TDM的普及推广。20世纪70年代，HPLC出现，在技术发展的推动下TDM开始在欧美兴起，我国TDM研究基本同期于欧美，1979年我国在全国范围开展了以TDM为主要内容的临床药学研究工作，地高辛的治疗药物监测是国内最早开展的项目。气-质谱联用法、放射免疫分析法以及均相酶免疫分析法等，使定性、定量分析的精度和特异性有了极大提高，TDM广泛应用于临床，并成为临床药学的重要内容。1976年，Dvorchlk明确了药动学理论在治疗药物监测数据解读中的重要性。1979年，Pippenger明确提出从事TDM工作人员应掌握临床药理学知识。20世纪80年代，荧光偏振免疫分析法，因其操作简便，测定结果快速、准确，从而促进了TDM工作的深入发展。20世纪90年代，TDM已经发展成为一门学科，但由于经济危机的到来，TDM获得的资金支持逐渐减少，而且人们也意识到TDM学科存在一些问题。有关TDM的系统评价显示，TDM在样本采集处理以及报告解读方面有待提高，其成本效益也应进行合理控制。为了给患者和临床提供最专业的药学服务，TDM从业人员不仅需要发展分析技术，掌握其工作原理及使用方法，而且确实需要具备并提高解读血药浓度监测报告的能力。这个时期，TDM发展可能达到了一个停滞期，人们开始了更多的思考。毛细管电泳、液-质谱及红外光谱-质谱联用等先进技术分离分析体内药物代谢产物，促进了TDM的发展。近几年来，又发展了超临界流体色谱法，作为流体相的一种新型色谱，它平衡快、分析时间短、分离效率高，尤其对手性化合物的分离效果好，和液相色谱配合使用，增加了一种新的分析手段，扩大了样品分析范围，而且随着对药动学、药效学理论研究的深入，基于群体药动学分析药物浓度的计算机软件被开发，并用于根据患者特征参数的常规报告进行解读。同时，近几年TDM被常规用于器官移植后的免疫抑制药物、治疗HIV/AIDS的抗逆转录病毒药物和白血病的抗代谢药物监测，而且在危重患者抗菌药物剂量调整、提高精神药品和口服抗凝药的有效性和安全性方面取得进展。各医院也逐渐开展了影响治疗药物浓度的药物代谢酶和药物转运蛋白的基因监测。同时，随着对遗传药理学研究的不断深入，TDM将取得进一步发展。

第二节 临床实施血药浓度监测的必要性和临床意义

治疗药物监测对于深入研究患者用药后药物的体内过程、明确血药浓度与临床疗效的关系、提高药物疗效、用药的安全性和有效性等具有重要意义，其临床意义如下。

一、实施合理化的个体化给药方案

药物说明书往往是针对一般人群制订的常规治疗方案，无法适用于所有个体。由于存在明显的药代动力学个体差异，欲达到相同的血药浓度，不同个体使用相同药物所需剂量可相差8～10倍。对于血药浓度和药效相一致的药物，可根据药代动力学研究的原理和计算方法采用适当的数学模型，建立微分方程，通过计算可使给药个体化，提高药物的疗效，减少不必要的毒副作用。

例如，在733份抗癫痫药物的TDM数据中，只有276份数据（37.7%）的血浆药物浓度在有效浓度范围内，其中47份数据（6.4%）高于治疗浓度范围，而另外410份数据（55.9%）低于有效浓度。上述结果提示抗癫痫类药物的药效存在着很大的个体差异，而血药浓度低可能是临床治疗失败的重要原因。

二、TDM是临床药理学的基础之一

多数药物在体内是通过细胞色素P450代谢消除的。一些药物的代谢与TDM之间存在紧密联系。药物合用时，药物代谢酶可能会被诱导或抑制，从而引起药物浓度显著性改变，导致药物效应变化。此外，许多代谢酶、受体等存在着基因多态性，这种基因多态性会引起某些药物的体内过程和药效学的特殊表现，因此，由常规TDM获取的血药浓度信息成为临床药理学研究的基础。如测定氯吡格雷的血药浓度时，发现了CYP2 C19的快代谢型和慢代谢型人群。在氟西汀与三环类抗抑郁药合用时，偶然发现氟西汀与三环类抗抑郁药存在严重的相互作用，进一步分析显示三环类抗抑郁药在体内代谢主要是CYP1 A2介导的，氟西汀是强效的CYP1 A2酶抑制剂。

三、药物过量中毒的诊断和处理

对安全范围窄的药物，应注意防止药物过量中毒，尤其在肝肾功能受损时、长期应用时、合并用药存在相互作用时，或者中毒症状和剂量不足时的症状类似而临床难以辨明时。药物的不良反应和血药浓度密切相关。因此，TDM也可为药物过量中毒的诊断和处理提供有价值的实验室依据，将临床用药从传统的经验模式提高到更为科学的水平。例如，某医院在2000年10月至2003年8月期间，137例患者共进行151次TDM请求，进行抗艾滋病药物蛋白酶抑制剂和非核苷酸类逆转录酶抑制剂的治疗药物监测。结果显示，其中50%出现药物毒性，39%出现病毒学失败，2%怀疑药物相互作用。非核酸类反转录酶抑制药常常是因毒性请求TDM，而蛋白酶抑制药则多数由于病毒学失败请求TDM。基于TDM结果，对37%的患者进行剂量调整，调整后，80%的异常案例治疗效果出现改善，再次血药浓度分析显示79%案例的血药浓度保持在治疗窗内。

四、缩短治疗时间，降低治疗费用

在没有TDM技术以前，临床医生缺少判断药物在体内状况的客观指标，往往只有采取反复试验，不断摸索，寻找比较好的治疗方案。准确的TDM可以提示药物是否在有效的治疗范围内，根据药动学原理制定和选择最适宜的给药方案，可以缩短达到稳态浓度的时间，使药物尽快地发挥疗效，缩短治疗时间，同时提高疗效，也相应地降低治疗所需的药物费用。如癫痫治疗时仅凭经验给药往往难以在短时间内找到个体化方案，易导致频繁改变剂量或换药。因此，及时进行TDM，根据血药浓度结果调整剂量，可以做到有的放矢，降低治疗的费用。某医院实施TDM监测地高辛1345例，其中血清谷浓度≥2.0 μg/L，出现中毒症状的有166例（12.3%），未达到药物治疗浓度174例（12.9%）。从合理用药角度分析，在本组病例中，有25.2%的患者未达到安全和有效的要求。从经济学角度分析，本组43例（3.2%）患者因治疗不良反应使成本费用平均增加了613.35元。所以，实施TDM监测不仅可显著减少药物不良反应的发生，减轻患者的痛苦，同时也节省了治疗药源性疾病所需的巨额费用，有效利用药物资源。所以，开展TDM和临床用药监护，不仅保障了药物治疗符合安全、有效、经济的三项要求，而且优化了治疗成本与效果的结构，对使药物治疗达到最好的价值效应也有着重要的经济意义和社会意义。

五、检查患者的依从性及辨别伪劣药品

血药浓度是检验患者依从性的最强有力的工具。临床观察证实药物剂量和浓度间呈不相关或呈相反关系的时候，最重要的原因是患者不按时服药。文献表明：临

床上不遵医嘱服药的患者可达33%，经TDM检测后，依从性可提高到80%以上。另外，TDM可以准确地鉴定药物的种类、成分和数量，为鉴别伪劣药品提供了有力的依据。

第三节 治疗药物监测的原则及影响因素

一、治疗药物监测范围

（一）适于TDM范围

TDM是通过患者的血清或者血浆浓度调整给药剂量的一种个体化的给药方案，是将药物动力学和药效学知识结合在一个单独的患者上。临床上并非所有药物都需要进行血药浓度监测。对治疗作用和毒性反应均呈血药浓度依赖性、治疗血药浓度范围和中毒浓度已确定的药物，并且存在下列药效学或药动学原因，应考虑进行TDM。

1. 治疗窗窄的药物　这类药物的治疗浓度与其毒性浓度相近，极易中毒，只有通过TDM调整剂量，才能保证用药安全有效。如锂盐、苯妥英钠、地高辛等药物。

2. 存在影响药物体内过程的病理情况　如肾功能受损，导致万古霉素等以肾清除为主的药物清除率下降和毒性风险增加。

3. 难以获得稳定、可控的血药浓度的药物　如苯妥英钠、三环类抗抑郁药物等。

4. 不同治疗目的需不同的血药浓度　如应用地高辛治疗心房扑动时，血药浓度需要达到2 ng/mL，且不会引起毒性反应，但在治疗慢性充血性心力衰竭时，该浓度会导致严重的心律失常等毒副反应，因此，需要借助TDM将地高辛血药浓度准确控制在治疗所需的范围内。

5. 长期用药的患者　依从性差，不按医嘱用药，或某些药物长期使用后产生耐药性。如苯巴比妥长期使用易导致机体反应性减弱，药效降低，必须通过逐步增加剂量来达到原来的疗效，故因结合血药浓度监测来调整疗效。

6. 药物毒性症状与疾病症状不容易区分　这类药物往往是药物的中毒症状与剂量不足造成病情恶化的症状相似，而临床又不能准确明辨。如普鲁卡因胺等抗心律失常药物在血药浓度过高时也会引起心律失常。

7. 药物代谢存在较大的个体差异　特别是因遗传因素导致的药物代谢存在多态性的药物。如CYP2 C9的底物药物和CYP2 D6的底物药物，因这类药物代谢酶在人群中存在快代谢人群（extensivemetabolizer，EM）和慢代谢人群（poor metabolizer，PM），两类人群的血药浓度存在显著差异，应结合TDM指导个体化给药。

8. 具有非线性药动学特征的药物　如苯妥英钠血药浓度与剂量不成比例关系，药动学参数随剂量改变，在调整剂量时容易造成药物中毒，所以要即时监测血药浓度，避免毒副反应的发生。

随着新药研发、分析测试技术的快速发展以及遴选TDM药物的标准更新，需要进行TDM的药物种类也在不断发生改变。新药应用于临床治疗药物监测前，需要进行药动学研究，考察血药浓度影响因素、药物相互作用、药物代谢酶作用、剂量–血药浓度–临床疗效–毒性的关系。如抗肿瘤药物中，甲氨蝶呤、5–氟尿嘧啶、紫杉醇、伊马替尼等药物的药动学、药效学关系较明确，TDM可用于指导临床用药。又如抗病毒药物依非韦伦，由于遗传、合并用药、病理生理等因素的影响，个体间血药浓度差异很大，应用TDM结合基因型指导依非韦伦个体化用药方案设计，具有良好的临床疗效和经济效益。

（二）不适于TDM范围

1. 药物本身具有客观而简便的效应时，就不必进行血药浓度监测，如降压药，血压值本身就是客观而简便的指标。降血糖药、利尿剂、抗凝药等均不需测定血药浓度。

2. 血药浓度不能预测药理作用强度时，测定血药浓度意义不大，如用氨基糖苷类抗生素治疗下尿路感染时，血药浓度与药效并不相关，而是尿药浓度与药效相关，此时测定血药浓度就毫无意义。

3. 有些药物的血药浓度范围大者，即允许的治疗范围亦大，凭医生的临床经验给药即可达到安全有效的治疗目的时，不需要进行TDM。

（三）进行TDM的原则

如前所述，不是在所有情况下都需要进行TDM。因此TDM具有其临床指征，具体情况因药物和患者情况而异。若下列原则都得到了肯定的回答，则TDM将是合理和有意义的。

1. 患者是否使用了符合其适应证的最佳药物。

2. 药物的临床疗效指标是否不容易判断，如有明确的临床指标，则测定血药浓度意义不大。

3. 血药浓度与药效的关系是否适用于病情。

4. 药动学参数是否受到患者内在的变异或其他因素干扰而变得不可预测。

5. 病程长短是否使患者在治疗期间受益于TDM（表4–1）。

6. 血药浓度测定结果是否会显著改变临床决策并提供更多信息。

表4–1　适合TDM的药物类型

类别	药物
心血管药物	地高辛、利多卡因、胺碘酮、普鲁卡因胺、普罗帕酮、美托洛尔、奎尼丁、N–乙酰普鲁卡因胺
抗生素	氨基糖苷类（阿米卡星、庆大霉素、妥布霉素）、氯霉素、万古霉素
抗癫痫药物	苯妥英钠、丙戊酸钠、卡马西平、苯巴比妥、乙琥胺
支气管扩张药	茶碱
免疫抑制剂	环孢素、他克莫司、西罗莫司、霉酚酸酯、硫唑嘌呤
抗癌药物	甲氨蝶呤、环磷酰胺、氟尿嘧啶、巯嘌呤
抗精神病药物	锂盐、氯丙嗪、氯氮平、利培酮、抗抑郁药物（丙米嗪、阿米替林、去甲替林、多塞平、地昔帕明）
蛋白酶抑制剂	茚地那韦、利托那韦、洛匹那韦、奈非那韦

二、治疗药物监测的影响因素

影响血药浓度的因素很多，总结起来主要来自药物和机体两大方面，包括药物、生理、病理、遗传、环境和时间节律等因素。

（一）药物

1. 药物制剂方面 药物的剂型、处方中的辅料和制剂的工艺过程等会导致制剂间生物利用度和吸收速率常数的差异，引起生物利用度的变化。

2. 药物的相互作用也是不容忽视的因素 现已明确，至少有200余种常用药为肝微粒体混合功能氧化酶的诱导剂或抑制剂。这些药物长期使用时，对自身及其同时使用的其他药物生物转化能力的影响，是TDM工作中必须注意的。如使用双香豆素抗凝治疗的患者，服用肝药酶诱导剂苯巴比妥30天，可使其稳态血药浓度下降；而肝药酶抑制剂氯霉素使用2天，可使降血糖药甲苯磺丁脲稳态血药浓度上升近1倍。某些蛋白结合率高的药物在联合应用时会由于竞争导致个别药物的游离血药浓度增加，在总的体内浓度没有变化的前提下，药物的效应增强了。

3. 药物体内过程与药代动力学 事实上，药物从进入人体内起，即在吸收、分布、生物转化和排泄的综合影响下，随着时间而动态变化着。药物在胃肠内要经过降解，如青霉素G、甲氧西林、红霉素等可被胃酸分解；地高辛可被肠内细菌分解。药物在肠壁和肝脏要经过首过代谢，如氟西泮、炔雌醇、特布他林等具有明显的肠壁首过代谢效应；β受体阻断剂普萘洛尔，抗抑郁药丙米嗪、去甲替林，抗心律失常药利多卡因、维拉帕米等具有明显的肝脏首过代谢效应。

（二）生理、性别、年龄

不同年龄，特别是新生儿和老人对药物的处置和效应往往与成年人有所区别。新生儿的体重和体表面积不同，各系统脏器组织处于不完善、待发育阶段，因此，药物在体内的分布、代谢和排泄有其自身的特点。如新生儿的蛋白结合率低，使得血浆中药物游离部分为成人的2倍；血-脑屏障发育不完善，使得脂溶性药物如全麻药易透过血-脑屏障而进入脑内；因其葡萄糖醛酸结合酶不足，使得氯霉素与葡萄糖醛酸结合不足而产生灰婴综合征。老年人因肝肾功能降低，对药物的代谢和清除能力均降低，易造成血药浓度升高。女性在妊娠、分娩和哺乳期对某些药物反应也具有一定的特殊性。

（三）病理

病理因素可以改变药物的吸收、分布、代谢和排泄。胃、肠道疾病影响口服药物的吸收速率和吸收程度；严重的低蛋白血症如肾病综合征、肝硬化患者的蛋白结合率降低，使苯妥英钠的游离药物浓度增高；心肌梗死，特别是并发休克的患者，其心肌对利多卡因的摄取明显下降，可引起血药浓度增高，产生毒性反应；肝脏疾病也可影响药物的代谢，使药物消除变慢，半衰期延长，作用增强甚至产生不良反应；肾功能不全可使主要由肾脏排泄的药物消除减慢，半衰期延长，药效增强甚至产生毒性反应，如吗啡在体内的代谢物主要经肾脏排泄，肾衰患者的排泄能力下降，因此，血中吗啡代谢物的浓度较高。

（四）遗传

不同种族与同种族不同个体之间体内药物代谢酶活性存在先天差异，从而影响代谢药物的能力，使代谢呈现多态性。目前发现体内代谢具有多态性的主要为乙酰化代谢和氧化代谢这两大类药物。如地西泮在体内进行的去甲基化代谢具有明显的个体差异，弱代谢者的血药浓度比强代谢者高约1倍，血浆消除半衰期可延长1倍，而且发现中国人地西泮的氧化代谢能力显著低于白种人，中国强代谢者的血浆半衰期相当于白种人的弱代谢者，为80 h，这可以解释为何临床白种人应用地西泮的剂量几乎大于中国人用药量的1倍。

（五）环境

工作环境中长期接触一些化学物质，如双对氯苯基三氯乙烷、多环芳香烃类和挥发性全麻药等可诱导肝药酶的活性，加速药物的代谢；铅中毒可抑制肝药酶活性，减慢药物的代谢。

（六）时间节律

人体的昼夜节律对药物的体内过程也有影响。如口服吲哚美辛，早晨比下午服药的血药浓度明显偏高，与日内其他时间相比，血药浓度在早晨7时服药时偏高20%，而下午7时服药时偏低20%。

三、老年人的治疗药物监测

老年人指年龄超过65岁以上的人。老年人的生理和心理功能都有一定的退行性变化，因而导致药物在体内的药动学和药效学发生改变。然而，药动学的研究通常是在健康人群中进行的，因此，将这些数据外推到患病或体弱的老年病患中可能并不完全合适。

（一）老年人的药动学特点

1. 吸收　口服是药物进入体内最常用的途径。多数药物的吸收依靠被动扩散，对于多数被动扩散的药物，胃肠功能正常时老年人通常保持正常的口服药物吸收率。当然某些疾病，如心衰会减少药物的吸收。一些需要依靠主动转运机制的药物，如维生素B_{12}、钙、铁，这些药物在老年患者身体的吸收是减少的。

2. 分布　影响药物分布的因素有体液pH、药物与血浆蛋白结合率、组织成分、血流量等。由于老年人总体液减少，水溶性药物如地高辛，在老年人组织中分布较少，药物浓度较高，因此，老年人使用水溶性药物如地高辛等用量应谨慎。老年人的血浆蛋白随年龄增长而降低，高结合率以及低分布容积的药物容易受到影响。比如华法林的血浆蛋白结合率高，老年人常规用量容易出血。

3. 代谢　肝脏是药物代谢的主要场所，随着年龄增长，肝脏质量和肝血流量减少，但很少影响肝脏的排泄。但是具有内在清除率的药物是例外的（如利多卡因、普萘洛尔），他们取决于肝血流量。对于老年患者，经CYP系统代谢的药物可能下降也可能保持不变。处于谨慎的考虑，最好假设代谢是下降的；对经肝代谢的任何药物都以最低有效量作为起始量。一些药物产生活性代谢产物，通过肾脏消除。如果有肾功能受损，这些药物的剂量应减少。

4. 排泄　肾脏是人体主要的排泄器官。老年人的肾血流量减少，肾小球滤过率、肾小管分泌功能降低等均可影响药物的排泄。老年人也是慢性肾脏病最大的患者群体。这些因素都使药物在体内的浓度增高，消除减慢，易引起药物在体内的蓄积中毒。主要经肾脏排泄的药物如氨基糖苷类抗生素、西咪替丁、甲氨蝶呤、磺胺类药物等需谨慎使用。

所以在临床实践中，老年人用药剂量应从小到大逐渐调整，必要时需要开展治疗药物监测。

（二）老年人的药效学特点

1. 对中枢神经系统药物的敏感性增高。老年人脑内胆碱受体减少，对中枢抑制药如巴比妥类、抗胆碱药、氯丙嗪等易引起精神症状。

2. 对β受体激动剂与阻断剂的敏感性降低。老年人心血管顺应性下降，β受体数量减少，对糖皮质激素的反应性、葡萄糖的耐量及低血糖的耐受性均降低。

3. 对抗凝药、利尿药、抗高血压药敏感性增高。

第四节　治疗药物监测的基本策略和方法

一、给药方案个体化流程

老年人给药方案个体化流程图见图4-1。

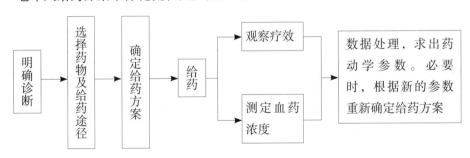

图4-1　老年人给药方案个体化流程

（一）确定目标效应

根据TDM的临床指征确定需要对患者进行TDM后，首选需要确定目标效应，即明确该患者使用该药物欲达到的治疗目标。如水杨酸钠治疗风湿患者所达到关节痛消失的效应。

（二）设定目标浓度

为了避免生搬硬套有效浓度所造成的治疗失误，近年来提出了目标浓度这一新的概念。与有效浓度范围不同，目标浓度无绝对的上下限，也不是大量数据统计的结果，而是根据目标效应及患者的具体情况（生理、病理学参数等）、有关临床指征（肝肾功能等）、以往的用药反应等设定的血药浓度目标值。如地高辛的有效血药浓度为0.5～2.0 ng/mL。

（三）计算药用剂量

选择合适的群体药代动力学参数分别计算负荷剂量、维持量。

（四）确定测定样品

一般多采用血浆样品，测定其中药物的总浓度。特殊情况下亦可以测定唾液、脑脊液等其他体液样品及游离药物的浓度。利用所测浓度值调整剂量或计算个体药代动力学参数后调整剂量。在此过程中应注意观察药效、毒副反应及其他临床指标。

（五）取样检测方法

取样次数与时间间隔的选择，应随测定目的不同而有所差异。若取样时间不合理，所测的血药浓度可能毫无临床价值，取样的采集时间通常包括以下3种情况。

1. 多剂量给药时，在血药浓度达到稳态后才有意义。一般情况下，需要连续给药，经过4～5个半衰期，血药浓度达到稳态。由于每种药物生物半衰期不同，达到稳态的时间不同，所以服药或注射后采血测定时间也不同。

2. 用于设计给药方案时，必须按照各方法的不同要求采样。

3. 当怀疑患者出现中毒反应或急救时，可以随时采血。

二、治疗药物监测的结果解释

以TDM为基础的临床药学实践中，监测结果准确是对监测结果做出合理解释的前提，对监测结果做出合理的解释可体现临床药师工作的深度和价值。要正确地分析和评价TDM结果，首先，要充分掌握各种临床检查和实验室检查资料，详尽了解患者的生理、病理状况以及患者的用药情况；掌握被测药物剂量、血药浓度与效应之间的关系，掌握药物的动力学特征等。其次，要充分认识到血药浓度仅仅是反映药物效应的一个间接指标，有些药物的血药浓度与效应之间并没有明确的相关性，切忌生搬硬套。即使对那些血药浓度与疗效有相关性的药物，血药浓度的监测也不能完全取代临床疗效的观察、监测，更不能忽视患者病情的变化。因此，必须综合多方面因素，全面权衡利弊，才能制定出符合实际的个体化方案（图4-2）。

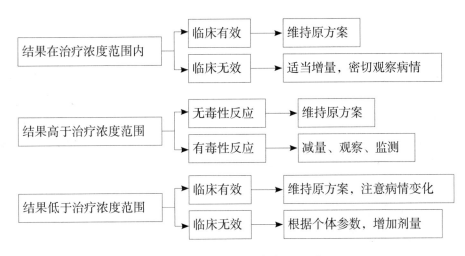

图4-2 TDM结果的应用原则

第五节 治疗药物监测的方法

随着分析测试技术的不断发展，应用于TDM的方法也在不断推陈出新，目前应用最广的两类方法是色谱分析法和免疫分析法。这两类方法具有良好的灵敏度、精密度和选择性，能满足临床监测和临床前研究的需要。

一、色谱分析法

应用于TDM的色谱方法有高效液相色谱法、液质联用法、超高效液相色谱法、超高效液相色谱串联质谱法、气相色谱法、气质联用、薄层色谱法等。色谱分析法具有发展快、适用性强、能快速设计出新的方法、灵活性好、定量准确、选择性好、灵敏度高、精密度高等优点。但此方法也有一些不足：如仪器设备价格较高，技术掌握较难；检测时间较长；样品需要预处理。因此，我们仍需要进行方法的建立、探索和改进。

（一）高效液相色谱法

这是目前TDM中应用最广泛的分析方法。该法具有选择性、精密度和准确度较高的优点，但需要在分离前进行生物样品前处理，操作费时。目前高效液相色谱法在TDM中的应用发展有：

1. 与紫外分光光度计或荧光检测器联用，降低与质谱联用成本，利于推广。

2. 高效液相色谱柱切换平台搭建，大幅简化前处理过程，减少出错。

3. 应用衍生化技术，改善分离度、响应性和物质的不稳定性。

4. 结合在线柱萃取技术，简化样品处理，无须内标。

5. 与质谱联用，这也是目前高效液相色谱法最受关注的发展方向。适用于分离极性、非极性、热稳定性差的化合物测定。

（二）液相质谱–色谱联用技术

高效液相色谱为分离系统，质谱为检测系统。其优点有：

1. 色谱分离能力强。

2. 质谱选择性高，灵敏度高，能提供相对分子质量和结构信息。

3. 仪器运行成本低，无须专用试剂盒。

4. 特异性高，精密度高，不受代谢产物及其他药物影响。

5. 可同时检测多种药物。

6. 标本量减少，标本制备简化。

这些优秀性能使得液质联用法在TDM中的应用越来越多，将使之逐渐成为主流技术。朱乐亭等建立了人血浆中甲氨蝶呤浓度测定的HPLC-MS/MS方法，在 $0.01 \sim 1\, \mu mol/L$ 内线性良好，日内和日间的精密度RE和准确度RSD均在 $\pm 15\%$ 内，MTX在低、中和高浓度的回收率为92.2% ~ 100.5%，该方法快速、简便、准确、稳定，适用于MTX的血药浓度监测和药动学研究。姚芳等建立了同时测定血浆中异烟肼（H）、利福平（R）、吡嗪酰胺（Z）、乙胺丁醇（E）4种抗结核药物浓度的LC-MS/MS方法，H、R、Z、E的线性范围分别为 $4.004 \sim 200.2\, ng/mL$、$20.06 \sim 1003\, ng/mL$、$20.12 \sim 1006\, ng/mL$、$0.8012 \sim 40.06\, ng/mL$，检测限分别为1、2 ng/mL、2 ng/mL、0.2 ng/mL，RSD分别为1.74%、1.68%、1.46%、1.32%，方法线性关系良好，结果稳定可靠，能够满足抗结核药物生物利用度和药动学研究的要求，制定个体化给药方案，为临床合理用药提供参考。

（三）超高效液相色谱

该法采用小于 $2\, \mu m$ 颗粒度的色谱柱填料，能够耐受高压，与高效液相色谱法相比，具有分析速度更快，信噪比、峰宽和分离度更好，柱效更高，峰信息更丰富，进样体积小，溶剂消耗少的优势。但同时超高效液相色谱也有预处理要求更高、操作更复杂的缺点。与质谱联用时，超高效液相色谱串联质谱法离子化效率更高，基质效应减小。陈文情等建立了超高效液相色谱串联质谱法，同时测定肾移植患者全血中环孢霉素A、他克莫司、西罗莫司、霉酚酸及泼尼松龙的方法，方法操作简便、检测效率高，获得用药信息全面，适用于免疫抑制治疗中多种药物的血药浓度监测。超高效液相色谱法在近5年TDM的研究中发展迅速。

（四）气相色谱法

气相色谱法与高效液相色谱法类似，且只适用于分析在特定温度下能气化且耐热的物质，操作复杂，故应用受限。具有取样量小、灵敏度高、可同时分析数种药物和代谢产物的优点。但样品的前处理复杂，需要提取并制成易挥发的物质，不适合分析不耐高温的药物。气质联用具有更高的专一性和灵敏度，是目前应用的热点。

二、免疫分析法

（一）免疫分析法的优点

虽然色谱法因众多优势成为应用最广泛的TDM：分析方法，但临床上更需要能短时间处理大批样品的操作简便的方法，免疫分析法因其具备快速简便的优势在临床应用中得到了较快发展。目前，免疫分析法在TDM中的应用仅次于高效液相色谱法。其优点有：

1. 检测周期短。

2. 样本需求量少，且可不经过提取，自动化程度高。

3. 有试剂盒，操作简单方便。

4. 有合适的灵敏度、准确性、专一性和精密度。

因此，采用免疫分析法进行TDM，能满足临床样品批量大和及时监测的特点，帮助临床快速分析大量样本。目前免疫分析法在免疫抑制剂、抗癫痫药、抗肿瘤药物中应用较多。

（二）免疫分析法的缺点

1. 目前市场上具有检测试剂盒的药物种类有限，限制了其应用范围。

2. 试剂盒价格昂贵，目前依赖进口，成本—效益低。

3. 可能与原药代谢产物发生交叉反应，干扰测定。

4. 需针对每一种药物研制相应的试剂盒，不适用于新药研究。故在TDM应用方面免疫分析法难以完全取代色谱分析法。

（三）放射免疫法

放射免疫法是最早用于TDM的免疫法，它结合了放射性示踪技术的高灵敏性，用同位素标记的抗原和未标记的抗原共同竞争抗体，通过放射性强度确定药物浓度。放射免疫法虽存在放射性污染等缺点，但经济实用的绝对优势使其在TDM中仍有应用。

（四）酶免疫法

酶免疫测定法是20世纪70年代中后期发展起来的免疫测定方法。它具有以下优点：很高的灵敏度和专一性；标记抗原或抗体较稳定；应用面较广，某些药盒已经商品化；操作简单、迅速。在均相酶免疫测定中，由于不需要分离，测定更为方便。此法没有放射性物质所造成的危害。由于酶免疫测定法的灵敏度稍低于放射免疫分析法，标记操作和标记产物的纯化需要一些专门的知识和技术，以及某些因素干扰测定等，使得酶免疫测定法难以取代放射免疫分析法。

（五）化学发光免疫法

用化学发光反应试剂标记抗原或抗体，经过抗原抗体免疫反应后测定发光强度，进而测定检测药物浓度。化学发光免疫法主要包括：化学发光免疫分析法、化学发光酶免疫分析法、化学发光微粒子免疫法。化学发光免疫分析法，同时具有化学发光法的高灵敏度和免疫分析法的高选择性，由于近年来MEIA试剂先后停产，化学发光微粒子免疫法逐渐得到发展。

（六）荧光免疫法

用荧光素标记药物分子或抗体，经过抗原抗体竞争结合反应后测定荧光偏振度或荧光信号强度，确定药物浓度。荧光免疫法主要包括：荧光偏振免疫分析法、时间分辨荧光免疫分析法。荧光偏振免疫分析法方法学稳定，标准曲线有效期长，试剂稳定性好，操作快速，但所用仪器复杂、成本较高，存在交叉反应。时间分辨荧光免疫分析法特异性和精密度与放射免疫法完全相同，准确度好，但仪器非常昂贵。

（七）免疫比浊法

利用抗原抗体结合后形成的复合物在特定系统中析出，形成浊度变化来测定药物浓度。免疫比浊法主要包括颗粒增强免疫透射比浊法、颗粒增强免疫散射比浊法、颗粒增强比浊抑制免疫分析法。颗粒增强免疫透射比浊法与颗粒增强免疫散射比浊法简单、快速、准确、易实现自动化的优点，但前者在生化分析仪上即可进行，后者需要特殊的散射比浊仪。

（八）其他

如标记抗体磁性免疫分析法、乳胶免疫抑制法、干化学测定法等。

三、其他分析方法

色谱法和免疫法能应用于大多数药物的TDM，但有许多方法由于其特有的优势，在特定药物的TDM、药动学研究中仍有应用，如光谱分析法、微透析法、高效毛细管电泳法等。

将来，很可能将传统模式的TDM和药物遗传学监测一起进行。除了用传统的TDM监测药物浓度外，还可能前瞻性地用患者特异性遗传信息来监测药物治疗。患者的遗传信息将以基因芯片的形式储存和调用，使得根据每个人特定的代谢、消除等基因型来选择药物和决定其剂量成为可能。当然，遗传药理学也并非如想象中万能。首先，大部分药物并不受基因多态性的影响；其次，缺乏快速、准确、经济适用的基因分型方法；再次，许多生理、病理因素会影响结果的判断；另外，仍有许多非遗传因素也会带来差异。因此，仅仅依赖基因测定是不可行的。

将来的临床药物治疗模式应是以遗传药理为导向，结合血药浓度监测指导特定药物在特定患者上的合理使用。随着进入个体化药物治疗时代，我们不仅将对某一特殊的患者给予最好的药物，而且在治疗的一开始就给予最有效和最安全的药物剂量。由于血药浓度的测定是在复杂的条件下进行的，生物样本中所要测定的物质含量低，方法难度大，为了保证测定结果的准确度及精密度，必须加强血药浓度测定过程中质量控制的管理工作，将误差控制在一定的可以接受的范围内。因此，一个理想的血药浓度测定方法，除了应具备灵敏度高、重现性好、专一性强的基本要求外，还应具有操作简捷、快速和价格低廉的优点，这是决定某项测定技术能否在临床上普及推广的重要标志。

第六节 临床治疗药物监测的新观点、新进展

经过30多年的发展，TDM已形成完整的学科体系，并且在临床诊疗中扮演着重要角色。可是尽管如此，在处理方法和临床应用中TDM仍存在许多不足，不能很好地满足临床需求。例如，当血药浓度与药效之间的关系被活性代谢物、对映体、血浆蛋白结合率等影响时，血药浓度就不能正确反映药效。又如，某些药物血药浓度的个体化差异很大，临床上不能使用单一标准指导用药，而基因多态性是个体差异的主要原因。再如，即使结合了血药浓度等结果，医生凭经验设计给药方案的效果仍不够好。基于以上问题，近年来TDM在交叉学科的推动下推陈出新，游离药物及活性代谢物监测技术、药物基因组学和群体药动学受到越来越多的关注，成为新兴的发展方向。

一、群体药代动力学

群体药化动力学（Population Pharmacokinetics，PPK）将经典药动学原理和统计学原理结合，研究临床给定相应剂量方案下个体间血药浓度的差异，考察群体药物浓度差异的决定因素，在TDM中有重要应用。起因于受到了对在新药研究早期阶段就有可能应用该药而未进行药动学研究的人群的关注。儿童、妇女、老人等特殊群体一般作为新药 I 期临床药动学研究对象，但这些群体药动学特征在 III 、IV 期临床研究中对于给药方案的设计与修订至关重要，而其病理生理情况与 I 期研究中的受试者有很大区别：III 、IV 期临床研究中的受试群体处于管理和伦理等方面的原因，血药浓度采样只有几点，从而发展出了利用稀疏数据研究群体的特征、变异等各种因素对药动学影响的理论与方法，后来进一步发展成为PPK理论并用于临床个体化给药。

PPK采用非线性混合效应模型法，通过大样本量血药浓度数据建立群体药动学模型，估算其群体典型值及个体内、个体间差异，结合待检测患者零散的血药浓度和贝叶斯（Bayes-ian）反馈法估算患者的个体药动学参数，从而优化给药方案，实现个体化给药。目前国内PPK研究主要集中在神经系统药物、免疫抑制剂、抗菌药、心血管系统药物、抗肿瘤药等方面。

与经典方法相比，PPK应用于TDM具有独特的优越性：所需取样点由经典药动学中的10个以上简化到4个以下甚至1～2个，在特殊群体（老人、儿童）中可定量考察生理、病理等因素对PK参数的影响，同时可获取群体中有显著意义的个体间变异和残差变异，考察药物间相互作用等。PPK能更好地将血药浓度控制在治疗浓度范围内，明显延长给药后药效持续时间，使临床个体化给药方案设计变得更加简便、合

理、有效，从而在提高疗效的同时，减少不良反应的产生。

二、遗传药理学与药物基因组学

早在20世纪50年代，人们就发现不同的遗传背景会导致药物反应的个体差异，特别是药物代谢酶基因的差异可引起药物的不良反应。对机体遗传因素和药理学之间相互影响的研究，形成了遗传药理学这门边缘学科。20世纪末，随着分子生物学、分子遗传学的发展和人类基因组计划的顺利实施，人类基因的多态性不断被发现和证实。人们认识到人体的许多基因参与了药物的体内过程，并且某一药物在体内的反应和代谢涉及多个基因的相互作用。因此，基因的多态性导致药物反应的多样性，从而为从基因组水平研究药物反应的个体差异奠定了基础。药物基因组学随之从遗传药理学基础上脱颖而出，为临床用药个体差异带来了更深入的解释和前瞻性的指导，向实现个体化用药和精准医疗迈出了新的步伐。

药物基因组学因其特有的前瞻能力为TDM开辟了一条崭新的发展方向。药物基因组学是从基因组水平出发，研究基因序列多态性与药物效应多样性之间相互关系的学科。如有的患者显示给药不足，有的却出现严重的不良反应。常规TDM不能很好地解释和解决这些问题，如2010年，由于氯吡格雷个体化差异带来的严重心血管不良反应，FDA要求对氯吡格雷说明书加注"黑框警告"，具体内容如下：

警告：弱代谢者不能有效地将氯吡格雷代谢为活性产物，导致药效降低。

提醒：医护人员应了解目前可以进行CYP2 C19基因检测来判断患者CYP2 C19的代谢能力。

建议：医护人员对弱代谢者应考虑使用其他抗血小板药物或改变氯吡格雷的剂量方案。

氯吡格雷通过肝CYP代谢为活性产物（SR26334），能抑制血小板聚集。患者对氯吡格雷反应的个体差异表现在抑制血小板聚集率的能力上，弱代谢者接受常规治疗剂量氯吡格雷后在血小板功能试验中不能达到预期的抗血小板作用，从而使复发心血管事件的危险增加。黑框警告提醒医生，对患者在用药前进行CYP2 C19基因检测，若为弱代谢者，应考虑应用其他抗血小板药物，或增加氯吡格雷的剂量。

药物基因组学在精准医疗领域中有着举足轻重的地位，然而在许多情况下，单独使用基因检测方法不足以指导药物和剂量的选择。例如，当基因型不同所致的酶功能差异范围很大时，药物基因组学难以确定患者酶活性所属的具体类别；当代谢酶参与的代谢通路很多时，难以将代谢酶基因型与血药浓度直接关联；联合用药或食物中的天然物质也会对酶活性产生影响。

21世纪将是分子生物医学的时代，遗传药理学的发展将是最终导致药物处理和反应的遗传基础的彻底阐明。患者的遗传药理学信息将以基因芯片形式储存和调用，使得根据每个患者特定的代谢、消除和反应的基因型来选择药物和决定其剂量成为可能。在制定初始剂量和确定某些特定药物无效之前，优先考虑运用药物遗传学信息。而且，药物遗传学信息能潜在地提高患者对药物治疗的依从性。例如，当某患者被告知其遗传学检测结果表明他们是某一药物的理想用药人选时，他们可能会更顺从治疗，尤其是在他们能收到预期的疗效时。同时，基因分型可以避免那些对某药物反应的患者使用这种昂贵的药品。但是，在临床实践中，许多环境、生理和病理的因素都可以增加遗传差异所致的差异性。在这种情况下，传统的TDM还会有用武之地的。而且在有药效学差异的情况下，需要调整治疗的靶浓度范围时，传统TDM可能是用于证明某一个体是否获得靶治疗浓度范围的唯一方法。传统TDM与基因分型相结合，可以说明过低的药物浓度可能与该药物在某一特定患者体内的代谢发生改变有关，也可用来解释该药物在这些环境中无疗效的原因。所以，在将来，TDM将最大可能地在选定的患者中联合传统模式的药物遗传学监测一起进行。例如，联合传统TDM和基因分型（或表型分型），可以使易产生过高或过低血清抗精神病药物浓度的个体患者的鉴别和正确处理变得容易起来。

随着时间演变成一种总体药学监护模式，我们设想传统TDM和以药物遗传学为主导的TDM相结合有着广阔和乐观的前景。将来，除了向传统的TDM那样监测患者药物浓度是否在治疗范围之内，药师更有可能前瞻性地负责用患者特异性遗传信息来监测药物治疗，即根据个体患者的基因分型来制定个体患者药物的推荐剂量。总之，药师将来有可能依据单个患者的药物浓度和基因型来做剂量调整，为临床提供理想的TDM，确保患者不仅用上最佳的药物，而且是最为安全、有效的剂量。

（单爱云　廖馨）

第五章　老年感染性疾病合理用药

第一节　老年感染性疾病的特点

感染（infection）是以微生物为主的病原生物侵入人体（宿主）内定值、增生，以及引起宿主器官炎症等某种损害的病理状态。在整个生态系统中，人与某些病原微生物处于共同生存的状态，在特定的条件下，病原微生物由外来环境侵入人体，也可由体内黏膜腔内移行易位或者在潜伏的组织器官内复活而导致内源性感染，使得感染变得复杂，从生物学角度讲，感染其实就是生物体生态迁徙的过程。大部分的感染性疾病有明确的病原体，可以是细菌、真菌、病毒、寄生虫等。老年患者由于生理机能的退化、病理状态复杂等多因素容易导致感染疾病的加重。病原体侵入人体后首先在原发部位出现临床症状，通过全身炎症反应波及远处器官。

随着卫生条件的改善，一些烈性感染性传染病发病率已逐渐下降。针对常见呼吸道传染病的流感、麻疹、风疹、猩红热、百日咳、流脑等，我国已将多种传染病纳入国家计划免疫项目，老人等特殊人群的感染程度明显减少。但是已经控制的传染病仍能在一定条件下复燃，如结核病和肝吸虫病等。这类疾病临床症状不典型，常规检查、检验手段难以筛查，容易出现病情迁延不愈。随着物流便捷和人畜接触的频繁，如北方的黑热病及布鲁菌病等人畜共患性疾病也日益增多，原先在动物间流行的疾病，通过人畜传播，引发新的感染性疾病。

现代诊疗技术的大量应用也是引发新型感染的重要途径之一。侵入性的操作可提高临床诊疗水平，深静脉置管、气管插管、心内导管介入等，一方面为临床治疗提供便利，另一方面因为这些管道破坏机体的屏障，细菌移位以致院内感染的发生。危重症老年患者一旦出现重症感染，侵入性操作应用更加频繁，导致感染与抗感染的恶性循环。

一、老年感染性疾病的流行病学特点

老年患者较年轻人有更高的糖尿病、脑梗死、高血压等慢性病发病率，特别是在疾病急性发作期更容易出现感染，甚至出现感染性休克。2003年爆发的严重急性呼吸综合征（severe acute respiratory syndrome，SARS），是一种由变种冠状病毒所致的传染性强的呼吸道传染病。国家SARS防治紧急科技行动北京组回顾性分析了临床诊断的304例患者的流行病学特征，SARS的病死率随年龄的增大而显著升高；男性大于女性（12.2% Vs：5.5%），其中＞50岁死亡风险的OR是＜30岁的35倍，是30～49岁的5.8倍。2013年中国内地出现人感染H7 N9禽流感疫情，2013年3月至2014年6月中国内地共确诊人感染H7N9禽流感病例433例，死亡163人。433例确诊病例的年龄为

1~91（M=58）岁，其中46%（199例）病例的年龄＞60岁，仅有5.5%（24例）的病例年龄＜15岁。确诊病例中男性多于女性，性别比为2.3：1。死亡163人，病死率为37.6%。死亡病例年龄为20~91（M=64）岁，高于总病例年龄的M值。除30~44岁年龄组病死率稍低外，其余各组病死率随年龄增加而升高，经卡方检验，其差异有统计学意义。传染病最重要的特征是有明确的感染病原体。病原体侵入人体后是否引起疾病，取决于病原体的致病能力和机体的免疫功能这两个因素，老年人由于免疫功能低下，很容易出现感染的加重。

中国细菌耐药监测网统计国内不同地区17所医院2005年—2014年老年患者临床分离菌的分布特点，老年临床分离菌159 888株，占整体人群的33.1%。10年间，老年患者分离菌株的检出率呈上升趋势：2005年为30.0%，2014年为32.7%。其中革兰阳性菌36659株，占22.9%；革兰阴性菌123 229株，占77.1%。住院患者分离148 376株，占92.8%。金黄色葡萄球菌和凝固酶阴性葡萄球菌中耐甲氧西林金黄色葡萄球菌（methicillin-resistant staphylococcus aureus，MRSA）和耐甲氧西林凝固酶阴性葡萄球菌株的平均检出率分别为67.1%和75.9%。大肠埃希菌、克雷白菌属（肺炎克雷白菌和产酸克雷伯菌）和奇异变形杆菌中产ESBLs（超广谱β-内酰胺酶）株分别占67.5%、40.4%和34.3%。老年患者临床分离菌分布情况与耐药性特点不同于全国平均水平。住院患者比例、呼吸道标本比例、不发酵糖革兰阴性杆菌比例均高于全国水平；苛氧菌及肠道致病菌的分离率及耐药率低于全国水平；MRSA、万古霉素耐药肠球菌、产ESBLs菌及铜绿假单胞菌中广泛耐药菌分离率及耐药率高于全国水平。凝固酶阴性葡萄球菌是皮肤常居菌，特别是介入性检查、治疗的应用，使凝固酶阴性葡萄球菌成为医院感染最重要的病原菌，成为继金葡菌后重要的革兰阳性球菌。肠杆菌科细菌是临床细菌感染性疾病中最重要的致病菌，肠杆菌科细菌最重要的耐药机制是ESBLs，产ESBLs肠杆菌科细菌以大肠埃希菌和肺炎克雷白菌最为常见，其他常见细菌有变形杆菌、产酸克雷伯菌等。鲍曼不动杆菌、铜绿假单胞菌、嗜麦芽窄食单胞菌和洋葱伯克霍尔德菌是目前医院获得性感染中主要的不发酵糖革兰阴性杆菌。不发酵糖革兰阴性杆菌主要的特点是引起宿主的免疫功能受损，呈多重耐药，可有天然耐药性，对营养要求低，对环境适应能力强。这些多重耐药菌容易引起老年人感染。

侵袭性真菌感染（invasive fungal infections，IFI）指真菌侵入人体组织、血液，并在其中生长繁殖导致组织损害、器官功能障碍、炎症反应的病理改变及病理生理过程。其发病率正在全球范围内迅速增长，感染的真菌谱也有所改变，以往真菌感染常见的白色念珠菌有所下降，而非白色念珠菌及曲霉菌感染呈上升趋势。ICU患者是IFI的高发人群，且IFI正成为导致ICU患者死亡的重要病因之一。在过去的几十年中，ICU患者IFI的发病率不断升高，占医院获得性感染的8%~15%。以念珠菌为主的酵母样真菌和以曲霉为主的丝状真菌是IFI最常见的病原菌。

二、老年感染性疾病的临床特征

老年患者感染不同于青年患者。老年患者感染后症状不典型，甚至以基础疾病恶化为主要临床表现。由于感染症状不明显，影响初始抗生素治疗，这容易引起重症感染。老年患者感染必须按照危重症进行管理。评估危重症状态依据患者感染后器官功能状态及损伤的程度。不论何种疾病，年龄始终是疾病预后的独立危险因素，随着年龄增长，器官功能储备在下降。如果患者同时合并有基础疾病，如心功能不全、糖尿病、肾功能不全等，感染会诱发这些脏器进一步恶化，从而出现多器官功能的损害。感染后出现器官功能损害的病理生理学基础是氧供、氧耗的失衡以及微循环障碍。

氧供和氧耗：氧在体内主要由血液携带和运输，一些与此有关的血气检测指标，称为血氧指标，常用的血氧指标有：血氧分压、氧容量、氧含量、动-静脉血氧分压差和氧饱和度。这些指标反映机体氧代谢的总体情况，并以此计算出组织的供氧和用氧情况。组织供氧量＝动脉血氧含量×组织血流量，组织耗氧量＝（动脉血氧含量–静脉血氧含量）×组织血流量。当组织、细胞得不到充足的氧，或不能充分利用氧时，组织、细胞的代谢、功能和形态结构发生异常变化的病理过程称为缺氧。缺氧时组织、细胞可出现一系列功能、代谢和结构的改变。其中有的起代偿作用，有的是缺氧所致的损害性改变。ATP生成减少，无氧酵解增强，乳酸堆积，此时检测血乳酸水平可以评估组织缺氧的程度。

广义的微循环包括血液微循环与淋巴微循环。一般所指的微循环是指血液微循环，简称微循环。微循环是指微动脉和微静脉之间的微血管血液循环。微血管在不同的组织器官有各自不同的构型，由此组成各自的循环单位，它是各组织、器官内最小的功能–形态联系单位。虽然各处微循环单位的构型随脏器、组织不同，但它们起的作用却类似。微循环单位最基本功能是向全身各脏器、组织运送氧气及营养物质，排泄代谢产物，并且调节组织间液与血管内液的平衡。所以，微循环是体内气体、营养转运以及代谢废物排泄的管道系统。从这个观点来看，微循环是一个直接参与组织、细胞的物质、信息、能量的传递系统。健全的微循环功能是保证体内重要脏器执行正常功能的前提。为此，各脏器必须具有一个正常的微血管构型和微血流循环，并且保持一种正常的灌注状态。

（一）发热

感染性疾病是发热最重要的病因之一。发热的热型对发热原因的判断有重要参考意义。如稽留热常见于大叶性肺炎等；弛张热常见于风湿热、重症肺结核及化脓性炎症等；间歇热常见于疟疾、急性肾盂肾炎等；波状热常见于布鲁杆菌病等；回归热常见于霍奇金淋巴瘤等。典型的热型表现受到众多因素的制约，诸如患者及家属对发热的认知程度和按时记录的依从性；临床中抗菌药物的广泛应用以及解热药或糖皮质激素的使用，使得某些疾病的特征性热型变得不典型或不规则；热型也与不同个体反应的强弱有关，如老年人休克型肺炎时可仅有低热或无发热，而不具备肺炎的典型热型。

（二）特异性症状

老年呼吸系统感染患者中只有近半数的患者有咳嗽咳痰症状，老年患者无力咳痰，痰黏难咳，呼吸困难比较常见。老年患者尿路感染临床表现多样化，从无症状的菌尿，尿频、尿急、尿痛的膀胱炎，到寒战、高热、腰痛的肾盂肾炎。老年患者由于机体免疫功能低下，容易出现肠道细菌移位而导致腹腔感染，发热、腹痛、腹胀等明显腹膜炎体征不明显，容易造成误诊。

（三）全身虚弱综合征

虚弱的定义包括了活动能力、力量、忍耐力、营养、躯体行为能力的下降。生理方面，虚弱的典型表征是非有意识的体重下降、感到乏力、体力下降、可测量的握力和行走速度下降。主要是老年人能力储备的下降从而使得其对外部的不良的健康改变表现得更为脆弱。最可能导致虚弱的病理生理途径为"炎性衰弱"，β 微球蛋白、C反应蛋白（C-reactive protein，CRP）等炎症标记物水平与虚弱指数明显相关。慢性炎症直接或者间接地通过其他生理系统如肌肉骨骼、免疫和血液系统，导致虚弱综合征。IL-6、CRP、TNF和白细胞作为炎症的标志物，与同龄的正常对照者相比，在虚弱个体中明显增加。此外还有激素水平、代谢水平的改变导致虚弱的发生。从而表现为感染后的老年患者出现头晕、乏力、食欲缺乏、胸闷等一些非特异性症状。

三、老年感染性疾病的类型

老年常见的感染有皮肤软组织感染、肺部感染、泌尿系感染、脓毒症等。

（一）皮肤软组织感染

老年皮肤薄、干燥、粗糙、有鳞屑、皱纹增加，皮下脂肪少，皮肤松弛，弹性减退，萎缩，色素沉着，角化等。真皮体积减小，由于真皮是皮肤的主要支架，真皮纤维萎缩使真皮里的许多组织失去依托。这对真皮血管的影响最大，使血管缺少支撑，血管的收缩舒张功能下降。表皮和真皮失去营养支撑，使损伤的反应、屏障功能、清除化学物质速率、感觉功能、体温调节、出汗和皮脂腺分泌能力均有所下降。一旦皮肤出现微小的损伤，极易引起皮肤及其软组织的感染。

（二）肺部感染

肺部感染是老年患者常见的感染性疾病，是导致老年人死亡的重要病因之一。即使是抗菌药物的广泛使用，老年患者肺炎发病率仍逐步上升。老年患者鼻及支气管黏膜有不同程度的萎缩，失去加温、加湿的功能，纤毛运动减弱，终末的支气管上皮退行性变，支气管腺体增生，肺泡壁及肺泡管弹性蛋白减少，肺的弹性回缩力下降，胸廓呈桶状胸，胸壁顺应性降低，呼吸肌萎缩，肌力、耐力均降低，导致病原体容易进入下呼吸道。咳嗽反射下降，细菌容易在呼吸道定值。吸入性肺炎也是老年患者重要的肺部感染原因。吸入性肺炎在中枢神经系统疾病、全身虚弱综合征的老年患者中较为常见。吞咽和咳嗽的神经反射下降，造成吞咽功能减退或者抑制。吸入过程多发生在进食流质、平卧喂食以及睡眠过程中。误吸容易将口咽部的细菌带入下呼吸道，导致肺部感染。

（三）尿路感染

随着年龄的增长，人体的泌尿系统会出现退行性改变。两肾的体积缩小，肾小球毛细血管网减少，毒素排泄能力下降。男性患者前列腺增生和泌尿系结石导致尿液潴留，使得细菌容易繁殖。老年女性患者体内雌激素水平明显下降，导致尿道、膀胱一系列结构与功能改变，局部免疫力下降，造成尿路感染反复发作。这些生理上的改变导致抵抗外来致病菌的能力下降，使得老年患者对微小的致病因素敏感，也容易出现反复的尿路感染。

（四）脓毒症

脓毒症是指因感染引起的宿主反应失调导致的危及生命的器官功能障碍。感染性因素可以通过细胞炎症因子的改变影响脓毒症患者体内的炎症反应、氧化应激障碍等生理病理机制。失控性炎症反应被认为是脓毒症的本质特征。作为机体对损伤性伤害的防御性反应，失控性炎症反应意味着机体自身调节能力失衡，最终导致以细胞自身性破坏为特征的全身性炎症反应。随着年龄增长，免疫系统的细胞也发生衰老变化，细胞免疫和体液免疫反应均受到损害。衰老使胸腺产生的幼稚CD4和CD8细胞减少，伴随着T细胞库的逐渐损失，B细胞和浆细胞数量也逐渐下降，引起机体局部免疫力降低，导致病原体感染加重。

第二节　老年人抗感染的治疗原则

一、病情评估与抗菌药物效果评估策略

首先应评估患者的病情及预后，对病情分级、分层，老年患者器官功能不全，免疫功能下降，一旦出现感染，很容易出现器官序惯性功能衰竭，一旦延迟治疗，很容易出现病情恶化。病情的评估要综合分析检验指标、影像结果及临床症状，只有这3个因素吻合，感染的诊断才能成立。病情评估应考虑到患者的基础疾病，并就原有器官损害的持续程度与新发器官功能障碍进行鉴别。如慢性肾功能不全患者肌酐升高，必须分清是感染导致的肌酐升高还是既往原有的肌酐升高。对于严重感染的患者，感染是组织灌注不足和器官功能障碍的主要病因。只有感染后新发的器官功能障碍才能认为是重症感染。感染和器官功能障碍的相关性，必须基于临床合理的思维判断。感染必须能解释新发的器官功能障碍，如老年患者常出现的软组织感染，可能会新出现呼吸急促，血氧饱和度下降，如果患者CT没有提示严重的肺部感染，那么软组织是新发器官功能障碍的病因；但如果软组织感染程度减轻，炎症指

标不是很严重，那新发的呼吸系统障碍就不一定是感染引起。所以临床合理判断感染的程度及可能性，不仅可提高临床抗感染的准确性，也是抗生素治疗的基础。

认定是感染，就要评估可能的致病原，在抗菌药物使用之前决定是否进行病原学检查，初始判断使用抗菌药物的强度。老年患者常见的感染有肺炎、慢性支气管炎急性发作、尿路感染、胆道感染、败血症等。病原菌多为大肠埃希菌、肺炎克雷伯菌、流感嗜血杆菌、铜绿假单胞菌等革兰氏阴性杆菌。重症感染不一定是多重耐药菌感染。重症感染是炎症因子的过度释放引起炎症反应连级瀑布。但临床症状和体征及普通实验室检查可对感染致病原有初步指向，如发生于流感季节的上呼吸道感染前期通常为咽痛、全身酸痛等中毒症状明显，白细胞不高或偏低等，通常为病毒感染；军团菌肺炎常伴肌肉酸痛、低钠血症和呼吸衰竭；曲霉菌感染的肺部影像学表现为囊性空洞及曲霉菌等。临床资料的分析评估对病原种类可做初步判断，根据病情分级、分层，合理选择抗菌药物。

二、判断为细菌感染才能使用抗菌药物

根据患者的症状、体征及血、尿常规等实验室检查结果，初步诊断为细菌性感染者以及经病原检查确诊为细菌性感染者方有指征应用抗菌药物；由真菌、结核分枝杆菌、非结核分枝杆菌、支原体、衣原体、螺旋体、立克次体及部分原虫等病原微生物所致的感染亦有指征应用抗菌药物。缺乏细菌及上述病原微生物感染的证据，诊断不能成立者及病毒性感染者，均无指征应用抗菌药物。

全国细菌耐药监测网报告来自2016年10月至2017年9月的监测数据，以保留同一患者相同细菌第一株的原则剔除重复菌株后，纳入分析的细菌总数为2 894 517株，其中革兰阳性菌占29.7%（859388/2894517），革兰阴性菌占70.3%（2035129/2894517）。革兰阳性菌分离率排名前五位的是：金黄色葡萄球菌273 872株（占革兰阳性菌31.9%）、表皮葡萄球菌96 922株（占革兰阳性菌11.3%）、肺炎链球菌84 374株（占革兰阳性菌9.8%）、粪肠球菌81 403株（占革兰阳性菌9.5%）和屎肠球菌79 444株（占革兰阳性菌9.2%）。革兰阴性菌分离率排名前五位的是：大肠埃希菌597 909株（占革兰阴性菌29.4%）、肺炎克雷白杆菌411 487株（占革兰阴性菌20.2%）、铜绿假单胞菌253 083株（占革兰阴性菌12.4%）、鲍曼不动杆菌207 046株（占革兰阴性菌10.2%）和阴沟肠杆菌83 335株（占革兰阴性菌4.1%）。从上述数据可以看出，成人的感染主要还是革兰阴性杆菌感染。而一种病原体的感染常可引起不同临床表现，相同临床表现又常由不同病原体引起，加大了针对病原体诊治的难度。气道微生物的定植与肺部慢性疾病（如COPD、哮喘、肺囊性纤维化）的发生、发展及急性加重密切相关，并且慢性肺疾病的发展与微生物种类的多样性也存在一定的关联性，肺部慢性炎症疾病中定植微生物与宿主炎症反应有着复杂的交互关系。呼吸道分泌物的涂片和培养是检测病原菌的常用方法。痰培养一般根据细菌数量阈值判断是定植菌还是致病菌，但是该方法也不准确，还要根据临床症状、体征及其他检查综合判断。即使是检验技术突飞猛进的今天，细菌检测和培养仍不能完

全取代临床综合判断。

近十年来，降钙素原（procaicitonin，PCT）对全身感染的判断逐渐受到临床医生的重视。降钙素原是目前判断细菌感染比较灵敏和特异性的新指标，在细菌感染严重影响全身系统反应或器官低灌注时显著升高，而在病毒或局灶感染时水平正常或轻度升高。可以用来鉴别系统感染和非感染性炎症或局灶感染。很多临床研究认为PCT在SIRS、脓毒症患者的浓度依次增高，并且具有统计学差异，与病情的严重程度呈正相关。PCT结合临床信息能够进一步明确抗生素治疗的必要性和优化抗生素疗程。通过每日监测PCT，使其作为临床使用抗生素的指征，可使抗生素治疗的疗程缩短，从而减少了不必要的抗生素使用，使耐药率和不良反应发生率降低。PCT的合成是一个极为复杂的过程，它主要在甲状腺C细胞内由前降钙原通过蛋白水解酶裂解而成，其他体细胞在感染时也合成PCT。这是临床广泛使用PCT作为判断感染的主要依据。但PCT受多种因素干扰，如心源性休克、重症胰腺炎、横纹肌溶解症和手术等，PCT水平也会升高，如果单纯靠PCT来判断感染会适得其反。PCT升高的数值与感染的严重程度不一定呈正比，通过高阳性数值预测细菌感染和低数值排除细菌感染不一定完全符合临床实际情况，有些重症感染PCT始终保持在低水平，而PCT>100 ng/mL也未必是严重感染。PCT必须结合临床症状和相关影像学诊断结果，合理解读才能判定是否为细菌感染。

侵袭性真菌病的临床表现缺乏特异性，确诊需要组织病理学证据，而组织病理学取材复杂且风险大；传统真菌检测方法（如痰及支气管灌洗液的真菌涂片和培养）阳性率低和检出时间比较滞后；肺部真菌感染影像学（胸部高分辨CT）方面相对有价值的"月晕征"出现率低。所以，临床上非常迫切希望能有更加简便、快速的检测方法，帮助临床早期诊断和及时治疗。G抗原和GM抗原分别是真菌和曲霉菌细胞壁抗原成分，通过G试验和GM试验可以初步排查真菌感染的可能。

研究指出，（1，3）-β-D-葡聚糖是真菌细胞壁上特有的成分，不存在于其他生物的细胞成分及细胞外液中，因此，检测血浆（1，3）-β-D-葡聚糖是诊断深部真菌感染的有效依据。G试验检测的是真菌抗原，并非直接培养出真菌种类。多种因素可导致G试验假阳性结果：污染（无热源的试管、枪头等受污染）；使用纤维素膜进行血液透析治疗，标本暴露于纱布或其他含有葡聚糖的材料；静脉输注免疫球蛋白、白蛋白、凝血因子或血液制品；某些细菌（尤其是链球菌）导致的败血症；使用多糖类抗癌药物；黏膜损伤导致食物中的葡聚糖或定植的念珠菌经胃肠道进入血液等；服用多黏菌素B、厄他培能、头孢噻肟、头孢吡肟、舒他西林、磺胺等药物。

GM试验检测的物质是真菌细胞壁的另一个主要成分——半乳甘露聚糖抗原（galactomannan，GM）。半乳甘露聚糖是广泛存在于曲霉和青霉细胞壁中的一类多糖成分，菌丝生长时，半乳甘露聚糖从薄弱的菌丝顶端释放，是最早释放的抗原，可通过酶联免疫吸附试验法进行检测。GM释放量与菌量成正比，因此，GM试验不仅可反映感染程度，还可以连续检测其值的动态变化，作为疗效的评估监测。GM试验检测结果为阳性，即可作为诊断曲霉菌侵袭性感染的重要依据。

三、注重老年的解剖生理特点

（一）人体结构的改变

人体内的体液分为细胞内液、细胞外液以及血浆。这些液体在体内流动，通过氧气和物质的交换维护体内内环境的稳定。这些液体的容量和分布与年龄、性别、胖瘦有关。老年人的体液总量占体重的45%。机体含水量较年轻人逐渐减少。所有只要机体容量发生轻微改变，就容易导致水电解质内环境的紊乱。

（二）器官功能下降

老年人身体机体机能逐渐衰退，各系统器官呈现失代偿状态，维护内环境稳定的能力下降；机体的免疫力和抵抗力都下降，对感染性疾病的易感性增加。由于胃肠道的平滑肌功能下降，肠道蠕动功能减慢，内脏血流减少，影响口服药物的吸收，使药物的峰浓度延迟。老年患者的肝脏体积减小、肝脏血流下降、肝脏解毒及代谢能力下降均对药物排泄有一定的影响。肾脏血流减少，肾小球滤过率下降，经肾脏代谢的抗菌药物清除延迟，容易蓄积中毒。总之，老年患者脏器功能不全，抗菌药物代谢排泄与青年人不同，用药时需充分考虑到老年患者的生理特点。

四、尽量选用肝肾毒性低的抗菌药物

抗菌药物主要通过肝肾代谢，老年患者存在肝肾功能不全，尽量避免使用肝肾毒性较大的药物。禁用氨基糖苷类等肾毒性明显的抗菌药物，避免应用四环素类、红霉素类、利福平等有明显肝毒性的抗菌药物。几乎所有的抗菌药物都经肝脏代谢、肾脏排泄，老年人肝肾储备功能减退，高龄老人的肝肾储备功能仅剩中青年人的30%～40%，因此，老年人应用抗菌药物应减量，起始剂量以常规剂量的50%～75%为宜，否则可能导致肝肾功能损害和药物超量中毒。

五、严密监测老年患者药物不良反应

抗菌药物的不良反应主要有变态反应、菌群失调、毒性反应等。年龄、抗生素类型、抗生素用量是导致老年患者出现不良反应的独立危险因素。常见的变态反应有过敏性休克、皮疹、荨麻疹、血管神经性水肿等。菌群失调或称二重感染，是抗菌药物应用过程中出现的新感染。菌群失调包括口腔感染、肠道感染、肺炎、尿路感染、败血症。毒性反应有：

1. 神经系统毒性　表现为头痛失眠、头晕、耳鸣耳聋以及多发性神经炎。

2. 肾脏毒性　有的抗菌药物直接对肾造成损害。

3. 肝脏毒性　常见的肝脏损害有肝细胞损害和胆汁淤滞两类。

4. 血液系统毒性　导致白细胞、红细胞以及血小板减少，也会引起溶血性贫血等。

5. 心脏毒性　大环内酯类、氟喹诺酮等一类抗菌药物会导致心脏室颤和心脏停搏，造成心脏毒性不良反应。

6. 胃肠道毒性　大多数抗菌药物会引起恶心、呕吐、腹胀、便秘等消化道反应。

第三节　老年抗感染药物的PK/PD理论

抗菌药物药代动力学/药效学（pharmacokinetic/pharmacodynamic，PK/PD）理论对于指导临床抗菌药物合理应用的重要性不断得到关注（图5-1）。

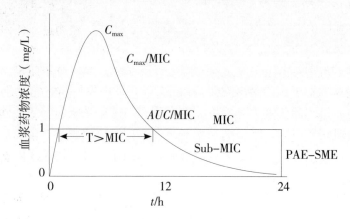

图5-1　抗菌药物PK/PD主要参数示意

一、抗菌药物的药代动力学

药代动力学（pharmacokinetics，PK）是应用动力学原理与数学模式定量描述与概括药物通过各种途径（如静脉注射、静脉滴注、口服给药等）进入体内的吸收（absorption）、分布（distribution）、代谢（metabolism）和排泄（elimination），即药物浓度随时间变化的动态规律的一门科学。

（一）吸收

药物从给药部位进入血液循环的过程称为吸收。除了动脉和静脉给药外，其他给药途径均存在吸收过程。因消化道各部位组织结构以及相应的pH值不同，对药物的吸收能力与吸收速度也是不同的。药物的吸收通常与吸收表面积、血流速率、药物与吸收表面接触时间长短以及药物浓度、脂溶性、胃排空时间、肠蠕动功能及首过效应等有关。与吸收相关的PK参数有生物利用度、达峰时间（T_{max}）和血药峰浓度（C_{max}）等。

生物利用度是反映所给药物进入患者体循环的药量比例。它描述口服药物由胃肠道吸收，及经过肝脏到达体循环血液中的药量占口服剂量的百分比。药物的生物利用度，应考虑进入体循环的药量及速率两个方面。口服药物经胃肠道吸收而进入体循环的药量，通常以血药浓度-时间曲线的曲线下面积计算。取决于药物的吸收及首过效应。生物利用度的速率反映口服后血药浓度峰值的出现时间及幅度。老年患者胃肠黏膜萎缩、胃肠道表皮细胞功能下降、胃肠道血流下降、胃排空延迟等因素影响口服药物的吸收。

通常认为弱酸性药物在胃中易吸收，而弱碱性药物在小肠中易吸收。由于小肠有很大的吸收表面积，因此，药物的吸收以小肠为主。

（二）分布

药物从给药部位进入血液循环后，通过各种生理屏障向组织转运称为分布。药物进入血液后，随血液分布到机体各组织中。药物首先分布于血流速率快的组织，然后分布到肌肉、皮肤或脂肪等血流速率慢的组织。药物进入体内后首先与血浆蛋白结合，游离的药物透过生物膜进入到相应的组织或靶器官，产生效应或进行代谢与排泄。药物对组织的穿透力与药物的脂溶性、相对分子质量、分子结构和血清蛋白结合率等有关。与分布有关的PK参数有表观分布容积（apparentvolume of distribution，Vd）和蛋白结合率（protein binding，PB）。Vd反映了药物在体内分布假象状态，体内药物总量达到平衡后，按血药浓度计算的体液总容积。它是理论上推测或计算所得的表示体内药物应占有体液的容积，而并非药物在体内真正占有体液的容积。计算公式为：Vd=X/C。

X为体内药物总药量；C为血药浓度。上式中若体内药量相同，而血药浓度高，则Vd小；若体内药量相同，而血药浓度低，则Vd大。Vd越大，药物越难从体内排出，毒性也越大。亲水性抗菌药物不易通过脂质细胞膜，主要分布于血液与体液中，其Vd一般较小；常见的亲水性抗菌药有β-内酰胺类、氨基糖苷类、糖肽类、多黏菌素和氟康唑。亲脂性抗菌药物主要分布于脂肪组织，容易透过细胞膜进入细胞内。常见的亲脂性抗菌药物有喹诺酮类、大环内酯类、林可霉素和替加环素。利奈唑胺属于中度亲脂性抗菌药物。老年患者机体水分比年轻人下降，所以亲水性抗菌药Vd值减小；而脂肪组织增多，亲脂性抗菌药Vd值增大，容易导致药物排泄延迟，出现药物毒副作用。

药物血浆蛋白结合率是药物与血浆蛋白结合的量占药物总浓度的百分率，是药物代谢动力学的重要参数之一。它影响药物在体内的分布、代谢与排泄，从而影响其作用强度和时间，并与药物的相互作用及作用机制密切相关。血浆蛋白是体内有效的药物传送载体。许多难溶于水的药物，与血浆蛋白结合后，在血液中被传送，结合型与游离型药物处于动态平衡状态，游离药物不断透过生物膜。只有药物的游离型分子才能从血液向组织转运，并在作用部位发挥作用。若药物与血浆PB高，起效时间将受到显著影响。常将PB>70%、30%<PB<70%和PB<30%的抗菌药物分别称为高、中和低PB抗菌药物。老年人由于血浆蛋白含量下降，高PB抗菌药物在低蛋白血症时可能会发生显著变化，如头孢曲松、厄他培南、达托霉素及替考拉宁等在低蛋白血症患者中的Vd可能增加，游离型药物增加，药物清除也会增加。特别是在联合用药的情况下，更容易出现竞争性地与血浆蛋白结合，游离药物浓度更高，增加药物的副作用。

（三）代谢

药物在wsg内发生化学结构的改变称为代谢（metaholism）或生物转化。肝是药物代谢的主要器官。大多数药物经代谢后失去药理活性成为代谢产物排出体外，称为灭活。少数无活性或活性较弱的药物转变成有活性或活性较强的药物，称为活化（activation）。肝微粒体细胞色素P450酶（CYP450）系统是促进药物生物转化的主要酶，即肝药酶。人多数药物都是经肝药酶代谢的，所以对肝药酶有影响的药物，也会影响到药物的代谢。其中，使肝药酶活性增强的称为肝药酶诱导剂，使肝药酶活性减弱的称为肝药酶抑制剂。老年人随着年龄的增加，P450酶的活性逐渐下降，使机体对药物的代谢能力降低，药物在体内的半衰期延长。经CYP450代谢的抗菌药物有红霉素等大环内酯类、酮康唑、氟康唑、咪康唑、伊曲康唑、环丙沙星及异烟肼等。对CYP450有诱导作用的抗菌药物有利福平等；对CYP450有抑制作用的抗菌药物有氯霉素、磺胺嘧啶、甲硝唑、大环内酯类、喹诺酮类、磺胺甲（口恶）唑-甲氧苄啶、异烟肼、伊曲康唑、伏立康唑、咪康唑及酮康唑等。

人体中还有特殊的血脑-屏障，是脑毛细血管内皮细胞构成的屏障。与其他组织不同的是脑毛细血管内皮细胞紧密连接，缺乏孔道转运和胞饮转运。第一代头孢菌素因不易透过血脑屏障，故不宜应用。氨苄西林、头孢呋辛、头孢他啶、头孢噻肟、头孢曲松、氨曲南、哌拉西林、氟康唑、氯霉素等均较易透过血-脑屏障，且抗菌作用较强。第三代头孢菌素对血-脑屏障穿透性较第二代头孢菌素增高。

（四）排泄

药物或代谢物经机体的排泄器官或分泌器官排出体外的过程，称为排泄。药物排泄途径有肾、胆汁、肺脏等，其他还有皮肤、唾液、汗液等。抗菌药物主要通过肾脏或经肝脏代谢后以原形或代谢物经尿液或肠道排出体外。大多数抗菌药物主要经肾脏排泄，部分抗菌药物通过肝肾双通道排泄。肾脏疾病时因肾小球滤过或肾小管功能受损，影响抗菌药物的消除，半衰期延长，消除速率降低，如氨基糖苷类抗生素。同样，肝脏疾病也可减弱对药物的代谢或排泄。与代谢和排泄有关的参数主要有消除半衰期（t1/2 β）和清除率。药物的半衰期反映药物在体内的时间与血药浓度间的关系，它是决定给药剂量、次数的主要依据。临床抗生素使用的剂量和给药次数等的主要依据就来自其半衰期数据。为了使抗生素在临床中产生持续的生物有效性，一定的给药时间间隔是维持稳态血药浓度的基础。很多药物的半衰期随年龄增长而延长，这导致血浆药物浓度增高，易产生药物不良反应。

二、抗菌药物的主要药效学指标

抗菌药物的PD主要研究药物对病原体的作用，反映药物的抗微生物效应和临床疗效。通过对抗菌药物PD的研究，可以确定抗菌药物对致病菌的抑制或杀灭效果，相关的指标包括最低抑菌浓度、最低杀菌浓度、最低有效浓度、防耐药突变浓度、异质性耐药、联合抑菌指数及血清杀菌效价等。

（一）最低抑菌浓度（minimum inhibitory concentration，MIC）

是抗菌药物对病原菌抗菌活性的主要定量参数，是指在体外培养基中可抑制细菌生长所需的最低抗菌药物浓度。常用的测定方法有琼脂稀释法、微量/常量肉汤稀释法及E-test试验等。

根据NCCLS推荐的分界点值标准，判断耐药（resistant，R）、敏感（susceptible，S）或中介（intermediate，I）。S表示被测菌株所引起的感染用该抗菌药物的常用剂量治疗有效，禁忌证除外。R指该菌不能被抗菌药物的常用剂量在组织液内或血液中所达到的浓度所抑制，或属于具有特定耐药机理（如ESBLs），所以临床治疗效果不佳。I是指MIC接近药物的血液或组织液浓度，疗效低于敏感菌，还表示被测菌株可以通过提高剂量（如β-内酰胺类药物）被抑制，或在药物生理性浓集的部位（如尿液）被抑制。

（二）最低杀菌浓度（minimum bactericidal concentration，MBC）

是指可杀死99.9%的病原菌所需的最低药物浓度。MBC与MIC值比较接近时说明该药可能为杀菌剂。

（三）抗真菌药物最低有效浓度（minimum effective concentration，MEC）

棘白菌素类药物对念珠菌有杀菌活性，可以用MIC来测定；对曲霉菌的抗菌活性与念珠菌不同，用MEC表示。将孵育好的药敏板在显微镜下观察，与阳性生长对照孔比较，50%以上生长抑制所对应孔的浓度即为MEC。

（四）防耐药突变浓度（mutant prevention concentration，MPC）

是指防止耐药突变菌株被选择性富集扩增所需的最低抗菌药物浓度。MPC是指防止突变菌株选择性扩增的一个阈值，MPC与MIC的比值为选择指数，MPC和MIC之间的浓度范围为选择突变窗。不同药物对相同细菌的MPC和MIC值不同，MPC值越小、MPC/MIC值越小、MSW越窄，预防耐药突变的能力越强。

（五）耐药突变选择窗（mutant selection window，MSW）

理论是近年来提出的一个遏制抗菌药物耐药的新策略。MSW理论认为抗菌药物治疗失败和耐药菌株的产生可能与临床药物剂量落在耐药突变选择窗内有关，即只杀灭敏感细菌，而菌群中少数自发耐药突变体则被选择性富集。抗菌药物浓度位于野生敏感株MIC和MSW之间时，耐药突变体就会被选择性富集扩增。当药物浓度高于MPC时，这种富集则被抑制。MSW理论解释了细菌耐药的机制，理论上可以通过增加药物的剂量，使体内药物浓度超过MPC值来抑制细菌耐药，但同时也增加了药物的不良反应。MSW理论提供了一种限制耐药突变体产生的方法，针对多重耐药菌感染，可以选择不同作用机制的2种以上抗菌药物联合应用，从而关闭或缩小MSW，达到防止细菌耐药产生，同时不增加不良反应的目的。这也是当前针对多重耐药菌联合用药专家共识的理论基础。

（六）抗生素后效应（post-antibiotic effect，PAE）

指抗菌药物与细菌短暂接触，当血药浓度低于MIC或被消除之后，细菌生长仍受到持续抑制的效应。抗菌后效应通常以时间表示。而用PAE理论确定抗生素的给药间隔应根据药物浓度超过MIC或MBC的时间加上PAE的持续时间，从而可延长给药间隔，减少药物剂量，起到既不影响疗效又可降低药物不良反应，提高患者依从性，并可降低患者费用的作用。

目前关于抗生素是如何引起PAE的机制尚未完全明确，其学说之一是抗生素与细菌短暂接触后，抗生素与细菌靶位持续性结合，引起细菌非致死性损伤，从而使其靶位恢复正常功能及细菌恢复再生长时间延长。学说之二是应用抗生素后促进白细胞效应，它是指抗生素与细菌接触后，菌体变形，易被吞噬细胞识别和吞噬，于是出现抗生素与白细胞协同杀菌效应，从而使细菌修复时间延长。

PAE的大小反映抗菌药物作用后细菌恢复再生长延迟相的长短，亦反映抗菌药物作用于细菌后的持续抑制作用，故又称持续效应。PAE在不同抗菌药物和不同细菌中差异较大，且受抗菌药物浓度和作用时间因素的影响。对于革兰阳性菌，几乎所有抗菌药物都有一定的PAE；对于革兰阴性菌，干扰蛋白和核酸合成的抗菌药物都有较长的PAE，这些药物包括氨基糖苷类、喹诺酮类、四环素类、氯霉素类及利福平等。多数β-内酰胺类对革兰阴性菌表现为短PAE或无PAE，但碳青霉烯类对革兰阴性菌仍有较长的PAE。

抗真菌药也有抗生素后效应。抗真菌后效应（post antifungal effect，PAFE）系指真菌与抗真菌药物短暂接触后，当药物浓度下降，低于最低抑菌浓度或清除后真菌生长仍受到持续抑制的效应。

三、抗细菌药物和抗真菌药物PK/PD的分类依据与特点

抗生素药效学研究，无论体内或体外研究，研究目的均单纯局限于抗生素药理效果，即给药与反应，但在临床实践中，人体用药以后药物在体内浓度及各器官组织分布随时间发生改变。抗菌药在体内代谢的特点对药效有明显的影响，只有通过药代动力学与药效学关联研究，揭示药代动力学参数与药效学关系，寻找适当PK/PD参数，指导临床合理用药。抗细菌药物按照PK/PD的特点分为以下3类。

（一）浓度依赖性

该类药物对致病菌的杀菌效应和临床疗效取决于C_{max}，而与作用时间关系不密切，即血药C_{max}越高，清除致病菌的作用越迅速、越强。氨基糖苷类、氟喹诺酮类、达托霉素、多黏菌素、两性霉素B、甲硝唑和棘白菌素类抗真菌药等属于浓度依赖性抗菌药物。评估此类药物的PK/PD指数主要有C_{max}/MIC或$AUC0\sim24/MIC$。因此，提高此类抗菌药物疗效的策略主要是提高血药C_{max}，一般推荐日剂量单次给药方案，但对于治疗窗较窄的药物需注意不能使药物浓度超过最低毒性剂量。

（二）时间依赖性且半衰期较短的抗菌药物

大多数β-内酰胺类、林可霉素类、利奈唑胺、大环内酯类的多数品种属于此类。主要评价指标为T＞MIC，即抗菌作用主要与药物在体内浓度高于MIC的时间有关，当血药浓度高于致病菌MIC的4～5倍以上时，其杀菌速率达到饱和状态，继续增加血药浓度，其杀菌效力不再增加，但杀菌活性与药物浓度超过细菌MIC的持续时间有关。对于时间依赖性抗菌药物，应以提高T＞MIC来增加临床疗效。一般来说，青霉素、头孢菌素及碳青霉烯类需要的目标T＞MIC分别为40%、50%及30%。

（三）时间依赖性且抗菌作用时间较长的抗菌药物

如阿奇霉素、四环素类、糖肽类和唑类抗真菌药等属于此类。该类药物虽然为时间依赖性，但由于PAE较长，可以抑制给药间隙的细菌恢复生长。因此，给药间隔可以适当延长，同时也可通过增加给药剂量来增加疗效。AUC0～24/MIC是评价疗效的主要PK/PD指标。

第四节 老年抗感染药物的选择及使用注意事项

老年患者感染有自身的特点，感染症状不典型，感染部位隐蔽。老年患者感染较年轻人更加复杂。感染是一个复杂的过程。感染的发生需要有致病微生物、宿主因素和环境因素。感染的发生一方面与病原体的毒力有关，还与老年患者的免疫防御功能和生理应激能力有关。环境因素包括老年个体自身的因素，还包括周围环境因素。老年患者容易合并多种疾病，长期服用各种药物，病原体容易定值并发生耐药。如果是处于医院环境中，容易被多种耐药菌攻击导致病情恶化。各感染部位的病原微生物学诊断必须依靠细菌学的涂片镜检或培养和药敏测定。临床采集各类标本时均应当遵循规范、避免污染。符合规范采集的血液、脑脊液、胸腹水等无菌体液培养到的细菌对感染具有诊断价值。呼吸道标本、尿液、通过留置管采集的体液（如胸水、腹水等）分离到的细菌不能作为感染的确诊依据，需结合临床进行判断。

一、病原体的分类

（一）细菌

细菌是一种具有细胞壁的单细胞微生物，在适宜条件下，能进行无性二分裂繁殖，其形态和结构相对稳定。细菌的基本形态有球状、杆状及螺旋状，根据形态特征将细菌分为球菌、杆菌和螺形菌三大类。常见的球菌有葡萄球菌、链球菌、脑膜炎奈瑟球菌等。杆菌形态多数成直杆状，常见的杆菌有大肠埃希菌、布鲁菌、分枝杆菌和双歧杆菌等。螺形菌菌体弯曲，常见的有霍乱弧菌、幽门螺杆菌等。根据革兰染色，将细菌分为：革兰阳性菌（G+），显紫色；革兰阴性菌（G-），显红色。

细菌的致病作用取决于细菌的毒力、细菌侵入的数量和细菌侵入的途径。构成细菌毒力的物质基础是侵袭力和毒素。侵袭力（invasiveness）指致病菌能突破宿主皮肤、黏膜生理屏障，进入机体并在体内定植、繁殖扩散的能力。包括黏附素（adhesin）或黏附因子、荚膜和侵袭性物质。毒素分内毒素和外毒素。多数革兰阳性菌和少数革兰阴性菌在生长繁殖过程中释放到菌体外的蛋白质成为外毒素；革兰阴性菌细胞壁的脂多糖，菌体死亡崩解时游离出来的称为内毒素。

（二）病毒

病毒是一类体积微小，能通过细菌滤器，结构简单，只含有一种核酸（RNA或DNA），严格在细胞内寄生，只能在一定种类的活细胞中增殖，能够自我复制，对抗生素不敏感，对干扰素敏感的非细胞型微生物。病毒感染机体并与机体相互作用后，其结果一方面取决于病毒的毒力（或致病力）、数量和合适的侵入门户；另一方面取决于机体的免疫力。因此，病毒的特性及机体免疫应答状态决定了病毒感染机体的临床类型和结局。根据有无症状，可将病毒感染分为隐性感染和显性感染；根据病毒在机体内感染的过程、滞留的时间，可将病毒感染分为急性感染和持续性感染。

（三）真菌

真菌是一类有细胞壁和典型细胞核、不含叶绿素、以寄生或腐生方式生存、能进行无性或有性繁殖的真核细胞型微生物。真菌的致病力比细菌弱。根据感染部位可把真菌病分为浅部真菌感染和深部真菌感染，前者多与致病性真菌感染有关，后者多与条件致病性真菌感染有关。老年患者感染主要是条件致病菌，条件致病性真菌主要有假丝酵母菌、隐球菌、曲霉、毛霉和肺孢子菌等。

二、感染与抗感染

（一）抗菌药物的选择

老年患者感染起始使用抗菌药物，要根据患者病情的严重程度、可能病原体的危险因素、细菌的流行病学耐药情况、抗菌药物的PK/PD理论和药物毒性综合考虑，通常需覆盖病种流行病学的前3～4位主要病原菌。待相关培养结果出来后，根据病情适当取舍。

（二）经验用药

经验性治疗应当根据感染病原谱的流行病学分布，并结合患者的临床资料估计可能病原体、用药限制因素（如肝肾功能损害）、免疫状态等多方面因素而拟定的抗菌治疗方案。经验用药若取得良好疗效，一般可继续用药直至痊愈。若疗效不满意，可根据细菌培养的结果和药敏试验调整用药。总之，尽早确定致病原是合理用药最重要的前提。

（三）合适的抗感染策略

老年患者感染后容易出现重症，所以初始有效的抗菌谱必须覆盖可能的致病菌，还要充分考虑到抗菌药物在病灶部位的浓度。判断是否需要广谱覆盖所有的致病菌。广谱覆盖不等于无的放矢的乱用药，甚至二联、三联药物使用。抗菌药物的使用必须考虑到当地及所处医院的细菌流行病学情况，还要结合致病微生物的致病特点进行考虑。如患者被污泥中的针刺伤，一方面要考虑到皮肤表面葡萄球菌感染，还要考虑到污水中革兰阴性杆菌的感染，综合评估，合理使用恰当的抗菌药。患者在治疗过程中，可能会出现感染没有控制，甚至反复发热、感染加重的情况。如何选择下一步的治疗策略？首先应再次进行病因诊断，由于病因的复杂性，诊断策略首先从前期的病史、体检、实验室及影像学检查结果中寻找有潜在诊断价值的线索。升级抗菌药必须建立在症状、病原体培养结果或影像结果上。在没有明确的细菌感染情况下，停用抗生素也是一种治疗方案。老年患者由于存在自身的病理和生理学特点，抗感染效果不好时，要考虑到抗菌药以外的因素。

1. 老年患者血流性感染，使用亲水性抗生素，要充分考虑到老年患者容易出现第三间隙液体过多，亲水性抗生素容易外渗，导致Vd增大，停留在血管内的血药浓度过低。

2. 老年患者血浆蛋白偏低，使得和蛋白结合的抗生素减少，血浆中游离抗生素增多，导致排泄增加。

3. 病灶是否被有效清除：如肺部感染后出现肺部实变，老年患者咳痰无力，痰液积聚于肺部，细菌反复定值及感染；泌尿系结石梗阻后出现的尿路感染，只有去除梗阻因素，尿液通畅，感染才能得到有效的控制。只有将病灶去除才能评估当前使用抗生素的有效性，更换抗菌药才能有依据。

三、细菌的耐药性

（一）细菌耐药性的产生

细菌耐药性是细菌产生对抗生素不敏感的现象，产生原因是细菌在自身生存过程中的一种特殊表现形式。天然抗生素是细菌产生的次级代谢产物，用以抵御其他微生物，保护自身安全的化学物质。人类将细菌产生的这种物质制成抗菌药物用于杀灭感染的微生物，微生物接触到抗菌药，也会通过改变代谢途径或制造出相应的灭活物质抵抗抗菌药物，形成耐药性。

（二）耐药性的种类

耐药性可分为固有耐药和获得性耐药。固有耐药性亦称天然耐药性，是由细菌染色体基因决定，代代相传，不会改变的。如链球菌对氨基糖苷类抗生素天然耐药；肠道G-菌对青霉素G天然耐药；铜绿假单胞菌对多数抗生素均不敏感。获得性耐药是由于细菌与抗生素接触后，由质粒介导，通过改变自身的代谢途径，使其不被抗生素杀灭。如金黄色葡萄球菌产生ESBLs而对β-内酰胺类抗生素耐药。细菌的获得性耐药可因不再接触抗生素而消失，也可由质粒将耐药基因转移给染色体而代代相传，成为固有耐药。

（三）耐药机制

1. 产生灭活酶　细菌产生灭活的抗菌药物酶使抗菌药物失活是耐药性产生的最重要机制之一，使抗菌药物作用于细菌之前即被酶破坏所失去抗菌作用。这些灭活酶由质粒和染色体表达。

（1）B-内酰胺酶：由染色体或质粒介导。对β-内酰胺类抗生素耐药，使β-内酰胺环裂解而使抗生素丧失抗菌作用。B-内酰胺酶的类型随着新生抗生素在临床的应用迅速增长。

（2）氨基糖苷类抗生素钝化酶：细菌在接触氨基糖苷类抗生素后产生钝化酶，使抗生素失去抗菌作用。

（3）其他酶类：细菌产生氯霉素乙酰转移酶灭活氯霉素；产化酯酶灭活大环内脂类抗生素；金黄色葡萄球菌核苷转移酶灭活林可霉素。

2. 抗生素作用靶点改变　大多数抗生素以高亲和力特异性结合到其作用靶点从而阻断该靶点的正常活动。细菌通过改变靶点结构来阻止抗生素结合，但该靶点仍能行使其正常功能，由此产生了耐药性。

3. 改变细菌外膜通透性　细菌生物膜是细菌在生长过程中为适应生存环境而黏附于物体或活性组织表面，并包被于其自身产生的细胞外多糖基质中形成一种与浮游细菌生长方式完全不同的细菌微生物群落，是细菌的特殊存在形式。由于某些致病菌主要是在人体内外和医疗材料表面形成细菌生物膜，抗生素可以杀灭浮游细菌，而处于细菌生物膜深处的细菌却难以被清除，这也是慢性感染性疾病发作反复和难以控制的原因之一。

4. 影响主动流出系统　细菌的能量依赖主动转运机制，能将已经进入细菌体内的抗生素泵出体外，降低了抗生素吸收速率或改变了转运途径，也导致耐药性的产生。

（四）多重耐药产生及对策

耐药菌的几个概念：多重耐药（multidrug-resistant，MDR）是指细菌对潜在有抗菌活性的3类及以上抗菌药物耐药；广泛耐药（extensivelydrug resistant，XDR）是指仅对1～2种潜在对该菌有活性的药物（主要指替加环素和/或多黏菌素）敏感；全耐药（pandrug resistant，PDR）则指对所能获得的潜在有抗菌活性的抗菌药物（包括多黏菌素、替加环素）均耐药。

目前，认为多重耐药菌感染的危险因素主要包括：

1. 老年。

2. 免疫功能低下［包括患有糖尿病、慢性阻塞性肺疾病、肝硬化、尿毒症的患者，长期使用免疫抑制剂治疗、接受放射治疗和（或）化学治疗的肿瘤患者］。

3. 接受中心静脉插管、机械通气、泌尿道插管等各种侵入性操作。

4. 近期（90天内）接受3种及以上抗菌药物治疗。

5. 既往多次或长期住院。

6. 既往有MDR定植或感染史等。

老年患者容易产生多重耐药菌。加强院内手卫生管理，消毒隔离，加强抗生素管理是减少多重耐药菌产生的重要治疗策略。

四、常见病原体的抗感染方案

根据全国细菌耐药监测网显示结果，革兰阳性菌排名前五位的是：金黄色葡萄球菌、表皮葡萄球菌、肺炎链球菌、粪肠球菌和屎肠球菌。革兰阴性菌分离率排名前五位的是：大肠埃希菌、肺炎克雷伯菌、铜绿假单胞菌、鲍曼不动杆菌和阴沟肠杆菌。念珠菌、曲霉菌、隐球菌、毛霉菌是最常见的引起侵袭性真菌的主要病原菌。各系统的抗感染方案在相关章节中论述，本节主要论述主要病原体的抗感染方案。

（一）葡萄球菌

葡萄球菌因堆聚成葡萄串状而得名，为最常见的化脓性球菌。葡萄球菌目前发现有32种，只有金黄色葡萄球菌能产生血浆凝固酶，成为血浆凝固酶阳性葡萄球菌，其余的统归为凝固酶阴性葡萄球菌，主要有表皮葡萄球菌和腐生葡萄球菌。凝固酶阴性葡萄球菌是存在于健康人皮肤、口腔及肠道的正常菌，因其不产生血浆凝固酶等毒性物质，故被认为无致病作用。近年来，临床及实验室工作证明，CNS是医院内感染的重要病原菌，是创伤、尿道、中枢神经系统感染和败血症的常见病原菌，且其耐药菌株比金黄色葡萄球菌更为多见，已日益受到重视。其中MRSA感染的流行是一个严重的临床医学及公共卫生问题。

1. MRSA分医疗机构相关性MRSA和社区相关性MRSA。医疗机构相关性MRSA（HA-MRSA）指在接触过医疗机构的个体间相互传播的MRSA菌株。HA-MRSA感染可以在医院内发病，也可在社区内发病。社区发病需具备下列至少一项医疗机构相关性感染的危险因素：

（1）入院时存在侵入性检查或治疗。

（2）有MRSA定植或感染病史。

（3）在1年内有住院、手术、透析，或住在长期护理机构（养老院等）。医院发病是指患者入院48小时后，从正常无菌部位分离出MRSA，不论这些患者是否有医院获得性感染的危险因素。

社区相关性MRSA（CA-MRSA）是从门诊、住院48小时内的患者中分离到的一种新型MRSA菌株。这些患者既往无MRSA感染和定植病史，无留置导管或经皮肤的医疗装置，无手术、血液透析病史，1年内未曾住入医院、疗养院及养老院（表5-1）。

表5-1　医疗机构相关性MRSA与社区相关MRSA的区别

	HA-MRSA	CA-MRSA
感染人群	住院患者，老年、体弱、慢性病或危重患者	门诊患者，多为学生、运动员、军人等健康年轻人
感染部位	无明显感染灶的菌血症，外科感染或侵入性导管相关感染、呼吸机相关肺炎	蜂窝织炎、皮肤脓肿，也有坏死性社区获得性肺炎、骨关节感染
传播途径	医疗机构内，居家接触很少传播	社区获得性，可以在家庭或运动队内传播
既往病史	MRSA感染或定植史，近期外科手术、住院、使用抗菌药物及血液透析史，留置导管无病史及接触医疗机构	无病史及接触医疗机构
感染菌株的毒力	在社区的传播能力有限，通常没有PVI基因	容易发生计区传播，常用PVL基因，引起坏死性皮肤或肺部感染
药物敏感性	多重耐药	对多种非β-内酰胺类抗生素敏感

2. 常用MRSA治疗药物

（1）万古霉素：万古霉素是糖肽类抗生素的代表，是治疗MRSA感染的经典药物。其在体外对甲氧西林敏感的金黄色葡萄球菌的杀菌作用明显慢于β-内酰胺类，治疗MSSA菌血症和感染性心内膜炎方面的疗效显著低于β-内酰胺类，因此，不能将万古霉素作为金黄色葡萄球菌感染的一线药物。

用法：老年危重症患者敏感株的MIC逐渐升高现象，需要根据药敏试验和血药浓度监测来指导万古霉素的使用。预测万古霉素疗效最好的药代动力学参数是AUC/MIC比值，目标是AUC/MIC≥400。

如果MIC≤1 μg/mL，要达到此目标需要的万古霉素谷浓度为15～20 μg/mL；

如果MIC≤0.05 μg/mL则全部能够达到此目标；

如果MIC≥2 μg/mL，应使用其他替代药物。

肾功能正常者，要使万古霉素谷浓度达到15～20 μg/mL，推荐剂量为15～20 mg/（kg·次）静脉注射（按实际体重计算）、每8～12小时1次，单次最大剂量不超过2 g。

重症病例可以考虑应用万古霉素25～30 mg/kg（实际体重）作为负荷剂量，但应延长输注时间到2小时（表5-2）。

表5-2　肾功能减退时建议的万古霉素剂量及给药间隔时间

肌酐清除率（mL/min）	剂量（mg）	间隔时间（h）
<20	500	48
20～29	500	24

续表

肌酐清除率（mL/min）	剂量（mg）	间隔时间（h）
30～39	750	24
40～54	500	12
55～74	750	12
75～89	1000	12
90～110	1250	12
>110	1000× 或1500×	12

不良反应：万古霉素输注过快可发生红人综合征、低血压等不良反应，因此，输注速率应维持在10～15 mg/min（1000 mg输注时间应>1 h）。如因输注过快或剂量过大出现红人综合征，或发生过敏反应时的风险较高，可延长输注时间至2 h，或采用负荷剂量前给予抗组胺药。万古霉素在体内基本不代谢，给药剂量的90%以原形经肾脏清除，容易出现肾毒性和耳毒性。

（2）去甲万古霉素：其作用、不良反应与万古霉素相当。肾功能正常的成人剂量应为静脉输注1000毫克/次，每日2次，体重>60 kg者剂量为1200毫克/次，每日2次；轻度肾功能不全者剂量为1000毫克/次，每日1～2次；中度肾功能不全者剂量为800毫克/次，给药间隔为1～2.5天；重度肾功能不全者剂量为800毫克/次，给药间隔为6～13天。

（3）替考拉宁：替考拉宁与万古霉素同属糖肽类，是我国临床常用的重要的抗革兰阳性菌感染药物，广泛用于治疗耐药革兰阳性菌所致的各类感染。抗菌谱及抗菌活性与万古霉素相似。糖肽类药物的杀菌曲线为相对缓慢的时间依赖型，并具有明显的抗生素后效应，AUC0～24/MIC是与糖肽类药物疗效密切相关的PK/PD参数。替考拉宁的AUC0～24/MIC与万古霉素相似，治疗一般感染时AUC0～24/MIC≥125可达到较好疗效；治疗重症感染时则需要AUC0～24/MIC≥345。由于替考拉宁的蛋白结合率高达90%，半衰期长达50 h，因此，需要较大的负荷剂量才能快速达到稳定的血药浓度而发挥作用（表5-3）。

表5-3 替考拉宁的推荐剂量

适应证	起始负荷剂量		维持剂量		疗程（d）
	剂量（mg/kg）	用法	剂量（mg/kg）	用法	
成人					
肾功能正常	6～12	1次/12 h，×3次	6～12	1次/天	14～21
轻度肾功能不全患者				1次/48 h	
重度肾功能不全或透析治疗患者				1次/72 h	
儿童					
新生儿	16	第1天	8	1次/天	7～14
2个月以上儿童	10	1次/12 h，×3次	10		

续表

适应证	起始负荷剂量		维持剂量		疗程（d）
	剂量（mg/kg）	用法	剂量（mg/kg）	用法	
各类感染					
肺部感染	6～12	1次/12 h，×3次	6～12	1次/天	14～21
呼吸机相关肺炎及重症肺炎	8～12		8～12		14～21或更长
中性粒细胞减少及缺乏伴发热	6～12		6～12		10～14，或用至粒细胞恢复
血流感染					非复杂性14 d，复杂性4～6周
感染性心内膜炎			12		4～6周
皮肤软组织感染	3～6		3～6		至感染消退后3 d
严重烧伤感染	6～12		12		至感染消退后3 d
骨和关节感染	12		6～12		化脓性关节炎：4周急性骨髓炎：6周或更长
导尿管相关尿路感染	6	6			10～14
艰难梭菌感染	400 mg 口服			2次/天	10
预防手术部位感染	麻醉诱导期单剂静脉滴注12 mg/kg				

注：轻度肾功能不全：肌酐清除事（Cor）为10～50 m/min；重度肾功能不全：Cer＜10 m/min或需透析治疗患者；替考拉宁使用方法包括静脉滴注及肌内注射；3.6 mg/kg和12 mg/kg的平均剂量分别相当于成人200 mg和800 mg标准剂量。如患者体重超过85 kg，建议按体重（kg）给药。

不良反应：肾毒性和红人综合征等不良反应的发生率低于万古霉素。不良反应少见，主要有过敏反应、血小板减少、肝肾损害等。

（4）利奈唑胺：我国批准其可用于治疗MRSA引起的成人社区及非社区获得性肺炎、皮肤软组织感染、菌血症。主要经肝脏代谢，但不通过P450酶代谢，肾功能不全、轻中度肝功能不全者无须调整剂量。每12小时600 mg，静滴或者口服。

不良反应：长期应用的不良反应主要是血液系统毒性，包括血小板减少症、贫血和白细胞减少，其次是周围神经及视神经病变、乳酸酸中毒。骨髓抑制通常是可逆的，但周围神经病变和视神经病变是不可逆的或仅部分可逆。

（5）达托霉素：由于其与肺表面活性物质结合而被灭活，不能用于MRSA所致的肺炎。达托霉素可用于金黄色葡萄球菌菌血症、心内膜炎和皮肤软组织感染的治疗。

用法：治疗皮肤软组织感染的推荐剂量为4 mg/kg，每日1次，静脉注射或输注，治疗菌血症和心内膜炎的推荐剂量为6 mg/kg，每日1次，静脉注射或输注。

不良反应：主要是肌酸磷酸激酶升高，可引起肌肉疼痛和无力，少数患者可引起严重的嗜酸细胞肺炎。与他汀类降脂药同时使用可以引起肌病和横纹肌溶解，因此，应用达托霉素时应暂停使用他汀类降脂药。

（二）肠球菌

肠球菌为革兰阳性球菌。广泛分布在自然界，常栖居于人、动物的肠道和女性泌尿生殖系统，是人类的正常菌群之一。由于抗菌药物的广泛应用，使原本就对β-内酰胺类、氨基糖苷类抗菌药物具有内在抗药性的肠球菌耐药性进一步扩大，逐渐形成了多重耐药菌。对β-内酰胺类、克林霉素、磷霉素等抗菌药物有固有性耐药。在我国，耐万古霉素肠球菌（vancomycin-resistant enterococcus，VRE）感染的发生率呈逐年上升趋势，VRE已成为医院感染的重要病原菌之一。在分离的肠球菌菌种分布中，粪肠球菌占绝大多数，其次为屎肠球菌。

目前常见的VRE感染发生相关的危险因素包括：

1. 严重疾病，长期住ICU病房的患者。
2. 严重免疫抑制，如肿瘤患者。
3. 外科胸腹腔大手术后的患者。
4. 侵袭性操作，留置中心静脉导管的患者。
5. 长期住院患者、有VRE定植的患者。
6. 接受广谱抗菌药物治疗，曾口服、静脉接受万古霉素治疗的患者。

VRE可在肠道内定植，严重的VRE感染通常发生在抵抗力低下的患者，且常常有严重基础疾病，有效的抗菌药物治疗显得尤为重要。通过检测细菌对抗菌药物（如氨苄西林、庆大霉素、万古霉素、红霉素、氯霉素、利福平、多西环素、米诺环素和喹诺酮类、利耐唑胺等）的敏感度，确定使用何种药物治疗。同时可与抗菌机理不同的抗生素联合使用，增加药物的敏感性（表5-4）。

表5-4　用于VRE感染的治疗选择

病原体/耐药性	治疗选择	治疗说明
粪肠球菌（对万古霉素、链霉素和庆大霉素耐药）	青霉素G或氨苄西林钠（全身感染），呋喃妥因，磷霉素（仅用于泌尿系感染），通过对硅奴普丁-达福普丁耐药	利耐唑胺对60%~70%病例有效，氨苄西林钠+头孢曲松对氨基糖苷高度耐药的粪肠球菌所致心内膜炎有效
屎肠球菌（对万古霉素、链霉素和庆大霉素高度耐药）	青霉素G或氨苄西林钠（全身感染），呋喃妥因，磷霉素（仅用于泌尿系感染）	大剂量氨苄西林钠治疗可能有效，达托霉素（Daptomycin）及替加环素体外有效
屎肠球菌（对青霉素、氨苄丁林钠和万古霉素耐药，对链霉素及庆大霉素及庆大霉素高度耐药）	利耐唑胺600 mg，间隔12 h奎奴普丁-达福普丁（quimupristin-dalfopristin）治疗有效，可联用多西环素，单用氨霉素对有些菌血症有效，呋喃妥因和磷霉素用于治疗泌尿系感染	替考拉宁对部分VRE有效，可闻用高浓度链霉素或庆大霉素，达托霉素对多数菌在体外有效，单用利耐唑胺治疗可发生耐药

利奈唑胺：是美国食品药品监督管理局唯一批准用于VRE各类感染的药物，包括菌血症、泌尿系感染、中枢神经系统感染、腹腔感染和皮肤软组织感染。

达托霉素：达托霉素和利奈唑胺均被推荐作为VRE菌血症的一线治疗药物，但建议达托霉素使用剂量为8～10 mg/kg。

替加环素：由于替加环素血浆浓度较低，故不能用于VRE菌血症的治疗，但腹腔内浓度较高，并有广谱抗菌活性，使之成为治疗VRE腹腔感染的理想选择。

（三）肺炎链球菌

肺炎链球菌为链球菌属的一个种，广泛分布于自然界，常寄居于正常人的鼻腔中，形成带菌状态，在机体抵抗力下降时引起疾病，主要引起大叶性肺炎。肺炎支原体和肺炎链球菌是我国成人社区获得性肺炎的重要致病原。治疗常用的抗生素有：青霉素类抗生如青霉素V、氨苄西林、海地西林、匹氨西林、阿莫西林，大环内酯类抗生素如红霉素、乙酰螺旋霉素、乙酰麦迪霉素、罗红霉素等，头孢菌素类抗生素如头孢噻啶、头孢唑林、头孢匹林等。肺炎链球菌对青霉素、红霉素等常用抗生素的耐药已是全球性的问题，在使用时要特别引起重视，可采取联合用药，防止耐药性的产生。

（四）产超广谱β-内酰胺酶肠杆菌科细菌

肠杆菌科细菌是临床细菌感染性疾病中最重要的致病菌，肠杆菌科细菌最重要的耐药机制是产生超广谱β-内酰胺酶（extended-spectrum β-lactamase，ESBLs）。产ESBLs肠杆菌科细菌以大肠埃希菌和肺炎克雷白杆菌最为常见。大肠埃希菌是人类和动物肠道正常菌群的成员。当宿主免疫力下降或大肠埃希菌侵入肠外组织器官时，可引起肠外感染。多数大肠埃希菌是条件致病菌，但移位至肠道外的组织或器官则引起肠道外感染。肠道外感染主要表现为化脓性感染，以泌尿系统感染最为常见，如尿道炎、膀胱炎、肾盂肾炎等。少数血清型为病原菌，导致肠道内感染，可引起人类腹泻。肺炎克雷白杆菌是广泛存在于自然界中的一种条件致病菌，常分布在人体呼吸道、消化道、泌尿道等，一旦侵入机体，将会引起严重感染。肠杆菌科细菌还是慢性阻塞性肺气肿急性加重、支气管扩张急性加重、脓胸、纵隔炎的主要病原体之一。尿路感染中大肠埃希菌分离率最高。肠杆菌科细菌也是引起腹腔感染最常见的病原菌，特别是大肠埃希菌、肺炎克雷白杆菌，在腹腔感染患者的胆汁、腹腔积液等部位分离率高。

1. 产ESBLs细菌感染的危险因素　重症监护病房、住院日延长（≥7 d）、机械通气、导尿管和动脉导管的留置、严重疾病状态（如器官移植）、不适当联合使用抗菌药物或三代头孢菌素、年龄≥60岁等。

2. 产ESBLs肠杆菌科细菌感染的治疗

（1）碳青霉烯类：对产ESBLs菌株具有高度抗菌活性，是目前治疗产ESBLs肠杆菌科细菌所致各种感染的最为有效和可靠的抗菌药物。对产ESBLs菌株引起的重症脓毒症或脓毒性休克患者，可直接选用碳青霉烯类抗生素。目前临床应用的品种有：厄他培南、亚胺培南、美罗培南、帕尼培南及比阿培南。中枢神经系统感染应选用美罗培南和帕尼培南，如考虑耐药革兰阴性杆菌所致应选用美罗培南，不宜选用亚胺培南、比阿培南和厄他培南；多重耐药菌感染及重症感染应选用推荐剂量较大的亚胺培南和美罗培南。

1）亚胺培南（剂量以亚胺培南计算）：一般为静脉滴注给药，亦可肌内注射给药，严禁静脉注射给药。①成人：肾功能正常患者根据感染严重程度、细菌敏感性以及患者体重而定，每日2～3 g，每6～8小时给药1次；每日最大剂量不得超过50 mg/kg或4 g，且无资料显示剂量超过4 g可提高疗效。②肾功能减退成人：肾功能减退患者需调整剂量，内生肌酐清除率50～90 mL/min者每次0.25～0.5 g，每6～8小时给药1次；内生肌酐清除率10～50 mL/min者每次0.25 g，每6～12小时给药1次；内生肌酐清除率6～9 mL/min者每次0.125～0.25 g，每12小时给药1次。血液透析患者应在透析后给药，连续性非卧床腹膜透析患者剂量与内生肌酐清除率<10 mL/min者同，连续肾脏替代疗法每次0.5～1 g，每日2次。内生肌酐清除率<20 mL/min者超过推荐剂量时癫痫发生率上升。

2）美罗培南：①成人：肾功能正常患者根据感染严重程度、细菌敏感性以及患者体重等而定，常用量为每次0.5～1 g，每8～12小时给药1次；细菌性脑膜炎患者可增至每次2 g，每8小时给药1次；每日最大剂量不得超过6 g。②肾功能减退成人：肾功能减退患者需调整剂量，内生肌酐清除率>50～90 mL/min者每次1 g，每8小时给药1次；内生肌酐清除率26～50 mL/min者每次1 g，每12小时给药1次；内生肌酐清除率10～25 mL/min者每次0.5 g，每12小时给药1次；内生肌酐清除率<10 mL/min者每次0.5 g，每24小时给药1次。血液透析患者剂量为每次0.5 g，每24小时给药1次，每次透析结束后应补充0.5 g。

3）帕尼培南：①成人每日1～2 g，每8～12小时给药1次；②重症或难治感染可增加至每日100 mg/kg，每6～8小时给药1次，最大剂量不超过每日2 g。

4）比阿培南：成人每次300 mg，每12小时1次静脉滴注。重症患者可适当增加剂量，每日最大剂量1.2 g。

5）厄他培南：①肾功能正常成人剂量为每日1次，每次1 g；②内生肌酐清除率>30 mL/min者无须调整剂量，内生肌酐清除率≤30 mL/min者剂量调整为每日1次，每次0.5 g。

（2）β-内酰胺类/β-内酰胺酶抑制剂合剂：目前对产ESBLs菌株感染治疗有较好临床疗效的β-内酰胺类/β-内酰胺酶抑制剂合剂是头孢哌酮/舒巴坦和哌拉西林/他唑巴坦，但主要用于轻中度感染患者的治疗，且需适当增加给药剂量和次数。

（3）头霉素类：头霉素类对ESBLs稳定，对产ESBLs大肠埃希菌和肺炎克雷伯菌有较好的抗菌活性，但其耐药率明显高于碳青霉烯类抗生素、头孢哌酮/舒巴坦和哌拉西林/他唑巴坦。

（4）氟喹诺酮类：产ESBLs菌株通常对氟喹诺酮类耐药。因此，氟喹诺酮类抗菌药物不适用于产ESBLs菌株的经验治疗。

（5）氨基糖苷类：临床上氨基糖苷类药物仅作为产ESBLs重症感染患者治疗的联合用药。

（6）黏菌素和多黏菌素B：尽管对产ESBLs菌株有很高的敏感性，不常规使用于产ESBLs菌株感染的治疗。

（7）甘氨酰环素类：本类药物上市品种目前仅有替加环素。适用于复杂性腹腔感染、复杂性皮肤和软组织感染、社区获得性肺炎的重症患者；碳青霉烯类耐药肠杆菌科细菌感染（不包括中枢神经系统和尿路感染）；治疗广泛耐药革兰阴性菌感染不宜单药治疗；首剂负荷量100 mg，维持量50 mg，q12 h。

（8）头孢菌素类：第三代、第四代头孢菌素对产ESBLs菌株的抗菌活性存在明显的接种效应，因此，美国临床与实验室标准化研究所曾规定凡产ESBLs菌株均视为对所有头孢菌素耐药，即使体外敏感也不推荐用于临床治疗。

第五节　老年抗感染药物的联合治疗原则与联合用药处方组成方案

一、联合用药的原则与用药指正

（一）联合用药的原则

抗感染药物联合治疗的目的：发挥药物的协同或相加作用而提高疗效，降低毒性反应，延迟或减少耐药菌株的产生。临床用一种药能控制感染者居多数，仅少数情况需联合用药。联合用药时须注意：

1.有联合用药的指征。

2.抗菌谱尽可能广，特别是病因未明的严重感染。

3.联合用药应选择　有不同作用的机理；作用机理相同作用部位不同；联合酶抑制剂；联合药物有相似的药代动力学特性，以便在体内发挥协同作用；病原菌对联合药物没有交叉耐药，体外试验有协同和累加作用；联合药物的两者中至少有一种对病原菌具有相当的活性，另一种不能高度耐药。

4.减少耐药菌的产生。

5.减少不良反应的发生。

（二）联合用药的适应证

1.病原菌尚未查明的严重感染，包括免疫缺陷者的严重感染。

2. 单一抗菌药物不能控制的需氧恩斯特及厌氧菌混合感染，2种或2种以上病原团感染。

3. 单一抗菌药物不能有效控制的感染性心内膜炎或败血症等重症感染。

4. 需长程治疗，但病原菌易对某些抗菌药物产生耐药性的感染，如结核病、深部真菌病。

5. 由于药物协同抗菌作用，联合用药时应将毒性大的抗菌药物剂量减少，如两性霉素B与氟胞嘧啶联合治疗隐球菌脑膜炎时，前者的剂量可适当减少，从而减少其毒性反应。联合用药时宜选用具有协同或相加抗菌作用的药物联合，如青霉素类、头孢菌素类等其他β-内酰胺类与氨基糖苷类联合，两性霉素B与氟胞嘧啶联合。联合用药通常采用2种药物联合，3种及3种以上药物联合仅适用于个别情况，如结核病的治疗。此外必须注意联合用药后药物不良反应将增多。

二、常用联合用药处方组成方案

目前一般按抗菌药作用性质分为四大类：

1.繁殖期杀菌药物（Ⅰ），如β-内酰胺类抗生素、糖肽类。

2.静止期杀菌药物（Ⅱ），如氨基苷、多菌菌素类、喹诺酮类抗生素等，它们对繁殖期、静止期杀菌都有杀菌作用。

3.快速抑菌药（Ⅲ），如四环素、大环内酯类。

4.慢速抑菌药（Ⅳ），如磺胺类药物等。

在体外或动物试验中可以证明，联合应用上述两类抗菌药时，可产生协同（Ⅰ+Ⅱ）、拮抗（Ⅰ+Ⅲ）、相加（Ⅲ+Ⅳ）无关或相加（Ⅰ+Ⅳ）四种效果。但是，各种联合所产生的作用，可因不同菌种和菌株而异，药物剂量和给药顺序也会影响测定结果。例如，青霉素与四环素类药物联用，产生拮抗作用只有在四环素类先于或同时应用青霉素时才出现，如果先应用青霉素而继用于四环素，则不会出现拮抗作用。为达到联合用药的止的，需根据抗菌药物的作用性质进行恰当配伍。

第六节 老年人使用抗感染药物的注意事项

一、尽早及时控制感染

有指征的使用抗感染药物，尽早、准确、合理选用药，及时控制感染。

二、注意肾毒性

抗菌药物本身的毒性直接损伤肾间质或造成肾小球和肾小管上皮细胞的坏死，或通过过敏反应导致肾损害，或通过形成结晶阻塞尿路而致梗阻性肾损害。

老年人使用下列药物时，应作相应监测，经验用药时酌情控制剂量，以免发生毒副作用，如氨苄西林、多数头孢菌素、庆大霉素、妥布霉素等氨基苷类缺菌药、甲硝唑、万古霉素、氟胞嘧啶及部分磺胺类药物，避免使用呋喃妥因、萘啶酸、头孢噻啶及四环素类（多西环素除外）。

虽然多种情况下肾损害程度与抗菌药物剂量大小、疗程长短成正比，但有时即使很小剂量亦可导致肾衰竭，因此，老年人应用抗菌药物应严格掌握剂量及疗程，条件许可者可根据药物浓度调节剂量，尽量避免选用有肾毒性的抗菌药物。

老年人应用有肾毒性抗菌药物时应注意监测肾功能，可每日检查尿常规，一旦发现尿蛋白、管型或红细胞增多时应立即停药。尿溶菌酯、β-微球蛋白、N-乙酰-p氨基葡萄糖苷酶等检查，有助于早期发现肾功能损害。如因过敏因素引起的肾损害者，可给予小剂量肾上腺皮质激素治疗。应用磺胺类药物可与碱性药物合用。如发生急性肾衰竭或出现高血钾、脑水肿及代谢性酸中毒表现，应及时采用血液透析或腹透析治疗。

三、注意肝损害

肝脏是绝大多数药物代谢的场所。老年人由于肝脏酶活动下降，药物在体内积蓄往往比青壮年人多。老年人应用氨霉素、利福平、红霉素酯化物、氨苄西林酯化物、异烟肼、两性霉素B、四环素类、磺胺类、酮康唑、咪康唑、氟康唑等药物时，均应严密监测肝功能，必要时更换其他不损害肝的抗感染药物。应用已知可能引起肝损害的抗菌药物，应注意检测血清ALT水平；避免滥用及长期大量使用抗菌药物，尽可能选用同类抗菌药物中毒性和不良反应较少的药物；若已发生肝损害则立即停用可疑的抗菌药物，注意补充B族维生素及维生素C。

四、密切注意不良反应

老年人应用抗感染药物时易产生不良反应，且其临床表现往往不易被发现，如耳聋、神经系统表现等。临床应仔细观察，一旦发现应及时停药。

五、防止二重感染

老年人机体免疫功能不全，基础病变多，加上抗感染药物的应用易发生二重感染，故治疗期间应对真菌等条件致病菌引起的二重感染加倍注意。应定期用5%碳酸氢钠溶液进行口腔护理，及时做痰液和咽拭子的真菌涂片镜检和培养，必要时可预防性应用抗真菌药物。对于老年人应用抗菌药物期间出现的频繁腹泻，应注意由难辨梭状芽孢杆菌引起的假膜性肠炎。除了及时停药外，必要时应给予万古霉素类等药物治疗。

六、注意药物之间的相互作用

老年患者往往同时患有多种疾病，需要同时应用多种药物治疗。因此，认识和避免药物之间的相互作用，对药物疗效和不良反应带来的不利影响也是十分重要的。

（周岁锋　唐红梅）

第六章　老年脑血管病合理用药

第一节　老年脑血管解剖生理特点

脑动脉粥样硬化（cerebral atherosclerosis，AS）、小血管病变（small vessel disease，SVD）及脑血管淀粉样变（cerebral amyloid angiopathy，CAA）是脑血管老化的主要病理变化，在此基础上导致一系列疾病如脑梗死、脑出血等。

一、脑动脉粥样硬化

脑动脉粥样硬化其基本病变是脑动脉内膜的脂质沉积、内膜灶状纤维化、粥样斑块形成，导致血管狭窄、闭塞或破裂以及斑块脱落堵塞远端小血管，并引起一系列脑血管病的发生。

（一）好发部位

颅外段脑动脉粥样硬化狭窄的好发部位有颈内动脉起始部、椎动脉起始部、锁骨下动脉、颈总动脉等。而颅内段常见于大脑中动脉M1段、颈内动脉C6、C7段、基底动脉等。

（二）危险因素

动脉粥样硬化的危险因素包括年龄、性别、高脂血症、高血压、吸烟、糖尿病、高同型半胱氨酸血症、肥胖、遗传因素等。通过控制可干预的危险因素如高血压、高血糖、高血脂等，可以对动脉粥样硬化进行预防，降低脑卒中的发病率。

1. 改善生活方式　戒烟戒酒、控制体重、清淡饮食及规律的健康锻炼。

2. 高血压、糖尿病、高同型半胱氨酸血症、高血脂的规律治疗。

3. 抗血小板聚集药物及他汀类药物明确可以干预动脉粥样硬化的进程，预防卒中的发生。

二、脑小血管病

脑小血管病主要累及颅内小血管，包括小动脉、微动脉、前毛细血管及小静脉，通常脑小血管病仅指动脉小血管病。其主要病理改变有：平滑肌细胞丢失、纤维透明样物质沉积，从而导致管壁增厚及管腔狭窄。神经影像学可表现为脑白质损害、腔隙性梗死和陈旧性脑微出血。主要临床表现有：

1. 腔隙性脑梗死　导致轻瘫、感觉障碍、认知障碍及痴呆。

2. 脑白质损害　脑白质损害与卒中、认知及情感障碍、痴呆、步态及小便困难等疾病密切相关。

目前尚无明确方案针对脑小血管病的防治，主要还是脑血管病危险因素的控制，抗血小板及他汀类药物的应用，有小样本研究发现控制血压及他汀类药物能有效阻止脑小血管病的发生及发展。抗血小板药物的选择上，西洛他唑对防治腔隙性梗死可能更为有效。

三、脑血管淀粉样变

CAA主要病理改变是淀粉样物质沉积于大脑皮质和软脑膜中、小动脉壁而引起的血管病变，出现管壁增厚、动脉硬化、血管顺应性降低、脑血流量减少，同时血管脆性增加，最终导致小灶性梗死及微出血灶形成，严重者导致血管破裂而大量脑出血。脑血管淀粉样变是以反复脑出血、进行性认知功能下降为主要临床表现。80%～100%的阿尔茨海默病（Alzheimer disease，AD）患者存在CAA。CAA导致的脑出血颞、顶、枕叶最为常见，额叶次之，而小脑、脑干及基底节很少受累。血肿的多发和复发是CAA相关脑出血的主要特点，也是影响其预后的不利因素。

CAA诊断金标准是尸检。临床很可能脑淀粉样血管病：年龄≥55岁，临床表现和MRI或CT检查发现局限于脑叶、皮质或皮质下（包括小脑）多灶性出血，排除其他引起脑出血的原因；可能脑淀粉样血管病：年龄≥55岁，临床和MRI或CT检查发现单个脑叶、皮质或皮质下出血，排除其他引起脑出血的原因。

治疗上对于可能为脑血管淀粉样变的患者抗凝治疗以及抗血小板聚集治疗都要慎重，会增加脑出血风险。有研究发现UPS抑制剂可能是通过影响了脑内淀粉样蛋白的沉积，减少了神经前体细胞的增殖，进而影响成年大鼠的学习记忆能力。

第二节　短暂性脑缺血发作

短暂性脑缺血发作（transient ischemic attack，TIA）是由于局部脑或视网膜缺血引起的短暂性神经功能缺损，临床症状一般不超过1小时，最长不超过24小时，且无责任病灶的证据。凡神经影像学检查有神经功能缺损对应的明确病灶者不宜称为TIA。传统的TIA定义，只要临床症状在24小时内消失，且不遗留神经系统体征，而不管是否存在责任病灶。近来研究证实，对于传统的TIA患者，如果神经功能缺损症状超过1小时，绝大部分神经影像学检查均可发现对应的脑部小梗死灶。因此，许多传统的TIA病例实质上是小卒中。

一、临床表现

（一）一般特点

TIA好发于中老年人，男性多于女性，患者多伴有高血压、动脉粥样硬化、糖尿病或高血脂等脑血管病危险因素。发病突然，局部脑或视网膜功能障碍历时短暂，最长时间不超过24小时，不留后遗症状。由于微栓塞导致的脑缺血范围很小，一般神经功能缺损的范围和严重程度比较有限。偶见新鲜松散的大血栓（如阵发性房颤）阻塞颈动脉后栓子很快破碎、自溶和血管再通，表现为短暂性、大面积严重脑缺血症状。TIA常反复发作。血流动力学改变导致的TIA，因每次发作缺血部位基本相同，而临床表现相似或刻板；微栓塞导致的TIA，因每次发作受累的血管和部位有所不同，而临床表现多变。

（二）颈内动脉系统

TIA神经功能缺损的中位持续时间为14分钟。临床表现与受累血管分布有关。大脑中动脉（middle cerebral artery，MCA）供血区的TIA可出现缺血对侧肢体的单瘫、轻偏瘫、面瘫和舌瘫，可伴有偏身感觉障碍和对侧同向偏盲，优势半球受损常出现失语和失用，非优势半球受损可出现空间定向障碍。大脑前动脉（anterior cerebral artery，ACA）供血区缺血可出现人格和情感障碍、对侧下肢无力等。颈内动脉（internal carotid artery，ICA）的眼支供血区缺血表现为眼前灰暗感、云雾状或视物模糊，甚至为单眼一过性黑蒙、失明。颈内动脉主干供血区缺血可表现为眼动脉交叉瘫［患侧单眼一过性黑蒙、失明和（或）对侧偏瘫及感觉障碍］，Horner交叉瘫（患侧Horner征、对侧偏瘫）。

（三）椎-基底动脉系统TIA

神经功能缺损的中位持续时间为8分钟。最常见表现是眩晕、平衡障碍、眼球运动异常和复视。可有单侧或双侧面部、口周麻木，单独出现或伴有对侧肢体瘫痪、感觉障碍，呈现典型或不典型的脑干缺血综合征。此外，椎-基底动脉系统TIA还可出现下列几种特殊表现的临床综合征。

1. 跌倒发作（drop attack）　表现为下肢突然失去张力而跌倒，无意识丧失，常可很快自行站起，系脑干下部网状结构缺血所致。有时见于患者转头或仰头时。

2. 短暂性全面遗忘症（transient global amnesia，TGA）　发作时出现短时间记忆丧失，对时间、地点定向障碍，但谈话、书写和计算能力正常，一般症状持续数小时，然后完全好转，不遗留记忆损害。发病机制仍不十分清楚，部分发病可能是大脑后动脉支缺血累及边缘系统的颞叶海马、海马旁回和穹隆所致。

3. 双眼视力障碍发作　双侧大脑后动脉距状支缺血导致枕叶视皮质受累，引起暂时性皮质盲。

值得注意的是，椎-基底动脉系统TIA患者很少出现孤立的眩晕、耳鸣、恶心、晕厥、头痛、尿便失禁、嗜睡或癫痫等症状，往往合并有其他脑干或大脑后动脉供血区缺血的症状和（或）体征。

二、辅助检查

（一）CT或MRI检查

发病1周内的患者建议就诊当天进行急诊脑CT平扫或MRI检查。脑CT平扫成MRI可以排除小量脑出血及其他可能存在的脑部病变，是最重要的初始诊断性检查。脑

CT平扫或普通MR（T_1加权、T_2加权及质子相）检查大多正常，但部分病例弥散加权MRI可以在发病早期显示一过性缺血灶，缺血灶多呈小片状，一般体积为1～2 mL。初始检查内容：血常规（包括血小板计数），凝血功能，血糖，血脂，血电解质，肝肾功能，心电图，经胸超声心动图，脑CT或MRI，及无创性颅内、外血管病变检查（颈部血管超声、经颅多普勒超声、CTA或MRA）。初始检查项目一般要求在48小时内完成，最好在24小时内完成。

（二）动态心电图监测

为进行鉴别诊断和排除需要特殊治疗的TIA病因，以及评估预后，还可能需要动态心电图监测、经食管超声心动图、DSA等检查，以及蛋白C、蛋白S、抗凝血酶Ⅲ等易栓状态的筛查。对于多次发生单眼一过性黑蒙的老年高血压患者，应该直接关注同侧颈动脉；而对于有自然流产、静脉血栓和多次TIA发作史的年轻女性，则应该初始评估抗磷脂抗体（抗磷脂抗体综合征）。

三、诊断标准

大多数TIA患者就诊时临床症状已消失，故诊断主要依靠病史。中老年患者突然出现局灶性脑功能损害症状，符合颈内动脉或椎-基底动脉系统及其分支缺血表现，并在短时间内症状完全恢复（多不超过1小时），应高度怀疑为TIA。如果神经影像学检查没有发现神经功能缺损对应的病灶，临床即可诊断TIA。

TIA的诊断还应区分不同类型的发病机制，明确脑缺血是否由低灌注等血流动力学改变所致，并需寻找微栓子的来源和病因。如果患者存在高度或中度心源性脑栓塞危险栓子来源，而没有脑缺血责任血管的栓子来源或其他病因，通常考虑TIA的微栓子来源于心脏。

四、西医药物治疗思路、目标、原则与处方

（一）治疗思路与原则

TIA是急症。TIA发病后2天或7天内为卒中的高风险期，对患者进行紧急评估与干预可以减少卒中的发生。临床医师还应提前做好有关的准备工作，一旦TIA转变成脑梗死，不要因等待凝血功能等检查结果而延误溶栓治疗。

TIA发病1周内具备下列指征者建议入院治疗：进展性TIA；神经功能缺损症状持续时间超过1小时；栓子可能来源于心脏（如心房颤动）；已知高凝状态；TIA短期卒中风险评估（如$ABCD^2$评分）为高危患者。如果症状发作在72小时内，建议有以下情况之一者也可入院治疗：

1. $ABCD^2$评分>2。

2. $ABCD^2$评分0～2，但门诊不能在2天之内完成TIA系统检查。

3. $ABCD^2$评分0～2，但DWI已显示对应小片状缺血灶或缺血责任大血管狭窄率>50%。

（二）抗血小板聚集药物治疗处方

抗血小板治疗：非心源性栓塞性TIA推荐抗血小板治疗。发病24小时内，具有卒中高复发风险（ABCD^{2}评分≥4）的急性非心源性TIA或轻型缺血性脑卒中患者（NIHSS评分≤3），应尽早给予阿司匹林联合氢氯吡格雷治疗21天。发病30天内伴有症状性颅内动脉严重狭窄（狭窄率70%~90%）的TIA患者，应尽早给予阿司匹林联合氯吡格雷治疗90天。其他TIA或小卒中一般单独使用：

1. 阿司匹林（50~325 mg/d）。

2. 氯吡格雷（75 mg/d）。

3. 阿司匹林和缓释的双嘧达莫（分别为25 mg和200 mg，2次/天）。

（三）抗凝药物治疗处方

抗凝治疗：心源性栓塞性TIA一般推荐抗凝治疗，可在神经影像学检查排除脑出血后尽早开始实施。主要包括肝素、低分子肝素、华法林及新型口服抗凝药（如达比加群、利伐沙班、阿哌沙班、依度沙班等），一般短期使用肝素后改为口服抗凝剂华法林治疗，华法林治疗目标为国际标准化比值（international normalized ratio，INR）达到2~3，用药量根据结果调整。高度卒中风险的TIA者应选用半衰期较短和较易中和抗凝强度的肝素；一旦TIA转变成脑梗死，可以迅速纠正凝血功能指标的异常，使之符合溶栓治疗的入选标准，频繁发作的TIA或椎-基底动脉系统TIA，及对抗血小板治疗无效的病例也可考虑抗凝治疗。对人工心脏瓣膜置换术后等高度卒中风险的TIA患者口服抗凝剂治疗无效时还可加用小剂量阿司匹林或双嘧达莫联合治疗。还可加用小剂量阿司匹林或双嘧达莫联合治疗。

（四）用药说明与注意事项

1. 氯吡格雷：老年人用药无须调整剂量

（1）血液系统不良反应（血小板减少、中性粒细胞减少、胃肠道出血、紫癜、鼻出血、眼部出血、血尿、颅内出血）。

（2）神经系统不良反应（头痛、头晕、意识混乱、幻觉）。

2. 华法林：

（1）个体差异大，蛋白结合率高，过量易致大出血。

（2）老年人服用药物多，且生理状态改变，可能的相互作用及单药导致的不良反应风险增加，应慎用，用量应适当减少并个体化。

（3）常规监测凝血指标。

TIA患者早期发生卒中的风险很高，发病7天内脑梗死的发生率为4%~10%，发病90天内发生率为10%~20%（平均11%）。发作间隔时间缩短、发作持续时间延长、临床症状逐渐加重的进展性TIA是即将发展为脑梗死的强烈预警信号。TIA患者不仅易发生脑梗死，也易发生心肌梗死和猝死。最终TIA部分发展为脑梗死，部分继续发作，部分自行缓解。

五、中医中药治疗处方

（一）辨证论治处方

1. 肝阳上亢　僻不遂、肌肤麻木、视物昏花、头昏目眩、心烦易怒、口干口苦、少寐多梦，舌红，苔黄，脉弦数。

治法：平肝潜阳，化瘀通络。

方药：天麻钩藤饮。

天麻15 g，钩藤15 g，石决明30 g，川牛膝15 g，桑寄生30 g，杜仲15 g，山栀子10 g、黄芩15 g，益母草12 g，朱茯神12 g，夜交藤30 g。

2. 痰浊中阻，血脉淤滞　僻不遂、肌肤麻木、视物昏花、头昏目眩、头重如裹、胸闷心烦、呕恶纳呆，舌苔白腻，脉弦滑或濡缓。

治法：涤痰燥湿，化瘀通络。

方药：化痰通络汤。

茯苓15 g，法半夏15 g，生白术10 g，天麻15 g，胆南星12 g，天竺黄12 g，丹参15 g，香附15 g，酒大黄3 g。

3. 气血亏虚，瘀血阻络　僻不遂、肌肤麻木、视物昏花、头昏目眩、面色苍白、神疲乏力、自汗出、心悸，舌质暗淡，舌苔薄白或白腻，脉细弱。

治法：益气养血，化瘀通络。

方药：补阳还五汤。

当归尾12 g，川芎15 g，黄芪30 g，桃仁15 g，地龙10 g，赤芍15 g，红花15 g。

4. 肾精亏虚，脑络闭阻　僻不遂、肌肤麻木、视物昏花、头昏目眩、耳鸣、烦躁失眠、手足心热、腰膝酸软、遗精或月经不调，舌质暗红，少苔，脉细弦。

治法：补肾填精，化瘀通络。

方药：

（1）偏于阴虚者用左归丸加活血化瘀药：熟地15 g，山萸肉15 g，怀山药15 g，枸杞15 g，菟丝子15 g，鹿角胶10 g，龟板胶10 g，牛膝30 g，益母草15 g，丹参20 g，蜈蚣2条。

（2）偏于阳虚者用右归丸加活血化瘀药：熟地15 g，山萸肉15 g，怀山药15 g，枸杞15 g，菟丝子15 g，鹿角胶10 g，杜仲15 g，附子15 g，肉桂10 g，当归12 g，益母草15 g，丹参20 g，蜈蚣2条。

（二）秘方验方

1. 参芪息风汤　党参12 g，黄芪15 g，云茯苓30 g，制白附子20 g，天麻12 g，牙皂10 g，半夏10 g，丹参3 g，红花15 g，鸡血藤30 g，全蝎10 g，水蛭粉6 g（冲服）。

用法：每日1剂，水煎，分2次口服，以2周为一个疗程。

功效：健脾益气，平肝息风，活血化瘀。

适应证：短暂性脑缺血发作（风痰瘀阻型）。

2. 通窍定眩汤　黄芪30 g，当归12 g，川芎10 g，郁金10 g，蔓荆子10 g，升麻10 g，白芍12 g，山萸肉12 g，银杏叶10 g，天麻10 g，炙甘草6 g。

用法：每日1剂，煎服，15日为一个疗程。

功效：益气通窍，活血化瘀。

适应证：短暂性脑缺血发作（气虚血瘀型）。

3. 平肝定眩汤　玄参、夏枯草、龙胆草各15 g，钩藤、地龙各18～30 g，益母草30 g，枣仁、夜交藤各9～15 g，川芎、赤芍、红花各6～9 g。

用法：水煎服，每日2次，每日1剂。

功效：平肝潜阳，活血通络。

适应证：短暂性脑缺血发作（肝阳上亢型）。

症见：平时头痛头晕，面红目赤，口苦耳鸣，心烦易怒，心悸怔忡，失眠多梦，夜尿频多，或大便干燥；舌质紫红，舌苔白或黄白，脉弦数、细弦数，或弦缓。

临证加减：血压高于200/120 mmHg者钩藤、地龙加量至45；苔黄、便干者加大黄6 g；失眠、烦躁、心悸较甚者加服安眠药，或朱砂安神丸9 g。

疗效：治疗21例，显效10例，有效8例，无效3例，总有效率为85.7%。

4. 天麻钩藤汤加减　天麻15 g（先煎），钩藤15 g（后下），天门冬15 g，麦门冬15 g，白芍20 g，生龙骨30 g，生牡蛎30 g，牛膝15 g，桑寄生15 g，石决明30 g（先煎），黄芩15 g，夜交藤15 g，菊花10 g。

用法：水煎服，每日2次，每日1剂。

功效：平肝潜阳。

适应证：短暂性脑缺血发作（肝阳上亢型）。症见：以眩晕为主，伴耳鸣、头痛且胀，或自觉颈项板样僵硬，面色潮红，性情急易怒，怒时晕痛加重，心烦少寐，多梦，口干或苦，舌质偏红，苔黄，脉弦数。

临证加减：若小便频数，大便秘结者为肝阳热盛，加龙胆草20 g，大黄6 g（后下）。

5. 杞菊地黄汤加减　龟板30 g，枸杞子10 g，天门冬20 g，菊花10 g，白芍30 g，怀牛膝15 g，杜仲15 g，桑寄生15 g，熟地黄10 g，山茱萸10 g，茯苓15 g，泽泻10 g，山药10 g，砂仁6 g（后下），甘草6 g。

用法：水煎服，每日2次，每日1剂。

功效：滋补肾阴。

适应证：短暂性脑缺血发作（肝肾阴亏证）。

症见：眩晕而神疲健忘，耳鸣如蝉，甚则突然昏仆，昏不知人，短时即醒，双目干涩，视物昏花，甚则出现一过性眼盲，失明多梦，腰膝酸软，手足心热，口干，舌红少苔或无苔，脉沉细弦。

临证加减：若五心顺热者加知母10 g、黄柏10 g。

6. 半夏白术天麻汤加减　半夏10 g，白术10 g，天麻15 g，陈皮10 g，茯苓10 g，白芍10 g，甘草6 g，石菖蒲10 g，竹茹10 g，郁金10 g，僵蚕10 g。

用法：水煎服，每日2次，每日1剂。

功效：祛风，豁痰，通络。

适应证：短暂性脑缺血发作（风痰阻络型）。

症见：头晕目眩，或头重如裹，甚则神志迷蒙，一侧肢体发麻或沉重无力，或突然昏仆，少时而醒，平素嗜酒食甘，体肥，少气懒言，嗜卧欲寐，口中黏腻不爽，胸膈满闷，恶心，舌苔厚腻，脉弦滑。

临证加减：若兼头目胀痛，苔黄腻，脉滑数，加胆南星10 g、黄芩10 g；若体丰痰湿黏滞者，可加白芥子6 g、皂角6 g。

7. 补阳还五汤加减黄芪30 g，当归20 g，川芎10 g，赤芍10 g，地龙12 g，全蝎6 g，石菖蒲15 g，郁金10 g，水蛭1.5 g（研末冲服），甘草6 g。

用法：水煎服，每日2次，每日1剂。

功效：益气，活血，通络。

适应证：短暂性脑缺血发作（气虚血瘀型）。

症见：眩晕动则加剧，或突然昏不知人，旋时即醒，或一过性肢麻不用，气短乏力，心悸神疲，卧睡时口角流涎，手指麻木，肢体疼痛，夜间尤甚，诸症遇劳加剧，舌紫暗，脉沉细涩。

临证加减：若脉弦者，去黄芪，加怀牛膝15 g、龟板20 g（先煎）、白芍20 g。

8. 息风防瘫加减熟地黄15 g，山茱萸肉10 g，葛根30 g，天麻15 g，石决明20 g，紫贝齿20 g，生龙骨30 g，三七10 g，鸡血藤15 g，牛膝15 g，胆南星10 g，木香10 g，白术10 g，栀子10 g，炙甘草5 g。

用法：水煎服，每日2次，每日1剂。

功效：滋阴潜阳，平肝息风，化痰通络。

适应证：短暂性脑缺血发作（肝肾阴虚、风阳上扰夹痰型）。

症见：头晕耳鸣，五心烦热，肢麻，口黏，舌质红，少苔，脉弦细。

9. 化痰通络汤加减胆南星10 g，制半夏10 g，竹茹15 g，枳壳15 g，木香20 g，山楂20 g，生大黄15 g，天麻15 g，珍珠母30 g，石决明30 g，紫贝齿20 g，夏枯草20 g，桃仁15 g，红花10 g，牛膝15 g，生地黄15 g，全蝎10 g，炙甘草5 g。

用法：水煎服，每日2次，每日1剂。

功效：豁痰化痰，息风通络。

适应证：短暂性脑缺血发作（痰瘀互结、阻滞脉络型）。

症见：头晕，头重如蒙，肢体麻木，腹胀，大便干，小便黄，舌质暗，苔黄厚，脉滑数。

10. 益气养血通络汤加减黄芪30 g，白术15 g，当归15 g，白芍15 g，天麻15 g，秦艽15 g，三七10 g，川芎10 g，丹参20 g，鸡血藤15 g，葛根30 g，木香15 g，炙甘草5 g。

用法：水煎服，每日2次，每日1剂。

功效：补气养血，活血通络。

适应证：短暂性脑缺血发作（气虚血瘀、脉络瘀阻型）。

症见：头晕，气短乏力；舌质暗，有瘀点，苔薄白，脉沉细无力。

11. 轻身降脂方　牛膝12 g，夏枯草6 g，桑寄生12 g，黄芩9 g，杜仲12 g，菊花15 g，石决明9 g，制何首乌12 g，银杏叶9 g，牡丹皮12 g，白芍药12 g，桂枝9 g，山楂12 g，酒大黄6 g，生地黄12 g，甘草12 g。

用法：取处方药，称量配齐，由制剂室制成颗粒剂，包装入袋，入盒密封，贴签，6 g/袋，2袋，每日2次，口服。3个月为1个疗程。

功效：轻身降脂，祛瘀散结。

适应证：短暂性脑缺血发作（痰浊、瘀血内阻型）。

症见：中老年患者，突发的局灶性脑功能障碍，症状及体征持续不超过24小时，有高血压病动脉硬化病史，并且须有典型的动脉系统TA症状：表现为一过性失语、偏瘫、偏身麻木、单眼黑蒙、晕厥等。

12. 益阴和阳息风汤加减　黄芪15 g，生地黄、熟地黄各15 g，山茱萸15 g，山药30 g，磁石20 g（先煎），泽泻10 g，茯苓10 g，牡丹皮6 g，枸杞子10 g，全蝎2 g，地龙10 g，桑寄生10 g，丹参10 g，钩藤10 g（后下），川楝子6 g，女贞子15 g。

用法：水煎服，每日2次，每日1剂。

功效：益阴，和阳，息风。

适应证：短暂性脑缺血发作（肝肾阴虚，风阳旋动型）。

症见：一过性眩晕，眼前黑蒙，晕倒在地，神识丧失，脉细弦，苔白舌红。心慌、头晕乏力。素有头晕、头痛及少寐等症，可有高血压病史。

（三）中成药

1. 针剂

丹红注射液20毫升/次，加入葡萄糖液中静脉滴注，1次/天。

灯盏花注射液20毫升/次，加入葡萄糖液中静脉滴注，1次/天。

血塞通注射液2～4毫升/次，加入葡萄糖液中静脉滴注，1次/天。

2. 口服药

脑心通胶囊一次2～4粒，一日3次。

血塞通胶囊一次2粒，一日2次。

脑络通胶囊一次1～2粒，一日3次。

（四）用药说明与注意事项

中西药物联合应用时，要努力做到高效有用。我国国情决定许多老年患者希望用中药治疗疾病。但中药有其局限性，在组方时要多考虑真正的疗效，而不是满足老年患者的心理需要，勉强为之。中医药师在确定治疗方案后，在进行药物配伍的过程中，往往希望多种药物能同时发挥其药效，但是却忽略了药物的作用机制以及药物各成分之间的反应等。因此，在临床治疗上，中西药不合理配伍的现象经常发生。例如在治疗脑血管疾病时，如果阿司匹林与银杏叶制剂配伍，则会出现不良反应。这是因为阿司匹林有抗血小板凝聚的作用，而银杏叶中的苦内酯对血小板的活化起抑制作用，进而造成出血的现象。由此可以看出，引起中药不良反应的主要原因就在于不合理的使用中药。中药只要完全按照理、法、方、药的规律进行合理的使用，通常情况下则不会引起过敏等一系列不良反应的现象。

第三节 脑梗死

脑梗死（cerebral infarction，CI）是缺血性卒中的总称，脑梗死约占全部脑卒中的80%，是脑血管闭塞导致的局限性脑组织缺血坏死，出现局灶性神经功能缺损。根据发病血管的不同分为颈动脉系统和椎-基底动脉系统脑梗死，根据病因及发病机制的不同分为脑血栓形成、脑栓塞及腔隙性梗死。脑梗死是老年人最为常发的疾病之一，并常导致肢体活动障碍、言语障碍、痴呆等一系列后遗症。

一、临床表现

脑梗死的临床症状取决于病变部位、大小、血栓形成速度、侧支循环建立情况等。根据闭塞血管不同，可致多种临床综合征。大概可以分为颈内动脉系统、椎-基底动脉脑梗死。

（一）颈内动脉系统

此类脑梗死可见偏侧肢体轻瘫、面瘫，对侧偏身麻木或感觉减退，同向性偏盲等，优势半球可出现失语。

（二）椎基底动脉系统

此类脑梗死可见眩晕、平衡障碍、跌倒发作、小脑性共济失调、交叉性瘫，严重者可见吞咽困难、饮水呛咳、构音障碍等延髓性麻痹症状。脑干梗死可导致呼吸循环衰竭、昏迷等。

（三）恶性大脑中动脉梗死

此类脑梗死是指大脑中动脉近端主干或颈内动脉闭塞，导致大脑中动脉供血区急性大面积梗死，由于脑组织损害范围较大，在出现梗死定位征的同时，还伴有严重的意识障碍和颅高压。

（四）出血性脑梗死

大面积脑梗死，尤其是脑栓塞患者，因为脑梗死区内供血动脉坏死，血液漏出，出现梗死后出血。

（五）体征

与脑血管供血区的神经系统功能缺损相关。如出现眼球运动障碍、肢体瘫痪、感觉异常、步态/肢体共济失调、构音/吞咽障碍、视野缺损、声嘶、Horner综合征、眼球运动障碍等。

（六）辅助检查

对于疑似有脑卒中患者进行头颅CT/MRI检查，尽可能在到达急诊室60分钟内完成头颅CT等基本评估并做出治疗决定。

1. 平扫CT　急诊平扫CT可准确识别绝大多数颅内出血，并帮助鉴别非血管性病变（如脑肿瘤），是疑似脑卒中患者首选的影像学检查方法。

2. 多模式CT　灌注CT可区别可逆性与不可逆性缺血，因此可识别缺血半暗带，对指导急性脑梗死溶栓治疗有一定的参考价值。

3. 标准MRI　在识别急性小梗死灶和后颅窝梗死方面明显优于平扫CT。

4. 多模式MRI　包括弥散加权成像、灌注加权成像、水抑制成像和梯度回波（gradient echo，GRE）、磁敏感加权成像等。弥散加权成像在症状出现数分钟内就可以发现缺血灶并可确定大小、部位与时间，对早期发现小梗死灶较标准MRI更敏感。灌注加权成像可显示脑血流动力学状态。梯度回波序列/磁敏感加权成像可发现CT不能显示的无症状性微出血。

影像学表现：头颅CT在脑梗死发病的24小时内，一般无影像学改变，在发病24小时后，梗死区出现低密度病灶。脑梗死在发病数小时后，即可显示T_1低信号，T_2高信号的病变区域。功能MRI，如弥散加权成像和灌注加权成像，可以在发病后的数分钟内检测到缺血性改变。

二、诊断标准与临床分型

（一）诊断标准

1. 动脉粥样硬化性血栓性脑梗死　动脉粥样硬化性血栓性脑梗死（atherothrombotic cerebral infarction）是在脑动脉动脉粥样硬化血管壁病变的基础上，管腔狭窄，闭塞氧性软化坏死，造成局部脑组织血液供应障碍而发生缺氧性软化坏死，并引起相应的神经系统功能障碍。症状持续超过24小时，或症状很快消失但影像学上存在与临床表现相应的急性脑损害。动脉粥样硬化性血栓性脑梗死是脑梗死中最常见的类型。

（1）常于安静状态下发病。

（2）大多数发病时无明显头痛和呕吐。

（3）发病较缓慢，多逐渐过展成星阶段性进展，多与脑动脉粥样硬化有关。

（4）一般发病后1~2天内意识清楚或轻度障碍。

（5）有颈内动脉系统和（或）椎–基底动脉系统的症状和体征。

（6）应作CT或MRI检查。

（7）腰穿脑脊液般不含血。

2. 脑栓塞　脑栓塞（cercbral emboliom ）是指血液中的各种栓子（如心脏内的附壁血栓，动脉粥样硬化的斑块、脂肪、肿瘤细胞、纤维软骨或空气等）随血液进入脑动脉而阻塞血管，当侧支循环不能代偿时，引起该动脉供血区脑组织缺血性坏死，出现供血区域神经功能缺损。脑栓塞约占脑卒中的15%～20%，左侧较右侧为多。

（1）多为急骤发病。

（2）多无前驱症状。

（3）一般意识清楚或有短暂意识障碍。

（4）有颈动脉系统和（或）椎-基底动脉系统的症状和体征。

（5）腰穿脑脊液般不含血，若有红细胞可考虑出血性脑梗死。

（6）栓子的来源可为心源性或非心源性，也可同时伴有其他脏器、皮肤、黏膜等的栓塞症状。

3. 脑分水岭梗死　脑分水岭梗死（cerebral watershed infarction，CWI）是指脑内相邻的较大血管供血区之间局限性缺血，出现相应的神经功能障碍。本病约占全部脑梗死的10%左右。

（1）多因体循环低血压及低血容量引起脑动脉灌注不足所致。

（2）以脑内相邻的较大动脉供血区之间（边缘带）局限性缺血为特征。

（3）出现相应的神经功能障碍，一般无意识障碍，预后较好。

（4）影像学检查通常发现相邻脑叶区域灶性梗死。

4. 腔隙性梗死　腔隙性脑梗死（lacunar ifartio），系高血压小动脉硬化引起的脑部动脉深穿支闭塞形成的微梗死，也有人认为少数病例可由动脉粥样硬化斑块脱落崩解导致的微栓塞引起，其发病率相当高，占脑梗死的20%～30%。凡脑深部穿通动脉闭塞引起的脑梗死，经巨噬细胞作用使留下梗死灶直径<2 mm者，称为腔隙性脑梗死。多位于基底节、内囊、丘脑、脑桥、少数位于放射冠及脑室管膜下区。

（1）发病多由于高血压动脉硬化引起，呈急性或亚急性起病。

（2）多无意识障碍。

（3）应进行CT或MRI检查，以明确诊断。

（4）临床表现多不严重，较常见的为纯感觉性卒中、纯运动性轻偏瘫、共济失调性轻偏瘫、构音不全-手笨拙综合征或感觉运动性卒中等。

5. 无症状性梗死　为无任何脑及视阿限症状的血信疾病，仅为影像学所证实，可视具体情况决定是否作为诊断。

（二）临床分型

1. 传统分型

（1）完全型：指起病6小时内病情即达高峰者，常为完全性偏瘫，病情一般较严重，甚至昏迷。

（2）进展型：局限性脑缺血症状逐渐进展，呈阶梯式加重，可持续6小时以上至数天。

（3）缓慢进雁型：起病2周后症状仍进展，常与全身或局部因素所致的脑灌流减少，侧支循环代偿不良，血栓向近心端逐渐扩展等有关。此型应与颅内占位性病变如肿瘤或硬膜下血肿等相鉴别。

（4）可逆性缺血性神经功能缺损（reversible ischemi neurologe defcit，RIND）：曾被称作完全恢复性脑卒中，因其临床特征为缺血所致神经症状，体征般超过24小时以上，最长者可持续存在3周，而后恢复正常，不留后遗症。实际上是一种供血较好部位的梗死，随着侧支循环的代偿而使功能得以恢复所致。

2. 牛津郡社区卒中研究分型（oxfordshire community stroke project，OCSP）不依赖影像学结果，可根据临床表现迅速分型，并提示闭塞血管和梗死灶的部位和大小，简单易行，对指导治疗、评估预后有重要价值。

（1）全前循环梗死：表现为三联征，即完全大脑中动脉综合征的表现：大脑较高级神经活动障碍；同向偏盲；偏身运动和（或）感觉障碍。

（2）部分前循环梗死：有以上三联征的两个，或只有高级神经活动障碍，或感觉运动缺损较TACI局限。

（3）后循环梗死：表现为各种程度的椎基底动脉综合征。

（4）腔欺性梗死：表现为腔隙综合征。大多是基底节或桥脑小穿通支病变引起的小腔隙灶。

3. CT分型　按解剖部位分为大脑梗死、小脉梗死和脑干梗死。其中大脑梗死又可分为：

（1）大梗死：超过一个脑叶，50 mm以上。

（2）中梗死：小于一个脑叶，31～50 mm。

（3）小梗死：16～30 mm。

（4）腔隙性梗死：15 mm以下。

三、西医药物治疗思路、目标、原则与处方

（一）治疗思路、原则

治疗挽救缺血半暗带，避免或减轻原发性脑损伤，是急性脑梗死治疗的最根本目标。"时间就是大脑"对有指征的患者，应力争尽早实施再灌注治疗。根据患者发病时间、病因、发病机制、卒中类型、病情严重程度、伴发的基础疾病、脑血流储备功能和侧支循环状态等具体情况，制定适合患者的最佳个体化治疗方案。

（二）一般治疗

脑梗死急性期治疗原则包括：超早期动脉及静脉溶栓治疗，控制脑水肿，脑保护治疗，挽救缺血半暗带，保证脑灌注，防治并发症，早期康复治疗等。

1.吸氧和通气支持　必要时可给予吸氧，以维持氧饱和度＞94%。对脑干梗死和

大面积脑梗死等病情危重患者或有气道受累者，需要气道支持和辅助通气。轻症、无低氧血症的卒中患者无须常规吸氧。

2.心脏监测和心脏病变处理 脑梗死后24小时内应常规进行心电图检查，有条件者可根据病情进行24小时或更长时间的心电监护，以便早期发现阵发性心房纤颤或严重心律失常等心脏病变；避免或慎用增加心脏负担的药物。

3.体温控制 对体温＞38℃的患者应给予退热措施。发热主要源于下丘脑体温调节中枢受损、并发感染或吸收热、脱水等情况。体温升高可以增加脑代谢耗氧及自由基产生，从而增加卒中患者死亡率及致残率。对中枢性发热患者，应以物理降温为主（冰帽、冰毯或乙醇擦浴），必要时予以人工亚冬眠治疗，如存在感染应给予抗生素治疗。

（三）静脉溶栓

超早期溶栓治疗目的是恢复梗死区血流灌注，减轻神经元损伤，挽救缺血半暗带。静脉或动脉溶栓应该全面评估患者风险及获益，并充分知情同意后进行。对于溶栓适应证及溶栓窗口时间尚无统一标准，一般认为静脉溶栓应该在发病3小时之内，而动脉溶栓可延长到6小时。

1. 适应证

（1）诊断为急性缺血性卒中，有可测的神经功能缺损，无昏迷。

（2）发病时间在3小时之内。

（3）年龄≥18岁。

（4）患者或家属知情同意。

2. 禁忌证

（1）最近3个月有明显的头部外伤或卒中。

（2）可疑或确定蛛网膜下隙出血。

（3）最近7天有不可压迫部位的动脉穿刺。

（4）有颅内出血史。

（5）颅内肿瘤、动静脉畸形、动脉瘤。

（6）近期颅内或脊髓内手术。

（7）两次降压治疗后血压仍收缩压＞185 mmHg或舒张压＞110 mmHg。

（8）活动性内出血。

（9）病史有血液疾病、出血素质、凝血障碍或使用抗凝药物（PT＞15 s，APTT＞40 s，INR＞1.4，血小板计数＜100×10^9/L）。

（10）血糖＜2.7 mmol/L。

（11）CT提示多脑叶梗死（＞1/3大脑半球）。

3. 相对禁忌证（需要仔细权衡溶栓风险和获益，并与患者家属充分沟通）

（1）神经症状轻微或快速自发缓解。

（2）妊娠。

（3）痫性发作后遗留神经功能缺损。

（4）最近14天大手术或严重创伤。

（5）最近21天胃肠道出血或尿道出血。

（6）最近3个月心肌梗死。

4. 溶栓药物

（1）重组组织型纤溶酶原激活物（rtPA）：0.9 mg/kg，最大剂量<90 mg，10%剂量1分钟静脉推注，其余剂量60分钟内静脉滴注，使用rtPA最初24小时不能再给予抗凝剂及抗血小板聚集药物，24小时后复查CT无出血，再给予抗凝或抗血小板治疗。

（2）尿激酶：50万～150万IU加入生理盐水100 mL，1小时内静脉滴注。

5. 溶栓并发症

（1）梗死灶内出血。

（2）再灌注损伤和脑水肿。

（3）溶栓后再闭塞。

6. 有溶栓适应证但血压高于185/110 mmHg的处理方法

（1）拉贝洛尔：10～20 mg，静脉推注，1～2分钟注完，可以重复1次。

（2）尼卡地平：静脉滴注，5 mg/h，滴速每隔5～15分钟增加2.5 mg/h，最大滴速15 mg/h。

如果使用rtPA溶栓后血压仍较高（收缩压>180～230 mmHg或舒张压>105～120 mmHg）可以继续静脉滴注拉贝洛尔或尼卡地平维持降压。如果血压仍得不到控制，或者舒张压>140 mmHg，可以考虑硝普钠静脉滴注控制血压。

（四）动脉溶栓

对于大动脉闭塞、静脉溶栓失败及发病时间在3～6小时的梗死患者，动脉溶栓是一种积极的补救措施，动脉溶栓要求医师能迅速完成脑血管造影，强调尽快诊断，尽快治疗。但急诊脑血管成形术及支架植入术疗效尚不肯定。

（五）脑保护治疗

使用神经保护剂可以针对自由基损伤、细胞内钙超载、兴奋性氨基酸毒性、代谢性细胞酸中毒等机制，可能减轻细胞损伤，加强溶栓效果，改善脑血流，从而改善预后。目前临床使用较多的脑保护剂有神经节苷脂、胞磷胆碱、依达拉奉等。

1. 依达拉奉　氧自由基清除剂。30毫克/次，加入生理盐水静脉滴注，2次/天，14天为1个疗程。

2. 单唾液酸四己糖神经节苷脂　神经营养因子。20～100毫克/次，1次/天，静脉滴注或肌注，10～20天为1个疗程。

3. 胞磷胆碱　核苷衍生物，可以降低脑血管阻力，增加脑血流而促进脑物质代谢，改善脑循环。0.25～0.5克/次，葡萄糖稀释后静脉滴注，10～15天为1个疗程。

4. 吡拉西坦　脑代谢改善药，治疗脑功能损伤，可以增强记忆。静脉滴注4～6克/次，5%葡萄糖或生理盐水稀释到250 mL，1次/天；肌内注射1克/次，2～3次/天；

静脉注射4~6克/次，2次/天。

5. 小牛血清去蛋白　低分子肽和核酸衍生物，可能促进神经细胞恢复。20~30毫升/次，1次/日，静脉滴注，连续2~3周。

（六）钙离子拮抗剂

通过阻断钙离子的跨膜内流起作用，缓解平滑肌的收缩、保护脑细胞、抗血小板聚集，从而改善脑供血，促进脑功能恢复。

1. 尼莫地平　选择性作用于脑血管平滑肌，对脑以外血管作用较小，缓解缺血引起的血管痉挛，长期使用能改善认知功能。20~40毫克/次，口服，3次/天。

2. 氟桂利嗪　哌嗪类钙离子拮抗剂。5毫克/次，口服，1次/天。

（七）抗血小板聚集

抗血小板聚集药物为脑梗死一、二级预防基础药物，推荐在卒中后24~48小时内，口服阿司匹林，一般不主张阿司匹林、氯吡格雷联合抗血小板治疗。具体药物使用方法详见本章第二节相关内容。

（八）动脉血管成形术

1953年Debakey成功实施世界上第一例颈动脉狭窄内膜切除术（carotid endarteretomy，CEA），CEA治疗颈动脉狭窄证实有效，能降低脑梗死的发生率。但其手术并发症高达10%左右，有着严格的手术适应证和禁忌证。

随着，血管内介入技术迅猛发展，颅外段血管狭窄血管成形术和支架植入术（carotid angioplasty stenting，CAS）为颈动脉狭窄及椎基底动脉狭窄等缺血性脑血管病的防治提供了新的极具有前景的方法，其特点是创伤小、安全性高、适应证广、并发症少，特别是保护伞的应用极大地降低了术中栓塞的风险。CEA及CAS具体适应证及禁忌证详见本章第二节相关内容。

（九）外科治疗

幕上大面积脑梗死常伴有严重脑水肿、占位效应和脑疝形成征象，一般在起病24~48小时达到高峰，预后极差。早期治疗极为重要，包括药物脱水降颅压，外科可行去骨板减压术，可明显降低患者的死亡率，改善其预后。外科治疗较常采用的适应证是：患者经积极的内科治疗无效，处于脑疝早期或前期；CT见大面积脑梗死或水肿，中线结构偏移≥5 mm，基底池受压；颅内压≥4 kPa；年龄≤70岁。

（十）高血压的处理

一般主张卒中血压升高推迟处理。患者平均动脉压＞130 mmHg或收缩压＞220 mmHg，谨慎给予口服降压药，过度降压可能导致神经功能缺损症状加重。发病后24~48小时内收缩压＞220 mmHg、舒张压＞120 mmHg或平均动脉压＞130 mmHg可用降压药，如卡托普利6.25~12.5 mg含服，切忌过度降压使脑灌注压降低，导致脑缺血加剧。

（十一）高血糖的处理

约40%的患者存在脑卒中后高血糖，对预后不利，应及时对脑卒中后高血糖进行控制，血糖超过11.1 mmol/L时给予胰岛素治疗，并监测血糖，急性期过后，再进一步OGTT试验等确诊有无糖尿病。

（十二）并发症的防治

脑梗死急性期常见并发症有吸入性肺炎、压疮、营养不良等，对于吞咽困难者应该及时留置胃管鼻饲，并避免误吸，勤于翻身防止压疮发生。脑梗死后可能出现颅高压、出血转化、继发癫痫等急性严重并发症，颅高压可予以常规呋塞米、甘露醇、甘油果糖等降颅压治疗，必要时进行外科手术治疗。出血转化者，参考脑出血的处理，对需要抗栓治疗的患者，可出血转化病情稳定后7~10天开始抗栓治疗。不推荐常规预防性使用抗癫痫药物，孤立发作一次目前不建议长期使用抗癫痫药物，其余参考癫痫章节处理。

（十三）卒中单元

卒中单元（stroke unit，SU）由多专业小组负责管理，为卒中患者提供标准的诊断、药物治疗、肢体康复、语言训练、心理康复和健康教育，多学科密切合作，可以明显减少卒中的复发、提高患者及家属的满意度、减轻家庭和医疗机构的负担，提高患者的生活质量。卒中小组成员一般由神经科医师、康复治疗师、语言训练师、心理医师、责任护士和社会工作者组成。我国目前卒中单元的建立尚处于初级阶段，只有少数有条件的医院建立有卒中单元。

四、用药说明及注意事项

（一）一般治疗

1. 缺血性脑卒中患者应注意保持呼吸道通畅。

2. 注意休息，一般应卧床休息2~4周，避免情绪激动及血压升高，但与尽早启动个体化的康复治疗并不矛盾。

3. 积极控制体温，对于体温升高的患者应积极寻找和处理发热原因，对体温大于38℃者应给予退热措施，如存在感染者应给予抗生素治疗。

（二）缺血性脑卒中患者血压的调节应注意下列事项

1. 准备溶栓者血压应控制在180/100 mmHg以内。

2. 缺血性脑卒中后24小时内血压升高的患者应谨慎处理，应先处理紧张焦虑、疼痛、恶心呕吐及颅内压增高等情况。

3. 血压持续升高≥200/110 mmHg，或伴严重心功能不全、主动脉夹层、高血压脑病的患者，可予降压，并严密观察血压变化。

4. 可选用拉贝洛尔、尼卡地平等静脉药物，避免使用引起血压急剧下降的药物。

5. 卒中后若病情稳定，血压持续≥140/90 mmHg，无禁忌证，可于起病后恢复使用发病前服用的降压药物或开始启动降压治疗。

6. 若一种药物降压效果不理想，可根据情况联合降压治疗。

7. 对于卒中后低血压的患者，应积极寻找和处理原因，必要时可采用扩容升压措施。可静脉输注0.9%氯化钠溶液纠正低血容量，处理可能引起心输出量减少的心脏问题。

（三）缺血性脑卒中患者应注意调控血糖

1. 血糖超过10 mmol/L时可给予胰岛素治疗。应加强血糖监测，可控制在7.7～10 mmol/L。

2. 血糖低于3.3 mmol/L时，可给予10%～20%葡萄糖口服或注射。目标是达到正常血糖。

3. 对于缺血性脑卒中患者不能正常经口进食者可行鼻胃管或胃造口管饲补充营养。

（四）溶栓治疗

溶栓是目前最重要的恢复血流措施，重组组织纤溶酶原激活剂（rtPA）和尿激酶（UK）是我国目前使用的主要溶栓药物。

溶栓药物的使用建议如下：

（1）参照溶栓适应证及禁忌证，对于发病3小时内或者3小时～4.5小时内的符合溶栓条件的患者，应尽快给予rtPA溶栓治疗。80岁以上的急性脑梗死患者应用rtPA溶栓治疗需仔细权衡获益与风险谨慎使用。

（2）没有条件使用rtPA溶栓治疗且发病6小时内的患者，可考虑静脉给予尿激酶，应根据适应证和禁忌证严格选择患者。尿激酶在老年患者中应用的安全性和有效性尚未见确切报道，但年龄＞70岁者慎用。

（五）抗血小板治疗

对于不符合溶栓适应证且无禁忌证的非心源性缺血性脑卒中患者应在发病后尽早给予口服阿司匹林150～300 mg/d，急性期后改为预防剂（50～300 mg/d）。对于发病24小时内的轻型卒中（NIHSS评分≤3分），应尽早给予阿司匹林联合氯吡格雷治疗21天。发病30天内伴有症状性颅内动脉严重狭窄（狭窄70%～99%）的缺血性脑卒中，应尽早给予阿司匹林联合氯吡格雷治疗90天。此后阿司匹林或氯吡格雷单用可作为长期二级预防一线用药。溶栓治疗者，阿司匹林等抗血小板药物应在溶栓24小时后开始使用。老年人有胃十二指肠溃疡更需慎用阿司匹林。对于肾功能受损的老年患者，阿司匹林可能进一步增加肾脏受损和急性肾衰竭的风险，需在专科医生指导下用药。小剂量阿司匹林减少尿酸的消除，合并痛风的老年患者服用后可诱发痛风，建议在医生指导下服药。对不能耐受阿司匹林者，可考虑选用氯吡格雷等抗血小板治疗。

（六）抗凝治疗

急性期抗凝治疗虽已应用50多年，但一直存在争议。对于抗凝剂的使用建议如下：

1. 对大多数急性缺血性脑卒中患者，不建议无选择地早期进行抗凝治疗。

2. 关于少数特殊患者的抗凝治疗，可在谨慎评估风险/效益比后慎重选择。

3. 特殊情况下溶栓后还需抗凝的患者应在24小时后使用抗凝剂。

4. 对缺血性卒中同侧颈内动脉有炎症狭窄者，使用急性抗凝的疗效尚待进一步研究证实。

5. 凝血酶抑制剂治疗急性缺血性卒中的有效性尚待更多研究进一步证实。抗凝药物的敏感性个体差异较大，故抗凝药物的使用强调个体化治疗，应从小剂量开始逐渐增加剂量，根据INR的目标值（INR达2.0～3.0）逐渐增加并调整至适宜剂量，然后以此剂量维持治疗，至少每周检测一次INR值并根据INR值考虑是否调整用药剂量。

（七）对于纤维蛋白原升高的脑梗死患者，可考虑降纤治疗

很多研究显示脑梗死急性期血浆纤维蛋白原和血液黏滞度增高，蛇毒酶制剂可显著降低血浆纤维蛋白原，并有轻度溶栓和抑制血栓形成作用。老年人生理功能低下，使用期间应密切观察，70岁以上高龄患者慎用。

（八）神经保护剂

依达拉奉高龄患者（80岁以上）应慎用，重度肾功能衰竭的患者禁用。依达拉奉是一种抗氧化剂和自由基清除剂，可刺激前列环素的生成，减少炎症介质白三烯的生成，降低脑动脉栓塞后羟基自由基的浓度，能改善急性脑梗死所致的神经症状、日常生活能力和功能障碍。胞磷胆碱是一种细胞膜稳定剂，可改善脑代谢，促进脑功能恢复，促苏醒，卒中后24小时内可口服胞磷胆碱。老年用药尚不明确。

（九）他汀类药物治疗

急性脑卒中患者急性期可给予高强度他汀治疗，急性期后改二级预防量。研究证明，他汀类药物降低胆固醇可以减少缺血性脑卒中或TIA的发生、复发和死亡。对于非心源性缺血性脑卒中患者，无论是否伴有其他动脉粥样硬化证据，推荐给予高强度他汀类药物治疗以减少脑卒中的复发，目标值：LDL-C下降≥50%或LDL≤1.8 mmol/L。他汀类药物可能增加出血、肌酶升高等风险，通常临床上对于非心源性缺血性脑卒中急性期给予强化他汀治疗，急性期过后给予常规剂量的他汀治疗。LDL-C≥2.6 mmol/L的非心源性缺血性脑卒中患者，推荐给予强化他汀类药物治疗以减少脑卒中，急性期过后给予常规剂量的他汀治疗。颅内大动脉粥样硬化性狭窄（狭窄率为70%～90%）导致的缺血性脑卒中患者，推荐给予高强度他汀类药物治疗以减少脑卒中。某些老年患者对药物敏感性更高，高龄（≥65岁）是肌病的一个易感因素，他汀类药物应用于老年人群应谨慎，注意复查肝酶和肌酶，服药无须调整剂量。

（十）脱水降颅压

严重脑水肿和颅内压增高是急性重症脑梗死的常见并发症，是死亡的主要原因之一，脱水降颅内压可降低死亡和严重残疾。同时，脱水降颅压可减少脑血流灌

注，可能进一步加重缺血症状，故应谨慎使用脱水降颅压药物，对于急性脑梗死一般患者不推荐使用，仅在并发严重脑水肿和颅内压增高时可考虑使用。严重脑水肿和颅内压增高患者的处理如下：

1. 卧床，床头可抬高30°～45°，避免和处理颅内压增高的因素。

2. 可使用甘露醇静脉点滴，必要时也可使用甘油果糖或呋塞米等。老年人应用本药较易出现肾损害，随年龄增长，发生肾损害的机会增多，需适当控制剂量，定期复查肾功能。水、电解质水平异常的老年患者慎用甘油果糖。老年人应用呋塞米时发生低血压、电解质紊乱、血栓形成和肾功能损害的机会增多应慎用。

3. 对于发病48 h内、60岁以下的恶性大脑中动脉梗死伴严重颅内压增高患者，可请脑外科会诊考虑是否可行减压手术。

4. 对于压迫脑干的大面积小脑梗死患者可请脑外科会诊协助处理。

（十一）康复治疗

一旦患者生命体征平稳，应及早进行康复治疗，其目的是减轻神经功能缺损，提高患者生活质量，促其回归家庭和社会。

（十二）血管内介入治疗

包括动脉溶栓、桥接、机械取栓、血管成形和支架术。发病6小时内由大脑中动脉闭塞导致的严重卒中且不适合静脉溶栓的患者，经过严格选择后可在有条件的医院进行动脉溶栓。由后循环大动脉闭塞导致的严重卒中且不适合静脉溶栓的患者，经过严格选择后可在有条件的单位进行动脉溶栓。机械取栓在严格选择患者的情况下单用或与药物溶栓后可能对血管再通有效，但临床效果还需要更多随机试验验证。对于静脉溶栓禁忌的部分患者使用机械取栓可能是合理的。对于静脉溶栓无效的大动脉闭塞患者，进行补救性动脉溶栓或机械取栓可能是合理的。紧急动脉支架和血管成型术的获益尚未证实。

五、中医中药治疗处方

（一）辨证论治处方

1. 中经络

（1）风痰阻络证：突然偏身麻木，肌肤不仁，口舌歪斜，言语不利甚则半身不遂，舌强语謇或不语，头晕目眩，痰多而黏，舌质黯淡，苔白腻，脉弦滑等。

治法：息风化痰，活血通络。

推荐方剂：化痰通络汤加减，茯苓10 g、半夏9 g、生白术9 g、天麻129、胆南星6 g、天竺黄10 g、紫丹参15 g、香附9 g、酒大黄6 g、三七粉3 g等。

（2）风火上扰证：半身不遂，偏身麻木，舌强言謇或不语，或口舌歪斜，眩晕头痛，面红目赤，口苦咽干，心烦易怒，尿赤便干，舌质红或红绛舌苔黄腻，脉弦有力或弦数等。多见于急性期。

治法：平肝息风，清热泻火。

推荐方剂：天麻钩藤饮加减，天麻9g、钩藤15g后下、石决明30g（先煎）、川牛膝9g、黄芩9g、栀子9g、夏枯草9g、胆南星6g等。

如果出现腹胀便干，治以化痰通腑，改用星蒌承气汤加减：全瓜蒌30g、胆南星6g、生大黄9g后下、芒硝9g冲服、丹参15g等。方中大黄、芒硝的用量需根据患者体质而定，以大便通泻为度，不宜过量，防治耗伤正气。

（3）气虚血瘀证：半身不遂，口舌歪斜，舌强言謇或不语，偏身麻木，面色无华，气短乏力，自汗，心悸，手肿胀，便溏，舌质黯淡，舌苔薄白或白腻，脉沉细。多见于恢复期，也可见于急性期。

治法：益气活血。

推荐方药：补阳还五汤加减。黄芪30g、当归9g、桃仁9g、红花9g、赤芍15g、川芎9g、地龙9g等。心悸、胸闷痛、脉结代者合用生脉散。

（4）阴虚风动证：平素头晕头痛，耳鸣目眩，手足心热，目燥咽干，少眠多梦，腰膝酸软，突然一侧手足沉重麻木，口舌歪斜，半身不遂，舌强语謇，舌质红绛或暗红，少苔或无，脉细弦或细弦数等。多见于恢复期，亦可以见于急性期。

治法：滋阴潜阳，息风通络。推荐方剂：镇肝息风汤加减，白芍15g、天冬9g、玄参9g、枸杞子9g、龙骨15g、牡蛎15g、牛膝9g、当归9g、天麻9g、钩藤12g、丹参12g等。

（5）肝肾亏虚证：半身不遂，患肢僵硬，拘挛变形，舌强不语，肢体肌肉萎缩，舌红或淡红，脉沉细。多见于恢复后期或后遗症期。

治法：滋养肝肾。推荐方药，左归丸合用地黄饮子加减，地黄10g、首乌15g、枸杞12g、山萸肉10g、麦冬9g、石斛9g、当归9g、鸡血藤15g等。

2. 中脏腑

（1）痰湿蒙神证：神志昏蒙，痰涎盛，面白唇黯，半身不遂，静卧不烦，肢体松懈，四肢不温，或周身湿冷，二便自遗，舌苔白腻，脉沉滑。多见于急性期。

治法：化痰息风，开窍醒神。推荐方剂：涤痰汤加减，法半夏9g、陈皮9g、枳实9g、胆南星6g、茯苓15g、石菖蒲9g、竹茹6g、远志9g、丹参15g、甘草9g等；合用苏和香丸鼻饲。

（2）痰热内闭证：神识昏蒙，鼻鼾痰鸣，半身不遂，或肢体强痉拘急，面赤身热，气粗口臭，躁扰不宁，大小便闭，甚则抽搐、出血，舌质红绛，舌苔黄腻或褐黄干腻，脉弦滑而数等。多见于急性期。

治法：清热化痰，醒脑开窍。推荐方剂：清心宣窍汤加减，黄连9g、栀子9g、丹参15g、天麻9g、钩藤15g后下、石菖蒲9g、牡丹皮9g、羚羊角粉0.6g冲服等；鼻饲安宫牛黄丸。

（3）元气败脱证：昏愦不知，目合口张，四肢松懈软，鼻鼾息微，肢冷，汗多，二便自遗，舌质紫暗，舌苔白腻，脉微欲绝。

治法：益气回阳固脱。推荐方剂：参附汤加减，人参15g单煎、附子9g先煎等鼻饲。

（二）秘方验方

1. 防治中风验方　天麻10 g，当归15 g，枸杞子15 g，牛膝10 g，白菊花 6 g，郁金10 g，生姜10 g，防风10 g，醋柴胡15 g.用于脑中风的预防，改善风虚眩晕、耳鸣、少眠及寒湿痿痹、四肢拘挛等症状。

2. 陶根鱼教授治疗卒中后遗症的验方　葛根15 g，丹参15 g，地龙10 g，水蛭6 g，桑寄生15 g，川牛膝15 g，功效：活血化瘀，疏通经络。加减运用：高血压属肝阳偏亢者，加夏枯草15 g，山栀10 g，菊花15 g，草决明20 g，天麻10 g；高血压属饮邪上犯者加泽泻30 g，白术15 g，益母草30 g；痰多而稠者，加胆星10 g，竹茹10 g，瓜蒌10 g；言语不利者，加远志10 g，菖蒲10 g，郁金10 g；体质较弱气虚明显者，加黄芪30～60 g，桂枝10 g，白术20 g；偏阳虚者，加杜仲10 g，制附片10 g；偏阴虚者，加枸杞子15 g，山药10 g，山萸10 g。

（三）中成药

中经络急性期可选用：丹参类制剂、红花类制剂、银杏叶类制剂、三七类制剂等；中脏腑急性期根据辨证可选用：痰热内闭型，可服用安宫牛黄丸清热化痰，醒脑开窍，痰湿蒙神型，可服苏合香丸化痰息风，开窍醒神。恢复期根据辨证可口服：通心络胶囊4粒，每日三次；脑心通胶囊4粒，每日三次。

（四）用药说明与注意事项

1. 中医对脑梗死的治疗有比较好的疗效。认为"风、火、痰、瘀、虚"为其病机。急性期以"风、火、痰"为主，恢复期以"痰、瘀、虚"为主。而痰瘀贯穿整个病程。

2. 在中医辨证的基础上，急性期可以配以西药治其标，坚持服用中药、中成药治其本，辅助针灸、理疗促进肢体功能恢复，充分发挥中西药的协同作用。

第四节　心源性脑栓塞

脑栓塞（cerebral embolism）是指各种栓子随血流进入脑动脉，使血管急性闭塞或严重狭窄，导致局部脑组织缺血、缺氧性坏死，而迅速出现相应神经功能缺损的一组临床综合征。脑栓塞栓子来源可分为心源性、非心源性和来源不明性三种类型。动脉粥样硬化性血栓栓子脱落导致脑栓塞比较常见，其他非心源性脑栓塞如脂肪栓塞、空气栓塞、癌栓塞、感染性脓栓、寄生虫栓和异物栓等均较少见。脑栓塞在临床上主要指心源性脑栓塞。近来研究表明，心源性脑栓塞较大动脉粥样硬化性脑梗死可能更常见，约占全部脑梗死的20％。

一、病因病理

80％以上心脏来源的栓子导致脑栓塞。栓子常停止于颅内血管的分叉处或管腔的狭窄部位。

80%心源性脑栓塞见于颈内动脉系统，其中大脑中动脉尤为多见，特别是上部的分支最易受累，但大脑前动脉很少发生脑栓塞；约20%心源性脑栓塞见于椎-基底动脉系统，其中基底动脉尖部和大脑后动脉较多见。因穿支动脉从载体动脉分出时几乎成90°角，故很少发生栓塞。心源性脑栓塞病理改变与大动脉粥样硬化性脑梗死基本相同，但由于栓塞性脑梗死发展较快，没有时间建立侧支循环，因此，栓塞性脑梗死较血栓性脑梗死临床发病更快，局部脑缺血常更严重。脑栓塞引起的脑组织坏死分为缺血性、出血性和混合性梗死，其中出血性更常见，占30%～50%，可能由于栓塞血管内栓子破碎向远端前移，恢复血流后栓塞区缺血坏死的血管壁在血压作用下发生破裂出血，除脑梗死外，有时还可发现身体其他部位如肺、脾、肾、肠系膜、四肢、皮肤和巩膜等栓塞证据。

二、临床表现

心源性脑栓塞可发生于任何年龄，风湿性心脏病引起的脑栓塞以青年女性为多，非瓣膜性心房颤动、急性心肌梗死引起的脑栓塞以中老年人为多。典型脑栓塞多在活动中急骤发病，无前驱症状，局灶性神经功能缺损体征在数秒至数分钟即达到高峰。临床神经功能缺损和脑实质影像学表现与大动脉粥样硬化性脑梗死基本相同，但可能同时出现多个血管支配区的脑损害。因大多数栓子阻塞大脑中动脉及其分支，临床常表现为上肢瘫痪重，下肢瘫痪相对较轻，感觉和视觉功能障碍不明显。栓子移动可能最后阻塞皮质分支，表现为单纯失语或单纯偏盲等大脑皮质功能缺损症状。不同部位血管栓塞会造成相应的血管闭塞综合征，详见大动脉粥样硬化性脑梗死部分。心源性脑栓塞容易复发和出血。病情波动较大，病初严重，主干动脉阻塞或继发血管痉挛时，可在发病早期出现意识障碍，但因为血管的再通，部分病例临床症状可迅速缓解；有时因并发出血，临床症状可急剧恶化；有时因栓塞再发，稳定或一度好转的局灶性体征可再次加重。发病时出现头痛或癫痫发作相对多见。

反常栓塞多在促进右向左分流的活动过程中发病，如用力排便、咳嗽、性交等。患者常有久坐、近期手术等诱发下肢深静脉血栓形成的因素，或存在脱水、口服避孕药等导致高黏血症或高凝状态的原因，有些患者在发生脑栓塞的前后并发了肺栓塞（表现为气急、发绀、胸痛、咯血和胸膜摩擦音等）。近1/6卒中由房颤导致，房颤引起的心源性脑栓塞是80岁以上人群脑梗死的首要病因。阵发性房颤患者在房颤出现时容易引起脑栓塞，总体发生脑栓塞的风险与持续性房颤和永久性房颤相似。

单纯风湿性二尖瓣关闭不全引起脑栓塞相对较少，而二尖狭窄则较多，但房颤导致栓子脱落仍是二尖瓣狭窄引起脑栓塞的主要原因。约2%急性心肌梗死在发病3个月内发生心源性脑栓塞，发病1～2周内栓塞风险最高。大多数心脏附壁血栓在急性心肌梗死发病2周内形成；前壁心肌梗死导致左室射血分数<40%的患者约18%出现左心室血栓，而左室射血分数较高的心梗患者左心室血栓形成率低于10%。

感染性心内膜炎常见于各种心脏瓣膜病、先天性心脏病、阻塞性肥厚型心肌病，以及风湿免疫性疾病，而长期服用糖皮质激素患者，发生脑栓塞主要在抗生素治疗之前或第1周内。脑栓塞并发颅内感染，常出现头痛、发热和弥漫性脑部症状（如记忆力下降、嗜睡、谵妄等）。有时感染性心内膜炎发生脑出血或蛛网膜下隙出血，颅内出血发生前数小时或数天可出现TIA或缺血性卒中（感染性栓子栓塞所致）。

大多数心源性脑栓塞患者伴有房颤、风湿性心脏病、急性心肌梗死等提示栓子来源的病史。大约1%心源性脑栓塞同时并发全身性栓塞，出现肾栓塞（腰痛、血尿等）、肠系膜栓塞（腹痛、便血等）和皮肤栓塞（出血点或瘀斑）等疾病表现。

三、诊断要点

（一）急性多发梗死灶

特别是累及双侧前循环或前后循环共存的在时间上很接近的包括皮层在内的梗死灶。

（二）无相应颅内外大动脉粥样硬化证据

（三）不存在能引起急性多发梗死灶的其他原因

如血管炎、凝血系统疾病、肿瘤性栓塞等。

（四）有心源性卒中证据

（五）如果排除了主动脉弓粥样硬化，为肯定的心源性

如果不能排除，则考虑为可能的心源性。

四、西医药物治疗思路、目标、原则与处方

（一）治疗思路、原则

脑栓塞治疗与大动脉粥样硬化性脑梗死治疗原则基本相同（详见本节有关内容）。心源性脑栓塞急性期一般不推荐抗凝治疗，急性期的抗凝不比抗血小板更有效，但显著增加了脑出血和全身出血的风险。对大部分房颤导致的卒中患者，可在发病4~14天开始口服抗凝治疗，预防卒中复发。存在出血转化的高危患者（如大面积梗死、早期影像学出血转化表现、血压控制不佳或出血倾向），抗凝一般推迟到14天以后。无症状性脑出血转化的抗凝或抗血小板治疗一般不受影响。症状性脑出血转化或合并脑出血时，应权衡利弊，一般可在病情稳定后数天或数周后启动抗血小板治疗，除非合并心脏机械瓣膜，症状性脑出血发病至少4周内应避免抗凝治疗，但下肢深静脉血栓和肺栓塞的高危患者可在脑出血停止后1~4天开始给予预防剂量的抗凝治疗。

（二）原发病治疗处方

针对性治疗原发病有利于脑栓塞病情控制和防止复发。有心律失常者，应予以

纠正。对感染性栓塞应使用抗生素，并禁用溶栓和抗凝治疗，防止感染扩散；对非细菌性血栓性心内膜炎，口服抗凝剂（如华法林）治疗其高凝状态的疗效欠佳，可采用肝素或低分子肝素治疗。心房黏液瘤可行手术切除。反常栓塞在卵圆孔未闭和深静脉血栓并存的情况下，可以考虑经导管卵圆孔封堵术治疗。

（三）抗栓治疗处方

1. 华法林　中国人华法林的初始剂量建议为2.5～3.0 mg，每日1次，目标INR依病情而定，一般为2.0～3.0，大于75岁的老年人和出血的高危患者，目标INR可以调低至1.6～2.5。在口服华法林前应常规监测INR，在服药第3天再次监测INR，如果此时INR在1.5以下，每天应增加1/4片，如果INR与基础水平变化不大，每天可以增加1/2片，如果INR未达标但在1.5以上，可以暂时不增加剂量，等待第7天INR测定的结果。在INR达到目标值并稳定后（连续两次在治疗的目标范围内），每4周检查1次INR。如果遇到某次INR过高或过低，应根据INR值和华法林剂量调整情况确定下次观察INR的时间。最后将华法林稳定在某一个量。

2. 达比加群酯胶囊　达比加群酯目前在国内被批准的适应证仅有非瓣膜房颤。一般患者150 mg，bid；年龄大于80岁，合用维拉帕米；出血风险高患者110 mg，bid。

3. 利伐沙班　利伐沙班目前在国内批准的适应证有非瓣膜性房颤卒中预防、深静脉血栓与肺栓塞治疗与预防复发、髋膝关节置换术后抗凝。非瓣膜房颤：20 mg，qd（Crcl＞50 mL/min），15 mg（Crcl 15～50 mL/min）。

（四）用药说明及注意事项

1. 华法林　每天服用一次，饭前饭后均可，最好下午或晚上固定同一时间服用，不可漏服。忘记服药之后4小时内请当时补上，超过4小时请勿补服，第2天继续正常用药，不能因为忘记服药而在第2天加倍用药。如果连续两天漏服，需按照医生或药师建议的剂量重新开始服药处理，不能随便停药或进行剂量调整。日常生活中的一些药物和食物可能会影响华法林的抗凝效果。富含维生素K的食物如菠菜、花菜、甘蓝、胡萝卜、蛋黄、猪肝、绿茶等，均可使华法林抗凝作用下降；大蒜、葡萄柚、芒果等可增强其抗凝作用。因此，为了维持华法林抗凝疗效的稳定，有必要让患者保持饮食结构的相对平衡，服药期间不要随意调换蔬菜的种类和数量，不要刻意的偏食或禁食某种食物。中药和中成药：丹参及丹参制剂、银杏叶、没药、钩藤可增强华法林药效。华法林常见的并发症是出血。华法林目标INR为2～3时，严重出血的发生率为每年1.40%～3.40%，颅内出血的发生率为0.4%～0.8%。轻微出血症状有牙龈出血、鼻出血、月经出血量多、皮肤出现瘀斑等，可根据检查结果调整华法林剂量；严重出血症状有血尿、血便、咯血、呕血、颅内出血等，应立即停用华法林，并予以处理。应用华法林后，若月经量明显增多，可将华法林剂量减少1/4片或更多，经期结束后再恢复至原来的剂量。因此，建议在有条件的医院建立专业门诊，加强对长期服用抗凝治疗患者的抗凝管理。按要求监测INR是保障患者安全有效抗凝治疗的重要措施。老年人服用药物多，且生理状态改变，可能的相互作用及单药导致的不良反应风险增加，应慎用，用量适当减少并个体化。

2. 新型口服抗凝药物（novel oral anticoaghlants，NOACs）起效快，作用短，不用常规监测凝血指标。与药物、食物相互作用小。漏服1次NOACs，下次服药无须采用双倍剂量。如果每天服用2次的NOACs，漏服后6小时内可补充漏服的剂量。如果已超过6小时，无须补服，按原计划服用下一次药。如果每天服用1次的NOACs，漏服后12小时内可补充漏服的剂量，如果已超过12小时，无须补服，按原计划服用下一次药。如果1次误服双倍剂量，停服1次即可，如果超服剂量很大或不确定，必要时应住院，按药物过量和中毒处理，密切观察和处理药物可能导致的出血并发症。其并发症主要是出血。目前只有达比加群酯有其特异性逆转剂——依达赛珠单抗（Idarucizumab）在中国大陆上市。这种人源性单克隆抗体可以迅速结合达比加群，在数分钟内完全逆转出血倾向。其他药物尚无相应拮抗剂。达比加群酯胶囊≥80岁老年患者治疗准备剂量为每次110 mg，每日两次，轻、中度肾功能不全老年患者无须调整剂量，中度肾功能不全患者每年至少进行一次肾功能评估，重度肾功能不全患者慎用。利伐沙班老年人服用的剂量需依据出血风险、肾功能及全身状态决定，多数情况下无须调整剂量。

五、中医中药治疗处方

（一）辨证论治

脑栓塞治疗与大动脉粥样硬化性脑梗死治疗原则基本相同（详见第三节内容）。

（二）秘方验方

脑栓塞治疗与大动脉粥样硬化性脑梗死治疗原则基本相同（详见第三节内容）。

第五节 脑出血

脑出血（intra cerebral hemorrhage，ICH）是指原发性非外伤性脑实质内出血，也称自发性脑出血，占急性脑血管病的20%～30%。虽然脑出血发病率低于脑梗死，但其致死率却高于后者，急性期病死率为30%～40%，是急性脑血管病中病死率最高的。

一、临床表现

（一）一般表现

脑出血常见于50岁以上患者，男性稍多于女性，寒冷季节发病率较高，多有高血压病史。多在情绪激动或活动中突然发病，少数也可在安静状态下发病，发病后病情常于数分钟至数小时内达到高峰。前驱症状一般不明显，少数可有头晕、头痛及肢体无力等。

脑出血患者发病后多有血压明显升高。由于颅内压升高，常有头痛、呕吐、肢体瘫痪、意识障碍、脑膜刺激征和痫性发作等。临床表现的轻重主要取决于出血量和出血部位。

（二）局限性定位表现

1. 基底节区出血　其中壳核是高血压脑出血最常见的出血部位，占50%～60%，丘脑出血占10%～15%，尾状核出血少见。

（1）壳核出血：系豆纹动脉尤其是其外侧支破裂所致，血肿常向内扩展波及内囊，可分为局限型（血肿仅局限于壳核内）和扩延型。临床表现取决于血肿部位和血肿量，损伤内囊常引起病灶对侧偏瘫、对侧偏身感觉障碍和同向性偏盲，还可出现双眼球向病灶对侧同向凝视不能，优势半球受累可有失语。出血量大时患者很快出现昏迷，病情在数小时内迅速恶化。出血量较小则可表现为纯运动或纯感觉障碍，仅凭临床表现无法与脑梗死区分。

（2）丘脑出血：系丘脑膝状体动脉和丘脑穿通动脉破裂所致，可分为局限型（血肿仅局限于丘脑）和扩延型。出血侵及内囊可出现对侧肢体瘫痪，多为下肢重于上肢；感觉障碍较重，深、浅感觉同时受累，但深感觉障碍明显，可伴有偏身自发性疼痛和感觉过度；优势半球出血的患者，可出现失语，非优势半球受累，可有体象障碍及偏侧忽视等。丘脑出血可出现精神障碍，表现为情感淡漠、视幻觉及情绪低落等，还可出现丘脑语言（言语缓慢不清、重复言语、发音困难、复述差、朗读正常）和丘脑痴呆（记忆力减退、计算力下降、情感障碍、人格改变）。

丘脑出血向下扩展到下丘脑或中脑上部时，可有特征性眼征，如垂直凝视或侧视麻痹、双眼分离性斜视、凝视鼻尖、瞳孔对光反射迟钝、假性展神经麻痹及会聚障碍等。小量丘脑出血致丘脑中间腹侧核受累可出现运动性震颤和帕金森综合征样表现；累及丘脑底核或纹状体可呈偏身舞蹈—投掷样运动。血肿波及丘脑下部或破入第三脑室，表现为意识障碍加深，瞳孔缩小，中枢性高热及去大脑强直等症状。

（3）尾状核头出血：多由高血压动脉硬化和血管畸形破裂所致，一般出血量不大，多经侧脑室前角破入脑室。临床表现为头痛、呕吐、对侧中枢性面舌瘫、轻度颈强直、精神症状，也可无明显的肢体瘫痪，仅有脑膜刺激征，与蛛网膜下隙出血的表现相似。

2. 脑叶出血　常由脑动静脉畸形、血管淀粉样病变、血液病、高血压、烟雾病等引起。血肿常局限于一个脑叶内，也可同时累及相邻的两个脑叶，一般以顶叶最多见，其次为颞叶、枕叶及额叶。与脑深部出血相比，一般血肿体积较大。临床可表现为头痛、呕吐等，癫痫发作比其他部位出血常见，肢体瘫痪较轻，昏迷较少见。根据累及脑叶的不同，可出现不同的局灶性定位症状和体征：

（1）额叶出血：可有前额痛及呕吐，痫性发作较多见；对侧轻偏瘫、共同偏视、精神障碍、尿便障碍，并出现摸索和强握反射等；优势半球出血时可出现运动性失语。

（2）顶叶出血：偏瘫较轻，而偏侧感觉障碍显著；对侧下象限盲；优势半球出血时可出现混合性失语，非优势半球受累可有体象障碍。

（3）颞叶出血：表现为对侧中枢性面舌瘫及上肢为主的瘫痪；对侧上象限盲；优势半球出血时可出现感觉性失语或混合性失语；可有颞叶癫痫、幻嗅、幻视等。

（4）枕叶出血：可表现为对侧同向性偏盲，并有黄斑回避现象，也可表现为对侧象限盲；可有一过性黑矇和视物变形，多无肢体瘫痪。

3. 脑干出血　绝大多数为脑桥出血，由基底动脉的脑桥支破裂导致。偶见中脑出血，延髓出血极为罕见。

（1）脑桥出血：多由基底动脉脑桥支破裂所致，出血灶多位于脑桥基底部与被盖部之间。脑桥出血临床表现为突然头痛、呕吐、眩晕、复视、眼球不同轴、侧视麻痹、交叉性瘫痪或偏瘫、四肢瘫痪等。少量出血可无意识障碍，表现为交叉性瘫痪和共济失调性偏瘫、两眼向病灶侧凝视麻痹或核间性眼肌麻痹、闭锁综合征等。大量出血（血肿＞5 mL）累及双侧被盖部和基底部，常破入第四脑室。患者迅即出现昏迷、双侧针尖样瞳孔、呕吐咖啡样胃内容物、中枢性高热、中枢性呼吸障碍、眼球浮动、四肢瘫痪和去大脑强直发作等，常在48小时内死亡。

（2）中脑出血：轻症患者表现为突然出现复视、眼睑下垂、一侧或两侧瞳孔扩大、眼球不同轴、水平或垂直眼震、同侧肢体共济失调，也可表现韦伯（Weber）综合征或本尼迪特（Benedikt）综合征。严重者很快出现意识障碍、四肢瘫痪、去大脑强直，常迅速死亡。

（3）延髓出血：临床表现为突然意识障碍，影响生命体征，如呼吸、心率、血压改变，继而死亡。轻症患者可表现为不典型的瓦伦贝格（Wallenberg）综合征。

4. 小脑出血　最常见的出血动脉为小脑上动脉的分支，病变多累及小脑齿状核。发病突然，眩晕和共济失调明显，可伴有频繁呕吐及后头部疼痛等。当出血量不大时，主要表现为小脑症状，如眼球震颤、病变侧共济失调、站立和步态不稳、肌张力降低及颈项强直、构音障碍和吟诗样语言，无偏瘫。出血量增加时，还可表现有脑桥受压体征，如展神经麻痹、侧视麻痹、周围性面瘫、吞咽困难及出现肢体瘫痪和（或）锥体束征等。大量小脑出血，尤其是蚓部出血时，患者很快进入昏迷，双侧瞳孔缩小呈针尖样，呼吸节律不规则，有去脑强直发作，最后致枕骨大孔疝而死亡。

5. 脑室出血　分为原发性和继发性脑室出血。原发性脑室出血多由脉络丛血管或室管膜下动脉破裂出血所致。继发性脑室出血是指脑实质出血破入脑室。出血量较少时，仅表现头痛、呕吐、脑膜刺激征阳性，无局限性神经体征。临床上易误诊为蛛网膜下隙出血，需通过头颅CT扫描来确定诊断。出血量大时，很快进入昏迷或昏迷逐渐加深，双侧瞳孔缩小呈针尖样，四肢肌张力增高，病理反射阳性，早期出现去脑强直发作，脑膜刺激征阳性，常出现丘脑下部受损的症状及体征，如上消化道出血、中枢性高热、大汗、应激性溃疡、急性肺水肿、血糖增高及尿崩症，预后差，多迅速死亡。

（三）检查

1. 一般体格检查、神经系统体格检查与病情评估　首先对患者生命体征进行评估，在完成气道、呼吸和循环功能评估后，进行一般体格检查和神经系统体检，可借助脑卒中量表评估病情严重程度、判断患者预后及指导选择治疗措施。常用的量表有：

（1）格拉斯哥昏迷量表。

（2）美国国立卫生研究院卒中量表。

（3）脑出血评分量表。

2. 影像学检查是脑出血诊断的重要手段，尤其是脑CT检查是诊断早期脑出血的金标准。

（1）脑出血灶检查：

1）CT平扫：CT平扫可迅速、准确地显示脑出血的部位、出血量、占位效应、是否破入脑室或蛛网膜下隙及周围脑组织受损的情况，是疑似卒中患者首选的影像学检查方法。

2）增强CT和灌注CT：需要时，可做此2项检查。增强CT扫描发现造影剂外溢到血肿内是提示患者血肿扩大高风险的重要证据。灌注CT能够反映脑出血后脑组织的血流动力学变化，可了解血肿周边血流灌注情况。

3）标准MRI：包括T_1、T_2及质子密度加权序列在慢性出血及发现血管畸形方面优于CT。

4）多模式MRI：包括弥散加权成像、灌注加权成像、水抑制成像和梯度回波、磁敏感加权成像等。可有助于提供脑出血更多的信息，但不作为急诊检查手段。SWI对少量或微量脑出血十分敏感。

（2）脑血管检查：脑血管检查有助于了解导致脑出血病变的血管及病因，指导选择治疗方案。常用检查包括数字减影血管造影、CTA、MRA、MRV、TCD等。

1）DSA：能清晰显示脑血管各级分支及动脉瘤的位置、大小、形态及分布，畸形血管的供血动脉及引流静脉，了解血流动力学改变，为血管内栓塞治疗或外科手术治疗提供可靠的病因病理解剖，仍是当前血管病变检查的"金标准"。

2）CTA和MRA：两者是快速、无创性评价颅内、外血管的可靠方法，可用于筛查可能存在的脑血管畸形或动脉瘤，但阴性结果不能完全排除病变的存在。CTA上出现的"斑点征"（the spot sign）是早期血肿扩大的预测因子。如果血肿部位、组织水肿程度，或颅内静脉窦内异常信号提示静脉血栓形成，应该考虑行MRV或CTV检查。

3. 实验室检查　对脑出血患者都应进行常规的实验室检查以了解基本状况，排除相关系统疾病，通常包括：血常规、血糖、肝肾功能和电解质；心电图和心肌缺血标志物；凝血酶原时间、国际标准化比率和活化部分凝血活酶时间等。如疑似颅内感染，可考虑做腰椎穿刺检查，否则一般不需要做，因为无血性脑脊液不能排除脑出血。

二、诊断标准

好发部位为壳核、丘脑、尾状核头部、中脑、脑桥、小脑、皮质下白质脑汗、脑室及其他部位。主要是高血压性脑出血，也包括其他病因的非外性脑内出血。诊断要点：

1.常于体力活动或情绪激动时发病。

2.发和时常有反复呕吐、头痛和血压升高。

3.病情进展迅速，常出现意识障碍，偏瘫和其他神经系统局灶症状。

4.多有高血压病史。

5. CT应作为首选检查。

6.腰穿脑脊液多含血且压力增高（其中20%左右患者的脑脊液可不含血）。

三、鉴别诊断

（一）与脑梗死鉴别

脑梗死老年人多见，多有动脉粥样硬化的危险因素，可有TIA史，头痛、恶心、呕吐少见，头颅CT检查有助于鉴别。

（二）与蛛网膜下隙出血鉴别

后者各年龄组均可见，以青壮年多见，多在动态时起病，病情进展急骤，头痛剧烈，多伴有恶心、呕吐，多无局灶性神经功能缺损的症状和体征，头颅CT、头颅MRI及脑脊液检查有助于明确诊断。

（三）与外伤性颅内血肿，特别是硬膜下血肿鉴别

这类出血以颅内压增高的症状为主，但多有头部外伤史，头颅CT检查有助于确诊。

（四）与其他昏迷患者鉴别

对发病突然，迅速昏迷，局灶体征不明显的患者，应与引起昏迷的全身性疾病鉴别，如中毒（乙醇中毒、镇静催眠药物中毒、一氧化碳中毒等）和某些系统性疾病（低血糖、肝性脑病、肺性脑病、尿毒症等）。应仔细询问病史和认真查体，并进行相关的实验室检查，头颅CT能排除脑出血。

四、西医药物治疗思路、目标、原则与处方

（一）治疗思路、原则

脑出血治疗的基本方案是一般治疗，维持生命体征平稳；调控血压；调控血糖；降低体温；脱水降颅压，减轻脑水肿；防止继续出血；减轻血肿造成的继发性

损害；促进神经功能恢复；防治并发症；康复治疗。

（二）一般治疗

卧床休息2～4周；保持呼吸道通畅；吸氧；鼻饲；对症治疗；预防感染；观察病情，心脏监测与心脏病变处理；调控血压；控制血糖以及体温管理。

（三）调控血压

1. 硝普钠注射液（Sodium Nitroprusside）0.25～10.0 μg/（kg·min），静脉注射，视血压情况调节。

2. 乌拉地尔注射液（Urapidil）10～50 mg，静脉注射，6～24 mg/h，视血压情况调节。

3. 拉贝洛尔注射液（Labetalol Hydrochloride）20～100 mg，静脉注射，0.5～2.0 mg/min，静脉注射，24 h不超过300 mg，视血压情况调节。

以上药物任选一种。

（四）调控血糖

1. 血糖超过10 mmol/L时可给予胰岛素治疗。

2. 血糖低于3.3 mmol/L时可给予10%～20%葡萄糖口服。

（五）止血治疗

1. 重组Ⅶa因子注射液（Recombinant Human Coagulation Ⅶa）90 μg/kg，静脉注入，每2小时1次。

2. 生理盐水（0.9% NS）100 mL。

氨基己酸注射液（Aminocaproic Acide）4 g，静脉滴注，每天1次（于15～30分钟滴完）。

3. 生理盐水（0.9% NS）100 mL。

氨甲环酸注射液（Tranexamic Acide）0.25 g，静脉滴注，每天1次。

以上药物任选一种。

（六）神经保护剂

1. 生理盐水（0.9% NS）100 mL。

依达拉奉注射液（Edaravone）30 mg，静脉滴注每日1次，连续用10天。

2. 胞磷胆碱钠胶囊（Citicoline Sodium）0.1 g，口服，每天3次。

以上药物任选一种。

（七）病因治疗

1. 维生素K_1注射液（Vilamne K_1）10 mg，肌内注射或深部皮下注射，每日1～2次（24小时内总量不超过40 mg）。

2. 硫酸鱼精蛋白注射液（Protamine Sulfate）每1 mg鱼精蛋白可拮抗100单位肝素静脉注入（用量与最后一次肝素的用量及间隔时间有关。由于肝素在体内降解迅速，在注射肝素后30分钟，每100单位肝素，只需用鱼精蛋白0.5 mg；每次用量不超过50 mg，需要时可重复给药）。

3. 血小板（Platelet）6～8单位，静脉滴注。

以上药物任选一种。

（八）脱水降颅压

1. 20%甘露醇注射液（Mannitol）125～250 mL，静脉滴注，每6～8小时1次。

2. 呋塞米注射液（Furosemide）20 mg，静脉注射，每天1次。

3. 20%人血白蛋白（Human Albumin）150 mL，静脉滴注，每天1次。

4. 甘油果糖注射液（Glycerol Fructose）500 mL，静脉滴注，每天1次。

以上药物任选一种，或两种、三种联用。

（九）镇静

1. 地西泮注射液（Diazepan）10～20 mg，静脉注射，每分钟不超过2～5 mg。

2. 咪达唑仑片（Midazolam）7.5～15 mg，口服，每日1次。

以上药物任选一种。

（十）镇痛

1. 吗啡片（Morphine）10～20 mg，每12小时服用1次，根据镇痛效果调整用量。

2. 芬太尼注射液（Fentanyl）0.0007～0.0015 mg/kg，静脉注射，根据镇痛效果调整用量。

3. 哌替啶片（Pethidine）50～100 mg，口服，每日4次，以上药物任选一种。

（十一）痫性发作处理

1. 地西泮注射液（Diazepan）10～20 mg，静脉注射，每分钟不超过2～5 mg。

2. 卡马西平片（Garbamazepine）0.1～0.4 g，口服每日3次。

3. 丙戊酸钠片（Sodium Valproate）0.3～1.25 g，口服每日2次。

以上药物任选一种。

五、用药说明及注意事项

（一）注意监测生命体征

应常规予以持续生命体征监测：脑出血患者在发病后的最初数天病情往往不稳定，应常规予以持续生命体征监测、神经系统评估、持续心肺监护，包括袖带血压监测、心电图监测、氧饱和度监测。吸氧、呼吸支持及处理心脏病。

（二）调控血压

脑出血患者常常出现血压明显升高，且升高幅度通常超过缺血性脑卒中患者，并与死亡、残疾、血肿扩大、神经功能恶化等风险增加相关。脑出血时血压升高，是在颅内压增高情况下，为了保证脑组织供血出现的脑血管自动调节反应，当颅内压下降时血压也随着下降，所以首先应进行脱水、降颅压治疗。应综合管理脑出血患者的血压，分析血压升高的原因，再根据血压情况决定是否进行降压治疗，当急性脑出血患者收缩压＞220 mmHg时，应积极使用静脉降压药物降低血压；当患者收缩压＞180 mmHg时，可使用静脉降压药物控制血压，根据患者临床表现调整降压速度，160/90 mmHg可作为参考的降压目标值。在降压治疗期间应严密观察血压水平的变化，每隔5～15分钟进行1次血压监测。硝普钠注射液老年使用需注意增龄时肾功能减退对本品排泄的影响，老年人降压反应比较敏感，用量宜酌减。

（三）调控血糖

血糖值可控制在7.7～10.0 mmol/L的范围内。血糖超过10 mmol/L时可给予胰岛素治疗；血糖低于3.3 mmol/L时可给予10%～20%葡萄糖口服。

1. 高血糖　无论既往是否有糖尿病，入院时的高血糖均预示脑出血患者的死亡和不良转归风险增高。目前认为应对脑出血后高血糖进行控制，但还需进一步研究明确应采用的降糖药物种类及目标血糖值。

2. 低血糖　低血糖可导致脑缺血损伤及脑水肿，严重时导致不可逆损害。需密切监测，尽早发现，及时纠正。

（四）体温管理

对体温升高患者应寻找和处理发热原因，如存在感染应给予抗生素治疗；对于体温＞38℃的患者应给予退热措施。脑出血患者早期可出现中枢性发热，特别是在脑出血量大、丘脑出血或脑干出血者。入院72小时内发热持续时间与临床转归相关，这为积极治疗发热以使脑出血患者的体温维持正常提供了理论依据。有临床研究结果提示经血管诱导轻度低温对严重脑出血患者安全可行，可以阻止出血灶周围脑水肿扩大。但低温治疗脑出血的疗效和安全性还有待深入研究。需注意的是，发病3天后，可因感染等原因引起发热，此时应该针对病因治疗。

（五）止血治疗

脑出血发病后4小时内应用rFVIIa治疗可限制血肿扩大和改善临床转归，但血栓栓塞事件的发生率轻度增高。其他止血药物如氨基己酸和氨甲环酸是氨基酸衍生物，具有抗纤溶的作用，治疗上消化道出血、凝血机制障碍或血小板减少患者黏膜出血时有良好效果。但由于其增加了迟发脑缺血及其他血栓事件的危险，总体上并不能改善患者的预后。由于止血药物治疗脑出血临床疗效尚不确定，且可能增加血栓栓塞的风险，不推荐常规使用。肾功能不全的老年患者慎用氨基乙酸，使用氨甲环酸用量应酌减。

（六）镇静、镇痛治疗

除非患者出现明显的躁动或谵妄，否则不用镇痛剂和镇静剂，以免影响病情观察。对需要气管插管或类似其他操作的患者，需要静脉应用镇静剂。镇静剂应用逐渐加量，尽可能减少疼痛和降低颅内压，同时需监测患者临床状态。老年人对地酸泮较敏感，用量应酌减。老年人肝肾功能减弱，会改变药物的分布，应减少咪达唑仑的剂量，尤其是70岁以上的老人。

（七）抗癫痫治疗

地西泮主要用于癫痫持续状态；卡马西平主要用于部分性发作、部分性继发全身性发作或强直性发作；丙戊酸钠主要用于全身强直-阵挛性发作、阵挛性发作或典型失神、非典型失神发作或肌阵挛发作。脑出血，尤其脑叶出血，更易引起痫性发作，出血后2周内发生率在2.7%～17.0%。迟发型痫性发作（脑卒中后2～3个月）是卒中后癫痫的预测因子，大多数的痫性发作在卒中后2年发生。脑出血后痫性发作与较高的NIHSS评分、较大的脑出血体积、既往癫痫病史、中线移位相关。有癫痫发作者应给予抗癫痫药物治疗，疑拟为癫痫发作者，应考虑持续脑电图监测，如监测到痫样放电，应给予抗癫痫药物治疗。不推荐预防性应用抗癫痫药物。脑卒中后2～3个月再次出现痫性发作的患者应接受长期、规律的抗癫痫药物治疗。老年患者对卡马西平敏感，可引起认知功能障碍，激越、不安、焦虑、再障、精神错乱，房室传导阻滞或心动过缓，应在专科医生指导下使用。老年患者使用丙戊酸钠起始给药剂量应下降，增加剂量应缓慢。

（八）深静脉血栓形成与肺栓塞防治

鼓励患者尽早活动、腿抬高；尽可能避免下肢静脉输液，特别是瘫痪侧肢体。可联合使用弹力袜加间歇性空气压缩装置预防深静脉血栓及相关栓塞事件。对易发生深静脉血栓的高危患者（排除凝血功能障碍所致的脑出血患者），证实出血停止后可考虑皮下注射小剂量低分子肝素或普通肝素预防深静脉血栓形成，但应注意出血的风险。

（九）以下情况需外科手术治疗

1. 脑实质出血

（1）出现神经功能恶化或脑干受压的小脑出血者，无论有无脑室梗阻致脑积水的表现，都应尽快手术清除血肿；不推荐单纯脑室引流而不进行血肿清除。

（2）对于脑叶出血超过30 mL且距皮质表面1 cm范围内的患者，可考虑标准开颅术清除幕上血肿或微创手术清除血肿。

（3）发病72小时内血肿体积20～40 mL、GCS＞9分的幕上高血压脑出血患者，在有条件的医院，经严格选择后可应用微创手术联合或不联合溶栓药物液化引流清除血肿。

（4）40 mL以上重症脑出血患者由于血肿占位效应导致意识障碍恶化者，可考虑微创手术清除血肿。

（5）病因未明确的脑出血患者行微创手术前应行血管相关检查（CTA/MRA/DSA）排除血管病变，规避和降低再出血风险。

2. 脑室出血　目前缺乏足够循证医学证据推荐治疗脑室内出血的手术治疗方

法。脑室内运用rtPA治疗方法的有效性有待进一步研究。

3. 脑积水　对伴有意识障碍的脑积水患者可行脑室引流以缓解颅内压增高。外科治疗主要目的是清除血肿，降低颅内压，挽救生命，其次是尽可能早期减少血肿对周围脑组织的损伤，降低致残率。同时可以针对脑出血的病因，如脑动静脉畸形、脑动脉瘤等进行治疗。主要采用的方法有以下几种：去骨瓣减压术、小骨窗开颅血肿清除术、钻孔或锥孔穿刺血肿抽吸术、内窥镜血肿清除术、微创血肿清除术和脑室出血穿刺引流术等。

（十）康复治疗

根据脑出血患者的具体情况，遵循康复治疗总的原则：如有可能，应尽早开始适合的和安全性好的康复治疗，适度的强化康复治疗措施并逐步合理地增加幅度。建议对脑出血患者进行多学科综合性康复治疗。

六、中医中药治疗处方

（一）辨证论治

1. 肝阳暴亢，风火上扰证

辨证要点：半身不遂，口舌歪斜，言语謇涩或不语，偏身麻木，头晕头痛，面红目赤，口苦咽干，心烦易怒，尿赤便干，舌质红或红绛，舌苔薄黄，脉弦有力。

治法：平肝潜阳，清热息风。

方药：天麻钩藤饮加减。

天麻9 g，钩藤后下12 g，石决明先煎30 g，川牛膝12 g，杜仲9 g，桑寄生9 g，黄芩9 g，栀子9 g，益母草9 g，夜交藤9 g，茯神9 g。

加减：头晕头痛，加菊花12 g，桑叶9 g以平肝息风；肝火甚，加龙胆草6 g以清泻肝火；心烦易怒，加牡丹皮9 g，白芍9 g以清热除烦；便干便秘，加大黄后下6 g以清热通便。重症患者出现风火上扰清窍而神志昏蒙，以羚角钩藤汤加减配合服用安宫牛黄丸，药用：羚羊角片单煎3 g，桑叶6 g，川贝粉冲服2 g，生地黄15 g，钩藤后下9 g，菊花9 g，茯神9 g，白芍9 g，甘草3 g，竹茹9 g等。

2. 痰热腑实，风痰上扰证

辨证要点：半身不遂，口舌歪斜，言语謇涩或不语，偏身麻木，腹胀，便干便秘，头晕目眩，咯痰或痰多，舌质暗红或暗淡，苔黄或黄腻，脉弦滑或偏瘫侧脉弦滑而大。

治法：化痰通腑。

方药：星蒌承气汤加减。

瓜蒌30 g，胆南星6 g，大黄后下9 g，芒硝冲服9 g，丹参15 g。

加减：舌苔黄腻、脉弦滑、便秘是本证的特征，也是化痰通腑法的临床应用指征。应用本法应以通为度，不可通下太过，以免伤及正气。头痛、头晕重，加钩藤后下12 g，菊花12 g，珍珠母先煎15 g以平肝息风；风动不已，躁动不安，加羚羊角粉冲服0.6 g，石决明先煎30 g，磁石先煎30 g以镇肝息风；痰热甚，加天竺黄6 g，竹沥水冲服10 mL，川贝粉冲服2 g以清化痰热；心烦不宁，加栀子9 g，黄芩9 g以清热除烦；大便通而黄腻苔不退，少阳枢机不利，气郁痰阻，配大柴胡汤化裁；年老体弱津亏，口干口渴，加生地黄15 g，麦冬15 g，玄参9 g以养阴生津；黄腻苔呈斑块样剥脱，见阴伤之势，去芒硝，减胆南星、瓜蒌、大黄之用量，加麦冬9 g，玄参9 g，生地黄15 g以育阴生津。

3. 阴虚风动证

辨证要点：半身不遂，口舌歪斜，言语謇涩或不语，偏身麻木，烦躁失眠，头晕耳鸣，手足心热，咽干口燥，舌质红绛或暗红，或舌红瘦，少苔或无苔，脉弦细或弦细数。

治法：滋养肝肾，潜阳息风。

方药：镇肝息风汤加减。

牛膝15 g，代赭石先煎30 g，龙骨先煎15 g，牡蛎先煎15 g，龟甲先煎15 g，白芍9 g，玄参15 g，天冬15 g，川楝子6 g，麦芽6 g，茵陈后下6 g，甘草6 g。

加减：心烦失眠，加黄芩9 g，栀子9 g，莲子心3 g，夜交藤15 g，珍珠母先煎15 g以清心除烦，镇心安神；头痛重，加石决明先煎30 g，夏枯草6 g以清肝息风；阴虚明显，加鳖甲先煎15 g，阿胶烊化9 g以滋阴养血；阴虚血瘀明显，以育阴通络汤加减，药用：生地黄15 g，山萸肉9 g，钩藤后下15 g，天麻9 g，丹参15 g，白芍9 g以育阴息风，活血通络。

4. 痰热内闭清窍证（阳闭证）

辨证要点：神昏，半身不遂，鼻鼾痰鸣，项强身热，气粗口臭，躁扰不宁，甚则手足厥冷，频繁抽搐，偶见呕血，舌质红绛，舌苔黄腻或干腻，脉弦滑数。

治法：清热化痰，醒神开窍。

方药：羚羊角汤加减，配合灌服或鼻饲安宫牛黄丸。

羚羊角粉冲服0.6 g，龟甲先煎15 g，生地黄12 g，牡丹皮9 g，白芍12 g，夏枯草6 g，石决明先煎30 g。

加减：痰多，加胆南星6 g，竹沥水兑服10 mL或配合服用珠珀猴枣散以清热化痰；便秘，加大黄后下9 g，芒硝冲服9 g以通腑泄热；躁扰不宁，加黄芩9 g，栀子9 g，麦冬9 g，莲子心3 g以清肝泻火除烦；伴抽搐，加僵蚕6 g，天竺黄6 g以息风化痰止痉；神昏重，加郁金12 g，石菖蒲9 g以开窍醒神；见呕血、便血，加三七粉3 g，大黄粉3 g冲服或鼻饲以凉血止血。

5. 痰湿蒙塞清窍证（阴闭证）

辨证要点：神志昏蒙，半身不遂，口舌歪斜，痰鸣漉漉，面白唇暗，肢体松懈，瘫软不温，静卧不烦，二便自遗，或周身湿冷，舌质紫暗，苔白腻，脉沉滑缓。

治法：温阳化痰，醒神开窍。

方药：涤痰汤加减，配合灌服或鼻饲苏合香丸。

法半夏9 g，陈皮9 g，枳实9 g，胆南星6 g，茯苓15 g，石菖蒲9 g，竹茹6 g，远志

9 g，丹参15 g，甘草9 g。

加减：肢体抽搐，加天麻9 g，钩藤后下15 g以平肝息风；痰声漉漉，舌苔厚腻，加紫苏子9 g，瓜蒌15 g以化痰降浊。

6.元气败脱、神明散乱证（脱证）

辨证要点：神昏，肢体瘫软，目合口张，呼吸微弱，手撒肢冷，汗多，重则周身湿冷，二便失禁，舌痿不伸，舌质紫暗，苔白腻，脉沉缓或沉微。

治法：益气回阳固脱。

方药：参附汤加减，或合生脉散加减。

人参单煎12 g，附子先煎9 g。

加减：汗出不止，加山茱萸9 g，黄芪30 g，煅龙骨先煎30 g，煅牡蛎先煎30 g以敛汗固脱；气阴两伤，选用西洋参单煎6 g，阿胶烊化9 g，龟甲先煎15 g以益气养阴；阳气欲脱，四肢不温，用附子先煎9 g，红参单煎15 g水煎频频灌服，以回阳固脱。

7.气虚血瘀证

辨证要点：半身不遂，口舌歪斜，言语謇涩或不语，偏身麻木，面色㿠白，气短乏力，口角流涎，自汗出，心悸便溏，手足肿胀，舌质暗淡，或舌边有齿痕，舌苔薄白或白腻，脉沉细、细缓或细弦。本证多见于恢复期。

治法：益气活血。

方药：补阳还五汤加减。

黄芪30 g，当归尾6 g，赤芍9 g，地龙6 g，川芎6 g，红花9 g，桃仁9 g。加减：恢复期气虚明显，加党参12 g或太子参15 g以益气通络；言语不利，加远志9 g，石菖蒲6 g，郁金12 g以祛痰利窍；心悸、喘息，加桂枝6 g，炙甘草6 g以温经通阳；肢体麻木，加木瓜15 g，伸筋草15 g，防己9 g以舒筋活络；上肢偏废，加桂枝6 g以通络；下肢瘫软无力，加续断12 g，桑寄生15 g，杜仲12 g，牛膝12 g以强壮筋骨；小便失禁，加桑螵蛸9 g以温肾固涩；肢体拘急疼痛而血瘀重，加莪术6 g，水蛭3 g，鬼箭羽9 g，鸡血藤15 g以活血通络。

（二）秘方验方

1. 大黄（后下）、水牛角各30 g，水煎服，每日1剂，日服2～3次。以大便日解4或5次为度。功效为通腑开窍，主治脑出血（急性期）。若患者体质壮实，舌红苔黄，整个急性期均可用。体虚者可用酒制大黄。

2. 白薇15 g、泽兰10 g、穿山甲珠5 g，加水煮沸15分钟，滤出药液，再加水煎20分钟，去渣，两煎药液对匀，每日1剂，分2次服。主治脑出血后遗症，症见瘫痪，语言謇涩，口眼歪斜。

3. 生大黄8～50 g、葶苈子10～25 g，水煎服，能口服者，每次服200毫升，每日2次；不能口服者鼻饲，每次100毫升，每日4次。主治急性脑出血。

（三）中成药

1. 安宫牛黄丸　主要成分为牛黄、水牛角浓缩粉、麝香、珍珠、朱砂、雄黄、黄连、黄芩、栀子、郁金、冰片等。功能清热解毒，镇惊开窍。主治痰热内闭清窍所致的脑出血。灌服或鼻饲，1次1丸，每6～8小时1次。

2. 苏合香丸　主要成分为苏合香、安息香、冰片、水牛角浓缩粉、人工麝香、檀香、沉香、丁香、香附、木香、乳香（制）、荜茇、白术、诃子肉、朱砂等。功能芳香开窍。主治痰湿蒙塞清窍所致的脑出血。鼻饲，1次1丸，1日2～3次。

3. 天麻钩藤颗粒　主要成分为天麻、钩藤、石决明、黄芩、栀子、牛膝、杜仲、桑寄生、益母草、夜交藤、茯苓等。功能平肝潜阳，清热息风。主治肝阳暴亢，风火上扰所致的脑出血。开水冲服，1次10 g，1日3次。

4. 牛黄清心丸　主要成分为人工牛黄、羚羊角、人工麝香、人参、白术、当归、白芍、柴胡、干姜、阿胶、桔梗、水牛角浓缩粉等。功能清心化痰、镇惊祛风。主治痰热腑实，风痰上扰所致的脑出血。口服，1次2丸，1日2次。

5. 大补阴丸　主要成分为熟地、知母、黄柏、龟甲、猪脊髓、蜂蜜等。功能滋补肝肾，潜阳息风。主治阴虚风动所致的脑出血。口服，1次6 g，1日2～3次。

6. 知柏地黄丸　口服，水蜜丸1次6 g，小蜜丸1次9 g，大蜜丸1次1丸，1日2次；

（四）用药说明与注意事项

1. 抓住脑出血急性期闭证与脱证的救治时机，挽救患者于垂危状态，这是中风治疗抢救的重点。

2. 临证治疗需证、方、药合拍，掌握证候演变规律，随证加减。脑出血急性期以标实证候为主，急则治其标，当先祛邪、平肝息风、清热化痰、通腑祛浊、醒脑开窍为主治。闭证以开闭醒脑，脱证以扶正固脱，内闭外脱证以醒脑开窍、扶正固脱兼治，急性期后常为虚实夹杂，治以扶正祛邪并用。

第六节　蛛网膜下隙出血

蛛网膜下隙出血（subarachnoid hemorrhage，SAH）是多种病因所致脑底部或脑及脊髓表面血管破裂后，血液直接流入蛛网膜下隙引起的急性出血性脑血管病，又称原发性SAH。SAH占所有脑卒中的5%～10%，本病来势凶险，死亡率高。最常见病因是颅内动脉瘤，占50%～85%，而脑血管畸形占第二位，其多见于青年人，90%以上位于小脑幕上。

一、临床表现

（一）一般症状

蛛网膜下隙出血临床表现差异较大，轻者可没有明显临床症状和体征，重者可突然昏迷甚至死亡。以中青年发病居多，起病突然（数秒或数分钟内发生），多数患者发病前有明显诱因（剧烈运动、过度疲劳、用力排便、情绪激动等）。

1. 头痛　动脉瘤性蛛网膜下隙出血的典型表现是突发异常剧烈的全头痛，患者常将头痛描述为"一生中经历的最严重的头痛"，头痛不能缓解或呈进行性加重。多伴发一过性意识障碍和恶心、呕吐。约1/3的动脉瘤性蛛网膜下隙出血患者发病前数日或数周有轻微头痛的表现，这是小量前驱（信号性）出血或动脉瘤受牵拉所致。动脉瘤性蛛网膜下隙出血的头痛可持续数日不变，2周后逐渐减轻，如头痛再次加重，常提示动脉瘤再次出血。但动静脉畸形破裂所致蛛网膜下隙出血头痛常不严重。局部头痛常可提示破裂动脉瘤的部位。

2. 脑膜刺激征　患者出现颈强直、克尼格（Kernig）征和布鲁金斯基（Brudzinski）征等脑膜刺激征，以颈强直最多见，而老年、衰弱患者或小量出血者，可无明显脑膜刺激征。脑膜刺激征常于发病后数小时出现，3～4周后消失。

3. 眼部症状　20%患者眼底可见玻璃体下片状出血，发病1小时内即可出现，是急性颅内压增高和眼静脉回流受阻所致，对诊断具有提示作用。此外，眼球活动障碍也可提示动脉瘤所在的位置。

4. 精神症状　约25%的患者可出现精神症状，如欣快、谵妄和幻觉等，常于起病后2～3周内自行消失。

5. 其他症状　部分患者可以出现脑心综合征、消化道出血、急性肺水肿和局限性神经功能缺损症状等。

（二）动脉瘤的定位症状

1. 颈内动脉海绵窦段动脉瘤　患者有前额和眼部疼痛、血管杂音、突眼及Ⅲ、Ⅳ、Ⅵ脑神经损害所致的眼动障碍，其破裂可引起颈内动脉海绵窦瘘。

2. 颈内动脉-后交通动脉瘤　患者出现动眼神经受压的表现，常提示后交通动脉瘤。

3. 大脑中动脉瘤　患者出现偏瘫、失语和抽搐等症状，多提示动脉瘤位于大脑中动脉的第一分支处。

4. 大脑前动脉-前交通动脉瘤　患者出现精神症状、单侧或双侧下肢瘫痪和意识障碍等症状，提示动脉瘤位于大脑前动脉或前交通动脉。

5. 大脑后动脉瘤　患者出现同向偏盲、韦伯（Weber）综合征和第Ⅲ脑神经麻痹的表现。

6. 椎-基底动脉瘤　患者可出现枕部和面部疼痛、面肌痉挛、面瘫及脑干受压等症状。

（三）血管畸形的定位症状

动静脉畸形患者男性发生率为女性的2倍，多在10～40岁发病，常见的症状包括痫性发作、轻偏瘫、失语或视野缺损等，具有定位意义。

（四）常见并发症

本病常见的并发症为再出血、脑血管痉挛、脑积水等。

1. 再出血（recurrence of hemorrhage）　是蛛网膜下隙出血主要的急性并发症，

再出血的病死率约为50%。发病后12小时内再出血的风险最大，以后4周内再出血的风险均较高。临床表现为在病情稳定或好转的情况下，突然发生剧烈头痛、恶心呕吐、意识障碍加深、抽搐、原有症状和体征加重或重新出现等。确诊主要根据上述临床表现、CT显示原有出血的增加或腰穿脑脊液含血量增多等。入院时昏迷或神经功能状态差、高龄、女性及收缩压超过160 mmHg的患者再出血的风险较大。

2. 脑血管痉挛（cerebrovascular spasm，CVS） 20%～30%的蛛网膜下隙出血患者出现脑血管痉挛，引起迟发性缺血性损伤，可继发脑梗死。血管痉挛一般于蛛网膜下隙出血后3～5天开始，5～14天为高峰期，2～4周后逐渐减少。缺血症状的发生与初期CT显示脑池积血的量有关。临床表现为意识改变、局灶性神经功能损害体征（如偏瘫）或二者均有。动脉瘤附近脑组织损害的症状通常最严重。TCD或DSA可帮助确诊。

3. 急性或亚急性脑积水（hydrocephalus） 起病1周内有15%～20%的患者发生急性脑积水，由于血液进入脑室系统和蛛网膜下隙形成血凝块阻碍脑脊液循环通路所致。轻者出现嗜睡、思维缓慢、短时记忆受损、上视受限、展神经麻痹、下肢腱反射亢进等体征，严重者可造成颅内高压，甚至脑疝。急性梗阻性脑积水，大部分可因出血被吸收而好转，仅3%～5%的患者在SAH后遗留交通性脑积水，表现为精神障碍或痴呆、步态异常和尿失禁，脑脊液压力正常，故也称为正常颅压脑积水。头CT或MRI显示脑室扩大。

4. 其他 蛛网膜下隙出血后，5%～10%的患者出现癫痫发作，其中2/3发生于1个月内，其余发生于1年内。5%～30%的患者出现低钠血症。主要由抗利尿激素分泌改变和游离水潴留引起。少数严重患者因丘脑下部损伤可出现神经源性心功能障碍和肺水肿，与儿茶酚胺水平波动和交感神经功能紊乱有关。

二、诊断标准

诊断

根据突然发生的剧烈头痛、呕吐、脑膜刺激征阳性及头颅CT相应改变可诊断为蛛网膜下隙出血。如果CT未发现异常或没有条件进行CT检查时，可根据临床表现结合腰穿CSF呈均匀一致血性、压力增高等特点考虑蛛网膜下隙出血的诊断。确定蛛网膜下隙出血的诊断后，应进一步进行病因诊断，如安排脑血管造影、MRI及血液等检查，以便进行病因治疗。

三、鉴别诊断

（一）高血压性脑出血

也可出现血性脑脊液，但此时应有明显局灶性体征如偏瘫、失语等。原发性脑室出血与重症蛛网膜下隙出血患者临床上难以鉴别，小脑出血、尾状核头出血等因无明显的肢体瘫痪，临床上也易与蛛网膜下隙出血混淆，但CT和DSA检查可以鉴别。

（二）颅内感染

细菌性、真菌性、结核性和病毒性脑膜炎等均可有头痛、呕吐及脑膜刺激征，故应注意与蛛网膜下隙出血鉴别。蛛网膜下隙出血后发生化学性脑膜炎时，脑脊液白细胞增多，易与感染混淆，但后者发热在先。蛛网膜下隙出血脑脊液黄变和淋巴细胞增多时，易与结核性脑膜炎混淆，但后者脑脊液糖、氯化物降低，头部CT正常。

（三）脑肿瘤

约1.5%的脑肿瘤可发生瘤卒中，形成瘤内或瘤旁血肿合并蛛网膜下隙出血；癌瘤颅内转移、脑膜癌症或中枢神经系统白血病也可见血性脑脊液，但根据详细的病史、脑脊液检出瘤和（或）癌细胞及头部CT可以鉴别。

（四）其他

如偏头痛、颈椎疾病、鼻窦炎、酒精中毒、CO中毒等由于部分症状与蛛网膜下隙出血类似，容易造成误诊。特别是某些老年蛛网膜下隙出血患者，头痛、呕吐不显著，以突发精神障碍为主要症状，临床工作中应予注意。

四、西医药物治疗思路、目标、原则与处方

（一）治疗思路、原则与方法

急性期治疗目的是防治再出血、血管痉挛及脑积水等并发症，治疗原发病和预防复发，降低死亡率和致残率。蛛网膜下隙出血应急诊收入院诊治，需要遵循分级管理、多模态检测优化脑灌注和脑保护以及预防脑血管痉挛的原则，并尽早查明病因，决定是否外科治疗。手术治疗选择和预后判断主要依据蛛网膜下隙出血的临床病情分级，一般可采用Hunt-Hess分级（表6-1）。Hunt-Hess分级≤Ⅲ级时，多早期行手术夹闭动脉瘤或者介入栓塞治疗。建议同时在医院内提供外科或血管内治疗。

表6-1　动脉瘤性SAH患者Hunt-Hess临床分级

级别	标准
0级	未破裂动脉瘤
Ⅰ级	无症状或轻微头痛
Ⅱ级	中-重度头痛、脑膜刺激征、脑神经麻痹
Ⅲ级	嗜睡、意识混沌、轻度局灶性神经体征
Ⅳ级	昏迷、中或重度偏瘫、有早期去脑强直或自主神经功能紊乱
Ⅴ级	昏迷、去大脑强直、濒死状态

（二）一般处理

蛛网膜下隙出血患者应作为急诊收入医院并进行密切监护，监测生命体征和神经系统体征变化。保持气道通畅，维持稳定的呼吸、循环系统功能。安静卧床休息，避免情绪激动和用力（如咳嗽或用力大便），保持大便通畅。烦躁者可给予安

定类药物镇静；镇痛、镇咳药物可用于有相应症状者；高热者给予物理降温；注意液体出入量平衡，纠正水、电解质紊乱；通免输注低张液体；血糖＞10 mmol/L时行降糖治疗；慎用阿司匹林等可能影响凝血功能的非甾体类消炎镇痛药物或吗啡、哌替啶等可能影响呼吸功能的药物；痫性发作时可以短期应用抗癫痫药物如安定、卡马西平或丙戊酸钠等。戒烟，禁酒。

（三）降低颅内压处方

对有颅内压增高者，适当限制液体入量、防治低钠血症等有助于降低颅内压。临床常用脱水剂降颅压，可用甘露醇、呋塞米、甘油果糖，也可以酌情选用白蛋白。伴发体积较大的脑内血肿时，可手术清除血肿，降低颅内压以抢救生命。皮质类固醇激素因其副作用大且降颅压效果不如高渗脱水药，应慎用。

1. 20%甘露醇　为渗透性脱水剂，是最重要的降颅压药物，用药时间不宜过长，建议用5～7天，用药过程中应该监测尿量、水及电解质平衡。用法：125～250毫升/次，快速静脉滴注，每6～8小时1次，使血浆渗透压维持在310～320 mOsm/kg。

2. 呋塞米　为袢利尿剂，多与甘露醇交替使用，维持渗透梯度。老年人应用本药时易致电解质紊乱、血栓形成和肾功能损害，应注意监测电解质、肾功能等。用法：20～40毫克/次，静脉或肌内注射。

3. 甘油果糖　脱水作用温和、没有反跳现象，适用于肾功能不全患者，老年患者的生理功能通常有所下降，水、电解质水平异常的老年患者慎用本品。用法：500毫升/次，静脉滴注，每日1～2次。

4. 20%人血白蛋白　能提高血浆胶体渗透压，减轻脑水肿，但价格昂贵，应用受限，老年患者如合并心功能不全、肺水肿、肾功能不全时禁用。用法：50～100毫升/次，静脉滴注，每日1次。

（四）防治再出血处方

1. 绝对卧床休息4～6周，减少探视，最好能保持环境安静和避光。避免用力和情绪波动。及时应用镇静、镇痛、镇吐、镇咳等药物。

2. 调控血压　防止血压过高导致再出血，同时注意维持脑灌注压。如果平均动脉压＞125 mmHg或收缩压＞180 mmHg，可在血压监测下静脉持续输注短效安全的降压药。最好选用尼卡地平、拉贝洛尔和艾司洛尔等降压药。一般应将收缩压控制在160 mmHg以下。若患者出现急性神经系统症状，则最好不要选择硝普钠，因为硝普钠有升高颅内压的不良反应，长时间输注还有可能引起中毒。

（1）尼卡地平：为钙拮抗剂，通过抑制钙离子内流而发挥血管扩张作用，其血管选择性明显高于其他钙拮抗剂。重度主动脉瓣狭窄、重度二尖瓣狭窄、梗阻性肥厚型心肌病、心源性休克合并急性心功能不全、重度急性心肌梗死患者禁用，老年患者应从低剂量开始给药。用法：0.9%NS 40 mL+尼卡地平10 mg，静脉滴注，2～10 μg/（kg·min）开始，根据血压酌情调整滴速，可逐渐加量至10～30 μg/（kg·min）。老年人用药时，应从低剂量开始［如50 μg/（kg·min）］，仔细观察病情，慎重给予。

（2）拉贝洛尔：具有α1受体和非选择性β受体拮抗作用，两种作用均有降压作用，支气管哮喘、心源性休克、Ⅱ至Ⅲ度房室传导阻滞、重度或急性心力衰竭、窦性心动过缓患者禁用。老年患者基础疾病多，使用时需慎重。用法：10%葡萄糖注射液20 ml+拉贝洛尔25～50 mg，5～10分钟内缓慢推注，维持剂量0.5～2 mg/min，根据血压调整剂量，24小时总量不超过300 mg。

（3）艾司洛尔：超短效选择性β1受体阻滞剂，支气管哮喘、严重慢性阻塞性肺病、窦性心动过缓、Ⅱ至Ⅲ度房室传导阻滞、难治性心功能不全、心源性休克禁用，老年人对降压、降心率作用敏感，肾功能较差，应慎用本品。用法：1 mg/kg，30秒内静注，继续予0.15 mg/（kg·min）静脉泵入，最大维持量0.3 mg/（kg·min）。

3. 抗纤溶药物　蛛网膜下隙出血不同于脑内出血，出血部位没有脑组织的压迫止血作用，可适当应用止血药物，如氨基己酸、氨甲苯酸等抗纤溶药物。抗纤溶药物虽然可以减少再出血，但增加了蛛网膜下隙出血患者缺血性卒中的发生率。尽管较早的研究证实，抗纤溶药的总体结果是阴性的，但新近的证据提示，早期短程（<72小时）应用抗纤溶药结合早期治疗动脉瘤，随后停用抗纤溶药，并预防低血容量和血管痉挛（包括同时使用尼莫地平），是较好的治疗策略。如果患者的血管痉挛风险低和（或）推迟手术能产生有利影响，也可以考虑用抗纤溶药预防再出血。

（1）氨基己酸：抗纤维蛋白溶解药，肾功能障碍者慎用，注意深静脉血栓形成、脑缺血等不良反应。用法：0.9%NS 100 mL+氨基己酸4～6 g，15～30 min内滴完，再以1 g/h剂量静滴12～24小时，之后24 g/d，持续3～7天，逐渐减量至8 g/d，维持2～3周。

（2）氨甲苯酸：促凝血药，有心肌梗死倾向者慎用。本药不良反应少见，老年患者使用相对安全。用法：0.1～0.2 g溶于5%葡萄糖液或生理盐水中静推或静滴，2～3次/日。

4. 破裂动脉瘤的外科和血管内治疗　动脉瘤夹闭或血管内治疗是预防蛛网膜下隙出血再出血最有效的治疗方法。与动脉瘤完全闭塞相比较，行动脉瘤包裹术、夹闭不全及不完全栓塞动脉瘤，再出血风险较高。因此，应尽可能完全闭塞动脉瘤。血管内治疗或手术治疗方法的选择应根据患者的病情及动脉瘤的特点由多学科医师来讨论决定。Hunt-Hess分级≤Ⅲ级时，推荐发脑3天内进行治疗。Ⅳ级、Ⅴ级患者手术治疗或内科治疗的预后均差，是否需进行血管内治疗或手术治疗仍有较大争议，但经内科疗病情好转后可行延迟性（10～14天）血管内治疗或手术治疗。

（五）防治脑动脉痉挛处方

1. 维持血容量和血压　避免过度脱水。在动脉瘤处理后，血压偏低者，应首先去除诱因，如减少或停用脱水和降压药物；亦可予以胶体溶液（白蛋白、血浆等）

扩容升压，必要时使用升压药物如多巴胺静滴。血压偏高者给予降压治疗。3 H疗法即高血容量、升高血压和血液稀释疗法，在国外较多应用于治疗SAH后的脑血管痉挛。但应注意3 H疗法的并发症包括颅内压升高诱发动脉瘤破裂、心脏负荷增加、电解质紊乱和肺水肿等。

2. 早期使用钙通道阻滞剂　口服尼莫地平能有效减少蛛网膜下隙出血引发的不良结局。推荐早期使用口服或静脉泵入尼莫地平改善患者预后，应注意其降低血压等副作用，其他钙拮抗剂的疗效仍不确定。用法：尼莫地平口服，40~60 mg，每日4~6次，共服21天；尼莫地平10~20 mg/d，静脉滴注或泵入，1 mg/h，共10~14天。

3. 早期手术或介入治疗　通过去除动脉瘤，移除血凝块，避免了血凝块释放致动脉痉挛的物质，从而防止脑动脉痉挛。症状性脑血管痉挛的可行治疗方法是脑血管成形术和（或）选择性动脉内血管扩张器治疗，尤其是在升高血压治疗后还没有快速见到效果时，可视临床具体情况而定。

（六）防治脑积水处方

1. 药物治疗　轻度的急、慢性脑积水可仅药物治疗，给予乙酰唑胺0.25 g，每日3次，减少脑脊液分泌。老年患者合并肝、肾功能不全及肾上腺衰竭、肾上腺皮质机能减退者禁用。还可选用甘露醇、呋塞米等药物（用法同前）。

2. 脑室穿刺脑脊液外引流术　脑脊液外引流术适用于蛛网膜下隙出血后脑室积血扩张或出现急性脑积水，经内科治疗后症状仍进行性加剧，伴有意识障碍者，或因年老，有心、肺、肾等内脏严重功能障得，不能耐受开颅手术者，紧急行脑室穿刺脑脊液外引流术可以降低颅内压、改善脑脊液循环、减少梗阻性脑积水和脑血管痉挛的发生，可使50%~80%的患者临床症状得到改善。

3. 脑脊液分流术　慢性脑积水经内科治疗多数可以逆转。如果内科治疗无效、CT或MRI显示脑室明显扩大者，可行脑室-心房或脑室-腹腔分流术，以免加重脑损害。

（七）用药说明与注意事项

1. 部分脱水降颅压药物易导致电解质紊乱、血栓形成和肾功能损害，使用过程中应注意监测尿量、电解质、肾功能等，且用药时间不宜过长。

2. 抗纤溶药物虽然可以减少再出血，但增加了蛛网膜下隙出血患者缺血性卒中的发生率。早期短程（<72小时）应用抗纤溶药结合早期治疗动脉瘤，随后停用抗纤溶药，并预防低血容量和血管痉挛（包括同时使用尼莫地平），是较好的治疗策略。

3. 若患者血压过高出现急性神经系统症状，不要选择硝普钠，因为硝普钠有升高颅内压的不良反应，长时间输注还有可能引起中毒。

五、中医中药治疗处方

（一）辨证论治

本病属于中医中风范畴，其证候分型、辨证施治类同于脑出血。轻型以头痛为主要表现，而极少有肢体活动不利、麻木、言语不利之症。以风阳上扰、风痰阻络两型最为常见。治疗上以息风为重点，轻症一旦失治误治，病情可突然加重，发展为重症，危及生命。重型可由轻型发展而来，亦可猝然发病而为重症，重症患者表现为中风中脏腑之证型。中脏腑者以闭证、脱证分型，而临床闭证、脱证常相互转化，又可同时并见，以内闭外脱为最常见。

1. 风阳上扰证

辨证要点：头痛剧烈，头晕且胀，耳鸣面赤，目红，心烦易怒，口干口苦，失眠多梦，便秘，小溲黄少，舌质红，苔黄，脉弦或脉数。

治法：镇肝息风，育阴潜阳。

方药：镇肝息风汤加减。

牛膝15 g，代赭石先煎30 g，龙骨先煎15 g，牡蛎先煎15 g，龟甲先煎15 g，白芍9 g，玄参15 g，天冬15 g，川楝子6 g，麦芽6 g，茵陈后下6 g，甘草6 g。

加减：心烦失眠，加黄芩9 g，栀子9 g，莲子心3 g，夜交藤15 g，珍珠母先煎15 g以清心除烦，镇心安神；头痛重，加石决明先煎30 g，夏枯草6 g以清肝息风；阴虚明显，加鳖甲先煎15 g，阿胶烊化9 g以滋阴养血；阴虚血瘀明显，以育阴通络汤加减。药用：生地黄15 g，山萸肉9 g，钩藤后下15 g，天麻9 g，丹参15 g，白芍9 g以育阴息风，活血通络。

2. 风痰阻络证

辨证要点：头痛而重，胸脘痞满，恶心，呕吐痰涎，纳呆，言语不清，舌淡，苔白厚腻，脉弦滑。

治法：平肝息风，化痰通络。

方药：天麻钩藤饮加减。

天麻9 g，钩藤后下12 g，石决明先煎30 g，川牛膝12 g，杜仲9 g，桑寄生9 g，黄芩9 g，栀子9 g，益母草9 g，夜交藤9 g，茯神9 g。

加减：头晕头痛，加菊花12 g，桑叶9 g以平肝息风；肝火甚，加龙胆草6 g以清泻肝火；心烦易怒，加牡丹皮9 g，白芍9 g以清热除烦；便干便秘，加大黄后下6 g以清热通便。

3. 阳闭外脱证

辨证要点：突然昏仆，不省人事，两手握固，肢体拘急，面红气粗，躁动不安，目合口开，喉中痰鸣，汗出肢冷，大便不通，小便失禁，舌红，苔黄，脉弦细。

治法：清热豁痰，救阴固脱。

方药：羚羊角汤加减，配合灌服或鼻饲安宫牛黄丸。

羚羊角粉冲服0.6 g，龟甲先煎15 g，生地黄12 g，牡丹皮9 g，白芍12 g，夏枯草6 g，石决明先煎30 g。

加减：痰多，加胆南星6 g，竹沥水兑服10 mL或配合服用珠珀猴枣散以清热化痰；便秘，加大黄后下9 g，芒硝冲服9 g以通腑泄热；躁扰不宁，加黄芩9 g，栀子

9 g，麦冬9 g，莲子心3 g以清肝泻火除烦；伴抽搐，加僵蚕6 g，天竺黄6 g以息风化痰止痉；神昏重，加郁金12 g，石菖蒲9 g以开窍醒神；见呕血、便血，加三七粉3 g，大黄粉3 g冲服或鼻饲以凉血止血。

4. 阴闭外脱证

辨证要点：突然昏仆，不省人事，两手握固，肢体拘急，静而不烦，面白，气息均匀，目合口开，喉中痰鸣，汗出肢冷，大便不通，小便失禁，舌淡，苔白，脉滑。

治法：辟秽豁痰，回阳固脱。

方药：涤痰汤加减，配合灌服或鼻饲苏合香丸。

法半夏9 g，陈皮9 g，枳实9 g，胆南星6 g，茯苓15 g，石菖蒲9 g，竹茹6 g，远志9 g，丹参15 g，甘草9 g。

加减：肢体抽搐，加天麻9 g，钩藤后下15 g以平肝息风；痰声漉漉，舌苔厚腻，加紫苏子9 g，瓜蒌15 g以化痰降浊。

5. 元气败脱、神明散乱证（脱证）

辨证要点：神昏，肢体瘫软，目合口张，呼吸微弱，手撒肢冷，汗多，重则周身湿冷，二便失禁，舌痿不伸，舌质紫暗，苔白腻，脉沉缓或沉微。

治法：益气回阳固脱。

方药：参附汤加减，或合生脉散加减。

人参单煎12 g，附子先煎9 g。

加减：汗出不止，加山茱萸9 g，黄芪30 g，煅龙骨先煎30 g，煅牡蛎先煎30 g以敛汗固脱；气阴两伤，选用西洋参单煎6 g，阿胶烊化9 g，龟甲先煎15 g以益气养阴；阳气欲脱，四肢不温，用附子先煎9 g，红参单煎15 g水煎频频灌服，以回阳固脱。

（二）秘方验方

1. 鹅不食草适量，烘干，研细末，每次用少许以吹管吹入鼻腔至流出黄涕，适用于中风昏迷。

2. 旋覆花适量，洗净捣末，炼蜜为丸如梧桐子大，睡前以茶送服5～7丸，适用于中风痰涎壅盛。

3. 羚羊角适量，微炒，捣为散，不拘时温酒调服，每次1.5～1.8 g，适用于中风心烦恍惚。

（三）中成药

1. 安宫牛黄丸　主要成分为牛黄、水牛角浓缩粉、麝香、珍珠、朱砂、雄黄、黄连、黄芩、栀子、郁金、冰片等。功能清热解毒，镇惊开窍。主治痰热内闭清窍所致的脑出血。灌服或鼻饲，1次1丸，每6～8小时1次。

2. 苏合香丸　主要成分为苏合香、安息香、冰片、水牛角浓缩粉、人工麝香、檀香、沉香、丁香、香附、木香、乳香（制）、荜茇、白术、诃子肉、朱砂等。功能芳香开窍。主治痰湿蒙塞清窍所致的脑出血。鼻饲，1次1丸，1日2～3次。

（四）用药说明与注意事项

1. 动脉瘤夹闭或血管内治疗是预防蛛网膜下隙出血再出血最有效的治疗方法。在此基础上配合中药辨证治疗，中西医结合，临床方能取得满意疗效。

2. 蛛网膜下隙出血中医认为属于"中风""头痛""厥证"范畴，现代各家对该病的病机、分型、辨证治疗做了大量的研究并采用中医中药进行相关治疗，取得一定疗效。但目前该病的西医和中医归属关系尚不明确，西医分型和中医证候关系有待进一步研究。

（王利军　张萃艺　蔡汉潮）

第七章 老年呼吸系统疾病合理用药

第一节 老年呼吸系统解剖生理特点

一、胸廓和膈

（一）桶形胸

老年人胸廓最显著的改变是由青年时的扁圆形变为桶形。即胸廓的前后径增大，横径变小，前后径与横径的比值增大。此乃由于老年人椎骨退行性变和骨质疏松，且椎骨前端的压缩大于后部，形成胸椎后凸，胸骨前凸；肋骨走向由青年时的从后上方向前下方斜行变成老年时的从后向前的水平走向，上部肋间隙变宽，引起肺上叶相对扩大等几个原因所致。

（二）胸廓活动度受限

由于胸廓骨骼脱钙与疏松，椎骨变扁平，椎间隙变窄，肋软骨发生钙化甚至骨化，其弹性降低，肋-椎、肋-胸关节亦发生钙化，关节周围的韧带硬化，使关节的活动度降低，整个胸廓的活动度受限。且由于呼吸肌纤维数量随着年龄的增长而减少、肌肉萎缩，导致呼吸肌肌力下降，呼吸效率降低。

（三）膈运动功能减弱

老年人膈肌本身退行性变，且由于老年人腹腔内脂肪明显增加，使老年人膈肌收缩时的下降度受到限制。膈收缩时的下降度每减少1 cm，可使肺容积减少250 mL。

二、胸腔、胸膜及胸膜腔

老年人胸膜常因纤维组织增生而增厚，壁层与脏层胸膜部分粘连。还有研究表明老年人胸膜变薄、干燥、不透明和钙化。

三、呼吸道

由于呼吸道与外界直接相通，且老年人的呼吸道长期受到正常的和病理的两大类因素的综合刺激，以下变化很大部分实际难以区分哪些是正常老化的生理性改变，哪些是异常的病理学损害。

（一）鼻

老年人鼻黏膜变薄，腺体萎缩，分泌减少。由于老年人鼻软骨弹性减弱，鼻尖下垂，鼻前孔开口的方向由青年时的向前水平开口变为向前下方开口，致使经鼻的气流形成涡流，气流阻力增加，常迫使老年人用口腔呼吸，致使鼻腔对气流的滤过、加温、加湿的功能减退或丧失，容易引起口渴，并使下呼吸道的负担加重，呼吸道整体防御功能下降。

（二）咽、喉

老年人咽黏膜和咽淋巴组织萎缩，腭扁桃体的萎缩尤为明显，导致咽腔变宽大。随着增龄，喉黏膜变薄，上皮角化，固有膜浅层水肿，甲状软骨骨化，防御性反射变得迟钝。咽喉黏膜感觉、会厌反射功能降低，咽缩肌活动减弱，易产生吞咽障碍，也易使食物及咽喉部寄生菌进入下呼吸道，引起吸入性肺炎。

（三）气管、支气管

老年人气管内径增大，以横径增大为主，女性尤为显著。有学者认为，老年人呼吸性细支气管口径大于1 mm而无破坏性改变是"老年肺"的表现之一。老年气管、支气管黏膜上皮萎缩、增生、鳞状上皮化生、纤毛倒伏、杯状细胞增多；黏膜弹性组织减少，纤维组织增生，可伴透明变性；黏膜下腺体和平滑肌萎缩；外膜中软骨随着年龄的增长而渐退变，出现钙盐沉着和骨化；支气管壁还可见一些淋巴细胞浸润。老年人小呼吸道杯状细胞数量增多，分泌亢进，黏液滞留，部分管腔变窄，气流阻力增大，容易发生呼气性呼吸困难，并常发生早期小呼吸道萎陷和闭合。由于管腔内分泌物排泄不畅，发生感染的机会也增多。

（四）肺泡管、肺泡囊和肺泡

"老年肺"是肺结构老化的概括，它是单纯由增龄因素引起的肺老化，其发生率随着年龄的增长而增加，80岁老年人中有24%可见到"老年肺"，其与病理性损害有区别，主要表现是：

1. 肺组织呈灰黑色，乃因老年人长期吸入的尘粒沉积在肺组织所致。

2. 肺组织回缩的速度慢，回缩程度也小（尸检所见），用手触摸有棉花样感觉。

3. 肺实质减少，肺内含气量相对增多，体积变小，重量减轻，质松软。

4. 呼吸性细支气管和肺泡管扩大。

5. 由于肺泡壁周围弹性组织退变和长期过度通气，肺泡壁变薄甚至断裂，致使肺泡壁中毛细血管数量和管内的血流量均减少。

6. 由于肺泡壁断裂，肺泡互相融合，使肺泡数减少而肺泡腔却变大，残气量增加，肺泡过度膨大，形成老年性肺气肿，气体交换面积由30岁时的75 m^2减至70岁时的60 m^2。

7. 肺泡壁弹性纤维减少，甚至消失，加之变性，假弹性蛋白增多，胶原蛋白的交联增多，致肺硬度增加，肺泡的回缩力减弱。"老年肺"以上结构的改变，必然引起肺功能的降低。

（五）防御装置

包括呼吸道黏液纤毛转运系统和单核-巨噬细胞系统。老年人黏液纤毛转运系统的主要变化有：

1.纤毛摆动的次数减少，摆动的力度减弱。

2.假复层纤毛柱状上皮一方面随着年龄的增长而增生，杯状细胞增多，黏液分泌亢进，黏液量增多变稠，纤毛运动减弱，导致黏液在呼吸道潴留。

3.上皮又发生萎缩、鳞化和纤毛倒伏等改变，使呼吸道黏液纤毛转运系统的效能降低，黏液和吸入的有害物质不能及时排除而在呼吸道内堆积，必然导致呼吸道变窄，呼吸道阻力增加，通气功能下降，容易发生感染，并易由分泌物的刺激而引发咳嗽，长期咳嗽可继发支气管扩张。

4.肺巨噬细胞的吞噬功能随着年龄的增长而减弱，降低了呼吸道整体防御能力。

第二节　老年阻塞性肺疾病（慢阻肺）

慢性阻塞性肺疾病（chronic obstructive pulmonary disease，COPD）是一组气流受限为特征的肺部疾病，由于有害颗粒或气体（主要是吸烟）的影响，肺部产生异常的炎症反应，从而产生持续的气流受限，这种气流受限呈进行性发展，但是可以预防和治疗的疾病。COPD主要累及肺部，但也可以引起肺外各器官的损害。

一、病因病理

（一）吸烟

吸烟是慢阻肺发病的危险因素之一，15%～20%的吸烟者可发展为慢阻肺。据WHO估计，被动吸烟导致成人慢阻肺发病的危险性上升10.5%～43%，儿童和慢性暴露人群中更是如此。吸烟能使支气管上皮纤毛变短、不规则、纤毛运动障碍，降低局部抵抗力，削弱肺泡吞噬细胞的吞噬、灭菌作用，引起支气管痉挛，增加气道阻力。吸烟者肺功能的异常率较高。钟南山指出，吸烟者慢阻肺发病率明显高于不吸烟者，而且吸烟的种类和开始吸烟的年龄对慢阻肺发病率有明显影响。

（二）职业暴露

矽尘是职业性呼吸道毒物的重要粉尘之一，慢性暴露于矽尘可不引起矽肺，但可引起慢性支气管炎、肺气肿和（或）小气道疾病，可引起气流阻塞。而硅尘暴露也可致慢阻肺，甚至在没有两肺放射学征象时，其可以和气流阻塞独立存在。从事水泥工作的工人，其肺功能降低且呼吸道症状发病率增高；从事橡胶工作的工人，肺功能每年下降0.08%。亦有材料证实纺织业是慢阻肺的高危因素。暴露于钢铁粉尘其慢阻肺发病率男性为16.1%，女性为4.4%；暴露于粉尘和金属采矿业及镉矿气体中均和气道阻塞有关。

（三）空气污染

近年来，室内空气污染与慢阻肺发病率的相关性日益受到关注。燃煤的烟尘中含有的硫氧化物和氮氧化物及碳氢化物，它们可引起呼吸道疾病。慢阻肺的另一重要影响因素是室外空气污染，长时间暴露在空气的有毒颗粒物中，如二氧化硫（SO_2）、氮氧化物及光化学物质，可增加慢阻肺发病率。有研究表明，面包烘烤、地毯编织、生物燃料是造成肺疾病的重要危险因素，家禽饲养。

（四）呼吸道感染

呼吸道感染是慢阻肺发病和加剧的另一个重要因素，有证据表明潜在的腺病毒感染或细菌可能与慢阻肺的发病有关系。儿童期下呼吸道感染是以后形成慢阻肺的独立危险因素之一。英国的一项对618例70岁以上的人群调查中，发现2岁以前曾患呼吸道疾病与成人后慢阻肺的发生有因果关系。

（五）遗传因素与宿主因素

有资料表明慢阻肺发病具有典型的多基因遗传特点和家族聚集倾向，患者各级亲属的发病率高于群体发病率，亲代中有慢阻肺患者，是子女FEV_1（mL）降低和$FEV_1 < 70\%$预计值的独立危险因素，但目前尚不能解释这种聚集性是遗传因素所致还是环境因素造成。重度吸烟者中也仅有20%左右发展成慢阻肺，慢阻肺患者体内可能存在遗传易感基因。α_1-抗胰蛋白酶的ZZ纯合子引起的α_1-AT缺乏是迄今为止唯一证实的慢阻肺遗传易感因素。慢阻肺，尤其是无放射性肺气肿表现的慢阻肺的发生，与肿瘤坏死因子（TNF-α）、489 G/A基因多态性相关。其他的基因如α_1-抗凝乳蛋白酶，可以解释吸烟者的慢阻肺基因易感性，微粒体环氧化物水解酶可能与慢阻肺有关。

（六）营养状况

有研究表明，营养状况可以影响肺功能及患慢阻肺的倾向。尤其多食用新鲜水果及鱼类对肺部健康有益，饮食中富含水果和蔬菜，可以降低呼吸道疾病的危险。可能和这些食物中含有抗氧化剂营养素（维生素C和维生素E等）有关。因此，改善饮食健康，食用富含水果、蔬菜和整粒谷物的食物及低酒精、低脂肪的食物，能保护儿童及成人的呼吸道健康。

（七）其他

气候条件的不同，慢阻肺的发病高峰不同，秋末冬初增多，隆冬反而减少，但到了3月份又出现发病高峰，这种发病情况与大气环流的季节变化有密切关系。

二、临床表现

（一）起病缓慢、病程较长

1. 慢性咳嗽　随病程发展可终身不愈。常晨间咳嗽明显，夜间有阵咳或排痰。

2. 咳痰　一般为白色黏液或浆液性泡沫性痰，偶可带血丝，清晨排痰较多。急性发作期痰量增多，可有脓性痰。

3. 气短或呼吸困难　早期在劳动时出现，后逐渐加重，以致在日常活动甚至休息时也感到气短，是COPD的标志性症状。

4. 喘息和胸闷　部分患者特别是重度患者或急性加重时出现喘息。

5. 其他　晚期患者有体重下降，食欲减退等。

（二）早期体征可无异常，随疾病进展出现以下体征

1. 视诊　胸廓前后径增大，肋间隙增宽，剑突下胸骨下角增宽，称为桶状胸。部分患者呼吸变浅，频率增快，严重者可有缩唇呼吸等。

2. 触诊　双侧语颤减弱。

3. 叩诊　肺部过清音，心浊音界缩小，肺下界和肝浊音界下降。

4. 听诊　两肺呼吸音减弱，呼气延长，部分患者可闻及湿性啰音和（或）干性啰音。

（三）X线检查

COPD早期胸片可无变化，以后可出现肺纹理增粗、紊乱等非特异性改变，也可出现肺气肿改变。X线胸片改变对COPD诊断特异性不高，主要作为确定肺部并发症及与其他肺疾病鉴别之用。

（四）实验室检查

COPD合并细菌感染时，外周血白细胞增高，核左移。痰培养可能查出病原菌；常见病原菌为肺炎链球菌、流感嗜血杆菌、卡他莫拉菌、肺炎克雷白杆菌等。

三、诊断标准、严重程度分级与病程分期

（一）诊断标准

1. 长期吸烟史或职业、环境有害物质接触等高危因素史。

2. 慢性咳嗽、咳嗽、气短或呼吸困难、喘息和胸闷。

3. 不完全可逆性气流受限（即支气管舒张试验FEV_1<80%预计值和FEV/FVC<70%）。

4. 除外其他心肺疾病，如支气管哮喘、间质性肺炎、支气管扩张、充血性心衰等。

其中第三条为诊断必备条件。少数患者并无咳嗽，咳痰症状，仅在肺功能检查时FEV/FVC<70%，而FEV_1>80%预计值，在除外其他疾病后，亦可诊断为COPD。

（二）诊断与严重程度分级

主要根据吸烟等高危因素史、临床症状、体征及肺功能检查等综合分析确定。不完全可逆的气流受限是COPD诊断的必备条件。吸入支气管舒张药后FEV_1/FVC<70%及FEV_1<80%预计值可确定为不完全可逆性气流受限。

根据FEV_1/FVC、FEV_1%预计值和症状可对COPD的严重程度做出分级（表7-1）：

表7-1　慢性阻塞性肺疾病临床严重程度的肺功能分级（吸入支气管舒张剂后）

分级	分级标准
I级（轻度）	$FEV_1/FVC<70\%$，FEV_1占预计值百分比$\geq80\%$
II级（中度）	$FEV_1/FVC<70\%$，$50\%\leq FEV_1$占预计值百分比$<80\%$
III级（重度）	$FEV_1/FVC<70\%$，$30\%\leq FEV_1$占预计值百分比$<50\%$
IV（极重度）	$FEV_1/FVC<70\%$，FEV_1占预计值百分比$<30\%$或FEV_1占预计值百分比$<50\%$，或伴有慢性呼吸衰竭

I级（轻度COPD）：其特征为轻度气流受限（$FEV_1/FVC<70\%$但$FEV_1\geq80\%$预计值），通常可伴有或不伴有咳嗽、咳痰。此时患者本人可能还没认识到自己的肺功能是异常的。

II级（中度COPD）：其特征为气流受限进一步恶化（$50\%\leq FEV_1<80\%$预计值）并有症状进展和气短，运动后气短更为明显。此时，由于呼吸困难或疾病的加重，患者常去医院就诊。

III级（重度COPD）：其特征为气流受限进一步恶化（$30\%\leq FEV_1<50\%$预计值），气短加剧，并且反复出现急性加重，影响患者的生活质量。

IV级（极重度COPD）：为严重的气流受限（$FEV_1<30\%$预计值）或者合并有慢性呼吸衰竭。此时，患者的生活质量明显下降，如果出现急性加重则可能有生命危险。

虽然$FEV_1\%$预计值对反映COPD严重程度、健康状况及病死率有用，但FEV_1并不能完全反映COPD复杂的严重情况，除FEV_1以外，已证明体重指数和呼吸困难分级在预测COPD生存率等方面有意义。

（三）COPD病程分期

1. 急性加重期（慢性阻塞性肺疾病急性加重）　指在疾病过程中，短期内咳嗽、咳痰、气短和（或）喘息加重，痰量增多，呈脓性或黏液脓性，可伴发热等症状。

2. 稳定期　指患者咳嗽、咳痰、气短等症状稳定或症状较轻。

四、西医药物治疗思路、目标、原则与处方

（一）治疗思路与目标

慢阻肺的主要表现为进行性加重的咳嗽、咳痰、呼吸困难，发作呈季节性，冬春季明显，合并感染时常急性发作。因此，患者在日常生活中要注意保暖，避免感冒，积极戒烟，加强饮食营养，适当进行体育锻炼，提高身体抵抗力。当患者出现咳嗽、咳痰、呼吸困难等症状，特别是有吸烟史的患者，应积极到医院进行就诊，在医生的指导下进行肺功能检查，了解肺功能情况。如果诊断患有慢阻肺，还应进行胸部影像学检查，了解肺气肿情况，在医生的指导下给予适当的药物，包括止咳、祛痰、抗感染、扩张支气管以及营养免疫支持治疗，并坚持长期服用药物，特别是吸入制剂，以保证治疗效果，促进疾病早日康复。

慢阻肺疾病防治全球倡议2017指出慢阻肺的治疗目标是：

1. 缓解咳嗽、咳痰、呼吸困难、喘憋症状。

2. 改善缺氧状态，提高运动能力，改善运动耐量。

3. 改善健康状态，提高生活质量。

4. 防止疾病进展，减少急性加重频率。

5. 减少死亡率和致残率，降低经济负担。

（二）支气管舒张剂治疗处方

1. β_2受体激动剂

（1）短效制剂：主要有沙丁胺醇和特布他林等，为短效定量雾化吸入剂，数分钟内起效，15～30分钟达到峰值，疗效持续4～5小时，每次剂量为100～200 μg（每喷100 μg），24小时内不超过8～12喷。主要用于缓解症状，按需使用。沙丁胺醇老年患者起始剂量应低于成年患者剂量，增加剂量应缓慢。合并严重的心血管疾病、甲状腺毒症、低钾血症、窄角性青光眼的老年患者慎用特布他林。

（2）长效制剂：福莫特罗为长效定量吸入剂，作用持续12小时以上，较短效β_2受体激动剂更有效且使用方便，吸入福莫特罗13分钟后起效，常用剂量为4.5～9 μg，每日2次，老年患者无须调整剂量。茚达特罗是一种新型长效β_2受体激动剂，2012年7月已在我国批准上市，该药起效快，支气管舒张作用长达24小时，每日1次吸入150 μg或300 μg可以明显改善肺功能和呼吸困难症状、提高生命质量、减少慢阻肺急性加重，老年患者无须调整剂量。

2. 抗胆碱药　主要品种有异丙托溴铵气雾剂，可阻断M胆碱受体，定量吸入时开始作用的时间较沙丁胺醇等短效β_2受体激动剂慢，但其持续时间长，30～90分钟达最大效果，可维持6～8小时，使用剂量为40～80 μg（每喷20 μg），每日3～4次。该药不良反应小。老年患者无须调整剂量。噻托溴铵粉吸入剂是长效抗胆碱药，可以选择性地作用于M3和M1受体，作用时间长达24小时以上，吸入剂量为18 μg，每日1次。该药还有气雾剂剂型，规格为2.5 μg×60揿，每次两揿吸入，每日1次，老年患者无须调整剂量；长期使用可增加深吸气量，减低呼气末肺容积，进而改善呼吸困难，提高运动耐力和生命质量，也可减少急性加重频率。

3. 目前临床上已经开始使用双支扩剂（长效β_2受体激动剂联合长效抗胆碱能药），目前我国上市的药物有乌美溴铵维兰特罗吸入粉雾剂（欧乐欣）62.5 μg/25 μg，本品具有长效支气管扩张作用，适用于COPD的长期维持治疗，一日一次用于缓解慢阻肺患者的症状，老年患者无须调整剂量。也有在国外上市的药物应该陆续会在国内上市。

（三）激素治疗处方

经过很多研究发现，慢阻肺稳定期长期规律地单独吸入糖皮质激素不能改变FEV_1的长期下降，也不能改变慢阻肺患者的死亡率。研究和荟萃分析评估规律地单独吸入激素降低慢阻肺患者死亡率的获益尚未得出结论性的证据。TORCH研究中，与安慰剂或者沙美特罗联合丙酸氟替卡松相比，单用丙酸氟替卡松呈现了更高死亡率的趋势。但是，在高心血管风险的慢阻肺的生存研究中，糠酸氟替卡松治疗的慢阻肺患者并没有观察到死亡率增加。常用的吸入型激素主要有布地奈德混悬液、倍氯米松，老年患者无须调整剂量。口服糖皮质激素有许多副作用，包括类固醇肌病，这种肌病参与了肌无力、功能下降以及极重度慢阻肺的呼吸衰竭。慢阻肺急性发作时可以酌情全身应用激素，住院的慢阻肺急性加重患者宜在应用支气管舒张剂的基础上口服或静脉滴注激素，建议口服泼尼松30～40 mg/d，连续用7日后停药，对个别患者视情况逐渐减量停药；也可以静脉给予甲泼尼龙40 mg，每日1次，3～5日后改为口服。全身使用糖皮质激素用于住院急性加重或者急诊患者，可以降低治疗的失败率和复发率，改善肺功能和呼吸困难。然而，关于稳定期慢阻肺患者口服糖皮质激素远期效果的前瞻性研究很少。因此，尽管口服糖皮质激素在急性加重的治疗中起到重要作用，但是权衡全身并发症发生率高的弊大于利，口服激素在慢阻肺长期日常治疗中并不适用。

（四）磷酸二酯酶治疗处方

磷酸二酯酶-4抑制剂的主要作用是通过抑制细胞内的环磷酸腺苷的降解来减轻炎症。罗氟司特为口服药物，每日口服一次，无直接扩张支气管作用。对于存在慢性支气管炎、重度到极重度慢阻肺、既往有急性加重病史的患者，罗氟司特治疗降低了需要全身使用糖皮质激素治疗的中重度急性加重发生率。罗氟司特联合长效支气管扩张剂，以及在固定剂量LABA/ICS联合未控制的患者中加用罗氟司特仍能改善肺功能。目前尚没有关于罗氟司特和吸入激素的直接比较研究。

（五）祛痰剂治疗处方

祛痰药（黏液、溶解剂）慢阻肺患者的气道内产生大量黏液分泌物，可促使其继发感染，并影响气道通畅，应用祛痰药似有利于气道引流通畅，改善通气功能。常用药物有盐酸氨溴索、乙酰半胱氨酸等，老年患者无须调整剂量。氨溴索溶液每次10 mL，每日2～3次；桉柠蒎肠溶软胶囊0.3 g，每次1粒，每日三次，餐前30分钟，老年患者无须调整剂量。

（六）抗氧化剂治疗处方

慢阻肺患者的气道炎症导致氧化负荷加重，促使其病理生理变化，应用抗氧化剂（N-乙酰半胱氨酸、羧甲司坦等）可降低疾病反复加重的频率。

（七）甲基黄嘌呤类

黄嘌呤衍生物的确切疗效仍然存在争议。它们是非选择性的磷酸二酯酶抑制剂，研究发现它还具有很多的非支气管扩张效果，其意义存在争议。关于黄嘌呤类治疗慢阻肺维持作用的时间不管是普通制剂还是缓释剂型都没有相关的数据。茶碱是应用最广的甲基黄嘌呤，通过细胞色素P450混合功能氧化酶代谢。药物清除随年龄递减。许多其他的生理调节剂和药物都能改变茶碱的代谢。曾有报道茶碱可以增强患者吸气肌的功能，但是这反映了气体陷闭下降还是直接作用在肌肉上还不清楚。所有显示茶碱在慢阻肺治疗有效的研究均是缓释剂型。证据表明对于稳定期慢阻肺，与安慰剂比较，茶碱具有中度支气管扩张作用。沙美特罗联合茶碱对改善FEV_1和呼吸困难症状比单用沙美特罗效果更明显。可选用的药物有氨茶碱、多索茶碱等。55岁以上患者慎用氯茶碱或酌情减量，多索茶碱老年患者慎用，使用时应监测血药浓度。

（八）用药说明与注意事项

1. 支气管扩张剂在慢阻肺稳定期的应用价值　支气管扩张剂是控制慢阻肺症状的主要治疗措施。主要作用是扩张支气管，缓解慢阻肺的喘憋、呼吸困难症状，改善肺功能，提高运动能力和生活水平。治疗过程中首选吸入疗法，如何选择β₂受体激动剂、抗胆碱能药、茶碱类药物以及激素等药物取决于患者的病情以及患者个体对药物的反应，短期按需应用支气管扩张剂可缓解症状，长期规律使用可以预防以及减轻症状。吸入长效的支气管扩张剂更为方便有效。提倡联合应用支气管扩张剂和吸入糖皮质激素。

2. 茶碱的常见不良反应　茶碱的不良反应较多，常见有心悸、呼吸急速、高血糖、恶心、呕吐、头痛、失眠、易怒等。因此在氨茶碱的应用过程中要密切观察，监测茶碱的血药浓度对估计疗效和不良反应有重要意义，血液中的茶碱浓度＞5 mg/L即有治疗作用，＞15 mg/L时不良反应明显增加。

3. 抗胆碱能药物的常见不良反应　抗胆碱能药物的常见不良反应有心动过速、心悸、头痛、头晕、骨骼肌震颤、尿潴留、口干、恶心、呕吐或皮疹，以及舌、唇、面部神经性水肿等。以上不良反应临床并不多见，只要注意药物的用量，一般不会出现。

五、中医中药治疗处方

（一）辨证论治处方

1. 急性加重期

（1）寒饮伏肺证

症状：咳嗽气急，甚则喘鸣有声，痰多易咯，色白清稀多泡沫，胸膈满闷，形寒背冷，喜热饮，咳多持续，时有轻重。舌淡苔白滑，脉细弦或沉弦。

治法：温肺化痰，涤痰降逆。

方药：小青龙汤加减。麻黄（去节）、芍药、细辛、干姜、甘草（炙）、桂枝、半夏、五味子。

（2）痰浊壅肺证

症状：胸膺满闷，短气喘息，稍劳即著，咳嗽痰多，色白黏腻或呈泡沫。畏风易汗，脘痞纳少，倦怠乏力。舌淡，舌体胖大，苔薄腻或浊腻，脉小滑。

治法：化痰降气，止咳平喘。

方药：二陈汤合三子养亲汤加减，半夏、橘红、白茯苓、炙甘草、生姜、乌梅，白芥子、苏子、莱菔子；或苏子降气汤加减，紫苏子、半夏、川当归、甘草、前胡、厚朴、肉桂。

（3）痰热郁肺证

症状：咳逆喘息气粗，胸满，烦躁，目胀睛突，痰黄或白、黏稠难咯。或伴身热，微恶寒，有汗不多，口渴欲饮，溲赤，便干。舌质红，苔黄或黄腻，脉数或滑数。

治法：清肺化痰，止咳平喘。

方药：千金苇茎汤合定喘汤加减，苇茎、桃仁、薏苡仁、冬瓜仁、蜜麻黄、白果、款冬花、法半夏、桑白皮、紫苏子、苦杏仁、黄芩、甘草。

（4）痰瘀互结证

症状：咳嗽气喘，胸闷，咳痰多或痰中夹血，舌淡紫，苔腻，脉弦滑或弦涩。

治法：止咳化痰，活血通络。

方药：二陈汤合血府逐瘀汤加减。半夏、橘红、白茯苓、炙甘草、生姜、乌梅、地黄、当归、白芍、川芎、桃仁、红花、柴胡、枳壳、牛膝。

（5）阳虚水泛证

症状：心悸，喘咳，咯痰清稀，面浮，下肢浮肿，甚则一身悉肿，腹部胀满有水；脘痞，食欲缺乏，尿少，怕冷，面唇青紫。苔白滑，舌胖质黯，脉沉细。

治法：温肾健脾，化饮利水。

方药：真武汤合五苓散加减，茯苓、芍药、白术、生姜、炮附子、猪苓、泽泻、桂枝等。

（6）痰蒙神窍证

症状：咳逆喘满不得卧，痰鸣声响；意识朦胧，表情淡漠，或谵妄，烦躁不安，撮空理线，严重者昏迷；或肢体震颤，抽搐。舌质暗红或紫绛，苔白腻或黄腻；脉细滑数。

治法：涤痰，开窍，息风。

方药：涤痰汤、安宫牛黄丸或至宝丹。

2.稳定期

（1）肺脾气虚证

症状：咳嗽或喘息，气短，动则加重；神疲、乏力或自汗，动则加重；恶风，易感冒；纳呆或食少；胃脘胀满或腹胀或便溏；舌体胖大或有齿痕，舌苔薄白或腻，脉沉细或沉缓或细弱。

治法：补肺健脾，降气化痰。

方药：玉屏风散合六君子汤加减。黄芪、防风、白术、陈皮、法半夏、党参、茯苓炙甘草等。

（2）肺肾气虚证

症状：喘息、气短，动则加重；乏力或自汗，动则加重；易感冒，恶风；腰膝酸软；耳鸣，头昏或面目虚浮；小便频数、夜尿多，或咳而遗尿；舌质淡、舌苔白，脉沉细或细弱。

治法：补肾益肺，纳气定喘。

方药：补肺汤合金匮肾气丸加减。黄芪、生熟地、山药、山萸肉、桑白皮、丹皮、茯苓、泽泻、肉桂、附子、五味子、炙甘草。

（3）气阴两虚证

症状：咳喘时作，干咳声低，气短难续，无痰或少痰、痰夹血丝，口咽干燥，大便干结，舌红少苔，脉细数。

治法：益气养阴。

方药：生脉散合百合固金汤加减。党参、麦冬、五味子、百合、生地黄、熟地黄、玄参、浙贝母、桔梗、麦冬、白芍、当归、杏仁、蛤壳、甘草等。

（4）肾虚痰瘀证

症状：喘息、气短，乏力或自汗，动则加重；易感冒，恶风；腰膝酸软；耳鸣、头昏或面目虚浮；胸闷，咳痰多或痰中夹血，皮肤干燥或甲错，口唇青紫，小便频数、夜尿多，或咳而遗尿；舌淡紫或有瘀斑，苔腻，脉沉弦而细。

治法：补肾纳气，化痰祛瘀。

方药：补肾化瘀祛痰方（协定方）加减：党参、黄芪、白术、山药、黄精、紫菀、百部、白芥子、紫苏子、蛤壳、桃仁、红花、当归、丹参、郁金、菟丝子、巴戟天、黑豆、补骨脂、陈皮等。

（二）中医特色疗法

1. 肺胀（慢阻肺）膏方

功能主治：补益肺脾（肾）、止咳化痰、降气平喘。

适应证：适用于肺胀稳定期。

用法：口服，一次20 g，2次/日。

组成：黄芪、太子参、补骨脂、山药、茯苓、蛤壳、阿胶等。

2. 耳穴压豆治疗。

3. 中药离子导入治疗。

4. 肺康复治疗：膈肌起搏治疗、健身八段锦、腹式呼吸、缩唇呼吸锻炼。

5. 穴位注射治疗：喘可治注射液，双侧足三里、血海、三阴交，交替注射，每次选用两个穴位（1个穴位双侧），每穴1 mL，每周2～3次。

6. 中药熏蒸（局部浴足）

肺胀足浴方：黄芪、艾叶、红花、干姜、乳香、没药、丹参、苏木、透骨草、沉香。

（三）中成药

可辨证选用口服中成药：橘红痰咳液（颗粒）、金水宝胶囊、百令胶囊、玉屏风颗粒等。

（四）用药说明与注意事项

1. "整体观念""治病求本""标本兼治"等治疗原则，中药多途径、多靶点的作用机理，以及毒副作用较少的特点，均是中医药的优势所在。

2. 在中医辨证的基础上，可以急性加重期配以西药治其标，坚持服用中药、中成药治其本，充分发挥中西药的协同作用。

第三节　老年肺血栓性栓塞

肺栓塞是指由内源性或外源性栓子阻塞肺动脉引起肺循环障碍的临床综合征，以肺循环和呼吸功能障碍为主要临床表现和病理生理特征。

一、临床表现严重程度分级

（一）临床表现

肺栓塞的临床表现症状多不具有特异性，且个体差异较大，因此实验室及影像学检查对于肺栓塞的诊断及鉴别诊断相当重要。肺栓塞的临床表现无特异性。虽有报道提示，肺栓塞的常见症状在老年人中较少出现，但统计资料表明，70岁以上的老年患者仍常有与年轻人同样的典型临床表现，如呼吸困难、胸膜痛、咳嗽、心悸、焦虑等症状和呼吸急促、心动过速等体征。在老年患者中，呼吸急促（呼吸频率>16次/分钟）、胸膜炎性胸痛、心动过速是最常见的症状和体征，在所有患者中均单独或合并存在。肺栓塞受累的动脉数目、栓塞程度，有无造成肺组织坏死决定了患者的症状。只有20%的老年患者表现为呼吸困难、胸痛、咯血。如果呼吸困难不存在，肺栓塞的诊断则难以成立。如果患者在表现为极度呼吸困难时存在昏厥或休克，多提示大块肺栓塞肺梗死的存在。大约33%的老年患者有胸膜渗出，通常是单侧的；大约67%的渗出液为血性的（红细胞计数>100000/mL），必须与癌症和创伤相区别。但是不少老年肺栓塞患者的临床表现是非特异性症状，包括持续低热、精神状态变化、无呼吸道症状或类似于呼吸道感染的表现，老年人对症状的反应迟钝和对症状的误解可能是导致老年人肺血栓栓塞症误诊、漏诊率高的原因。

（二）严重程度分级

1. 高危肺血栓栓塞症　以休克和低血压为主要表现，即体循环收缩压<90 mmHg，或较基础值下降幅度大于40 mmHg，持续15 min以上。需除外新发生的心律失常、低血容量或感染中毒症所致的血压下降。

2. 中危肺血栓栓塞症　血流动力学稳定，但存在RVD的影像学证据和（或）心脏生物学标志物升高为中危组。根据病情严重程度，可将中危肺血栓栓塞症再分层：中高危：RVD和心脏生物学标志物升高同时存在；中低危：单纯存在RVD或心脏生物学标志物升高。RVD的诊断标准：影像学证据包括超声心动图或CT提示RVD，超声检查符合下述表现：

（1）右心室扩张（右心室舒张末期内径 I 左心室舒张末期内径>1.0或0.9）；

（2）右心室游离壁运动幅度减低；

（3）三尖瓣反流速度增快；

（4）三尖瓣环收缩期位移减低（<17 mm）。

CTPA检查符合以下条件：四腔心层面发现的右心室扩张（右心室舒张末期内径/左心室舒张末期内径>1.0或0.9）。心脏生物学标志物包括BNP、NT-proBNP、肌钙蛋白。其升高与肺血栓栓塞症短期预后显著相关。

3. 低危肺血栓栓塞症　血流动力学稳定，不存在RVD和心脏生物学标志物升高的肺血栓栓塞症。国外指南推荐将肺血栓栓塞症严重程度指数（肺栓塞SI）或其简化版本（s肺栓塞SI）作为划分中危和低危的标准，此分型标准主要用于评估患者的预后，决定患者是否早期出院，临床可参考应用。

二、诊断标准

（一）疑诊

1. 推荐基于临床经验或应用临床可能性评分（简化的Wells评分、修订的Geneva评分量表）对急性PTE进行疑诊的临床评估。

2. 推荐临床评估联合D-二聚体检测进一步筛查急性PTE。

3. 临床评估低度可能的患者，如D-二聚体检测阴性，可基本除外急性PTE，如D-二聚体检测阳性，建议行确诊检查。

4. 临床评估高度可能的患者，建议直接行确诊检查。

评估D-二聚体检测结果的诊断价值时应该考虑年龄因素的影响，D-二聚体的正常间值应该根据年龄进行修正。对临床评估高度可能的患者，D-二聚体检测阴性的可能性比较低，无论D-二聚体检测结果如何，基于临床经验和临床研究结果，应进行确诊检查。

（二）确诊

1. 疑诊PTE患者　推荐根据是否合并血流动力学障碍采取不同的诊断策略。

2. 血流动力学不稳定的PTE疑诊患者　如条件允许，建议完善CTPA检查以明确诊断或排除PTE；如无条件或不适合行CTPA检查，建议行床旁超声心动图检查；如发现右心室负荷增加和（或）发现肺动脉或右心腔内血栓证据，在排除其他疾病可能性后，建议按照PTE进行治疗；建议行肢体BUS，如发现DVT的证据，则VTE诊断成立，并可启动治疗；在临床情况稳定后行相关检查明确诊断。

3. 血流动力学稳定的PTE疑诊患者　推荐将CTPA作为首选的确诊检查手段；如果存在CTPA检查相对禁忌（如造影剂过敏、肾功能不全、妊娠等），建议选择其他影像学确诊检查，包括V/Q显像、MRPA。

对于疑诊PTE的患者需要根据血流动力学情况，采取不同的诊断策略。

CTPA能够清晰显示肺动脉内栓子的形态、范围，判断栓子新鲜程度，测量肺动脉及心腔径线，评估心功能状态；结合肺窗还可观察肺内病变，评价并发症。但受CT空间分辨率影响，CTPA对于亚段以下肺动脉栓子的评估价值受到一定限制。

MRPA因为空间分辨率较低、技术要求高及紧急情况下不适宜应用等缺点，在急性PTE诊断中不作为一线诊断方法。肺动脉造影长期以来一直作为诊断PTE的金标准，由于其有创性，更多应用于指导经皮导管内介入治疗或经导管溶栓治疗。

三、西医药物治疗思路、目标、原则与处方

（一）治疗思路、目标与方法

肺栓塞是常见而又致命的疾病，若此类患者不接受相应治疗，则死亡率高达30%。大部分死亡出现在初始栓塞事件后的数小时以内，接受包括抗凝药治疗在内的治疗措施可使该病的死亡率下降3%～8%，故应尽早让患者接受合适的治疗。

肺栓塞患者的临床表现差异很大，治疗也应个体化。所有临床医师应该考虑的问题包括：

1. 是否进行抗凝治疗，剂量、疗程如何。

2. 是否进行溶栓治疗。

3. 是否进行上腔静脉滤网安置。

4. 是否进行静脉切开手术。

5. 患者可否在门诊进行治疗。

肺栓塞的治疗措施包括呼吸支持、血流动力学支持、抗凝、溶栓、上腔静脉滤网安置、栓子切除术等方面。

（二）支持治疗处方

1. 呼吸支持　若患者存在低氧血症，应考虑行氧疗。严重的低氧血症或呼吸衰竭应积极建立人工气道并安排机械通气，另外有右心室功能不全者插管后容易出现低血压。

2. 血流动力学支持　若肺栓塞患者存在低血压时应进行血流动力学支持。低血压的粗略定义，即收缩压低于90 mmHg或者收缩压较基线水平下降40 mmHg。确切地讲，是否进行血流动力学支持在某种程度上取决于基线血压以及低灌注的临床表现（意识状态的改变、无尿或少尿）。

目前尚无针对急性肺栓塞致休克患者静脉升压药物选择的RCT，临床需要根据个体化患者考虑。去甲肾上腺素、多巴胺、多巴酚丁胺可能都是有效的。

（三）抗凝治疗处方

1. 初始抗凝治疗策略　抗凝治疗是急性肺栓塞的主要治疗方法，研究发现未治疗的急性肺栓塞死亡率近30%，大部分死亡事件发生在栓塞事件发生后的数小时内，而通过迅速、有效的抗凝治疗可使死亡率下降3%～8%。肺栓塞患者如若不能在24小时

内接受理想的抗凝治疗，复发概率较前者升高25%。Wells评分为高可能性者，若无抗凝禁忌证，应立即开始抗凝治疗；中可能性、无禁忌证且排查过程预计超过4小时者应立即抗凝；低可能性者、无禁忌证且排查过程预计超过24小时者应立即抗凝。

2. 出血风险评估 抗凝治疗过程中发生出血事件的高危因素有年龄＞65岁、既往出血病史、血小板减少、抗血小板治疗、抗凝控制不佳、近期手术、经常跌倒，及既往有卒中、糖尿病、贫血、癌症、肾衰竭、肝衰竭和酗酒。存在1个危险因素的为中度出血风险（之后前3个月为3.2%，之后1年为1.6%），存在2个或2个以上的为高度出血风险（之后前3个月为12.8%，之后1年为6.5%）。

3. 初始抗凝治疗原则

（1）充分、持续、迅速地抗凝对于预防24小时内再发肺栓塞非常重要。

（2）急性期过后的持续治疗时间取决于医师对再栓塞风险的评估，除非有特殊情况如出血风险过大、手术以及其他风险，建议长期抗凝治疗。

4. 抗凝药物种类 普通肝素、低分子量肝素、磺达肝癸钠。

5. 药物选择

（1）低分子量肝素皮下注射：根据现有证据，对于血流动力学稳定的急性肺栓塞患者，低分子量肝素优于皮下或静脉注射普通肝素。

（2）普通肝素：相较于使用低分子量肝素，初始抗凝治疗使用普通肝素的临床效果相似。但使用上较为不便，需要不断进行抗凝监测且有较高的风险导致血小板减少症，因而在大多数情况下临床使用低分子量肝素进行肺栓塞的初始抗凝治疗。

以下情况可考虑使用普通肝素静脉注射：

1）持续性低血压的急性肺栓塞患者：该部分患者使用低分子量肝素的证据不足，而支持使用普通肝素的证据较多。

2）出血风险较高者：可考虑使用静脉注射普通肝素，因其作用时间短，有确切的对抗药物（鱼精蛋白）。

3）预计将要进行溶栓治疗的患者：临床上溶栓治疗的同时不进行抗凝治疗，因此在溶栓治疗前进行抗凝有必要选择作用时间较短的药物（静脉注射普通肝素）。

4）皮下吸收可能有问题的患者（如肥胖、全身水肿）：静脉注射肝素无须皮下吸收。

6. 低分子量肝素的抗凝品种、剂量、用法 目前常用的低分子量肝素包括依诺肝素、亭扎肝素、达肝素钠、那屈肝素、阿地肝素钠以及瑞维肝素。

（1）用法用量

1）依诺肝素：皮下注射，1 mg/kg，每12小时1次；或者1 mg/kg，每日1次。肿瘤患者、严重肥胖患者（体重指数＞30或体重＞100 kg者）首选每12小时1次的方案。75岁及以上老年患者，最初使用前需评估肾功能。

2）达肝素钠：皮下注射，200 U/kg，每日1次（每日最高剂量不超过18 000 U），疗程一般为30天。老年患者（特别是80岁及以上患者）使用时需进行密切的临床监测。由于在肥胖患者（体重＞90 kg）中达肝素钠的抗凝能力达不到治疗效果，故建议使用依诺肝素或亭扎肝素，而非达肝素钠。

3）那屈肝素：皮下注射，171 U/kg，每日1次（每日最高剂量不超过17100 U）。出血较高者可考虑改为皮下注射，86 U/kg，每12小时1次，同时进行抗Xa水平监测。严重肾功能不全、未控制的高血压慎用。由于在胖患者（体重＞100 kg）中那屈肝素的抗凝能力达不到治疗效果，故建议此类患者使用依诺肝素或亭扎肝素，而非那屈肝素。

4）亭扎肝素：皮下注射，其常用剂量为17 U/kg，每日1次。禁忌证：年龄超过70岁且合并肾功能不全者。

（2）药物监测：大部分使用低分子量肝素的肺栓塞患者并不需要进行抗Xa水平监测，然而针对肥胖、低体重者以及妊娠期肺栓塞患者进行抗Xa水平监测是有必要的，应在使用低分子量肝素后的4小时测定抗Xa水平。若使用依诺肝素或那屈肝素一天2次，则治疗性的抗Xa目标值为0.6~1.0 U/mL；若使用依诺肝素一天1次，Xa目标值为应＞1.0 U/mL；若使用达肝素钠一天1次，Xa目标值为应＞1.05 U/mL；若使用那屈肝素一天1次，抗Xa目标值为＞1.3 U/mL；使用亭扎肝素一天1次，抗Xa目标值应＞0.85 U/mL。

7. 普通肝素静脉注射的剂量、用法　大部分常规用法均为持续给药，该方法出现大出血的风险小于断续给药。普通肝素静脉注射的方案较多，其中一种是基于患者体重的方案：推注80 U/kg，继而给予18 U/（kg·h）持续静脉注射。该法较使用固定剂量方案（推注5000 U，继而给予1000 U/h持续静脉注射），能更快地在24小时内达到治疗性的APTT。在使用普通肝素静脉注射抗凝的过程中，必须随时根据APTT结果调整输注剂量。60岁以上老年人，尤其是老年妇女对该药较敏感，应减量并加强随访。

8. 长期抗凝策略　对于大多数肺栓塞来说，普通肝素、低分子量肝素或者磺达肝癸钠多用于急性期的抗凝治疗，在渡过栓塞48小时之后往往需要转入长期口服抗凝治疗。口服维生素K拮抗剂可以抑制维生素K依赖的凝血因子（Ⅱ、Ⅶ、Ⅸ、Ⅹ）。作为最为普遍应用和最广泛研究的口服维生素K拮抗剂，长期华法林治疗已被多项随机试验证实可十分有效地预防肺栓塞复发与DVT等血栓事件。

9. 华法林治疗的起始

（1）使用低分子量肝素或磺达肝癸钠的当天或第2天便可开始华法林治疗，但切忌不可早于上述初始抗凝药物的使用。起始华法林治疗的时间早晚与患者的预后关系不大。

（2）开始低分子量肝素和华法林联合抗凝至少5天后，且INR达到治疗区间（2~3）后停用低分子量肝素（对于活动性癌症患者，推荐低分子量肝素使用3个月）。华法林的使用剂量：

1）低剂量开始：≤5 mg。

2）年龄≤74岁：5 mg。

3）年龄为75～84岁：4 mg。

4）年龄≥85岁：3.5 mg。

（3）华法林的使用时间：

1）对由可逆性因素（如手术、使用雌激素等）引起的肺栓塞患者，推荐使用3个月。

2）对无诱因的肺栓塞，抗凝治疗至少3个月。此后对患者进行风险/获益评估，以决定是否进行长期抗凝治疗。

3）对出血风险较低的患者以及第二次发生但无诱因的患者，均推荐长期抗凝治疗。

4）CHEST 2009研究显示，对于无诱因的老年肺栓塞患者，如其能耐受6～12个月的抗凝治疗，且没有出血的并发症，长期抗凝治疗能够获益。

10. 其他长期抗凝药物　其他新型抗凝药物（如凝血酶抑制剂达比加群和凝血因于Xa因子抑制剂利伐沙班）尚缺少关于肺栓塞复发预防的有力证据，暂不推荐用于老年肺栓塞的长期预防。

（四）溶栓治疗处方

1. 溶栓治疗的指征　不是所有确诊肺栓塞的患者都可以进行溶栓治疗，溶栓治疗虽然可以改善早期血流动力学，但增加大出血风险，因此需要结合患者的价值观仔细衡量溶栓治疗的风险与获益。溶栓治疗与抗凝治疗相比，不能明显改善患者的长期生存率以及栓塞复发风险，一项荟萃分析显示了溶栓治疗不能显著性地降低死亡率（3.5% VS 6.1%；RR 0.7，95%CI 0.37～1.31）；另一项荟萃分析显示，相比抗凝治疗，急性肺栓塞患者溶栓治疗后的大出血概率增加（9.0% VS 5.7%；RR1.63，95% CI1.00～2.68）。溶栓的指征为肺栓塞患者出现持续性低血压或休克时（收缩压低于90 mmHg或者收缩压较基线水平下降40 mmHg）、严重的低氧血症、V/Q扫描发现大面积灌注缺损、CT发现严重栓塞、右心房/右心室内自由浮动的血栓等。

2. 常用的溶栓药物　目前研究较多的溶栓药物是重组人组织型纤溶酶原激活剂（rt PA）、链激酶和重组人尿激酶。一通过静脉通道给药，虽然常规上给予负荷剂量并安置静脉置管，但这两种措施并没有广泛循证医学依据支持。在溶栓治疗期间需对治疗过程进行清晰的记录、仔细审查潜在的禁忌证、外周静脉输注、继续其他支持疗法同时停止输注肝素。

3. 剂量与用法　rtPA 100 mg，静脉注射，使用时间超过2小时。链激酶：在最初的30分钟内静脉注射25万U，之后的24小时以10万U/h输注。密切监测低血压、过敏反应、哮喘和过敏性反应，轻度不良反应可降低输注速度。尿激酶：在最初的10分钟内静脉注射4400 U/kg，之后的12小时以每小时4400 U/kg的速率输注。

（五）用药说明与注意事项

临床常用的低分子量肝素类药物的具体用法用量为依诺肝素1.0 mg/kg，每12小时1次；或1.5 mg/kg，每日1次。亭扎肝素175 U/kg，每天1次。磺达肝癸钠对于体重<50 kg、50～100 kg和>100 kg者的剂量分别为5 mg、7.5 mg和10 mg，每日1次。

　　口服抗凝药物主要为维生素K拮抗剂华法林，长期口服华法林抗凝治疗的过程中应维持较恒定的饮食结构，密切监测INR并及时依据INR变化调整给药剂量。2008年欧洲心脏病学会急性肺栓塞诊治指南推荐华法林的起始剂量为5～10 mg，但需要注意的是，该起始剂量并不适合中国人群。

　　出血是抗凝治疗最为常见的不良事件，老年人是发生出血事件的高危人群。因此应向老年肺栓塞患者详细说明进行抗凝治疗的获益，同时对其进行全面的出血风险评估，告知患者应密切监测使用抗凝药物后可能出现的症状和体征（如注射部位的瘀斑、瘀点，牙根、结膜部位皮肤、黏膜出血，便血）和实验室检查指标（如APTT、INR、大便潜血）变化，使其正确看待抗凝治疗的获益和风险，正确使用抗凝药物，增强依从性，保证抗凝治疗疗效的同时尽可能减少出血风险。

　　口服华法林抗凝治疗期间应保持较稳定的饮食结构，定期监测INR，并及时依据INR调整给药剂量，不可擅自改变给药剂量或停药。需要使用其他药物或服用新的食物时，应咨询药师或医师，避免因药物、食物互相作用导致严重出血。

四、中医中药治疗处方

（一）辨证论治

　　中医学并无急性肺栓塞病名，根据其常见临床表现及发病原因，归属于"胸痛""痰饮""喘证""厥证""胸痹"等中医范畴。

　　病机：气虚血瘀，痰瘀阻络，甚者阳气暴脱。

　　治法：行气活血，祛瘀通络，兼健脾益气；化痰平喘；回阳救逆。

　　中医证型：气虚血瘀、气虚水停、痰浊阻肺、阳气暴脱是临床显性肺栓塞的主要证型，阳气暴脱型多为急性广泛性肺栓塞，痰浊阻肺型多为急性亚广泛性肺栓塞，气虚血瘀型多为慢性肺栓塞，间接反映了肺栓塞的程度及病程急慢性。

　　病理因素：入院主诉以呼吸困难、胸痛多见，以舌质淡暗/暗红，弦脉及沉脉为主要舌脉象；在痰浊证、血瘀证和阳脱证3种证型中，血瘀证所占比例最大，痰浊证次之。认为气虚痰瘀阻络证是肺栓塞的主要证型。虚证是肺栓塞发生、发展的关键因素，并存在因虚致瘀和因瘀致虚两种情况。气虚血瘀证是肺栓塞的典型证型，多并发于深静脉血栓。阳气虚脱证属于肺栓塞的终末阶段。

　　治疗原则：急则治其标、缓则治其本。早期以清热利湿消肿、活血祛瘀通络药为主

　　血瘀证常用方为血府逐瘀汤、桃红四物汤，治疗痰浊证常用方为瓜蒌薤白半夏汤及温胆汤，治疗阳脱证常用参附针等静脉滴进。

　　早期治疗方剂为：当归12 g，赤芍9 g，川牛膝12 g，丹参12 g，牡丹皮9 g，虎杖15 g，防己12 g，草薢15 g，赤小豆18 g，丝瓜络4.5 g，忍冬藤15 g。每日1剂，7日为1个疗程，观察2～3个疗程。

　　后期方为，以活血化瘀、清热利湿为主，采用补阳还五汤加减：黄芪30 g，党参

20 g，红花10 g，当归15 g，赤芍10 g，地龙10 g，川芎15 g，桃仁12 g，丹参12 g，泽兰9 g，三棱9 g，川牛膝12 g，地龙4.5 g（焙黄研粉吞），莪术9 g；腰酸腿软者，加菟丝子12 g，川断9 g；肢冷麻木者，加桂枝9 g，每日1剂，水煎分两次服，疗程3~6月。

豁痰祛瘀方治疗，其药方由陈皮10 g，全瓜蒌20 g，半夏10 g，薤白10 g，延胡索10 g，桃仁10 g，枳壳10 g，红花10 g，丹参15 g，益母草3 g组成，水煎服，每剂200 mL，每次100 mL，每日1剂。

总结中医证型与西医危险分层及预后的关系。

高危组以阳气暴脱型为主，中危组以气虚血瘀型和痰瘀互阻型为主，低危组以痰瘀互阻型为主，肺栓塞死亡率与危险分层呈正相关。

附：下肢深静脉血栓并发肺栓塞的中医辨证施治。

中医认为下肢深静脉血栓并发肺栓塞中医病因病机为瘀热上扰，致肺失宣降，痰毒内生，痰瘀闭阻肺络，肺气上逆所致；下肢深静脉血栓在中医学属于股肿、脉痹、瘀血流注、瘀证等范畴。故在西医溶栓及抗凝治疗的同时，采用中医泻下凉血法，以肃降肺气。自拟方中大黄、芒硝、枳实通里攻下，赤芍、丹皮、益母草、紫草凉血化瘀。

现代药理研究结果证实，大黄、赤芍、丹皮、益母草有抗血小板聚集和防止血栓形成作用。临床观察显示，运用泻下凉血中药可预防肺栓塞形成，应引起重视，值得进一步研究。

活血化瘀消痰通络为主处方：炙黄芪40 g，红花10 g，当归15 g，赤芍12 g，地龙10 g，川芎12 g，桃仁12 g，浙贝15 g，桔梗15 g，杏仁10 g，每天1剂。全蝎蜈蚣散（全蝎蜈蚣1∶1混合洗净，微火焙焦研末为散），每次口服1 g，每天3次，用中药汤剂送服。

肺栓塞的中医分型：

1. 血瘀胸腑型　胸痛为主，见有心悸胸闷，或有发热，咳嗽咳痰，痰中带血丝，唇紫目黑，舌质暗红，瘀点，脉弦涩或紧；

2. 痰瘀互结型　多见咳嗽，黄痰量多，发热，或有胸痛，痰中带血，舌质暗红，舌苔黄厚腻，脉滑数等；

3. 阳气暴脱型　大汗淋漓，胸痛剧烈，胸闷气短，甚者晕厥，口唇面色青紫，咳吐血痰甚者咯血，舌质淡暗或瘀紫，脉微细涩。

4. 血瘀胸腑型　给予血府逐瘀汤加味；痰瘀互结型给予千金苇茎汤合桃红四物汤；阳气暴脱型给予参附汤加味。

（二）秘方验方

常用治疗肺栓塞的经典方剂如下。

1. 血府逐瘀汤

组方：桃仁、红花、当归、生地黄、牛膝、川芎、桔梗、赤芍、枳壳、甘草、柴胡。

功效：活血化瘀，行气止痛。

2. 桃红四物汤：

组方：当归、白芍、熟地黄、川芎、桃仁、红花

功效：养血活血祛瘀。

3. 桂枝茯苓丸

组方：桂枝、茯苓、牡丹（去心）、桃仁（去皮、尖，熬）、芍药各等分。其用法为：上药五味，研末，炼蜜为丸，如兔屎大。每日食前服一丸，不知，加三丸。

功效：活血化瘀，缓消癥块

4. 失笑散

组方：五灵脂、蒲黄，共为细末，每服6 g，用黄酒或醋冲服。亦可作汤剂水煎服，用量酌定。

功效：活血祛瘀，散结止痛。

5. 温胆汤

组方：半夏（汤洗七次）、竹茹、枳实（麸炒，去瓤）各60 g，陈皮90 g，甘草（炙）30 g，茯苓45 g。

上锉为散。每服12 g，水一盏半，加生姜五片，大枣一枚，煎七分，去滓，食前服。

现代用法：加生姜5片，大枣1枚，水煎服，用量按原方比例酌减。

功效：理气化痰，和胃利胆。

6. 瓜蒌薤白半夏汤

组方：由瓜蒌实12 g，薤白、半夏各9 g，白酒70毫升（非现代之白酒，实为黄酒）药物组成。

功效：行气解郁，通阳散结，祛痰宽胸。

7. 千金苇茎汤

组方：苇茎、薏苡仁、冬瓜仁、桃仁。

功效：清肺化痰，逐瘀排脓。

（三）中成药

1. 疏血通注射液　由水蛭和地龙经科学方法加工提取有效成分制成的针剂，具有破血、逐瘀、通络之功，兼具清热祛风、活血化瘀之效。

2. 丹参注射液　具有活血化瘀、凉血止痛的功效；具有抗氧化，抗血小板集聚，改善微循环等药理学作用。

3. 川芎嗪注射液　川芎嗪注射液是从中药川芎中提取的有效成分，具有行气解郁、活血止痛等作用。

4. 血必净注射液　血必净注射液是由丹参、川芎、红花、当归、赤勺等多种养血活血、化瘀生新类中药经现代工艺萃取而成的纯中药制剂，其可抑制血小板聚集、黏附，改善血液流变性，提高微循环，减少急性炎症渗出并促进吸收，局限病

灶，加快血肿吸收，降低组织损伤，加快损伤受损组织恢复。

5. 丹红注射液　主要成分为丹参和红花两味药组成，丹参具有扩张微血管口径，降低血管阻力，降低血液黏度，增强红细胞变形能力，改善微循环，并能清除氧自由基。红花是菊科植物红花的干燥管状花，其辛散温通，功效活血化瘀，通经活络，为行血、活血之佳品。红花黄色素为红花的有效部位，可使瘀血去，脉络通，气血畅。

6. 血栓通注射液　主要成分为中药三七的块根提取物，即三七总皂甙，可调整毛细血管通透性，通过扩张微血管和增加毛细血管的开放，改善被栓塞组织的血供，从而改善肺血流及肺功能。

7. 灯盏花素注射液　具有益气活血，祛瘀止痛等功效，具有扩张脑血管，降低脑血管阻力，增加脑血流量，改善微循环，对抗血小板聚集的作用。

（四）用药说明与注意事项

1. 中医对肺栓塞的防治具有独特的优势，中医认为肺栓塞，根据其常见临床表现及发病原因，归属于"胸痛""痰饮""喘证""厥证""胸痹"等中医范畴。

病机：气虚血瘀，痰瘀阻络，甚者阳气暴脱；治疗以行气活血，祛瘀通络，兼健脾益气；化痰平喘；回阳救逆为法。

2. 在中医辨证的基础上，可以配以西药治其标，坚持服用中药、中成药治其本，充分发挥中西药的协同作用。

第四节　老年支气管哮喘

支气管哮喘是由多种细胞（如嗜酸性粒细胞、肥大细胞、T细胞、中性粒细胞、气道上皮细胞等）和细胞组分参与的气道慢性炎症性疾病。这种慢性炎症导致气道反应性的增加，通常出现广泛多变的可逆性气流受限，并引起反复发作性的喘息、气急、胸闷或咳嗽等症状，常在夜间和（或）清晨发作、加剧，多数患者可自行缓解或经治疗缓解。

一、临床表现特点

（一）临床表现

60岁以上的哮喘患者可统称为"老年人哮喘"，这可分为两种情况，一种情况是患者60岁以前发病迁延至老年，称为早发性老年哮喘；另一情况是，患者60岁以后新发生哮喘，称为晚发老年哮喘。

老年哮喘常见症状有：咳嗽、咳痰、呼吸急促、呼气延长、发作性喘息、胸闷及胸部紧缩，尤其是夜间阵发性呼吸困难。咳嗽及夜间喘息发生与年轻人哮喘比较，老年哮喘有以下临床特点：临床表现不典型患者有较长期的慢性咳嗽咳痰病史，数年后才发生明确的哮喘症状，虽有通气功能障碍，但易被认为是慢性支气管炎加重；另有部分患者表现为顽固咳嗽，对止咳药疗效不佳而对支气管舒张剂反应良好。老年哮喘者常有吸烟可导致气道高反应性，但一般吸烟史400支/年（每天吸烟支数×年数）。老年哮喘的另一显著临床特点是，具有过敏家族史或患过敏性疾病（如过敏性鼻炎、湿疹）的比率，变应原皮试阳性率和血IgE水平虽比同年龄的非哮喘者高，但比年轻哮喘者明显低，皮试阳性与过敏源致病的相关性也不如年轻哮喘好。也就是说，老年人体内可能持续存在皮试阳性的抗体，但相应抗原并不一定是促发哮喘的主要因素，故脱敏治疗的效果差，一天内哮喘发作和缓解的迅速变化不如年轻哮喘明显。

老年哮喘者夜间迷走神经兴奋性增高，易发生夜间阵发性呼吸困难。部分老年人因脑动脉硬化，意识模糊，抑郁或痴呆难以清楚诉说哮喘的过敏史。

（二）病史

1. 发生哮喘前常有较长的咳嗽、咳痰史。

2. 常有吸烟史，但一般小于400支/年。

3. 变态反应的发生率较年轻哮喘低，但高于同龄组的非哮喘者。

4. 每日哮喘发作的变异性较小，病情变化不如年轻哮喘迅速。

5. 哮喘的自发消退率较低。

（三）物理检查

1. 呼吸音可正常或严重减低，取决于疾病的严重性。

2. 哮鸣音通常没有年轻哮喘那样响。

3. 若有哮鸣音，随着呼气流的减少可突然停止；存在明显慢性支气管炎时，可闻及散在吸气性捻发音，伴或不伴喘息。

（四）肺功能试验

1. 哮喘发作时FEV_1减低，应用支气管扩张剂后FEV_1至少增加15%，但经常不能恢复到正常。

2. 可存在肺气肿的成分（残气量增加，DLCO降低）。

（五）实验检查

1. 痰液中嗜酸粒细胞或中性粒细胞计数可评估与哮喘相关的呼吸道炎症。

2. 呼出气成分如NO（FeNO）也可作为哮喘时呼吸道炎症的无创性标志物。

3. 痰液嗜酸粒细胞和FeNO检查有助于选择最佳哮喘治疗方案。

4. 可通过变应原皮试或血清特异性IgE测定证实哮喘患者的变态反应状态，以帮助了解导致个体哮喘发生和加重的危险因素，也可帮助确定特异性免疫治疗方案。

二、诊断标准与分期、分级

（一）哮喘的诊断标准

1. 反复发作喘息、气急、胸闷或咳嗽，多与接触变应原、冷空气、物理、化学性刺激以及病毒性上呼吸道感染、运动等有关。

2. 发作时在双肺可闻及散在或弥漫性、以呼气相为主的哮鸣音，呼气相延长。

3. 上述症状和体征可经治疗缓解或自行缓解。

4. 除外其他疾病所引起的喘息、气急、胸闷和咳嗽。

5. 临床表现不典型者（如无明显喘息或体征）应至少具备以下1项试验阳性：

1）支气管激发试验或运动激发试验阳性。

2）支气管舒张试验阳性FEV_1增加≥12%，且FEV_1增加绝对值≥200 mL。

3）PEF日内（或2周）变异率≥20%。

符合第1~第4条或第4、第5条者，可以诊断为支气管哮喘。

（二）咳嗽性哮喘的诊断标准

1. 反复发作的顽固性咳嗽，体验肺部无哮鸣音。

2. 有过敏性疾病中史或家族过敏史。

3. 舒喘灵吸入试验阳性（吸入舒喘灵后FEV_1%或PEFR改善率＞20%）。

4. 支气管激发试验阳性（吸入组织胺后FEV_1%或PEFR下降率＞20%）。

5. 支气管扩张剂有效。

6. 除外其他引起咳嗽的疾病。

（三）支气管哮喘的分期

根据临床表现哮喘可分为急性发作期（acute exacerbation）、慢性持续期（chronic persistent）和临床缓解期（clinical remission）。

慢性持续期是指每周均不同频度和（或）不同程度地出现症状（喘息、气急、胸闷、咳嗽等）；

临床缓解期系指经过治疗或未经治疗症状、体征消失，肺功能恢复到急性发作前水平，并维持3个月以上。

支气管哮喘严重程度分级见表7-1。

表7-1 支气管哮喘严重程度分级

分级	临床特点
间歇状态（第1级）	症状＜每周1次，短暂出现；夜间哮喘症状≤每月2次；FEV_1≥80%预计值或PEF≥80%个人最佳值，PEF或FEV_1变异率＜20%
轻度持续（第2级）	症状≥每周1次，但＜每天1次，可能影响活动和睡眠；夜间哮喘症状＞每月2次，但＜每周1次；FEV_1≥80%预计值或PEF≥80%个人最佳值，PEF或FEV_1变异率20%~30%
中度持续（第3级）	每天有症状，影响活动和睡眠；夜间哮喘症状≥每周1次 $FEV_1$60%~79%预计值或PEF60%~79%个人最佳值，PEF或FEV_1变异率＞30%
重度持续（第4级）	每天有症状，频繁出现；经常出现夜间哮喘症状；体力活动受限；FEV_1＜60%预计值或PEF＜60%个人最佳值，PEF或FEV_1变异率＞30%

三、西医药物治疗思路、目标、原则与处方

（一）治疗思路、原则与目标

支气管哮喘的治疗原则：

1. 维持正常或大致正常的肺功能。

2. 预防哮喘的发作和病情恶化。

3. 避免显著的平喘药物毒副作用。

（二）一般治疗

哮喘治疗目标在于达到哮喘症状的良好控制，维持正常的活动水平，同时尽可能减少急性发作、肺功能不可逆损害和药物相关不良反应的风险。经过适当的治疗和管理，绝大多数哮喘患者能够达到这一目标。

哮喘慢性持续期的治疗原则是以患者病情严重程度和控制水平为基础，选择相应的治疗方案。基于哮喘控制水平的治疗策略已经得到大量循证医学证据的支持。应为每例初诊患者制订书面的哮喘防治计划，定期随访、监测，并根据患者控制水平及时调整治疗以达到并维持哮喘控制。

（三）药物治疗

治疗哮喘的药物可以分为控制药物和缓解药物：

1. 控制药物　需要每天使用并长时间维持的药物，这些药物主要通过抗炎作用使哮喘维持临床控制，其中包括吸入性糖皮质激素（inhaled corticosteroids，ICS）、全身性激素、白三烯调节剂、长效 β_2 受体激动剂（long—acting beta 2—agonists，LABA）、缓释茶碱、色甘酸钠、抗IgE单克隆抗体及其他有助于减少全身激素剂量的药物等；

2. 缓解药物　又称急救药物，这些药物在有症状时按需使用，通过迅速解除支气管痉挛从而缓解哮喘症状，包括速效吸入和短效口服 β_2 受体激动剂、全身性激素、吸入性抗胆碱能药物、短效茶碱等。

（四）激素治疗处方

糖皮质激素是最有效的控制哮喘气道炎症的药物。给药途径包括吸入、口服和静脉应用等，吸入为首选途径。

1. 吸入给药　吸入激素的局部抗炎作用强；通过吸气过程给药，药物直接作用于呼吸道，所需剂量较小。通过消化道和呼吸道进入血液，药物的大部分被肝脏灭活，因此全身性不良反应较少。布地奈德粉吸入剂（普米克都保）：无激素治疗或原用吸入糖皮质激素的成人推荐起始剂量为200~400 微克/次，1日1次，或100~400 微克/次，1日2次。最高推荐剂量为800 微克/次，1日2次。原用口服糖皮质激素治疗成人推荐起始剂量为400~800 微克/次，1日2次，最高推荐剂量为800 微克/次，1日2次。老年患者无须调整剂量。

2. 口服给药　适用于中度哮喘发作、慢性持续哮喘吸入大剂量激素联合治疗无

效的患者和作为静脉应用激素治疗后的序贯治疗。推荐剂量：泼尼松龙30～50 mg/d，5～10天。具体使用要根据病情的严重程度，当症状缓解或其肺功能已经达到个人最佳值时，可以考虑停药或减量。老年患者使用时注意监测血压、血糖，预防骨质疏松。

3. 静脉给药　严重急性哮喘发作时，应经静脉及时给予琥珀酸氢化可的松（400～1000 mg/d）或甲泼尼龙（80～160 mg/d）。无激素依赖倾向者，可在短期（3～5天）内停药；有激素依赖倾向者应延长给药时间，控制哮喘症状后改为口服给药，并逐步减少激素用量。老年患者使用时注意监测轿压、血糖，预防骨质疏松。

（五）受体激动剂治疗处方

通过对气道平滑肌和肥大细胞等细胞膜表面的 β_2 受体的作用，舒张气道平滑肌、减少肥大细胞和嗜碱粒细胞脱颗粒和介质的释放、降低微血管的通透性、增加气道上皮纤毛的摆动等，缓解哮喘症状。此类药物较多，可分为短效（作用维持4～6小时）和长效（维持12小时）β_2 受体激动剂。

1. 短效 β_2 受体激动剂　常用的药物如沙丁胺醇（salbutamol）和特布他林（terbutalin）等。

吸入给药：可供吸入的短效 β_2 受体激动剂包括气雾剂、干粉剂和溶液等。这类药物松弛气道平滑肌作用强，通常在数分钟内起效，疗效可维持数小时，是缓解轻至中度急性哮喘症状的首选药物，也可用于运动性哮喘。如每次吸入100～200 μg 沙丁胺醇或250～500 μg 特布他林，必要时每20分钟重复1次。1小时后疗效不满意者应向医生咨询或去急诊。这类药物应按需间歇使用，不宜长期、单一使用，也不宜过量应用，否则可引起骨骼肌震颤、低血钾、心律失常等不良反应。压力型定量手控气雾剂和干粉吸入装置吸入短效 β_2 受体激动剂不适用于重度哮喘发作；其溶液（如沙丁胺醇、特布他林、非诺特罗及其复方制剂）经雾化泵吸入适用于轻至重度哮喘发作。

口服给药：如沙丁胺醇、特布他林、丙卡特罗片等，通常在服药后15～30分钟起效，疗效维持4～6小时。如沙丁胺醇2～4 mg，特布他林1.25～2.5 mg，每天3次；丙卡特罗25～50 μg，每天2次。使用虽较方便，但心悸、骨骼肌震颤等不良反应比吸入给药时明显。缓释剂型和控释剂型的平喘作用维持时间可达8～12小时，特布他林的前体药班布特罗的作用可维持24小时，可减少用药次数，适用于夜间哮喘患者的预防和治疗。长期、单一应用 β_2 受体激动剂可造成细胞膜 β_2 受体的向下调节，表现为临床耐药现象，故应予避免。丙卡特罗老年患者应慎用或遵医嘱。

2. 长效 β_2 受体激动剂（long acting beta-agonists，LABA）　这类 β_2 受体激动剂的分子结构中具有较长的侧链，舒张支气管平滑肌的作用可维持12小时以上。目前在我国临床使用的吸入型LABA有2种。LABA舒张支气管平滑肌的作用可维持12小时以上。目前在我国临床使用的吸入型LABA有沙美特罗、福莫特罗和茚达特罗等，可通过气雾剂、干粉剂或碟剂装置给药。福莫特罗起效快，也可作为缓解药物按需使用。长期单独使用LABA有增加哮喘死亡的风险，不推荐长期单独使用LABA。

3. ICS/LABA复合制剂 ICS和LABA具有协同的抗炎和平喘作用，可获得相当于或优于加倍剂量ICS的疗效，并可增加患者的依从性，减少大剂量ICS的不良反应，尤其适合于中至重度持续哮喘患者的长期治疗（证据等级A），低剂量ICS/福莫特罗干粉剂也可作为按需使用药物。目前在我国临床上应用的复合制剂有不同规格的布地奈德/福莫特罗干粉剂、氟替卡松/沙美特罗干粉剂和倍氯米松/福莫特罗气雾剂。

（六）抗胆碱药物处方

吸入性抗胆碱药物，如短效抗胆碱能药物异丙托溴铵和长效抗胆碱能药物噻托溴铵，具有一定的支气管舒张作用，但较 β_2 受体激动剂弱，起效也较慢。前者可通过气雾剂和雾化溶液给药，后者有干粉剂和软雾剂。本品与 β_2 受体激动剂联合应用具有互补作用。

（七）白三烯调节剂

包括半胱氨酰白三烯调节剂和5-脂氧合酶抑制剂，是ICS之外唯一可单独应用的长期控制性药物，可作为轻度哮喘的替代治疗药物和中重度哮喘的联合用药。通常口服给药，常用药物：白三烯受体拮抗剂扎鲁司特20 mg，每天2次；孟鲁司特10 mg，每天1次；异丁司特10 mg，每天2次。老年患者无须调整剂量。

（八）茶碱治疗处方

由于茶碱价格低廉，在我国及发展中国家广泛使用。茶碱的不良反应有恶心、呕吐、心律失常、血压下降及多尿等，个体差异大，应进行血药浓度监测。多索茶碱的作用与氨茶碱相同，不良反应较轻。双羟丙茶碱的作用较弱，不良反应较少。

口服给药：包括氨茶碱和控（缓）释型茶碱。用于轻至中度哮喘发作和维持治疗。一般剂量为每天6～10 mg/kg。口服控（缓）释型茶碱后昼夜血药浓度平稳，平喘作用可维持12～24小时，尤适用于夜间哮喘症状的控制。联合应用茶碱、激素和抗胆碱药物具有协同作用。但本品与 β_2 受体激动剂联合应用时，易出现心率增快和心律失常，应慎用并适当减少剂量。

静脉给药：氨茶碱加入葡萄糖溶液中，缓慢静脉注射［注射速度不宜超过0.25 mg/（kg·mL）］或静脉滴注，适用于哮喘急性发作且近24小时内未用过茶碱类药物的患者。负荷剂量为4～6 mg/kg，维持剂量为0.6～0.8 mg/（kg·h）。由于茶碱的"治疗窗"窄，以及茶碱代谢存在较大的个体差异，可引起心律失常、血压下降，甚至死亡，在有条件的情况下应监测其血药浓度，及时调整浓度和滴速。茶碱有效、安全的血药浓度范围应在6～15 mg/L。影响茶碱代谢的因素较多，如发热性疾病、妊娠，抗结核治疗可以降低茶碱的血药浓度；而肝脏疾患、充血性心力衰竭以及合用西咪替丁或喹诺酮类、大环内酯类等药物均可影响茶碱代谢而使其排泄减慢，增加茶碱的毒性作用，应引起临床医师的重视，并酌情调整剂量。多索茶碱的作用与氨茶碱相同，但不良反应较轻。双羟丙茶碱的作用较弱，不良反应也较少。

（九）抗组胺药治疗处方

第二代抗组胺药物（H_1受体拮抗剂）如氯雷他定、阿司咪唑、氮卓司丁及特非那丁，其他口服抗变态反应药物如曲尼司特（tranilast）、瑞吡司特（repirinast）等，在哮喘治疗中作用较弱，主要用于伴有变应性鼻炎的哮喘患者。

（十）用药说明与注意事项

1. 糖皮质激素　吸入性糖皮质激素是治疗哮喘的主要抗炎药物。其使用原则：

（1）不要无限制增加剂量，加用β_2受体激动剂或茶碱类药物可减少用量；

（2）稳定期患者，每3个月调整用量；

（3）使用储雾罐和仔细漱口可减少副作用。其可导致的真菌感染、糖尿病、高血压等局部和全身副作用应引起重视。

2. β受体激动剂　包括短效和长效两种制剂，轻度、间歇发作者不宜使用短效作为维持用药，但急性发作时仍可按需使用。长效的治疗效果和副作用均优于短效，但不能单独使用作为维持药物，需要与糖皮质激素合用。在与茶碱类、激素、利尿剂合用或并发缺氧时，要注意低血钾的产生。老年患者由于心脑血管疾病多发，使用此类药物时应注意其心血管副作用。

3. 白三烯调节剂　是目前除吸入激素外，唯一可单独应用的长期控制药。对于老年患者，此类药物副作用较少，不受年龄限制，对症状的改善大于对肺功能的改善，口服给药，一日1次，依从性良好，可作为糖皮质激素和长效β受体激动剂的良好补充。尤其适用于阿司匹林哮喘、运动性哮喘和伴有变应性鼻炎的哮喘患者。

4. 抗胆碱能药物　此类药物支气管舒张较弱、起效较慢，不适合作为哮喘控制的一线药。但其心血管副作用较少，安全性较好，适合老年患者。要注意其可引起尿潴留、心动过速、眼内压升高等不良反应。

5. 茶碱类药物　缓释茶碱适用于不能耐受长效β受体激动剂或使用口服激素的患者，低剂量茶碱（血浆浓度5～10 mg/L）有抗炎作用。由于安全性的原因，国外近年来减少了此类药物的应用。根据我国的临床实践，只要严格控制适应证和剂量，此类药物可以发挥一定的治疗作用，但不推荐已经长期服用缓释型茶碱的患者使用短效茶碱。

四、中医中药治疗处方

（一）辨证论治

1. 发作期

（1）冷哮证

辨证要点：喉中哮鸣如水鸡声，呼吸急促，喘憋气逆，胸膈满闷如塞，咳不甚，痰少咯吐不爽，色白而多泡沫，口不渴或渴喜热饮，形寒怕冷，天冷或受寒易发，面色青晦，舌苔白滑，脉弦紧或浮紧。

治法：宣肺散寒，化痰平喘。

方药：射干麻黄汤或小青龙汤加减。

麻黄、射干、干姜、细辛、半夏、紫菀、款冬、五味子、大枣、甘草。表寒明显，寒热身疼，配桂枝、生姜辛散风寒；痰涌气逆，不得平卧，加葶苈子、苏子泻肺降逆，并酌加杏仁、白前、橘皮等化痰利气；咳逆上气，汗多，加白芍以敛肺。

（2）热哮证

辨证要点：喉中痰鸣如吼，喘而气粗息涌，胸高胁胀，咳呛阵作，咳痰色黄或白，黏浊稠厚，排吐不利，口苦，口渴喜饮，汗出，面赤，或有身热，甚至有好发于夏季者，舌苔黄腻，质红，脉滑数或弦滑。

治法：清热宣肺，化痰定喘。

方药：定喘汤或越婢加半夏汤加减。

麻黄、黄芩、桑白皮、杏仁、半夏、款冬、苏子、白果、甘草。若表寒外束，肺热内郁，加石膏配麻黄解表清里；肺气壅实，痰鸣息涌，不得平卧，加葶苈子、广地龙泻肺平喘；肺热壅盛，痰吐稠黄，加海蛤壳、射干、知母、鱼腥草以清热化痰；兼有大便秘结者，可用大黄、芒硝、全瓜蒌、枳实通腑以利肺；病久热盛伤阴，气急难续，痰少质黏，口咽干燥，舌红少苔，脉细数者，当养阴清热化痰，加沙参、知母、天花粉。

（3）寒包热哮证

辨证要点：喉中哮鸣有声，胸膈烦闷，呼吸急促，喘咳气逆，咳痰不爽，痰黏色黄，或黄白相兼，烦躁，发热，恶寒，无汗，身痛，口干欲饮，大便偏干，舌苔白腻罩黄，舌尖边红，脉弦紧。证机概要：痰热壅肺，复感风寒，客寒包火，肺失宣降。

治法：解表散寒，清化痰热。

方药：小青龙加石膏汤或厚朴麻黄汤加减。

麻黄、石膏、厚朴、杏仁、生姜、半夏、甘草、大枣。表寒重者加桂枝、细辛；喘哮，痰鸣气逆，加射干、葶苈子、苏子祛痰降气平喘；痰吐稠黄胶黏加黄芩、前胡、瓜蒌皮等清化痰热。

（4）风痰哮证

辨证要点：喉中痰涎壅盛，声如拽锯，或鸣声如吹哨笛，喘急胸满，但坐不得卧，咳痰黏腻难出，或为白色泡沫痰液，无明显寒热倾向，面色青黯，起病多急，常倏忽来去，发前自觉鼻、咽、眼、耳发痒，喷嚏、鼻塞、流涕、胸部憋塞，随之迅即发作，舌苔厚浊，脉滑实。

治法：祛风涤痰，降气平喘。

方药：三子养亲汤加味。

白芥子、苏子、莱菔子、麻黄、杏仁、僵蚕、厚朴、半夏、陈皮、茯苓、痰壅喘急，不能平卧，加用葶苈子、猪牙皂泻肺涤痰，必要时可暂予控涎丹泻肺祛痰；若感受风邪而发作者，加苏叶、防风、苍耳草、蝉衣、地龙等祛风化痰。

（5）虚哮证

辨证要点：喉中哮鸣如鼾，声低，气短息促，动则喘甚，发作频繁，甚则持续喘哮，口唇、爪甲青紫，咳痰无力，痰涎清稀或质黏起沫，面色苍白或颧红唇紫，口不渴或咽干口渴，形寒肢冷或烦热，舌质淡或偏红，或紫黯，脉沉细或细数。

治法：补肺纳肾，降气化痰。

方药：平喘固本汤加减。

党参、黄芪、胡桃肉、沉香、脐带、冬虫夏草、五味子、苏子、半夏、款冬、橘皮。肾阳虚加附子、鹿角片、补骨脂、钟乳石；肺肾阴虚，配沙参、麦冬、生地、当归；痰气瘀阻，口唇青紫，加桃仁、苏木；气逆于上，动则气喘，加紫石英、磁石镇纳肾气。

2. 缓解期

（1）肺脾气虚证

辨证要点：气短声低，喉中时有轻度哮鸣，痰多质稀，色白，自汗，怕风，常易感冒，倦怠无力，食少便溏，舌质淡，苔白，脉细弱。

治法：健脾益气，补土生金。

方药：六君子汤加减。

党参、白术、山药、苡仁、茯苓、法半夏、橘皮、五味子、甘草。表虚自汗加炙黄芪、浮小麦、大枣；怕冷，畏风，易感冒，可加桂枝、白芍、附片；痰多者加前胡、杏仁。

（2）肺肾两虚证

辨证要点：短气息促，动则为甚，吸气不利，咳痰质黏起沫，脑转耳鸣，腰酸腿软，心慌，不耐劳累；或五心烦热，颧红，口干，舌质红少苔，脉细数；或畏寒肢冷，面色苍白，舌苔淡白，质胖，脉沉细。

治法：补肺益肾。

方药：生脉地黄汤合金水六君煎加减。

熟地、山萸肉、胡桃肉、人参、麦冬、五味子、茯苓、甘草、半夏、陈皮。肺气阴两虚为主者加黄芪、沙参、百合；肾阳虚为主者，酌加补骨脂、仙灵脾、鹿角片、制附片、肉桂；肾阴虚为主者加生地、冬虫夏草。另可常服紫河车粉补益肾精。

（二）秘方验方

组成：鲜毛茛叶3～5叶，天文草3～5叶。

用法：上述药共捣烂如泥，加少量姜汁混合调匀，贴于大椎穴，盖上纱布，胶布固定，3次为1疗程，每次贴药间隔时间为10天，一般每年贴1个疗程。

适应证：支气管哮喘。

组成：鱼腥草15 g，青黛10 g，蛤壳10 g，葱白3 g，冰片0.3 g。

用法：前三味药研碎为末，取葱白、冰片与药末捣烂如糊状，用时先以75%酒精消毒脐部，然后以药糊敷脐，每日换药1次，10次为1疗程。

适应证：咳嗽，吐痰稠黄，口干，舌苔黄，脉数。

组成：桑皮10 g，杏仁10 g，生石膏10 g，黄芩10 g。用法：上药共为细末，过筛，用凉水调和制成直径约2.5厘米药饼8个，分贴于华盖、膻中、肺俞穴，包扎固定，每次贴4～5小时，1日1次，连贴10日为一疗程。

适应证：热哮证。

（三）中成药

喘舒片：主要成分为黄芩、大黄。功能顺气、化痰、平喘、温肾。主治肺肾亏虚所致哮病。口服，每次2片，每日3次。

固肾定喘丸：主要成分为砂仁、熟地、车前子、肉桂、附子、泽泻、金樱子、益智仁、牛膝、牡丹皮、补骨脂、茯苓。功能温肾、行气、健脾、利水。主治肺脾气虚所致的哮病。口服，每次1.5～2.0 g，每日2～3次，可在发病预兆前服用。

如意定喘丸：主要成分地龙、洋金花、紫苑、天冬、葶苈子、百部、黄芪、石膏、白果、蛤蚧、麦冬、远志等。功能宣肺定喘、止咳化痰、益气养阴。主治肺气阴两虚所致的哮病。口服一次2～4丸，两日3次。

（四）用药说明与注意事项

中医对哮喘的认识源远流长，若辨证施治得当，可以整体调理，有效减少哮喘复发、疗效确切，尤其在哮喘缓解期的治疗中具有明显的优势。

哮喘的发作突然时，需急当治咳、喘、痰等标症，待症状缓解时可以调治肾脾之本为主。

第五节　支气管扩张症

支气管扩张症（bronchiectasis）是一种常见的慢性呼吸道疾病，病程长，病变不可逆转，由于反复感染，特别是广泛性支气管扩张可严重损害患者肺组织和功能，严重影响患者的生活质量，造成沉重的社会经济负担。

一、老年支气管扩张的临床表现特征

（一）反复呼吸道感染后出现支气管扩张症的典型症状是慢性咳嗽且多伴有咳大量脓性痰

感染加重时可以出现发热、胸痛、盗汗、食欲减退，并伴有痰量的增多，每日可达数百毫升，痰液呈黄绿色脓性，常带有臭味，收集整日痰液于玻璃瓶中静置可见痰液分层现象，上层为泡沫，下悬脓液成分，中为混浊黏液，底层为坏死组织沉淀物。目前这种典型的痰液分层表现已较少见。伴有气道高反应性或反复发作致肺功能受损者可以出现喘息。部分患者仅表现为反复咯血，平素无咳大量脓痰的病史，临床上称为"干性支气管扩张"。少部分患者和在影像学上显示支气管扩张，而无咳嗽、咳脓痰和咯血病史。有的患者可出现非胸膜性胸痛。

（二）支气管扩张反复发生感染导致病程进行性加重

可以出现肺的纤维化、代偿性及阻塞性肺气肿，也可以并发肺脓肿、气胸、胸膜炎。病程晚期可出现肺源性心脏病和呼吸衰竭。

（三）体征

典型化脓性支气管扩张病情进展或继发感染时，患侧肺部可闻及固定性湿啰音，伴或不伴干啰音。反复咳嗽、咳脓痰患者常有消瘦、杵状指（趾），出现并发症时可以伴有相应的体征。干性支气管扩张或部分患者可以没有阳性体征。

（四）辅助检查

1.痰液检查　痰内细胞的种类及数量，分泌型IgA，痰黏稠度，细菌培养等。

2.胸部X线检查　肺间质改变合并肺气肿的程度等。

3.肺功能检查　第一秒用力呼气量、用力肺活量、用力呼气中期流速、残气/肺总量等。

4.其他检查：支气管镜，放射性核素肺功能检查，免疫指标等。

二、诊断标准、扩张分类与咯血分度

（一）诊断标准

1.可有麻疹、百日咳、肺结核、支气管肺炎、肺脓肿病史。

2.有慢性支气管炎感染症状，持久或反复脓痰，有或无咯血史。

3.单纯反复咯血。

4.经常发热，全身不适、胸痛、咳脓痰。

5.局限或广泛肺湿啰音，特别是局限性持久存在的湿啰音，有时伴哮鸣音。

6.有杵状指。

7.伴有化脓性鼻窦炎。

8.X线胸片上呈现典型的卷发状或蜂窝状改变。

9.胸部高分辨CT显示管壁扩张或成串成簇的囊状改变。

10.支气管造影为诊断的金标准。

符合上述第一至第七项情况者高度怀疑支气管扩张。结合第八或第九项中的一项可明确诊断。

（二）支气管扩张分类

根据支气管扩张的严重程度和远端支气管、细支气管的闭塞程度结合病理和支气管造影可将其分为三类：

1.柱状或梭状支气管扩张　支气管直径轻度增大，边缘平整，扩张远端呈方形，并突然中断。

2.静脉曲张状支气管扩张　支气管扩张较柱状显著，由于同时有局部较狭窄处，使外缘呈静脉曲张样的不规整，扩张远端呈球形，其远端闭塞也较柱状为重。

3. 袋状或囊状支气管扩张　是最严重的一种，扩张的支气管的外缘呈球形，越向周围气扩张程度越大。

（三）咯血分度

1. 轻度（少量咯血）　24小时咯血量少于100 mL，常无任何失血的临床表现，红细胞计数和血红蛋白含量正常。

2. 中度（中等量）　24小时咯血量100～500 mL，可有轻度的失血临床表现，红细胞计数和血红蛋白含量正常或稍有改变，多数不会出现休克的体征。

3. 重度（大量咯血）。

三、西医药物治疗思路、原则与方法

（一）治疗思路、原则与方法

支气管扩张症患者生活质量明显下降，其影响因素包括喘息症状、FEV$_1$下降、痰量以及是否存在铜绿假单胞菌感染。因此，支气管扩张症的治疗目的包括：确定并治疗潜存病因以阻止疾病进展，维持或改善肺功能，减少急性加重，减少日间症状和急性加重次数，改善患者的生活质量。

1. 物理治疗　物理治疗可促进呼吸道分泌物排出，提高通气的有效性，维持或改善运动耐力，缓解气短、胸痛症状。排痰可以有效清除气道分泌物是支气管扩张症患者长期治疗的重要环节，特别是对于慢性咳痰和（或）高分辨率CT表现为黏液阻塞者，痰量较多的支气管扩张症患者也学习排痰技术。常用的排痰技术包括：体位引流、振动拍击、主动呼吸训练、辅助排痰技术。

2. 药物治疗

（1）抗菌药物的治疗：支气管扩张症患者出现急性加重合并症状恶化，即咳嗽、痰量增加或性质改变、脓痰增加和（或）喘息、气急、咯血及发热等全身症状时，应考虑应用抗菌药物。

无铜绿假单胞菌感染高危因素：常见病原菌肺炎链球菌、流感嗜血杆菌、卡他莫拉菌，金黄色葡萄球菌、肠道菌群（肺炎克雷白杆菌、大肠杆菌等）。抗菌药物选择：阿莫西林/克拉维酸钾、头孢扶欣、头孢曲松，莫西沙星、左氧氟沙星。有铜绿假单胞菌感染高危因素：上述病原体+铜绿假单胞菌。抗菌药物选择：头孢他啶、哌拉西林/他唑巴坦、头孢哌酮/舒巴坦、美罗培南、亚胺培南、喹诺酮类（环丙沙星或左旋氧氟沙星），可单加应用或联合应用。

（2）咯血的药物治疗：

垂体后叶素：为治疗大咯血的首选药物，一般静脉注射后3～5分钟起效，维持20～30分钟。用法：垂体后叶素5～10 U加5%葡萄糖注射液20～40 mL，稀释后缓慢静脉注射，约15 min注射完毕，继之以10～20 U加生理盐水或5%葡萄糖注射液500 mL稀释后静脉滴注[0.1 U/（kg·h）]，出血停止后再继续使用2～3天以巩固疗效；支气管扩张伴有冠状动脉粥样硬化性心脏病、高血压、肺源性心脏病、心力衰竭以及孕妇均忌用。

促凝血药：为常用的止血药物，可酌情选用抗纤维蛋白溶解药物，如氨基己酸（4～6 g+生理盐水100 mL，15～30分钟内静脉滴注完毕，维持量1 g/h）或氨甲苯酸（100～200 mg加入5%葡萄糖注射液或生理盐水40 mL内静脉注射，2次/天），或增加毛细血管抵抗力和血小板功能的药物如酚磺乙胺（250～500 mg，肌内注射或静脉滴注，2～3次/天），还可给予血凝酶1～2 kU静脉注射，5～10分钟起效，可持续24小时。老年患者无须调整剂量。

其他药物：如普鲁卡因150 mg加生理盐水30 mL静脉滴注，1～2次/天，皮内试验阴性（0.25%普鲁卡因溶液0.1 mL皮内注射）者方可应用；老年患者无须调整剂量。酚妥拉明5～10 mg以生理盐水20～40 mL稀释静脉注射，然后以10～20 mg加生理盐水500 mL内静脉滴注，不良反应有直立性低血压、恶心、呕吐、心绞痛及心律失常等。老年患者无须调整剂量。

（3）非抗菌药物的治疗

黏液溶解剂：气道黏液高分泌及黏液清除障碍导致黏液潴留是支气管扩张症的特征性改变。吸入高渗药物如高张盐水可增强理疗效果，短期吸入甘露醇则未见明显疗效。急性加重时应用溴己新可促进痰液排出，羟甲半胱氨酸可改善气体陷闭。成人支气管扩张症患者不推荐吸入重组人DNA酶。

支气管舒张剂：由于支气管扩张症患者常常合并气流阻塞及气道高反应性，因此经常使用支气管舒张剂，但目前并无确切依据。合并气流阻塞的患者应进行支气管舒张试验评价气道对 β_2 受体激动剂或抗胆碱能药物的反应性，以指导治疗；不推荐常规应用甲基黄嘌呤类药物。

吸入糖皮质激素（简称激素）：吸入激素可拮抗气道慢性炎症，少数随机对照研究结果显示，吸入激素可减少排痰量，改善生活质量，有铜绿假单孢菌定植者改善更明显，但有对肺功能及急性加重的影响。

（二）用药说明与注意事项

1. 支气管扩张症患者出现急性加重合并症状恶化，即咳嗽、痰量增加或性质改变、脓痰增加和（或）喘息、气急、咯血及发热等全身症状时，应考虑应用抗菌药物。仅有黏液脓性或脓性痰液或仅痰培养阳性不是应用抗菌药物的指征。

2. 大咯血是支气管扩张症致命的并发症，一次咯血量超过200 mL或24 h咯血量超过500 mL为大咯血，严重时可导致窒息。预防咯血窒息应视为大咯血治疗的首要措施，大咯血时首先应保证气道通畅，改善氧合状态，稳定血流动力学状态。咯血量少时应安抚患者，缓解其紧张情绪，嘱其患侧卧位休息。出现窒息时采取头低足高45度的俯卧位，用手取出患者口中的血块，轻拍健侧背部促进气管内的血液排出。若采取上述措施无效时，应迅速进行气管插管，必要时行气管切开。

四、中医中药治疗处方

火热、痰湿、瘀血是支气管扩张的常见致病原因。病邪的侵入与机体正气不足相关，因此本病具有本虚标实，虚实兼杂的病性特点。

（一）辨证论治

1.痰热蕴肺证

辨证要点：发热、恶寒，继则壮热，汗出烦躁，咳嗽气急，胸满作痛，转侧不利，咳吐浊痰，呈黄绿色，或咯腥臭痰或咯血，口干咽燥，舌苔黄腻，脉滑数。

治法：清热解毒、宣肺化痰。

方药：千金苇茎汤和桔梗汤加减。

芦茅根、黄芩、鱼腥草，银花、连翘、败酱草、冬瓜仁、生薏仁、桃仁、沙参、石斛、桔梗、杏仁、百部、枇杷叶、甘草。

如咳吐脓痰量多，伴发热便秘者，可于上方中加鲜竹沥、紫花地丁、大黄，加强清热解毒、化痰排脓的作用；伴咯血者，酌情选加大黄炭、地榆、茜草，有清热凉血止血的作用；在上方中加用生黄芪，有益气扶正、托毒排脓的功效，故无论是否有正虚存在，均宜重用之。

2.火热伤肺证

辨证要点：咳嗽阵作，痰中带血或纯血鲜红，口干鼻燥，或有身热，舌质红，少津，苔薄黄，脉数。

治法：清肝泻火、凉血止血。

方药：黛蛤散加味。

青黛、黄芩、丹皮、栀子、海浮石、海蛤粉、桑白皮、紫菀、桔梗、甘草、生地、大黄、生侧柏、大小蓟、当归。

如咳嗽重者加杏仁、前胡、白前；热盛痰多者，选加瓜蒌、鱼腥草、竹沥、银花。

3.阴虚火旺

辨证要点：咳嗽痰少，痰中带血，或反复咯血，血色鲜红，口干咽燥，颧红，潮热盗汗，舌质红，脉细数。

治法：滋阴清热，润肺止血，化痰止咳。

方药：百合固金汤加减。

百合、麦冬、贝母、生地、元参、知母、黄芩、白及、白芍、旱莲草、阿胶、花蕊石、甘草。

如阴伤潮热者，加地骨皮、白薇各10 g，加强滋阴清热除烦的药效；如咯血量多，伴面色苍白、大汗淋漓者，为气随血脱的危重证候，应使患者安卧，急以独参汤益气固脱，并酌情进行中西医结合紧急抢救。

4.肺气不足

辨证要点：咳嗽无力，短气自汗，咳痰量多，声音低怯，时寒时热，平素易于感冒，面白，舌质淡红，脉软弱或细数。

治法：补益肺气，润肺止咳。

方药：生脉散合沙参麦门冬汤加减。

太子参、沙参、麦冬、玉竹、百合五味子、川贝、陈皮、茯苓、甘草、当归、阿胶。

兼有止咳作用。如气虚明显，可酌情选用党参、人参或生黄芪，加强益气养肺的作用。

（二）秘方验方

1. 肉桂末3 g，冰片3 g，硫磺末6 g，大蒜粉9 g组成。上药研匀后以蜂蜜适量调成膏状。如无大蒜粉，可用新鲜大蒜瓣去皮，约9 g，捣碎成泥状，兑入上药末，调匀，分成2等份置于透气医用胶粘带或医用胶布中间。洗足后，敷贴双侧涌泉穴。治疗中等量以上支气管扩张咯血的疗效肯定。

2. 桑白皮15 g，薏苡仁30 g，白及15 g，金铁锁0.3 g（研末冲服）、飞龙掌血10 g。每日一剂，水煎分3次口服。治疗支气管扩张痰热壅肺型咯血，现代研究有抑制细菌，提高免疫力作用。

（三）中成药

1. 肺宁胶囊　主要成分为返魂草。功能热祛痰，止咳。主治痰热壅肺证。口服，每次3粒，每日3次。

2. 云南白药胶囊　主要成分为三七、麝香、草乌组成。功能化瘀止血，活血止痛，解毒消肿。口服，每次1～2粒，每日4次。

（四）用药说明与注意事项

1. 中医辨治既强调个体化论治，又提出了共性证治规律，既重视阶段性辨证，同时也有整体的动态辨治特色。

2. 该病为本虚标实，肺脾气虚为本，痰、热、瘀为标。急则治标，缓则治本，中医对该病的分期治疗是个很好的思路，其中尤其要强调缓解期的持续治疗。

第六节　慢性肺源性心脏病

慢性肺源性心脏病（Cor Pulmonale）简称慢性肺心病或肺心病，是由支气管和肺部病变引起的慢性低氧血症、肺血管病变导致的肺动脉高压，右心室肥厚、扩大及右心衰竭性心脏病。

本病可按中医"肺胀""心水""喘证"等辨证。病变首先在肺，继则影响脾、肾，后期病及于心。病理因素主要为痰浊、水饮与血瘀互为影响，兼见同病。本病多属积渐而成，病程缠绵，经常反复发作，难以根治。尤其是老年患者，发病后若不及时控制，极易发生变端。故《金匮要略·肺痿肺痈咳嗽上气病脉证治》说："上气，面浮肿，肩息，其脉浮大，不治，又加利，尤甚。"《证治汇补·咳嗽》说："若肺胀壅遏，不得卧眠，喘息鼻扇者难治。"如气不摄血，则见咳吐泡沫血痰，或吐血、便血；若痰迷心窍，肝风内动，则谵妄昏迷，震颤，抽搐；如见喘脱，神昧，汗出，肢冷，脉微欲绝者，乃阴阳消亡危重之候。

一、临床表现与分期

除原有胸、肺疾病的各种症状和体征外，主要是逐步出现心、肺功能衰竭以及其他器官损害的征象。其分为心、肺功能代偿期与失代偿期。

（一）心、肺功能代偿期

1. 症状　咳嗽、咳痰、气促，活动后可有心悸、呼吸困难、乏力和劳动耐力下降。急性感染可使上述症状加重。少有胸痛或咯血。

2. 体征

（1）不同程度的发绀和肺气肿体征：偶有干、湿性啰音。

（2）心脏体征：心音遥远，P2＞A2，三尖瓣区可出现收缩期杂音或剑突下心脏搏动增强。

（3）部分患者因肺气肿使胸内压升高，阻碍腔静脉回流，可有颈静脉充盈。

（二）心、肺功能失代偿期

1. 呼吸衰竭常见症状有呼吸困难加重，夜间为甚，常有头痛、失眠、食欲下降，但白天嗜睡，甚至出现表情淡漠、神志恍惚、谵妄等肺性脑病的表现。常见体征有明显发绀、球结膜充血、水肿，严重时可有视网膜血管扩张、视盘水肿等颅内压升高的表现。腱反射减弱或消失，出现病理反射。因高碳酸血症可出现周围血管扩张的表现，如皮肤潮红、多汗。

2. 右心衰竭常见症状有呼吸困难加重，心悸、食欲缺乏、腹胀、恶心等。常见体征有明显发绀，颈静脉怒张，心率增快，可出现心律失常，剑突下可闻及收缩期杂音，甚至出现舒张期杂音。肝大且有压痛，肝颈静脉回流征阳性，下肢水肿，重者可有腹水。少数患者可出现肺水肿及全心衰竭的体征。

二、诊断标准

（一）慢性肺心病的心电图诊断标准：

1. 额面平均电轴≥+90°。

2. V1导联R/S≥1。

3. 重度顺钟向转位（V5导联R/S≤1）。

4. RV1+SV5≥1.05 mV。

5. aVR导联R/S或R/Q≥1。

6. V1～V3导联呈QS、Qr或qr。

7. 肺型P波。

以上具有1条即可诊断。

（二）慢性肺心病的X线诊断标准

1. 右下肺动脉干扩张，其横径≥15 mm；其横径与气管横径之比值≥1.07。

2. 肺动脉段突出或其高度≥3 mm。

3. 中心肺动脉扩张和外周分支纤细，形成"残根"征。

4. 圆锥部显著凸出（右前斜位45°）或"锥高"≥7 mm。

5. 右心室肥大征。

以上具备1项即可诊断。

三、西医药物治疗思路、目标、原则与处方

（一）急性加重期治疗

积极控制感染；通畅呼吸道，改善呼吸功能；纠正缺氧和二氧化碳潴留；控制呼吸和心力衰竭；积极处理并发症。

1. 控制感染 参考痰菌培养及药敏试验选择抗生素。在还没有出培养结果前，根据感染的环境及痰涂片革兰染色选用抗生素。社区获得性感染以革兰阳性菌占多数，医院感染则以革兰阴性菌为主，或选用二者兼顾的抗生素。常用的有青霉素类、氨基糖苷类、喹诺酮类及头孢菌素类抗感染药物，且必须注意可能继发真菌感染。

2. 氧疗 通畅呼吸道，纠正缺氧和二氧化碳潴留，可用鼻导管吸氧或面罩给氧，并发呼吸衰竭者。

3. 控制心力衰竭 慢性肺心病心力衰竭的治疗与其他心脏病心力衰竭的治疗有其不同之处，因为慢性肺心病患者一般在积极控制感染、改善呼吸功能后心力衰竭便能得到改善，患者尿量增多，水肿消退，不需加用利尿药。但对治疗无效的重症患者，可适当选用利尿药、正性肌力药或扩血管药物。

（1）利尿药：有减少血容量、减轻右心负荷、消除水肿的作用。原则上宜选用作用轻的利尿药，小剂量使用。如氢氯噻嗪25 mg，1～3次/日，一般不超过4天；尿量多时需加用10%氯化钾10 mL，3次/日，或用保钾利尿药，如氨苯蝶啶50～100 mg，1～3次/日。重度而急需行利尿的患者可用呋塞米（furosemide）20 mg，肌注或口服。利尿药应用后可出现低钾、低氯性碱中毒，痰液黏稠不易排痰和血液浓缩，应注意预防。老年人应用本类药物易发生低血压、电解质紊乱和肾功能损害，需注意监测血压、电解质、肾功能。

（2）正性肌力药：慢性肺心病患者由于慢性缺氧及感染，对洋地黄类药物的耐受性很低，疗效较差，且易发生心律失常。正性肌力药的剂量宜小，一般约为常规剂量的1/2或2/3量，同时选用作用快、排泄快的洋地黄类药物，如毒毛花苷K 0.125～0.25 mg，或毛花苷C 0.2～0.4 mg加于10%葡萄糖液内静脉缓慢注射。用药前应注意纠正缺氧，防治低钾血症，以免发生药物毒性反应。老年患者无须调整剂量。低氧血症、感染等均可使心率增快，故不宜以心率作为衡量洋地黄类药物的应用和疗效考核指征。应用指征是：

1）感染已被控制、呼吸功能已改善、用利尿药后有反复水肿的心力衰竭患者。

2）以右心衰竭为主要表现而无明显感染的患者。

3）合并急性左心衰竭的患者。

（3）血管扩张药：血管扩张药可减轻心脏前、后负荷，降低心肌耗氧量，增加心肌收缩力，对部分顽固性心力衰竭有一定效果，但并不像治疗其他心脏病那样效果明显。血管扩张药在扩张肺动脉的同时也扩张体动脉，往往造成体循环血压下降，反射性产生心率增快、氧分压下降、二氧化碳分压上升等不良反应。因而限制了血管扩张药在慢性肺心病的临床应用。钙拮抗剂、一氧化氮（NO）、川芎嗪等有一定的降低肺动脉压效果。

4. 控制心律失常　一般经过治疗慢性肺心病的感染、缺氧后，心律失常可自行消失。如果持续存在，可根据心律失常的类型选用药物。

5. 抗凝治疗　应用普通肝素或低分子肝素防止肺微小动脉原位血栓形成。

6. 加强护理工作　因病情复杂多变，必须严密观察病情变化，宜加强心肺功能的监护。翻身、拍背排出呼吸道分泌物，是改善通气功能的一项有效措施。

（二）缓解期治疗

原则上采用中西医结合综合治疗措施，目的是增强患者的免疫功能，去除诱发因素，减少或避免急性加重期的发生，希望使心、肺功能得到部分或全部恢复，如长期家庭氧疗、调整免疫功能等。慢性肺心病患者多数有营养不良，营养疗法有利于增强呼吸肌力，改善缺氧。

四、用药说明与注意事项

1. 抗生素　长期服用抗生素，甚至作为预防性用药是不可取的，因为长期用药不仅会产生耐药性或发生其他病菌的感染，还会因大量使用抗生素，破坏了人体内正常菌群的生态平衡，造成人体免疫力下降，诱发各种并发症，大大增加了疾病治愈的难度。因此，肺心病患者待病情好转且稳定后应停用抗生素。

2. 止咳药　应慎用镇咳药，更不能用可待因、阿片之类的麻醉性镇咳剂，否则会因咳嗽停止将痰留于呼吸道内，加重呼吸道阻塞，这是肺心病加重的重要因素。

3. 利尿剂　利尿不当，还会使血液更加黏稠，从而导致血栓，如不注意补充钾盐，还会导致低血钾与电解质紊乱。

4. 地高辛　肺心病患者常需服用强心药，但强心药具有排泄缓慢、容易蓄积、治疗剂量与中毒剂量非常接近的特点，在临床上容易出现强心剂中毒，甚者还会导致生命危险。

五、中医中药治疗处方

（一）辨证论治

1.外寒内饮

辨证要点：咳逆喘满不得卧，气短气急，咯痰白称量多，呈泡沫状，胸部膨满。口干不欲水，面色青暗，周身酸楚，头痛，恶寒，无汗，舌体胖大，舌质暗淡，苔白滑，脉浮紧。

治法：温肺散寒，涤痰降逆。

方药：小青龙汤加减

炙麻黄、干姜、五味子、甘草、陈皮、法半夏、茯苓、杏仁、桃仁。

2.痰浊阻肺

辨证要点：胸满，咳嗽痰多，色白黏腻或呈泡沫，短气喘息，稍劳即著，怕风易汗，脘腹痞胀，纳少，泛恶，便溏，倦怠乏力，或面色紫暗，唇甲青紫；舌质偏淡或偏胖，或舌质紫暗，舌下青筋显露，苔薄腻或浊腻；脉细滑。

治法：化痰降逆。

方药：二陈汤合三子养亲汤。

法半夏、陈皮、茯苓、苏子、白芥子、莱菔子、杏仁、紫菀、旋覆花。

痰湿较重，舌苔厚腻，可加苍术、厚朴燥湿理气，以助化痰定喘；脾虚，纳少，神疲，便溏，加党参、白术健脾益气；痰从寒化，色白清稀，畏寒，加干姜、细辛；痰浊郁而化热，按痰热证治疗。

3.痰热郁肺

辨证要点：咳逆喘息气粗，胸满，咯痰黄或白，黏稠，便干，口渴欲饮，或发热微恶寒，咽痒疼痛，自体酸楚，出汗；舌质红或边尖红，舌苔黄或黄腻；脉数或浮滑数。

治法：清肺化痰，降逆平喘。

方药：越婢加半夏汤或桑白皮汤加减。

麻黄、黄芩、石膏、桑白皮、杏仁、半夏、苏子。

痰热内盛，胸满气逆，痰质黏稠不易咯吐者，加鱼腥草、金荞麦、瓜蒌皮、海蛤粉、大贝母、风化硝清热滑痰利肺；痰鸣喘息，不得平卧，加射干、葶苈子泻肺平喘；痰热伤津，口干舌燥，加天花粉、知母、芦根以生津润燥；痰热壅肺，腑气不通，胸满喘逆，大便秘结者，加大黄、芒硝通腑泄热以降肺平喘；阴伤而痰量已少者，酌减苦寒之味，加沙参、麦冬等养阴。

4.痰蒙神窍

辨证要点：意识朦胧，表情淡漠，嗜睡，或烦躁不安，或昏迷，谵妄，撮空理线；或肢体濡动，抽搐。咳逆喘促，咯痰黏稠或黄黏不爽，或伴痰鸣。唇甲青紫；舌质暗红或淡紫，或紫绛，苔白腻或黄腻；脉细滑数。

治法：涤痰，开窍，息风。

方药：涤痰汤，安宫牛黄丸或至宝丹。

半夏、茯苓、橘红、胆星、竹茹、枳实、菖蒲、远志、郁金。

若痰热内盛，身热，烦躁，谵语，神昏，苔黄舌红者，加葶苈子、天竺黄、竹沥；肝风内动，抽搐，加钩藤、全蝎，另服羚羊角粉；血瘀明显，唇甲紫绀，加丹参、红花、桃仁活血通脉；如皮肤黏膜出血，咯血，便血色鲜者，配清热凉血止血药，如水牛角、生地、丹皮、紫珠草等。

5.阳虚水泛

辨证要点：喘咳不能平卧，咯痰清稀，胸满气憋；面浮，下肢肿，甚则一身悉肿，腹部胀满有水，尿少，脘痞，食欲缺乏，心悸，怕冷，面唇青紫；舌胖质暗，苔白滑；脉沉细滑或结代。

治法：温肾健脾，化饮利水。

方药：真武汤合五苓散。

附子、桂枝、茯苓、白术、猪苓、泽泻、生姜、赤芍。

若水肿势剧，上凌心肺，心悸喘满，倚息不得卧者，加沉香、黑白丑、川椒目、葶苈子、万年青根行气逐水；血瘀甚，发绀明显，加泽兰、红花、丹参、益母草、北五加皮化瘀行水。待水饮消除后，可参照肺肾气虚证论治。

6.肺肾气虚

辨证要点：呼吸浅短难续，甚则张口抬肩，倚息不能平卧，咳嗽，痰白如沫，咯吐不利，胸满闷塞；声低气怯，心慌，形寒汗出，面色晦暗，或腰膝酸软，小便清长，或尿后余沥，或咳则小便自遗；舌淡或黯紫，苔白润；脉细虚数无力，或有结代。

治法：补肺纳肾，降气平喘。

方药：平喘固本汤合补肺汤加减。

党参、黄芪、炙甘、冬虫夏草、熟地、胡桃肉、脐带、五味子、灵磁石、沉香、紫菀、款冬、苏子、法半夏、橘红。

肺虚有寒，怕冷，舌质淡，加肉桂、干姜、钟乳石温肺散寒；兼有阴伤，低热，舌红苔少，加麦冬、玉竹、生地养阴清热；气虚瘀阻，颈脉动甚，面唇紫绀明显，加当归、丹参、苏木活血通脉。如见喘脱危象者，急用参附汤送服蛤蚧粉或黑锡丹补气纳肾，回阳固脱。病情稳定阶段，可常服皱肺丸。

（二）秘方验方

1.麻黄、五味子、甘草各30g，研细末，分作30包，每天1包，分2次服，用于寒喘实喘。

2.地龙研粉，每天3~6g（可装胶囊贮存），分3次服，用于热喘、实喘。

3.人参6g、胡桃肉2枚、生姜5片、大枣2枚，水煎服。用于虚喘。

4.胎盘片，每服4~6片。3次/天。用于虚喘。

（三）中成药

1. 苏子降气丸

主要成分：紫苏子（炒）、厚朴、前胡、甘草、姜半夏、陈皮、沉香、当归。

功能：降气化痰，温肾纳气。

主治：上盛下虚，气逆痰壅。口服，一次6 g，一日1～2次。

2. 金水宝胶囊

主要成分：发酵虫草菌。

功能：补益肺肾、秘精益气。

主治：肺肾两虚，精气不足，久咳虚喘。口服，每次3粒，每日3次。

（四）用药说明与注意事项

中医对肺心病的治疗应当很久感邪时偏于邪实，平时偏于正虚的不同，有侧重的分别选扶正或祛邪的不同治则，"急则治其标、缓则治其本"则应贯穿于本病治疗的全过程。

肺心病以久病肺气虚为主，病位在肺，继则影响脾、肾，后期及心，以气虚、气阴两虚，后期发展成为阳虚，病程中可形成痰、饮、瘀，气虚、血瘀、痰阻、贯穿始终。

（徐卫方 何海瑞 高运吉）

第八章 老年循环系统疾病合理用药

第一节 老年循环系统解剖生理特点

一、老年心脏解剖生理特点

（一）心肌老年化增厚

部分老年人可因心脏长期受累，使心肌略有增厚，体积增大，重量稍增加。老年人的心肌纤维减少，结缔组织增加，类脂质沉积，瓣膜结构有钙质沉着。心肌纤维内有脂褐质沉积，使心脏呈棕褐色。约50%～70岁以上老年人心血管系统有淀粉样变性，老年人的心血管代偿失调约25%是由心脏淀粉样变引起的。

（二）心瓣膜和心内膜纤维化

由于血液流体压力的影响，老年人心瓣膜纤维化，且随着年龄的增长而加重，瓣膜变厚、僵硬，瓣膜缘增厚，部分形成纤维斑块，可有钙化灶。瓣叶交界处可有轻度粘连，导致瓣膜变形，影响瓣膜的正常闭合，有二尖瓣和主动脉瓣血液反流，临床上可能听到瓣膜杂音，但很少导致狭窄。上述改变称为"老年退行性心瓣膜病"。心内膜改变主要是内膜增厚、硬化，由于左侧心房和心室血流压力和应力影响较大，故受累较右侧房室明显，心包膜下脂肪增多。

（三）心脏传导系统

随年龄增长有老化现象，窦房结起搏细胞（P细胞）减少，60岁以后减少更快，75岁以后窦房结起搏细胞减少10%，导致自律性降低，故老年人心律较慢。结间束心肌纤维明显减少，线粒体发生萎缩改变，胶原纤维增加。60岁以后左束支往往丧失一些传导纤维，这些部位多有硬化和微小钙化，合并传导阻滞称为Lev氏病，可能是老龄过程加重的表现。

（四）心血管自律神经的改变

呼吸性心律不齐随年龄增加而较不明显，由于迷走神经活动降低所致老年人机体内环境平衡调节机制的敏感性降低。压力感受器位于血管壁，管壁变形可产生生理效应。老年人血管壁可伸张能力下降，故压力感受器活动能力下降。老年人对β-受体激动剂（agonist）或拮抗剂（antagonist）的敏感性均降低。

（五）心肌收缩和舒张功能减退

心脏收缩和舒张功能减退，心肌老化，顺应性减退，收缩功能每年下降约0.9%，心搏出量随着年龄的增长每年下降1%。心搏指数65岁时比25岁时减少40%，但静息时射血分数则仍较正常。心肌收缩力降低的程度与肌原纤维中三磷酸腺苷酶活性降低相关。左室顺应性降低，舒张功能下降。心血管功能储备随年龄变老而显著降低。

二、老年血管解剖生理特点

（一）动脉硬化、内膜增厚

表现为动脉硬化，大动脉、冠状动脉、脑动脉、肾动脉等中、大动脉和微小动脉均有改变，表现为动脉内膜增厚，内弹力板呈斑块状增厚；中层纤维减少，弹力纤维变性，胶原纤维增生，透明性变或钙盐沉着，血管变脆。随年龄的增长，在单位面积内有功能的毛细血管数量减少，毛细血管通透性降低，血流减慢。

（二）静脉血管扩大、张力弹性降低

也出现老龄化改变，表现为静脉血管床扩大，静脉壁张力和弹性降低，全身静脉压降低。

基于以上解剖、生理学的老化改变，老年循环系统疾病表现有以下特点：

1. 较多复合病变　机体老化，易有多器官、多系统病变并存，使病情复杂化和加重。例如老年高血压患者常伴冠心病，使诊断和临床用药更加复杂。

2. 老年患者对疾病的反应　衰老导致多脏器退行性改变，使老年人的反应性降低，感觉迟钝。发病时自觉症状可能不明显，如发生急性心肌梗死时胸痛不明显，从而延误临床诊断和用药。

第二节　时间药理学在心血管疾病合理用药中的应用

时间药理学（chronopharma-cology）是研究药物治疗效果如何依据生物的时间选择和内源性周期节律变化的科学，这种药物疗效可预测的时间性差异，主要受内源性的生物节律支配，而非外在因素变化所导致。时间药理学现象应该认为是生物体对环境变化的一种适应的结果。

一、时间药理学的研究内容

时间药理学主要是研究药物的时效性。即一方面研究药物对肌体的作用，即时间药效（chronoefectlveness）和时间毒性（chronotoxiclty）；另一方面也研究肌体对药物的作用，即时间药动学。在时间药理学中，可用时间治疗指数（chronotherapeut，CTt）来评价药物的时间安全性。CTt实质上综合反映了药物疗效和毒性随着人体各种生理节律所呈现的周期性波动。因此，同一药物不同给药时间其CTt是不同的。

时间药动学主要是研究药动学参数的昼夜节律变化，有时亦需研究月节律或年节律。由于与药物、肝肾血流量、各种体液的分泌速度及pH值、胃肠运动等都有昼

夜节律，这就使很多药物的一种或几种药动学参数呈现昼夜变化。药物转化的昼夜节律研究，也不容忽视，特别对于转化为活性代谢物的药物以及某些需经体内转化才能产生毒性代谢物的毒物来说尤为重要。

时间药理学把生物节律的基本原理运用于药理学研究。其主要特点是，在肌体与自然环境协调统一下，考虑药物作用。时间药理学的发展，打破了同一药物同一剂量给予生物体时，所产生的效果相同，而与时间无关的传统观念。时间药理学研究表明，在周期性变动中，同一剂量药物，在周期的某一相位会对肌体产生有益作用，而在另一相位会产生有害作用甚至致死。因此若用生物节律观点检索过去大量文献，也许会得出不同结论。

时间药理学与临床结合产生时间治疗学。用时间药理学的原理制定最佳投药方案，可以取得最适疗效、最小毒副作用。在使用毒性较高或价格昂贵的药物以及药物应用于患绝症（如癌症）的患者时，应用最佳时间投药法，尤能显示其优越性，既可节约药物，降低毒副作用，又可提高治愈率。因此，时间药理学的发展，必然对临床治疗，尤其在提高疗效、降低毒副作用方面具有重大的指导意义。

二、人体心血管功能及某些心血管疾病的昼夜节律表现

人体血压和心率在昼夜24小时内呈节律性变化。采用动脉内插管术，连续观察正常人及原发性高血压患者的血压和心率变化，发现人体血压在早9～10时最高，此后逐渐下降，凌晨3时达最低值，在早晨睡醒前开始回升。心率达峰值的时间在中午12时前后，而在睡眠时维持在较低水平。

冠状动脉血流量的昼夜节律：在清醒犬试验中发现，1日中16时冠状动脉左回旋支的血流量比8时高12.8%，但目前尚无人的有关资料。

血小板聚集性的昼夜节律ADP是第一个被发现可以促进血小板聚集的分子。肾上腺素具有协同ADP的促聚作用，血小板膜上α_2肾上腺素受体分子可能由促聚亚单位和辅助亚单位两种亚单位组成，当肾上腺素浓度高达聚集阈值以上时人辅助亚单位可被激活，产生肾上腺素诱导的聚集作用。近年研究证实，在6～9时正常人血小板聚集性显著增强。体外试验表明，引起血小板双相聚集反应所需要的ADP剂量，由6时的4.7μmol/L降为9时的3.7μmol/L；所需肾上腺素的剂量由3.7μmol/L降为1.8μmol/L。与此同时测得体内血浆肾上腺素和去甲肾上腺素的浓度在6～9时也突然增高。

心肌梗死和心源性猝死的昼夜节律：有研究表明心肌梗死和心源性猝死多发生在早6时到中午12时，推测这些意外的发生可能与血小板聚集性改变有关。ToilergH等对703例患者的研究发现，一般在早晨醒后，心肌梗死发作的频率明显增加，并于9～10时达高峰。另外在20时左右，可见一较小的发作高峰。Gilpin Eat等调查4796例患者，也发现心肌梗死的发作高峰在8～10时。认识这种昼夜节律的意义在于：药物若能影响这种节律，将有助于降低心肌梗死的发生率。已经发现，阿司匹林、拉贝洛尔和某些钙拮抗剂对上述节律的发作时相，具有明显的抑制作用。

心绞痛发作的具有昼夜节律，无论稳定或不稳定型心绞痛，其发作均具有相似的昼夜节律。Taylor CR等对1022例慢性稳定型心绞痛患者的总计33 999次发作进行分析，发现0~6时发作次数最少，6时以后逐渐增多，10~11时达发作高峰。这一节律在劳累型心绞痛特别明显。不稳定型心绞痛的发作高峰则集中在6~12时之间。

三、心血管病的时间治疗

（一）高血压病的择时用药

肌体为适应内外环境的变化，在每日清醒短短的几小时，血压都将有较大幅度的提高，对高血压患者来说，这种血压的陡升可能会导致心血管意外的发生。因此，控制血压的昼夜波动，有可能降低心肌梗死的发病率。人的血压在24小时之中大多呈现"两峰一谷"的波动状态，即9~11时，16~18时最高，从18时起呈缓慢下降趋势，至次日凌晨2~3时最低，老年患者这种节律尤为显著，一般降压药在服后0.5小时起效，2~3小时达到高峰。因此高血压患者应将服药时间由传统的3次/天改为早7时和下午14时为宜，而轻度高血压患者切忌晚上睡前服用，以免诱发血栓，中、重度患者睡前只可服用白天量的1/3。在抗高血压的药物中，降压效果在不同的时间段有所不同，呈现典型的时间效应节律变化，但是各种降压药均有昼夜用药时间差异，因此，降压药的时间药理学对临床合理用药有重大指导意义。

1. β受体阻滞剂　多数β受体阻滞剂在日间的降压效果非常明显，但在夜间的降压效果却不理想。对凌晨血压的升高、心率加快的症状作用不佳，故此类药对防止中风、栓塞的作用并不明显。如拉贝洛尔，对高血压高峰发作时间为8~12时的患者降压效果比较好，但对睡眠期间的血压控制较差。

2. 血管紧张素转化酶抑制剂　此类药物，如依那普利在上午7时用药，其降压效果可持续12小时，峰效在早晨。针对高血压"两高一低"的状态，在两个高血压高峰之前30分钟给药，可使药物吸收之后在血中浓度高峰与血压高值相遇，从而于峰值期内控制血压，提高药物降压疗效。

3. 钙离子拮抗剂　长效钙离子拮抗剂可有效地控制全天24小时高血压。孙宁玲等对不同时间服用的长效钙离子拮抗剂（calcium channel blockers，CCB）左旋氨氯地平的研究认为，夜间及白天服用长效CCB均能有效降低夜间血压，但许国政等报道钙离子拮抗剂如维拉帕米、硝苯地平对降压和心率的作用有昼夜波动，其规律是6~12时维持较高水平，峰值在12时，此类药在日间的降压效果非常明显，但在夜间的降压效果却不理想。健康志愿者分别于8时或19时口服硝苯地平10 mg后，药动学参数有较大差别，但两者的消除半衰期则较为接近。

各种常用降压药均有昼夜用药时间差异，降压药的时间药效学对临床合理用药具有重要意义。

（二）心绞痛的择时用药

心绞痛的发作有昼夜节律，其高峰为上午6~12时，对703例心肌梗死、心绞痛及不稳定型心绞痛患者的观察研究也得出了相同的结论，而治疗心绞痛的疗效也存在昼夜节律。Yasue等证实，硝酸甘油于晨6时给药，可有效地预防患者的运动性心绞痛的发作及ECG异常，用药5~6小时药效达到最高峰，但15时给药效果却很差，表明运动性冠脉供血不足与运动时间有关。作者还证实，硝酸甘油扩张冠脉的作用早晨强，下午弱，地尔硫革也有类似作用。硝酸酯类抗心绞痛药晚间服药的吸收较差，生物利用度低，晚间服用普通片不足以维持足够的有效血药浓度时间。为控制心绞痛的夜间发作，晚间宜改服长效制剂。但普奈洛尔作用相反，其可加重早上病情。

（三）高血脂的择时用药

洛伐他汀、辛伐他汀和普伐他汀等，每晚睡前顿服比3次/天服用效果好，不良反应也小。

（四）心力衰竭的择时用药

强心苷是一类选择性作用于心脏的药物，其安全范围小，一般治疗量已接近60%的中毒剂量，而且强心苷的敏感性个体差异较大。然而近年来发现，心力衰竭患者对洋地黄、地高辛和毛花苷C等强心苷类药物的敏感性以4时最高，比其他时间给药的疗效约高40倍。因此要特别注意此时用药剂量和用药后的监护，或避开此时用药。还发现暴风雪和气压低时，人体对强心苷的敏感性显著增强，如在早晨或遇有暴风雪时注射强心苷应减少剂量，否则易出现毒性反应。

（五）心肌缺血的择时用药

硝苯地平的抗心肌缺血作用，上午服药较晚间服药作用强，并可明显抑制血压的昼夜波动性。由于其对心率的昼夜节律影响不大，不致过多影响心输出量，这对冠心患者的心肌供血是有利的。

（六）心肌梗死的择时用药

阿司匹林影响心肌梗死发作昼夜节律，其可抑制血小板聚集，对防止冠状动脉和脑血管的血栓形成有预防作用。但高浓度的阿司匹林能抑制前列环素合成酶活性，又有可能促进血栓形成，因此曾对其能否预防心肌梗死提出质疑。为此，美国心肺、血液研究中心等单位前后用了5年时间，对无心肌梗死史的22 071名年龄在48~84岁的男性内科医师进行了研究，结果发现隔日口服阿司匹林325 mg，可明显抑制6~9时的心肌梗死发作高峰，使这一时相的发作率降低59.3%。对其他时限也有一定作用，可降低34.1%。同时发现，其对ADP 10 μmol/L诱发的体外血小板聚集反应具有完全的作用，即对24小时中的任一时间，阿司匹林均可降低血小板的聚集性。该项研究具有重大的应用价值，其巩固了小剂量的阿司匹林在预防心肌梗死和心源性猝死中的地位，对于改善患者的生活质量、降低病死率，是不可多得的有效药物。

第三节　高血压病

高血压病（bypertensivdisease）又名原发性高血压（essentialhypertensive），约占高血压患者的90%以上。临床上以动脉血压升高为主要特征，但随着病情加重，常常使心、脑、肾等脏器受累，发生功能性或器质性改变，如高血压性心脏病、心力衰竭、肾功能不全、脑出血等并发症。

一、老年人高血压病的临床特点

（一）单纯收缩期高血压多

老年人半数以上为单纯收缩期高血压，发生冠心病、脑卒中和终末期肾病的危险以单纯收缩期高血压最大，其次为双期高血压，然后才是单纯舒张期高血压患者。

（二）脉压差较大

脉压差越大，可能动脉硬化程度越重。欧洲高血压协会专家指出，脉压和动脉僵硬度增加可作为较高龄高血压人群心血管病，尤其是心肌梗死危险的预测因子。研究结果表明脉压每增加10 mmHg，总死亡危险增加16%，脑卒中危险增加11%。

（三）血压波动大，易发生直立性低血压

老年高血压患者在24小时之内常见血压不稳定、波动大。立位比卧位收缩压降低＞20 mmHg，平均动脉压降低10%以上，降压治疗的初期应经常测量立位血压。测量患者平卧10分钟血压和站立3分钟后血压，站立后血压值低于平卧位，收缩压相差＞20 mmHg和（或）舒张压相差＞10 mmHg，诊断为直立性低血压。直立性低血压主要表现为头晕目眩，站立不稳，视物模糊，轻弱无力等，严重时会发生大小便失禁、出汗甚至晕厥。老年人直立性低血压发生率较高，并随年龄、神经功能障碍、代谢紊乱的增加而增多。

（四）常见血压昼夜节律异常，晨峰高血压现象

老年晨峰高血压是指血压从深夜的夜谷小平逐渐上升，在凌晨清醒后的一段时间内迅速达到较高水平，这一现象称为晨峰高血压或血压晨浪（blood pressure morning surge）。老年高血压患者，特别是老年单纯收缩期高血压患者晨峰高血压现象比较常见。晨峰高血压幅度计算方法各异，常用的方法为06：00～10：00血压升高值和夜间血压均值之差，若收缩压晨峰值≥55 mmHg，即为异常升高，有的患者可达70～80 mmHg。

（五）假性高血压，间接测压可高估血压值

老年人肱动脉呈僵硬状态时，间接测压法气囊压不住肱动脉，使测得血压读数过高，产生假性高血压，需直接测压。

（六）并发症多且严重

老年高血压并发症多且严重，包括动脉硬化、脑卒中、冠心病、心肌肥厚、心律失常、心力衰竭等。长期持久血压升高可致肾小球入球动脉硬化，肾小球纤维化、萎缩，最终导致肾功能衰竭。

（七）其他

常出现诊室高血压，继发性高血压容易漏诊。

二、诊断标准与分类、分期

（一）诊断标准

1. 高血压的定义：在未用抗高血压药情况下，收缩压≥140 mmHg和（或）舒张压≥90 mmHg，按血压水平将高血压分为1、2、3级。收缩压≥140 mmHg和舒张压＜90 mmHg单列为单纯性收缩期高血压。患者既往有高血压史，目前正在用抗高血压药，血压虽然＜140/90 mmHg，亦应该诊断为高血压。

2. 排除症状性高血压。

3. 高血压的分期、分级。

4. 重要脏器心、肝、肾功能评估。

5. 有无合并可影响高血压病情发展和治疗的情况，如冠心病、糖尿病、高脂血症、高尿酸血病，慢性呼吸道疾病等。

（二）按血压水平分类

按血压水平分类见表8-1。

表8-1　血压水平的定义和分类

类别	收缩压（mmHg）	舒张压（mmHg）
正常血压	＜120	＜80
正常血值	120～139	80～89
高血压	≥140	≥90
1.级高血压（轻度）	140～159	90～99
2.级高血压（中度）	160～179	100～109
3.级高血压（重度）	≥180	≥110
单纯收缩期高血压	≥140	＜90

注：分类根据两次或更多次正确测量的血压平均值，应就诊两次或两次以上。

（三）按病因分类

1. 原发性高血压即高血压病，是指以血压升高为主要临床表现的一种疾病，其发病原因目前尚不完全清楚，约占高血压患者的90%以上。临床上只有排除继发型高血压后，才可诊断为高血压病。

2. 继发性高血压是指继发于某一种疾病或某一种原因之后发生的血压升高，仅仅是这些疾病的症状之一，故又称症状性高血压。约占所有高血压患者的10%。

（四）高血压病临床分期

Ⅰ期：血压达到确认高血压水平，舒张压波动在12.0～13.3 kPa（90～100 mmHg）之间，休息后能够恢复正常，临床上无心脏、脑、肾并发症表现。

Ⅱ期：血压达到确认高血压水平，舒张压过13.3 kPa（100 mmHg）以上，休息后不能降至正常。并有下列各项中的一项者：

1. 经X线、心电图或超声心动图检查，有左心室肥大的征象。

2. 眼底检查，见有颅底动脉普遍或局部变窄。

3. 蛋白尿和（或）血浆肌酐浓度轻度升高。

Ⅲ期：血压达到确诊高血压水平，舒张压超过14.7～16.0 kPa（110～120 mmHg），并有下列各项中的一项者：

（1）脑血管意外或高血压脑病。

（2）左心衰竭。

（3）肾衰竭。

（4）眼底出血或渗出，有或无视乳头水肿。

此外，还有一种急进型高血压，即恶性高血压，患者病情急剧发展，舒张压常持续在17.3 kPa（130 mmHg）以上，并有眼底出血、渗出或视盘水肿。

三、西医药物治疗思路、原则、目标与处方

（一）治疗思路、原则与目标

老年高血压65～79岁的普通老年人，血压≥150/90 mmHg时推荐开始药物治疗。血压≥140/90 mmHg时可考虑药物治疗；≥80岁的老年人，SBP≥160 mmHg时开始药物治疗。65～79岁的老年人，首先应降至<150/90 mmHg，如能耐受，可进一步降至<140/90 mmHg。≥80岁的老年人应降至<150/90 mmHg。

老年高血压降压药物的选择应遵循平稳、有效、安全、不良反应少、服用简单方便、依从性好的原则。

老年高血压降压目标值：老年高血压治疗的主要目标是SBP达标。共病和衰弱症患者应综合评估后，个体化确定血压起始治疗水平和治疗目标值。65～79岁的老年人，第一步应降至<150/90 mmHg；如能耐受，目标血压<140/90 mmHg。≥80岁应降至<150/90 mmHg；患者如SBP<130 mmHg且耐受良好，可继续治疗而不必回调血压水平。双侧颈动脉狭窄程度>75%时，中枢血流灌注压下降，降压过度可能增加脑缺血风险，降压治疗应以避免脑缺血症状为原则，宜适当放宽血压目标值。衰弱的高龄老年人降压注意监测血压，降压速度不宜过快，降压水平不宜过低。

（二）药物治疗方案

降血压药物治疗应遵循小剂量开始，优先选择长效制剂，联合用药及个体化原则。

1. 轻度高血压

　　处方一　　（1）氨氯地平片（Amlodipine）：2.5～5 mg，每日1次。

　　　　　　　（2）依那普利片（Enalapril）：5～10 mg，每日2次。

　　　　　　　（3）硝苯地平缓释片（Felodipine）：5～10 mg，每日2次。

　　　　　　　（4）吲达帕胺片（Lndapamide）：1.25～2.5 mg，每日1次。

　　以上药物任选一种。

2. 中度高血压

　　处方二　　（1）氨氯地平片（Amlodipine）：2.5～5 mg，每日1次。

　　　　　　　（2）依那普利片（Enalapril）：5～10 mg，每日2次。

　　处方三　　（1）氨氯地平片（Amlodipine）：2.5～5 mg，每日1次。

　　　　　　　（2）吲达帕胺片（Lndapamide）：1.25～2.5 mg，每日1次。

　　处方四　　（1）贝那普利片（Benazepril）：5～10 mg，每日1次。

　　　　　　　（2）吲达帕胺片（Lndapamide）：1.25～2.5 mg，每日1次。

　　处方五　　（1）厄贝沙坦片（Lrbesartan）：150 mg，每日1次。

　　　　　　　（2）硝苯地平缓释片（Felodipine）：5～10 mg，每日2次。

　　以上处方任选一组

3. 重度高血压

　　处方六　　（1）硝苯地平控释片（Nifedipine）：30 mg，每日1～2次。

　　　　　　　（2）贝那普利片（Benazepril）：10 mg，每日1次。

　　　　　　　（3）双氢克尿噻片（Hydrochlorothiazide）：25～50 mg，每日2次。

　　处方七　　（1）氨氯地平片（Amlodipiru）：5 mg，每日1次。

　　　　　　　（2）厄贝沙坦片（Irbesartan）：150 mg，每日1次。

　　　　　　　（3）双氢克尿噻片（Hydrochlorothiazide）：25～50 mg，每日2次。

　　处方八　　（1）非洛地平缓释片（Felodipine）：5 mg，每日1次。

　　　　　　　（2）吲达帕胺片（Lndapamide）：1.25～2.5 mg，每日1次。

　　　　　　　（3）贝那普利片（Benazepril）：10 mg，每日1次。

　　以上处方任选一组

4. 高血压急症

　　高血压急症的治疗原则是及时降低血压、控制性降压，注意同时保护靶器官的功能，一般采用静脉给药。

　　（1）硝普钠（Sodim Nitroprusside）：25～50 mg开始以10～25 µg/min静脉泵入，根据血压情况每5～10分钟增加一次剂量，直到血压满意为止。一般不宜长期使用。

　　（2）硝酸甘油（Nitroglycerin）：开始时以5～10 µg/min　静脉泵入，根据血压情况逐渐增加剂量至100～200 µg/min，停药数分钟内作用消失。

　　（3）地尔硫䓬（Diltiazem）：通常以5～15 µg/（kg·min）速度静脉泵入盐酸地尔硫䓬。当血压降至目标值以后，边监测血压边调节速度。

（4）呋塞米注射液（Furosemide）：20～80 mg　静脉注入。

（5）尼群地平片（Nitredipine）：10～20 mg，舌下含服。

上述药物中，一般选择1种静脉药物，另加尼群地平片舌下含服，必要时使用呋塞米静脉注射。

（三）用药说明及注意事项

1. 轻度高血压的药物治疗基本方案是选择作用温和、不良反应少的1种一线降压药物，钙通道阻滞剂及血管紧张素转化酶抑制药物降压作用可靠，不良反应少，且有同时扩张冠脉、抗动脉粥样硬化和逆转心血管重构的作用；但钙通道阻滞剂治疗时有反射性交感活性增强，引起心率增快、面部潮红、头痛、下肢水肿等；血管紧张素转化酶抑制药物有刺激性干咳，致高钾血症等不良反应。

2. 中度高血压的基本药物治疗方案是选择两种降压机制不同的药物联合治疗，常用联合治疗方案如下：血管紧张素转化酶抑制药物+钙通道阻滞剂；血管紧张素转化酶抑制药物+利尿剂；β受体阻滞剂+钙通道阻滞剂；钙通道阻滞剂+利尿剂。如果应用血管紧张素转化酶抑制药物出现咳嗽等不良反应，不能耐受者可改为血管紧张素Ⅱ受体阻断药。利尿药常引起糖、脂代谢紊乱、电解质紊乱，可通过减少药物使用剂量，定期复查血糖、血脂、电解质予以处理。

3. 重度高血压的治疗通常选用3种及以上不同类型的强效降压药物。一般必须包含利尿剂。常用方案有：血管紧张素转化酶抑制药物+钙通道阻滞剂+利尿剂；血管紧张素转化酶抑制药物+β受体阻滞剂+利尿剂；β受体阻滞剂+钙通道阻滞剂+利尿剂。不同药物联合降压治疗，以协同疗效，减少副作用，必要时可采用四联方案。对于80岁以上高龄老年人降压的目标值为＜150/90 mmHg，降压过程应缓慢、平稳、最好不减少脑血流量。对于心肌梗死和心力衰竭并发高血压患者，首先使用血管紧张素转化酶抑制药物、利尿剂和β受体阻滞剂；高血压并发冠心病患者首选β受体阻滞剂和钙通道阻滞剂。高血压并发糖尿病可选用血管紧张素转化酶抑制药物，避免利尿剂。降血压不宜过快过猛，除非发生高血压危象、高血压脑病等急症，宜逐渐于数日或数周内下降为好，以免发生心、脑、肾缺血，加重损害。

4. 高血压急症及亚急症。高血压急症需要迅速降低血压，采用静脉途径给药，后者需要在24～48小时内降低血压。

5. 高血压治疗要注意，低盐低脂饮食、良好的日常生活习惯、心理健康同样重要。

6. 老年高血压降压应强调个体化，结合患者年龄、体质、靶器官功能状态、并发症等选择合理的药物和剂量。

7. 老年单纯收缩期高血压的治疗，一方面强调收缩压达标，另一方面应避免过度降低舒张压，同时兼顾组织器官灌注。在患者能耐受降压治疗的前提下，逐步、平稳降压，起始降压药物剂量宜小，递增时间需更长，应避免过快降压。

8. 血压变异大、易波动是老年高血压的临床特点。老年患者心血管反射功能减低，对容量不足和交感神经抑制剂敏感，应重视防治低血压包括体位性低血压，禁用易导致体位性低血压的药物（哌唑嗪、柳胺苄心定等）；同时也应注意控制老年高血压患者的血压晨峰现象。

9. 老年高血压患者禁用影响认知功能的药物，如可乐定等。

四、中医中药治疗

（一）辨证论治

1. 肾气亏虚证

辨证要点：平补肾气，调和血脉。

推荐方药：补肾和脉方加减。黄芪、黄精、桑寄生、仙灵脾、炒杜仲、女贞子、怀牛膝、泽泻、川芎、当归、地龙。

2. 痰瘀互结证

辨证要点：祛痰化浊，活血通络。

推荐方药：半夏白术天麻汤合通窍活血汤加减。法半夏、苍术、白术、天麻、陈皮、茯苓、薏苡仁、桃仁、红花、当归、赤芍、川芎、枳壳、地龙、郁金。

3. 肝火亢盛证

辨证要点：清肝泻火，疏肝凉肝。

推荐方药：调肝降压方加减。柴胡、香附、佛手、夏枯草、炒栀子、黄芩、丹皮、菊花、钩藤。

4. 阴虚阳亢证

辨证要点：滋阴补肾，平肝潜阳。

推荐方药：天麻钩藤饮加减。天麻、钩藤、石决明、炒栀子、黄芩、牛膝、炒杜仲、益母草、桑寄生、夜交藤、茯神、牡丹皮。

（二）中成药

1. 肾气亏虚证

杞菊地黄丸、六味地黄丸（肾阴虚证）、右归丸（肾阳虚证）等。

2. 痰瘀互结证

绞股蓝总甙片、血塞通片、养血清脑颗粒等。

3. 肝火亢盛证

牛黄降压丸、龙胆泻肝软胶囊等。

4. 阴虚阳亢证

天麻钩藤颗粒、天麻胶囊、清脑降压片等。

第四节　冠心病

冠状动脉粥样硬化性心脏病（coronary atheroscleroticheartdisease）指冠状动脉粥样硬化使血管腔狭窄或阻塞，和（或）因冠状动脉功能性改变（痉挛）导致心肌缺血缺氧或坏死而引起的心脏病，统称冠状动脉性心脏病（coronaryheartdisease），简称冠心病，亦称缺血性心脏病（ischemicheartdisease）。

一、临床表现特征

老年人在生理上会表现出新陈代谢放缓、抵抗力下降、生理机能下降等特征，近年来对老年人冠心病研究颇多，老年人冠心病，包括心绞痛、心肌梗死、心律失常、心力衰竭和猝死，但临床常表现不典型。心绞痛程度一般较轻，常以气促、胃肠道症状或神经精神症状为突出表现，尤其合并糖尿病者，常突然发生心力衰竭或心律失常，死亡率高。老年冠心病多具有以下特征：

（一）无症状冠心病发生率高

无症状性心肌缺血（asymptomatic myocardial ischemia，SMI）又称无症状冠心病，是指患者无明显的心绞痛及心绞痛等同症状，而经检查发现有客观心肌缺血的证据。分为三型：Ⅰ型较少见，患者无心绞痛症状及病史，但客观检查发现有心肌缺血，目前认为此型患者疼痛系统有缺陷，Ⅱ型：SMI较多见。指已患心梗的患者存在无症状心肌缺血。有学者报道心梗后患者运动试验中SMI发生率39%～58%。Ⅲ型亦较多见，指有心绞痛发作的患者中50%～80%同时存在SMI，且SMI发作次数为有症状心绞痛发作次数的2～3倍。国外很多资料表明SMI与心绞痛发作具有同样预后意义，同样可发生严重的心律失常、心梗，甚至猝死。由于无症状未能引起患者和医师的注意，甚至其预后更为不良。此外，老年人由于长期慢性心肌缺血可引起广泛心肌纤维化，或并存心肌冬眠，形成缺血性心肌病，这类患者在诊断上存在一定困难，临床上应引起重视。

（二）老年冠心病患者心绞痛症状常不典型

典型的心绞痛压榨性疼痛少见，多为胸骨后闷痛、紧缩感，或仅表现为气急、胸闷、乏力、心悸等症状，这可能与老年人痛觉迟钝有关，也可能因老年人并发疾病症状所掩盖或混淆。

（三）老年心绞痛发作时疼痛部位可不典型

如有些人可表现为上腹不适、上腹痛，或食道阻塞感、烧灼感，而被诊断为胃炎、食管炎或胆囊炎；也可能表现为放射部位的疼痛，如左肩左臂痛、发麻、牙痛、下颌痛或颈部紧缩感、头痛等。

（四）老年人急性心肌梗死临床症状可不典型

一些患者常以发作的呼吸困难、左心衰、肺水肿为首发症状，或表现为原因不明的低血压、心律失常，也有患者以突然昏迷、晕厥、抽搐等脑血管病症状为主要表现，也有患者（如下壁心梗）表现为上腹痛、恶心、呕吐，疑为胃肠道疾病。还有部分老年人心梗发作为无痛性，可能因其冠脉病变多见于小分支而非主支，其心脏传出神经阻断，或对痛觉敏感性下降。老年人并发糖尿病较多，糖尿病可累及感觉神经，也是造成无痛性心梗的原因之一。另外老年人常并有脑动脉硬化、脑供血不全而感觉迟钝，故心梗发作时可能无疼痛感。再有老年人心梗伴随疾病多使其症状更加复杂和不典型，如常并发慢支、肺炎或肺气肿，患者咳喘胸闷，而忽视了心梗的诊断。

（五）老年人心梗并发症较多

复发性心梗较多，合并心衰、心律失常、低血压、心源性休克较多，病死率较高。有报道老年人心梗死亡率明显高于一般成人，≥80岁AMI死亡率是≤80岁的2倍，老年AMI心衰表现者占20%～70%。老年冠心患者冠状动脉造影显示多支血管病变、多处血管病变较多，并发糖尿病常为小分支病变；并发症多，高危患者多，使老年冠心患者的病情更复杂，给治疗提出了更高的要求。老年冠心病患者存在较多的冠心病高危因素，如高血压、糖尿病、高脂血症和吸烟等。

二、诊断要点与分类、分级

（一）诊断要点

1. 诊断冠心病可根据其临床表现和各项实验室检查资料，其中最肯定的客观诊断依据是发现心肌有缺血的表现，同时证明患者有冠状动脉粥样硬化性阻塞性病变。

2. 心电图是诊断冠心病最简便、常用的方法。尤其是患者症状发作时非常重要的检查手段，还能够发现心律失常。不发作时多数无特异性。心绞痛发作时S-T段异常压低，变异压心绞痛患者出现一过性S-T段抬高。不稳定型心绞痛多有明显的S-T段压低和T波倒置。心肌梗死时的心电图表现：

（1）急性期有异常Q波、S-T段抬高。

（2）亚急性期仅有异常Q波和T波倒置（梗死后数天至数星期）。

（3）慢性或陈旧性期（3～6个月）仅有异常Q波。若S-T段抬高持续6个月以上，则有可能并发室壁瘤。若T波持久倒置，则称陈旧性心肌梗死伴冠脉缺血。超声心动图有左心室壁节段性运动异常，左心室顺应性下降，射血分数降低等。实验室检查常可见血糖、血脂异常。

3. 放射性核素心脏显像是无创性检查，主要包括心肌灌注显像、心肌代谢显像、核素心室显像等。目前常用的显像法有单光子发射计算机化断层显像和正电子发射断层显像，后者的心肌灌注-代谢显像是目前估价心肌存活性最可靠的方法。

4. 血管内超声（intravascular ultrasound，IVUS）成像是将微型超声探头通过心导管送入冠状动脉，从血管腔内显示血管的横断面，不但显示管腔的狭窄情况，还能了解冠状动脉壁的病变情况冠状动脉造影是显示冠状动脉粥样硬化性病变最有价值的有创性检测手段。一般认为，管腔直径减少70%～75%以上会严重影响血供，50%～70%者也有一定意义。

（二）临床分型

冠心病是指由于冠状动脉粥样硬化使管腔狭窄或阻塞导致心肌缺血、缺氧的心脏病。本病有不同的临床特点，将本病分为5型：

1. 隐匿型或无症状性冠心病　无症状，但有心肌缺血心电图改变或放射性核素心肌显像改变。心肌无组织形态改变。

2. 心绞痛　有发作性胸骨后疼痛，有一时性心肌供血不足所引起，心肌多无组织形态改变。

3. 心肌梗死　症状严重，为冠状动脉阻塞、心肌急性缺血坏死所引起。

4. 缺血性心肌病　长期心肌缺血导致心肌逐渐纤维化，表现为心脏扩大、心力衰竭和（或）心律失常。

5. 猝死　突发心脏骤停而死亡，多为心脏局部发生电生理紊乱引起严重心律失常所致。

（三）临床分类

1. 急性冠脉综合征是一组缩合征，包括不稳定性心绞痛，非ST段抬高性心肌梗死和ST段抬高性心肌梗死。

2. 慢性心肌缺血综合征　与急性冠脉综合征相应对，隐匿型或无症状性冠心病、稳定性心绞痛和缺血性心肌病等病征。

（四）TIMI分级

选择性冠状动脉造影评价冠状动脉管腔狭窄程度采用TIMI分级标准。

选择性冠状动脉造影可显示冠状脉粥样硬化病变部位。程度，是诊断冠心病最有价值的方法，被视为诊断冠心病的"金标准"。一般认为管腔狭窄70%～75%以上会严重影响冠状动脉心肌供血，50%～70%有诊断冠心病意义。

0级：无血流灌注，闭塞血管远端无血流。

Ⅰ级：造影剂部分通过，狭窄远端不能完全充盈。

Ⅱ级：狭窄远端完全充盈，但显影慢，造影剂消除也慢。

Ⅲ级：冠状动脉能完全而且迅速充盈与消除，同正常冠状脉血流。

三、西医药物治疗思路、目标、原则与处方

（一）治疗思路、原则、目标

稳定性心绞痛的治疗原则是改善冠脉血供和降低心肌氧耗以改善患者症状，提高生活质量，同时治疗冠脉粥样硬化，预防心肌梗死和死亡，以延长生存期。急性冠脉综合征是具有潜在危险的严重疾病，应以即刻缓解缺血和预防严重不良反应后果为主。

（二）治疗处方

1. 改善缺血、减轻症状治疗

处方一

（1）美托洛尔片（Metoprolol）：12.5～25 mg，每日2次。

（2）美托洛尔缓释片（Metoprolol Sustainde-release）：11.875～47.5 mg，每日1次。

（3）比索洛尔片（Bisoprolol Tablets）：2.5～5 mg，每日1次。

以上三种任选一种

处方二

（1）硝酸甘油片（Nitroglycerin）：0.5～1 mg，舌下含服，按情况而定。

（2）单硝酸异山梨酯分散片（Lsosorbide Mononitratedispersible Talblets）：20 mg，每日2次。

（3）单硝酸异山梨酯缓释胶囊（Lsosorbide monnitrate sustained release capsules）：50 mg，每日1次。

（1）为心绞痛发作时急救用，（2）、（3）两种任选一种

处方三　（1）氨氯地平片（Amlodipine）：5～10 mg，每日1次。

　　　　（2）硝苯地平片（Nifedipine）：10 mg，每日3次。

　　　　（3）地尔硫䓬片（Diltiazem）：30 mg，每日3次。

　　　　（4）维拉帕米片（Varapamil）：40 mg，每日3次。

以上四种任选一种适合用于同时合并有高血压的患者

2. 预防心肌梗死，改善预后治疗

处方四　（1）阿司匹林肠溶片（Aspirin）：100 mg，每日1次。

　　　　（2）氯吡格雷片（Clopidogrel）：75 mg，每日1次，睡前服。

以上两种任选一种

处方五　同处方一

处方六　（1）辛伐他汀片（Simvastatin）：20～40 mg，每日1次，睡前服。

　　　　（2）阿托伐他汀片（Atrovastatin）：10～20 mg，每日1次，睡前服。

　　　　（3）瑞舒伐他汀钙片（Rosuvastatin）：10～20 mg，每日1次，睡前服。

以上三种任选一种

处方七　（1）依那普利片（Enalapril）：5～10 mg，每日1次。

　　　　（2）贝那普利片（Benazepril）：10 mg，每日1次。

　　　　（3）厄贝沙坦片（Lrbesartan）：75～150 mg，每日1次。

　　　　（4）氯沙坦片（Losartan）：50-100 mg，每日1次。

以上四种任选一种

3. 中医治疗

处方一　（1）复方丹参滴丸：5～10粒，每日3次。

　　　　（2）麝香保心丸：2粒，每日3次。

　　　　（3）速效救心丸（Quick Actingheat Reliever）：10粒，每日3次。

（三）用药说明及注意事项

1. β受体阻滞剂主要作用机制是通过抑制肾上腺素能受体，减慢心率，减弱心肌收缩力，降低血压，减少心肌耗氧量，防止儿茶酚胺对心脏的损害。β受体阻滞剂的使用应个体化，从较小剂量开始，逐级增加剂量，以能缓解症状，心率不低于50次/分为宜。有严重心动过缓和高度房室传导阻滞、窦房结功能紊乱、外周血管病、有明显支气管痉挛或支气管哮喘的患者禁用。

2. 硝酸酯类药物是内皮依赖性血管扩张药，通过减少左心室容量和前负荷减少心肌氧耗和增加心肌灌注。不良反应有头痛、面色潮红、心率增快和低血压。连续使用硝酸类药物，药效有可能逐渐减弱，其原因是与药效有关的体内巯基物质消耗过多，一时"供不应求"。为了避免药物的耐受性，服药间隔应在8～12小时以上。

3. 钙通道阻滞剂通过抑制心肌收缩，减少心肌氧耗，扩张冠脉，解除冠脉痉挛，改善心内膜下的心肌血供，更适用于合并有高血压的患者，常见副作用有颜面潮红、头痛、眩晕、恶心、便秘、浮肿等。与β受体阻滞剂合用比单一药物更有效。

4. 阿司匹林通过抑制环氧化酶和血栓烷A2的合成达到抗血小板聚集的作用，所有患者只要没有用药禁忌都应该服用。其注意的不良反应为胃肠道出血或过敏，不能耐受者可改用氯吡格雷片作为替代治疗。

5. 他汀类药物能有效降低总胆固醇及低密度脂蛋白胆固醇的水平，有延缓斑块进展、稳定斑块及抗炎调脂的作用，所以冠心病患者，无论其血脂水平如何，均应给予他汀类药物。他汀类药物总体安全性很高，但应用期间仍应注意监测转氨酶及肌酸肌酶等生化指标。

6. ACEI或ARB能有效使冠心病患者的心血管死亡、非致死性心肌梗死等主要终点事件的相对危险显著降低。冠心病合并高血压、糖尿病、心力衰竭或左心室收缩功能不全的高危患者建议使用ACEI，不能耐受ACEI类药物者可使用ARB类药物。

7. 对心绞痛症状不能药物控制，或无创检查提示较大面积心肌缺血且冠状动脉病变适合经皮冠状动脉介入治疗（percutaneous coronans intervention，PCI）者，可行冠状动脉内支架术（包括药物洗脱支架）治疗。对相对高危患者和多支血管病变的患者，PCI缓解临床症状更为显著，但生存率获益还不明确。对于低危患者，药物治疗在减少缺血事件和改善生存率方面与PCI一样有效。

四、中医中药治疗处方

（一）辨证论治

1. 气虚血瘀证

辨证要点：益气活血。

方药：保元汤合桃红四物汤加减。人参（另煎兑入）或党参、黄芪、桃仁、红花、川芎、赤芍、当归、生地、桂枝、甘草。

2. 气阴两虚、心血瘀阻证

辨证要点：益气养阴，活血通脉。

方药：生脉饮加减。党参、麦冬、五味子、黄芪、丹参、赤芍、川芎、红花、降香等；如偏阴虚火旺，见烦渴、潮热盗汗、失眠、舌红少苔，脉细数或细涩，可加用虎杖、漏芦、首乌、地骨皮。

3. 痰阻血瘀证

辨证要点：通阳泄浊，活血化瘀。

方药：瓜蒌薤白半夏汤合桃红四物汤加减。瓜蒌、薤白、半夏、桃仁、红花、川芎、赤芍、当归、生地等。

4. 气滞血瘀证

辨证要点：行气活血。

方药：血府逐瘀汤加减。桃仁、红花、川芎、赤芍、当归、柴胡、牛膝、枳壳、地龙等。

5. 热毒血瘀证

辨证要点：清热解毒，活血化瘀。

方药：冠心Ⅱ号方加减。丹参、赤芍、川芎、红花、虎杖、黄连、毛冬青、生地等。

（二）秘方验方

通心络是在"脉络–血管系统"概念基础上，发现遍布全身的"脉络–血管系统病"有共同的发病机制和病理演变规律，因其所处部位不同而分别表现为心、脑、周围血管等不同疾病，中医均称之为"络病"。通心络为"脉络–血管系统病"的代表方药，治中有防，防中有治，防治结合，开辟了不同于活血化瘀防治心脑血管病的新途径。其主要药理学作用为：

1. 调脂抗炎抗凝，保护血管内皮。

2. 稳定逆转斑块，解除血管痉挛。

3. 保护微小血管，改善心脑缺血。

冠心舒通胶囊是在民间验方基础上研发的国家三类新药，收录于《中华人民共和国药典（2015版）》。研究表明，冠心舒通胶囊可以减少缺血后心肌组织的炎性反应和心肌细胞的凋亡，抑制动脉粥样硬化斑块的形成和进展，稳定易损粥样斑块，且具有抗血小板聚集及抗动脉收缩作用。中国中西医结合学会等2017年发布的《经皮冠状动脉介入治疗围术期心肌损伤中医诊疗专家共识》显示冠心舒通胶囊具有活血化瘀、通经活络、行气止痛的功效，适用于痰瘀互阻的患者。

复方丹参滴丸是新型滴丸制剂，由丹参、三七、冰片组成，具有活血化瘀、通痹止痛之功效，是高效、速效、安全的治疗冠心病的中药制剂。

麝香保心丸是在宋代《太平惠民和剂局方》之名方苏合香丸的基础上，运用现代药理研究方法研制而成的一种治疗冠心病的中成药，具有芳香开窍、理气止痛的功效，在冠心病的急性发作期和稳定期均有较好的疗效。其通过改善血管内皮细胞功能及抑制血管炎性反应，稳定粥样硬化斑块，促进毛细血管再生，抑制血管平滑肌细胞的异常增生和心肌纤维化而发挥疗效。

参芍片是由人参茎叶皂苷和白芍两味药组成，人参为君药，白芍为臣药，两者共奏益气养阴、活血止痛之功。现代药理研究显示，人参茎叶皂苷可有效改善冠状动脉血流量，降低外周血管阻力及心肌耗氧量，抗血小板聚集，改善微循环。

速效救心丸是我国科研人员研制的中药方剂，有20余年的应用历史。其可以充分地将辛香走窜的力量发挥出来，达到活血行气、开窍醒神及化瘀止痛的目的。主要适用于冠心病、高血压等疾病的治疗，临床疗效确切，且长期服用安全可靠。现代药理研究结果表明，速效救心丸可扩张冠状动脉，促使血管平滑肌舒张，可抗心肌缺血，保护心肌细胞，此外，其还能抑制动脉粥样硬化的形成，明显降低血液黏度，解痉镇痛。

（三）中成药

1. 气虚血瘀证　芪参益气滴丸、舒心口服液等。
2. 气阴两虚、心血瘀阻证　心悦胶囊、心通口服液、生脉饮、生脉胶囊等。
3. 痰阻血瘀证　丹蒌片、血府逐瘀胶囊等。
4. 气滞血瘀证　冠心丹参滴丸、地奥心血康、复方丹参滴丸等。
5. 热毒血瘀证　心脉通胶囊等。

第五节　急性心肌梗死

急性心肌梗死（acute myocardial infarction）是在冠状动脉病变基础上，发生冠状动脉血供急剧减少或中断，使相应的心肌严重而持久地急性缺血所致部分心肌急性坏死。临床表现为胸痛、急性循环功能障碍，反映急性心肌缺血、损伤和坏死一系列特征性心电图演变以及血清心肌坏死标记物的变化。

一、老年急性心肌梗死患者的临床特点

随着人口老龄化的到来，急性心肌梗死患者中老年所占的比例日益增多。国际上不少关于老年急性心肌梗死患者的研究发现，老年急性心肌梗死患者无论在临床特征、伴随危险因素、治疗，还是长期或短期预后方面，与青年患者相比均存在显著差异。其中，老年女性患者更多，这与女性绝经前的雌激素保护作用以及女性嗜烟者明显较少有关，另外60岁以上人群中女性所占比例要更高些。

老年组急性心肌梗死患者多伴有高血压和糖尿病。

老年急性心肌梗死患者多有陈旧心肌梗死和心绞痛病史，心功能≥Ⅲ级者也较非老年组显著增多。这说明老年患者在该次心肌梗死之前就存在不同程度的心肌损害。有些研究表明，长期反复心肌缺血发作，可引起心肌组织结构的改变。

二、临床表现

（一）症状及体征

临床表现多样，随梗死面积的大小、部位、发展速度和基础心脏功能情况等有不同的表现。最常见的症状是疼痛，典型的疼痛症状为胸骨后或心前区剧烈的压榨性疼痛，并且向左上臂、颈或颌部放射，持续时间常超过10～20 min，休息或服用硝酸甘油难以缓解，常伴有烦躁不安、出汗、恐惧甚至有濒死感，部分患者疼痛部位不典型，个别患者无胸痛症状，还有一些患者以呼吸困难、心律失常、休克或急性心力衰竭为原发临床表现。

（二）体格检查

检查患者的生命体征，观察有无皮肤湿冷、面色苍白、烦躁不安等早期血流动力学障碍表现。其应该重视心肺听诊，肺部听诊注意有无湿啰音，心脏可有轻到中度增大，心率增快或减慢，心尖区第一心音减弱，可出现第三或第四心音奔马律。

（三）辅助检查

1. 心电图　对疑似AMI的患者，应在医生、护士或急救人员首次接触患者10 min内记录其12导联心电图，如不排除下壁和（或）正后壁心肌梗死，需做18导联心电图。典型的ST段抬高的急性心肌梗死超急期心电图可表现为异常高大且两支不对称的T波；早期心电图表现为ST段弓背向上抬高，呈单向曲线，伴或不伴病理性Q波，R波减低，（正后壁心肌梗死时，ST段变化可以不明显）。根据心电图上不同导联的病理性Q波、ST段抬高及T波高尖的情况，可对心肌梗死进行定位，非ST段抬高的急性心肌梗死无ST段抬高，而多见持续的ST段下移≥0.1 mv和（或）对称性T波倒置。首份心电图不能明确诊断者，需在10～30 min内复查，并与前一份心电图进行比较以发现其动态演变。新出现的左束支传导阻滞按AMI心电图对待，既往有左束支传导阻滞影响心电图诊断AMI，需结合临床情况仔细判断。

2. 血清心肌损伤标志物　肌钙蛋白是肌肉组织收缩的调节蛋白，在心肌中可分为肌钙蛋白I、肌钙蛋白T及肌钙蛋白C共3个亚型，肌钙蛋白I（cTnI）是高度特异及敏感的心肌损伤标志物，通常在AMI后2～4 h开始升高，10～24 h达到峰值。肌红蛋白多在AMI发病后0.5～2 h内升高，12 h内达到峰值，24～48 h内回复正常，因其出现时间较cTnI及其他心肌损伤标记物更早，故更有助于AMI早期识别，但其特异性较差，只作为早期诊断的参考。如不能检测肌钙蛋白，肌酸激酶同工酶也可用于AMI的诊断。乳酸脱氢酶等因其特异性和敏感性差，现已不作为AMI诊断指标。

3. 超声心动图　超声心动图可发现室壁节段运动异常，对心肌缺血区域做出判断，其在评价有胸痛症状而无特征心电图改变时，对除外主动脉夹层有帮助，超声心动图还可评估心脏整体与局部功能、乳头肌功能、室壁瘤、附壁血栓、室间隔穿孔及心包积液等。

4. 冠脉CT检查　冠脉CT可显示冠脉狭窄及钙化，明确冠脉病变情况，对诊断与除外冠心病有较高值，其在AMI的早期诊断有一定价值。

5. 冠状动脉造影术　冠状动脉造影术可明确AMI的诊断，并在此基础上进行PCI，开通梗死相关冠状动脉，在此基础上，冠脉血管内超声检查可以更准确地了解冠脉病变情况，但在AMI时不建议使用。

三、诊断标准与梗死诊断标准

中华医学会心血管病分会、中华心血管病杂志编辑委员会、中国循环杂志编辑委员会《急性心肌梗死诊断与治疗指南》中提出：急性心肌梗死分为非ST段抬高性和ST段抬高性两类。非ST段抬高性急性心肌梗死与不稳定性心绞痛诊断不同点是非ST段抬高性急性心肌梗死的肌酸磷酸激酶同工酶超过正常上限2倍或心肌标记物（cTn最佳）水平升高超过参考值上限99%分位值.

（一）急性ST段抬高性心肌梗死诊断标准

必须至少具备下列三条标准中的两条：

1. 缺血性胸痛的临床病史。

2. 心电图的动态演变。

3. 心肌坏死的血清标记物浓度的动态变化。

部分心肌梗死患者心电图不表现ST段抬高，而表现为其他非诊断性心电图改变，常见老年人及有心肌梗死病史的患者，因此心肌坏死的血清标记物测定有重要价值。在应用心电图诊断急性心肌梗死时应注意超急性期T波改变、后壁心肌梗死、右室梗死及非典型急性心肌梗死的心电图表现，伴有左束支传导阻滞时，心电图诊断急性心肌梗死困难，需进一步确立诊断。

（二）急性心肌梗死诊断标准

当临床上出现与心肌缺血相关的心肌急性坏死时，应被称为心肌梗死。满足下列条件任何之一即可诊断。

1. 心肌标记物（cTn最佳）水平升高超过参考值上限99%分位值，同时至少伴有下述心肌缺血证据之一者。

（1）心肌缺血的症状。

（2）新的心肌缺血心电图改变（新的ST段改变如ST段上抬或下移或新出现左束支传导阻滞）。

（3）心电图中有新出现的病理性Q波。

（4）影像学证据提示新发的存活心肌丢失或新的局部室壁运动异常。

2. 突发心源性死亡（包括心脏停搏），常有心肌缺血的症状，出现新发ST段抬高或左束支传导阻滞，和（或）经冠状动脉造影或尸检证实有新发的血栓。

3. 基线cTn水平正常的接受PCI者，如心肌标记物水平升高超过URL99%分位值，提示围手术期心肌坏死；心肌标记物水平升高超过URL99%分位值的3倍被定义为PCI相关的心肌梗死。

4. 基线cTn水平正常的接受冠脉搭桥术者，如心肌标记物水平升高超过URL99%分位值，提示围手术期心肌坏死；与CABG相关的心肌梗死则定义为心肌标记物水平升高超过URL99%分位值的5倍，同时合并下述一项：新发病理性Q波或左束支传导阻滞；冠状动脉造影证实新发桥血管或冠状动脉闭塞；新出现的存活心肌丢失影像学证据。

（三）再发的心肌梗死诊断标准

符合下列条件任何之一即可诊断。

1. 心电图中新出现的进展性的病理性Q波（伴或不伴症状）。

2. 影像学证据显示新发的存活心肌丢失（变薄、无收缩），缺乏非缺血性的原因。

3. 病理学检查提示已经愈合的部位出现心肌视死病理改变。

欧洲心脏学会、美国心脏学院、美国心脏病学会和世界心脏联会（ESC/ACCF/A-HWHF）还对急性心肌梗死进行临床分型：

1型：自发性心肌梗死：由原发的冠脉事件，如斑块侵蚀/破裂裂隙或夹层等引起的心肌缺血所致。

2型：继发性心肌梗死：继发于氧耗增加或氧供减少所致的心肌缺血，如冠脉痉挛、冠脉栓塞、贫血、心律失常、高血压或低血压等。

3型：突发心源性死亡（包括心脏停搏），常有心肌缺血的症状，出现新发ST段抬高或左束支传导阻滞，和（或）经冠状动脉造影或尸检证实有新发的血栓，但死亡常发生在获取血标本或心肌标记物之前。

4a型：PCI相关的心肌梗死。

4b型：支架内血栓形成相关性心肌梗死：尸检或冠状动脉造影证实支架内血栓形成。

5型：CABG相关的心肌梗死。

（四）梗死范围的估计

目前急性心肌梗死范围估测有以下方法

1. 肌酸激酶和肌酸激酶同工酶：根据肌酸激酶和肌酸激酶同工酶。升高前7小时每小时的值得出时间-浓度曲线，用积分法可推算出预期的心肌梗死范围。

2. 心电图记分法　心电图记分法是一种简易实用的估测心肌梗死范围及评价治疗的方法。常用的是Wagner-Selevester建立的37项29分制的记分方法。该方法限常规心电图中的10个导联（LIaVL4 aVF，V1-6），测量Q波和R波时限、RQ和RS的比幅，按设定的标准记分。前壁梗死每分代表35%、下壁梗死每分代表2.5%的左室梗死。心电图中有左、右束支或左前分支阻滞及无Q波心梗，不适宜应用心电图记分法。

四、西医药物治疗思路、目标、原则与处方

（一）治疗思路、原则与目标

急性心肌梗死治疗的原则是保护和维持心脏功能，挽救濒死的心肌，防止梗死扩大，缩小心肌缺血范围，及时处理严重心律失常、泵衰竭和各种并发症，防止猝死，使患者度过急性期，为康复后保持尽可能多的有功能的心肌。

（二）治疗处方

1. 一般治疗　包括休息、吸氧、戒烟、严密监护、止痛、镇静、开放静脉、保持水、电解质平衡，避免患者情绪激动，吃清淡易消化饮食，保持大便通畅。

2. 院前急救

硝酸甘油（Nitroglycerin）：0.5 mg，舌下含服，立即。

或　速效救心丸：5～10粒，舌下含服，立即。

或　麝香保心丸：1～2粒，舌下含服，立即。

或　硝酸甘油（Nitroglycerin）：10 mg。

5%葡萄糖注射液：250 mL，静脉滴注，立即。

3. 抗心肌缺血和心绞痛治疗

5%葡萄糖注射液：250 mL。

硝酸甘油（Nitroglycerin）：10 mg，静脉滴注，立即。

或　5%葡萄糖注射液：250 mL。

硝酸异山梨酯：20 mg，静脉滴注，1～5 mg/min。

或　比索洛尔（Bisoprolol）：2.5 mg，口服，每日1次。

或　美托洛尔缓释片（Metoprolol）：47.5 mg，口服，每日1次。

或　盐酸吗啡注射液（Morphine）：5 mg，肌内注射，立即。

或　哌替啶（杜冷丁）（Pethidine）：50～100 mg，肌内注射，立即（基层医院要慎用）。

4. 非ST段抬高型心肌梗死的抗栓治疗

阿司匹林（Aspirin）：300 mg，顿服。

或　接阿司匹林（Aspirin）：100 mg，口服，每日1次。

或　氯吡格雷（Clopidogrel）：300 mg，顿服。

或　接氯吡格雷（Clopidogrel）：75 mg，口服，每日1次。

5. ST段抬高型心肌梗死的溶栓治疗

0.9%氯化钠注射液：100 mL。

尿激酶（Urokinase）：150万U，静脉滴注（30分钟内滴注完毕）。

或　链激酶（Streptokinase）：150万U。

5%葡萄糖注射液：100 mL，静脉滴注（1小时内滴完）。

或 肝素（Heparin）：7500～10000 U，皮下注射（每12小时1次）。

（三）用药说明及注意事项

1. 含服硝酸甘油可5分钟重复1次，若无硝酸甘油，也可予速效救心丸或麝香保心丸替代；使用硝酸甘油要注意以下几点：

（1）青光眼患者忌用。

（2）用药后有时出现头胀、头内跳痛、心跳加快，甚至晕厥。初次用药可先含半片，以避免和减轻不良反应。

（3）心绞痛发作频繁的患者，在大便前含服，可预防发作。

（4）本药不可吞服。

（5）长期连续服用可产生耐受性。

（6）与普萘洛尔联合应用，可有协同作用，并互相抵消各自缺点。但后者可引起血压下降，从而导致冠状动脉流量减少，有一定危险，需加注意。

2. 溶栓治疗快速，简便，在不具备PCI条件的医院或因各种原因使FMC（首次医疗接触 First medical contact）至PCI时间明显延迟时，对有适应证的STEMI患者，静脉内溶栓仍是最好的选择，院前溶栓效果优于入院后溶栓，对发病3小时内的患者，溶栓治疗的即刻疗效与直接PCI基本相似。无冠脉动脉造影和（或）PCI条件的医院，在溶栓治疗后应将患者转运到有PCI条件的医院。

（1）对肝素钠过敏、有出血倾向、血小板减少症、血友病、消化性溃疡、严重高血压、颅内出血、细菌性心内膜炎、活动性结核、先兆流产或产后、骨脏肿瘤、外伤及手术后均禁用。

（2）妊娠妇女仅在有明确适应证时，方可使用。

3. 使用尿激酶、链激酶注意以下几点

（1）以下情况不宜使用：活动性出血、出血性疾病、近期内手术、外伤、活动性溃疡病、脑卒中史、重度高血压未控制者。

（2）哺乳期妇女应慎用。

（3）使用时以监测出血时间或活化部分凝血活酶时间，有出血倾向时停药，必要时输新鲜全血或血浆。

（4）不良反应：可发生程度不同的出血，偶见轻度血压下降、头晕及一般性过敏反应。急性心肌梗死溶栓后可发生再灌注心律失常。

4. β受体阻滞剂通过减慢心率，降低体循环血压和减弱心肌收缩力来减少心肌耗氧量，对改善缺血区的氧供需失衡，缩小心肌梗死面积，降低急性期病死率有肯定的疗效。在无该药禁忌证的情况下应及早常规应用。用药需严密观察，使用剂量必须个体化。

五、中医中药治疗处方

（一）辨证论治处方

1. 心气虚损证

辨证要点：隐痛阵作，气短乏力，神疲自汗，面色少华，纳差脘胀，舌质淡苔薄白，脉沉细或代、促。

治法：补益心气。

方药：归脾汤。

白术10 g，黄芪15 g，人参6 g，当归10 g，酸枣仁（炒）12 g，木香6 g，茯神10 g，远志6 g，龙眼肉10 g，甘草（炙）6 g，生姜5 g，大枣10 g，可加丹参、葛根、九香虫等。

2. 心阴不足证

辨证要点：隐痛忧思，五心烦热，口干梦多，眩晕耳鸣，惊惧潮热，舌质红，苔净或少苔或苔薄黄，脉细数或代、促。

治法：滋养心阴。

方药：天王补心丹加减。

白参10 g，丹参10 g，玄参10 g，酸枣仁10 g，柏子仁10 g，当归身10 g，生地黄12 g，茯苓10 g，远志（炙）5 g，五味子5 g，桔梗5 g，原方为制成蜜丸，有朱砂为衣，宜去，可加合欢花、郁金等。

3. 心阳不振证

辨证要点：闷痛时作，形寒心惕，面白肢凉，精神倦怠，汗多肿胀，舌质淡胖苔薄白，脉沉细弱或沉迟或结、代，甚则脉微欲绝。

治法：温阳宣痹。

方药：瓜蒌薤白白酒汤。

瓜蒌10 g，薤白10 g，白酒适量，可加丹参、檀香、砂仁等。

4. 痰浊闭塞证

辨证要点：闷痛痞满，口黏乏味，纳呆脘胀，头重身困，恶心呕吐，痰多体胖，舌苔腻或黄或白滑，脉滑或数。

治法：化痰开窍。

方药：温胆汤加减。

法半夏10 g，陈皮10 g，茯苓10 g，竹茹10 g，枳实10 g，甘草6 g，可加前胡、丹参、葛根、苍术等。

5. 心血瘀阻证

辨证要点：刺痛定处，面晦唇青，怔忡不宁，爪甲发青，发枯肤糙，舌质紫黯或见紫斑或舌下脉络紫胀，脉涩或结代。

治法：活血化瘀。

方药：血府逐瘀汤加减。

桃仁10 g，红花10 g，当归10 g，生地黄10 g，川芎6 g，赤芍6 g，牛膝10 g，桔梗6 g，柴胡6 g，积壳6 g，可加瓜蒌、延胡索等。

6. 寒凝气滞证

辨证要点：遇寒则痛，彻背掣肩，手足欠温，胁胀急躁，畏寒口淡，舌质淡苔白，脉沉迟或弦紧或代。

治法：温阳理气。

方药：枳实薤白桂枝汤加减。

枳实12 g，薤白12 g，桂枝10 g，瓜蒌10 g，可加荜澄茄、细辛、川芎、丹参等。

（二）秘方验方

1. 单味中药

（1）扩张冠状动脉：延胡索、丹参、川芎、前胡、瓜蒌、人参、党参、当归、麦冬、玉竹、益智仁、淫羊藿、补骨脂等，需辨证选用。

（2）抗心绞痛：麝香、冰片、石菖蒲、苏合香、樟脑等。须辨证选用。

（3）中药方剂如下。

1）冠脉造影及支架置入术后汗出不止或汗多：多属气阴两虚夹热，可选用汗宁方（当归10 g，生地黄5 g，熟地黄20 g，生黄芪25 g，黄连3 g，黄柏9 g，黄芩6 g，白术10 g，防风10 g，五味子6 g，麻黄根15 g，煅牡蛎30 g，甘草5 g治疗。

2）防治支架置入术后再狭窄：多属邪去而正未扶，或正气亏虚邪未尽去，或邪虽去而金刃损伤血脉之正气。一般宜扶正祛邪，可选用六君子汤加浙贝母、丹参、蚤休。

（三）中成药

1. 麝香保心丸　含麝香、蟾酥、人参提取物等。芳香温通，益气强心。每次1~2粒，含服或吞服。

2. 速效救心丸　含川芎、冰片等。活血理气。每次1~3丸，含服。

3. 复方丹参滴丸　含丹参、三七、冰片。活血化瘀，理气止痛。

（四）用药说明与注意事项

中医药治疗心肌梗塞，应当分标本缓急。

1. 急则治其标　以控制心痛发作为主。标实主要是气滞、血瘀、痰浊，故以理气活血化瘀为治法。可从舌诊分辨寒热，舌淡苔白为寒证，舌红苔黄为热证。治宜"寒者热之""热者寒之"。

2. 缓则治其本　本虚主要是气虚、阴虚，定位于心，故多以补心气，滋心阴为主要治法。可从舌诊加以分辨，苔薄白质淡胖为心气虚损，苔净质红为心阴不足。治宜"虚者补之"，或益气，或滋阴。亦有属于心阳虚弱者，治宜温补心阴。

第六节　老年心房颤动

心房颤动（atrial tibriualion）简称房颤，指心房发至350～600次/分不规则的冲动，引起不协调的心房乱颤，心室仅接受部分通过房室交界区下传的冲动，故心室率120～180次/分，节律不规则。房颤分阵发性和持续性，绝大多数房颤见于器质性心脏病患者，其中以风湿性二尖瓣病变、冠心病和高心病最常见，部分长时间阵发或持久性房颤患者，并无器质性心脏病的证据，称为特发性房颤。

一、临床表现

常见表现：心悸（心跳快）、气短、胸部不适、眩晕、乏力等。

严重表现：血压下降、晕厥、心功能不全等。

临床症状的轻重受心室率的影响，心室率快时可出现心力衰竭、心绞痛等症状，发生率比无房颤者高出5～7倍，心脏听诊心音强弱不一，节律绝对不齐，出现脉搏短绌。

心电图P波消失，代之f波，频率在350～600次/分钟，R-R间期长短不一，QRS正常，当发生室内差异性传导时，QRS波群增宽。

二、诊断标准

（一）常见于心脏二尖瓣病变，次为冠心病、高心病、甲亢、缩窄性心包炎、心肌炎等，亦可见无器质性心脏病患者或青年人

（二）可呈阵发性，历时短暂，可突发突止，亦可呈持续性发作，持续发作3个月以上

（三）可有心悸、心音强弱不等，心律绝对不规则，有脉搏短绌等

（四）心电图特征

1. P波消失，代之以大小不等、形态不同的f波，以Ⅵ，Ⅱ，ⅢaNF导联为明显。f波的振幅多在0.1～0.5 mV之间，远较F波为小，通常把＞0.1 mV者称为粗颤，把＜0.1 mV者称为细颤。

2. 心房频率在350～600次/分之间，波越纤细频率越快，f波粗大则频率较慢，故可以低350次/分或高600次/分，f波之间无等电位线。

3. P-P间期绝对不齐，在f波不明显或由于心室率过快f波观察不清时，可结合P波消失而做出此诊断。

4. 心室率：依心室率的快慢一般把房颤分为三种类型

（1）慢速型：心室率≤100次/分，一般在60～100次/分之间。

（2）快速型：心室率在100～180次/分之间。

（3）特快型：心室率在180次/分以上

5. QRS波群形态多数正常，但如合并室内传导阻滞则呈相应的改变。

6. 房颤多数持续存在，称持续性或称慢性心房颤动，亦可短暂发作。

7. 如同时伴有F波，则称之为不纯性房颤或心房扑动。

三、西医药物治疗思路、目标、原则与处方

（一）治疗思路、目标与方法

房颤的治疗目标是缓解症状、保护心功能和预防栓塞，治疗主要包括室率与节律控制（药物及非药物）及抗栓治疗，其中室率控制和抗栓治疗贯穿房颤治疗的全程。

（二）节律与心室率控制治疗处方

1. 室率控制

（1）慢室率房颤（心室率<60次/分钟）：房颤合并慢室率患者有症状时，非紧急情况可口服缓释茶碱治疗。紧急情况下可给阿托品0.5～1.0 mg静脉注射，或异丙肾上腺素（急性冠状动脉综合征患者禁用）1 mg溶于5%葡萄糖溶液500 mL缓慢静滴，同时准备安装临时起搏器。

（2）快室率房颤（心室率>100次/分钟）：除血流动力学不稳定的快速房颤建议尽快行电转复外，其他类型房颤的室率与节律控制药物治疗如下。

症状轻微的老年房颤患者首选室率控制，常用的室率控制药物有β受体阻滞剂、非二氢吡啶类钙离子拮抗剂、洋地黄类药物及胺碘酮等。β受体阻滞剂是无禁忌证患者的首选药物，也是心力衰竭、冠心病和高血压等疾病控制心室率的一线治疗用药；非二氢吡啶类钙离子拮抗剂是慢性阻塞性肺疾病、哮喘患者的首选；洋地黄类适用于心力衰竭或低血压的患者；胺碘酮可用于并发左心功能不全患者的室率控制，长期维持仅用于其他药物禁忌或治疗无效时。静脉给药用于急性期室率控制，给药后多需口服药物长期维持。控制心室率的药物在老年房颤患者中容易引起心动过缓和房室阻滞，用药剂量须个体化以避免不良反应发生。

2. 节律控制——快速房颤的药物复律　新发房颤（<48 h）应尽快转复。常用的房颤复律药物有胺碘酮、普罗帕酮和伊布列特。老年快速房颤药物转复建议：

（1）转复前血电解质和QTc间期必须在正常范围，转复前后需心电监护观察用药过程中可能出现的心律失常如室性期前收缩、室性心动过速、窦性心律停搏或房室结阻滞等。

（2）无器质性心脏病的房颤患者可静脉注射普罗帕酮或伊布列特转复。

（3）器质性心脏病的房颤患者建议用胺碘酮转复。

（4）器质性心脏病的房颤患者在无低血压或充血性心力衰竭时还可用伊布利特转复。

（5）伴有预激综合征的房颤患者，目前尚无安全有效终止这类心律失常的药

物。血流动力学不稳定患者应首选同步电复律，稳定血流动力学可静脉使用普罗帕酮、伊布利特转律或控制心室率。对于预激综合征伴房颤患者，静脉应用胺碘酮可加速心室率导致室颤，故不建议使用。

3. 维持窦律的长期治疗　长期维持窦律的主要目的是为缓解房颤相关症状，减慢病程进展。国内常用的维持窦律药物有β受体阻滞剂、胺碘酮、普罗帕酮及索他洛尔、决奈达隆和多非利特。此外，有研究显示中药参松养心胶囊和稳心颗粒对维持窦律有一定效果。

（三）抗栓治疗处方

预防脑卒中和血栓栓塞是老年房颤抗栓治疗的主要目标。目前在我国维生素K拮抗剂华法林或NOACs达比加群、利伐沙班是预防房颤血栓并发症的主要药物。房颤抗栓治疗策略为识别真正需要抗栓治疗的患者（男性CHA2 DS2-VASc≥1分、女性CHA2 DS2-VASc≥2分），予以控制良好的华法林或达比加群、利伐沙班。对血栓风险低危的患者（男性CHA2 DS2-VASc=0分、女性CHA2 DS2-VASc=1分），不需要抗栓治疗。

华法林

（1）老年房颤患者应用华法林减少卒中风险的获益明确。对血栓风险高危的老年患者，华法林相比阿司匹林显著减少卒中和系统性栓塞风险，80岁以上患者依然获益。

华法林适应证及用法：血栓风险中高危的老年房颤患者推荐使用华法林。国内外房颤诊治指南推荐INR值维持于2.0～3.0之间，在此范围内可以发挥预防脑卒中的最大疗效，同时出血并发症风险较低。高龄（≥75岁）、肝肾功能减退等因素是华法林抗凝出血的独立危险因素，高龄患者平衡血栓及出血风险后INR可维持在有效值的低限。华法林起始剂量每日1片（2.5或3.0毫克/片），用药前需测定基础INR值，用药后第3、6、9天复查，根据INR调整华法林剂量。对华法林反应敏感的患者可酌情减少起始阶段剂量并加强监测。若连续2次INR达2.0～3.0（≥75岁者，1.6～2.5），可每周测定1次，稳定1～2周后可每月测1次。治疗稳定后某次监测INR轻度增高或降低可以不急于改变华法林剂量，但需分析原因，并于短期内复查。如连续2次INR位于目标范围之外应调整剂量，并加强监测。鉴于华法林的治疗窗较窄，治疗强度控制不当可能导致出血或无效抗凝，因此定期评估抗凝治疗强度和稳定性至关重要。治疗目标范围内时间可用于评估华法林治疗的有效性和稳定性，在血栓高危患者中TTR＞70％才能有效预防血栓。亚洲人群华法林大出血或颅内出血风险高于其他人种，其原因可能与治疗者TTR较低或INR波动有关，因此个体化检测调整INR尤其重要。

（2）新型口服抗凝药：目前获得我国食品药品监督管理局批准用于非瓣膜病房颤血栓栓塞预防的NOAC包括达比加群和利伐沙班。在老年房颤患者中应用NOAC，尤其是不能或不愿接受华法林治疗、以往使用华法林发生出血或INR不稳定的老年患者可优先考虑使用。

NOAC适应证及用法：NOAC推荐用于CHA2 DS2-VASc评分≥1分、适于抗凝治疗的老年房颤患者。应用前需要评估患者的出血风险、肾功能、认知功能、合并用药和治疗依从性，并根据患者特点选择适当剂量。对HAS-BLED评分≥3分、高龄、肾功能不全（内生肌酐清除率30~50 mL/min）的患者可选择低剂量治疗。

老年房颤患者NOAC应用剂量建议：

1）达比加群：年龄<75岁、出血低风险（HAS-BLED评分<3分）的老年患者建议剂量150 mg，2次/天；年龄≥75岁、出血风险较高（HAS-BLED评分≥3分）、低体重（<50 kg）、中度肾功能不全（CrCl30~50 mL/min）、需联用存在相互作用药物（如维拉帕米）的患者建议剂量110 mg，2次/天；重度肾功能不全（CrCl<30 mL/min）者禁用。

2）利伐沙班：一般老年患者可考虑20 mg，1次/天；年龄≥75岁、出血风险较高、中度肾功能不全患者建议使用剂量15 mg，1次/天；严重肾功能不全（CrCl<15 mL/min）者禁用。

（3）房颤转复窦性心律时的抗凝治疗

房颤≥48 h或持续时间不清者，当血流动力学不稳定时需立即复律，同时应尽快启动抗凝治疗并至少持续至复律后4周；血流动力学稳定时，无论CHA2 DS2-VASc评分和使用何种复律方法（电复律或药物复律），至少在复律前3周和复律后4周推荐用华法林抗凝（INR2.0~3.0），或者用达比加群、利伐沙班抗凝治疗。若复律之前3周末进行抗凝治疗，建议复律前进行经食道超声检查，如果左房无血栓（包括左心耳），只要抗凝治疗达标就可以进行复律，复律后至少维持4周。房扑或房颤<48 h的患者，若为脑卒中高危者，建议复律前尽快或复律后立即给予静脉肝素或低分子肝素，或使用NOAC继而长期抗凝治疗；对房颤<48 h且血栓栓塞低危的患者，复律前可考虑抗凝治疗（静脉应用肝素、低分子肝素或NOAC）或不抗凝治疗，复律后无须口服抗凝治疗。所有房颤患者复律后抗凝治疗策略均应根据血栓栓塞风险评估结果而定。

（四）用药说明与注意事项

1. 华法林使用注意事项　关注出血风险。使用华法林的主要风险是出血，尤其是危及生命的大出血，多发生于用法不当或未及时监测导致INR过高时。服药前需向患者和家属沟通治疗的必要性、出血风险和严密监测的重要性，鼓励患者准备治疗日记以记录INR值。华法林的抗凝作用受到多种药物（如抗生素、抗真菌药、胺碘酮、他汀类、贝特类、非甾体类抗炎药、组胺再摄取抑制剂、某些中草药等）、食物或酒精影响，因此用药期间必须坚持长期随访，密切观察出血不良反应，根据INR值调整用药剂量。不推荐常规限制富含维生素K类食物的摄入。高龄或出血高风险的老年房颤患者首次使用华法林可考虑住院观察。存在下列情况时暂不宜进行华法林治疗：围术期（包括眼科和口腔手术）或外伤；高血压未获控制（血压

≥160/100 mmHg）；严重肝肾功能损害；活动性消化性溃疡；两周内大面积脑梗死；凝血功能障碍、出血性疾病或出血倾向。

2. 房颤的治疗是个较棘手的问题　首先，应该尝试药物控制。具体怎么用药，需要在医生指导下进行，找到一个适合自己的药物。不过，必须清楚的是，目前没有任何药物能够根除房颤，除非是少数因为甲亢或者预激综合征、心脏手术后早期等原因引起的房颤，可能在这些情况解除之后不再发作。不过，药物确实可能使得某些患者在相当长的时间不发作或者几乎不发作。但房颤病灶仍然存在，而且会继续发展，迟早还是会再发病。所以，对于房颤来说，用药等于是"维稳"，有些症状较轻、发生中风的危险不高、发作较少或者高龄、身体虚弱、合并其他严重疾病以及经济条件较差的患者，可以选择药物保守治疗。如果已经发生过脑梗死或者医生评估脑梗死风险比较高、发作时症状比较明显而且给生活和精神上带来比较大的压力、相对比较年轻或者因为房颤导致心脏功能障碍等，这些患者就应该考虑导管消融，争取根治房颤。

四、中医中药治疗处方

（一）辨证论治处方

1. 心胆气虚证

辨证要点：心悸不宁，善惊易恐，稍惊即发，劳则加重，或兼胸闷气短，坐卧不安，少寐多梦，舌质淡红，脉细或动数。

治法：镇惊定志，养心安神。

方药：安神定志丸加减。

生龙齿20 g，白参10 g，石菖蒲10 g，远志6 g，茯苓10 g，茯神10 g，琥珀3 g，炒酸枣仁10 g。

2. 心气不足证

辨证要点：心悸气短，心中空虚，胸闷自汗，舌淡，苔薄白，脉结代。

治法：补益心气。

方药：养心汤加减。

黄芪25 g，人参10 g，茯苓10 g，茯神10 g，法半夏10 g，当归10 g，川芎10 g，远志6 g，肉桂3 g，炒酸枣仁15 g，柏子仁15 g，五味子5 g，炙甘草5 g。

3. 心阳不足证

辨证要点：心悸怔忡，心中空盛，胸闷气短，形寒肢冷，舌淡苔白，脉虚弱或迟缓。

治法：温通心阳，安神定悸。

方药：桂枝甘草龙骨牡蛎汤加味。桂枝10 g，丹参10 g，红参10 g，龙骨20 g，牡蛎20 g，黄芪25 g，炙甘草15 g。

4. 气阴两虚证

辨证要点：心悸胸闷，心烦失眠，气短头昏，舌质红，脉细或结代。

治法：益气养阴。

方药：生脉散加味。

白参10 g，麦冬15 g，五味子5 g，生地黄15 g，丹参15 g，柏子仁15 g，桑寄生15 g，炙甘草10 g，黄连3 g。

5. 心脾两虚证

辨证要点：心悸怔忡，神疲乏力，失眠多梦，面色无华，思虑劳神则甚，舌质淡，苔薄白，脉弱。

治法：补血养心，益气安神。

方药：归脾汤加减。

白术10 g，党参15 g，黄芪15 g，当归10 g，茯神10 g，远志6 g，炒酸枣仁15 g，木香6 g，龙眼肉15 g，阿胶（烊化兑服）10 g，炙甘草10 g。

6. 痰湿阻滞证

辨证要点：胸闷心悸，头晕失眠，乏力易倦，手足不温，舌质淡，苔白腻，脉沉滑。

治法：祛湿化痰。

方药：二陈汤加减。

陈皮10 g，法半夏10 g，茯苓10 g，生姜5 g，乌梅10 g，远志6 g，石菖蒲10 g，丹参15 g，苍术10 g，制南星10 g，甘草5 g

7. 心脉瘀阻证

辨证要点：心悸怔忡，胸闷不舒，心痛时作，唇甲青紫，舌质紫暗，脉涩或结代。

治法：活血化瘀。

方药：失笑散加味。

五灵脂10 g，蒲黄10 g，丹参15 g，郁金10 g，炒酸枣仁15 g，茯神10 g，炙甘草10 g

8. 水饮凌心证

辨证要点：心悸眩晕，肢面浮肿，或见咳喘，不能平卧，或形寒肢冷，舌质淡胖，脉弦或沉细数。

治法：振奋心阳，化气利水

方药：苓桂术甘汤加减。

茯苓15 g，桂枝10 g，白术10 g，葶苈子10 g，五加皮10 g，杏仁10 g，炙甘草10 g。

（二）秘方验方

1. 三参生脉饮　人参6 g，丹参15 g，苦参15 g，麦冬12 g，五味子6 g。水煎服，每日1剂，早晚各服1次。

2. 平搏三参汤　红参5 g（或党参20 g），丹参30 g，当归10 g，桂枝10 g，薤白10 g，苦参20 g，茯苓20 g，酒常山10 g，五味子6 g，炙甘草10 g。水煎服，每日1

剂，早晚各服1次。

3. 苦参15 g，白糖20 g。水煎服，每日1剂，早晚各服1次。

（三）中成药

1. 稳心颗粒 由党参、黄精、三七、琥珀、甘松组成。具有益气养阴，理气化瘀，宁心安神作用。9 g/包，口服，每次1包，每日3次，温开水冲服。

2. 益气复脉胶囊 主要成分为五味子素醇甲。具有益气复脉，养阴生津作用。多用于冠心病期前收缩。0.37 g/粒，口服，每次2～4粒，每日2次。

3. 黄连素片 主要成分为小檗碱。具有清热解毒作用。可用于慢性房颤。0.1克/片，口服，每次2～3片，每日3次。

（四）用药说明与注意事项

中医药治疗心律失常治法有3个：一是辨证论治，但辨其证，不管何种心律失常，皆从证而治；二是辨证论治基础上加用具有抗心律失常作用的单味中药，三是提高机体对心律失常的应激和耐受能力。辨病论治快速性心律失常，以益气养阴、化痰清热、活血化瘀、宁心定悸为主，常用方有炙甘草汤、平补镇心丹、归脾汤、生脉散、朱砂安神丸、天王补心丹，柴胡加龙骨牡蛎汤、黄连温胆汤、活血效灵丹、血府逐瘀汤，升陷汤等。调整心律药物可据证选加苦参、羌活、琥珀、炒常山、柴胡、炒酸枣仁、丹参、桑寄生、仙鹤草等。

第七节 老年心力衰竭

心力衰竭（heart faniune）是指在适量静脉血回流情况下，由于心脏长期负荷过重或心肌收缩力下降，心脏不能泵出足够血液以满足组织代谢的需求，以至于周围组织灌注不足和肺循环或体循环淤血，从而出现一系列临床症状和体征，心力衰竭又称为心功能不全。

一、临床表现

（一）症状

以体循环静脉瘀血的表现为主。腹胀、食欲不振、恶心、呕吐、肝区胀痛、少尿及呼吸困难等。心衰最典型的症状是程度不同的呼吸困难，活动时加重，严重者端坐呼吸、咳嗽并伴大量白色或粉红色泡沫痰、食欲降低、双下肢浮肿等。

（二）体征

除原有心脏病体征外，右心衰时若右心室显著扩大形成功能性三尖瓣关闭不全，可有收缩期杂音；体循环静脉淤血体征如颈静脉怒张和（或）肝-颈静脉回流征阳性，下垂部位凹陷性水肿；胸水和（或）腹水；肝肿大，有压痛，晚期可有黄疸、腹水等。

二、诊断标准

（一）主要条件

1. 阵发性夜间呼吸困难和（或）睡眠憋醒。

2. 颈静脉怒张或搏动增强。

3. 肺部啰音和（或）呼吸音减弱，尤其双肺底。

4. 心脏扩大。

5. 急性肺水肿。

6. 第三心音奔马律。

7. 非洋地黄所致交替脉。

8. 颈静脉压升高>15 cmH$_2$O，循环时间>25秒。

9. X线胸片中、上肺野纹理增粗，或见到Keerley-B线。

10. 肝颈静脉反流征阳性。

（二）次要条件

1. 踝部水肿和（或）尿量减少而体重增加。

2. 上呼吸道感染的夜间咳嗽。

3. 劳力性呼吸困难。

4. 淤血性肝肿大，有时表现肝区疼痛或不适。

5. 胸腔积液。

6. 肺活量降低至最大肺活量的1/3。

7. 心动过速（心率≥120次/分）。

8. 按心力衰竭治疗5日体重减少>4.5 kg。

判断方法：具有两项主要条件或具有一项主要条件及两项次要条件即可诊断。

三、心力衰竭分级

（一）按部位分

1. 左心衰　左心室代偿功能不全，较为常见，以肺循环淤血为特征。

2. 右心衰　单纯的右心衰主要见于肺源性心脏病及某些先天性心脏病，以体循环血为主要表现。

3. 全心衰　左心衰后肺动脉压力增高，使右心负荷加重，长时间后，右心衰也继之出现心肌炎、心肌病患者左、右心同时受损，左右心衰可同时出现。

4. 单纯二尖瓣狭窄　不影响左心室的功能，而是直接因左心房压力升高而导致肺循环高压，有明显的肺淤血和继发出现的右心功能不全。

（二）按发病急缓分

1. 急性心衰　急性的严重心肌损害或突然加重的负荷，使心功能正常或处于代偿期的心脏在短时间内发生衰竭。临床上以急性左心衰常见，表现为急性肺水肿。

2. 慢性心衰 发展过程缓慢，一般均有代偿性心脏扩大或肥厚及其他代偿机制参与。

（三）按功能特点分

1. 收缩性心力衰竭 心脏以其收缩射血为主要功能，收缩功能障碍，心排血量下降并有性充血的表现。

2. 舒张性心力衰竭 当心脏的收缩功能不全时常同时存在舒张功能障碍。

3. 单纯的舒张性（舒张期）心衰 见于高血压、冠心病的某一阶段，当收缩期射血功能尚未明显降低，而因舒张功能障碍而致左室充盈压增高导致肺的阻性充血。病情多程度不重，心衰症状不明显。严重的舒张期心衰见于原发性限制型心肌病、原发性梗阻性肥厚型心肌病等。

（四）按心排血量多少分

1. 高排血量型心衰。

2. 低排血量型心衰。

3. 心室舒张期受限引起循环淤血。

（五）按病理生理变化特点分

1. 原发性心肌收缩力减损。

2. 负荷过度。

3. 负荷不足。

（六）心功能分级

心功能分级见表8-2。

表8-2　NYHA心功能分级

分级	标准
Ⅰ级	活动不受限；日常体力活动不引起明显的气促、疲乏或心悸
Ⅱ级	活动轻度受限；休息时无症状，日常活动可引起明显的气促、疲乏或心悸
Ⅲ级	活动明显受限；休息时可无症状，轻于日常活动即引起显著的气促、疲乏或心悸
Ⅳ级	休息时也有症状，稍有体力活动症状即加重；任何体力活动均会引起不适；如无须静脉给药，可在室内或床边活动者为Ⅳa级，不能下床并需静脉给药支持者为Ⅳb级

注：NYHA：纽约心脏病学会

四、西医药物治疗思路、目标、原则与处方

（一）治疗思路、原则、目标

急性心衰的治疗原则是纠正缺氧，维持BP和组织灌注，降低PCWP、减轻肺水肿，增加SV，改善动脉供血。慢性心衰的治疗原则是缓解症状，改善生活质量，延长寿命。

（二）急性心力衰竭的紧急处理

1.让患者取坐位或半卧位，两腿下垂。

2.高流量吸氧，并使氧气通过70%酒精湿化瓶，使泡沫破裂，有利于通气。

3.增强心肌收缩力：毛地苷C（Cedilanid）：0.2～0.4 mg+5%GS 20 mL，缓慢静脉注射。

4.利尿

（1）呋塞米注射液（Furosemide）：20～40 mg，静脉注射。

（2）托拉塞米注射液（Torasemin）：10～20 mg，静脉注射。

5.镇静

（1）吗啡（Morphine）：3～5 mg，静脉注射或皮下注射。

（2）安定（Diazepam）：5～10 mg，静脉注射或肌内注射。

（3）哌替啶（Pethidine）：50～100 mg，肌内注射。

6.扩血管

（1）硝普钠（Sodium Nitroprusside）：25 mg+5%GS50 mL，静脉泵入，2～4 mL/h。

（2）硝普钠（Sodium Nitroprusside）：25 mg+5%GS500 mL，静脉滴入，6～8 gtt/min。

（3）硝酸甘油（Isosorbide Mononitrate）：0.5 mg，舌下含服。

（4）单硝酸异山梨酯注射液40 mg+5%GS50 mL，静脉泵入，2～4 mL/h。

（5）单硝酸异山梨酯注射液40 mg+5%GS250 mL，静脉滴入，6～8 gtt/min。

（三）慢性心力衰竭治疗

1.一般治疗

（1）病因治疗。

（2）去除诱发因素。

（3）监测体重。

（4）改善生活方式。

（5）心理和精神治疗。

2.利尿治疗

（1）袢利尿药

1）呋塞米片（Furosemide）：20～40毫克/次，口服，1次/日。

2）托拉塞米片（Torasemi）：10～20毫克/次，口服，1次/日。

（2）噻嗪类利尿药

氢氯噻嗪片（Hydrochlorothiazide）：25～50毫克/次，口服，1次/日。

（3）保钾利尿药

1）螺内酯片（Spironolactone）：10～20毫克/次，口服，1次/日。

2）氨苯蝶啶片（Triamterene）：50～100毫克/次，口服，2次/日。

3）阿米洛利片（Amiloride）：5～10毫克/次，口服，2次/日。

3. 醛固酮受体拮抗药

（1）螺内酯片（Spironolactone）：10~20毫克/次，口服，1次/日。

（2）依普利酮片（Eplerenone）：12.5~50毫克/次，口服，1次/日。

4. 血管紧张素转化酶抑制剂

（1）卡托普利片（Captoprit）：6.25~50毫克/次，口服，3次/日。

（2）依那普利片（Enalaprit）：2.5~10毫克/次，口服，2次/日。

（3）福辛普利片（Fosinoprie）：5~30毫克/次，口服，1次/日。

（4）赖诺普利片（Lisinoprie）：5~30毫克/次，口服，1次/日。

（5）培哚普利片（Perindoprie）：2~8毫克/次，口服，1次/日。

（6）雷米普利片（Ramiprie）：2.5~10毫克/次，口服，1次/日。

（7）贝那普利片（Benazeprie）：2.5~20毫克/次，口服，1次/日。

以上任选1种。

5. 血管紧张素受体拮抗药

（1）坎地沙坦酯片（Candersartan）：4~32毫克/次，口服，1次/日。

（2）氯沙坦片（Losartan）：20~160毫克/次，口服，1次/日。

（3）缬沙坦片（Valsartan）：20~100毫克/次，口服，1次/日。

（4）厄贝沙坦片（Irbesartan）：150~300毫克/次，口服，1次/日。

（5）替米沙坦片（Telmisartan）：40~80毫克/次，口服，1次/日。

（6）奥美沙坦片（Olmesartan）：10~20毫克/次，口服，1次/日。

以上任选1种。

6. β受体阻滞药

（1）酒石酸美托洛尔片（Metoprolol）：6.25~50毫克/次，口服，2~3次/日。

（2）琥珀酸美托洛尔缓释片：1.875~190毫克/次，口服，1次/日。

（3）比索洛尔片（Bisoprolol）：1.25~10毫克/次，口服，1次/日。

（4）卡维地洛片（Carvedilol）：3.125~25毫克/次，口服，2次/日。

以上任选1种。

7. 地高辛（Digoxin）：0.125~0.25毫克/次，口服，1次/日。

8. 伊伐布雷定（Ivabradine）：2.5~7.5毫克/次，口服，1次/日。

（四）用药说明及注意事项

1. 利尿药的应用注意事项　NYHA心功能Ⅰ级患者一般不需应用利尿药。所有心衰患者只要有液体潴留的证据或原先有过液体潴留，均应给予利尿药，且必须最早应用，因其缓解症状最为迅速，数小时或数天内即可发挥作用。而血管紧张素转化酶抑制药（angiotensin converting enzyme inhibitors，ACEI）或β受体阻滞药需数周或数月。利尿药应与ACEI、β受体阻滞药联合应用，以保证它们的疗效和减少不良反应。

（1）袢利尿药应作为首选，噻嗪类利尿药仅适用于轻度液体潴留者伴高血压和肾功能正常的心衰患者。根据患者病情轻重，可在袢利尿药或噻嗪类利药中选择一种与醛固酮拮抗药合用。通常从小剂量起始，如氢氯噻嗪每日25 mg、呋塞米每日20 mg中选一种与螺内酯每日20 mg联合应用，逐渐加量。氢氯噻嗪每日100 mg已达最大效应，而呋塞米剂量不受限制。一旦病情控制，如肺部啰音消失、水肿消退、体重稳定，即以最小有效量长期维持。在长期维持期间仍应根据液体潴留情况随时调整剂量。每日体重变化是检测利尿药效果和调整利尿药剂量的最可靠的指标。

（2）长期应用利尿药应严密观察不良反应的出现，主要有电解质紊乱（血钾宜控制在4.0～5.0 mmol/L）、症状性低血压，以及肾功能不全，特别在服用剂量大和联合用药时。如出现低血压和氮质血症而患者已无液体潴留，可能是利尿药过量、血容量减少所致，应减少利尿药剂量；如患者仍有持续液体潴留，则低血压很可能是心衰恶化，终末器官灌注不足的表现，应持续利尿，并可短期应用能够增加肾灌注的药物如多巴胺。如果利尿药的效果不佳，又无其他原因可解释，可能为利尿药抵抗，此时常伴心衰症状恶化。

2. 血管紧张素转化酶抑制剂应用注意事项

（1）ACEI是证实能降低心衰患者死亡率的第一类药物，公认为治疗心衰的基石。全部慢性心衰患者必须应用ACEI。有以下情况的患者需禁用：对ACEI曾有过威胁生命的严重不良反应（如严重血管神经性水肿或声带水肿）。无尿性肾衰竭；以及妊娠妇女等。有以下情况的患者需慎用：

1）双侧肾动脉狭窄。

2）血肌酐水平显著升高（>3 mg/dL，或225.3 pmol/L）。

3）高钾血症（>5.6 mmol/L）。

4）持续性低血压。

5）左室流出道梗死如主动脉瓣狭窄、梗死性肥厚性心肌病等。

（2）从极小量开始，每1～2周剂量加倍，一旦达到最大耐受量即可长期维持。起始治疗1～2周内应监测血压、血钾和肾功能，以后应定期复查，如血肌酐增高<30%，为预期反应，无须特殊处理。如血肌酐增高30%～50%，为异常反应量或停用。包括阶段A、B无症状性心衰和LVEF小于40%～50%者，除非有禁忌证或不能耐受，ACEI需终生应用。不宜合用钾盐或保钾利尿药。ACEI一般与利尿药合用，如无液体潴留也可单独应用，ACEI和β受体阻滞药协同作用；与阿司匹林合用并无相互不良作用，对冠心病患者利大于弊。并用醛固酮时ACEI应减量，并立即应用袢利尿药以避免高钾血症的发生。

（3）血管紧张素受体拮抗药（angiotensin receptor blocker，ARB）：ARB可应用于阶段A患者，以预防心衰的发生。应从小剂量起始，在患者耐受的基础上逐步将剂量增至推荐剂量或最大量。用于不能耐受ACEI的阶段B、C和D患者；还可替代ACEI作为一线治疗。ARB应用的注意事项同ACEI，需监测低血压，高血钾，肾功能等。但不良反应较少，发生率较低。

3. 使用β受体阻滞药注意事项

（1）推荐应用琥珀酸美托洛尔，比索洛尔和卡维地洛，也可应用酒石酸美托洛尔片。应从小剂量起始，采用"滴定法"逐渐增量，每2~4周剂量加倍。清晨静息心率55~60次/分钟，即为β受体阻滞药达到目标剂量或最大耐受剂量的客观指标，不宜低于55次/分钟，也不按照患者的治疗反应来确定剂量。应在利尿药和低或中等剂量ACEI的基础上加用β受体阻滞药。

（2）β受体阻滞药禁用于伴支气管痉挛性疾病，心动过缓（心率低于55次/分钟）、Ⅱ度及以上房室阻滞（除非已安装起搏器）等患者。起始治疗前患者需无明显液体潴留，体重恒定（干体重），利尿剂已维持在最合适剂量。有明显液体潴留需大量利尿者，暂时不能应用。

（3）β受体阻滞药应用时应注意监测以下情况：

1）低血压：一般在首剂或加量的24~48小时内发生，此时应先停用不必要的扩血管药物。

2）液体潴留和心衰恶化：起始治疗前应确认患者已达到干体重状态，如在3天内体重增加＞2 kg，应立即加大利尿药用量，如病情恶化，可将β受体阻滞药暂时减量或停用，但应避免突然撤药。减量过程也应缓慢，每2~4天减一次量，2周内减完病情稳定后需再加量或继续应用β受体阻滞药，否则将增加死亡率。

3）心动过缓或房室阻滞：如心率＜55次/分钟，或伴眩晕等症状，或出现Ⅱ至Ⅲ度房室阻滞，应减量或停药。

4. 正洋地黄类药使用注意事项

（1）洋地黄类并非只是正性肌力药物，也是一种神经内分泌活动的调节药，地高辛可以改善症状但不能降低死亡率。

（2）适应证：已用金三角药物但仍持续有症状，LVEF≤45%，伴有快速心室率的房颤患者尤为适合。应用方法：

1）0.25 mg/d，老年或肾功能受损者剂量减半。

2）0.375 mg/d，伴房颤；房颤静息心室率＞80 bpm，或运动心室率＞110~120 bpm。

3）已应用不宜轻易停用。

4）NYHA I级不应用。

（3）急性心肌梗死后尤其是有进行性心肌缺血患者，应慎用或不用地辛高，有窦房阻滞，Ⅱ度或高度房室阻滞患者，排除已安置永久性心脏起搏器，不能用地高辛；与能抑制窦房结或房室结的药物（如胺碘酮，β受体阻滞药等）合用时，必须十分谨慎。

五、中医中药治疗处方

（一）辨证论治处方

1. 心肾阳虚，痰饮上逆证

辨证要点：喘促气逆，不能平卧，或夜间喘甚，心悸不寐，形寒肢冷，腰膝酸软，小便不利，舌质淡，苔白腻或白滑，脉沉细或弦细而滑。

治法：温补心肾，泻肺逐饮。

方药：参附汤合葶苈大枣泻肺汤加味。

人参15 g，附片10 g，葶苈子10 g，大枣5枚，桑白皮15 g，茯苓10 g，泽泻10 g，桂枝10 g，可加猪苓、车前子等。

2. 心肾阳虚，水饮泛滥证

辨证要点：下肢或全身水肿，喘促气逆，不能平卧，或夜间喘甚、心悸不寐，形寒肢冷，腰膝酸软，小便不利，舌质淡，苔白腻或白滑，脉沉细。

治法：温补心肾，通阳利水

方药：真武汤合五苓散加减。人参15 g，附片10 g，猪苓10 g，白术10 g，桑白皮15 g，茯苓15 g，泽泻15 g，桂枝10 g。

3. 心肾阳衰，虚阳浮越证

辨证要点：喘促日久，呼多吸少，动则更甚，身肿尿少，形寒神疲，渐至喘憋持续不解，面赤烦躁，汗出如油，四肢厥冷，舌质淡紫，苔少或无，脉浮大无根。

治法：回阳救逆，益气固脱。

方药：参附龙牡汤合通脉四逆汤加减。

人参15 g，附片10 g，干姜10 g，龙骨30 g，煅牡蛎30 g，葱白2根，桂枝10 g。

4. 心肺气虚，痰瘀痹阻证

辨证要点：心悸气短，动则益甚，神疲乏力，时有汗出，胸闷心痛，咳唾痰涎，舌质暗红，或舌下青紫，苔白腻或白滑，脉弦滑或细或涩或结代。

治法：补益心肺，通瘀化痰。

方药：圣愈汤合小陷胸汤加减。

黄芪20 g，党参20 g，当归10 g，川芎10 g，白芍10 g，干地黄，黄连6 g，法半夏10 g，瓜蒌实15 g，丹参30 g。

（二）秘方验方

1. 黄芪10 g，附片6 g，葶苈子15 g，甘草6 g，适宜用于心肾阳虚并下肢水肿者。

2. 强心灵　口服，每次0.125 mg，每日2次，主要成分从天然植物提取，与洋地黄作用相似，但副作用小。

（三）中成药

急症处理除吸氧等外可对症选用下列1～2种治疗。

1. 通心络胶囊（人参、水蛭、全蝎、赤芍、蝉蜕、土鳖虫、蜈蚣、檀香、降香、乳香、酸枣仁、冰片），侧重于益气活血。

2. 益心舒胶囊（人参、麦冬、五味子、黄芪、丹参、川芎、山楂），偏于益气养阴。

3. 芪苈强心胶囊（黄芪、人参、附子、丹参、葶苈子、泽泻、玉竹、桂枝、红花、香加皮、陈皮），温阳益气，活血利水，兼顾标本。

4. 血府逐瘀软胶囊（桃仁、红花、赤芍、川芎、枳壳、柴胡、桔梗、当归、地黄、牛膝、甘草），以活血见长。

5. 益心丸　（人参、麝香、蟾酥、牛黄等），益气强心，开窍化瘀。用法：每次含服1~2丸或吞服。

另可选用下列一种药物静脉给药。

（1）生脉注射液20~60 mL加入5%或10%葡萄糖注射液250~500 mL静脉滴注，每日1次。本药作用为益气养阴，复脉固脱。

（2）丹参注射液10~20 mL加入5%或10%葡萄糖注射液250~500 mL静脉滴注，每日1次，本药作用为活血化瘀，通脉养心，偶见过敏反应，对本药有过敏或严重不良反应病史者避免使用。

（四）用药说明与注意事项

慢性收缩性心力衰竭主要病位在心、肾，与脾相关。为本虚标实，心肾阳虚与水饮瘀血并存，需分别标本孰轻孰重，而治疗有所侧重，或益气温阳为主，化饮活血次之；或化饮为主，兼以温阳活血。在中医辨证中，需要分辨疾病属于虚证、实证或虚实夹杂证，而心力衰竭纯虚纯实者较少，多以本虚标实、虚实夹杂证为主。虚证多为气虚、阳虚、阴虚，实证指常出现的气滞血瘀、兼夹痰饮等证。心力衰竭的本虚标实、虚实夹杂证，即在气虚、阴虚、阳虚的基础上，兼有气滞、血瘀、痰饮等实证的表现。临床治疗应全面考虑标本、虚实、缓急等综合情况，根据证候发展的实际情况给予中医药治疗。如气虚、阴虚为主者，以生脉饮加减；阳虚为主者，以真武汤化裁；兼证之中，气滞血瘀、兼夹痰饮者，可依血府逐瘀汤、苓桂术甘汤分别选用。常用的中成药物，如通心络胶囊，侧重于益气活血；生脉饮口服液、益心舒胶囊，偏于益气养阴；芪苈强心胶囊，温阳益气，活血利水，兼顾标本；血府逐瘀软胶囊以活血见长。临床治疗时可在辨证论治的指导下灵活选用。

（蔡智刚　姚灿坤）

第九章　老年消化系统疾病合理用药

第一节　老年消化系统解剖生理特点及疾病特点

一、老年消化系统解剖生理

消化道是一条起自口腔延续咽、食管、胃、小肠（十二指肠、空肠、回肠）、大肠（盲肠、阑尾、结肠、直肠）到肛门的肌性管道。在临床上，常以Treitz韧带为界，区分上、下消化道，位于此韧带以上的消化道称为上消化道，Treitz韧带以下的消化道称为下消化道。消化腺有小消化腺和大消化腺两种，小消化腺（胃腺、肠腺）散在消化管各部的管壁内，大消化腺有3对唾液腺（腮腺、下颌下腺、舌下腺）、肝脏和胰腺，它们均借助导管，将分泌物排入消化管内。消化腺包括唾液腺、胃腺、肝脏、胰腺、肠腺。其主要功能是分泌消化液，参与代谢。

二、老年人消化系统结构及功能改变的特点

（一）运动功能的改变

老年人的口腔、食管、胃、小肠和大肠的运动功能均有不同程度的改变。主要表现在口腔牙龈萎缩，齿根外露，齿槽管被吸收，牙齿部分或全部脱落，舌和咬肌萎缩，咀嚼无力，碎食不良，食欲下降，唾液腺的分泌减少，容易造成消化不良、营养素缺乏。另外，老年人食管、胃的蠕动及输送食物的功能均减弱，胃张力、排空速度亦减弱，小肠、大肠均萎缩，肌层变薄，肠蠕动缓慢无力，对水分的吸收无力，大肠充盈不足，不能引起扩张感觉等，易导致老年人消化功能减退、便秘、消化道肿瘤等。

（二）吸收功能的改变

老年人吸收功能减退，主要表现在小肠对木糖醇、钙、铁、维生素B_1、维生素B_{12}、维生素A、胡萝卜素、叶酸以及脂肪的吸收减少。造成老年人吸收功能减退的原因，除胃酸及各种消化酶的分泌减少外，与肠壁供血欠佳以及肠壁黏膜萎缩、小肠上皮细胞数量减少等因素有关。

（三）分泌机能的改变

主要表现在胃酸、各种消化酶的分泌量减少，活性减低，从而导致老年人对食物的化学性消化的机能减退，进而影响到吸收机能。有一点必须强调的是，虽然老年人分泌机能较青年人差，但对碳水化合物、脂肪的消化一般不受影响。

（四）组织学上的改变

主要表现在口腔黏膜过度角化，舌上味蕾数量减少、萎缩，牙齿脱落或磨损，牙周组织退行性变；食管、胃、肠的各种腺体均萎缩，平滑肌萎缩，黏膜、肌层均变薄，胃和结肠扩张，内脏易出现下垂，食管、小肠和结肠等处易发生憩室。老年人消化道组织学上的退行性变导致了老年人的消化功能及吸收功能的减退。

（五）肝脏的变化

肝脏细胞数减少变性，结缔组织增加，易造成肝纤维化和硬化，肝功能减退，合成蛋白能力下降，肝解毒功能下降，易引起药物性肝损害，老年人消化吸收功能差，易引起蛋白质等营养缺乏，导致肝脂肪沉积。

（六）胆的变化

胆囊及胆管变厚、弹性减低，易发生胆囊炎、胆石症。

（七）胰腺的变化

胰腺萎缩，胰液分泌减少，酶量及活性下降，严重影响淀粉、蛋白、脂肪等消化吸收，胰岛素分泌减少，对葡萄糖的耐量减退，增加了发生胰岛素依赖型糖尿病的危险。

三、老年人消化系统疾病的特点

（一）症状和体征不典型

老年人神经反应迟钝，感受性低，常缺乏典型的症状与体征。即使疾病比较严重，症状有时仍比较轻微，甚至症状与体征缺如。老年人的痛阈高，对疼痛耐受性强，发生了阑尾炎、胆囊炎、胃肠道穿孔引起腹膜炎等，都可不发生腹痛，或仅有轻微腹痛。老年人腹部存在严重感染，体温升高不明显，白细胞计数仍可在正常范围内。老年人由于胃肠蠕动减慢，当上消化道出血时，常不能及时发生呕血或黑便。

（二）病程长，恢复慢

老年人消化系统疾病的病程长，有些是在青年时期就发病，慢性反复发作，迁延至老年。有的则是在进入老年期发病，但起病隐匿，症状轻微，常被忽视，只有疾病发展到十分严重的程度或出现并发症才引起注意。老年溃疡病，无痛性者较多见，当并发溃疡出血时才被确诊，但应用止血剂治疗其止血效果明显不如青年人，这与老年人多存在动脉粥样硬化，机体修复功能低下有关。

（三）并发症多，病死率高

这与老年人脏器的代偿能力差以及常同时存在心、脑、肺、肾等重要脏器疾病有密切关系。如胃肠道疾患引起腹泻时，常可引起水、电解质及酸碱平衡紊乱，也可引起心律失常、心绞痛，严重者可导致低血压、休克。临床观察发现，老年患胃肠道疾病合并腹膜炎比中年人死亡率高10～15倍。因此，在处理老年消化道疾病时，应及早认识并发症及并发症，并给予及时正确的治疗，以防止多脏器功能衰竭的发生。

第二节　老年消化性溃疡

消化性溃疡（petic ulcer，PU）是影响人们健康与生活质量的常见胃肠系统疾病。老年人因年龄的增加，机体抵抗力降低，消化系统的结构和功能均发生衰老和退化，并且基础疾病多，合并使用高危药物机会增加，进而较中青年人更易出现消化性溃疡。

一、病因病理

老年消化性溃疡的病因及发病机制较为复杂，受诸多因素影响。其主要发病机制是在各类病因持续作用下，各种胃酸、胃蛋白酶的侵袭作用与黏膜的防御能力失衡，胃酸对黏膜产生自我消化，导致溃疡的发生。目前认为幽门螺杆菌（Helicobacter pylori，HP）感染、非甾体抗炎药（nonsteroidal antiinflammatory drugs，NSAIDs）/阿司匹林（Aspirin，ASA）应用的增加是引起老年消化性溃疡的主要原因。HP感染影响了表皮生长因子（epidermal growth factor，EGF）和肝细胞生长因子（hepatocyte growth factor，HGF）的分泌，从而影响黏膜的生长和修复，导致溃疡的形成或复发；NSAIDs为老年人常用口服药，通过抑制环氧化酶而阻止前列腺素合成以抗炎止痛，然而前列腺素含量在老年胃黏膜本已下降，服用NSAIDs后进一步减少，使得胃黏膜对损伤更具易感性，溃疡极易形成。应激、吸烟、饮酒、肥胖、长期精神紧张、进食无规律等是消化性溃疡发生的常见诱因。消化性溃疡以胃溃疡和十二指肠球部溃疡最为常见，其中胃溃疡以黏膜屏障功能降低为主要机制，多见于中老年人，十二指肠球部溃疡则以高胃酸分泌起主导作用，多见于青壮年人。老年消化性溃疡患者常合并多种慢性基础疾病，特别是动脉粥样硬化疾病，致胃黏膜血流量减少，影响其自动修复与再生能力，发病后胃肠道难以灵敏的反馈出不良刺激，疼痛症状也不明显，更容易以大量出血、穿孔为首发症状，临床医生应对老年患者各种消化道症状引起重视，及时检查以早期发现和治疗。老年消化性溃疡的治疗目的在于减少疾病的复发和预防并发症，尤其是出血和穿孔。

老年消化性溃疡属于中医学"胃脘痛""嘈杂""吞酸"等范畴，中医证候以虚证为主，若病程较长者，瘀血阻络证较为多见。中医学认为消化性溃疡病位在胃，与肝脾关系密切。外感寒邪、情志不遂、饮食劳倦、禀赋不均可导致脾胃受损，气机阻塞，升降失调。老年人脾胃功能渐衰，消化、吸收、排泄机能下降，加之饮食起居失常，思虑抑郁，致肝郁气滞，出现嗳气、脘腹胀痛不适。肝郁气滞、脾气虚弱、久病入络致瘀血内阻，脉络不通，不通则痛，即所谓"络乃聚血之所，久病必瘀闭"，加之老年病程缠绵，难以治愈或反复发作，日久导致脾胃更为虚损，导致脾阳不足，中焦虚寒。

二、临床表现

本病的临床表现不一，多数表现为中、上腹反复发作性节律性疼痛，其他症状本病除中上腹疼痛外，尚可有唾液分泌增多、胃灼热、反胃、嗳酸、嗳气、恶心、呕吐等其他胃肠道症状。但这些症状均缺乏特异性。部分患者可无症状，或以出血、穿孔等并发症作为首发症状。多数消化性溃疡有以下一些特点：

1. 慢性过程呈反复发作，病史可达几年甚或十几年。

2. 发作呈周期性，与缓解期相互交替。缓解期长短不一，短的只是几周或几月，长的可几年。发作有季节性，多在秋冬和冬春之交发病，可因精神情绪不良或服NSAIDs诱发。

3. 发作时上腹痛呈节律性。十二指肠溃疡疼痛好发于两餐之间，持续不减直至下餐进食或服制酸药物后缓解。部分十二指肠溃疡患者，由于夜间的胃酸较高，可发生半夜疼痛。胃溃疡疼痛的发生较不规则，常在餐后1小时内发生，经1~2小时后逐渐缓解，直至下餐进食后再次出现。溃疡痛是一种内脏痛，具有上腹痛而部位不很确定的特点。如果疼痛加剧而部位固定，放射至背部，不能被抗酸药缓解，常提示有后壁慢性穿孔；突然发生上腹剧痛迅速延及全腹时应考虑有急性穿孔；有突发眩晕者说明可能并发出血。

消化性溃疡常见的并发症有：出血、穿孔、幽门梗阻和癌变。

三、诊断标准

（一）临床诊断

根据慢性病程、周期性发作及节律性疼痛等特点，一般可做出消化溃疡初步诊断。然后进行胃镜检查或上消化道钡餐检查，当在胃镜下发现胃或十二指肠存在溃疡，或钡餐下发现龛影等征象，即可明确诊断。

（二）胃镜诊断

溃疡在胃镜下分为活动期（A）期，愈合期（H），瘢痕期（S）各期又可分为两个阶段。

（三）除外功能性消化不良、慢性胃炎、慢性胆囊炎、胆石症和胃癌等疾病

四、西医药物治疗思路、目标、原则与处方

（一）治疗思路、原则与目标

老年消化性溃疡治疗的重点在于削弱各种损害因素对胃及十二指肠黏膜的损害，提高防御因子以增强对黏膜的保护。目标是去除病因、缓解症状、促进溃疡愈合、防止并发症、预防复发。具体的方法包括消除病因、降低胃酸、保护胃黏膜、根除Hp等。

1. 一般治疗　生活规律，劳逸结合，避免过度劳累和精神紧张；戒烟戒酒，

改变不良的生活习惯；合理饮食，避免对胃有刺激性的食物和药物，少饮浓茶或咖啡；尽量避免NSAID的应用，如实属必要，可同时服用H_2受体拮抗剂等药物预防。

2. 药物治疗　抑制胃酸分泌（H_2受体拮抗剂、质子泵抑制剂）、根除Hp、保护胃黏膜（胃黏膜保护剂）是促进溃疡愈合和防止复发的三个重要手段。

3. 手术治疗　大多数消化性溃疡不需手术治疗，下列情况可考虑手术：大量出血经药物、胃镜及血管介入治疗无效时；急性穿孔、慢性穿透溃疡；瘢痕性幽门梗阻；胃溃疡疑有癌变。

（二）抗酸药治疗处方

无酸不溃疡，胃酸是溃疡的重要致病因子，胃蛋白酶的活力与酸有密切关系，当pH1.5～2.0时最强，3.5～4.5时显著减弱，pH高于4.5以上时胃蛋白酶显著失活。故认为胃内pH维持3.5以上是满意的溃疡愈合环境，是获得疗效的必备条件。抗酸药是一类弱碱性物质，口服后能中和胃酸而降低胃内容物酸度，从而解除胃酸对胃、十二指肠黏膜的侵蚀和对溃疡面的刺激，缓解疼痛；但其对胃酸的抑制作用由于可增加促胃液素的分泌而减弱，因而不利于溃疡的愈合。现已很少单独应用抗酸药来治疗溃疡，仅作为止痛的辅助治疗。常用的抗酸药按其效应可分为可溶性抗酸药和不溶性抗酸药，可溶性的主要有碳酸氢钠，不溶性的有氢氧化铝、碳酸钙、氧化镁、氢氧化镁、铝碳酸镁等。

1. 碳酸氢钠（小苏打）　与盐酸作用迅速，能立即止痛，但由于溶解度高且解离快，故作用时间短暂，且可引起胃酸反流，常配成复方制剂。用法：0.5～1.0克/次，每日3次餐前口服。

2. 碳酸钙　对胃酸的缓冲力较强，作用缓慢而持久，有较好的抗酸效力。用法：0.5～2.0克/次，每日3次餐前口服。

3. 氢氧化铝　抗酸，保护溃疡面、吸附胆盐及使胃黏膜产生重碳酸盐作用，能防止溃疡面出血并减少胃酸分泌。用法：0.3～0.9克/次，餐前嚼碎口服。

4. 铝碳酸镁　属于新一代抗酸药，能迅速中和胃酸，口服后可广泛覆盖于胃黏膜表面，具有黏膜保护作用，能可逆性结合胆汁酸，减轻十二指肠胃反流，阻止溶血卵磷脂对胃的损伤。用法：1～2片/次，每日3～4次餐后嚼碎服用。

（三）抑制胃酸分泌药治疗处方

胃酸是消化性溃疡发生和启动的必需因子，因此消化性溃疡的治疗主要通过抑制胃酸的分泌来实现。胃酸主要是由胃黏膜的壁细胞分泌，壁细胞的表面有多种受体参与胃酸分泌的调节：包括乙酰胆碱、组胺和促胃液素受体。因此抑制胃酸的分泌可以通过抗胆碱能、拮抗促胃液素、阻滞H_2受体、抑制质子泵4个途径，针对前3种途径的抑酸药物的效果以H_2受体阻滞药最佳，但因这3种受体的泌酸作用均需通过唯一通路——质子泵来实现，质子泵抑制剂成为抑酸作用最强的药物。

1. H_2受体阻滞剂　以西咪替丁、雷尼替丁、法莫替丁为代表，抑酸作用逐渐增加。用法：西咪替丁0.8～1.6克/天，可分2次/天（早餐或睡前）或1次/天服用，疗程

4～8周；雷尼替丁（第二代）150毫克/次，早晚1次口服，4～6周1疗程；法莫替丁（第三代，作用最强）40毫克/次，每晚服用或20毫克/次，早晚餐后服用。

2. 质子泵抑制剂　通过膜上的H-K-ATP酶，将壁细胞内的H^+泵出至胃腔，同时将细胞外的K^+泵入壁细胞内，抑酸作用最强，抑酸时间最长。质子泵抑制剂不耐酸，容易在酸性环境中被降解，为避免这种情况，口服剂型多采用胶囊剂、肠溶片等多种制剂，以避开胃酸的破坏。目前常用的PPI有艾司奥美拉唑20 mg，雷贝拉唑10 mg（或20 mg）、奥美拉唑20 mg，兰索拉唑30 mg，潘托拉唑40 mg，艾普拉唑5 mg，标准剂量，每天早餐前口服或早餐前、睡前口服。

3. 抗胃泌素药　丙谷胺（二丙谷酰胺），可抑制胃酸及胃蛋白酶的分泌，且对胃黏膜有保护和促进溃疡愈合的作用。用法：0.4克/次，每天3次，饭前15 min口服。此类药物疗效不确定，现已较少使用。

4. 选择性抗胆碱药　疗效不肯定，副作用较多，现临床上基本不用此类药来治疗消化性溃疡。类似药物有颠茄片、阿托品、普鲁本辛、山莨菪碱、哌比氮平等。

（四）胃黏膜保护药治疗处方

正常情况下胃十二指肠黏膜具有一系列防御和修复机制，包括黏液-碳酸氢盐屏障、胃黏膜屏障、黏膜血流量、细胞的更新、前列腺素、EGF等。消化性溃疡的发生与防御机制受到破坏有关。胃黏膜保护药的药理作用主要是通过增强黏膜防御和修复作用，促进溃疡的愈合。

1. 硫糖铝　可与胃黏膜上的蛋白质和纤维蛋白络合成蛋白膜，形成糊状物覆盖于黏膜表面（尤其是溃疡），以阻止胃酸及胃蛋白酶侵袭，有利于上皮再生；刺激胃黏膜合成和释放内源性前列腺素等；吸附胃液中的胃蛋白酶和胆盐。用法：1克/次，4次/天（3餐前及睡前嚼服）。

2. 前列腺素　抑制胃酸及胃蛋白酶的分泌，增加胃黏膜血流，促进胃的碳酸氢盐分泌，促进黏液分泌，增加胶质黏液层的厚度，促进黏膜上皮再生。用法：米索前列醇200 微克/次，4次/天；恩前列素35微克/次，2次/天。

3. 枸橼酸铋钾　与溃疡或炎性组织的糖蛋白形成不溶性复合物，覆盖在溃疡表面，利于修复，与胃蛋白酶形成复合物降低其活性，对Hp有直接、强大的杀菌作用。用法：丽珠得乐1袋/次，每日3次冲服。

4. 施维舒（替普瑞酮）　用法：50毫克/次，每日3次餐后服用。

5. 其他胃黏膜保护剂　如麦滋林-S颗粒，用法：1袋/次，每日3次冲服。

（五）抗幽门螺杆菌药治疗处方

对于幽门螺杆菌（helicobacter pylori，Hp）阳性的消化性溃疡，无论初发还是复发，有无并发症均应根除Hp，这是促进溃疡愈合和防止复发的基本措施，根除Hp的疗程一般为1～2周。而根除Hp疗程结束后是否需要继续抗溃疡治疗尚有一定争议，非根除治疗如以PPI治疗活动性溃疡，一般推荐的疗程是十二指肠溃疡4周，胃溃疡6～8周，可使90%或以上的溃疡得到愈合。目前认为，十二指肠溃疡如无并发症史、溃疡面积较小且抗Hp治疗后症状消失，可不再继续抗溃疡治疗；有溃疡并发症史、溃疡面积较大或抗Hp治疗结束时症状未缓解者，应在抗Hp治疗结束后继续使用抗酸分泌剂治疗后2～3周，总疗程达到约4周。胃溃疡在根除Hp治疗后仍应继续抗酸分泌治疗4～6周。

目前推荐铋剂四联方案（PPI+铋剂+2种抗生素）作为主要的经验性治疗Hp方案（共7种），方案的组成、药物剂量和用法见表9-1。

表9-1　推荐的Hp根除四联方案中抗生素组合、剂量和用法

方案	抗生素1	抗生素2
1	阿莫西林1000 mg，2次/天	克拉霉素500 mg，2次/天
2	阿莫西林1000 mg，2次/天	左氧氟沙星500 mg，1次/天或200 mg，2次/天
3	阿莫西林1000 mg，2次/天	呋喃唑酮100 mg，2次/天
4	四环素500 mg，3次/天或4次/天	甲硝唑400 mg，3次/天或4次/天
5	四环素500 mg，3次/天或4次/天	呋喃唑酮100 mg，2次/天
6	阿莫西林1000 mg，2次/天	甲硝唑400 mg，3次/天或4次/天
7	阿莫西林1000 mg，2次/天	四环素500 mg，3次/天或4次/天

注：标准剂量（PPI+铋剂）（2次/天，餐前0.5 h口服）+2种抗生素（餐后口服）。标准剂量PPI为艾司奥美拉唑20 mg，雷贝拉唑10 mg（或20 mg）、奥美拉唑20 mg，兰索拉唑30 mg，潘托拉唑40 mg，艾普拉唑5 mg，以上选1；标准剂量铋剂为枸橼酸铋钾220 mg。除含左氧氟沙星的方案不作为初次治疗方案外，根除方案不分一线、二线，应尽可能将疗效高的方案用于初次治疗。初次治疗失败后，可在其余方案中选择1种方案进行补救治疗。方案的选择需根据当地的Hp抗生素耐药率和个人药物使用史，权衡疗效、药物费用、不良反应及其可获得性。

（六）改善消化道运动功能药治疗处方

老年消化性溃疡患者伴随胃肠动力下降，胃肠运动协调性减弱，常可伴有腹胀、恶心、呕吐等消化道症状。促动力药能增加胃肠平滑肌收缩力，协调胃肠运动并促进胃肠排空。目前被广泛应用的主要有甲氧氯普胺（胃复安）、多潘立酮（吗丁啉）、西沙比利、莫沙比利等。

1. 甲氧氯普胺（胃复安）　多巴胺受体阻滞药，可作用于延髓催吐化学感受区，具有强大的中枢性镇吐作用，可增加食管下段括约肌压力，增加食管蠕动幅度，增加胃窦收缩，松弛幽门括约肌，调节胃窦、幽门、十二指肠协调性。用法：餐前口服5～10毫克/次，3次/日或肌注10～20毫克/日。

2. 多潘立酮　多巴胺受体拮抗药，可增加食管下段括约肌压力，增加胃窦及十二指肠收缩时间及幅度，协调胃窦、十二指肠作用，防止胆汁反流。用法：10毫克/次，餐前口服，每日3次。

3. 西沙比利（普瑞博思）　5-HT4受体激动剂，属全胃肠动力药。用法：10毫克/次，3次/日，餐前口服。

4. 莫沙比利　也是5-HT4受体激动剂。用法：5毫克/次，3次/日，餐前口服。

5. 其他曲美布汀：外周阿片类受体激动剂，直接作用于胆碱能及肾上腺能神经末梢的阿片 μ 及 κ 受体，对全胃肠道动力具有"双向"调节作用。用法用量：100～200毫克/次，3次/日。

（七）恶性贫血治疗处方

恶性贫血是因胃黏膜萎缩、胃液中缺乏内因子，使维生素B_{12}吸收出现障碍而发生的巨幼细胞贫血。发病机制不清楚，与种族和遗传有关。90%左右的患者血清中有壁细胞抗体，60%的患者血清及胃液中找到内因子抗体；目前认为恶性贫血的发生是遗传和自身免疫等因素复杂相互作用的结果。血常规检查常提示大细胞正色素贫血（$MCV > 100\ fl$），中性粒细胞及血小板均可减少；血清维生素$B_{12} < 200\ pg/mL$；外周血涂片中可见多数大卵圆形的红细胞和中性粒细胞分叶过多，可有5叶或6叶以上的分叶，偶可见到巨大血小板；网织红细胞计数正常或轻度增高。治疗为补充维生素B_{12}，有时需要终生维持治疗。

维生素B_{12}：用法：肌注，每次50～200 μg，每日1次或隔日1次；甲钴胺，口服，每次25 μg，每日3次，直至血红蛋白恢复正常。

（八）用药说明与注意事项

1. 错开服药时间，因老年患者并存病多，常同时服用多种药物，而治疗溃疡病常用的抗酸药物，可妨碍某些药物（如四环素、地高辛、巴比妥）的吸收，故应用上述药物时应将服用时间错开；PPI与氯吡格雷合用会影响其吸收，可选择相对影响小的雷贝拉唑。

2. 由于老年患者用药依从性差，应简化用药方案，切实展开健康教育的同时积极倡导家庭护理从而减少用药依从性。

3. 抗酸药如氢氧化铝凝胶液阻碍磷的吸收，引起磷缺乏症，重者可引起骨质疏松；长期服用可引起便秘、代谢性碱中毒与钠潴留，老年人应慎用。

4. 警惕用药禁忌证，老年人大多有前列腺肥大、青光眼等并存病，故要慎用治疗溃疡病的抗胆碱药物（如阿托品、山莨菪碱、东莨菪碱）；心衰患者慎用碳酸氢钠等易致水钠潴留药。

5. 掌握手术指征，老年人因重要脏器储血功能减退，并存病多，免疫力差，故手术成功率低。但下列几种情况则应及早手术：溃疡病并发急性大出血或反复出血内科治疗无效时；并发穿孔时；并发症过重、发作频繁、影响生活和情绪时。

五、中医中药治疗处方

（一）辨证论治处方

1. 肝胃不和证

辨证要点：胃脘胀满或疼痛，两胁胀满，每因情志不畅而发作或加重，心烦，嗳气频作，善叹息。舌淡红，苔薄白；脉弦。

治法：疏肝理气，和胃止痛。

方药：柴胡疏肝散（《景岳全书》）。

柴胡、香附、川芎、陈皮、枳壳、白芍、炙甘草。加减：心烦易怒者，加佛手、青皮；口干者，加石斛、沙参；畏寒者，加高良姜、肉桂；反酸者，加浙贝母、瓦楞子。

2. 脾胃虚弱（寒）证

辨证要点：胃脘隐痛，喜温喜按，得食痛减，四肢倦怠，畏寒肢冷，口淡流涎，便溏；纳少，舌淡或舌边齿痕，舌苔薄白，脉虚弱或迟缓。

治法：温中健脾，和胃止痛。

方药：黄芪建中汤（《金匮要略》）。

黄芪、白芍、桂枝、炙甘草、生姜、饴糖、大枣。加减：胃寒重者、胃痛明显者加吴茱萸、川椒目和制附片；吐酸、口苦者加砂仁、藿香和黄连；肠鸣腹泻者加泽泻、猪苓；睡眠不佳者加生龙骨、生牡蛎。

3. 脾胃湿热证

辨证要点：脘腹痞满或疼痛，口干或口苦，口干不欲饮，纳呆，恶心或呕吐，小便短黄，舌红，苔黄厚腻；脉滑。

治法：清利湿热，和胃止痛。

方药：连朴饮（《霍乱论》）。

黄连、厚朴、石菖蒲、半夏、淡豆豉、栀子、芦根。加减：舌红苔黄腻者，加蒲公英、黄芩；头身困重者，加白扁豆、苍术、藿香。恶心偏重者，加橘皮、竹茹；反酸者，加瓦楞子、海螵蛸。

4. 肝胃郁热证

辨证要点：胃脘灼热疼痛，口干口苦，胸胁胀满，泛酸，烦躁易怒，大便秘结。舌红，苔黄，脉弦数。

治法：清胃泻热，疏肝理气。

方药：化肝煎（《景岳全书》）合左金丸（《丹溪心法》）。

陈皮、青皮、牡丹皮、栀子、白芍、浙贝母、泽泻、黄连、吴茱萸。加减：口干明显者，加北沙参、麦冬；恶心者，加姜半夏、竹茹；舌苔厚腻者，加苍术；便秘者加枳实。

5. 胃阴不足证

辨证要点：胃脘痛隐隐，饥而不欲食，口干渴，消瘦，五心烦热，舌红少津或舌裂纹无苔；脉细。

治法：养阴益胃。

方药：益胃汤（《温病条辨》）。

沙参、麦冬、冰糖、生地黄、玉竹。加减：若情志不畅者加柴胡、佛手、香橼；嗳腐吞酸、纳呆者加麦芽、鸡内金；大便臭秽不尽者，加黄芩、黄连；胃刺痛、入夜加重者加丹参、红花、降香；恶心呕吐者加陈皮、半夏、苍术。

6. 胃络瘀阻证

辨证要点：胃脘胀痛或刺痛，痛处不移，夜间痛甚，口干不欲饮，可见呕血或黑便。舌质紫暗或有瘀点、瘀斑，脉涩。

治法：活血化瘀，行气止痛。

方药：失笑散（《太平惠民和剂局方》）合丹参饮（《时方歌括》）。

生蒲黄、五灵脂、丹参、檀香、砂仁。加减：呕血、黑便者，加三七、白及、仙鹤草；畏寒重者，加炮姜、桂枝；乏力者，加黄芪，党参、白术、茯苓、甘草。

（二）中成药

1. 荜铃胃痛颗粒　主要成分为荜澄茄、川楝子、延胡索、黄连、吴茱萸、香橼、佛手、香附、酒大黄、海螵蛸、瓦楞子；功能行气活血，和胃止痛；主治气滞血瘀所致的胃脘痛；5克/次，3次/天。

2. 胃苏颗粒　主要成分为陈皮、佛手、香附、香橼、枳壳、紫苏梗、槟榔、鸡内金；具有理气消胀，和胃止痛之功；适用于肝胃气滞证；15克/次，3次/天。

3. 荆花胃康胶丸　主要成分为土荆芥、水团花；具有理气散寒、清热化瘀之功，用于肝气犯胃、寒热错杂与瘀血阻络证；160毫克/次，3次/天。

4. 复方田七胃痛胶囊　主要成分为白及、白芍、川楝子、甘草、枯矾、三七、瓦楞子、吴茱萸、香附、延胡索、颠茄流浸膏、碳酸氢钠、氧化镁；具有制酸止痛、理气化瘀、温中健脾、收敛止血之功；用于肝气犯胃证；3~4粒/次，3次/天。

5. 溃疡宁胶囊　主要成分为珍珠、珍珠层粉、象牙屑、青黛、人指甲（滑石烫）、蚕茧（炭）、牛黄、冰片；具有清热解毒、生肌止痛之功；用于肝气犯胃及脾胃湿热证；睡前服。0.9克/次，1次/天。

6. 健胃愈疡片　主要成分为白及、白芍、柴胡、党参、甘草、青黛、延胡索、珍珠层粉；具有疏肝健脾、解痉止痛、止血生肌之功；用于肝郁脾虚证。4~6片/次，3次/天。

7. 康复新液　美洲大蠊干燥虫体的乙醇提取物；具有通利血脉，养阴生肌之功；用于瘀血阻络证。10毫升/次，3次/天。

8. 安胃疡　甘草黄酮类化合物；具有补中益气、解毒生肌之功；用于脾胃虚弱证。0.4克/次，4次/天。

9. 胃乃安胶囊　主要成分为黄芪、三七、人参粉、珍珠层粉、人工牛黄；具有补气健脾、宁心安神、行气活血、消炎生肌之功；用于脾胃虚弱证。4粒/次，3次/天。

10. 小建中胶囊　白芍、大枣、桂枝、甘草、生姜；具有温中补虚，缓急止痛之功；用于脾胃虚寒证。0.8克/次，3次/天。

11. 乌贝散　海螵蛸、浙贝母、陈皮油；具有制酸止痛、收敛止血之功；用于肝胃不和证。

12. 胃康胶囊　白及、海螵蛸、黄芪、三七、白芍、香附、乳香、没药、鸡内金、百草霜、鸡蛋壳（炒焦）　具有健胃止痛、制酸之功；用于肝气犯胃证。3克/次，3次/天。

13. 珍珠胃安丸　珍珠层粉、甘草、豆豉姜、陈皮、徐长卿；具有健胃和中、制酸止痛、收敛生肌之功；用于脾胃虚寒证。1.5克/次，4次/天。

14.云南白药　止血，0.5克/次，每日4次口服。

（三）用药说明与注意事项

1. 西医为主，中医按需治疗　本病西医治疗的要点是降低胃酸、保护黏膜和根除Hp，当胃脘不适、饱胀、嗳气明显时，可结合中医药治疗；对于难治性溃疡、体虚迁延反复或寒热瘀湿证候明显者，可按需要分别给予辨证论治、中成药等治疗。

2. 中医为主，西医对症治疗　对于无明显并发症，而体质比较虚弱，或年龄较大患者，可首先考虑按前述7个证型进行中医辨证论治，给予相应的中药方剂加减治疗，同时加上PPI或H_2受体阻滞剂。

3. 病证结合，中西医结合治疗　在病证结合治疗过程中灵活运用中西医结合原则，如在根除Hp时，根据患者是否耐药或者对抗生素是否有较大的不良反应，而有机的结合中药，以便更加有效地根除Hp。

第三节　老年慢性胃炎（胃脘痛痞满）

慢性胃炎（chronic gastritis）是指胃黏膜的慢性炎症性病变，是老年人常见的疾病之一，且发病率随年龄增加而升高，尤其是萎缩性胃炎，随着年龄增加患病率呈上升趋势，老年人是萎缩性胃炎的高发人群。Hp感染、NSAIDs、长期胆汁反流及其他生物、理化因素可导致老年人胃黏膜慢性损伤、固有层腺体萎缩和肠上皮化生，增龄加重胃黏膜的退化与萎缩。

慢性胃炎中医病名诊断以症状诊断为主。以胃痛为主症者，诊为"胃脘痛"；以胃脘部胀满为主症者，诊为"痞满"。若胃痛或胃脘部胀满症状不明显者，可根据主要症状诊断为"反酸""嘈杂"等病。病位在胃，与肝、脾两脏密切相关。病机可分为本虚和标实两个方面。本虚主要表现为脾气（阳）虚和胃阴虚，标实主要表现为气滞、湿热和血瘀，脾虚、气滞是疾病的基本病机。血瘀是久病的重要病机，在胃黏膜萎缩发生发展乃至恶变的过程中起着重要作用。

一、临床表现

多数老年性慢性胃炎临床症状主要表现为上腹部不适、饱胀、隐痛、烧灼痛等，疼痛无明显规律性，一般进食后加重。亦常见食欲不振、嗳气、反酸、恶心等非特异性消化不良症状，且临床症状的有无和严重程度与内镜下表现及病理组织学分级无明显相关性，如伴有胃黏膜糜烂者可出现少量或大量上消化道出血，胃体萎缩性胃炎合并恶性贫血者可出现贫血貌、全身衰竭、乏力等症状，而消化道症状不明显。

依据胃镜所见及胃黏膜组织病理学检查，主要将慢性胃炎分为非萎缩性（浅表性）、萎缩性两大类，慢性萎缩性胃炎又包括多灶萎缩性胃炎和自身免疫性胃炎，前者萎缩性改变在胃内呈多灶分布，以胃窦为主，多由幽门螺杆菌感染引起的慢性非萎缩性胃炎发展而来，后者萎缩改变主要位于胃体部，多由自身免疫引起的胃体胃炎发展而来。另有特殊类型胃炎如化学性、放射性、淋巴细胞性、肉芽肿性、嗜酸细胞性及其他感染性疾病所致之胃炎。

二、诊断标准

慢性胃炎的诊断包括内镜与病理诊断，通常诊断以二者结合为主，但确诊应以病理诊断为依据。

（一）内镜诊断

慢性非萎缩性胃炎内镜下表现为黏膜红斑、黏膜粗糙或出血点，可有水肿、充血渗出等表现。慢性萎缩性胃炎表现为黏膜红白相间，以白相为主，部分黏膜血管显露，可伴黏膜颗粒或结节状表现，黏膜萎缩可分为单纯性萎缩与化生性萎缩，黏膜腺体有肠化生者属于化生性萎缩，可同时存在糜烂、出血或胆汁反流等表现。

（二）病理诊断

慢性胃炎有5种组织学变化需分级，即幽门螺杆菌、炎症、活动性、萎缩及肠化，分为无、轻度、中度、重度4级。活检病理显示固有腺体萎缩，即可诊断为萎缩性胃炎，临床医生可根据病理结果并结合内镜表现，做出萎缩范围和程度的判断，而不必考虑活检标本的萎缩块数和程度，上皮内瘤变（异型增生）是胃癌的癌前病变，肠化生范围和肠化生亚型及程度对发生胃癌危险性预测有一定的价值，完全型小肠化生无明显癌前病变意义，而大肠型肠化生或不完全型肠化生与胃癌发生有关，且肠化范围越广，发生胃癌的危险性越高。

（三）血清学诊断

胃泌素G-17、胃蛋白酶原Ⅰ（PGⅠ）、胃蛋白酶原Ⅱ（PGⅡ），主要用于慢性萎缩性胃炎的诊断，当胃黏膜出现萎缩时，血清PGⅠ和PGⅡ水平下降，PGⅠ下降更显著，因此，PGⅠ/PGⅡ比值随之降低。PG的测定有助于胃黏膜萎缩的范围和程度的判断。在胃体萎缩为主者，血清胃泌素G17水平升高，PGⅠ、PGⅠ/PGⅡ比值降低，胃窦萎缩为主者，PGⅠ、PGⅠ/PGⅡ比值正常，血清胃泌素G-17水平降低；全胃萎缩患者，则胃泌素G-17和PG均降低。另外，值得一提的是，自身免疫性胃炎会导致维生素B$_{12}$的缺乏，血清中多可检测到壁细胞抗体、内因子抗体等的存在，因此若考虑自身免疫性胃炎时，需加查这些检测。

三、西医药物治疗思路、目标、原则与处方

（一）治疗思路、原则与目标

老年慢性胃炎的治疗目的是缓解症状和改善胃黏膜炎症反应，治疗应尽可能针对病因，遵循个体化原则，无临床症状、Hp阴性的慢性非萎缩性胃炎无须特殊治

疗，但对慢性萎缩性胃炎，特别是严重的慢性萎缩性胃炎或伴有上皮内瘤变者应注意预防其恶变。需要提出的是，老年人慢性活动性胃炎伴Hp感染者，或长期服用NSAIDs的Hp感染者，应进行全面评估后酌情考虑Hp根除治疗。

（二）抗幽门螺杆菌感染药物治疗处方

我国《第五次全国幽门螺杆菌感染处理共识报告》推荐Hp根除方案为含铋剂四联方案：质子泵抑制剂（PPI）+铋剂+两种抗生素，疗程为14天。Hp根除4周后，应常规评估抗Hp治疗效果，最佳方法是无创性的C-尿素呼气试验（表9-2）。

表9-2　推荐的幽门螺杆菌根除四联方案中抗生素组合、剂量和用法

方案	抗生素1	抗生素2
1	阿莫西林1000 mg，2次/天	克拉霉素500 mg，2次/天
2	阿莫西林1000 mg，2次/天	左氧氟沙星500 mg，1次/天或200 mg，2次/天
3	阿莫西林1000 mg，2次/天	呋喃唑酮100 mg，2次/天
4	四环素500 mg，3次/天或4次/天	甲硝唑400 mg，3次/天或4次/天
5	四环素500 mg，3次/天或4次/天	呋喃唑酮100 mg，2次/天
6	阿莫西林1000 mg，2次/天	甲硝唑400 mg，3次/天或4次/天
7	阿莫西林1000 mg，2次/天	四环素500 mg，3次/天或4次/天

注：标准剂量（质子泵抑制剂+铋剂）（2次/天，餐前半小时口服）+2种抗生素（餐后口服）。标准剂量质子泵抑制剂为艾司奥美拉唑20 mg，雷贝拉唑10 mg（或20 mg）、奥美拉唑20 mg，兰索拉唑30 mg，潘托拉唑40 mg，艾普拉唑5 mg，以上选一；标准剂量铋剂为枸橼酸铋钾220 mg（果胶铋标准剂量待确定）。

（三）胃黏膜保护剂处方

黏膜保护是老年人慢性胃炎的常用治疗方法，应加强对长期服用NSAIDs或伴有胆汁反流患者的黏膜保护。如替普瑞酮、铝碳酸镁制剂、瑞巴派特等具有增加黏液分泌、调节黏膜下血流及促进黏膜上皮修复等多重作用，是老年人慢性胃炎的常用治疗药物。

1. 替普瑞酮50 mg，3次/日，餐后服。

2. 铝碳酸镁　片剂：一般每次0.5～1.0 g，每日3次，于两餐之间及睡前服。咀嚼片：每次0.5～1.0 g，每日3次，于两餐之间，睡前或胃部不适时咀嚼后服用。悬胶液：每次10 ml，每天3次，于两餐之间及睡前服。

3. 瑞巴派特片　一次0.1 g，一日3次，口服。

（四）抑酸剂或抗酸剂治疗处方

抑酸剂或抗酸剂可减轻胃酸和胃蛋白酶对黏膜屏障的破坏，促进糜烂及胃黏膜的愈合，对缓解上腹痛和上腹烧灼感具有明显作用，临床上常用PPI（质子泵抑制剂）H_2 RA（H_2受体阻滞剂）两大类。现临床多使用PPI制剂治疗，如艾司奥美拉唑20 mg，雷贝拉唑10 mg（或20 mg）、奥美拉唑20 mg，兰索拉唑30 mg，潘托拉唑

40 mg，艾普拉唑5 mg，以上选一，每日1次，餐前服用。

（五）改善消化道运动功能药治疗处方

对于上腹部饱胀、恶心或呕吐等为主要症状的患者，可选用促动力药物，"2016年罗马Ⅳ功能性胃肠"推荐选用伊托必利，另外，莫沙必利、多潘立酮等也是临床上常选用的药物。

1. 伊托必利片　50 mg，3次/日，餐前服。
2. 枸橼酸莫沙必利片　每次1片（5 mg），3次/日，饭前或饭后口服。
3. 多潘立酮片　成人一次1片，一日3次，饭前15～30分钟服用。

（六）消化酶制剂治疗处方

消化酶制剂对中上腹饱胀、纳差等消化功能低下的患者有一定作用。我国目前常用的消化酶制剂种类较多，常用的有胰酶肠溶胶囊、米曲菌胰酶片、复方阿嗪米特肠溶片及复方消化酶胶囊等。

1. 胰酶肠溶胶囊　一次0.3 g～1 g，一日3次，餐前服。
2. 米曲菌胰酶片　一次1片，每日三次，饭中或饭后服用。
3. 复方阿嗪米特肠溶片　1～2片，3次/日，餐后服。
4. 复方消化酶胶囊　一次1～2粒，一日3次，饭后服。

（七）抗抑郁药或抗焦虑药治疗处方

精神心理因素与部分患者焦虑或抑郁症状相关，并加重了消化不良症状。可酌情、合规选用选择性5-HT再摄取抑制剂或三环类抗抑郁药及其复方制剂（如氟哌噻吨美利曲辛等）。氟哌噻吨美利曲辛片：10.5 mg，1次/日，早晨服。

（八）用药说明与注意事项

1. 老年人（年龄＞70岁）对根除Hp治疗药物的耐受性和依从性降低，发生抗生素不良反应的风险增加；另一方面，非萎缩性胃炎或轻度萎缩性胃炎患者根除Hp，预防胃癌的潜在获益下降。老年人中相对突出的服用阿司匹林和NSAIDs和维生素B_{12}吸收不良等已列入成人Hp根除指征。

2. 老年人因多种疾病并存而同时服用多种药物，考虑到药物代谢途径和药物间相互作用，推荐选用泮托拉唑或雷贝拉唑，口服标准剂量即可。

3. 对于胃动力剂的选择上，多潘立酮近年来陆续有该药引发严重室性心律失常甚至心源性猝死的报道，因此老年患者应慎用，确需应用时，剂量应控制在30 mg/d内。

四、中医中药治疗处方

（一）辨证论治处方

结合《2017年慢性胃炎中医诊疗专家共识意见》，确定常用证候为肝胃不和证（包括肝胃气滞证和肝胃郁热证）、脾胃湿热证、脾胃虚弱证（包括脾胃气虚证和脾胃虚寒证）、胃阴不足证及胃络瘀阻证。

1. 肝胃不和证

（1）肝胃气滞证

辨证要点：主症：胃脘胀满或胀痛；胁肋部胀满不适或疼痛。

次症：症状因情绪因素诱发或加重；嗳气频作。舌脉：舌淡红，苔薄白，脉弦。

治法：疏肝理气和胃。

方药：柴胡疏肝散（《景岳全书》）。

药物：柴胡10 g，陈皮10 g，枳壳10 g，芍药10 g，香附10 g，川芎10 g，甘草5 g。

加减：胃脘疼痛者可加川楝子、延胡索；嗳气明显者，可加沉香、旋覆花。

（2）肝胃郁热证

辨证要点：主症：胃脘灼痛；两胁胀闷或疼痛。

次症：心烦易怒；反酸；口干；口苦；大便干燥。舌脉：舌质红，苔黄，脉弦或弦数。

治法：清肝和胃。

方药：化肝煎（《景岳全书》）合左金丸（《丹溪心法》）。

药物：青皮10 g，陈皮10 g，白芍15 g，牡丹皮15 g，栀子10 g，泽泻10 g，浙贝母15 g，黄连18 g，吴茱萸3 g。

加减：反酸明显者可加乌贼骨、瓦楞子；胸闷胁胀者，可加柴胡、郁金。

2. 脾胃湿热证

辨证要点：主症：脘腹痞满或疼痛；身体困重；大便黏滞或溏滞。

次症：食少纳呆；口苦；口臭；精神困倦。舌脉：舌质红，苔黄腻，脉滑或数。

治法：清热化湿。

方药：黄连温胆汤（《六因条辨》）。

药物：半夏15 g，陈皮10 g，茯苓15 g，枳实15 g，竹茹15 g，黄连5 g，大枣6枚，甘草5 g。加减：腹胀者可加厚朴、槟榔；嗳食酸腐者可加莱菔子、神曲、山楂。

3. 脾胃虚弱证

（1）脾胃气虚证

辨证要点：主症：胃脘胀满或胃痛隐隐；餐后加重；疲倦乏力。

次症：纳呆；四肢不温；大便溏薄。舌脉：舌淡或有齿印，苔薄白，脉虚弱。

治法：益气健脾。

方药：香砂六君子汤（《古今名医方论》）。

药物：木香10 g，砂仁10 g，陈皮10 g，半夏15 g，党参15 g，白术15 g，茯苓15 g，甘草5 g。加减：痞满者可加佛手、香橼；气短、汗出者可加炙黄芪；四肢不温者可加桂枝、当归。

（2）脾胃虚寒证

辨证要点：主症：胃痛隐隐，绵绵不休；喜温喜按。

次症：劳累或受凉后发作或加重；泛吐清水；精神疲倦；四肢倦怠；腹泻或伴

不消化食物。舌脉：舌淡胖，边有齿痕，苔白滑，脉沉弱。

治法：温中健脾。

方药：黄芪建中汤（《金匮要略》）合理中汤（《伤寒论》）。

药物：黄芪10 g，芍药10 g，桂枝10 g，生姜10 g，大枣6枚、饴糖30 g，党参15 g，白术15 g，干姜15 g，炙甘草15 g。

加减：便溏者可加炮姜炭、炒薏苡仁；畏寒明显者可加炮附子。

4. 胃阴不足证

舌脉：舌红少津或有裂纹，苔少或无，脉细或数。

治法：养阴益胃。

方药：一贯煎（《续名医类案》）。

药物：北沙参10 g，麦冬10 g，地黄20 g，当归10 g，枸杞子15 g，川楝子6 g。

加减：胃痛明显者加芍药、甘草；便秘不畅者可加瓜蒌、火麻仁。

5. 胃络瘀阻证

辨证要点：主症：胃脘痞满或痛有定处。

次症：胃痛日久不愈；痛如针刺。舌脉：舌质暗红或有瘀点、瘀斑，脉弦涩。

治法：活血化瘀。

方药：失笑散（《太平惠民和剂局方》）合丹参饮（《时方歌括》）。

药物：五灵脂10 g，蒲黄10 g，丹参15 g，檀香10 g，砂仁10 g。

加减：疼痛明显者加延胡索、郁金；气短、乏力者可加黄芪、党参。

对于临床症状复杂、多个证候相兼的患者，用成方组成相应的切合病机的合方治疗可提高治疗的效果，简化处方的程序。如慢性非萎缩性胃炎，其病机表现为脾胃虚弱，肝胃不和，故可用脾胃虚弱证的主方香砂六君子汤与肝胃不和证的主方柴胡疏肝散合方化裁。慢性萎缩性胃炎、慢性胃炎伴胆汁反流等也可据此方法处方。

（二）秘方验方

1. 半夏12 g，槟榔6 g，桔梗3 g，枳实3 g，前胡6 g，鳖甲9 g，人参3 g，吴茱萸3 g，生姜3 g。水煎温服，可获神效。其临床应用指征：

（1）凡见胃部时有剧烈之疼痛者，且疼痛往往波及于左侧胸部及肩胛部；

（2）凡见患者喜屈其上体抵压疼痛之部位，以冀图减轻疼痛者；

（3）疼痛时发时止者；

（4）多嗳气欠伸，呕吐后疼痛可缓解者，均可投用本方。（选自《岳美中医话集》）

2. 厚朴30 g，干姜21 g，陈皮30 g，赤茯苓、草豆蔻、木香、炙甘草各15 g，共为粗末。每服1 g，加生姜3片，水煎服。寒气凝阻，胃痛骤发，痛势较剧，喜热饮，宜用厚朴温中汤。

3. 黄芪30 g，肉桂8 g，吴茱萸10 g，丹参15 g，乳香和没药各8 g，生蒲黄15 g，三棱10 g，莪术10 g，川芎12 g，乌药10 g。此益中活血汤治疗300多例慢性萎缩性胃炎，治愈率75%。

4. 麦冬12 g，南沙参12 g，川石斛12 g，半夏4.5 g，炒川楝9 g，太子参12 g，玉竹9 g，竹茹12 g，蔷薇花9 g水煎服。胃脘时痛，嘈杂纳少，口干欲饮，五心烦热，舌尖红，脉细数者适用。

5. 公丁香2.4 g，鲜生地30 g，白术4.5 g，陈皮6 g，姜川连2.4 g，厚朴花4.5 g，党参1.8 g，麦冬4.5 g，五味子2.4 g，乌梅3 g，甘草节2.4 g。此地丁散适用于肝部化火伤津而久年未愈的胃脘痛者。

6. 西洋参60 g，金钗石斛60 g，白木耳60 g，香蘑菇60 g，灵芝60 g。共为细末，装入胶囊。每日3次，每次3~4粒。此"荣胃散"对恢复胃黏膜而防止恶性病变有明显效果，且药力平和持久，故可适用于各型胃炎的治疗用药及辅助用药。

7. 青皮、五灵脂、川楝子、穿山甲、大茴香各3.6 g，良姜（香油炒）、元胡索、没药、槟榔各4.5 g，沉香3 g，木香3.6 g（2味不见火研）砂仁少许。此祛痛散，治诸般心气痛，或气滞不行，攻刺心腹，痛连胸胁，小肠吊疝，及妇人血气刺痛，均有良效。

8. 熟地10 g，焦三仙（焦麦芽、焦山楂、焦神曲）各10 g，焦槟榔6 g，厚朴6 g，鸡内金6 g，炒枳壳10 g，青皮6 g，木香6 g，女贞子10 g。其适用于脘痛而大便不畅、腹痛拒按、少腹坚满、烦热口渴、小便短赤、苔白脉实者。

9. 猪肚1个，莲肉30 g，红枣30 g，肉桂3 g，小茴香9 g，白糯米30 g。将猪肚洗净，入药（需用麻线将口外扎紧）清水煮烂，1次顿食，蘸甜酱、酱油食之；如未饱，再用饭压之。此为"次莲花肚方"，治脾寒而痛者。

10. 荜茇30 g，胡椒30 g，肉桂15 g，上3味为末。每用9 g，水3大碗，入豉10 g，同煮令熟，去渣，下米60 g作粥，空腹食之。此"荜茇粥"，治脾胃虚弱，心腹冷气绞痛，妨闷不能食者。（选自《饮膳正要》卷二）

（三）中成药

1. 气滞胃痛颗粒　疏肝理气，和胃止痛。用于肝郁气滞，胸痞胀满，胃脘疼痛。一次1袋，一日3次，开水冲服。

2. 胃苏颗粒　理气消胀，和胃止痛。用于气滞型胃脘痛，症见胃脘胀痛，窜及两胁，得嗳气或矢气则舒，情绪郁怒则加重，胸闷食少，排便不畅及慢性胃炎见上述证候者。一次1袋，一日3次。

3. 温胃舒胶囊　温中养胃，行气止痛。用于中焦虚寒所致的胃痛，症见胃脘冷痛、腹胀嗳气、纳差食少、畏寒无力；慢性萎缩性胃炎、浅表性胃炎见上述证候者。一次3粒，一日2次。

4. 虚寒胃痛颗粒　益气健脾，温胃止痛。用于脾虚胃弱所致的胃痛，症见胃脘隐痛、喜温喜按、遇冷或空腹加重；十二指肠球部溃疡、慢性萎缩性胃炎见上述证候者。

5. 健胃消食口服液　健胃消食。用于脾胃虚弱所致的食积，症见不思饮食，嗳腐吞酸，脘腹胀满；消化不良见上述证候者。一次1袋，一日3次，开水冲服。

6. 养胃舒胶囊　扶正固体，滋阴养胃，调理中焦，行气消导。用于慢性萎缩性胃炎、慢性胃炎所引起的胃脘灼热胀痛，手足心热，口干、口苦，纳差，消瘦等症。一次4粒，一日2次。

7. 荜铃胃痛颗粒　行气活血，和胃止痛。用于气滞血瘀引起的胃脘胀痛、刺痛；慢性胃炎见有上述证候者。一次1袋，一日3次，开水冲服

8. 摩罗丹（浓缩丸）　和胃降逆，健脾消胀，通络定痛。用于慢性萎缩性胃炎症见胃疼、胀满、痞闷、纳呆、嗳气等症。一次8丸，一日3次。（建议重症患者口服一次16丸，一日3次。）

9. 胃复春　健脾益气，活血解毒。用于治疗慢性萎缩性胃炎胃癌前期病变、胃癌手术后辅助治疗、慢性浅表性胃炎属脾胃虚弱证者。一次4片，一日3次。

10. 达立通颗粒　清热解郁，和胃降逆，通利消滞。用于肝胃郁热所致痞满证，症见胃脘胀满、嗳气、纳差、胃中灼热、嘈杂泛酸、脘腹疼痛、口干、口苦；动力障碍型功能性消化不良见上述症状者。一次1袋，一日3次。温开水冲服，饭前服。

11. 金胃泰胶囊　行气活血，和胃止痛。用于肝胃气滞，湿热瘀阻所致的急慢性胃肠炎、胃及十二指肠溃疡等。一次3粒，一日2次。

12. 胃康胶囊　行气健胃，化瘀止血，制酸止痛。用于气滞血瘀所致的胃脘疼痛、痛处固定、吞酸嘈杂、胃及十二指肠溃疡、慢性胃炎见上述症状者。一次2～4粒，一日3次。

13. 三九胃泰颗粒　清热燥湿，行气活血，柔肝止痛。用于湿热内蕴、气滞血瘀所致的胃痛，症见脘腹隐痛、饱胀反酸、恶心呕吐、嘈杂纳减；浅表性胃炎、糜烂性胃炎、萎缩性胃炎见上述证候者。一次1袋，一日2次，开水冲服。

14. 荆花胃康胶丸　理气散寒，清热化瘀。用于寒热错杂症，气滞血瘀所致的胃脘胀闷疼痛、嗳气、返酸、嘈杂、口苦；十二指肠溃疡见上述证候者。饭前服，一次2粒，一日3次。

15. 甘海胃康胶囊　健脾和胃，收敛止痛。用于脾虚气滞所致的胃及十二指肠溃疡、慢性胃炎、反流性食管炎。一次6粒，一日3次。

16. 东方胃药胶囊　舒肝和胃，理气活血，清热止痛，用于肝胃不和，瘀热阻络所致的胃脘疼痛、嗳气、吞酸、嘈杂、饮食不振、躁烦易怒等，以及胃溃疡、慢性浅表性胃炎见上述证候者。一次2～3粒，一日3次。

17. 延参健胃胶囊　健脾和胃，平调寒热，除痞止痛。用于治疗本虚标实，寒热错杂之慢性萎缩性胃炎。症见胃脘痞满、疼痛、纳差、嗳气、嘈杂、体倦乏力等。一次4粒，一日3次。饭前温开水送服或遵医嘱。

18. 胆胃康胶囊　舒肝利胆，清利湿热。用于肝胆湿热所致的胁痛、黄疸，以及胆汁反流性胃炎、胆囊炎见上述症状者。一次1～2粒，一日3次，饭后服。

（四）用药说明与注意事项

辨证论治、专病专方是慢性胃炎中医临床实践的重要组成部分，其原理是在认识慢性胃炎基本病机的基础上，拟定方剂，并随证化裁，慢性胃炎机制复杂，上述证候可单独出现，也可相兼出现，临床应在辨别单一证候的基础上辨别复合证候。常见的复合证候有肝郁脾虚证、脾虚气滞证、寒热错杂证、气阴两虚证、气滞血瘀证、虚寒夹瘀证、湿热夹瘀证等。同时，随着病情的发展变化，证候也呈现动态变化的过程，临床需认真甄别。

（五）针灸治疗

针灸治疗对慢性胃炎的症状改善有作用，用温针配合艾灸，可有效地缓解慢性胃炎脾胃虚寒证患者的症状，提高生活质量。针灸治疗常用取穴有足三里、中脘、胃俞、脾俞、内关等。肝胃不和加肝俞、太冲、期门；伴郁热加天枢、丰隆；脾胃虚弱者加脾俞、梁丘、气海；胃阴不足加三阴交、太溪；脾胃虚寒重者，可灸上脘、中脘、下脘、足三里；兼有恶心、呕吐、嗳气者，加上脘、内关、膈俞；痛甚加梁门、内关、公孙；消化不良者加合谷、天枢、关元、三阴交；气滞血瘀证加太冲、血海、合谷；气虚血瘀证加血海、膈俞等；兼有实证者用针刺，虚证明显者用灸法；虚实夹杂，针灸并用。

五、心理干预

精神刺激是引起慢性胃炎的重要因素，而慢性胃炎患者的焦虑与抑郁量表评分也较正常人高。常见的心理障碍包括丧失治疗信心、恐癌心理及对特殊检查的恐惧等。加强对慢性胃炎患者的心理疏导对缓解慢性胃炎的发病、减轻症状，提高生活质量有一定的帮助。

第四节　老年人慢性便秘（便秘）

便秘是临床常见的复杂症状，而不是一种疾病，主要是指排便次数减少、粪便量减少、粪便干结、排便费力等。通常以排便频率减少为主，一般每2～3天或更长时间排便1次（或每周<3次）即为便秘。如超过6个月即为慢性便秘。

由于便秘是一种较为普遍的症状，症状轻重不一，大部分人常常不去特殊理会，认为便秘不是病，不用治疗，但实际上便秘的危害很大。便秘在有些疾病如结肠癌、肝性脑病、乳腺疾病、早老性痴呆的发生中起重要作用。便秘在急性心肌梗死、脑血管意外患者可导致生命意外。部分便秘和肛肠疾病，如痔、肛裂等有密切的关系。老年人便秘的患病率较青壮年明显增高，国内老年便秘发生率为15%～30%。便秘严重危害老年人身体健康和生活质量。

一、临床表现

便秘主要临床表现为便意减少，排便间隔时间延长或排便时间延长，粪质多干硬，粪便排出困难，或粪质不硬，虽有便意，但便而不畅，常伴腹胀、腹痛不适、口臭、嗳气食少，神疲乏力等症。

二、诊断要点和临床分型

（一）诊断要点

目前主要根据罗马Ⅳ标准和患者主诉进行诊断，即诊断前症状出现至少6个月，其中至少近3个月有症状，且至少四分之一的排便情况符合下列2项或2项以上：排便费力感、干球粪或硬粪、排便不尽感、肛门直肠梗阻感和（或）堵塞感甚至需手法辅助排便，且每周排便少于3次。

（二）临床分型

根据病因临床上多将老年人便秘分为以下3种类型：慢性功能性便秘、器质性疾病相关性便秘、药物相关性便秘。其中，根据肠道动力和直肠肛门功能改变的特点又将慢性功能性便秘分为：慢传输型、排便障碍型、混合型及正常传输型便秘。容易引发便秘的器质性病变主要包括腹部及消化道肿瘤、结核、憩室病、肠道炎症性疾病、肠道狭窄或梗阻、痔疮、肛裂、直肠脱垂等肠道及肛门病变；此外，神经肌肉系统疾病（如脊髓损伤、脑血管疾病、多发性硬化、帕金森病、自主神经病变、强直性肌营养不良、淀粉样变性等）、内分泌及代谢系统疾病（糖尿病、甲状腺功能减退症、甲状旁腺功能亢进症高钙血症、低钾血症、高镁血症等）亦常见。老年人常用的可引起或加重便秘的药物有阿片类药物、精神类药物、抗胆碱能药物、抗组胺药、抗震颤麻痹药、多巴胺能药物、非甾体类抗炎药、含碳酸钙或氢氧化铝的抗酸剂、铋剂、铁剂、钙拮抗剂、利尿剂及某些抗菌药物等。

（三）病情评估

便秘是多种因素作用的结果，因此在选择合理的治疗方案之前需充分评估、了解病情及相关因素。老年人慢性便秘的病情评估包括一般情况评估及临床评估。一般情况包括液体摄入、饮食情况、活动量、环境因素、精神心理因素、社会支持因素；临床评估包括便秘症状及粪便性状评估、消化道肿瘤报警症状、是否合并便秘相关器质性病变、是否使用可导致便秘的药物、认知功能及全身状况评估、便秘严重程度评估等。

三、治疗思路、原则、目标与处方

（一）一般治疗

主要指生活方式的调整，包括保证充足的膳食纤维摄入（≥25 g/d）、保证足够的液体摄入（1500～1700 mL/d）、合理适当的活动、调节情绪减少精神心理因素影响、建立正确的排便习惯、改善排便环境等。

（二）药物治疗

1. 容积性泻药　容积性泻药是老年人慢性便秘的常用药物，此类药物主要由纤维素及纤维素衍生物组成，具有吸水膨胀的特点，可增加粪便的含水量和粪便体积，促进肠蠕动，且可在结肠内被细菌酵解，增加肠内渗透压，发挥导泻作用。其作用温和且耐受性好，特别适用于平时膳食纤维摄入不足的老年人。服用此类药物时需注意多饮水，以防肠道机械性梗阻。部分患者服药后可有腹胀、腹部不适感。

（1）欧车前亲水胶体：本品其有效成分为欧车前亲水胶，是一种无刺激性的、纯天然水溶性纤维。每次1包，每日1~3次，于饭后半小时服用，需有足量的水来服用本品，使其充分溶解，服后多饮水，有助于增强疗效。对于原因不明的腹痛、炎症性肠道病变、肠梗阻、胃肠出血及粪便嵌塞患者及对本品过敏者禁用。

（2）聚卡波非钙片：本品在胃内脱钙形成聚卡波非，在小肠或大肠的中性环境下吸水膨胀成为凝胶，保持消化道内水分，调节消化道内容物的输送，从而对便秘发挥治疗作用。一次2片（1.0 g），一日3次，饭后用足量水送服。一般疗程不超过2周。禁用于急性腹部疾病（阑尾炎，肠出血，溃疡性结肠炎）、手术后有可能发生肠梗阻、高钙血症、肾结石、肾功能不全（轻度肾功能不全和透析中的患者除外）及本药的有效成分过敏的患者。

（3）羧甲基纤维素钠颗粒：本品在肠腔内可充分吸收水分而膨胀，刺激肠道平滑肌蠕动而增强排便。一次2 g，一日3次，以温开水一杯（约240毫升）冲服。阑尾炎、肠梗阻以及不明原因的腹痛者及对本品成分过敏者禁用。

（4）小麦纤维素颗粒：主要成分为小麦纤维素，其作用增加粪便体积的同时还增加其水结合能力，亦使得粪便排出更加顺畅。一次3.5 g（一包），一日2~3次；至少1周，之后逐渐减量至每日2次或1次，每日清晨都应服药。

2. 渗透性泻药　渗透性泻药口服后在肠道内形成高渗状态，保持甚至增加肠道水分，使粪便体积增加，同时刺激肠道蠕动，促进排便。

（1）乳果糖：乳果糖在结肠中被消化道菌丛转化成低分子量有机酸，导致肠道内pH值下降，并通过保留水分、增加粪便体积来刺激结肠蠕动，保持大便通畅，同时恢复结肠的生理节律。起始剂量为每日30 mL，维持剂量为每日10~25 mL，宜在早餐时一次性服用。忌用于半乳糖血症、肠梗阻、急腹症、对乳果糖及其组分过敏者，忌与其他导泻药同时使用。

（2）聚乙二醇4000散：本品口服后几乎不吸收，不分解，以氢键结合水分子，有效增加肠道体液成分，刺激肠蠕动，从而达到导泻目的。每次1袋（10 g），每天1~2次；或每天2袋，一次顿服。每袋内容物溶于一杯水中后服用。服用本品可能出现腹泻、腹痛，停药后可消失。禁用于小肠或结肠疾病者、诊断未明的腹痛患者、已知对聚乙二醇或本品的其他成分过敏者。

3. 刺激性泻药　此类药物主要通过对肠肌间神经丛的作用，刺激结肠收缩和蠕动，缩短结肠转运时间，同时可刺激肠液分泌，增加水、电解质的交换，从而起到促进排便的作用。这类泻药虽起效快、效果好，但长期应用会影响肠道水电解质平衡和维生素吸收，可引起不可逆的肠肌间神经丛损害，甚至导致大肠肌无力、药物依赖和大便失禁。因此不建议长期服用。

（1）比沙可啶：本品口服很少被吸收，直接作用与大肠，刺激其感觉神经末梢，引起肠反射性蠕动增加而导致排便。一次1~2片，一日1次，整片吞服。需注意本品在服药时不得咀嚼或压碎，服药前后1~2小时不得服牛奶或抗酸药。急腹症禁用。

（2）蒽醌类：主要指大黄、番泻叶、芦荟及以此为主要成分的中成药。蒽醌大部分不经吸收直接到达大肠，在肠内被细菌酶分解成甙元和糖。甙元刺激大肠黏膜，并抑制钠离子从肠腔吸收，使大肠内水分增加，蠕动亢进而致泻，一般服用后6~12 h即有排便作用，但有便前腹痛、水电解质紊乱等不良反应。长期服用还可导致结肠黏膜下黑色素沉积（结肠黑变病）。

4. 润滑类药物　此类药物多含有油脂，具有软化大便和润滑肠壁的作用，使粪便易于排出，尤适合于年老体弱及伴有高血压、心功能不全等排便费力的患者。

（1）甘油：主要制成栓剂或灌肠剂，通过局部用药达到润滑肠壁通便的作用，如开塞露（含甘油），每支20 mL，每次1支将药液挤入患者直肠内。

（2）石蜡油：本品属矿物油，在肠内不被消化，吸收极少，对肠壁和粪便起润滑作用，且能阻止肠内水分吸收，软化大便，使之易于排出。每次15~30 mL，每日一次口服。因其干扰维生素A、维生素D、维生素K及钙、磷的吸收，因此不宜久服。

（3）多库酯钠片：本品为一种阴离子表面活性剂，口服后在肠道内促进水和脂肪类物质浸入粪便，通过物理性润滑肠道排便。一天1~3片，首次排便之前服用高剂量，维持阶段服用较低剂量。禁用于正在发作的腹痛、恶心、呕吐或肠梗阻的患者。

5. 促动力药　目前临床常用的胃肠促动力药主要包括5-羟色胺（5-HT4）受体激动剂莫沙必利和普芦卡必利、多巴胺受体拮抗剂和胆碱酯酶抑制剂伊托必利。

（1）枸橼酸莫沙必利：本品通过兴奋胃肠道胆碱能中间神经元及肌间神经丛的5-HT4受体，促进乙酰胆碱的释放，增强胃肠道运动，从而达到通便目的。口服给药，一次5 mg，一日3次，饭前服用。禁用于对本药过敏、胃肠道出血、穿孔者、肠梗阻者。肝、肾功能不全者、有心力衰竭、传导阻滞、室性心律失常、心肌缺血等心脏病史及电解质紊乱者（尤其是低钾血症）慎用。

（2）普芦卡必利：普芦卡必利是一种二氢苯并呋喃甲酰胺类化合物，为选择性、高亲和力的五羟色胺（5-HT4）受体激动剂。口服起始剂量为每日1次，每次1 mg，如有需要，可增加至每日1次，每次2 mg。严重肝肾功能不全者每日1次，每次1 mg。禁用于对力洛活性成分或任何辅料过敏者、肾功能障碍透析患者、肠穿孔或梗阻、闭塞性肠梗阻、严重肠道炎性疾病者、近期接受过肠部手术的患者。

（3）盐酸伊托必利片：本品具多巴胺D_2受体阻滞和乙酰胆碱酯酶抑制的双重作用，通过刺激内源性乙酰胆碱释放并抑制其水解而增强胃和十二指肠运动，促进胃肠排空。每次1片，每日3次，饭前服用，根据年龄症状适量酌减。禁用于对本品成分过敏者及存在胃肠道出血、机械梗阻或穿孔时。

6. 微生态制剂　微生态制剂可改善肠道内微生态，促进肠蠕动，对各种原因引起的肠道菌群紊乱的患者有效，可作为老年人慢性便秘的辅助治疗。

（1）双歧杆菌三联活菌胶囊：主要成分为长型双歧杆菌、嗜酸乳杆菌和粪肠球菌。一日2次，每次2～4粒，重症加倍，饭后半小时温水服用。

（2）复方嗜酸乳杆菌片：主要成分为嗜酸乳杆菌，一次1～2片，一日3次口服。

（3）地衣芽孢杆菌活菌胶囊：主要成分为地衣芽孢杆菌，一次0.5 g（2粒），一日3次口服。

（4）蜡样芽孢杆菌活菌胶囊：主要成分为无毒蜡样芽孢杆菌，一次2粒（5 g），一日3次口服。

7. 注意事项　便秘的治疗目标是为缓解症状，恢复正常的排便功能，改善患者的生活质量。便秘的治疗首先应区分功能性便秘、器质性和药物性便秘。器质性便秘者应积极治疗原发病，同时对症缓解便秘症状；药物性便秘者可酌情减停或调整用药。治疗上以生活方式的调整为基础；梯度用药，依次为容积性泻药或渗透性泻药、促分泌药、刺激性泻药；合理选择治疗药物，一种药物疗效不佳时，可联合应用通便药。

四、中医中药治疗处方

（一）辨证论治

1. 肠道实热证

辨证要点：大便干结，腹中胀满或痛，口干、口臭，面红、心烦，小便短赤，舌红，苔黄燥，脉滑数。

治法：清热润肠。

方药：麻子仁丸加减。

火麻仁15 g，枳实15 g，厚朴15 g，大黄10 g，杏仁10 g，白芍10 g。

加减：热势较盛者，可重用大黄、加栀子等清热泻下；津液已伤者，可加生地、玄参、麦冬滋阴生津；肺热咳喘者，可加瓜蒌子、紫苏子、黄芩等清肺降气；肝经郁热者，可加芦荟、栀子等清肝通便；兼便血、痔疮者，可加槐花、地榆清肠止血。

2. 肠道气滞证

辨证要点：大便干结或不干，欲便不得出，或便而不爽，腹满胀痛，肠鸣矢气，嗳气频作，烦躁易怒或郁郁寡欢，纳食减少，舌苔薄腻，脉弦。

治法：理气导滞通便。

方药：六磨汤加减。

槟榔15 g，沉香10 g（后下），木香10 g，乌药10 g，大黄10 g，枳壳10 g。

加减：腹部胀盛者，可加厚朴、莱菔子、柴胡等理气消胀；肝郁盛者，可加白芍、柴胡、合欢皮疏肝解郁；气郁化火者，可加黄芩、栀子、龙胆草清肝泻火；气逆呕吐者，可加半夏、陈皮、代赭石理气降逆；兼血瘀者，可加桃仁、红花、赤芍等活血化瘀。

3.肺脾气虚证

辨证要点：大便并不干硬，虽有便意，但排便困难，用力努挣则汗出短气，便后乏力，神疲懒言，舌淡，苔白，脉弱。

治法：益气润肠。

方药：黄芪汤加减。

炙黄芪30 g，麻子仁15 g，陈皮10 g，枳实15 g，生白术30 g，莱菔子15 g。

加减：气虚盛者，可见党参、茯苓、山药等健脾益气，气虚下陷者，可见柴胡、升麻、党参等益气升阳；气虚夹湿者，可加茯苓、薏苡仁、白扁豆健脾祛湿；兼肾气虚者，可加菟丝子、杜仲、肉苁蓉等滋补肾气；腹胀纳少者，可加炒麦芽、神曲、砂仁和胃消滞。

4.脾肾阳虚证

辨证要点：大便干或不干，排出困难，腹中冷痛，得热则减，四肢不温，腰膝酸冷，小便清长，面色㿠白，舌淡，苔白，脉沉迟。

治法：温阳通便。

方药：济川煎加减。

肉苁蓉20 g，当归15 g，怀牛膝15 g，枳壳15 g，升麻10 g，泽泻10 g。

加减：肾阳虚甚者，可加菟丝子、附子、锁阳等温阳补肾；寒凝腹痛者，可加附子、干姜、小茴香等温中止痛。

5.津亏血少证

辨证要点：大便干结，便如羊粪，口干少津，眩晕耳鸣，腰膝酸软，心悸气短或心烦少寐，两颧红，舌红少苔或舌淡苔白，脉弱。

治法：滋阴养血，润燥通便。

方药：润肠丸加减。

当归15 g，生地15 g，火麻仁15 g，桃仁15 g，枳壳15 g，麦冬15 g。

加减：血虚甚者，可加枸杞子、玄参、何首乌养血润肠；阴虚火旺者，可加知母、玉竹、胡黄连等滋阴清热；津亏肠燥者，可加郁李仁、桃仁、柏子仁、杏仁润肠通便；阴虚津亏燥热内结者，可加厚朴、大黄泻下导滞。

（二）中成药治疗

1.麻仁软胶囊　主要成分为火麻仁、杏仁、大黄、枳实、厚朴等，功能润肠通便，主要用于肠燥便秘。口服，每次1～2粒，每日1～3次。注意体质虚弱者不可久服。

2.四磨汤口服液　主要成分为槟榔、木香、枳壳、乌药，功能顺气降逆、消积导滞，主要用于气滞便秘。口服，一次20 mL，一日3次。需注意肠梗阻、肠道肿瘤、消化道术后禁用。

3. 芪蓉润肠口服液　主要成分为炙黄芪、肉苁蓉、白术、太子参、当归、地黄、火麻仁等，功能益气养阴、润肠通便，主要用于气阴两虚便秘。口服，一次20 mL，一日3次。需注意实热证者禁用，感冒发热时需停药。

4. 牛黄至宝丸　主要成分为人工牛黄、大黄、连翘、栀子、芒硝、陈皮等，功能清热解毒、泻火通便，主要用于胃肠实热之便秘。口服，一次1～2丸，一日2次。注意不可久服，脾胃虚寒者慎用。

5. 龙荟丸　主要成分为龙胆、芦荟、大黄、青黛、栀子、当归、黄芩、木香等，功能清热泻火通便，用于热盛便秘。口服，一次3～6 g，一日1～2次，饭前服用。注意不可久服，脾胃虚寒者慎用。

6. 五仁润肠丸　主要成分为火麻仁、郁李仁、桃仁、柏子仁、松子仁、地黄等，功能润肠通便，主要用于老年人津亏血少便秘。口服，一次1丸，一日2次。

7. 便秘通　主要成分为肉苁蓉、白术、枳壳等，功能益气温阳通便，主要用于脾肾两虚型便秘。口服，一次20 mL，一日2次。

（三）中医其他疗法

1. 灌肠疗法　多选择大黄30 g，番泻叶30 g，枳壳15 g，厚朴15 g，煎取150～200 ml，去渣，药液温度控制在40℃左右，保留灌肠。患者取左侧卧位，暴露臀部，将肛管插入10～15 cm后徐徐注入药液，保留30分钟后排出大便，适用于腹痛腹胀明显而大便不下之便秘急症，有硬便嵌塞肠道，数日不下的患者。每日1次，如无大便，可间隔3～4 h重复操作。

2. 针刺疗法　体针疗法多选择大肠俞、天枢、上巨虚、支沟等穴，在此基础上，根据辨证，肠道实热可加曲池、合谷等穴；肠道气滞可加中脘、行间等穴；脾气虚弱加针脾俞、胃俞等穴；脾肾阳虚可加神阙、气海等穴。实证则施以泻法，虚证则施以补法。

3. 穴位敷贴疗法　可选择单味大黄，或在此基础上根据辨证，气滞者加厚朴、木香、莱菔子（按2：2：1：2比例）；实热盛者加芒硝、栀子、黄柏（按2：1：1：1比例）；寒积者加炮附子、细辛、丁香（按4：1：1：2比例）；脾虚者加白术、肉苁蓉、火麻仁（按3：3：2：2），研细为末，加适量凡士林油调为膏状，贴于穴位上。穴位多选择神阙、天枢、支沟、关元、大肠俞、足三里等。每日1次，每次6～8小时。

4. 耳穴压豆疗法　选耳朵上胃、大肠、小肠、直肠、交感、皮质下、三焦等穴位，找准穴位压痛点后将王不留行籽贴于单侧耳穴上，患者可根据自身耐受力给予不同程度按压刺激，每次1～2分钟，每日3～5次，隔日患对侧单耳。

（四）注意要点

"腑以通为用"便秘的治疗总以通为主，目的在于恢复肠腑通降功能。然老年人便秘，多虚实夹杂、病情复杂，临证时需辨清寒热虚实的主次，不可妄用攻伐而耗伤正气。

第五节 肝硬化

肝硬化（liver cirrhosis）是常见病、多发病，在我国最常见的病因是病毒性肝炎。随着治疗水平的提高和人口老龄化，老年肝硬化患者逐渐增多，因其免疫功能低下或并存糖尿及心脑血管疾病等因素，是老年肝硬化主要的病因。

一、病因病理

引起肝硬化的病因很多，其中主要是病毒性肝炎所致，如乙肝、丙肝等。同时还有酒精肝、脂肪肝、胆汁淤积、药物、营养等方面的因素长期损害所致。

（一）病毒性肝炎

目前在中国，病毒性肝炎尤其是慢性乙型肝炎，是引起门静脉性肝硬化的主要因素。

（二）酒精中毒

长期大量酗酒，是引起肝硬化的因素之一。目前认为酒精对肝脏似有直接毒性作用，它能使肝细胞线粒体肿胀，线粒体嵴排列不整，甚至出现乙醇透明小体，是肝细胞严重损伤及坏死的表现。

（三）营养障碍

多数学者承认营养不良可降低肝细胞对有毒和传染因素的抵抗力，而成为肝硬化的间接病因。动物实验证明，喂饲缺乏胆碱或蛋氨酸食物的动物，可经过脂肪肝的阶段发展成肝硬化。

（四）工业毒物或药物

长期或反复地接触含砷杀虫剂、四氯化碳、黄磷、氯仿等，或长期使用某些药物如双醋酚汀、异烟肼、辛可芬、四环素、氨甲喋呤、甲基多巴，可产生中毒性或药物性肝炎，进而导致肝硬化。黄曲霉素也可使肝细胞发生中毒损害，引起肝硬化。

（五）循环障碍

慢性充血性心力衰竭、慢性缩窄性心包炎可使肝内长期淤血缺氧，引起肝细胞坏死和纤维化，称淤血性肝硬化，也称为心源性肝硬化。

（六）代谢障碍

如血色病和肝豆状核变性（亦称Wilson病）等。

（七）胆汁淤积

肝外胆管阻塞或肝内胆汁淤积时高浓度的胆红素对肝细胞有损害作用，久之可发生肝硬化，肝内胆汁淤积所致者称原发胆汁性肝硬化，由肝外胆管阻塞所致者称继发性胆汁性肝硬化。

（八）血吸虫病

血吸虫病时由于虫卵在汇管区刺激结缔组织增生成为血吸虫病性肝纤维化，可引起显著的门静脉高压，亦称为血吸虫病性肝硬化。

（九）原因不明

部分肝硬化原因不明，称为隐源性肝硬化。肝硬化病理特点为肝内弥漫性纤维化、再生结节和假小叶形成，临床以肝功能损害和门脉高压为主。肝纤维化是肝硬化形成的必经阶段。肝星状细胞（hepatic stellate cell，HSC）是肝纤维化形成的主要细胞。星状细胞的活化增加细胞外基质的增加，最终促进肝纤维化的形成。被激活的HSC使得肝硬化的肝脏收缩和肝窦狭窄，从而阻碍门脉血流的通畅，门静脉血流动力学改变，造成肝细胞缺氧、坏死，肝实质结构受到严重破坏，增生的胶原纤维不断地挤压肝细胞，把肝细胞包围起来，形成"纤维隔"，此时残存的肝细胞只能进行不规则的再生，形成假小叶，假小叶逐渐取代正常肝小叶，形成肝硬化。长期慢性炎症持续存在，影响肝脏的自我修复能力，恶性循环，共同引起肝纤维化、肝硬化的形成。临床以肝功能损害和门脉高压为主要表现。早期因症状轻微而不易察觉，晚期常因出现上消化道出血、腹水、肝性脑病、肝肾综合征等并发症。中医学上古籍医学书中并无"肝硬化"病名记录，因临床常以黄疸、胁部胀痛、胁下积块、腹部膨隆等为主要表现，故将其归属于"黄疸""胁痛""积聚""鼓胀"等范围。病因的认识不外乎外因和内因，其发病机制可以概括为肝、脾、肾三脏功能失调，气滞、痰瘀、水停三种产物共同搏结于腹中所致，病性本虚标实，虚实夹杂，肝硬化的过程不是一层不变的而是一个动态变化的过程，肝硬化是沿着"湿—热—毒—瘀—虚"来发展的，由实到虚，由表及里，由气入血，由轻到重循序渐进的过程，在早期，本病是以实邪为主，邪虽盛但正气未衰，病至后期，邪盛正衰，以虚为主，虚实夹杂贯穿于整个病程。

二、临床表现

（一）代偿期

可有肝炎临床表现，亦可隐匿起病。可有轻度乏力、腹胀、肝脾轻度大、轻度黄疸，肝掌、蜘蛛痣。

（二）失代偿期

有肝功损害及门脉高压症候群。

1.全身症状　乏力、消瘦、面色晦暗，尿少、下肢水肿。

2.消化道症状　食欲减退、腹胀、胃肠功能紊乱，甚至吸收不良综合征，肝源性糖尿病，可出现多尿、多食等症状。

3.出血倾向及贫血　齿龈出血、鼻出血、紫癜、贫血。

4. 内分泌障碍　蜘蛛痣、肝掌、皮肤色素沉着、女性月经失调、男性乳房发育、腮腺肿大。

5. 低蛋白血症　双下肢水肿、尿少、腹腔积液、肝源性胸腔积液。

6. 门脉高压　脾大、脾功能亢进、门脉侧支循环建立、食管-胃底静脉曲张，腹壁静脉曲张。

三、诊断标准

（一）病因学诊断

肝炎后肝硬化有明确的慢性病毒性肝炎史和（或）血清病毒标记物阳性；血吸虫肝硬化有明确的血吸虫感染史或疫水接触史；酒精性肝硬化需有长期大量饮酒史（一般超过5年，折合乙醇量≥40 g/d）；原发性胆汁性肝硬化除GGT明显增高外，抗线粒体抗体约95%阳性；肝静脉回流受阻如肝静脉阻塞症（布加综合征）可根据影像学判断；心源性肝硬化有心脏病史，如缩窄性心包炎、右心功能不全、持续体循环淤血表现等；药物性肝硬化有长期使用损伤肝脏药物的经历；自身免疫性肝硬化的自身抗体呈阳性；遗传代谢性肝硬化如肝豆状核变性有角膜K-F环和血清铜蓝蛋白明显降低，α_1抗胰蛋白酶缺乏症可根据血清α_1AT水平判断；铁负荷过多的血色病性肝硬化可结合血清转铁蛋白及转铁蛋白饱和度等检查做出病因学诊断。

（二）肝硬化分期诊断

临床上肝硬化常分为代偿期和失代偿期。

1. 代偿期　症状较轻，有乏力，食欲减少或腹胀、上腹隐痛等症状。上述症状常因劳累或伴发病而出现，经休息和治疗后可缓解，肝功能正常或轻度异常，一般属Child-PughA级。影像学、生化学或血液学检查有肝细胞合成功能障碍或门静脉高压症（如脾功能亢进及食管-胃底静脉曲张）证据，或组织学符合肝硬化诊断，但无食管-胃底静脉曲张破裂出血、腹水或肝性脑病等严重并发症。患者可有门脉高压症，如轻度食管-胃底静脉曲张，但无腹水、肝性脑病或上消化道出血。

2. 失代偿期　症状显著，主要为肝功能减退和门脉高压症两大类临床表现。如血清白蛋白＜35 g/L，胆红素＞35 mol/L，ALT、AST升高，一般属Child-PughB、C级。患者可出现皮肤黏膜黄疸、肝掌和蜘蛛痣，胸、腹水，脾大和食管-胃底静脉曲张；并可出现一系列并发症，如上消化道出血、肝性脑病、自发性腹膜炎、肝肾综合征和原发性肝癌。

四、西医药物治疗思路、目标、原则与处方

（一）治疗思路

治疗目标是延缓或减少肝功能失代偿和肝细胞癌的发生。

1. 病因学治疗　对乙型肝炎所致的肝硬化患者，不论ALT是否升高，HBeAg

是否阳性者，只要HBV-DNA可检测到，在知情同意的情况下，可用核苷（酸）类似物治疗，治疗目标是延缓和降低肝功能失代偿和肝癌的发生。因需要长期治疗，最好选用耐药发生率低的核苷（酸）类似物治疗。干扰素对失代偿期肝硬化患者属禁忌证。具体治疗方案参见中华医学会慢性乙型肝炎防治指南（2015年版）。

对代偿期丙型肝炎肝硬化（Child-Pugh A级）患者，尽管对治疗的耐受性和效果有所降低，但为使病情稳定，延缓或阻止肝功能衰竭和原发性肝癌等并发症的发生，建议在严密观察下给予抗病毒治疗；失代偿期丙型肝炎肝硬化不采用干扰素抗病毒治疗。酒精性肝硬化者必须绝对戒酒（其他病因所致的肝硬化亦应禁酒）；有血吸虫感染者应予杀血吸虫治疗；对肝豆状核变性所致的肝硬化患者应给予青霉胺等驱铜治疗。

2. 抗肝纤维化治疗　肝硬化应积极用中药抗纤维化治疗，常用药物有扶正化瘀胶囊、复方鳖甲软肝片等。

3. 一般治疗　代偿期患者应适当减少活动，注意劳逸结合，可参加轻工作；失代偿期的患者应卧床休息为主。饮食以高热量、高蛋白和高维生素易消化的食物为宜；肝性脑病时限制蛋白质的摄入；有腹水时应少盐或无盐；避免进食粗糙、坚硬食物；禁用损害肝脏的药物。

（二）护肝治疗处方

保护肝细胞，促肝细胞再生，防止肝细胞坏死的药物：常用有多烯磷脂口服胶囊，开始时3次/日，2粒/次，每日服用量最大不超过6粒胶囊。葡萄糖醛酸内脂（肝太乐）可有解除肝脏毒素作用。每次0.1~0.2 g，口服3次/天，或肌内注射、静脉点滴；水飞蓟宾片（益肝灵）有保护肝细胞膜、抗多种肝脏毒物作用，每次2片，3次/天；还原谷胱甘肽：静脉注射，加入100 mL生理盐水静脉滴注，每天一次，1.2克/次；复方甘草酸二铵：静脉注射，一次150 mg，以10%葡萄糖注射液250 mL稀释后缓慢滴注，一日1次。口服：150毫克/次，一日3次；异甘草酸镁：一日一次，一次0.1 g（2支）。以10%葡萄糖注射液250 mL稀释后静脉滴注，四周为一疗程或遵医嘱。如病情需要，每日可用至0.2 g（4支）。

（三）腹水治疗处方

1. 腹水的治疗

（1）限制钠和水的摄入：采用低盐饮食，肝硬化腹腹水患者对钠、水常不耐受，摄入1 g钠可潴水200 mL。因此严格限盐对消腹水有利。补钠和限盐一直是肝硬化腹水治疗中争论的问题。限盐是指饮食中钠摄入4~6 g/d。

（2）利尿药

1）醛固酮拮抗剂：螺内酯是临床最广泛应用的醛固酮拮抗剂，其次为依普利酮等。推荐螺内酯起始剂量40~80 mg/d，以3~5天阶梯式递增剂量，常规用量上限为100 mg/d。最大剂量不超过400 mg/d。

2）襻利尿剂：呋塞米是最常用的襻利尿剂，其他有托拉塞米等。呋塞米推荐起始剂量20～40 mg/d，以3～5天可递增20～40 mg，呋塞米常规用量上限为80 mg/d，每日最大剂量可达160 mg。

3）高度选择性血管加压素V_2受体拮抗：这类药物包括托伐普坦、利伐普坦等。开始一般15 mg/d，根据服药后8 h、24 h的血钠浓度与尿量调整剂量，最大剂量60 mg/d，最低剂量3.75 mg/d，一般连续应用不超过30天。

4）噻嗪类利尿：常用量口服每次25～50 mg，每日1～2次。

5）盐酸阿米洛利和氨苯喋：如果螺内酯不能耐受，可用阿米洛利替代治疗，10～40 mg/d。

6）特利加压：用法：1～2毫克/次，每12 小时一次静脉缓慢推注（至少15 min）或持续静脉点滴，有治疗应答反应则持续应用5～7天；如果无反应，1～2毫克/次，每6 小时一次静脉缓慢推注或持续静脉点滴，有反应则持续应用5～7天。停药后病情反复，可再重复同样剂量。如果无反应，可增加剂量，最大剂量12 mg/d。

（3）腹腔穿刺放腹水仍然是顽固型腹水的有效治疗方法，也是快速、有效缓解患者腹胀的方法。

（4）经颈静脉肝内门体分流术（transjugular intrahepatic portosystem stent-shunt，TIPS）：TIPS是治疗顽固性腹水的有效方法之一，可以作为需要频繁进行腹穿放腹水或频繁住院患者（≥3次/月）或肝移植的过渡治疗。

（5）腹水超滤浓缩回输及肾脏替代治疗。

（6）肝移植：对于ChildC级肝硬化合并顽固型腹水患者应优先考虑肝移植。

（四）食管-胃底静脉出血及预防再出血处方

1. 一级预防　轻度静脉曲张者仅在有出血风险较大时（红色征阳性）推荐使用非选择性β受体阻滞剂治疗。有中、重度静脉曲张的患者则推荐使用非选择性β-受体阻滞剂治疗。应用非选择性β受体阻滞剂心得安起始剂量10 mg，每8 小时一次，渐增至最大耐受剂量。

2. 急性活动性出血的治疗　使用降低门静脉压力的药物：

（1）生长抑素及其类似物：十四肽（环状14氨基酸肽，施他宁）和八肽（奥曲肽，善宁）。十四肽生长抑素首剂量250 μg静脉推注后，持续进行250 μg/h静脉滴注，严重者可500 μg/h静脉滴注。八肽生长抑素则首次静脉推注50 μg，继以50 μg/h持续输注。生长抑素及其类似物可连续使用5 d甚至更长。

（2）血管加压素：血管加压素持续静脉输注0.2～0.4 U/min，最大剂量可增加到0.8 U/min。

（3）三腔二囊管压迫止血是严重出血的重要治疗方法。

（4）内镜治疗内镜治疗旨在预防或有效地控制曲张静脉破裂出血，并尽可能使静脉曲张消失或减轻以防止其再出血。内镜治疗包括内镜下食管曲张静脉套扎、食管曲张静脉硬化剂注射和组织黏合剂等为一线疗法，疗效可靠，与生长抑素及其类似物相近。

（5）介入治疗（1）TIPS。

（6）手术治疗：约20%患者出血常不能控制或出血一度停止后24 h内再度出血，经规范内科治疗无效者应行手术治疗，可考虑施行门奇静脉断流术或分流术。

（7）药物和内镜治疗对于未接受一级预防者，建议使用非选择性β受体阻滞剂、内镜下食管曲张静脉套扎、食管曲张静脉硬化剂注射或药物与内镜联合应用；一级预防用药物者，二级预防建议加行内镜下食管曲张静脉套扎或食管曲张静脉硬化剂注射。治疗时机选择在食管、胃底曲张静脉破裂出血控制后1周内实施。长效生长抑素可用于二级预防，能有效降低门静脉高压。

（五）用药说明与注意事项

1. 应用利尿药时，要经常监测电解质的变化。防止低钾等水电酸碱失衡及肝肾综合征的发生。

2. 输血浆或全血一次用量不宜过大，滴速要慢，因在门静脉压升高的状况下，快速扩容，可引起门静脉压升高而诱发食管静脉曲张破裂出血。

3. 长期服用普萘洛尔（心得安），在突然停用时可反跳诱发食管静脉曲张破裂出血。并能导致血氨升高，诱发肝性脑病和心衰加重及心律失常。

五、中医中药治疗处方

（一）辨证论治

1. 肝气郁结证

治则；疏肝理气。

方药：柴胡疏肝汤（柴胡、白芍、枳壳、香附、川芎、陈皮、炙甘草）。

加减：兼脾虚证者加四君子汤；伴有苔黄、口干苦、脉弦数，气郁化火者加丹皮、栀子；伴有头晕、失眠、气郁化火伤阴者加制首乌、枸杞、白芍；胁下刺痛不移、面青、舌紫者加元胡、丹参；精神困倦、大便溏、舌质白腻、质淡体胖、脉缓、寒湿偏重者加干姜、砂仁。

2. 水湿内阻证

治则：运脾化湿，理气行水。

方药：实脾饮（白术、熟附子、干姜、木瓜、大腹皮、茯苓、厚朴、木香、草果、薏苡仁、车前子、甘草）。

加减：水湿过重者加肉桂、猪苓、泽泻；气虚明显者加人参、黄芪；胁满胀痛加郁金、青皮、砂仁。

3. 湿热蕴结证

治则：清热利湿，攻下逐水

方药：中满分消丸合茵陈蒿汤（黄芩、黄连、知母、厚朴、枳实、陈皮、茯苓、猪苓、泽泻、白术、茵陈蒿、栀子、大黄、甘草）。

加减：热毒炽盛、黄疸鲜明者加龙胆草、半边莲；小便赤涩不利者加陈葫芦、马鞭草；热迫血溢，吐血、便血者，去厚朴，加水牛角、生地、丹皮，生地榆；昏迷属热入心包者鼻饲安宫牛黄丸。

4. 肝肾阴虚证

治则：滋养肝肾，活血化瘀。

方药：一贯煎合膈下逐瘀汤（生地、沙参、麦冬、阿胶（烊）、牡丹皮、当归、赤白芍、枸杞子、川楝子、丹参、桃仁、红花、枳壳）。

加减：内热口干、舌红少津者加天花粉、玄参；腹胀明显者加莱菔子、大腹皮；阴虚火旺者加知母、黄柏；低热明显者加青蒿、地骨皮；鼻衄甚者加白茅根、旱莲草。

5. 脾肾阳虚证

治则：温补脾肾。

方药：附子理中丸合五苓散，或济生肾气丸合五苓散（熟附子、干姜、党参、白术、猪苓、茯苓、泽泻、猪苓）。偏于脾阳虚者用附子理中丸合五苓散；偏于肾阳虚者用济生肾气丸合五苓散。

加减：腹部胀满，食后较甚，在附子理中丸合五苓散基础上加木香、砂仁、厚朴；如面色灰暗、畏寒神疲、脉细无力者可在济生肾气丸合五苓散基础上加巴戟天、仙灵脾；如腹壁青筋显露者加赤芍、桃仁。

6. 瘀血阻络证

治法：活血行气，化瘀软坚。

方药：膈下逐瘀汤（当归、川芎、赤芍、桃仁、红花、丹参、乌药、延胡索、牡蛎、郁金、炒五灵脂、枳壳）。

加减：瘀积明显者加炮山甲、䗪虫、水蛭；腹水明显者加葶苈子、瞿麦、槟榔、大腹皮；若兼见气虚者加白术、人参、黄芪；兼见阴虚者加鳖甲（研末冲服）、石斛、沙参等；兼见湿热者加茵陈、白茅根等。

（二）秘方验方

1. 逐水法　逐水方药如牵牛子粉，每次吞服1.5~3 g，每天1~2次。或舟车丸、控涎丹、十枣汤等选用一种。舟车丸每服3~6 g，每日1次，清晨空腹温开水送下。控涎丹3~5 g，清晨空腹顿服。十枣汤可改为药末，芫花、甘遂、大戟等份，装胶囊，每服1.5~3 g，用大枣煎汤调服，每日1次，清晨空腹服。以上攻逐药物，一般以2~3天为一疗程，必要时停3~5天后再用。

2. 薏苡仁60 g，水煎服，治疗阳黄；茵陈15 g，干姜、炙附片各6 g，水煎服2次，温服，治疗阴黄。

（三）中成药

1. 扶正化瘀胶囊　每次115 g，3次/天，口服，适用于瘀血阻络、肝肾不足者。

2. 强肝胶囊 每次112 g，3次/天，口服，适用于肝郁脾虚、湿热内蕴者。

3. 复方鳖甲软肝片 每次4片，3次/天，口服，适用于瘀血阻络、气血亏虚兼热毒未尽者。

4. 大黄䗪虫丸 每次3～6 g，2次/天，口服，适用于瘀血阻络、正气不虚者。

5. 鳖甲煎丸 大蜜丸每次2丸，小蜜丸每次6 g，水蜜丸每次3 g，2～3次/天，口服，适用于肝脾血瘀、正气不虚者。

（四）用药说明与注意事项

1. 关于逐水法的应用 鼓胀患者病程较短，正气尚未过度消耗，而腹胀殊甚，腹水不退，尿少便秘，脉实有力者，临床使用注意事项：

（1）中病即止：在使用过程中，药物剂量不可过大，攻逐时间不可过久，遵循"衰其大半而止"的原则，以免损伤脾、胃，引起昏迷、出血之变。

（2）严密观察：服药时必须严密观察病情，注意药后反应，加强调护。一旦发现有严重呕吐、腹痛、腹泻者，即应停药，并做相应处理。

（3）明确禁忌证：鼓胀日久，正虚体弱，或发热，黄疸日渐加深，或有消化道溃疡，曾并发消化道出血，或见出血倾向者，均不宜使用。

2. 后期出现吐血、便血等血症，注意抑郁愤怒，情志失调，易于损肝碍脾，加重病情。气火伤络，甚则引起呕血、便血等危重症。因此，本病患者宜调节情志，怡情养性，安心休养，避免过劳。

3. 对于急黄患者，由于发病急骤，传变迅速，病死率高，所以调摄护理更为重要。患者应绝对卧床休息，吃流质饮食，如恶心呕吐频发，可暂时禁食，予以补液。禁辛热、油腻、坚硬的食物，以防助热、生湿、伤络。密切观察病情变化，黄疸加深或皮肤出现紫斑为病情恶化之兆；若烦躁不安，神志恍惚，脉象变为微弱欲绝或散乱无根，为欲脱之征象，应及时抢救。

第六节 老年人缺血性肠病

缺血性肠病是因肠壁缺血、乏氧，最终发生梗死的疾病，血管病变是引起肠道缺血的主要病理基础，包括血栓、肠梗阻、肿瘤、血管炎、腹部炎症、外伤、放疗、化疗和腐蚀性伤害均可导致肠道缺血改变。本病多见于患动脉硬化、心功能不全的老年患者。病变多以结肠脾曲为中心呈节段性发生。造成结肠缺血的直接原因多为肠系膜动、静脉，特别是肠系膜上动脉因粥样硬化或血栓形成引起的血管闭塞及狭窄。心力衰竭、休克引起血压降低，肠局部供血不足也可成为发病原因。缺血性肠病分为急性肠系膜缺血（acute mesenteric ischemia，AMI）、慢性肠系膜缺血（chronic mesenteric ischemia，CMI）和缺血性结肠炎（ischemic colitis，IC）。

一、临床表现

（一）慢性肠系膜缺血

同样好发于老年人群，多有心血管疾病或周围血管病的病史。典型症状为反复发作的餐后腹痛、畏食和体质量减轻，腹痛为发作性或持续性钝痛、绞痛或痉挛性疼痛，典型的症状为餐后15～30分钟出现腹痛，1～2小时达到高峰。餐后腹痛原理与冠心病患者在劳累后诱发心绞痛相类似。疼痛部位以上腹部或脐周多见，定位不确切，与缺血的肠段有关。通常持续2小时左右逐渐缓解，蹲坐位或卧位有助于腹痛缓解。疾病早期或轻度肠系膜梗阻，少量进食不会诱发腹痛，疾病晚期或严重肠系膜梗阻者腹痛加剧、持续时间延长，少量进食即可诱发腹痛。随着腹痛的频率增加和程度加重，患者出现畏食而限制进食量及次数，可导致消瘦。患者体质量下降。部分患者可有恶心、呕吐、腹胀等。吸收不良者可发生脂肪泻。体格检查发现患者消瘦、营养不良，腹部体征与症状不相符，即使是在严重腹痛发作时，腹部压痛轻微而无肌紧张及反跳痛。

（二）急性肠系膜缺血

本病主要病因为肠系膜动静脉栓塞及血栓形成，好发于60岁以上老年患者，男性多见，常伴有心血管基础疾病。腹痛为最突出表现，突发性绞痛或持续性钝痛，程度轻重不等，定位不确切，可局限或弥漫，局限者多位于脐周，提示小肠梗阻。缺血后肠功能紊乱，可导致恶心、呕吐、嗳气、腹胀、腹泻等胃肠道症状。在急性肠系膜上动脉栓塞患者可出现剧烈急腹痛、器质性心脏病和强烈的胃肠道排空症状（恶心、呕吐、腹泻等）三联征。一般于腹痛后24小时出现便血，这是肠梗死的可靠征象，根据出血量可表现为大便潜血阳性、黑便、暗红色或鲜血便。体格检查在疾病早期与腹痛的程度不成比例，早期腹痛剧烈而查体可无明显异常，随着疾病进展出现发热、心率加快、血压降低、腹胀、腹部叩诊鼓音、肠鸣音减弱、腹部压痛、反跳痛及肌紧张等，75%患者大便潜血阳性。

（三）结肠缺血

结肠缺血可表现为坏疽性和非坏疽性结肠炎，两者有不同的临床过程。2/3以上患者临床表现为突然起病的轻到中度腹部绞痛或腹胀，多位于左下腹，出现伴有鲜血的腹泻，偶有黑便。其他症状有厌食、恶心、呕吐、低热等。体格检查发现左下腹轻中度压痛、腹胀、低热、心率加快及大便潜血阳性。发生肠梗死时可有压痛、反跳痛、腹肌紧张等腹膜炎的体征。肠鸣音开始亢进，后逐渐减弱甚至消失。临床表现与感染性结肠炎、溃疡性结肠炎及克罗恩病、假膜性肠炎难以鉴别，需结肠镜下诊断及鉴别。由于解剖的特殊性，缺血好发左半结肠，而直肠为双重供血，故较少发生缺血，这点与溃疡性结肠炎有所区别。

二、诊断要点

由于缺血性肠病症状上无特异性，因此，根据临床表现进行早期诊断较困难。有发生缺血性肠炎基础病变者，如出现持续或突发腹痛，经检查无特殊时应想到缺血性肠炎的可能，如胃肠分泌物中潜血阳性或血便、外周血白细胞升高等对诊断有一定帮助，如出现剧烈腹痛、急腹症或休克体征需警惕有无肠穿孔之可能。对疑及该病患者必要时可行血清学、CT、血管造影、彩色多普勒及内镜等检查。肠腔内特殊气体测定也有助于本病的诊断。本病主要与溃疡性结肠炎、结肠克隆病、结肠癌相鉴别。一些症状比较重的患者，肠镜下见到局部黏膜明显水肿、隆起、充血、出血及肠腔狭窄，肠镜不能通过，可能会误诊为结肠癌，因此要注意鉴别诊断。

三、治疗

缺血性肠病发病早期症状不典型，容易漏诊或误诊，影响预后。但如果能够高度重视此病，密切观察患者症状，及时检查，争取早期诊断和治疗，可以明显改善患者的治疗效果。

（一）内科治疗

1. 原发病治疗　纠正心力衰竭和心律失常，补充血容量，同时尽可能避免使用血管收缩剂、洋地黄类药物，肠缺血症状加重，诱发或加速肠管坏死；慎用肾上腺糖皮质激素，以免坏死的毒素扩散和促发肠穿孔。

2. 抗凝治疗　肠系膜血管血栓形成患者，大多数学者主张诊断明确后应立即予以抗凝治疗，可用肝素和尿激酶溶栓治疗。24小时后再进行血管造影检查，如果肠管血供已建立，则可以去除导管，继续使用抗凝剂和溶纤剂治疗7～10天后，再改为阿司匹林、双嘧达莫等适量口服，持续3个月。使用过程中要注意出血倾向，监测出、凝血功能以便随时调整剂量。对肠系膜动脉血栓形成或栓塞是否应用抗凝治疗尚有争议，因应用肝素抗凝治疗可引起肠道出血。

3. 其他　休息、吸氧、禁食，肠外营养，选用足量、广谱而有效的抗生素，纠正电解质和酸碱平衡失调，加强支持治疗以促进肠黏膜细胞功能的恢复。

（二）介入治疗

对于非闭塞性肠缺血的早期患者，经过原发病的积极治疗和经动脉内灌注扩血管药物后，是可以治愈的。一旦确诊为非闭塞性肠缺血，无论有无腹膜炎体征，都可以经造影导管向动脉内灌注血管扩张剂。罂粟碱被证明是一种安全可靠的药物，一般1 mg/mL的浓度以30～60 mg/h恒速灌注。在用药过程中，反复进行血管造影来动态观察血管痉挛情况，如果注药后，血管痉挛缓解，临床腹痛逐渐减轻或消失，可以逐渐停止灌药。一般持续用药不超过5天。如果灌药后病情无明显缓解，还出现腹膜炎的体征，则应急诊行剖腹探查术。对于血栓形成或栓塞者，可通过导管灌注链激酶、尿激酶等溶栓剂，可使早期患者避免手术治疗。溶栓治疗有引起消化道出血的并发症，治疗中应引起重视。近年应用的其他介入治疗方法尚有经皮经腔血管成形术、大动脉开窗术等。

（三）外科治疗

非闭塞性肠缺血，一旦出现腹膜炎的体征，必须及时地进行手术探查。手术主要是判断肠管组织活力，可经过观察肠管色泽、动脉搏动和肠蠕动的情况来判断。对已坏死的肠管，如果仅局限在某一段肠管，可以作肠管切除。对于可疑的坏死肠管，可暂时予以保留，经12～24小时的药物灌注后，再判断以便决定是否作肠管切除。如果肠管已广泛坏死，手术切除常常没有可能性。老年人肠系膜血管阻塞的诊断一旦确立，则要考虑剖腹探查术。术中可以根据肠襻的色泽和肠系膜动脉的搏动来判断栓子栓塞和血栓形成，然后再采取不同的手术方式。

四、诊断标准

（一）AMI

AMI表现为急性严重腹痛，症状和体征严重程度不成比例，体征常不明显。诊断较困难。临床观察中如出现腹部压痛逐渐加重、反跳痛及肌紧张等，则为肠缺血进行性加重的表现。强烈提示已发生肠坏死。腹部X线检查可见"指压痕"征、黏膜下肌层或浆膜下气囊征。CT检查可见肠系膜上动脉不显影、腔内充盈缺损。动脉造影有助于鉴别诊断。肠黏膜组织病理学检查以缺血性改变为主要特点，如伴有血管炎、血栓形成及血管栓塞病变者即可确诊。

（二）CMI

诊断主要依据临床症状和先进的影像学检查。临床症状为反复发作性腹痛，少数患者可出现脂肪泻；患者呈慢性病容，消瘦，腹软无压痛，叩诊呈鼓音，上腹部常可闻及血管杂音。动脉造影、CT血管成像、核磁血管成像、超声等影像学检查有助于诊断CMI。

（三）CI

老年人出现不明原因的腹痛、血便、腹泻或腹部急腹症表现者应警惕结肠缺血的可能。根据病情选择肠镜检查，必要时行血管造影。

五、西医药物治疗思路、原则、目标与处方

（一）治疗思路、原则与目标

对于由缺血性肠病引起的肠功能紊乱的治疗，应以治疗原发疾病为主。对怀疑肠系膜缺血的患者应立即禁食、胃肠减压、静脉营养支持疗法，让肠道充分休息，减轻肠组织氧耗量。纠正水、电解质平衡紊乱，早期使用广谱抗生素预防菌血症。心功能正常时则尽可能撤去造成肠系膜血管收缩的药物如洋地黄和血管加压素。严重的肠功能紊乱不仅不利于缺血病变的恢复，而且可以加重缺血，甚至引起水电解

质紊乱、蛋白缺失性结肠病、结肠穿孔等并发症。因此，应予以积极对症治疗，如结肠胀气者给予肠管排气减压和经鼻饲管抽气减压；恶心、呕吐者给予止吐药物和胃肠动力药物；腹泻者给予肠道黏膜保护剂如蒙脱石散、次碳酸铋剂。解痉剂如阿托品、山莨菪碱等和鸦片类制剂如苯乙哌啶、洛哌丁胺等可以减少肠蠕动，使盐和水由于增加了与肠道接触时间而增加再吸收，从而减少大便次数和缓解腹部疼痛，但由于这些药物有诱发肠麻痹和肠穿孔的可能，故在实际工作中应慎重选择。糖皮质激素对缺血性病变恢复无帮助，且有促发肠穿孔的可能，故不提倡使用。大部分非坏疽性患者经过上述治疗在1周内可以得到改善，如仍继续腹泻、出血或有明显梗阻症状，介入治疗可直达病灶，有效改善肠道血运，具有成功率高、安全性高、并发症发生率低的优点，主要包括经导管灌注扩血管药、介入性血栓切除术、介入溶栓治疗、支架治疗。内科保守治疗一般适应于疾病早期、无腹膜炎体征的患者，对于内科保守治疗无效、无介入治疗可能、伴腹膜炎体征的患者应尽快行手术治疗，包括紧急的血运重建、评估肠管活力及坏死肠段切除。

（二）药物治疗

1. AMI的治疗

（1）初期处理：复苏，包括减轻急性充血性心力衰竭。纠正低血压、低血容量和心律失常。

（2）早期应用广谱抗生素：AMI患者血培养阳性的比例高。应用抗生素以防肠缺血症状加重、诱发或加速肠管坏死；慎用肾上腺糖皮质激素，以免坏死毒素扩散，抗菌谱应该覆盖需氧及厌氧菌，尤其抗革兰阴性菌抗生素，常用喹诺酮类（如左氧氟沙星注射液：常规用法为一次0.4 g静滴，每日一次）和甲硝唑（常规用法为一次0.5 g静滴，每8小时一次），严重感染者可用三代头孢菌素（如头孢哌酮钠舒巴坦钠：常规用法为一次3 g静滴，每12小时一次）。

（3）应用血管扩张剂：AMI一经诊断应立即用罂粟碱30 mg肌内注射，继以30 mg/h的速率经泵静脉输注，每日1～2次。疗程3～7天，少数患者可用至2周。同时尽可能避免使用血管收缩剂、洋地黄类药物以防肠穿孔。

（4）抗栓治疗：急性期抗血小板治疗，可用阿司匹林200～300 mg/d或氯吡格雷150～300 mg/d，应密切观察。防治出血；抗凝及溶栓治疗，主要适用于肠系膜静脉血栓形成，确诊后尽早使用尿激酶50万U，静脉滴注，1次/天，溶栓治疗；并给予肝素20 mg，静脉滴注，1次/6小时，抗凝治疗，疗程2周；抗凝治疗不能溶解已形成的血栓，但能抑制血栓蔓延。配合机体自身的纤溶系统溶解血栓。对于急性肠系膜动脉血栓，一旦诊断。对有适应证者应尽早进行介入治疗。

2. CMI的治疗

（1）轻症患者，应重新调整饮食，少食多餐。避免进食过多或进食不易消化的食物。

（2）餐后腹痛症状明显的患者，亦可禁食。给予肠外营养。

（3）应用血管扩张剂，如丹参30～60 mL加入250～500 mL葡萄糖注射液中，静脉滴注，1～2次/天，可减轻症状，或低分子右旋糖酐500 mL。静脉滴注1次/6～8小时，促进侧支循环的形成。

3. CI的治疗

（1）禁食。

（2）静脉营养。

（3）应用广谱抗生素。

（4）积极治疗心血管系统原发病。停用血管收缩药（肾上腺素、多巴胺等）。

（5）应用肛管排气缓解结肠扩张。

（6）应用血管扩张药物：如罂粟碱30 mg，肌内注射，1次/8小时，必要时可静脉滴注；前列地尔10 μg，静脉滴注，1次/天；或丹参30～60 mL加入250～500 mL葡萄糖注射液，静脉滴注，1～2次/天。疗程3～7天规定，少数患者需2周；

（7）持续进行血常规和血生化监测，直到病情稳定；

（8）若患者腹部触痛加重，出现肌紧张、反跳痛、体温升高及肠麻痹，表明有肠梗死。需立即行手术治疗。

（三）缺血性肠病的介入治疗

1. AMI的介入治疗

（1）适应证

1）肠系膜上动脉主干阻塞、无明确肠管坏死证据、血管造影能够找见肠系膜上动脉开口者，可考虑首先采用介入技术开通阻塞，如果治疗技术成功（完全或大部分清除栓塞）、临床症状缓解，可继续保留导管溶栓、严密观察，不必急于手术。如果经介入治疗后症状无缓解，即使开通了肠系膜上动脉阻塞，亦应考虑手术治疗。

2）存在外科治疗的高风险因素（如心脏病、慢性阻塞性肺气肿、动脉夹层等）、确诊时无肠坏死证据，可以选择介入治疗。

3）外科治疗后再发血栓、无再次手术机会者，有进一步治疗价值者。

（2）禁忌证

1）就诊时已有肠坏死的临床表现。

2）导管不能找见肠系膜上动脉开口者。

3）存在不利血管解剖因素，如严重动脉迂曲、合并腹主动脉瘤–肠系膜上动脉瘤，预期操作难度大、风险高、技术成功率低。

4）存在肾功能不全，不是绝对禁忌证，但介入治疗后预后较差。

（3）方法

1）溶栓治疗：可经导管选择性注入尿激酶20万U、罂粟碱30～120 mg。同时配合全身抗凝及扩张血管药物的应用。

2）机械性清除栓子：可用导管抽吸栓子和血栓，或者用器械清除栓子和血栓。

3）其他：术中给予解痉荆、用血管内保护器、置入支架等。

2. CMI的介入治疗

（1）适应证：治疗慢性肠系膜动脉狭窄的目的是解除腹痛、改善营养不良、预防突发肠梗死。适应证包括：

1）腹腔动脉或肠系膜上动脉狭窄＞70%，且有症状者。

2）两支及两支以上系膜动脉（腹腔动脉、肠系膜上动脉、肠系膜下动脉病变。狭窄程度＞50%者。

3）肠系膜动脉狭窄或阻塞，外科治疗后发生再狭窄。

4）无症状的腹腔动脉或肠系膜上动脉狭窄，存在胰十二指肠动脉瘤或瘤样扩张者。

5）肠系膜上动脉主干夹层造成管腔狭窄，具有血流动力学意义，无外科治疗指征者。

6）主动脉夹层内膜片或假腔累及肠系膜动脉开口，有肠缺血症状者。

7）对无症状的腹腔动脉、肠系膜上动脉狭窄患者是否需要治疗，目前存在争议，一般认为，对无症状的腹腔动脉狭窄多无须处理，而对无症状的肠系膜上动脉狭窄。特别是狭窄程度＞50%，则应给予积极治疗，因为肠系膜上动脉狭窄是急性血栓形成的基础，最终有15%～20%患者发生急性血栓形成。

（2）禁忌证

1）存在肠管坏死或腹腔炎症。

2）肠系膜动脉主干狭窄合并多发末梢分支病变。

3）肠系膜动脉狭窄，病变同时累及多支空、回肠动脉开口。

4）大动脉炎引起的肠系膜动脉狭窄。动脉炎处于活动期。

5）存在其他不适宜做血管造影和介入治疗的情况。

（3）方法

1）单纯球囊扩张术：疗效有限，术后6个月内复发狭窄率达60%～70%。

2）置入支架：治疗腹腔动脉、肠系膜上动脉开口处狭窄宜首选球囊扩张式支架。

3. 成功率及影响因素　介入治疗肠系膜动脉狭窄的技术成功率为90%～95%，临床有效率80%～95%。并发症发生率0%～10%。随访3年以上的通畅率为82%～89%。确认CMI腹痛是一复杂的问题，因为导致慢性腹痛的病因较多，即使存在重度腹腔动脉、肠系膜上动脉、肠系膜下动脉狭窄也不一定产生腹痛症状。一般认为，有典型餐后腹痛、发病后体质量明显下降、影像学显示血管狭窄程度＞70%者，治疗效果优良。当肠系膜动脉狭窄为多支病变且累及末梢分支时，单纯开通主干狭窄的疗效有限；糖尿病合并肠系膜末梢血管病变，也是影响疗效的因素。另外，肠系膜动脉缺血同时存在其他可能导致腹痛的原因（如有腹部手术史、早期胰腺癌、系膜根部淋巴结转移等）时，开通系膜动脉狭窄后症状可以持续存在。

（四）用药说明与注意事项

1. 广谱抗菌药物　使用广谱抗菌药物需注意肠道菌群失调情况。

2. 抗血小板及抗凝药物　可能造成出血加重，应密切观察，防治出血，监测凝血功能。

六、中医中药治疗处方

（一）辨证论治处方

1. 气滞血瘀证

辨证要点：少腹疼痛，痛势较剧，痛如针刺，痛处固定不移，拒按，腹痛经久不愈；腹部包块，大便色黑，肌肤甲错；舌质紫暗或有瘀斑，脉细涩。

治法：活血化瘀，通络止痛。

方药：血府逐瘀汤加减

桃仁12 g，红花12 g，当归9 g，生地黄9 g，川芎9 g，赤芍9 g，牛膝9 g，柴胡6 g，枳壳9 g，乌药6 g，香附9 g，生甘草6 g。

加减：出现发热、脓血便等继发感染时加用黄芩、黄柏以清热解毒。

2. 湿热蕴肠证

辨证要点：身热口渴，腹痛腹胀，下痢脓血，里急后重，或暴泻如水，或腹泻不爽，粪质黄稠秽臭，肛门灼热，小便短黄，舌质红，苔黄腻，脉滑数。本证多见于急性肠系膜缺血。

治法：清热，利湿，解毒。

方药：地榆散加减。

地榆10 g，茜草10 g，焦山栀10 g，黄芩，黄连3 g，三七粉6 g（兑服），血竭粉3 g（兑服）。

加减：脐腹痛明显的加乌梅、黄柏；少腹痛明显的加白芍、防风、陈皮、炒白术。

3. 脾肾阳虚证

辨证要点：下利清谷，甚则脾气下陷则滑脱不禁，五更泄泻，少腹冷痛，腰膝酸软无力。肢体浮肿，甚则腹胀如鼓。形寒肢冷、面色苍白。舌淡胖、苔白滑，脉沉细。

治法：温补脾肾。

方药：附子理苓汤加减。

附子（炮）12 g，干姜 9 g，甘草3 g，人参9 g，白术 9 g，赤茯苓9 g，猪苓 9 g，泽泻9 g，官桂9 g。

4. 脾不摄血证

辨证要点：便血，眩晕、神疲乏力，少气懒言，面色无华，食少便溏，舌淡苔白，脉细弱。

治法：补脾益气，摄血归经。

方药：归脾汤加减。

白术10 g，黄芪15 g，党参12 g，炙甘草10 g，当归15 g，丹参15 g，龙眼肉10 g，木香6 g，鸡血藤15 g。

加减：便血较多或血虚明显者加何首乌、阿胶；气滞血瘀明显者加香附、桃仁、红花；阴虚有热者加黄柏、地骨皮；心烦失眠者加五味子、夜交藤，小腹疼痛者加延胡索、没药。

5.肝郁脾虚证

辨证要点：素有胸胁胀闷，嗳气食少，每因抑郁恼怒，或情绪紧张之时，发生腹痛腹泻，腹中雷鸣，攻窜作痛，矢气频作，舌淡红，脉弦。

治法：抑肝扶脾

方药：痛泻要方加减。

炒白术12 g，炒白芍12 g，防风10 g，陈皮6 g，

加减：久泻者，加炒升麻，以升阳止泻；舌苔黄腻者，加黄连、煨木香以清热燥湿、理气止泻。

（二）秘方验方

1.马齿苋绿豆汤

新鲜马齿苋120 g（或干品60 g）、绿豆60 g，煎汤服食。每天1～2次，连服3天。二味合用对湿热蕴肠证型甚为有效。

2.银花红薯粥

原料：红薯300 g，粳米200 g，金银花15～30 g，生姜2片。

制法：红薯切成小块或研成细粉，加入金银花（视临床症状轻重酌量）、生姜，按常法煮饭、煮粥均可。

用法：每日3餐均吃，要坚持吃，不少于3～4个月，方可逐步见效。

功效：腹胀、腹痛症状均可减轻

（三）中成药

1.血府逐瘀胶囊　主要成分为柴胡、当归、川芎、红花、桃仁。功能活血祛瘀、行气止痛。主治气滞血瘀型缺血性肠病。口服，每次6粒，每日3次。

2.归脾丸　党参、白术（炒）、炙黄芪、茯苓、远志（制）、木香。主治气滞血瘀型缺血性肠病。功能益气健脾，养血安神。主治脾不摄血型缺血性肠病。口服，每次6粒，每日3次。

（四）用药说明与注意事项

1. 对于本病保守治疗上，中医有着一定的优势，亦需要建立在对整个病机的认识及病证的理解之上，合理的中医辨证分型，目前认为"瘀"贯穿于疾病发展的整个过程之中，不通则痛，不荣则痛，合理选择"通"法。

2. 对于本病的治疗在中西医集合基础之上，充分发挥中医治疗的优势，以西医内科治疗联合中药口服和（或）外用为主，做到可有效缓解病情的进展，改善疾病预后。

（王静滨　黄国欣　赖英哲）

第十章　老年泌尿系统疾病合理用药

第一节　老年泌尿系统解剖生理特点与临床用药

一、在老年阶段，肾脏受衰老和疾病的双重影响

随着年龄的增长，肾的结构、功能减退，自我稳定的功能被削弱。对内环境变化适应能力差，容易受到损伤。无论是创伤、手术、药物反应、水电解质紊乱或感染侵袭等均可能造成疾病。另一方面，老年人易患的全身性疾病，如动脉硬化、糖尿病、高血压病、痛风等是造成老年肾脏病常见的原因。研究了解老年肾脏与年龄相关的生理改变，老年肾脏对应激因素的承受力等，对老年人肾脏损害的早期诊断有十分重要意义。

二、老年肾脏的形态学改变

（一）大体形态

影响老化的肾的形态学改变因素包括年龄、血管病变、感染。正常老化肾表面光滑或呈颗粒状。40岁以后，人体肾脏重量逐渐减轻，体积缩小，皮质变薄。肾脏重量：60～69岁平均190～260 g；70～79岁平均180～230 g；80岁以上平均重量150～210 g。肾脏长度：50～80岁年龄减2 cm，相当于皮质重量减少40%。肾实质减少是不均衡的，肾皮质减少的程度大于髓质。肾皮质萎缩的程度基本上反映了有功能肾单位数量的减少。

（二）肾小球

老化肾被膜常常增厚约1 mm，被膜下有时可见小灶的梗死，肾小球特征性的改变为肾小球硬化，从而造成功能性肾单位数量减少，成人单侧肾小球有102万～200万个肾小球，80岁后仅有原来的3/4～1/2。早期肾小球硬化表现为毛细血管基底膜局部分层增厚包膜区面积增厚，30岁时出现肾小球硬化，60～69岁正常肾脏硬化，肾小球硬化率为10%，70～79岁达19%，80岁以上约25%的肾小球完全硬化。肾小球硬化可以导致或加重出入球小动脉硬化，同时出入球小动脉硬化也可促使肾小球硬化。髓质肾小球硬化导致肾皮质血流灌注量减少，髓质血流量相对稳定，部分肾小球代偿性肥大，肾小球的硬化与老年肾血管、毛细血管水平老化改变密切相关。但50岁以后肾小球形状变异性很大，有以上变化的比例为30%。有人认为人类肾小球基底膜并非都随着年龄的增长而增厚，并未因老化而直接引起通透性改变。

（三）肾小管和间质

肾小球数量随年龄增长也逐渐减少。从40～80岁，功能性肾小管组织减少近40%。84岁时平均近曲小管体积由正常的0.135 mm³到0.061 mm³，肾小管萎缩程度与硬化肾小球数量密切相关，与硬化肾小球相连的肾小管也发生基底膜增厚分层，上皮细胞萎缩、凋亡，并有脂肪变性或空泡样变。细胞内线粒体数目减少，形态不规则，排列方向紊乱。线粒体嵴呈纵列、断裂或溶解等多种退行性变。以上变化，在近曲小管表现最为明显，其长度缩短，甚至整段小管可萎缩或消失。而远曲小管主要见于管腔扩张，有较多憩室或囊肿形成，许多憩室含有管型、上皮碎屑和细菌。远曲小管这些变化有助于解释菌尿与老年人肾小管功能减退的关联性。随着年龄的增长，肾脏间质纤维化程度逐渐明显，使肾小管之间的距离逐渐加大，间质体积增加。

（四）肾血管

动脉血管随年龄的改变比较明显。正常血管变化与糖尿病、高血压等导致的病理性"动脉硬化"在形态上不容易区分。动脉硬化随动脉管径或节段大小而不同。细小动脉硬化，表现为动脉壁均流。这种实质粉红色透明增厚失去结构细节，致使管腔狭窄。小动脉硬化，主要见于直小动脉，弓形动脉，小叶间动脉。胶原纤维、弹力纤维化增厚，内膜增厚。向心性层状呈现"洋葱皮"样，导致管腔狭窄。叶间动脉内膜增殖性硬化，肌纤维母细胞增生。内膜纤维显著增加，内膜增厚，血管狭窄。肾动脉及其较大分支可出现粥样硬化改变。内膜可见脂质或泡沫细胞。有时斑块破裂或内出血，继而机化，出现含铁血黄素沉积。

三、老年肾脏生理改变

（一）肾小球滤过功能变化

40岁以后每10年肾小球滤过率下降10%。肾小球滤过率直接敏感的测定指标是内生肌酐清除率（creatinine clearance，Ccr）。间接指标如血肌酐（serum creatinine，Scr），血尿素氮。Ccr每10年下降7～8 ml，通常青年人的Scr与其Ccr的变化呈负相关。Ccr下降可使Scr相应增加。故Scr的变化可间接反映Ccr的变化。老年人肌肉萎缩，肌组织减少，内源性肌酐产生减少，24小时尿肌酐排出量相应下降。因此真Scr水平并无相应于Ccr的随龄升高，即使当Ccr降低到正常的35%时，老年人的Scr仍可在正常范围内。因此老年人的Scr不能反映其Ccr的变化。

由于老年人的饮食习惯个体差异较大，蛋白质摄入量不同。老年人的尿毒症水平有较大差异，需结合临床进行分析。

（二）肾小管功能改变

浓缩稀释功能。老年人肾小管浓缩稀释功能明显减退。青年人禁水12小时后尿渗透压平均增至110 mmol/（kg·H₂O），而老年人则平均为882 mmol/

（kg·H_2O）。尿最大浓缩功能在50岁以后每10年约下降5%。其原因是随着年龄的增长肾单位数目减少。间质常纤维化致使逆流倍增效果欠佳，剩余的肾单位出现渗透性利尿，妨碍尿浓缩能力。尿稀释功能也明显减退，一次20 mL/kg的水负荷后，青年人的净水清除率（CH_2O）为16.2 mL/min，而老年人仅5.9 mL/min；青年人于水负荷后3小时即可出现尿量。（CH_2O）增高的峰值，而老年人则要3小时后出现其稀释功能减退，除肾间病变外，与肾小球滤过率减少，溶质在髓袢转运不良，以及基础抗利尿激素水平过高等因素有关。酸化功能：正常老年人在基础状态下，其血pH、PCO_2和碳酸氢盐含量与青年人并无差异，但酸负荷后老年人肾小管代谢作用明显减弱。65岁以上的老年人排酸能力比青年人低约40%，这与老年人氨铵的清除率下降以及曲小管刷状缘的$Na^+–H^+$交换能力明显减退有关。转运功能：老年人肾小管最大转运能力（Tm）下降，对氨马尿酸的最大分泌能力对葡萄糖最大吸收率以及菊粉清除率平行性降低。老年人Tm下降与线粒体数目减少，线粒体功能减退、$Na^+–K^+–$ATP酶活力下降，氧耗量下降有关。内分泌功能：老年人肾的α–羟化酶活力下降导致1，25–（OH）$_2$-D_3的生成明显减少，钙吸收不足，骨质丢失，而致骨质疏松，代谢性骨病及病理性骨折。老年人血浆肾素血管紧张素水平低于青年人。与衰老相关的肾小球旁器形态及功能的变化，肾交感神经活动性下降以及有关激素减少而导致的分泌减少有关。

四、合理用药保护老年人的肾功能极为重要

肾脏是人体药物代谢和排泄的重要器官，肾衰竭时人体对药物的吸收生物利用度、分布容积、蛋白质结合度、廓清率及药效反应都得引起很大的变化。药物所致的急性肾衰占34.2%。在老年人原有肾脏疾病者发生率更高。临床用药种类繁多，各种药引起的肾损害发生机理不同，毒性不同，作用部位也不同，临床表现不同，预后亦不同。如果对药物所致的肾损害认识不足，或某些药物所致的肾病常缺乏特征性的临床表现，以及肾脏巨大的储备能力，致使药物性肾病变不易早发现。如何正确合理用药，避免不良反应及减少药源性肾病变的发生率，使药物达到治疗的目的至关重要。

如老年肾皮质血流减少，肾小球滤过率下降，老年人需依赖前列腺素的分泌来缓解肾素局部缩血管作用对肾小球滤过率的影响。因此当使用非类固醇消炎药时，老年人肾功能损害的可能性较大。又如老年人远端肾小管保钠功能减低。正常情况下依赖远端肾小管对钠的正常重吸收功能来代偿的保证肾小管钠重吸收转运的平衡。若不适当地应用利尿剂，就可能引起低钠血症、低钾血症、体位性低血压、心律失常等严重不良反应。充分利用老年人药代动力学的特点，合理用药对保护老年人的肾功能是极为重要的。合理用药的措施包括：

（一）避免滥用药

应根据病情变化及时调整药物，将老年人用药种类减低到最低水平，并尽量不

用肾毒性药物。

（二）对主要经肾脏排泄的药物应减量应用

如洋地黄类，青霉素及半合成青霉素，头孢菌素，可根据下列公式计算Ccr并相应减量或延长给药间歇。

Ccr=（140–年龄）×体重（kg）/72×血清肌酐（mg/dL）（女性×0.85）

用药剂量=常规剂量×患者Ccr/正常Ccr

给药间歇时间=常规间歇时间×正常 Ccr/患者Ccr

（三）对用药者作定期细致观察

监测其临床表现、肾功能及有关的生化指标，必要时监测血药物浓度，一旦出现不良反应，应即予以及时处理。

第二节　急性肾小球肾炎

急性肾小球肾炎（acute glomenulo nephritis，AGN）简称急性肾炎，是一组以起病较急，患者出现浮肿、血尿、蛋白尿，可伴有高血压和（或）一过性肾功能不全等临床表现病症。本病在老年人群（60岁以上）以及5～12岁儿童，出现链球菌感染性疾病后高发，具有明显的时间特征，感染后2～4周起病。

一、临床表现

（一）水肿

可出现眼睑、颜面、下肢、会阴部和生殖器水肿。轻者仅有体重增加（隐性水肿），重者可全身肿胀，甚至出现胸腔和腹腔积液。

（二）蛋白尿

肾小球肾炎时血液内不能够从肾脏滤出的某些蛋白滤过至尿液内，出现蛋白尿。主要表现为尿中泡沫增多，且长久不消失。

（三）管型尿

尿中既有蛋白质又有管型时，提示肾小球的病变。

（四）高血压

肾脏通过排出水和钠盐，影响血管内循环血容量；同时产生肾素，产生缩血管作用，参与调节血压。肾小球肾炎时肾脏排水和钠盐能力下降，肾素产生增多，出现高血压。

（五）贫血

肾脏可产生促红细胞生成素，肾病进展，肾功能受损害后，此种激素产生减少，出现贫血。

（六）肾功能不全和尿毒症

是肾小球病变逐渐进展，并发展到终末期的渐进性过程，但并不是所有肾小球肾炎患者都有的表现。但是老年人由于肾功能的自然衰退及诸多药物接触等因素，肾脏代偿能力减弱，比年轻人容易出现肾功能不全。

二、诊断标准

除发病前2~4周有前驱感染病史外，还需具备如下条件：

（一）尿液

通过尿常规可用于初步观察尿蛋白、潜血、白细胞、管型、细菌、酸碱度和比重等。尿相差显微镜观察红细胞的形态，用于观察血尿是否来源于肾脏。24小时尿蛋白定量有助于判断蛋白尿的多少。

（二）血液

一般包括血常规、血生化、肌酐清除率；其他包括感染、肿瘤和免疫方面有助于辅助诊断的各项检验。其中补体C_3下降，抗"O"水平的升高，具有排异性。

（三）影像学

泌尿系B超观察肾脏大小有助于判断肾病的进程；胸片和超声学方面检查有助于发现胸水和腹水等。

（四）肾穿刺活检

为有创伤的检查，经肾穿刺取得活组织病理学检查是诊断本病的最可靠的方法，对于肾小球肾炎的诊治和预后判断均十分重要；对于老年人而言，各种原发或继发性膜性肾病是最常见的病理类型，当24小时尿蛋白大于6~8 g，且持续六个月不缓解；合并肾功能不全等情况，有较大的肾穿刺病理活检价值。

三、西医药物治疗思路、原则、目标与处方

（一）治疗思路、原则与目标

针对病理类型和病因对症治疗，防止和延缓肾脏病进展，预防和治疗水钠潴留、控制循环血容量，从而改善临床症状（水肿、高血压），防治并发症（心力衰竭、脑病、急性肾衰），促进病肾组织学及功能的修复。但是，对于老年人而言，必须更严格评估病情、适应证及诊疗措施的利弊，避免严重免疫抑制后激发的致命性感染、类固醇性糖尿病、股骨头坏死等情况发生。

（二）药物治疗方案

AGN以对症治疗为主，同时防治各种并发症、保护肾功能，以利于其自然病程的恢复。用药的基本方案是利尿药+抗生素+降血压药。

1. 一般治疗　急性期应休息，应限制饮食中水和钠的摄入，氮质血症时应适当减少蛋白的摄入。

2. 感染灶的治疗

（1）青霉素（Benzylpenicillin）：240万U+NS100 mL，静脉滴注，每8小时1次10～14天。

（2）罗红霉素（Rokitampcin）：0.15 g，每日2次，10～14天。

以上二种任选一。

对急性肾小球肾炎患者控制感染可选用毒霉素炎，头孢菌素类抗生素，如青霉素、头孢拉定等；过敏者应用大环内酯类抗生素，如红霉素、罗红霉素，也可应用喹诺酮类如环丙沙星等药物。

3. 水肿的治疗　急性肾小球肾炎患者大多有程度不同的水肿，一般轻度水肿无须治疗，经限制钠盐及水的摄入和卧床休息即可消退。如经控制水、盐摄入后水肿仍明显者，应加用利尿药，先选用噻嗪类利尿药加氢氯噻嗪，效果不佳时应用呋塞米，每次20～60 mg，口服或肌内注射、静脉注射；如血钾偏低仍有水肿者，可加用保钾剂利尿药如螺内酯（安体舒通）、氨苯蝶啶。

利尿处方二：

（1）氢氯噻嗪（Hydrochlorothiazide）：25 mg，每日2～3次。

（2）呋塞米（Furosemide）：20 mg，每日1～3次。

4. 降压治疗　积极而稳步地控制血压对于增加血流量，改善肾功能，预防心、脑并发症实属必要。常用噻嗪类利尿药（或）襻利尿药，利尿后即可达到控制血压的目的。必要时可用钙通道阻滞药如尼群地平、盐酸哌唑嗪以增强扩张血管效果。

5. 急性心力衰竭的治疗　控制钠盐和水分往往可使肺淤血或急性心力衰竭好转。近年来，多数学者认为急性肾炎虽出现胸闷、气短、心界扩大、心率增强、肺淤血、肺底啰音等心力衰竭症状，但心排血量不降低，射血分数不减少，似乎与心力衰竭的病理生理基础不同，实质上是水、钠潴留，血容量增加所致的淤血状态；因此，控制心力衰竭主要措施为利尿降压，必要时可应用酚妥拉明或硝普钠静脉滴注，以减轻心脏前后负荷。

纠正心力衰竭处方：

（1）硝酸异酸梨醇酯：50 mg，iv泵，每小时8 mg。

（2）硝普钠25 mg+5%GS50 mL，iv泵入，据血压情况调整。

（3）必要时洋地黄制剂。

6. 高钾血症的治疗　注意限制药物中钾的摄入量，应用排钾性利尿药均可防止高钾血症的发展。如尿量极少，导致严重高钾血症时，可用葡萄糖胰岛素静脉滴注以高渗碳酸氢钠静脉滴注，但以上措施均加重水、钠潴留和扩张血容量，故应慎重，必要时可用腹膜或血液透析治疗。

7. 糖皮质激素治疗处方　国内外通用的糖皮质激素使用方案：24 h尿蛋白定量小于1 g，不建议使用激素；尿蛋白定量在1～3.5 g之间时，建议起始剂量0.5 mg/

（kg·d）；大于3.5 g达肾病综合征水平，建议起始剂量1 mg/（kg·d）。以上处方均应遵循"起始剂量足，减量缓慢，长期维持"原则。此类药物在急性肾炎中不常用。

8. 免疫抑制剂治疗处方　在医生指导下使用环磷酰胺、霉酚酸酯、他克莫司、环孢素A、中成药雷公藤多甙等。此类药物在老年人中应谨慎使用，以防副反应。

9. 四联疗法处方　治疗急进性肾小球肾炎时，通常采用四联疗法即激素、免疫抑制剂、抗凝剂与抗血小板聚集剂四药并用，该疗法除抗炎和抑制免疫反应外，尚能抑制肾小球纤维蛋白沉积和上皮新月体形成，抑制肾小球毛细血管内血栓形成，及时用药可改善病理变化。具体用药方法如下：

（1）糖皮质激素：泼尼松500～1000毫克，隔日1次，3次为1个疗程，一般用3个疗程，冲击结束后改为泼尼松60毫克/日，口服。

（2）免疫抑制剂：多选用环磷酰胺静脉注射，每日每千克体重3毫克。

（3）抗凝剂：可选用肝素、华法林或尿激酶，一般肝素用量为50～100毫克/日；华法林为5～10毫克/日，3日后改为3毫克/日；尿激酶4万～6万单位/日。上述抗凝剂可任选一种。

（4）抗血小板聚集剂：常选用双嘧达莫，每日每千克体重5～10毫克。这种四联疗法的总疗程一般为3个月至1年，其不良反应除激素、免疫抑制剂所引起的外，尚有出血可能，故应慎用。

（三）用药说明与注意事项

对于使用激素和免疫抑制剂治急性肾炎，学术界存有争议，要谨慎个体化给药，其他包括控制血压药物、利尿剂治疗和免疫抑制剂均等药物均要在医生指导及严密观察下使用，并根据血压、体重和尿量等检查化验指标变化动态调整，尽量避免或减少可能出现的药物副作用，同时避免使用可能导致肾损害药物（如解热镇痛药、造影剂、含马兜铃酸中药、某些抗生素等）。一般均需在常规治疗无效，且有肾脏病理学依据的基础上使用。

五、中医中药治疗处方

（一）辨证论治

按祖国传统医学观点，本病常因外感风寒、风热或寒湿所引起。外邪犯肺，肺失宣降以致三焦水道不利，是肾小球肾炎的主要发现病机。临床辨证属于本虚标实，本虚乃肺、脾、肾三脏之虚，尤其以脾肾亏虚为主，而标实中则以瘀血内阻及水湿潴留影响最大。治疗上当补虚祛实，补益脾肾，注重扶正祛邪固本。早期针对表邪、水湿、湿热三个外邪，采用疏风解表、芳香化湿、清热利尿为主要治则祛邪以安正，同时健脾益气为主，兼以益肾；后期则脾肾同补。

（二）秘方验方

临床常用的清热解毒药有：白花蛇舌草、银花、连翘、半枝莲、蒲公英、七叶一枝花、一枝黄花、鱼腥草等；常用的清热利湿药有：金钱草、萹蓄、鹿衔草、猪苓、茯苓、芦根等。

1. 孙中祥方

辨证：风热侵袭，肺肾气化失职，水液潴留。

治法：清热利水。

方名：四苓散合五皮饮方加减。

组成：茯苓12 g，猪苓10 g，泽泻10 g，白术12 g，陈皮10 g，大腹皮12 g，车前子12 g（包），益母草10 g。

用法：水煎服，每日1剂，日服3次。

2. 王天位方

辨证：风邪犯肺，三焦气滞，肺失清宣，水气泛溢，郁热内闭。

治法：宣肺利水，清热化气。

方名：滋肾丸汤剂加味方。

组成：防风12 g，麻黄6 g，杏仁12 g，甘草3 g，生石膏30 g（先煎），知母30 g，黄柏9 g，五加皮10 g，连翘12 g，鲜白茅根35 g，车前子9 g，生肉桂3 g。

用法：水煎服，每日1剂，日服2次。

（三）中成药

用于肾小球肾炎，可见减少蛋白尿、血尿，改善水肿症状。常用黄葵胶囊等。

（四）用药说明与注意事项

急性肾炎早期以风热实邪为主，治以"疏风清热，解表利水"为量，等后期中属"阴水"范围。其病早期，常因脾虚不能制水而致水气泛滥肌肤引起水肿。脾虚日久导致肾虚，脾虚不摄，肾虚不固，则精微物质如蛋白质等自小便而出。故组方遣药上，以益气健脾为先，常用黄芪、太子参、白术、茯苓、山药、薏苡仁等，其中黄芪常用至30～60 g，同时益肾常用生地黄、旱莲草、金毛狗脊等。随着病情发展，逐渐过渡至补脾益肾并重，常加用淫羊藿、山茱萸、枸杞子等，但温阳慎用附子、肉桂一类温燥之品。滥用温燥，以中病，而且容易耗伤阴液。

第三节　肾病综合征

肾病综合征（Nephrotic syndrome，NS）并非一种独立性疾病，而是在许多疾病过程中，由于肾小球基底膜受损，其通透性发生改变而导致的一组临床症候群。临床特征是大量蛋白质（≥3.5 g/d）、低蛋白血症（血清白蛋白≤30 g/L）、高度浮肿及高脂血症，其中大量蛋白尿和低蛋白血症是诊断肾病综合征的必备条件。肾病综合征可分为原发性及继发性两大类，继发性肾病综合征的病因众多。老年人群发病特点有特异性。

一、临床表现

NS最基本的特征是大量蛋白尿、低蛋白血症、（高度）水肿和高脂血症，即所谓的"三高一低"，及其他代谢紊乱为特征的一组临床症候群。

1. 大量蛋白尿　大量蛋白尿是NS患者最主要的临床表现，也是肾病综合征的最基本的病理生理机制。大量蛋白尿是指成人尿蛋白排出量＞3.5 g/d。肾小球滤过膜的分子屏障及电荷被破坏，致使原尿中蛋白含量增多，当远超过近曲小管里吸收量时，形成大量蛋白尿。

在此基础上，凡增加肾小球内压力及导致高灌注、高滤过的因素（如高血压、高蛋白饮食或大量输注血浆蛋白）均可加重尿蛋白的排出。

2. 低蛋白血症　血浆白蛋白降至＜30 g/L。NS时大量白蛋白从尿中丢失，促进白蛋白肝脏代偿性合成和肾小管分解的增加。当肝脏白蛋白合成增加不足以克服丢失和分解时，则出现低白蛋白血症。此外，NS患者因胃肠道黏膜水肿导致饮食减退、蛋白质摄入不足、吸收不良或丢失，也是加重低白蛋白血症的原因。

除血浆白蛋白减少外，血浆的某些免疫球蛋白（如IgG）和补体成分、抗凝及纤溶因子、金属结合蛋白及内分泌素结合蛋白也可减少，尤其是大量蛋白尿，肾小球病理损伤严重和非选择性蛋白尿时更为显著。患者易产生感染、高凝、微量元素缺乏、内分泌紊乱和免疫功能低下等并发症。这在老年人群中表现尤为突出。

3. 水肿　NS时低白蛋白血症、血浆胶体渗透压下降，使水分从血管腔内进入组织间隙，是造成NS水肿的基本原因。近年的研究表明，约50%患者血容量正常或增加，血浆肾素水平正常或下降，提示某些原发于肾内钠、水潴留因素在NS水肿发生机制中起一定作用。

4. 高脂血症　NS合并高脂血症的原因目前尚未完全阐明。高胆固醇和（或）高甘油三酯血症，血清中LDL、VLDL和脂蛋白（α）浓度增加，常与低蛋白血症并存。高胆固醇血症主要是由于肝脏合成脂蛋白增加，但是在周围循环中分解减少也起部分作用。高甘油三酯血症则主要是由于分解代谢障碍所致，肝脏合成增加为次要因素。

二、诊断标准

（一）大量蛋白尿

尿蛋白≥3.5 g/d。

（二）血浆蛋白减低

血清白蛋白≤30 g/L。

（三）水肿

面部和（或）双下肢浮肿，严重时可有胸、腹膜腔积液。

（四）高脂血症

胆固醇和（或）甘油三酯升高。

（五）临床上在确诊原发性NS之前，首先应排除继发性NS

如狼疮性肾炎、糖尿病肾病、紫癜性肾炎、乙型肝炎病毒相关性肾小球肾炎、肿瘤相关性肾炎、肾淀粉样变性、家族遗传性疾病等，其中以狼疮性肾炎、糖尿病肾病、紫癜性肾炎最为常见。排除继发性NS，然后才能诊断为原发性NS。

其诊断标准以（一）和（二）为必需具备的条件。

三、西医药物治疗思路、原则、目标与处方

（一）治疗思路、原则与方法

一般治疗、对症治疗及应用糖皮质激素、免疫抑制剂控制炎症反应，防止和延缓肾脏病进展，防治感染、血栓形成等并发症。凡有严重水肿、低蛋白血症者需卧床休息。老年人机体调节功能下降，在治疗时应该权衡利弊，谨慎选择。

（二）病因治疗处方

首先排除继发性和遗传性疾病，才能确诊为原发性NS。原发性肾病综合征如微小病变型肾病部分患者可自发缓解，治疗缓解率高，但缓解后易复发；系膜增生性肾小球肾炎、局灶节段性肾小球硬化、系膜毛细血管性肾小球肾炎、膜性肾病等病情多数进展缓慢，自然病程中非NS患者10年肾存活率为90%，NS患者为50%；而NS对激素治疗缓解者10年肾存活率达90%以上，无效者仅为40%。

老年人继发性肾病综合征中，狼疮肾炎、糖尿病肾病、肾淀粉样变性、骨髓瘤性肾病、淋巴瘤或实体肿瘤性肾病等，较为常见。

1. 确诊NS。

2. 确认病因　首先排除继发性和遗传性疾病，才能确诊为原发性NS；最好进行肾活检，做出病理诊断。

3. 判断有无并发症。

（三）营养治疗处方

给予正常量0.8 g/（kg·d）的优质蛋白（富含必需氨基酸的动物蛋白为主）饮食。热量要保证充分，每日每千克体重不应少于30~35 kcal。尽管患者丢失大量尿蛋白，但由于高蛋白饮食增加肾小球高滤过，可加重蛋白尿并促进肾脏病变进展，故目前一般不再主张应用。

水肿时应低盐（<3 g/d）饮食。为减轻高脂血症，应少进富含饱和脂肪酸（动物油脂）的饮食，而多吃富含多聚合不饱和脂肪酸（如植物油、鱼油）及富含可溶性纤维（如豆类）的饮食。

（四）控制水肿治疗处方

1. 噻嗪类利尿剂　氢氯噻嗪25 mg qd或者bid口服。它主要作用于髓襻升支厚壁段和远曲小管前段，通过抑制钠和氯的重吸收，增加钾的排泄而利尿。长期服用应防止低钾、低钠血症。老年人群中，此类药物还易诱发高尿酸血症及痛风性关节炎，应重视。

2. 潴钾利尿剂　主要作用于远曲小管后段，排钠、排氯，但潴钾，适用于低钾血症的患者。单独使用时利尿作用不显著，可与噻嗪类利尿剂合用。常用氨苯蝶啶或醛固酮拮抗剂螺内酯。长期服用需防止高钾血症，肾功能不全患者应慎用。

3. 襻利尿剂　主要作用于髓襻升支，对钠、氯和钾的重吸收具有强力的抑制作用。常用呋塞米（速尿）或布美他尼（丁尿胺）（同等剂量时作用较呋塞米强40倍），分次口服或静脉注射。在渗透性利尿药物应用后随即给药，效果更好。应用襻利尿剂时需谨防低钠血症及低钾、低氯血症性碱中毒发生；而对于老年患者，诱发痛风、耳毒性及加重肾缺血等情况必须高度关注。

4. 渗透性利尿剂　通过一过性提高血浆胶体渗透压，可使组织中水分回吸收入血。此外，它们又经过肾小球滤过，造成肾小管内液的高渗状态，减少水、钠的重吸收而利尿。常用不含钠的右旋糖酐40（低分子右旋糖酐）或淀粉代血浆（706代血浆）（分子量均为2.5万～4.5万）静脉点滴。随后加用襻利尿剂可增强利尿效果。但对少尿（尿量<400 mL/d）患者应慎用此类药物，因其易与肾小管分泌的Tamm-Horsfall蛋白和肾小球滤过的白蛋白一起形成管型，阻塞肾小管，并由于其高渗作用导致肾小管上皮细胞变性、坏死，诱发"渗透性肾病"，导致急性肾衰竭。在老年人当中这尤其谨慎。

5. 提高血浆胶体渗透压血浆或血浆白蛋白等静脉输注　均可提高血浆胶体渗透压，促进组织中水分回吸收并利尿，如再用呋塞米加于葡萄糖溶液中缓慢静脉滴注，有时能获得良好的利尿效果。但由于输入的蛋白均将于24～48小时内由尿中排出，可引起肾小球高滤过及肾小管高代谢，造成肾小球脏层及肾小管上皮细胞损伤、促进肾间质纤维化，轻者影响糖皮质激素疗效，延迟疾病缓解，重者可损害肾功能。故应严格掌握适应证，对严重低蛋白血症、高度水肿而又少尿（尿量<400 mL/d）的NS患者，在必须利尿的情况下方可考虑使用，但也要避免过频、过多。老年人往往基础病较多，心功能下降，警惕此类药物诱发急性心力衰竭。

对NS患者利尿治疗的原则是不宜过快、过猛，以免造成血容量不足、加重血液高凝倾向，诱发血栓、栓塞并发症。

（五）免疫抑制剂治疗处方

目前临床上常用的免疫抑制剂有环孢霉素A、他克莫司（FK506）、麦考酚吗乙酯和环磷酰胺等。

既往免疫抑制剂常与糖皮质激素联合应用治疗多种不同病理类型的肾病综合征，近年来也推荐部分患者因对糖皮质激素相对禁忌或不能耐受（如未控制糖尿病、精神因素、严重的骨质疏松），及部分患者不愿接受糖皮质激素治疗方案或存在禁忌证的患者，可单独应用免疫抑制剂（如他克莫司或环孢素）治疗（包括作为初始方案）某些病理类型的肾病综合征，如局灶节段性肾小球硬化、膜性肾病、微小病变型肾病等。

（六）降脂治疗处方

肾病综合征常常出现混合性高脂血症，主要原因在于低蛋白血症加速了肝脏对血脂及蛋白质的合成。治疗以原发疾病治疗为主，若以胆固醇增高为主，可选用他汀类药；若以甘油三酯增高为主，可以酌情使用贝特类降脂药物。

（七）抗凝及抗血小板聚集治疗处方

老年肾病综合征患者，大部分病理类型均属于膜性肾病，因此，依据国内外指南推荐，当血浆白蛋白低于25 g/L时，建议评估病情，酌情使用抗凝药，比如低分子肝素、华法林等。新一代的抗凝药，如利伐沙斑、达比加群等，均可选用。

（八）非特异性抗炎药物治疗处方

糖皮质激素（下面简称激素）用于肾脏疾病，主要是其抗炎作用。它能减轻急性炎症时的渗出，稳定溶酶体膜，减少纤维蛋白的沉着，降低毛细血管通透性而减少尿蛋白漏出；此外，尚可抑制慢性炎症中的增生反应，降低成纤维细胞活性，减轻组织修复所致的纤维化。糖皮质激素对疾病的疗效反应在很大程度上取决于其病理类型，微小病变的疗效最为迅速和肯定。使用原则和方案一般是：

1. 起始足量　常用药物为泼尼松，口服8～12周。

2. 缓慢减药　足量治疗后每2～3周减原用量的10%，当减至20 mg/天左右时症状易反复，应更加缓慢减量。

3. 长期维持　最后以最小有效剂量再维持数月至半年。激素可采取全日量顿服或在维持用药期间两日量隔日一次顿服，以减轻激素的副作用。水肿严重、有肝功能损害或泼尼松疗效不佳时，可更换为泼尼松龙口服或静脉滴注。

根据患者对糖皮质激素的治疗反应，可将其分为"激素敏感型"（用药8～12周内NS缓解）、"激素依赖型"（激素减药到一定程度即复发）和"激素抵抗型"（激素治疗无效）三类，其各自的进一步治疗有所区别。

长期应用激素的患者可出现感染、药物性糖尿病、骨质疏松等副作用，少数病例还可能发生股骨头无菌性缺血性坏死，需加强监测，及时处理。

（九）用药说明与注意事项

应用糖皮质激素及免疫抑制剂（包括细胞毒药物）治疗NS可有多种方案，原则上应以增强疗效的同时最大限度地减少副作用为宜。对于是否应用激素治疗、疗程长短，以及是否使用和选择何种免疫抑制剂（细胞毒药物）等应结合患者肾小球病的病理类型、年龄、肾功能和否是相对禁忌证等情况不同而区别对待，依据免疫抑制剂的作用靶目标，制定个体化治疗方案。近年来根据循证医学的研究结果显示，针对不同的病理类型，同时依据老年人群患者的耐受性，提出相应治疗方案，能最大限度减毒增效。

四、中医中药治疗处方

（一）辨证论治

肾病综合征一般以水肿为主要临床表现，因此一般多按中医的"水肿"门所记载的理论和实践来进行研究。关于肾病综合征水肿的病机，主要与肺、脾、肾三脏及三焦对水液代谢功能的失调有关。由于风、寒、湿等外邪侵袭，肺之治节、肃降失司，可以出现面部水肿，或加重原来脾、肾两虚所引起的水肿；脾虚不能运化则水湿潴留也可以水肿；肾虚不能化气，亦可水湿潴留而肿。当以清热解毒，祛湿温阳利水，兼以温补脾肾为法则。

（二）秘方验方

1.脾肾阳虚　治法：温补脾肾，通阳利水。

方药：真武汤合五皮饮加减。药用制附片、肉桂、茯苓、泽泻、白术、大腹皮、桑白皮、生姜皮、白芍、陈皮等。真武汤为温阳利水的代表方，方中制附片大辛大热，温肾壮阳，化气行水为主；水制在脾，故又配伍茯苓、白术健脾渗利为辅；配以白芍疏肝止痛，养阴利水，且能缓和附子之辛燥。五皮饮可健运脾气，以御水邪之泛滥，还有宣降调理中气、疏通水道之功，使水有去路。两者共奏温补脾肾，通阳利水之功。为增加利水消肿之功，可加牛膝、车前子、防己，一则活血利水，二则引水湿从下而去。若水肿重者，还可合用己椒苈黄丸，辛宣苦泄，导水从小便而去，攻坚决壅，逐水从大便而去，前后分消，以除水湿。

2.肝肾阴虚　治法：滋补肝肾，育阴利水。

方药：知柏地黄汤加减。药用知母、黄柏、生地、丹皮、山萸肉、山药、茯苓、泽泻、车前子、牛膝等。方中知母、黄柏坚肾清火，兼清湿热；生地、山萸肉以滋补肝肾；配以丹皮清泻肝火，使水足火平，山药健脾益阴、茯苓、泽泻淡渗利湿；佐以牛膝、车前子活血利水。诸药合用、补泻结合，补中有泻，寓泻于补，补阴为主，阴与阳济，能制虚火，则诸症自除。若湿热盛者，可合用五味消毒饮以清热解毒，挟瘀者合当归芍药散加减。

3.气阴两虚　治法：益气养阴。

方药：参芪麦味地黄汤或大补元煎加减，药用党参（偏阴虚者用太子参）、黄芪、生地、丹皮、山药、山萸肉、茯苓、泽泻、牛膝、车前子等。

4.风热犯肺　治法：辛凉解表，宣肺利水。

方药：越婢汤、越婢加术汤合五皮饮加减。药用炙麻黄、生石膏、白术、陈皮、茯苓皮、大腹皮（桑白皮、生姜皮、牛膝、车前子等。方中麻黄、桑白皮宣降肺气，复其肃降；重用石膏辛寒清热，和麻黄一辛寒一辛温，以辛凉透邪外出；陈皮理所醒脾；白术、茯苓皮健脾渗湿利水；大腹皮、生姜皮行气消肿；生姜皮兼能辛透表邪；加牛膝、车前子以增强利水之功。若表热重者，可加菊花、连翘、芥穗等以清热解表。

5.气滞水停　治法：行气利水。

方药：导水茯苓汤加减。药用茯苓、泽泻、白术、麦冬、陈皮、桑白皮、大腹皮、木瓜、槟榔、苏叶、广木香、砂仁等。本方是行气利水的代表方。方中桑白皮清肃肺气；大腹皮、槟榔宽中导滞；陈皮、木香、砂仁、苏叶斡旋中州气机；茯苓、泽泻淡渗利水；白术、木瓜燥湿醒脾；麦冬清热养阴，以防利水伤阴。

6.湿热壅滞　治法：清热解毒，祛湿利水。

方药：程氏萆薢分清饮加减。药用萆薢、石菖蒲、茯苓、白术、黄柏、车前子、丹参、滑石、石韦、益母草、白茅根等。本方是清利湿热的常用方。方中萆薢、石菖蒲清利湿浊；黄柏、车前、石韦、滑石清利湿热；白术、茯苓健脾祛湿；丹参、益母草活血通络；加白茅根以增强清热利尿之功。诸药合用，使湿浊得分，湿热得去，脉络通畅，诸症得除。若兼有阴虚者，可合用滋肾汤。

（三）中成药

雷公藤多甙、火把花根片等，产地来源、含量名不同，用法也因人因病情而异，但使用应以取效而副作用小为原则，即掌握个体化的运用特性。

（四）用药说明与注意事项

本病病程较长，主强分期论治，早期去邪。后期扶正为主，以减毒增效为主要目的。中医认为脾阳虚衰，运化水湿无力，致使水湿储留，水湿内盛，泛溢肌肤，故见全身水肿，按之凹而不起。温阳利水有侧重脾阳与肾阳之不同，而水阻气滞，"水不利则病血"，常随而见，故此行气活血亦为其要法。同时还要注意开宣肺气，因肺能宣发肃降，通调水道，常可加速水肿的消除。而在其治疗过程中，还应及时驱除风邪及湿热内扰等因素。

第四节　尿路感染

尿路感染（urinary tract infection）简称尿感，是指致病作生物在尿中繁殖并侵犯泌尿系统的任何部位，包括肾脏、输尿管、膀胱、尿道等。病原体主要为细菌，也可为真菌、病毒、衣原体、寄生虫等，常合并糖尿糖等，老年人机体免疫功能下降，又此类疾病多发。

一、临床表现与诊断标准

（一）临床表现

1.急性单纯性膀胱炎　发病突然，女性患者发病多与性活动有关。主要表现是膀胱刺激征，即尿频、尿急、尿痛，膀胱区或会阴部不适及尿道烧灼感；尿频程度不一，严重者可出现急迫性尿失禁；尿混浊、尿液中有白细胞，常见终末血尿，有时为全程血尿，甚至见血块排出。一般无明显的全身感染症状，体温正常或有低热。

2. 急性单纯性肾盂肾炎

（1）泌尿系统症状包括尿频、尿急、尿痛等膀胱刺激征，血尿，患侧或双侧腰痛，患侧脊肋角有明显的压痛或叩击痛等。

（2）全身感染的症状如寒战、高热、头痛、恶心、呕吐、食欲不振等，常伴有血白细胞计数升高和血沉增快。

3. 无症状菌尿　无症状菌尿是一种隐匿性尿路感染，多见于老年女性和妊娠期妇女，患者无任何尿路感染症状，发病率随年龄增长而增加。

4. 复杂性尿路感染　复杂性尿路感染临床表现差异很大，常伴有增加获得感染或治疗失败风险的其他疾病，可伴或不伴有临床症状（如尿频、尿急、尿痛，排尿困难，腰背部疼痛，脊肋角压痛，耻骨上区疼痛和发热等）。复杂性尿路感染常伴随其他疾病，如糖尿病和肾功能衰竭；其导致的后遗症也较多，最严重和致命的情况包括脓毒血症，老年人甚至可以并发肾周脓肿而出现感染性休克。肾功能衰竭，肾衰竭可分为急性和慢性，可逆和不可逆等。

（二）诊断标准

1. 正规清洁中段尿（要求尿停留在膀胱中4～6小时以上）细菌定量培养，菌落数≥10^5/mL。

2. 参考清洁离心中段尿沉渣白细胞数＞10个/Hp，或有尿路感染症状者。

具备上述1、2项可以确诊。如无2项则应再作尿细菌计数复查，如仍≥10^5/mL，且两次的检查相同者，可以确认。

3. 作膀胱穿刺尿培养，如细菌阳性（无论菌数多少），亦可确诊。

4. 未有条件作尿菌培养计数，可用治疗前清晨清洁中段尿（尿停留于膀胱4～6小时以上）离心尿沉渣革兰染色找细菌，如细菌＞1个/油镜视野，结合临床尿感症状，亦可确诊。

5. 尿细菌数在$10^{4～5}$个/mL之间者，应复查，如仍为$10^{4～5}$个/mL，需结合临床表现或作膀胱穿刺尿培养来确诊。

必须指出，对有明显急性膀胱刺激征的妇女，尿中有较多的白细胞，如中段尿含菌数＞10^2个/mL，亦疑诊为尿感，并等待培养结果。

二、西医药物治疗思路、原则、目标与处方

（一）治疗思路、原则与目标

抗感染治疗，控制症状，减少复发。治疗时应遵循下列原则：

1. 目前治疗以抗生素抗菌疗法为首选方法，首先按常见病原菌给予敏感抗生素。

2. 治疗前行尿培养，然后根据药敏结果及时调整用药。

3. 尽可能选择尿液或靶器官中浓度高的抗生素。

4. 疗程要足够，抗菌药物的使用要持续到症状消失、尿培养转阴后2周。

5. 避免滥用抗生素，特别是避免使用肾毒性药物。

6. 必须同时消除诱发因素，若存在尿路畸形或功能异常者，应予以矫正或做相应处理。

7. 加强机体免疫功能。

（二）下尿路感染治疗处方

1. 女性非妊娠期急性单纯性膀胱炎治疗　急性单纯性膀胱炎治疗建议采用三日疗法治疗，即口服复方磺胺甲基异恶唑，或氧氟沙星，或左氧氟沙星。对于致病菌对磺胺甲基异恶唑耐药率高达10%～20%的地区，可采用呋喃妥因治疗。

2. 男性膀胱炎　所有男性膀胱炎患者均应该除外前列腺炎。对于非复杂性急性膀胱炎可口服复方磺胺甲基异恶唑或喹诺酮类药物治疗，剂量同女性患者，但疗程需要7天；而对于复杂性急性膀胱炎患者可口服环丙沙星，或左氧氟沙星，连续治疗7～14天。

（三）中毒症状对症治疗处方

1. 充分补液是缓解中毒症状及退热的必要措施之一；但对于老年人，我们应该结合其基础疾病，充分评估心肺功能后进行补液处理，补液量以前日尿量+500 mL，同时注意适当控制补液速度。

2. 在充分抗感染的基础上，适当选择糖皮质激素等药物，能减轻中毒症状。

（四）无症状菌尿的治疗处方

对于绝经前非妊娠妇女、糖尿病患者、老年人、脊髓损伤及留置导尿管的无症状菌尿的患者不推荐抗菌药物治疗。然而，对于经尿道行前列腺手术或其他可能导致尿路黏膜出血的泌尿外科手术或检查的无症状性细菌尿患者，应该根据细菌培养结果采取敏感抗生素治疗。

（五）复杂性尿路感染治疗处方

复杂性尿路感染的治疗方案取决于疾病的严重程度。除了抗菌药物治疗外，还需同时处理泌尿系统解剖功能异常以及治疗合并的其他潜在性疾病，若有必要还需营养支持治疗。如果病情严重，通常需要住院治疗。首先应该及时有效地控制糖尿病、尿路梗塞等基础疾病，必要时需要与内分泌科等相关专业医生共同治疗，否则，单纯使用抗生素治疗很难治愈本病。其次，根据经验静脉使用广谱抗生素治疗。在用药期间，应该及时根据病情变化和（或）细菌药物敏感试验结果调整治疗方案，部分患者尚需要联合用药，疗程至少为10～14天。

（六）用药说明与注意事项

慢性尿路感染治疗周期为4～8周，急性肾盂肾炎治疗周期为2～4周，急性膀胱炎周期为3天疗法（即抗生素连服3天），治疗周期内应连续用药，不能中断，必须要在尿液分析检查正常后方可停药。

三、中医中药治疗处方

（一）辨证论治

在中医理论中，尿路感染被统称为"淋证"，淋证中以热淋、血淋为常见，此外还有气淋、膏淋、石淋、劳淋等。热淋可引起尿频、尿急、尿痛、小便灼热等症；血淋引起血尿；气淋导致小腹胀痛；膏淋引起糜尿或合并严重脓尿；石淋由泌尿系结石引起；劳淋则由脾肾虚损引起。其主要发病机理为湿热蕴结下焦，导致膀胱气化失司，伤阴损气，久之脾肾两虚。在治疗上，应以清热、利湿、解毒、通淋为主，而属慢性尿路感染者，多因肾虚而起，因此以补气、补肾为主，佐以清热治疗。

1. 膀胱湿热

辨证要点：小便频数短涩，滴沥灼热刺痛，尿色黄赤混浊，小腹拘急胀痛，或腰痛拒按，或有恶寒发热，口苦，呕恶，或见大便秘结等，舌质红，苔薄黄或黄腻，及脉滑数。

治法：清热利湿，解毒通淋。

方药：八正散合五味消毒饮加减。萹蓄、瞿麦、山栀子、滑石、通草、车前子、金银花、野菊花、公英、地丁、龙葵子。

2. 肝胆湿热

辨证要点：小便频数，涩滞不畅，淋漓难尽，小腹拘急胀痛，伴恶寒往来，口苦口黏，心烦欲呕，胸胁胀痛，或阴囊湿疹，或带下黄臭，外阴瘙痒等，舌质红，苔黄腻，脉弦数。

治法：清泄肝胆，解毒通淋。

方药：龙胆泻肝汤加减。龙胆草、黄芩、山栀子、柴胡，生地、车前子、当归、通草、泽泻、甘草。

3. 肝肾阴虚，湿热留恋

辨证要点：小便短赤混浊，淋沥不尽，时有低热，五心烦热，腰膝酸痛，头晕耳鸣，咽干口燥，舌质红少苔，脉细数。

治法：滋阴清热，解毒利湿。

方药：知柏地黄丸合五味消毒饮加减。生地、山茱萸、山药、丹皮、茯苓、泽泻，知母、黄柏、金银花、野菊花、公英、地丁、龙葵。

4. 气阴两虚，湿热恋滞

辨证要点：久淋不愈，小便赤涩不甚，但淋漓不已，时作时止，遇劳即发，或加重，神疲乏力，纳呆腹胀，腰膝酸痛，头晕耳鸣，口干咽燥，五心烦热，舌红苔微腻，脉细数无力。

治法：益气养阴，清热利湿解毒。

方药：参芪地黄汤合五味消毒饮加减。生地、山茱萸、山药、丹皮、茯苓、人参、黄芪、金银花、野菊花、公英、地丁、龙葵根。

（二）秘方验方

1. 解毒通淋汤 鱼腥草30 g，白花蛇舌草30 g，车前草30 g，土茯苓15 g，猪苓15 g，泽泻15 g，黄柏15 g，滑石30 g（包煎），生甘草6 g。水煎服，一日2次。治疗急性尿路感染和慢性尿感急性发作。

2. 尿感茶 金银花30 g，鱼腥草30 g，车前草30 g，土茯苓15 g。开水冲泡30分钟，频频服之。其适用于急性发作的尿路感染和反复发作的尿路感染。

3. 尿感外浴方 苦参30 g，金银花30 g，鱼腥草30 g，公英30 g，败酱草30 g，黄柏30 g。水煎，外浴会阴部。其适用于急性尿道炎和尿路感染的防治。

4. 六一散 飞滑石、甘草，以6∶1的比例加工而成。每服15 g，每日三次，开水送服。适用于治疗急性尿路感染。

5. 六味地黄丸 每服3~6 g，每日三次，开水送服。适用于慢性尿路感染。

（三）中成药

1. 尿感宁颗粒 由海金沙藤、连钱草、凤尾草、萹草、紫花地丁组成。清热解毒，通淋利尿，抗菌消炎。其用于急慢性尿路感染。

2. 三金片 由金樱根、菝葜、羊开口、金沙藤、积雪草组成。清热解毒，利湿通淋，益肾。其用于下焦湿热所致的热淋、小便短赤、淋沥涩痛、尿急频数；急慢性肾盂肾炎、膀胱炎、尿路感染见上述证候者；慢性非细菌性前列腺炎肾虚湿热下注证。注意肝肾功能不全者慎用。

3. 宁泌泰胶囊 由四季红、白茅根、大风藤、三颗针、仙鹤草、芙蓉叶、连翘组成。清热解毒，利湿通淋，用于湿热蕴结所致淋证，证见；小便不利，淋漓涩痛，尿血，以及下尿路感染、慢性前列腺炎见上述证候者。

4. 大败毒胶囊 由大黄、蒲公英、陈皮、木鳖子、白芷、天花粉、金银花、黄柏、乳香、当归、赤芍、甘草、蛇蜕、干蟾、蜈蚣、全蝎、芒硝组成。清血败毒，消肿止痛，用于脏腑毒热，血液不清引起的梅毒，血淋，白浊，尿道刺痛，大便秘结、疥疮，痈疽疮疡，红肿疼痛。

5. 复方石韦片 由石韦、萹蓄、苦参、黄芪组成。清热燥湿，利尿通淋。用于小便不利，尿频，尿急，尿痛，下肢浮肿等症；也可用于急慢性肾小球肾炎，肾盂肾炎，膀胱炎，尿道炎，见有上述症状者。

6. 八味小檗皮散 由小檗皮、荜茇、余甘子、甘草、红花、熊胆、人工麝香、京墨组成。消炎止痛，固精止血。用于尿道感染引起的尿频、尿急、尿痛，血尿，亦可用于白浊，滑精。

7. 热淋清颗粒 头花蓼。清热解毒，利尿通淋。用于湿热蕴结，小便黄赤，淋漓涩痛之症，尿路感染，肾盂肾炎见上述证候者。

8. 泌淋清胶囊 由四季红、黄柏、酢浆草、仙鹤草、白茅根、车前草组成。清热解毒，利尿通淋，用于湿热蕴结所致的小便不利，淋漓涩痛，尿血，急性非特异性尿路感染，前列腺炎见上述证候者。

9. 银花泌炎灵片　由金银花、半枝莲、萹蓄、瞿麦、石韦、川木通、车前子、淡竹叶、桑寄生、灯芯草组成。清热解毒，利湿通淋，用于急性肾盂肾炎，急性膀胱炎，下焦湿热证，证见：发热恶寒、尿频急、尿道刺痛或血尿、腰痛等。

（四）用药说明与注意事项

中药治疗除了能抑制病原微生物外，还可以通过清利湿热，提高人体免疫力来达到治愈病症的目的，对于较轻的非特异性感染效果较好。但中药的起效相比西药慢，对于较严重的细菌感染性病症效果较差，此时使用抗菌药物治疗更易达到理想效果，必要时可通过微生物检测及药敏结果选择针对性的抗菌药物进行治疗。此外，老年人常常存在症状、体征与感染严重程度不相符合情况，使用中药的价值较大。

第五节　膀胱过度活动症

膀胱过度活动症是一种以尿急症状为特征的症候群，常伴有尿频和夜尿症状，可伴或不伴有急迫性尿失禁，尿动力学上可表现为逼尿肌过度活动，也可为其他形式的尿道膀胱功能障碍，其明显影响患者的日常生活和社会活动，已成为困扰人们的一大疾病。近年来随着我国进入老龄化社会，以及糖尿病与神经系统损害性疾病的增长，由此继发的相关疾病膀胱过度活动症的发生率也逐年上升。

一、临床表现

典型症状主要包括尿急、日间尿频、夜尿和急迫性尿失禁。

（一）尿急

是指一种突发、强烈的排尿欲望，且很难被主观抑制而延迟排尿。

（二）急迫性尿失禁

是指与尿急相伴随或尿急后立即出现的尿失禁现象。

（三）尿频

为一种主诉，指患者自觉每天排尿次数过于频繁。在主观感觉的基础上，成人排尿次数达到：日间不少于8次，夜间不少于2次，每次尿量低于200 mL时考虑为尿频。

（四）夜尿

指患者每夜2次以上的、因尿意而排尿的主诉。

二、诊断要点

（一）以临床症状作为主要诊断依据

由于其发病机制尚不明确，涉及膀胱感觉神经、排尿中枢、运动神经、逼尿肌等多方面因素，并且其他形式的储尿和排尿障碍也可引起逼尿肌的非抑制性收缩。因此，对做出正确的诊断需依赖于筛选性检查和选择性检查。

（二）筛选性检查

包括体格检查、尿常规、尿流率、剩余尿测定、前列腺B超。

（三）选择性检查

包括泌尿或生殖系统病原学检查、尿液细胞学检查等，必要时可行泌尿系腹平片、静脉尿路造影或者MRI检查。

三、西医药物治疗思路、目标与处方

（一）治疗思路、目标

改善膀胱感觉功能，增加膀胱容量、延长警报时间、消除尿急而不干扰膀胱的排空能力。

（二）作用于逼尿肌胆碱能受体药物的治疗处方

M受体拮抗剂药物治疗容易被大多数OAB患者接受，因而是OAB最重要和最基本的治疗手段。逼尿肌的收缩通过激动胆碱能（M受体）介导，M受体拮抗剂可通过拮抗M受体，抑制逼尿肌的收缩，改善膀胱感觉功能，抑制逼尿肌不稳定收缩可能，因此被广泛应用于治疗OAB。一线药物有托特罗定、曲司氯胺、索利那新等，其他药物有奥昔布宁、丙哌唯林、普鲁苯辛等。

（三）作用于膀胱感觉传入神经的药物治疗处方

辣椒辣素及树胶脂毒素（resiniferatoxin RTX）。

（四）作用于末梢乙酰胆碱释放的药物治疗处方

抑制副交感神经胆碱能神经末梢乙酰胆碱的释放：肉毒杆菌毒素A。

（五）作用于中枢神经系统的药物治疗处方

中枢神经系统的多个区域参与了排尿控制，如皮质和间脑以及中脑、延髓和脊髓。可选择与这些神经通路有关的神经递质如γ-氨基丁酸、5-羟色胺、多巴胺和谷氨酸等。OAB的治疗药物中，最常用的是丙米嗪，不仅有抗胆碱及拟交感作用，还可能有中枢性抑制排尿反射的作用，被推荐用于治疗混合性急迫、压力性尿失禁。但丙米嗪起效较慢，服用数周后才能见效。不良反应有体位性低血压及心律失常。另一抗抑郁药物度洛西汀，通过抑制中枢对5-羟色胺和去甲肾上腺素的再摄取，增加尿道外括约肌张力。

（六）用药说明与注意事项

首先了解患者是否有治疗的要求，因此初期的治疗要围绕患者的症状对其生活质量的影响有多大这个问题确定治疗的路线。由于OAB是一个症状诊断，因此其治疗只能是缓解症状而非针对病因，不可能达到治愈。OAB患者通常多以采用药物疗法为主，行为疗法为辅的联合应用，但选择作用于中枢神经系统的药物时需谨慎使用，此药物毒副作用较大。

四、中医中药治疗处方

（一）辨证论治

中医药被尝试用于OAB的治疗和辅助治疗，其疗效确切，不良反应小，越来越被医生重视，被患者所接受。包括中药疗法、针灸疗法、按摩疗法、膀胱冲洗疗法、直肠用药、外治法、熏香疗法等。

OAB属于中医"遗溺""小便频数""劳淋"等范畴。该病辨证以脾肾气虚不固为主，可兼夹阴虚或兼夹湿热。以脾肾亏虚为本，湿热为标的角度辨证分析，治疗以温阳补肾治其本，以清热利湿、利尿通淋治其标，据此，中医临床治疗OAB，中药多以补肾通淋、健脾益肾，清热利湿之法组方，针灸则以补中益气、温肾健脾、补泻兼施为治疗大法。

（二）秘方验方

1. 加味缩泉丸　补骨脂15 g，台乌药9 g，山药18 g，益智仁9 g，五味子6 g，桑螵蛸12 g，熟地9 g，白果100 g，甘草3 g。水煎服，每日1剂，日服3次。

2. 金匮肾气丸加减　熟地、桑寄生、泽泻各15 g，茯苓、山药、桑螵蛸、益智仁各20 g，桂枝、制附片（先煎）、枣皮、丹皮各10 g，甘草5 g。水煎，每日3次，四周为一个疗程。

3. 补肾通淋方加减　补骨脂15 g，黄芪30 g，王不留行15 g，赤芍10 g，桃仁10 g，海藻10 g，茯苓15 g，牛膝15 g，肉桂10 g，黄柏10 g。水煎，早晚温服。

4. 益气固肾汤加减　党参20 g，黄芪30 g，升麻5 g，山药30 g，山茱萸15 g，熟地15 g，女贞子20 g，麦冬10 g，五味子10 g，炙甘草5 g，白芍15 g，牡蛎30 g。水煎，每日1剂，日煎两次，早晚温服，2周为一个疗程。

（三）中成药

1. 热淋清颗粒　由头花蓼组成。清热泻火，利尿通淋。其用于下焦湿热所致的热淋，证见尿频、尿急、尿痛；尿路感染、肾盂肾炎见上述证候。开水冲服，一次1~2袋，一日3次。

2. 宁泌泰胶囊　由四季红、白茅根、大风藤、三颗针、仙鹤草、芙蓉叶、连翘组成。清热解毒，利湿通淋。其用于湿热蕴结所致淋证，证见；小便不利，淋漓涩痛，尿血。

3. 复方桂苓散　桂枝、茯苓、猪苓、泽泻、白术、红花、丹皮等组成。通阳化气，除湿利水。其可显著改善膀胱的储尿功能。

（四）用药说明与注意事项

中医注重整体观念和辨证论治，中医认为OAB主体是脾气虚弱，运化功能障碍，而肾气不足，气化失常，固摄无权，致膀胱开合失度，虽病位在膀胱，然肾为水脏，膀胱为水腑，膀胱的贮尿和排尿功能有赖肾的气化功能，所以重点在滋补肾气，同时不忘滋阴安神以缓解体内阴液的耗伤。另外，在其治疗过程中还需注意清除湿热等因素的内扰，扶正、固本、祛邪三管齐下。此外，治OAB在中医治疗上，除中药汤药还可以配合针灸疗法、按摩疗法、膀胱冲洗疗法、直肠用药、外治法、熏香疗法等，各方互补共同促使膀胱功能的改善和恢复。

第六节 老年前列腺炎

前列腺炎（prostatitis）是指由多种复杂原因引起的，以尿道刺激症状和慢性盆腔疼痛为主要临床表现的前列腺疾病。前列腺炎是泌尿外科的常见病，在泌尿外科50岁以下男性患者中占首位。但这并不是说老年不会患有前列腺炎的，老年的身体各项机能由于年龄的原因本身就在下降，以至于该疾病对老年的身体危害更大。

尽管前列腺炎的发病率很高，但其病因仍不是很清楚，尤其是非细菌性前列腺炎，因此其治疗以改善症状为主。1995年美国国立卫生研究院制定了一种新的前列腺炎分类方法；Ⅰ型：相当于传统分类方法中的急性细菌性前列腺炎；Ⅱ型：相当于传统分类方法中的慢性细菌性前列腺炎；Ⅲ型：慢性前列腺炎/慢性盆腔疼痛综合征；Ⅳ型：无症状性前列腺炎。其中非细菌性前列腺炎远较细菌性前列腺炎多见。

一、临床表现

Ⅰ型前列腺炎常发病突然，表现为寒战、发热、疲乏无力等全身症状，伴有会阴部和耻骨上疼痛，可有尿频、尿急和直肠刺激症状，甚至急性尿潴留。

Ⅱ型和Ⅲ型前列腺炎临床症状相似，多有疼痛和排尿异常等。不论哪一类型慢性前列腺炎都可表现为相似临床症状，统称为前列腺炎症候群，包括盆骶疼痛、排尿异常和性功能障碍。盆骶疼痛表现极其复杂，疼痛一般位于耻骨上、腰骶部及会阴部，放射痛可表现为尿道、精索、睾丸、腹股沟、腹内侧部疼痛，向腹部放射酷似急腹症，沿尿路放射酷似肾绞痛，往往导致误诊。排尿异常表现为尿频、尿急、尿痛、排尿不畅、尿线分叉、尿后沥滴、夜尿次数增多，尿后或大便时尿道流出乳白色分泌物等。偶尔并发性功能障碍，包括性欲减退、早泄、射精痛、勃起减弱及阳痿。

Ⅳ型前列腺炎无临床症状，仅在有关前列腺方面的检查时发现炎症证据。

二、诊断标准

根据患者的病史、症状、直肠指诊、前列腺液检查及四杯试验等检查结果，可做出诊断。由于前列腺炎往往继发于体内的其他感染灶，如尿路感染、精囊炎，附睾炎及直肠附近的炎症，因此诊断前列腺炎时，必须对泌尿生殖系统及直肠进行全面检查。

三、西医药物治疗思路、原则、目标与处方

（一）治疗思路、原则与目标

首先要进行临床评估，确定疾病类型，针对病因选择治疗方法。对疾病的错误理解、不必要的焦虑以及过度节欲会使症状加重，因此应解除患者思想顾虑。前列腺炎可能是一种症状轻微或全无症状的疾病，也可能是一种可自行缓解的自限性疾病，也可能是一种症状复杂，导致尿路感染、性功能障碍、不育等的疾病，对患者的治疗既要避免向患者过分渲染本病的危害性，也要避免对本病治疗采取简单、消极、盲目偏重抗生素治疗的态度，应采用个体化的综合治疗。

（二）复方磺胺甲恶唑治疗处方

复方磺胺甲噁唑（磺胺甲恶唑0.4 g，甲氧苄啶80 mg）：0.8 g，bid，3天达稳定血药浓度。

（三）喹诺酮类药物治疗处方

左氧氟沙星片：0.5 g，口服，每日1次，7~14天一个疗程。

（四）其他抗生素治疗处方

阿奇霉素：第1日，0.5 g顿服，第2~5日，一日0.25 g，顿服；或一日0.5 g，顿服，连服3日。

多西环素：首次0.2 g，以后每次0.1 g，每天1~2次。疗程为3~7天。

（五）用药说明与注意事项

1. 抗菌治疗　前列腺液培养发现致病病原体是选择抗菌药物治疗的依据。非细菌性前列腺炎患者若有细菌感染征象，经一般疗法治疗无效，亦可适当采用抗菌药物治疗。抗菌药物的选择需注意前列腺腺泡与微循环间存在由类脂膜构成的前列腺-血屏障，从屏障妨碍水溶性抗生素通过，大大降低治疗效果。当有前列腺结石存在时，结石可成为细菌的庇护体。上述诸因素构成了慢性细菌性前列腺炎治疗上的困难，需要较长的疗程，且容易复发。

目前多主张喹诺酮类药物如氧氟沙星或左旋氧氟沙星。若无效继续用8周。复发且菌种不变，改用预防剂量以减少急性发作，使症状减退。长期应用抗生素若诱发严重副反应，如假膜性肠炎、腹泻，肠道耐药菌株滋长等，需更换治疗方案。非细菌性前列腺炎是否适宜使用抗菌药物治疗，临床上仍有争论。"无菌性"前列腺炎患者也可使用对细菌和支原体有效的药物，如喹诺酮类药物，SMZ-TMP或单用TMP，与四环素、喹诺酮类药物并用或间隔使用。如果抗生素治疗无效，确认为无菌性前列腺炎者，则停用抗生素治疗。此外，用双球囊导尿管封闭前列腺部尿道，从尿道腔注入抗生素溶液反流入前列腺管，亦可达到治疗目的。

Ⅰ型主要是广谱抗生素，对症治疗和支持治疗。Ⅱ型推荐以口服抗生素为主，选择敏感性药物，疗程为4~6周，期间应对患者进行疗效阶段性评价。Ⅲ型可先口

服抗生素2~4周，再评估疗效。同时辅以非甾体抗炎药、α受体拮抗剂、M受体拮抗剂等改善排尿症状和疼痛。Ⅳ型无须治疗。

2. 消炎、止痛药　非甾体类抗炎药可改善症状，一般使用消炎痛内服或栓剂，中药使用消炎、清热、解毒、软坚药物亦收到一定效果。别嘌醇能降低全身及前列腺液中的尿酸浓度，理论上可作为自由基清除剂，还可清除活性氧成分，减轻炎症，缓解疼痛。不失为可选用的辅助治疗方法。

3. 物理治疗　前列腺按摩可排空前列腺管内浓缩的分泌物以及引流腺体梗阻区域的感染灶，因此对顽固病例可在使用抗生素的同时每3~7天做前列腺按摩。多种物理因子被用作前列腺理疗，如微波、射频、超短波、中波和热水坐浴，对松弛前列腺、后尿道平滑肌及盆底肌肉，加强抗菌疗效和缓解疼痛症状有一定好处。

4. M受体拮抗剂　对伴有膀胱功能过度活动症表现，如尿急、尿频、夜尿增多但无尿路梗阻的前列腺炎患者，可以使用M受体拮抗剂治疗。

5. α受体拮抗剂　前列腺痛、细菌性或非细菌性前列腺炎患者的前列腺、膀胱颈及尿道平滑肌张力都增加，排尿时后尿道内压增高致尿液反流入前列腺管，是引起前列腺痛、前列腺结石及细菌性前列腺炎的重要原因，应用α受体拮抗剂有效地改善前列腺痛及排尿症状，有助于防止尿液的前列腺内反流，对防止感染复发有重要意义。在Ⅲ型前列腺炎的治疗中也具有重要作用。α受体拮抗剂宜用较长疗程，使有足够时间调整平滑肌功能，巩固疗效，可根据患者的情况选择不同的α受体阻滞剂，主要有：多沙唑嗪、萘哌地尔、坦索罗辛和特拉唑嗪等。

6. 前列腺按摩及热疗　前列腺按摩是传统的治疗方法之一，研究显示适当的前列腺按摩可促进前列腺管排空，增加局部药物浓度，进而缓解慢性前列腺炎的临床症状。热疗主要利用多种物理手段所产生的热效应，增加前列腺组织血液循环，加速新陈代谢，有利于增加效应和消除组织水肿，缓解盆底肌肉痉挛等。

7. 其他治疗　包括了手术治疗、生物反馈治疗、经会阴体外冲击波治疗、心理治疗、中医中药治疗等。

值得注意的是：老年人胃肠道功能弱、肾功能减退，使用口服药物时，应重点关注胃肠道、肾脏方面的副反应。

四、中医中药治疗处方

（一）辨证论治

中医学认为老年前列腺炎大多为多湿、多热所致，但因久病不愈，湿热长期不清，一是耗伤正气，二是精道气滞血瘀，虚实错杂；或因情志不畅，肺郁气滞，气郁化火；或因饮食不节，劳累过度，房事不洁等，致使湿热乘虚侵袭精室。治宜活血化瘀、通行气血、清利湿热。

1. 湿热证

辨证要点：尿频、尿急、尿痛、排尿困难，尿有余沥。小便有灼热感，尿黄赤，会阴部、肛门、后尿道坠重不适或疼痛，排尿终末或大便时尿道口有乳白色分泌物，伴口苦口干，大便或干或溏，舌质红，苔黄腻，脉弦滑数。

治法：清热利湿，祛湿排浊。

方药：程氏萆薢分清饮加减。黄柏12 g，萆薢15 g，车前子15 g，石菖蒲12 g，丹参15 g，虎杖12 g，败酱草15 g，红藤15 g，金银花15 g，瞿麦15 g，大黄6 g，桃仁15 g，赤芍12 g，穿山甲15 g，天花粉15 g。

2. 瘀血症

辨证要点：尿频、排尿不适，尿有余沥，排尿时尿道刺痛。会阴部、后尿道刺痛，痛引睾丸、阴茎、腹股沟或小腹，射精疼痛。伴忧愁思虑，烦躁不安，失眠多梦等，舌质偏暗，脉弦涩。

治法：祛瘀排浊，软坚散结。

方药：复元活血汤加减。大黄9 g，桃仁15 g，穿山甲15 g，红花9 g，当归15 g，冬瓜仁20 g，浙贝母9 g，败酱草15 g，红藤15 g，柴胡9 g，天花粉15 g。前列腺结节者，合桂枝茯苓丸加水蛭6 g，莪术12 g破瘀消坚；刺痛明显者加三七粉3 g；尿道刺痛明显者加琥珀粉1.5 g；精神抑郁者，加龙骨20 g，牡蛎20 g，或羚羊角粉0.6 g。

3. 寒热错杂证

辨证要点：数月或数年尿频、尿道不适、尿有余沥，会阴部、睾丸不舒或疼痛，疼痛有时游走不定，或在小腹、少腹，或在腰背、骶部。伴腰膝酸软，下腹部、会阴、睾丸怕冷，足心发凉，或手足心发热，潮热盗汗，口干；遗精、性欲减退，阳痿，早泄。全身乏力，精神不振，烦躁不安，失眠多梦，大便或干或溏，小便时清时黄，舌质偏暗，脉弦数或细数。

治法：寒热并用，祛瘀排浊。

方药：薏苡附子败酱散加减。薏苡仁20 g，附子10 g，败酱草20 g，金银花15 g，蒲公英20 g，土茯苓20 g，丹参15 g，赤芍12 g。当归12 g。鸡血藤15 g，冬瓜仁20 g，穿山甲15 g。

（二）秘方验方

1. 取白花蛇舌草20 g，菟丝子、茯苓各18 g，萆薢、泽泻、益智仁、车前子、王不留行各15 g。此方有补肾固肾、清热祛湿、化浊通瘀的功效。煎水服用，日服3次，每天1剂。药渣再煎水熏洗会阴部。2周为一个疗程。

2. 取丹参15 g，桃仁、红花、茯苓、川芎、牛膝、滑石、木通、车前子、王不留行各10 g，龙胆草、甘草各5 g。此方有清热利湿、活血化瘀的功效，主用于慢性前列腺炎的治疗。煎水服用，日服3次，每天1剂。15天为一个疗程。

3. 取败酱草30 g，白芍、薏苡仁各20 g，瞿麦、元胡各15 g，黄柏、桃仁、甘草、小茴香、刘寄奴、川牛膝、川楝子各10 g，熟附子3 g。此方有清热利湿、理气化瘀的功效，主用于慢性前列腺炎的治疗。煎水服用，日服2次，每天1剂。连服15天。

4. 取蒲公英30 g，败酱草15 g，王不留行、川楝子、丹参、赤芍、乳香、泽兰各

9 g，桃仁6 g。此方有活血化瘀、清热解毒、化湿利浊的功效，主用于慢性前列腺炎的治疗。煎水服用，日服3次，每天1剂。连服1月。

5. 取山药、白术各30 g，白芍15 g，苍术10 g，车前子9 g，人参6 g，甘草、柴胡、陈皮各3 g。此方有疏肝理气、燥湿健脾的功效，适用于慢性前列腺炎。煎水服用，日服3次，每天1剂。连服15天。

6. 取败酱草、炒麦芽各30 g，牛膝、萆薢、瞿麦、元胡各15 g，丹皮、赤芍各10 g，龙胆草9 g，通草6 g。此方有活血行气、清热利湿的功效，适用于慢性前列腺炎。煎水服用，日服2次，每天1剂。再煎药渣坐浴。连用15天。

7. 取鱼腥草30 g，丹参、萆薢、菟丝子、枸杞子、野菊花、生芡实各15 g，橘核、荔枝、车前子、益智仁、王不留行各10 g，乌药6 g，三七粉3 g（冲服）。此方有清热解毒、活血祛瘀、补肾的功效，适用于慢性前列腺炎。煎水服用，日服2次，每天1剂。3个月为一疗程。

8. 取石韦20 g，乌药15 g，红花、桃仁、瞿麦、青皮、当归、萆薢、车前子、冬葵子各10 g。此方有行瘀散结、利尿通淋的功效，适用于慢性前列腺炎。煎水服用，日服3次，每天1剂。6周为一个疗程。

9. 取红花、桃仁、牛膝、当归、丹参、赤芍、知母、柴胡、王不留行、败酱草、车前子各15 g，黄柏、川楝子、元胡、甘草各10 g。此方有清热利湿、活血化瘀的功效，适用于慢性前列腺炎。煎水服用，日服3次，每天1剂。1周为一个疗程，间隔2天再进行第2各疗程。

10. 取海金沙30 g，车前草、紫参、紫花地丁各15 g。共研为末，每次去适量放保温杯里，以开水冲泡15分钟，代茶饮用。每天1剂，连服1周。此方有消炎利尿的作用，适用于前列腺炎排尿困难及尿频尿痛者。

（三）中成药

1. 前列解毒胶囊

成分：水蛭、大黄（酒制）、益母草、蒲公英、红花、地龙、黄芪、当归、白芍、鸡内金、柴胡。

适应证：解毒利湿，通淋化瘀。用于慢性前列腺炎属湿热挟瘀证，症见：小便频急、尿后余沥、尿后滴白、尿道涩痛、少腹疼痛、会阴不适、腰骶疼痛、阴囊潮湿、睾丸疼痛。

2. 前列通栓

成分：木馒头、黄芪、车前子、黄柏、两头尖、蒲公英、泽兰、八角茴香油、肉桂油、琥珀。

适应证：清热解毒，清利湿浊，理气活血，消炎止痛，祛瘀通淋。用于良性前列腺增生症、急性及慢性前列腺炎。

3. 前列通片

成分：薜荔、黄芪、车前子、黄柏、两头尖、蒲公英、泽兰、琥珀、肉桂油、八角茴香油。

适应证：清热利湿，祛瘀通淋。用于湿热瘀阻所致的癃闭、淋症，症见尿频尿急、尿痛、尿后余沥、尿短赤、排尿困难、淋漓不畅、小腹胀满、会阴疼痛；慢性前列腺炎、前列腺增生见上述证候者。

4. 前列舒通胶囊　成分包括黄柏、赤芍、当归、川芎、土茯苓、三棱、泽泻、马齿苋、马鞭草、虎耳草、川牛膝、柴胡、甘草。

第七节　前列腺增生

前列腺增生（hyperplasia of prostate），常称作良性前列腺增生（benign prostatic hyperplasia，BPH）是中老年男性常见疾病之一，随全球人口老年化发病日渐增多。前列腺增生的发病率随年龄递增，但有增生病变时不一定有临床症状，多数患者随着年龄的增长，排尿困难等症状随之增加。城镇发病率高于乡村，而且种族差异也影响增生程度。

一、临床表现

前列腺增生的早期由于代偿，症状不典型，随着下尿路梗阻加重，症状逐渐明显，临床症状包括储尿期症状、排尿期症状以及排尿后症状。由于病程进展缓慢，难以确定起病时间。

（一）储尿期症状

该期的主要症状包括尿频、尿急、尿失禁以及夜尿增多等。

1. 尿频、夜尿增多　尿频为早期症状，夜尿次数增加，但每次尿量不多。膀胱逼尿肌失代偿后，发生慢性尿潴留，膀胱的有效容量因而减少，排尿间隔时间更为缩短。若伴有膀胱结石或感染，则尿频愈加明显，且伴有尿痛。

2. 尿急、尿失禁　下尿路梗阻时，50%～80%的患者有尿急或急迫性尿失禁。

（二）排尿期症状

该期症状包括排尿踌躇、排尿困难以及间断排尿等。

随着腺体增大，机械性梗阻加重，排尿困难加重，下尿路梗阻的程度与腺体大小不成正比。由于尿道阻力增加，患者排尿起始延缓，排尿时间延长，射程不远，尿线细而无力。小便分叉，有排尿不尽感觉。如梗阻进一步加重，患者必须增加腹压以帮助排尿。呼吸使腹压增减，出现尿流中断及淋漓。

（三）排尿后症状

该期症状包括排尿不尽，尿后滴沥等。

尿不尽、残余尿增多：残余尿是膀胱逼尿肌失代偿的结果。当残余尿量很大，膀胱过度膨胀且压力很高，高于尿道阻力，尿便自行从尿道溢出，称充溢性尿失禁。有的患者平时残余尿不多，但在受凉、饮酒、憋尿，服用药物或有其他原因引起交感神经兴奋时，可突然发生急性尿潴留。患者尿潴留的症状可时好时坏。部分患者可以急性尿潴留为首发症状。

（四）其他症状

1. 血尿　前列腺黏膜上毛细血管充血及小血管扩张并受到增大腺体的牵拉或与膀胱摩擦，当膀胱收缩时可以引起镜下或肉眼血尿，是老年男性常见的血尿原因之一。膀胱镜检查、金属导尿管导尿、急性尿潴留导尿时膀胱突然减压，均易引起严重血尿。

2. 泌尿系感染　尿潴留常导致泌尿系感染，可出现尿急、尿频、排尿困难等症状，且伴有尿痛。当继发上尿路感染时，会出现发热、腰痛及全身中毒症状。平时患者虽无尿路感染症状，但尿中可有较多白细胞，或尿培养有细菌生长，手术前应治疗。

3. 膀胱结石　下尿路梗阻，特别在有残余尿时，尿液在膀胱内停留时间延长，可逐渐形成结石。伴发膀胱结石时，可出现尿线中断，排尿末疼痛，改变体位后方可排尿等表现。

4. 肾功能损害　多由于输尿管反流，肾积水导致肾功能破坏，患者就诊时的主诉常为食欲不振、贫血、血压升高，或嗜睡和意识迟钝。因此，对男性老年人出现不明原因的肾功能不全症状时，应首先排除前列腺增生。

5. 长期下尿路梗阻　可出现因膀胱憩室充盈所致的下腹部包块或肾积水引起的上腹部包块。长期依靠增加腹压帮助排尿可引起疝、痔和脱肛。

二、诊断要点

（一）前列腺增生患者由于为老年患者，常合并有其他慢性疾病

诊断时应重视患者全身情况，进行详细问诊、体检、化验，注意心、肺、肝、肾功能。排尿困难症状结合诸项检查，可明确诊断。在此过程中，泌尿系彩超和尿常规尤为重要。

（二）问病史

1. 下尿路症状的特点、持续时间及其伴随症状。
2. 手术史、外伤史，尤其是盆腔手术或外伤史。
3. 了解既往史，包括性传播疾病、糖尿病、神经系统疾病、可能与夜尿症有关的心脏病病史。
4. 用药史了解患者目前或近期是否服用影响膀胱出口功能或导致LUTS的药物。
5. 患者的一般状况。

三、西医药物治疗思路、目标、原则与处方

（一）治疗思路、目标与方法

前列腺增生的危害性在于引起下尿路梗阻后所产生的病理生理改变。其病理个体差异性很大，而且也不都呈进行性发展。一部分病变至一定程度即不再发展，所以即便出现轻度梗阻症状也并非均需手术。

（二）观察等待

对症状轻微，IPSS评分7分以下可观察，无须治疗。

（三）药物治疗

1. 5α-还原酶抑制剂：适用于治疗前列腺体积增大同时伴中、重度下尿路症状的BPH患者。研究发现5α-还原酶是睾酮向双氢睾酮转变的重要酶。双氢睾酮在前列腺增生中有一定的作用，因此采用5α-还原酶抑制剂可以对增生予以一定的抑制。

2. α1-受体阻滞剂：适用于有中、重度下尿路症状的BPH患者。目前认为此类药物可以改善尿路动力性梗阻，使阻力下降以改善症状，常用药有高特灵等。此类药的常见副作用包括头晕、头痛、乏力、困倦、体位性低血压、异常射精等。

3. 其他：包括M受体拮抗剂、植物制剂、中药等。M受体拮抗剂通过阻断膀胱M受体，缓解逼尿肌过度收缩，降低膀胱敏感性，从而改善BPH患者的贮尿期症状。植物制剂如普适泰等适用于BPH及相关下尿路症状的治疗。

（四）手术治疗

手术仍为前列腺增生的重要治疗方法，适用于具有中、重度LUTS并已明显影响生活质量的BPH患者。经典的外科手术方法有经尿道前列腺电切术（transurethral resection of the prostate，TURP）、经尿道前列腺切开术（transurethral incision of the prostate，TUIP）以及开放性前列腺摘除术。目前TURP仍是BPH治疗的"金标准"。

（五）用药说明与注意事项

进行药物治疗前对病情应有全面估计，对药物的副作用及长期用药的可能性等也应充分考虑。观察药物疗效应长期随访，定期行尿流动力学检查，以免延误手术时机。

四、中医中药治疗处方

（一）辨证论治

前列腺增生在中医属于"癃闭"的范畴，常在脾肾两虚基础上，湿热、气滞、瘀血、浊邪等病理因素单独或相兼为病，进而进一步影响肝、脾、肾、膀胱等脏腑功能失司，而出现小便点滴难出等表现。常见证型如下。

1. 膀胱湿热

辨证要点：小便量少难出，点滴而下，甚或涓滴不畅，小腹胀满，口干不欲

饮，舌红，苔黄腻，脉滑数。

治法：清利膀胱湿热。

方药：八正散加减。滑石20 g、通草15 g、车前子15 g、萹蓄10 g、瞿麦10 g、知母20 g、黄柏10 g、栀子10 g、大黄5 g。水煎服。

2. 肝郁气滞

辨证要点：小便突然不通，或通而不畅，胁痛，小便胀急，口苦，多因精神紧张或惊恐而发，舌苔薄白，脉弦。

治法：疏肝理气、开窍泄浊。

方药：沉香散加减。乌药15 g、北细辛3 g、陈皮10 g、木香5 g、郁金10 g、法半夏10 g、沉香3 g（后下）、柴胡10 g、青皮10 g。

3. 瘀浊阻滞精室

辨证要点：小便滴沥不畅，或尿细如线，甚或阻塞不通，小腹胀满疼痛，舌质紫暗，或有瘀斑，脉涩。

治法：祛瘀通络、开窍泄浊。

方药：代抵当丸加减。当归尾15 g、桃仁10 g、红花10 g、茯苓20 g、车前子15 g、泽泻10 g、大黄5 g、穿山甲3 g。

4. 脾虚气陷

辨证要点：气下坠感，时欲小便而滴沥不爽，排尿无力，精神萎靡，动则气短，食少，腹胀，大便溏薄，面色㿠白，舌淡苔薄白，脉沉细弱。

治法：补气升提。

方药：补中益气汤加减。黄芪30 g、党参15 g、白术15 g、升麻10 g、柴胡10 g、当归10 g、陈皮10 g、肉桂10 g、泽泻20 g、甘草5 g。

5. 肾气亏虚

辨证要点：小腹坠胀，小便欲解而不得出，或滴沥不爽，排尿无力，腰膝酸软，精神萎靡，耳鸣失聪，面色㿠白，舌淡苔薄白，脉沉细弱。

治法：温肾利水。

方药：济生肾气丸加减。熟地黄15 g、山药20 g、泽泻20 g、巴戟天15 g、茯苓20 g、肉桂5 g、山茱萸15 g、制附子10 g、车前子15 g、牛膝15 g、牡丹皮10 g。

（二）秘方验方

1. 癃闭散　穿山甲片（炒）、肉桂各适量，按6：4比例配用制成散剂，每次10 g，蜜水冲服，每日2次，连用20 g为1疗程。攻坚散结，助阳化气，用于前列腺增生症。

2. 癃闭通丸　熟地黄、山药、山茱萸各12 g，泽泻、茯苓各24 g，肉桂9 g，炮山甲15 g，先将上药打成细粉，炼蜜为丸，治疗时，每次1丸口服，每日3次。补益肾气，活血化瘀，用于前列腺增生症。

3. 消坚通窍汤　黄芪50 g，蛤壳、炮山甲各25 g，皂角刺、川牛膝各10 g，海藻、王不留行各15 g，木通9 g，马鞭草30 g，水蛭6 g，水煎2次，早晚温服，每日1

剂。另选大黄、芒硝、桂枝、虎杖、当归尾、路路通、地龙各等份，水煎候温后，坐浴或会阴部熏糟，每日2次。气虚时，宜加党参；阳虚时，宜加菟丝子、巴戟天；阴虚时，可加生地黄、熟地黄；湿重时，可加薏苡仁、猪苓；热盛明显时，可加黄柏、栀子同煎。益气活血，软坚通窍，用于老年性前列腺增生症。

4. 三黄桂甲汤　生黄芪50g，生大黄15g，生地黄25g，肉桂6g，穿山甲10g，水煎2次，早晚温服，每日1剂。对肾气亏虚者，宜加菟丝子、覆盆子、山茱萸、枸杞子各10g；对脾虚气陷者，需加党参20g，白术15g，升麻6g，柴胡6g；对气滞血瘀者，可加王不留行、赤芍各10g，琥珀（研末冲服）5g；对湿热下注者，可加黄柏10g，滑石30g，车前子30g同煎。益气活血，养阴清热，用于前列腺增生症。

5. 解癃汤　刘寄奴、黄芪各30g，桃仁、山茱萸各10g，熟地黄、山药、石韦各15g，蝼蛄、沉香各7g，甘草5g，水煎2次，早晚温服，每日1剂。对湿热显著者，宜加黄柏10g，鱼腥草10g，车前子30g；出现肾阳虚者，宜加淫羊藿、肉桂；伴大便秘结者，可加酒、大黄等同煎。补肾益气，活血化瘀，用于老年性前列腺增生症。

6. 黄芪琥珀汤　生黄芪、琥珀（研末冲服）30g，车前子15g，王不留行、夏枯草、山茱萸各15g，肉桂、桔梗各5g，水煎2次，早晚温服，每日1剂，连服30剂为一疗程。如有尿频、尿急、尿痛，宜去掉肉桂，加用瞿麦、萹蓄、金钱草；合并大便秘结，宜加大黄；发生严重血尿时，可加仙鹤草。益气补肾，化瘀散结，用于前列腺增生症。

7. 补肾活血汤　蒲公英、石韦、路路通各30g，怀牛膝、知母、炮山甲、赤芍、桃仁、莪术、山茱萸各10g，肉桂、皂角刺、生地黄各15g，水煎2次，早晚温服，每日1剂。连服30剂为一疗程。对腹胀甚者，宜加小茴香、泽泻等，如有尿频、尿急，宜去掉冬葵子、川黄柏等；如气虚甚重，宜加升麻、党参等；合并大便秘结，宜加生大黄。清热解毒，活血化瘀，益肾利湿，用于老年性前列腺增生症。

（三）中成药

1. 泽桂癃爽胶囊　行瘀散结，化气利水。用于膀胱瘀阻型前列腺增生及慢性前列腺炎，症见夜尿频多，排尿困难，小腹胀满，或小便频急，排尿不尽，少腹、会阴或腰骶疼痛或不适、睾丸坠胀不适、尿后滴白等。用法用量为口服，每次2粒，一日3次；30天为一疗程。

2. 舒泌通胶囊　在中医上的功能主治为：清热解毒，利尿通淋，软坚散结。用于湿热蕴结所致癃闭，小便量少，热赤不爽，前列腺肥大见上述证候者。用法用量为口服，一次2~4粒，一日3次。

3. 翁沥通胶囊　清热利湿，散结祛瘀。用于证属湿热蕴结，痰瘀交阻之前列腺增生症，症见尿频尿急或尿细，排尿困难等。用法用量为饭后服，一次3粒，一日2次。

（四）用药说明与注意事项

癃闭在老年人群中多发，在辨证论治基础上，适当增加活血通络、化痰散结及稳运下焦膀胱气机的药物，辨病与辨证相结合，能增加临床疗效。

第八节　老年肾功能衰竭

肾功能衰竭（acute renal failure，ARF）是指各种原因导致肾脏慢性进行性损害，引起肾功能不可逆性衰竭，临床以代谢产物和毒素潴留、水电解质和酸碱失衡以及内分泌功能异常等表现为特征的一组综合征。CRF是种原发性和继发性肾脏疾病持结进展的共同转归，其终末期称为尿毒症（Uremia）。老年人基础病多，再加上用药及生理上的退化，肾功能衰竭较多见。

一、临床表现

不典型老年人肾脏功能衰竭的病史可以不清楚，病情进展隐匿，临床常以乏力、厌食、恶心、呕吐等消化系统症状来就诊，严重时出现口中尿味甚至消化道出血。贫乏、失眠、注意力不集中是肾功能衰竭早期常有的精神症状。肾功能衰竭后期出现性格改变：忧郁、记忆力减退、判断错误、对外界反应淡漠。尿毒症时常有精神异常、幻觉、昏迷等，也常出现神经肌肉兴奋性增加，包括呃逆、肌肉痉挛等。肾功能衰竭晚期常有周围神经病变，下肢深入部出现异样感及呈蚁走样或刺痛，称为不安腿综合征。

二、诊断标准

有慢性肾脏病史出现上述临床症状，肾功能检查，诊断肾功能衰竭并不困难。但是，临床上约有40%的老年肾功能衰竭患者无明显肾脏病史。

老年人由于肌肉组织的减少，血肌酐在肾功能异常时升高可不明显，一旦血浆肌酐超过1.5 mg/d（133 μmol/L）以上，则提示有明确的肾功能受损，老年肾功能不全的最早表现为肾浓缩功能下降，常表现为多尿及夜尿增多，尿比重降低，24 h尿量常大于1500 mL，尿比重多在1.016以下，常固定在1.010左右。

慢性肾衰竭可分为以下四个阶段（表10-1）。

表10-1　我国CRF的分期方法

CRF分期	肌酐清除率（Ccr）（mL/min）	血肌酐（Scr）（μmol/L）	（mg/d）	说明
肾功能不全代偿期	50～80	133～177	1.5～2.0	大致相当于CKD2期
肾功能不全失代偿期	20～50	186～442	2.1～5.0	大致相当于CKD3期
肾衰竭期	10～20	451～707	5.1～7.9	大致相当于CKD4期
尿毒症期	<10	≥707	≥8.0	大致相当于CKD5期

三、西医药物治疗思路、目标、原则与处方

（一）一般治疗

老年人和年轻人的肾功能衰竭的处理原则是相似的，但肾功能衰竭老年人仍有一些特殊的注意点，合理的饮食治疗方案是治疗慢性肾功能衰竭的要素之一。

1. 限制蛋白饮食　低蛋白饮食可以防止尿素氮的升高，同时还有利于降低血磷和减轻酸中毒，但过分严格的控制蛋白质的摄入，则会发生营养不良。有人提倡老年肾功能衰竭患者每日蛋白质的摄入量为0.6 g/kg，要求60%以上蛋白质必须是富含必需氨基酸的蛋白，如鸡蛋、瘦肉和牛奶。尽可能少食植物蛋白的植物，如花生、黄豆等含非必需氨基酸较多的食物。

2. 高热量饮食　摄入足量的糖类和脂肪以供给人体足够热量，减少蛋白的分解。

3. 离子的摄入　除水肿、高血压和少尿者要限制盐摄入外，一般不宜过严限盐。只要尿量每日超过1 L，一般不须限制饮食中的钾。在氮质血症期，就应开始予低磷饮食，每日不超过600 mg。

4. 必需氨基酸疗法　如果GFR≤5 mL/min，则每日蛋白摄入量减至20 g，为防止和治疗营养不良症，故必须加用必需氨基酸，一般必需氨基酸用量为0.1～0.4 g/（kg·d）。

5. 因肾功能衰竭后，一些经肾脏排泄的药物会在体内蓄积，所以许多药物的剂量及用要时间都应有恰当的调整，特别是地高辛、肾素–血管紧张素–转换酶抑制剂等药物的剂量和间隔期。

（二）并发症的治疗

1. 水、电解质失衡的治疗　钙磷失衡可用活性维生素D_3，0.25 μg/d，在2～4周内增至0.5 μg/d，可使空、回肠吸收钙增加，加服碳酸钙，以降低血磷。当血钾≥6.5 mmol/L，出现肌无力和心电图高钾反应时，应予10%葡萄糖酸20 mL，缓慢静脉注射，必要时用5%碳酸氢纳100 mL静注，也可用高糖25%或50%的葡萄糖静脉注射，同时皮下注射胰岛素6～12 U，及时行CRRT治疗可以有效纠正水电解质失衡。

2. 代谢性酸中毒治疗　在低钠饮食的，给予碳酸氢钠。二氧化碳结合力在13.5 mmol/L以上时，则可口服碳酸氢纳1～6 g，3次/天；当二氧化碳结合力低于13.5 mmol/L，尤其伴有昏迷时，应静脉补碱，纠正酸中毒至二氧化碳结合力达17.1 mmol/L便可。药物纠酸常常较慢，及时启用CRRT治疗也是常规选项。

3. 贫血的治疗　肾功能衰竭并发贫血时，必须采取积极的治疗方案。缺铁性贫血的诊断要根据血清铁和血清铁蛋白的水平来确定，如有缺铁存在要补充铁剂，对于肾功能衰竭时的非缺铁性贫血，应用基因工程生产的红细胞生成素治疗肾衰贫血疗效显著，50～100 U/kg体重，每周3次。当血红蛋白少于60 g/L，则应小量多次输血。

4. 心血管并发症的治疗　肾性高血压多数为容量依赖性，首先要减少血容量。尿毒症性心包炎应采用血透、出现心包填塞征象时应心包切开引流。心力衰竭的治

疗与一般心力衰竭治疗相似，但疗效不满意。

5. 神经精神和肌病的治疗　充分的透析可改善神经精神和肌病的症状。活性维生素D$_3$和红细胞生成素对肌病亦有效。

6. 皮肤瘙痒症的治疗　终末期肾脏病患者常见皮肤瘙痒等不适，可以应用皮肤润滑剂及紫外线照射治疗。

（三）透析治疗和肾脏移植

透析仍然是治疗尿毒症的主要手段，血液透析、腹膜透析，以及近来采用的血液滤过的方法都有效。但是透析治疗可以代替肾的排泄功能，不能代谢肾的分泌功能。老年人在心理上比年轻人更能接受长期的透析治疗，并从中获利良多。但是长期的透析治疗也给老年人带来许多不利，如促发和加剧骨病，加重营养不良，一过性脑缺血发作，脑血栓形成和脑出血。在老年者中，肾脏移植的应用也越来越常见，患者选择的标准往往取决于患者的全身情况以及肾外情况的严重程度，而不是年龄本身。

四、中医中药治疗处方

（一）辨证论治

老年肾功能衰竭为各种肾脏损害的结局，慢性肾衰属于中医学的"关格""癃闭""虚劳""溺毒"等范畴，其病机扑朔迷离，证候错综复杂。其基本病机本为本虚标实之证。虚实交结互见贯穿于本证发生、发展的始终。通常病情稳定时表现为以正虚证候为主，虚主要表现为阴、阳、气、血不足及五脏六腑的虚损，肾衰进展时或终末期表现以邪实为主或正虚夹杂。并常由于外感或劳累等因素引发本病或至本病迅速加重。治疗上常以补虚泻实，调整阴阳为主，健脾益肾、泄浊解毒常贯穿始终。

（二）秘方验方

健脾益肾方：黄芪、白术、山茱萸、白豆蔻、熟地、丹参、肉苁蓉、熟大黄等（李顺民教授经验方），适量水煎，分两次温服，能健脾益肾，活血化瘀泄浊，用于肾功能衰竭患者，能延缓肾功能进展。

（三）中成药

尿毒清颗粒：温开水冲服，每日4次，6、12、18时各服1袋，22时服2袋，每日最大服用量8袋；也可另定服药时间，但两次服药间隔勿超过8小时。

海昆肾喜胶囊：口服，每次2粒，一日3次；餐后1小时服用。

冬虫夏草类制剂，如白全胶囊或金水宝片均可选用。

（四）用药说明与注意事项

中医药在延缓肾功能衰竭进展，提高患者生活质量方面具有显著优势，在常规方法治疗的基础上，应辨证联合使用中医的方法；同时，使用中药验方或者中成药，均应定期检测肾功能及电解质等水平，防止高钾及间质性肾炎的发生。

（黄仁发　杨义龙）

第十一章 老年内分泌、代谢性疾病合理用药

第一节 老年内分泌系统解剖生理特点与临床用药

内分泌是人体一种特殊的分泌方式，内分泌组织和细胞将其分泌的微量的具有特殊生理作用的物质-激素和分泌因子直接分泌到血液或体液中，对远处或局部激素敏感的器官或组织发挥它的生理调节效应。内分泌学是研究激素及其物质的生物科学，临床内分泌学是研究内分泌疾病的病因、病理、诊断和治疗的临床医学。

1. 激素的调节　为了保持机体内主要激素间的平衡，在中枢神经系统的作用下，有一套复杂系统。激素一般以相对恒定速度（如甲状腺素）或一定节律（如皮质醇，性激素）释放，生理或病理因素可影响激素的基础性分泌，也由传感器监测和调节激素水平。反馈调节系统是内分泌系统中的重要自我调节机制。

2. 激素的传输　肽类激素在循环中主要呈游离形式，类固醇激素和甲状腺激素（除醛固酮外）均与高亲和力的特异血浆蛋白结合，仅少量（1%～10%）呈有生物活性的游离状态。这种对结合与游离比例控制可以辅助性地调节腺体功能，既可以调节生物活性，又可以调节半衰期。

3. 激素与受体　激素需与特异的受体结合以启动其生理活性。不同激素可有不同的与受体结合的过程；多肽激素和儿茶酚胺与细胞表面受体结合，通过对基因的影响发挥其生物效应；胰岛素与细胞表面受体结合后共同进入细胞内形成胰体素－受体复合物，再与第二受体结合产生生物效应，激素与受体的结合为特异性的，并且是可逆性的，符合质量与作用定律。

一、内分泌系统的解剖生理性老化

（一）下丘脑

下丘脑是体内自主神经中枢。一些学者认为"老化钟"位于下丘脑，其功能衰退，使各种促激素释放激素分泌减少或作用减低，接受下丘脑调节的垂体及下属靶腺的功能也随之发生全面减退，从而引起衰老的发生与发展。随着年龄增长，下丘脑的受体数减少，对糖皮质激素和血糖的反应均减弱。对负反馈抑制的阈值升高。

（二）垂体

随年龄增长垂体纤维组织和铁沉积增多，下丘脑-垂体轴的反馈受体敏感性降低。

（三）甲状腺

老年人甲状腺重量减轻，滤泡变小，同化碘的能力减弱，T_3水平降低，血清抗

甲状腺自身抗体增高，甲状腺在外周组织的降解率降低，垂体前叶促甲状腺激素释放激素刺激的反应性亦降低。

（四）甲状旁腺

老年人的甲状旁腺细胞减少，结缔组织和脂肪细胞增厚，血管狭窄，甲状旁腺素的活性下降，Ca^{2+}转运减慢，血清总钙和离子钙均比年轻人低。老年妇女由于缺乏能抑制甲状旁腺素的雌激素，可引起骨代谢障碍。

（五）肾上腺

老年人肾上腺的皮、髓质细胞均减少，不论性别，随着年龄的增长肾上腺皮质的雄激素分泌呈直线下降，使老年人保持内环境稳定的能力与应激能力降低。

（六）性腺

男性50岁以上，其睾丸间质细胞的睾酮分泌下降，受体数目减少，或其敏感性降低，致使性功能渐减退，女性45～50岁雌激素急剧减少，60岁降到最低水平，60岁以后稳定于低水平。

（七）胰腺

随着年龄的增长胰腺萎缩，胰液分泌减少，酶量及活性下降，严重影响淀粉、蛋白、脂肪等消化、吸收。胰岛细胞变性，胰岛功能减退，胰岛素分泌减少，细胞膜上胰岛素受体减少和对胰岛素的敏感性降低，对葡萄糖的耐量减退，致65岁以上老人43%糖耐量降低，糖尿病发生率高。

（八）松果体

松果体有副垂体之称，老年人垂体产生的胺类和肽类激素减少，使其调节功能减退，下丘脑敏感阈值升高，对应激反应延缓。

二、老年人内分泌系统用药

（一）应注意老年人肝肾功能情况及代谢减慢、老年人激素水平改变、受体数量改变的特点

一般情况下，60～79岁老年人采用成人剂量的1/2～2/3，80岁以上老年人用成人量的1/3～1/2。对于大多数药物来说，小剂量原则主要体现在开始用药阶段，即开始用药就从小剂量（成人剂量的1/5～1/4）开始，缓慢增量，以获得更大疗效和更小副作用，探讨每位老年患者的最佳剂量。因为老年人的肝肾功能减退、白蛋白降低、脂肪组织增加、激素与受体结合能力改变，加之老年人衰老、病理损害程度不同，使得老年人用药后反应的个体差异比其他年龄的人更为突出，尤其是高龄老年人。最好根据患者肾功能情况来决定及调整剂量，严格遵守剂量个体化的原则，对于主要经肾脏原形排泄或活性代谢物排泄，而治疗指数又较小的药物尤为重要。如老年人靶器官对糖皮质激素敏感性升高，使用糖皮质激素时应减少剂量。应用糖皮质激素时不良反应增加：如胃出血、骨质疏松、白内障等。老年人糖皮质激素对葡

萄糖代谢的抑制作用较青壮年可降低3～5倍。

（二）使用降糖药时要注意防止发生低血糖

老年人耐受胰岛素及葡萄糖的能力均下降，对低血糖敏感性增加，但对低血糖耐受能力下降，有时进食少、药物过量或未按时进食，易发生低血糖昏迷。可选择起效快，作用时间短，为葡萄糖依赖型促胰岛素分泌药物，以降低低血糖风险。

（三）使用甲状腺激素时应从小剂量开始，逐步加重

老年人性激素分泌减少可出现各种不适症状甚至引发疾病，如更年期后可适量补充雌激素，以缓解不适和防止骨质疏松。老年人甲状腺功能减退发生率升高，甲状腺激素有促代谢及加快心率作用，在使用甲状腺激素时应小剂量开始，逐步加量，注意有无心率增快、心绞痛等。

第二节　糖尿病

糖尿病（diabetes mellitus，DM）是一组由多病因引起的以慢性高血糖为特征的代谢性疾病，是由于胰岛素分泌和（或）胰岛素作用缺陷所引起。长期碳水化合物以及脂肪、蛋白质代谢紊乱可引起多系统损害，导致眼、肾、神经、心脏、血管等组织器官慢性进行性病变、功能减退及衰竭；病情严重或应激时可发生急性严重代谢紊乱，如糖尿病酮症酸中毒、高渗高血糖综合征。作为最常见的慢性疾病之一，糖尿病在老年人群中的患病率逐年升高。研究提示，在≥65岁的老年人群中，约25%的老年人为糖尿病患者。

糖尿病属于中医"消渴""肥胖"等范畴。禀赋异常为内因，饮食情志为外因，内外因相合而致糖尿病。糖尿病以食、郁、痰、湿、热、瘀交织为患。其病机演变基本按郁、热、虚、损四个阶段发展。发病初期以六郁为主，病位多在肝，在脾（胃）；继则郁久化热，以肝热、胃热为主，亦可兼肺热、肠热；燥热既久，壮火食气，燥热伤阴，阴损及阳，终至气血阴阳俱虚；脏腑受损，病邪入络，络损脉损，变证百出。

一、临床表现与老年糖尿病的特点

（一）临床表现

1. 老年糖尿病绝大多数为2型糖尿病，其异质性较大，年龄、病程、基本健康状态、并发症，以及预期生存期均不同。

2. 部分患者是过去发生糖尿病随年龄增大进入老年期，这种患者常伴有明显的慢性并发症。新诊断的老年糖尿病多数起病缓慢，多无症状，往往由于常规体检或因其他疾病检查血糖或尿糖时发现。

3. 部分老年糖尿病以并发症为首发表现，如高血糖高渗状态，心、脑血管意外以及视力改变等。

4.少数老年糖尿病患者表现为体温低、多汗、神经性恶病质、肌萎缩和认知功能减退。

5.部分老年糖尿病患者存在潜在的伴随疾病。

（二）糖尿病期临床表现

典型的糖尿病具有多饮、多食、多尿及体重下降；在T_2DM中约50%的患者无症状，80%糖尿病患者以皮肤或外阴瘙痒、皮肤化脓性感染、视物模糊等为首发症状。

1.主要症状　多饮、多尿、烦渴，渴喜冷饮；小便频数量多，有泡沫，或有甜味。

2.多食易饥　食欲亢进，易饥饿，进食量多，倍于常人。

3.体重下降　T_2DM开始表现为肥胖或超重，当血糖异常升高至一定程度时，营养物质丢失，体重下降，往往伴有体力不支、倦怠乏力等。

4.其他症状　心烦易怒、失眠多梦、健忘、腰膝酸软等，女子带下量多，月经不调。

（三）并发症期

糖尿病急性并发症或慢性并发症引起的脏器功能障碍等可出现相应的表现，如四肢麻木、视力障碍、便秘或大便时干时稀，心悸、心慌，眩晕、水肿，男子性欲低下、阳痿等。

（四）体征

早期病情较轻，大多无明显体征。病情严重时出现急性并发症有失水等表现，病久则发生大血管、微血管、周围或内脏神经、肌肉、骨关节等各种并发症，而出现相应的体征。

二、诊断标准

年龄是糖尿病的一个重要危险因素，老年人群中漏诊的糖尿病患者占了较大比例，由于老年糖尿病患者往往没有临床症状或症状非典型，常常延误诊断。目前国际通用的诊断标准和分类是WHO（1999年）标准。糖尿病诊断、糖代谢状态分类标准见表11-1、表11-2。空腹血浆葡萄糖或75 g葡萄糖耐量试验后的2小时血浆葡萄糖值可单独用于流行病学调查或糖尿病的定义、分类与诊断标准。

表11-1　糖尿病诊断标准

诊断标准	静脉血浆葡萄糖（mmol/L）
（1）典型糖尿病症状（烦渴多饮、多尿、多食、不明原因的体重下降）加上随机血糖或加上	≥11.1
（2）空腹血糖或加上	≥7.0
（3）葡萄糖负荷后2 h血糖无典型糖尿病症状者，需改日复查确认	≥11.1

注：空腹状态指至少8 h没有进食热量；随机血糖指不考虑上次用餐时间，一天中任意时间的血糖，不能用来诊断空腹血糖异常或糖耐量异常

表11-2 糖代谢状态分类

糖代谢分类	静脉血浆葡萄糖（mmol/L）	
	空腹血糖	糖负荷后2 h血糖
正常血糖	<6.1	<7.8
空腹血糖受损（IFG）	≥6.1，<7.0	<7.8
糖耐量异常（IGT）	<7.0	≥7.8，<11.1
糖尿病	≥7.0	≥11.1

注：IFG和IGT统称为糖调节受损，也称糖尿病前期

老年糖尿病的危险因素包括：亚裔、非裔种群；BMI＞27和（或）腰围超标；冠心病或高血压伴或不伴高脂血症；卒中；反复感染；使用升糖药物，如糖皮质激素，雌激素等；糖尿病家族史；IGT/IFG。

对于有一个或更多危险因素的患者，建议65～74岁年龄段每两年一次，大于75岁每年一次糖耐量的检测。没有家族史，大于65岁的个体，2 h-OGTT相对于空腹血糖能更好地预测糖尿病和冠心病。在空腹血糖正常的高危人群中，若PBS无法执行，则HbA1c对诊断有帮助，HbA1c＞6%易发展为糖尿病。

三、西医药物治疗思路、目标、原则与处方

（一）治疗思路

糖尿病的治疗以控制和纠正糖脂代谢紊乱，防治并发症的发生为主要目标。糖尿病的治疗有五架马车学说即饮食、运动、药物、糖尿病教育和血糖监测，这是引导糖尿病患者走向健康之路的重要策略。强调个体化治疗，控制血糖，使其达标；预防和延缓糖尿病的微血管及大血管并发症的发生。防止致残、致死率，提高患者生活质量，减轻社会及家庭负担。

（二）治疗原则

治疗糖尿病和预防糖尿病并发症的措施在所有年龄段都是相似的，但对于老年人群又有自己特殊的挑战：不但是年龄相关的生理变化，药物代谢动力学的改变、疾病的表现，还有该人群的既往的健康状况异质性，如是否合并其他慢性疾病（心血管的风险、慢性心功能不全）、活动能力、受照顾的情况、与社会脱轨、抑郁和认知功能、多数65岁老人有不同程度的肾功能不全以及服用多种药物引起的药物间不良的相互作用等。在制定诊疗目标时应避免增加患者经济、生理和精神负担，特别是对那些虚弱的、活动受限的、预期寿命短的患者。综合个体的情况制定个体化的长期治疗、预防并发症计划。

首先全面评估患者的健康情况，生活是否自理，是否有骨折，是否有合并的疾病和预期寿命。对于那些生活不能完全自理，与社会接触少的患者来说，增加患者的功能恢复和社会接触能力比单纯的严格控制血糖和预防并发症更为重要。许多老

年患者伴有多种疾病，70%可有两种以上疾病，在这些人群中糖尿病可能不是最主要的矛盾，因此在治疗时应权衡利弊，充分考虑其他疾病的治疗情况和目前状况。要考虑其他疾病状态与糖尿病的治疗是一致的还是矛盾的。一致的状态包括高血压、血脂异常、肥胖和冠心病，它们的病理生理基础是相似的，糖尿病的治疗有益于这些疾病的控制，同样这些疾病的治疗重点也与糖尿病吻合。治疗重点不同甚至影响糖尿病治疗的状态有：COPD、骨关节炎、抑郁、甲亢和癌症。处理时需考虑不同的疾病状态和轻重缓急，不能一概而论。此外，老年综合征（抑郁、摔倒外伤、认知障碍、药物间作用、疼痛、尿路失禁）都应在治疗中考虑到。

（三）治疗目标

血糖达标是老年糖尿病多因素控制中的重要一环，而低血糖是老年糖尿病患者最为严重的并发症之一，特别是无感知的低血糖，可造成痴呆、跌倒、骨折甚至死亡。所有这些都限制了老年糖尿病患者的用药选择和降低了强化血糖所带来的益处。目前对于老年糖尿病治疗血糖达标值还没有一个一致的意见，但有3个方面需注意：

1. 去除高血糖带来的临床症状（多尿、夜尿增多、视力下降、乏力），避免因治疗引起的低血糖。

2. 个体化治疗：根据患者个体的长期、个体化血糖达标值、经济情况以及个体的生活状况制订治疗方案。

3. 应注意除高血糖以外的危险因素：心血管死亡风险（高血压、血脂异常、吸烟、活动减少）。

针对预期寿命不同，美国老年协会（American Geriatric Society，AGS）建议老年糖尿病患者HbA1c≤7.0%，但如果预期寿命小于5年，有伴发疾病、认知受损，则HbA1c≤8.0%。老年人应根据个体情况进行调整，强化血糖控制意味着低血糖风险增加（表11-3）。

表11-3　老年糖尿病患者血糖目标值

	健康	虚弱
空腹血糖	<7.0 mmol/L	<10.0 mmol/L
餐后血糖	<10.0 mmol/L	<14.0 mmol/L
HbA1c	<7%	<8.5%

（四）一般治疗

1. 饮食治疗　饮食治疗应尽可能做到个体化，达到平衡膳食。热量分配：碳水化合物占55%～65%、脂肪占25%～30%、蛋白质占15%，主副合理，粗细搭配，营养均衡；限制饮酒，特别是肥胖、高血压和（或）高甘油三酯血症的患者；每天食盐限量6 g以内，尤其是高血压患者；钙的摄入量应保证每天1000～1500 mg，以减少发生骨质疏松的危险性。

2. 运动治疗　运动治疗的原则是适量、经常性和个体化。保持健康为目的的体力活动包括每天至少30 min中等强度的活动，如慢跑、快走、骑自行车、游泳等，运动时注意安全性。

3. 糖尿病自我监测　糖尿病监测，即对糖尿病的病情变化及治疗效果进行监控，是加深患者对糖尿病知识的理解、实施糖尿病自我管理的重要手段。

4. 糖尿病健康教育　糖尿病教育是糖尿病现代综合治疗的五大措施之一。糖尿病教育从广义讲就是宣传糖尿病防治知识，让人们了解糖尿病的发病因素及防治方法。

（1）进行糖尿病基础知识宣教，让患者了解其诱发因素、一般症状和危害，提高自觉防治意识，及时控制发病因素，可降低糖尿病发病率。

（2）做好糖尿病饮食、运动及用药指导，做到合理饮食及运动，教会患者正确掌握用药的时间、用法及用量。

（3）了解糖尿病并发症的相关知识，定期监测，防止并发症的发生。

（五）胰岛素治疗处方

胰岛素治疗是控制高血糖的重要手段。T_1DM患者需依赖胰岛素维持生命，也必须使用胰岛素控制高血糖，并降低糖尿病并发症的发生风险。T_2DM患者虽不需要胰岛素来维持生命，但当口服降糖药效果不佳或存在口服药使用禁忌时，仍需使用胰岛素，以控制高血糖，并减少糖尿病并发症的发生危险。在某些时候，尤其是病程较长时，胰岛素治疗可能是最主要的，甚至是必需的控制血糖措施。

1. 胰岛素的起始治疗

（1）T_1DM患者在发病时就需要胰岛素治疗，且需终身胰岛素替代治疗。

（2）新发病T_2DM患者如有明显的高血糖症状、发生酮症或酮症酸中毒，可首选胰岛素治疗。待血糖得到良好控制和症状得到显著缓解后再根据病情确定后续的治疗方案。

（3）新诊断糖尿病患者分型困难，与T_1DM难以鉴别时，可首选胰胰岛素治疗。待血糖得到良好控制、症状得到显著缓解、确定分型后再根据分型和具体病情制定后续的治疗方案。

（4）T_2DM患者在生活方式和口服降糖药治疗的基础上，若血糖仍未达到控制目标，即可开始口服降糖药和起始胰岛素的联合治疗岛素治疗。

（5）在糖尿病病程中（包括新诊断的T_2DM），出现无明显诱因的体重显著下降时，应该尽早使用胰岛素治疗。

（6）根据患者具体情况，可选用基础胰岛素或预混胰岛素进行起始胰岛素治疗。

2. 胰岛素的起始治疗中基础胰岛素的使用

（1）基础胰岛素包括中效人胰岛素和长效胰岛素类似物。当仅使用基础胰岛素治疗时，保留原有各种口服降糖药物，不必停用胰岛素促泌剂。

（2）使用方法：继续口服降糖药治疗，联合中效人胰岛素或长效胰岛素类似物睡前注射。起始剂量为0.1~0.3 U/（kg·d）。根据患者空腹血糖水平调整胰岛素用量，通常每3~5天调整1次，根据血糖水平每次调整1~4 U直至空腹血糖达标。

（3）如3个月后空腹血糖控制理想但HbA1 c不达标，应考虑调整胰岛素治疗方案。

3. 预混胰岛素的使用

（1）预混胰岛素包括预混人胰岛素和预混胰岛素类似物。根据患者的血糖水平，可选择每日1~2次的注射方案。当HbA1 c比较高时，使用每日2次注射方案。

（2）每日1次预混胰岛素：起始的胰岛素剂量一般为0.2 U/（kg·d），晚餐前注射。根据患者空腹血糖水平调整胰岛素用量，通常每3~5天调整1次，根据血糖水平每次调整1~4 U直至空腹血糖达标。

（3）每日2次预混胰岛素：起始的胰岛素剂量一般为0.2~0.4 U/（kg·d），按1：1的比例分配到早餐前和晚餐前。根据空腹血糖和晚餐前血糖分别调整早餐前和晚餐前的胰岛素用量，每3~5天调整1次，根据血糖水平每次调整的剂量为1~4 U，直到血糖达标。

（4）T_1DM在蜜月期阶段，可短期使用预混胰岛素每日2~3次注射。预混胰岛素不宜用于T_1DM的长期血糖控制。

4. 胰岛素的多次治疗

（1）多次皮下注射胰岛素

在胰岛素起始治疗的基础上，经过充分的剂量调整，如患者的血糖水平仍未达标或出现反复的低血糖，需进一步优化治疗方案。可以采用餐时+基础胰岛素（2~4次/天）或每日2~3次预混胰岛素进行胰岛素强化治疗。使用方法如下。

1）餐时+基础胰岛素：根据睡前和餐前血糖的水平分别调整睡前和餐前胰岛素用量，每3~5天调整1次，根据血糖水平每次调整的剂量为1~4 U，直至血糖达标。开始使用餐时+基础胰岛素方案时，可在基础胰岛素的基础上采用仅在一餐前（如主餐）加用餐时胰岛素的方案。之后根据血糖的控制情况决定是否在其他餐前加用餐时胰岛素。

2）每日2~3次预混胰岛素（预混人胰岛素每日2次，预混胰岛素类似物每日2~3次）：根据睡前和三餐前血糖水平进行胰岛素剂量调整，每3~5天调整1次，直到血糖达标。

（2）持续皮下胰岛素输注（continuous subcutaneous insulin infusion，CSII）：CSII是胰岛素强化治疗的一种形式，需要使用胰岛素泵来实施治疗。经CSII输入的胰岛素在体内的药代动力学特征更接近生理性胰岛素分泌模式。与多次皮下注射胰岛素的强化胰岛素治疗方法相比，CSII治疗与低血糖发生的风险减少相关。在胰岛素泵中只能使用短效胰岛素或速效胰岛素类似物。CSII适用于老年T1 DM患者或需要胰岛素强化治疗的T_2DM患者。

5. 短期胰岛素强化治疗方案　对于HbA1 c≥9.0%或空腹血糖≥11.1 mmol/L伴明显高血糖症状的新诊断T_2DM患者可实施短期胰岛素强化治疗，治疗时间在2周至3个月为宜，治疗目标为空腹血糖4.4~7.0 mmol/L，非空腹血糖<10.0 mmol/L，可暂时不

以HbA1 c达标作为治疗目标。胰岛素强化治疗时应同时对患者进行医学营养及运动治疗，并加强对糖尿病患者的教育。具体使用方法如下：

（1）多次皮下注射胰岛素：基础+餐时胰岛素每日1～3次注射。血糖监测方案需每周至少3天，每天3～4点血糖监测。根据睡前和三餐前血糖水平分别调整睡前和三餐前的胰岛素用量，每3～5天调整1次，根据血糖水平每次调整的剂量为1～4 U，直到血糖达标。

（2）每日2～3次预混胰岛素（预混人胰岛素每日2次，预混胰岛素类似物每日2～3次）：血糖监测方案需每周至少3天，每天3～4点血糖监测。根据睡前和餐前血糖水平进行胰岛素剂量调整，每3～5天调整1次，根据血糖水平每次调整的剂量为1～4 U，直到血糖达标。

（3）CSII：血糖监测方案需每周至少3天，每天5～7点血糖监测。根据血糖水平调整剂量直至血糖达标。

6.胰岛素治疗常用处方

（1）低预混人胰岛素（Low Premixedhuman Insulin 70/30）：70/30，早10 U，晚8 U，皮下注射，每日2次。

（2）中预混人胰岛素50注射液（Premixedhuman Insulin50）：早10 U，晚8 U，皮下注射，每日2次。

（3）短效胰岛素（Short-acting insulin）：早4 U，中4 U，晚4 U，皮下注射，每日3次，饭前半小时。

（4）精蛋白锌重组人胰岛素注射液（N）（Protamine Zinc Recornbinanthuman Insulin Injection）：10 U，皮下注射，每晚1次。

（5）长效胰岛素注射液（Long-acting insulin）：10 U，皮下注射，每日1次。

（6）低预混胰岛素类似物优泌乐25或诺和锐30（Low Premixed Insulin Analoguehumalong 25 or Novomix30）：早10 U，晚8 U，皮下注射，每日2次。

（7）中预混胰岛素类似物优泌乐50（Premixed Insulin Analoguehumalog 50）：早10 U，晚8 U，皮下注射，每日2次。

以上胰岛素根据血糖水平以及患者的依从性选择一种。

（六）口服降糖药物治疗

高血糖的药物治疗多基于纠正导致人类血糖升高的两个主要病理生理改变——胰岛素抵抗和胰岛素分泌受损。根据作用效果的不同，口服降糖药可分为主要以促进胰岛素分泌为主要作用的药物（磺脲类、格列奈类、DPP-4抑制剂）和通过其他机制降低血糖的药物（双胍类、TZDs、α-糖苷酶抑制剂、SGLT2抑制剂）。

1.二甲双胍　目前临床上使用的双胍类药物主要是盐酸二甲双胍。双胍类药物的主要药理作用是通过减少肝脏葡萄糖的输出和改善外周胰岛素抵抗而降低血糖。许多国家和国际组织制定的糖尿病诊治指南中均推荐二甲双胍作为T_2DM患者控制高血糖的一线用药和药物联合中的基本用药。二甲双胍的推荐剂量范围为每日

500～2000 mg。通常起始剂量为500 mg，每日2次；或850 mg，每日1次；随餐服用。根据血糖水平，调整药物剂量，可每周增加500 mg，或每2周增加850 mg，逐渐增加至每日2000 mg，分次服用。成人最大推荐剂量为每日2550 mg（即每次850 mg，每日3次）。每日剂量超过2000 g时，为了提高耐受性，药物最好随三餐分次服用。二甲双胍缓释片起始剂量为500～1000 g，每日1次，晚餐时服用。

双胍类药物禁用于各种原因引起的中重度肾功能不全 [eGFR＜45 mL/（min·1.73 m^2）]、肝功能不全、严重感染、缺氧或接受大手术的患者。造影检查如使用碘化对比剂时，应暂时停用二甲双胍。

2. 磺脲类药物　磺脲类药物属于胰岛素促泌剂，主要药理作用是通过刺激胰岛β细胞分泌胰岛素，增加体内的胰岛素水平而降低血糖。目前在我国上市的磺脲类药物主要为格列本脲、格列美脲、格列齐特、格列吡嗪和格列喹酮。磺脲类药物如果使用不当可导致低血糖，特别是对于老年患者和肝、肾功能不全者；磺脲类药物还可导致体重增加。有肾功能轻度不全的患者，宜选择格列喹酮。

3. TZDs　TZDs主要通过增加靶细胞对胰岛素作用的敏感性而降低血糖。目前在我国上市的TZDs主要有罗格列酮和吡格列酮。TZDs单独使用时不导致低血糖，但与胰岛素或胰岛素促泌剂联合使用时可增加低血糖发生的风险。体重增加和水肿是TZDs的常见不良反应，这些不良反应在与胰岛素联合使用时表现更加明显。TZDs的使用与骨折和心力衰竭风险增加相关。有心力衰竭（纽约心脏学会心功能分级Ⅱ级以上）、活动性肝病或转氨酶升高超过正常上限2.5倍及严重骨质疏松和有骨折病史的患者应禁用本类药物。

4. 格列奈类药物　格列奈类药物为非磺脲类胰岛素促泌剂，我国上市的有瑞格列奈、那格列奈和米格列奈。此类药物主要通过刺激胰岛素的早时相分泌而降低餐后血糖。此类药物需在餐前即刻服用，可单独使用或与其他降糖药联合应用（与磺脲类降糖药联合应用需慎重）。格列奈类药物的常见不良反应是低血糖和体重增加，但低血糖的风险和程度较磺脲类药物轻。格列奈类药物可以在肾功能不全的患者中使用。

5. α-糖苷酶抑制剂　α-糖苷酶抑制剂通过抑制碳水化合物在小肠上部的吸收而降低餐后血糖。适用于以碳水化合物为主要食物成分和餐后血糖升高的患者。国内上市的α-糖苷酶抑制剂有阿卡波糖、伏格列波糖和米格列醇。α-糖苷酶抑制剂的常见不良反应为胃肠道反应，如腹胀、排气等。从小剂量开始，逐渐加量可减少不良反应。单独服用本类药物通常不会发生低血糖。用α-糖苷酶抑制剂的患者如果出现低血糖，治疗时需使用葡萄糖或蜂蜜，而食用蔗糖或淀粉类食物纠正低血糖的效果差。

6. DPP-4抑制剂　DPP-4抑制剂通过抑制DPP-4而减少GLP-1在体内的失活，使内源性GLP-1的水平升高。GLP-1以葡萄糖浓度依赖的方式增强胰岛素分泌，抑制胰高糖素分泌。目前在国内上市的DPP-4抑制剂为西格列汀、沙格列汀、维格列汀、利格列汀和阿格列汀。

7. SGLT2抑制剂　SGLT2抑制剂通过抑制肾脏肾小管中负责从尿液中重吸收葡萄糖的SGLT2降低肾糖阈，促进尿葡萄糖排泄，从而达到降低血液循环中葡萄糖水平的作用。降糖疗效与二甲双胍相当。目前在我国被批准临床使用的SGLT2抑制剂为达格列净、恩格列净和卡格列净。SGLT2抑制剂在中度肾功能不全的患者中可以减量使用。在重度肾功能不全患者中因降糖效果显著下降不建议使用。

8. GLP-1受体激动剂　GLP-1受体激动剂通过激动GLP-1受体而发挥降低血糖的作用。GLP-1受体激动剂以葡萄糖浓度依赖的方式增强胰岛素分泌、抑制胰高糖素分泌，并能延缓胃排空，通过中枢性的食欲抑制来减少进食量。目前国内上市的GLP-1受体激动剂为艾塞那肽、利拉鲁肽、利司那肽和贝那鲁肽，均需皮下注射。GLP-1受体激动剂可有效降低血糖，并有显著降低体重和改善TG、血压和体重的作用。单独使用GLP-1受体激动剂不明显增加低血糖发生的风险。GLP-1受体激动剂可以单独使用或与其他降糖药联合使用。

9. 口服降糖药物治疗常用处方

（1）二甲双胍（缓释片）（Metformin）：每次0.5 g，口服，每日3次。

（2）格列奇特（缓释片）（Gliclazide）：每次60 mg，口服，每日1次。

（3）格列吡嗪（缓释片）（Glipizde）：每次5 mg，口服，每日1次。

（4）格列苯脲（Glimepiride）：每次2 mg，口服，每日1次。

（5）瑞格列奈（Repaglinide）：每次1 mg，口服，每日3次。

（6）阿卡波糖片（Acarbose）：每次50 mg，口服，每日3次。

（7）盐酸罗格列酮（Rosiglitazone）：每次4 mg，口服，每日1次。

（8）盐酸吡格列酮（Pioglitazone）：每次15 mg，口服，每天1次。

（9）磷酸西格列汀（Sitagliptin）：每次100 mg，口服，每日1次。

以上口服降糖药物首选二甲双胍外，其他药物根据血糖水平的高低，糖尿病的病程加用不同降糖机制的药物联合应用。

（七）抗糖尿病药物联合用药治疗处方

如果单纯生活方式不能使血糖控制达标，应开始单药治疗，T_2 DM药物治疗的首选是二甲双胍。若无禁忌证，二甲双胍应一直保留在糖尿病的治疗方案中。不适合二甲双胍治疗者可选择α-糖苷酶抑制剂或胰岛素促泌剂。如单独使用二甲双胍治疗而血糖仍未达标，则可进行二联治疗，加用胰岛素促泌剂、α-糖苷酶抑制剂、DDP-4抑制剂、TZDs、SGLT2抑制剂、胰岛素或GLP-1受体激动剂。三联治疗：上述不同机制的降糖药物可以三种药物联合使用。如三联治疗控制血糖仍不达标，则应将治疗方案调整为多次胰岛素治疗（基础胰岛素加餐时胰岛素或每日多次预混胰岛素）。采用多次胰岛素治疗时应停用胰岛素促分泌剂。

（八）糖尿病酮症酸中毒用药治疗处方

糖尿病酮症酸中毒（diabetes ketoacidosis，DKA）是由于胰岛素严重缺乏和升糖激素不适当升高引起的糖、脂肪和蛋白代谢严重紊乱综合征，临床以高血糖、高血清酮体和代谢性酸中毒为主要表现。T_1DM有发生DKA的倾向；T_2DM亦可发生DKA。DKA的发生常有诱因，包括急性感染、胰岛素不适当减量或突然中断治疗、饮食不当。

胃肠疾病、脑卒中、心肌梗死、创伤、手术、妊娠、分娩、精神刺激等。如血清酮体升高或尿糖和酮体阳性伴血糖增高，血pH和（或）二氧化碳结合力降低，无论有无糖尿病病史，都可诊断为DKA。

DKA的治疗原则为尽快补液，以恢复血容量、纠正失水状态，降低血糖，纠正电解质及酸碱平衡失调为主，同时积极寻找和消除诱因，防治并发症，降低病死率。对单有酮症者，需适当补充液体和胰岛素治疗，直到酮体消失。DKA应按以下方法积极治疗。

1. 补液　能纠正失水，恢复血容量和肾灌注，有助于降低血糖和清除酮体。治疗中补液速度应先快后慢，第1小时输入生理盐水，速度为15～20 mL/（kg·h）（一般成人1.0～1.5 L）。随后补液速度取决于脱水程度、电解质水平、尿量等。要在第1个24 h内补足预估的液体丢失量，补液治疗是否奏效，要看血流动力学（如血压）、出入量、实验室指标及临床表现。对有心、肾功能不全者，在补液过程中要监测血浆渗透压，并经常对患者心脏、肾脏、神经系统状况进行评估以防止补液过多。当DKA患者血糖≤13.9 mmol/L时，需补充5%葡萄糖并继续胰岛素治疗，直至血清酮体、血糖均得到控制。

2. 胰岛素　小剂量胰岛素连续静脉滴注方案已得到广泛认可，推荐采用连续胰岛素静脉输注0.1 U/（kg·h），但对于重症患者，可采用首剂静脉注射胰岛素0.1 U/kg，随后以0.1 U/（kg·h）速度持续输注。若第1小时内血糖下降不足10%，或有条件监测血清酮体时，血清酮体下降速度<0.5 mmol/（L·h），且脱水已基本纠正，则增加胰岛素剂量1 U/h。

当DKA患者血糖降至13.9 mmol/L时，应减少胰岛素输入量至0.05～0.10 U/（kg·h），并开始给予5%葡萄糖液，此后需要根据血糖来调整胰岛素给药速度和葡萄糖浓度，并需持续进行胰岛素输注直至DKA缓解。缓解标准参考如下：血糖<11.1 mmol/L，血清酮体<0.3 mmol/L，血清HCO_3^-≥15 mmol/L，血pH值>7.3，阴离子间隙≤12 mmol/L。不可完全依靠监测尿酮值来确定DKA的缓解，因尿酮在DKA缓解时仍可持续存在。

3. 纠正电解质紊乱　在开始胰岛素及补液治疗后，若患者的尿量正常，血钾低于5.2 mmol/L即应静脉补钾，一般在每升输入溶液中加氯化钾1.5～3.0 g，以保证血钾在正常水平。治疗前已有低钾血症，尿量≥40 mL/h时，在补液和胰岛素治疗同时必须补钾。严重低钾血症可危及生命，若发现血钾<3.3 mmol/L，应优先进行补钾治疗，当血钾升至3.5 mmol/L时，再开始胰岛素治疗，以免发生心律失常、心脏骤停和呼吸肌麻痹。

4. 纠正酸中毒　DKA患者在注射胰岛素治疗后会抑制脂肪分解，进而纠正酸中毒，一般认为无须额外补碱。但严重的代谢性酸中毒可能会引起心肌受损、脑血管扩张、严重的胃肠道并发症以及昏迷等严重并发症。一般来说，仅在pH<7.0的患者考虑适当补碱治疗。每2小时测定1次血pH值，直至其维持在7.0以上。治疗中加强复查，防止过量。

5. 去除诱因和治疗并发症 如休克、感染、心力衰竭和心律失常、脑水肿和肾衰竭等。治疗过程应准确记录液体入量及出量、血糖及血清酮体。

（九）高血糖高渗状态用药治疗处方

高血糖高渗状态（hyperglycemic hyperosmolar syndrom，HHS）是糖尿病的严重急性并发症之一，临床以严重高血糖而无明显酮症酸中毒、血浆渗透压显著升高、脱水和意识障碍为特征。实验室诊断参考标准：

1. 血糖≥33.3 mmol/L。

2. 有效血浆渗透压≥320 mOsm/L。

3. 血清HCO_3^-≥18 mmol/L或动脉血pH≥7.30。

4. 尿糖呈强阳性，而血清酮体及尿酮体阴性或为弱阳性。

5. 阴离子间隙<12 mmol/L。

治疗主要包括积极补液，纠正脱水；小剂量胰岛素静脉输注控制血糖；纠正水、电解质和酸碱失衡以及去除诱因和治疗并发症。

（1）补液：24 h总的补液量一般应为100～200 mL/kg。推荐0.9%氯化钠作为首选。补液速度与DKA治疗相仿，第1小时给予1.0～1.5 L，随后补液速度根据脱水程度、电解质水平、血渗透压、尿量等调整。治疗开始时应每小时检测或计算血有效渗透压〔公式：2×（〔Na^+〕+〔K^+〕）（mmol/L）+血糖（mmol/L）〕，并据此调整输液速度以使其逐渐下降，速度为3～8 mOsmol/（kg·h）。当补足液体而血浆渗透压不再下降或血钠升高时，可考虑给予0.45%生理盐水。24 h血钠下降速度应不超过10 mmol/L。高血糖高渗状态患者补液本身即可使血糖下降，当血糖下降至16.7 mmol/L时需补充5%含糖液，直到血糖得到控制。

（2）胰岛素：当单纯补液后血糖仍大于16.7 mmol/L时，开始应用胰岛素治疗。使用原则与治疗DKA大致相同，以0.1 U/（kg·h）持续静脉输注。当血糖降至16.7 mmol/L时，应减慢胰岛素的滴注速度至0.02～0.05 U/（kg·h），同时续以葡萄糖溶液静滴，并不断调整胰岛素用量和葡萄糖浓度，使血糖维持在13.9～16.7 mmol/L，直至HHS高血糖危象的表现消失。

（3）补钾：HHS患者总体钾是缺失的，补钾原则与DKA相同。

（4）抗凝治疗：HHS患者发生静脉血栓的风险显著高于DKA患者，高钠血症及抗利尿激素分泌的增多可促进血栓形成。除非有禁忌证，建议患者住院期间接受低分子肝素的预防性抗凝治疗。

（5）连续性肾脏替代治疗（continuous renal replacement therapy，CRRT）：早期给予CRRT治疗，能有效减少并发症的出现，减少住院时间，降低患者病死率，其机制为CRRT可以平稳有效地补充水分和降低血浆渗透压。另外，CRRT可清除循环中的炎性介质、内毒素，减少多器官功能障碍综合征等严重并发症的发生。但CRRT治疗HHS仍是相对较新的治疗方案，还需要更多的研究以明确CRRT的治疗预后。

（6）其他治疗：包括去除诱因，纠正休克，防治低血糖和脑水肿，预防足部压疮等。

（十）糖尿病乳酸性中毒用药治疗处方

乳酸是葡萄糖无氧酵解的最终产物。在正常情况下，机体代谢过程中产生的乳酸在肝脏中氧化利用，血乳酸浓度不超过118 mmol/L，当各种原因引起血乳酸水平升高而导致酸中毒，成为乳酸性酸中毒。在糖尿病基础上发生的乳酸性酸中毒被称为糖尿病乳酸性酸中毒。当血乳酸浓度>5 mmol/L，伴有血pH值<7.3，即可确诊，阴离子间隙（AG=［Na$^+$］－［Cl$^-$］－［HCO$_3^-$］）值多>18 mmol/L。

1. 及时足量补充血容量　建立2条以上静脉通路，迅速纠正脱水，补液扩容可改善组织灌注，纠正休克，利尿排酸，补充生理盐水维持足够的心输出量与组织灌注。

2. 胰岛素治疗　即使是非糖尿病患者，也有人主张胰岛素与葡萄糖合用，以减少糖类的无氧酵解，有利于血乳酸清除。

3. 迅速纠正酸中毒　当血pH<7.2、HCO$_3^-$<10.05 mmol/L时，患者肺脏虽然能维持有效的通气量，代偿排出二氧化碳，肾脏有能力避免钠水潴留，但此时就应及时补充5%碳酸氢钠100～150 mL。严重者血pH<7.0，HCO$_3^-$<5 mmol/L，要小剂量重复使用碳酸氢钠，直到血pH>7.0，再停止补碱。

4. 给氧　必要时做气管切开或用人工呼吸机。

5. 治疗　要严密监测血电解质，适量、适时补钾防止室性心律失常及猝死。

6. 如果患者对钠水潴留不能耐受，尤其是因降糖灵引起的乳酸酸中毒，可用不含乳酸根的透析液进行血液或腹膜透析。

7. 去除诱因　控制感染，停止使用引起乳酸酸中毒的药物。

（十一）糖尿病肾病用药治疗处方

糖尿病肾病是指由糖尿病所致的慢性肾脏病。我国20%～40%的糖尿病患者合并糖尿病肾病，现已成为CKD和终末期肾病的主要原因。糖尿病肾病通常是根据尿白蛋白/肌酐比值（urine albumin creatine ratio，UACR）增高或eGFR下降同时排除其他CKD而做出的临床诊断。治疗如下。

1. 改变不良生活方式　如合理控制体重、糖尿病饮食、戒烟及适当运动等。

2. 营养　推荐蛋白摄入量约0.8 g/（kg·d），已开始透析患者蛋白摄入量可适当增加。我国2型糖尿病伴白蛋白尿患者维生素D水平较低，补充维生素D或激活维生素D受体可降低UACR，但能否延缓糖尿病肾病进展尚有争议。蛋白质来源应以优质动物蛋白为主，必要时可补充复方α-酮酸制剂。

3. 控制血糖　有效的降糖治疗可延缓糖尿病肾病的发生和进展。SGLT2抑制剂有降糖之外的肾脏保护作用，GLP-1受体激动剂亦可能延缓糖尿病肾病进展。部分口服降糖药物需要根据肾脏损害程度相应调整剂量。肾功能不全的患者可优选从肾脏排泄较少的降糖药,严重肾功能不全患者宜采用胰岛素治疗。

4. 控制血压　合理的降压治疗可延缓糖尿病肾病的发生和进展,成年非妊娠糖尿病患者血压应控制在140/90 mmHg以下。对伴有白蛋白尿的患者,血压控制在130/80 mmHg以下。舒张压不宜低于70 mmHg,老年患者舒张压不宜低于60 mmHg。ACEI或ARB类药物除了降低血压外,还有特殊的肾脏保护作用,现为治疗药物的首选。治疗期间应定期随访UACR、血清肌酐、血钾水平,调整治疗方案。用药两个月内血清肌酐升高幅度>30%常常提示肾缺血,应停用ACEI/ARB类药物。研究显示在血清肌酐≤265 μmol/L(3.0 mg/dL)的患者应用ACEI/ARB类药物是安全的。血清肌酐>265 μmol/L时,患者应用ACEI/ARB类药物是否有肾脏获益尚存争议。醛固酮受体拮抗剂可降低尿蛋白、延缓eGFR下降,但其存在升高血钾风险。

5. 透析治疗和移植　当eGFR<60 mL/(min·1.73 m^2)时,应评估并治疗潜在的CKD并发症;<30 mL/(min·1.73 m^2)时,应积极咨询肾脏专科,评估是否应当接受肾脏替代治疗。透析方式包括腹膜透析和血液透析,有条件的患者可行肾移植。

6. 纠正血脂异常　糖尿病伴高血脂者应进行调脂治疗,使血脂控制达标:TC<4.5 mmol/L,LDL-C<2.6 mmol/L,HDL-C>1.1 mmol/L,TG<1.5 mmol/L。进行调脂药物治疗时,应将降低LDL-C作为首要目标,非HDL-C作为次要目标。临床首选他汀类调脂药物。LDL-C达标后,若TG水平仍较高(2.3~5.6 mmol/L),可在他汀治疗的基础上加用降低TG药物如贝特类(以非诺贝特首选)或高纯度鱼油制剂,并使非HDL-C达到目标值。如果空腹TG≥5.7 mmol/L,为了预防急性胰腺炎,首先使用降低TG的药物。

(十二)糖尿病足用药治疗处方

糖尿病足病是糖尿病患者因下肢远端神经异常和不同程度的血管病变导致的足部感染、溃疡和(或)深层组织破坏。其临床特点为早期肢端麻木、疼痛、发凉和(或)有间歇跛行、静息痛,继续发展则出现下肢远端皮肤变黑、组织溃烂、感染、坏疽。我国糖尿病患者并发足坏疽的占0.9%~1.7%,60岁以上的老年患者并发糖尿病足坏疽的占2.8%~14.5%,国内本病的截肢率21%~66%。

1. 在进行足溃疡治疗之前,首先要评估溃疡性质　神经性溃疡常见于反复受压部位,如跖骨头足底面、胼胝中央、常伴有感觉缺失或异常,而局部供血良好;缺血性溃疡多见于足背外侧、足趾尖部或足跟部,局部感觉正常,但皮肤温度低、足背动脉和(或)胫后动脉搏动明显减弱或消失。对于缺血性溃疡,则要重视解决下肢缺血,轻到中度缺血的患者可以实行内科治疗;病变严重的患者可以接受介入治疗或血管外科成形手术,待足部血供改善后再进行溃疡局部处理。对于神经性溃疡,主要是制动减压(减压鞋垫、糖尿病足鞋),特别要注意患者的鞋袜是否合适。

2. 足溃疡感染的处理　糖尿病足感染必须通过临床诊断,以局部或全身的体征或炎症的症状为基础。在选择抗生素控制感染之前,应进行溃疡创面细菌培养和药敏试验,细菌培养方法可选择严格清创后的棉拭子及病理组织培养。在细菌培养和药敏试验结果未出来之前，可经验性地选择抗生素。抗生素的替换根据治疗后的临床效果判断，若临床效果明显，即使药敏试验结果对该抗生素耐药，也应该持续使用该抗生素，若临床效果不明显或无效，且药敏试验结果对该抗生素耐药，则根据药敏试验结果替换抗生素。对于未合并骨髓炎的足溃疡感染，抗生素治疗疗程1~2周，合并骨髓炎的感染，抗生素治疗疗程至少4~6周。如同时合并严重缺血，抗生素使用时间还需要适当延长1~2周。但是，如果及时手术去除感染的骨组织，抗生素使用可以减少到2周。

（1）足溃疡创面的处理：彻底的糖尿病足溃疡的清创，有利于溃疡愈合。目前研究证据表明，采用水凝胶清创较纱布敷料、外科清创或蛆虫清创更有利于溃疡愈合。当清创到一定程度后，可选择溃疡局部负压吸引治疗，包括真空辅助闭合及真空封闭引流，可促进肉芽生长和足溃疡的愈合。新近的研究发现改良负压吸引治疗是一种缓慢滴注的负压吸引治疗也是更有希望的一种治疗慢性创面的辅助治疗手段，已有学者推荐其作为在糖尿病足溃疡标准治疗方法基础上的一种辅助治疗方法。当溃疡创面有新鲜肉芽组织，感染基本控制，可以选择生长因子和（或）自体富血小板凝胶治疗，可加速肉芽生长和足溃疡的愈合。当溃疡肉芽生长到一定程度且周边有上皮爬行时，可选择适当的敷料和（或）脱细胞真皮基质、皮肤替代物以及脱细胞生物羊膜治疗，促进溃疡愈合。

（2）物理治疗：足溃疡创面高压氧治疗，有助于改善创面的炎症和微循环状况，促进创面愈合。

（3）转诊或会诊：非糖尿病足病专业的医务人员，应掌握何种情况下糖尿病足病需要及时转诊或会诊。一旦出现以下情况，应该及时转诊给糖尿病足病专科或请血管外科、骨科、创面外科等相关专科会诊。会诊包括：皮肤颜色的急剧变化、局部疼痛加剧并有红肿等炎症表现、新发生的溃疡、原有的浅表溃疡恶化并累及软组织和（或）骨组织、播散性的蜂窝组织炎、全身感染征象、骨髓炎等。及时转诊或多学科协作诊治有助于提高溃疡愈合率，降低截肢率和减少医疗费用。

（十三）用药说明与注意事项

1. 老年糖尿病治疗第一需要关注的是预防低血糖的发生，首选不引起低血糖的降糖药用药，应小心谨慎、密切监测和及时调整剂量。

2. 需要注意的方面有药物的副作用和相互作用、方案的复杂性以及目前的健康状况，应选择依从性高的简便治疗方案。

3. 目前用药的总体趋势是早期积极的联合用药使血糖尽快达标，不同药物联用可使机制互补，但在老年人中应注意药物之间的相互作用，应避免过度治疗或强化降糖。

4. 具体用药原则，推荐如下

（1）老年糖尿病一线降糖药：仍然是二甲双胍。

（2）老年糖尿病二级降糖药：吡格列酮可安全使用，DPP4抑制剂可以安全使用，GLP-1受体激动剂有心血管获益，但注射上有不便SGLT$_2$抑制剂可以使用。

（3）老年糖尿病三线降糖药：胰岛素促泌剂慎用，首选短效促泌剂。

（4）老年糖尿病注射胰岛素要求患者较高的自我管理能力，为减少低血糖风险，应首选基础胰岛素，并积极简化胰岛素方案。

四、中医中药治疗处方

（一）辨证论治处方

1. 糖尿病期

（1）痰（湿）热互结证

辨证要点：形体肥胖，腹部胀大，口干口渴，喜冷饮，饮水量多，脘腹胀满，易饥多食，心烦口苦，大便干结，小便色黄，舌质淡红，苔黄腻，脉弦滑。或见五心烦热，盗汗，腰膝酸软，倦怠乏力，舌质红，苔少，脉弦细数。

治法：清热化痰。

方药：小陷胸汤加减

瓜蒌15 g，半夏10 g，黄连10 g，枳实10 g。

加减：口渴喜饮加生石膏、知母；腹部胀满加炒莱菔子、焦槟榔；偏湿热困脾者，治以健脾和胃，清热祛湿，用六君子汤加减治疗。

（2）热盛伤津证

辨证要点：口干咽燥，渴喜冷饮，易饥多食，尿频量多，心烦易怒口苦，溲赤便秘，舌干红，苔黄燥，脉细数。

治法：清热生津止渴。

方药：消渴方或白虎加人参汤加减

天花粉15 g，石膏30 g，黄连10 g，生地黄15 g，太子参10 g，葛根10 g，麦冬15 g，藕汁30 mL，甘草5 g。

加减：肝胃郁热，大柴胡汤加减；胃热，三黄汤加减；肠热，增液承气汤加减；热盛津伤甚，连梅饮加减。

（3）气阴两虚证

辨证要点：咽干口燥，口渴多饮，神疲乏力，气短懒言，形体消瘦，腰膝酸软自汗盗汗，五心烦热，心悸失眠，舌红少津，苔薄白干或少苔，脉弦细数。

治法：益气养阴。

方药：玉泉丸或玉液汤加减

天花粉15 g，葛根10 g，麦冬15 g，太子参10 g，茯苓10 g，乌梅10 g，黄芪15 g，甘草5 g。

加减：倦怠乏力甚重用黄芪；口干咽燥甚重加麦冬、石斛。

2. 并发症期

（1）肝肾阴虚证

辨证要点：小便频数，浑浊如膏，视物模糊，腰膝酸软，眩晕耳鸣，五心烦热，低热颧红，口干咽燥，多梦遗精，皮肤干燥，雀目，或蚊蝇飞舞，或失明，皮肤瘙痒，舌红少苔，脉细数。

治法：滋补肝肾。

方药：杞菊地黄丸或麦味地黄汤

枸杞子15 g，菊花10 g，熟地黄15 g，山茱萸10 g，山药10 g，茯苓10 g，牡丹皮10 g，泽泻10 g。

加减：视物模糊加茺蔚子、桑葚子；头晕加桑叶、天麻。

（2）阴阳两虚证

辨证要点：小便频数，夜尿增多，浑浊如脂如膏，甚至饮一溲一，五心烦热，口干咽燥，神疲，耳轮干枯，面色黧黑；腰膝酸软无力，畏寒肢凉，四肢欠温，阳痿，下肢浮肿，甚则全身皆肿，舌质淡，苔白而干，脉沉细无力。

治法：滋阴补阳。

方药：金匮肾气丸加减，水肿者用济生肾气丸加减

制附子10 g，桂枝10 g，熟地黄30 g，山茱萸10 g，山药15 g，泽泻10 g，茯苓15 g，牡丹皮10 g。

加减：偏肾阳虚，选右归饮加减；偏肾阴虚，选左归饮加减。

3. 兼夹证

（1）兼痰浊

辨证要点：形体肥胖，嗜食肥甘，脘腹满闷，肢体沉重呕恶眩晕，恶心口黏，头重嗜睡，舌质淡红，苔白厚腻，脉弦滑。

治法：理气化痰。

方药：二陈汤加减

姜半夏10 g，陈皮10 g，茯苓15 g，炙甘草5 g，生姜10 g，大枣10 g。

加减：脘腹满闷加广木香、枳壳；恶心口黏加砂仁、荷叶。

（2）兼血瘀

辨证要点：肢体麻木或疼痛，下肢紫暗，胸闷刺痛，中风偏瘫，或语言謇涩，眼底出血，唇舌紫暗，舌有瘀斑或舌下青筋显露，苔薄白，脉弦涩。

治法：活血化瘀。

方药：一般瘀血选用桃红四物汤加减，也可根据瘀血的部位选用王清任五个逐瘀汤加减

桃仁10 g，红花10 g，当归10 g，生地黄15 g，川芎10 g，枳壳10 g，赤芍10 g，桔梗10 g，炙甘草5 g。

加减：瘀阻经络加地龙、全蝎；瘀阻血脉加水蛭。

（二）秘方验方

1. 葛根粉粥　葛根粉50 g，大米100 g，山药100 g，枸杞10 g。粳米洗净加清水300 mL并放入新鲜山药熬煮，在半熟时加入葛根粉及枸杞子，继续熬煮到熟，即可

食用。适用于糖尿病合并高血压、冠心病患者口燥咽干，烦渴多饮者。

2. 荠菜粥　新鲜荠菜100 g，粳米200 g，薏苡仁50 g。粳米、薏苡仁洗净加清水500 mL煮粥，粥即将煮熟时加洗净切碎的荠菜，继续熬煮10 min后即可食用。适用于糖尿病肾性水肿、目赤肿痛者。

3. 玉米须黄芪瘦肉汤　玉米须30 g，黄芪50 g，山药50 g，瘦肉50 g。将玉米须、黄芪、山药洗净煮汤，再将瘦肉切片放入汤中，以盐调味。适用于糖尿病及糖尿病肾病浮肿。

（三）中成药

1. 六味地黄丸　主要成分为熟地黄、酒萸肉、牡丹皮、山药、茯苓、泽泻。功能滋阴补肾。用于肾阴亏损，头晕耳鸣，腰膝酸软等。

2. 麦味地黄丸　主要成分为麦冬、生地、茯苓、五味子、郁金、白芍、乌药、牡丹皮、泽泻、萸肉、山药、当归。功能滋补肺肾。用于肺肾阴亏，潮热盗汗等。

3. 杞菊地黄丸　主要成分为枸杞、菊花、熟地黄、酒萸肉、牡丹皮、山药、茯苓、泽泻。功能滋肾养肝。用于肝肾阴亏，眩晕耳鸣，羞明畏光等。

4. 金匮肾气丸　主要成分为桂枝、附子、熟地黄、酒萸肉、牡丹皮、山药、茯苓、泽泻。功能温补肾阳，化气行水。用于肾虚水肿，腰酸腿软等。

（四）用药说明与注意事项

1. 中医药治疗糖尿病有独特的疗效，需辨证准确下用药，中西医结合疗效更佳。

2. 中成药的选用必须适合该品种的证型，切忌盲目使用。中成药建议选用无糖颗粒剂、胶囊剂、浓缩丸或片剂。

第三节　血脂异常

血脂异常是指血浆中的脂蛋白谱异常，通常表现为甘油三酯、总胆固醇、LDL-胆固醇、载脂蛋白apoB$_{100}$水平升高，HDL-胆固醇、apoA I、apoA I/apoB$_{100}$比值和apoA II水平下降。根据引起血脂异常症的原因分为原发性和继发性两类。原发性血脂异常症是由遗传基因缺陷所致，而引起继发性血脂异常症的疾病主要有糖尿病、甲状腺功能减退、肝肾疾病、糖原贮积症、系统性红斑狼疮等。血脂异常症作为代谢综合征的组分之一，与肥胖症、糖尿病、高血压、冠心病、脑卒中等密切相关。长期的脂蛋白谱异常可导致动脉粥样硬化，增加心脑血管病的发病率和死亡率。

中医从病机角度认为，高脂血症属于"痰浊""血瘀""湿浊"范畴，从病证角度认为，本病存在于中医"肥胖""眩晕""中风""心悸""胸痹"等病证之中。血脂犹如营血津液，为人体水谷所化生的精微物质。一旦脏腑功能失调，水津停而成饮，凝聚成痰，精化为浊，痰浊水湿内聚，就会出现血脂升高。过量之血脂，实为痰浊也。其发病与肝脾肾功能失调密切相关，痰湿、痰热、痰瘀内生，气滞瘀积阻塞脉道，清阳不升，浊阴不降，是产生本病的关键病理基础。

一、临床表现

（一）症状

本病主要表现在两大方面：

1. 脂质在真皮内沉积引起的黄色素瘤。

2. 脂质在血管内皮沉积引起的动脉粥样硬化，产生冠心病和周围血管病。

3. 严重的高甘油三酯血症还可引起急性胰腺炎等其他病症。高脂血症患者可表现出头晕、嗜睡、胸闷甚或胸痛、食欲不振、脘腹胀满、肢体困倦、乏力等症状或体征，也可表现出胸闷、胸痛、头痛、肢体倦怠、麻木等症状，或身体瘀斑、舌质紫暗，有瘀斑、脉涩的体征。

（二）体征

不同形态的黄色瘤可见于不同类型的高脂血症，而同一类型的高脂血症患者又可出现多种形态的黄色瘤，经有效的降脂治疗，多数黄色瘤可逐渐消退。除了各种黄色瘤外，还有两个体征也有助于高脂血症的诊断，即角膜弓和脂血症眼底改变。由于有高脂血症时黄色瘤的发生率并不高，动脉粥样硬化的发生和发展则需要相当长的时间，多数高脂血症患者并无任何症状和异常体征，而患者的高脂血症则常常是在进行血液生化检验（测定血胆固醇和三酰甘油）时被发现的。

二、诊断标准

根据中国成人血脂异常防治指南，中国人血清TC的合适范围为＜5.18 mmol/L（200 mg/dL），5.18～6.19 mmol/L（200～239 mg/dL）为边缘升高，＞6.19 mmol/L（240 mg/dL）为升高；血清LDL-C的合适范围为＜3.37 mmol/L（130 mg/dL），3.37～4.12 mmol/L（130～159 mg/dL）为边缘升高，＞4.12 mmol/L（160 mg/dL）为升高；血清HDL-C的合适范围为1.04～1.55 mmol/L（40～60 mg/dL），＞1.55 mmol/L（60 mg/dL）为升高，＜1.04 mmol/L（40 mg/dL）为降低；血清TG的合适范围为＜1.70 mmol/L（150 mg/dL），1.70～2.25 mmol/L（150～199 mg/dL）为边缘升高，＞2.25 mmol/L（200 mg/dL）为升高。血脂异常的定义为：高总胆固醇血症（TC≥5.18 mmol/L）、高三酰甘油血症（TG≥1.70 mmol/L）、高低密度脂蛋白胆固醇血症（LDL-C≥3.37 mmol/L）、低高密度脂蛋白胆固醇血症（HDL-C＜1.04 mmol/L），上述血脂指标有一项异常则可诊断为血脂异常。

三、西医药物治疗思路、原则、目标与处方

（一）治疗思路、原则与目标

合理治疗取决于血脂异常的类型与心血管危险度的评估。治疗目标包括纠正血脂谱的异常，尽量降低心脑血管病的发病风险。

1. 血脂干预均应以治疗性生活方式改变为基础，并应该贯穿治疗的全过程。治疗性生活方式改变包括饮食调节（减少饱和脂肪酸和胆固醇的摄入）、减轻体重、增加运动、戒烟、限酒、限盐等。

2. 对于继发性脂质异常血症的治疗主要是积极治疗原发病（如糖尿病、甲状腺功能减退、肝肾疾病、糖原贮积症等），并适当结合饮食控制和调脂药物治疗。

3. 调脂治疗的首要目标是降低LDL-C。高危患者：首选他汀类调脂药，使LDL-C目标<2.6 mmol/L（100 mg/dL）；极高危患者：不论基线LDL-C水平如何，立即选用他汀类调脂药，使LDL-C目标<2.07 mmol/L（80 mg/dL）。若经最大耐受剂量的他汀类调脂药治疗后仍未达到上述治疗目标，建议将LDL-C比基线降低30%~40%，或合用胆固醇吸收抑制剂等其他调脂药。

4. 对于高TG血症，应使治疗目标达到TG<1.7 mmol/L（150 mg/dL），强调首先严格控制血糖，血糖控制后，部分患者TG可恢复正常。TG在1.70~2.25 mmol/L，应首先开始治疗性生活方式干预；如TG在2.26~4.5 mmol/L，应在治疗性生活方式干预同时开始使用贝特类；如TG>4.5 mmol/L，应首先考虑使用贝特类迅速降低TG水平，以预防发生急性胰腺炎。

5. 对于低HDL-C血症，如伴高LDL-C，首要目标仍是降低LDL-C；HDL-C的治疗目标：男性>1.04 mmol/L（40 mg/dL），女性>1.4 mmol/L（50 mg/dL）。可通过治疗性生活方式干预或选用贝特类药物。

6. 对于混合性高脂血症（高LDL-C＋高TG），强调首先严格控制血糖，强化治疗性生活方式干预。首要目标仍是降低LDL-C，可首选他汀类调脂药，如LDL-C已达标，TG仍≥2.3 mmol/L改为贝特类或与他汀类合用。如TG>4.5 mmol/L时首选贝特类降低TG，如果TG<4.5 mmol/L，应降低LDL-C水平。

7. 使用调脂药过程，尤其联合用药者应密切监测安全性，特别是高龄、低体重、多系统疾病、同时使用多种药物、围手术期等情况下的患者更应加强监测。

（二）控制高LDL-C血症的药物治疗处方

1. 他汀类治疗处方　他汀类药物通过竞争性抑制三羟基三甲基戊二酰辅酶A还原酶，阻断甲羟戊酸代谢的中间产物及最终产物胆固醇的合成，从而降低血浆TC和LDL-C水平，并影响机体的免疫及炎性反应、血管内皮功能、血栓形成、抑制平滑肌细胞的迁移和聚集、诱导平滑肌细胞凋亡及独立于其系统降脂作用之外的直接作用于斑块内细胞成分的斑块稳定作用。他汀类药物显著降低TC、LDL-C、TG、apoB，也升高HDL-C，是高LDL-C治疗首选药物。

（1）阿托伐他汀：起始剂量10 mg，每日1次，剂量范围每次10~80 mg。

（2）辛伐他汀：起始剂量10~20 mg，每日1次，可增加至40 mg。

（3）匹伐他汀：起始剂量1~2 mg，每日1次，可增加至4 mg。

（4）氟伐他汀：起始剂量20 mg或40 mg，每日1次，可增加至40 mg，每日2次。

（5）洛伐他汀：起始剂量10~20 mg，每日1次，可增加至40~80 mg。

（6）普伐他汀：起始剂量10~20 mg，每日1次，可增加至每次40 mg。

（7）瑞舒伐他汀：起始剂量5~10 mg，每日1次，可增加至20 mg。

他汀类药物耐受性好，一般不良反应有口干、腹痛、便秘、流感症状、消化不良、转氨酶升高等，发生率≥1%，停药后均可消失。肌病（包括肌炎和横纹肌溶解）是HMG-CoA还原酶抑制剂最典型且严重的不良反应，他汀与CYP3 A4抑制剂或底物合用会增加肌病的发生率。此外，还可能出现血糖增高甚或引起新发糖尿病、血栓性血小板减少性紫癜、精神抑郁、感觉异常和脱发。

2. 胆酸螯合剂治疗处方　胆酸螯合剂可以阻止肠道对胆酸及胆固醇的吸收。同时，它还有促进胆酸和胆固醇随粪便排出、促进胆固醇降解的作用。因此，胆酸螯合剂只有降低血中胆固醇的作用，它对任何类型的高甘油三酯血症患者及纯合子家族性高胆固醇血症患者无效。

（1）考来烯胺：4~16 g/d，每日3次，最大剂量24 g/d。

（2）考来替泊：5~20 g/d，每日3次。

（3）考来维仑：1875 mg，每日2次或3750 mg，每日1次，最大剂量4735 mg/d。

考来烯胺可引起脂肪吸收不良，剂量过大时腹部或胃部不适、呕吐、便秘，个别病例腹泻、食欲不振、腹胀、肌肉痉挛、胰腺炎、瘙痒和皮疹。考来维仑可引起头痛、肌痛和无力等中枢神经系统不良反应，咽炎、鼻炎、鼻窦炎等常见，皮肤方面可引起损伤、感染及感染综合征等。

3. 胆固醇吸收抑制剂治疗处方　依折麦布与小肠壁上特异的转运蛋白NPC1 L1结合，选择性地强效抑制小肠胆固醇和植物固醇的吸收，如果与他汀类联合应用可有效降低LDL-C水平。适用于不能耐受一线调脂药物的患者。依折麦布推荐的口服剂量为10 mg/d。

依折麦布的不良反应轻微且呈一过性，单独应用本品可出现头痛、腹痛、腹泻；与他汀类联合应用可出现头痛、乏力，腹痛、便秘、腹泻、腹胀、恶心，ALT升高、AST升高，肌痛。

4. ω-3脂肪酸海洋鱼油制剂治疗处方　主要为二十碳五烯酸（EPA，C20：5ω-3）和二十二碳六烯酸（DHA，C22：6ω-3），均为深海鱼油的主要成分。ω-3脂肪酸海洋鱼油制剂中的EPA+DHA含量应大于85%，否则无临床调脂作用。有文献认为在有高甘油三酯血症的前提下，其降低TG的作用也很显著。用量为2~4 g/d。

ω-3脂肪酸海洋鱼油制剂常见胃肠不适，如恶心、嗳气、腹泻等，特别是大剂量用药时容易出现上述症状。个别患者可出现胆结石、发热、肌肉疼痛、咽喉疼痛以及淋巴结压痛。

5. 其他类药物治疗处方

（1）普罗布考（probucol）：通过掺入到脂蛋白颗粒中，影响脂蛋白代谢，从而产生调脂作用。500毫克/次，每日2次。可出现胃肠道反应、头晕、肝功或肾功异常、尿酸升高等。

（2）苯氟雷司（benfluorex）：起始剂量150毫克/次，每日1次，每周增加150 mg，直至150毫克/次，每日3次。可出现胃肠道反应、乏力、倦怠等。

（三）控制高TG血症的药物治疗处方

1. 贝特类药物治疗处方　贝特类药物通过激活过氧化物酶体增殖物激活受体，增强脂蛋白酶的作用，使血中富含TG的乳糜微粒并加速LDL降解，降低血中TG的水平，进而减少血液中小而密的LDL，并能调控脂蛋白酯酶及载脂蛋白等目标基因的表达而降低TG及LDL-C，升高HDL-C，同时促进过氧化物酶体增殖物激活受体d介导的脂肪酸自外周组织向肝脏转运。

（1）非诺贝特：普通剂型100毫克/次，每日3次；微粒化制剂200毫克/次，每日1次；高生物利用度片剂160毫克/次，每日1次；缓释剂型250毫克/次，每日1次。

（2）苯扎贝特：普通剂型200毫克/次，每日2～3次；缓释剂型400毫克/次，每日1次。

（3）环丙贝特：100毫克/次，每日1次。

（4）吉非贝齐：普通剂型300～600毫克/次，每日2次；缓释剂型900毫克/次，每日1次。

（5）氯贝丁酯：250～500毫克/次，每日3次；益多酯：缓释剂型500毫克/次，每日1次。

（6）依托贝特：普通剂型300～600毫克/次，每日3次；缓释剂型500毫克/次，每日1次。

贝特类药物最常见的不良反应为胃肠道不适，多为轻微的恶心、腹泻和腹胀等，通常持续时间短暂，不需停药。另外，偶见皮肤瘙痒、荨麻疹、皮疹、脱发、头痛、失眠和性欲减退等。长期服用贝特类药物时，需要警惕药物引起的肝、肾功能损害。个别患者服药后可能发生药物性横纹肌溶解症，如果患者同时服用了贝特类与他汀类这两种调脂药物，发生肝肾损害和横纹肌溶解症的危险便会明显增加。因此，服药期间患者应定期查肝、肾功能和血清中的肌酶含量。另外，贝特类药物可使胆结石的发生率升高，对胚胎有一定毒性，可使胚胎生长延迟。个别患者服药后白细胞、红细胞和嗜酸性粒细胞可能减少。

2. 烟酸类药物治疗处方　此类药物一方面可使脂肪组织的脂解作用减慢，另一方面还能在辅酶A的作用下与甘氨酸合成烟尿酸，从而干扰胆固醇的合成。因此，烟酸类及其衍生物适用于治疗高甘油三酯血症及以甘油三酯升高为主的混合性高脂血症。

（1）烟酸：缓释剂375～500毫克/次，每晚睡前，4周后可增量至1 g，最大剂量2 g。

（2）盐酸戊四醇酯：250毫克/次，每日3次。

（3）阿昔莫司：250毫克/次，每日2～3次，最大剂量1200毫克/次。

（4）尼可莫尔：200～400毫克/次，每日3次。

烟酸的一般不良反应有感觉温热，皮肤发红、特别在脸面和颈部，头痛等血管扩张反应；大剂量用药可导致腹泻、头晕、乏力、皮肤干燥、瘙痒、眼干、恶心、呕吐、胃痛，高血糖、高尿酸、心律失常、肝毒性反应。

（四）用药说明与注意事项

1. 治疗老年血脂代谢异常需进行治疗性生活方式干预，包括合理调整膳食结构、适当活动或运动以及减轻肥胖的体重，否则达不到调节异常血脂的目的，非药物治疗措施的实施要根据个体的自身状况而定。

2. 老年人是易患多种疾病的群体。老年人患有多种疾病，必然需要使用多种药物。因此，老年人使用调脂药物必须更加小心药物之间可能发生的相互影响或毒、副作用的相互叠加，特别要关注经CYP450酶代谢系统（尤其是与3A4同工酶有关）的药物，以免发生药物的相互干扰而影响疗效。

3. 老年人严重混合型血脂代谢异常单用一种调脂药物难以达标时可考虑联合用药，其治疗靶点仍然是以降低LDL-C为主，同时关注非LDL-C水平。由于他汀类药物疗效确切、不良反应较少及其调脂以外的多效性作用，联合调脂方案多由他汀类与另一类作用机制不同的调脂药物联合，但要谨慎权衡联合调脂获益与可能产生的不良反应后，才可以考虑联合用药的方案。

4. 老年患者降脂药物治疗需要个体化，治疗期间必须监测用药安全性，开始用药4~8周应复查肝功能和肌酸，如AST或ALT超过正常上限3倍，血CK升高超过正常上限5倍应暂停用药。

四、中医中药治疗处方

（一）辨证论治

对血脂异常患者可根据证候特点，首先采用复合证型进行辨证，若复合证型未能概括患者证候特点，则可采用单证型进行辨证。

1. 复合证型

（1）痰浊内阻证

辨证要点：形体肥胖，头重如裹，胸闷，呕恶痰涎，肢麻沉重，心悸，失眠，口淡，食少，舌胖，苔滑腻，脉弦滑。

治法：化痰祛湿。

方药：温胆汤加减。

半夏10 g，竹茹10 g，生姜10 g，橘皮10 g，枳实10 g，甘草5 g。

加减：热邪偏重见口苦心烦，舌苔黄腻，脉滑数者，可加黄连；兼湿热留滞三焦见寒热起伏，胸痞腹胀，小便黄赤，舌苔黄腻者，可加藿香、茵陈、通草；痰浊中阻，肝胃气逆见眩晕呕恶者，可加菊花、僵蚕。

（2）脾虚湿盛证

辨证要点：乏力，头晕，胸闷，纳呆，恶心，身困，脘腹胀满，舌淡，体胖大有齿痕，苔白腻，脉细弱或濡缓。

治法：健脾化痰。

方药：胃苓汤加减。

苍术10g，陈皮10g，厚朴10g，甘草5g，泽泻10g，猪苓10g，赤茯苓15g，白术10g，肉桂3g。

加减：若湿从热化，舌苔黄腻者，去肉桂，加黄连、黄芩；寒湿重而兼形寒肢冷者，加干姜、吴茱萸；兼食滞饮食难消，腹胀便秘者，加莱菔子、焦槟榔。

（3）气滞血瘀证

辨证要点：胸胁胀满疼痛，或头痛、腹痛，其痛如刺，痛处固定，疼痛持续，或腹部有痞块，刺痛拒按，舌暗红，有紫气或瘀斑，脉细涩。

治法：疏肝理气，活血通络。

方药：血府逐瘀汤加减。

川芎10g，桃仁10g，红花10g，赤芍10g，柴胡5g，桔梗5g，枳壳10g，牛膝10g，当归10g，生地10g。

加减：胸中瘀痛甚者，加乳香、没药；兼青紫肿甚者，加青皮、香附；兼气滞胸闷者，加瓜蒌、薤白；血瘀经闭、痛经，可去桔梗，加香附、益母草、泽兰；瘀热甚者，可重用生地、赤芍，加丹皮。

（4）肝肾阴虚证

辨证要点：眩晕，耳鸣，腰酸膝软，五心烦热，口干，健忘，失眠，舌质红，少苔，脉细数。

治法：补益肝肾。

方药：一贯煎合杞菊地黄丸加减。

（北）沙参10g，生地15g，麦冬10g，当归10g，枸杞15g，川楝子5g，菊花10g，（熟）地黄15g，山萸肉10g，牡丹皮10g，山药15g，茯苓10g，泽泻10g。

加减：虚热内扰，虚烦不寐者，加酸枣仁、知母；阴虚肝旺，头目昏晕者，加石决明、天麻；阴虚胃热，口苦而干者，少加酒炒川连；津乏肠枯，大便秘结者，加瓜蒌仁、火麻仁。

2.单证型

实证

（1）血瘀证

辨证要点：胸痛剧烈，痛有定处，甚则心痛彻背，胸闷，舌质暗，或有瘀斑、瘀点，舌下脉络迂曲青紫，脉涩或结、代。

治法：活血化瘀，通脉止痛。

方药：血府逐瘀汤加减。

川芎10g，桃仁10g，红花10g，赤芍10g，柴胡5g，桔梗5g，枳壳10g，牛膝10g，当归10g，生地10g。

加减：兼气滞胸闷者，加瓜蒌、薤白；胁下有血瘀痞块，可加郁金、丹参；头部瘀痛者，加麝香、老葱。

（2）痰浊证

辨证要点：胸闷或胸闷痛如窒，伴头晕，身体困重，咳吐痰涎，脘痞，舌淡，苔厚腻或白滑，脉滑或滑数。

治法：通阳泄浊，豁痰散结。

方药：瓜蒌薤白半夏汤加减。

瓜蒌30 g，薤白10 g，（法）半夏10 g，陈皮（醋炒）10 g，胆南星10 g，枳壳10 g，桂枝10 g，生姜15 g，茯苓15 g，甘草5 g。

加减：阳虚寒阻，见畏寒肢厥者，酌加干姜、附子；痰浊较甚，胸闷痛甚，舌苔厚腻者，加菖蒲、厚朴；兼血瘀，见舌质暗红或有瘀斑者，加丹参、赤芍、川芎。

（3）气滞证

辨证要点：胸胁脘腹胀闷、疼痛，随情绪波动而增减，得嗳气或矢气则舒，舌淡红，苔薄，脉弦。

治法：疏肝理气，活血通络。

方药：柴胡疏肝散加减。

柴胡10 g，陈皮（醋炒）10 g，枳壳（麸炒）10 g，芍药10 g，（炙）甘草5 g，香附10 g，川芎10 g。

加减：气郁血滞见胁肋痛甚，舌有瘀点或紫气者，加当归、郁金、乌药；肝郁化火，口苦舌红者，加栀子、黄芩、川楝子；兼肝阴不足，见胁痛口干，舌红苔少者，酌加枸杞子、沙参、麦冬。

（4）寒凝证

辨证要点：胸闷胸痛，感寒痛甚，面色苍白，四肢不温，苔薄白，脉沉紧。

治法：祛寒活血，宣痹通阳。

方药：当归四逆汤加减。

当归15 g，白芍10 g，桂枝10 g，细辛5 g，甘草5 g，大枣15 g，通草3 g。

加减：寒重凝滞经脉见腰、股、腿、足冷痛者，加川乌；血脉瘀滞见肢端青紫者，加桃仁、红花。

虚证

（1）气虚证

辨证要点：心胸隐痛，胸闷，心悸气短，动则尤甚，乏力，倦怠，懒言，自汗，舌质淡或淡红，脉沉细或弱。

治法：补益心气，鼓动心脉。

方药：保元汤加减。

人参15 g（另炖），黄芪15 g，肉桂5 g，（炙）甘草5 g，生姜15 g。

加减：心悸、自汗，加龙骨、牡蛎；喘咳、咳痰，加葶苈子、半夏；尿少肢肿，加茯苓、泽泻、车前子；兼血瘀者，加三七、桃仁、红花。

（2）阴虚证

辨证要点：心胸隐痛或闷痛，心悸，口咽干燥，五心烦热，盗汗，颧红，小便短黄，大便干结，舌质红或红绛，舌体偏瘦，少苔或无苔或剥苔或有裂纹，脉细数。

治法：滋阴清热，养心止痛。

方药：天王补心丹加减。

西洋参15 g，茯神15 g，玄参15 g，麦冬15 g，天冬15 g，生地15 g，丹参15 g，桔梗10 g，远志10 g，当归15 g，五味子10 g，柏子仁15 g，酸枣仁15 g，（炙）甘草5 g。

加减：若虚热不甚，可去玄参、天冬、麦冬；若失眠较重者，酌加龙齿、夜交藤；若精关不固，遗精滑泄较甚者，加金樱子、芡实、牡蛎等。

（3）阳虚证

辨证要点：胸闷痛，畏寒，肢冷，面色淡白，小便清长，大便稀薄，舌质淡，舌体胖或有齿痕，苔白或白滑，脉沉迟或结代。

治法：补益阳气，温振心阳。

方药：参附汤合桂枝甘草汤加减。

红参15 g（另炖），（熟）附子10 g（先煎），（炙）甘草10 g，桂枝10 g。

加减：形寒肢冷，重用人参、黄芪、附子、肉桂；大汗出，重用人参、黄芪、煅龙骨、煅牡蛎、山茱萸；若夹瘀血，可加丹参、赤芍、川芎、桃仁、红花；心阳不振，心动过缓，酌加炙麻黄、补骨脂，重用桂枝。

（二）秘方验方

1. 降脂汤（方和谦）　广陈皮30 g，焦神曲15 g，莱菔子15 g，黄郁金10 g，焦山楂10 g。功能化痰降浊，适用于痰浊阻遏证见形体肥胖，头重如裹，胸闷，呕恶痰涎，肢麻沉重，舌胖，苔滑腻，脉弦滑者。

2. 复方山楂煎剂　山楂50 g，玄参15 g，菊花15 g，红花15 g，丹参30 g，麦芽30 g。功能消食化瘀，适用于食积血瘀证见脘腹痞胀，嗳气，呕恶，纳差，舌紫暗，苔腻，脉弦涩者。

3. 清脂五味汤　生黄芪30 g，生山楂30 g，泽泻30 g，红花10 g，桃仁10 g。功能祛湿行瘀，适用于湿瘀互结证见头身困重乏力，胸中窒闷或刺痛，脘腹痞满，小便不利，舌淡暗，苔白滑，脉涩弱者。

（三）中成药

1. 荷丹片/胶囊　由荷叶、丹参、山楂、番泻叶、盐补骨脂组成。功能化痰降浊，活血化瘀。适用于痰瘀互阻证者。口服，每次2片，每天3次。

2. 丹蒌片　由瓜蒌皮、薤白、丹参、川芎、赤芍、郁金、黄芪、葛根、骨碎补、泽泻组成。功能化痰降浊，活血化瘀。适用于痰瘀互阻证者。口服，每次5片，每天3次。

3. 血脂康胶囊　由红曲组成。具有除湿祛痰，活血化瘀，健脾消食的功效。适用于脾虚痰瘀阻滞证者。口服，每次2粒，每天2次。

（四）用药说明与注意事项

1. 中医药在血脂异常治疗中有独特之处，但由于采用辨证体系、分型、学术流派、地域饮食习惯等的不同及对兼夹证的认识不同，对血脂异常辨证分为具体证型的标准各有不同。

2. 中成药在血脂异常治疗中应用较多，但缺乏多中心、大样本临床研究，远期疗效和安全性尚待进一步研究评价。

3. 中药单药或复方用来代茶饮降血脂时，同样需要辨证用药，不宜长期盲目用药。

第四节　高尿酸血症与痛风

随着社会经济发展，人们生活方式及饮食结构改变，我国高尿酸血症（hyperuricemia，HUA）的患病率逐年增高，并呈年轻化趋势，已成为仅次于糖尿病的第二大代谢性疾病。高尿酸血症指正常嘌呤饮食下，非同日两次空腹血尿酸水平男性＞420 μmol/L，女性＞360 μmol/L。痛风（gout）是单钠尿酸盐沉积于骨关节、肾脏和皮下等部位，引发的急、慢性炎症和组织损伤，与嘌呤代谢紊乱及（或）尿酸排泄减少所致的高尿酸血症直接相关，属于代谢性风湿病范畴。痛风可并发肾脏病变，严重者可出现关节破坏、肾功能损害，常伴发高脂血症、高血压病、糖尿病、动脉硬化及冠心病等。

一、病因病理

高尿酸血症的流行总体呈现逐年升高的趋势，男性高于女性，且有一定的地区差异，南方和沿海经济发达地区较同期国内其他地区患病率高，可能与该地区人们摄入较多含嘌呤高的海产品、动物内脏、肉类食品以及大量饮用啤酒等因素有关。尿酸由饮食摄入和体内分解的嘌呤化合物在肝脏中产生，约2/3尿酸通过肾脏排泄，其余由消化道排泄。尿酸经肾小球滤过、近端肾小管重吸收、分泌和分泌后再吸收，未吸收部分从尿液中排出。正常情况下，体内尿酸产生和排泄保持平衡，凡导致尿酸生成过多和/或排泄减少的因素均可导致高尿酸血症。

当血尿酸超过饱和浓度（420 μmol/L），尿酸盐析出晶体可直接黏附、沉积于关节及周围软组织、肾小管和血管等部位，趋化中性粒细胞、巨噬细胞；细胞与晶体相互作用后释放致炎症因子（如IL-1β、IL-6等）以及金属蛋白酶9、水解酶等引起关节软骨、骨质、肾脏以及血管内膜等急慢性炎症损伤。临床上5%～15%的高尿酸血症患者发展为痛风，表现为痛风性关节炎、痛风肾和痛风石等，具体原因不明。我国痛风的患病率为0.34%～2.84%，较以前明显升高，20%有阳性家族史，与多基因遗传缺陷有关。

二、临床表现与分期

痛风以关节红、肿、热、痛，反复发作，关节活动不灵活为主要临床表现，当属于中医学痹证的范畴。本病的病位初期在肢体、关节之经脉，继则侵蚀筋骨，内损脏腑。本病在出现症状之前即有先天肝肾不足和脾运失司。病理性质多属本虚标实，以肝肾亏虚，脾运失调为本；风寒湿热、痰浊、瘀血痹阻经脉为标。

（一）无症状高尿酸血症期

仅有波动性或持续性高尿酸血症，从血尿酸增高至症状出现可长达数年至数十年，只有在发生关节炎时才称为痛风。有些高尿酸血症患者终生不出现症状，称为无症状的高尿酸血症。

（二）痛风性关节炎急性发作期

午夜或清晨突然起病，数小时内出现受累关节的红、肿、热、痛和功能障碍。初发时多数为单关节，随后累及多关节。单侧第1跖趾关节最常见，其余为趾、踝、膝、腕、指、肘关节。可伴有发热、头痛、白细胞升高等全身症状。常见的发病诱因有受寒、劳累、饮酒、高蛋白高嘌呤饮食、外伤、手术、感染等。发作常呈自限性，多于数天或2周内自行缓解。

（三）痛风性关节炎发作间歇期

痛风性关节炎发作持续数天至数周后自然缓解，不留后遗症，进入无症状阶段称间歇期。如间歇期不将血尿酸浓度降到理想值（$<300\ \mu mol/L$或$<360\ \mu mol/L$），随着时间的推移，痛风发作会愈加频繁，且持续时间更长，症状更重。

（四）痛风石及慢性痛风性关节炎期

多见于未经治疗或治疗不佳的患者，早期防治高尿酸血症的患者可无此期。痛风石是痛风的特征性表现，多见于耳郭、跖趾、指间、掌指、肘等关节，亦可见于尺骨鹰嘴、跟腱、髌骨滑囊等处。外观为隆起的大小不一的黄白色赘生物，表面菲薄，破溃后排出白色粉状或糊状物，经久不愈，但较少继发感染。痛风石形成过多及炎症反复发作可导致持续的关节肿痛、压痛、畸形、关节功能障碍。

（五）肾脏病变

1. 痛风性肾病　由尿酸盐在肾间质组织沉积所致。起病隐匿，临床表现为尿浓缩功能下降，早期可仅表现为夜尿增多、低比重尿、间歇性蛋白尿和镜下血尿。随病变进展，晚期可致肾小球滤过功能下降，出现肾功能不全及高血压、水肿、贫血等。

2. 尿酸性肾石病　10%～25%的痛风患者出现肾尿酸结石。细小泥沙样结石可随尿液排出而无症状，较大结石则可引起肾绞痛、血尿及尿路感染。肾尿酸结石可为部分患者的首发临床表现。继发性痛风中，肿瘤播散或接受放化疗的患者肾尿酸结石的发生率更高。

3. 急性肾衰竭　少数患者表现为急性肾衰竭。大量尿酸盐结晶阻塞尿路（肾小管、肾盂或输尿管），患者突然出现少尿甚至无尿，尿中可见大量尿酸晶体。

三、诊断标准

国际上将高尿酸血症的诊断定义为：正常嘌呤饮食状态下，非同日两次空腹血尿酸水平男性＞420 μmol/L，女性＞360 μmol/L。

分型诊断：高尿酸血症患者低嘌呤饮食5天后，留取24 h尿检测尿尿酸水平。根据血尿酸水平和尿尿酸排泄情况分为以下三型：

（一）尿酸排泄不良型

尿酸排泄＜0.48 mg/（kg·h），尿酸清除率＜6.2 mL/min。

（二）尿酸生成过多型

尿酸排泄＞0.51 mg/（kg·h），尿酸清除率≥6.2 mL/min。

（三）混合型

尿酸排泄＞0.51 mg/（kg·h），尿酸清除率＜6.2 mL/min。

（注：尿酸清除率（Cua）=尿尿酸×每分钟尿量/血尿酸）

考虑到肾功能对尿酸排泄的影响，以肌酐清除率（Ccr）校正，根据Cua/Ccr比值对高尿酸血症分型如下：＞10%为尿酸生成过多型，＜5%为尿酸排泄不良型，5%~10%为混合型。

如出现特征性关节炎表现、尿路结石或肾绞痛发作，伴有高尿酸血症应考虑痛风，关节液穿刺或痛风石活检证实为尿酸盐结晶可做出诊断。痛风性关节炎急性发作期诊断有困难者，秋水仙碱试验性治疗有诊断意义。急性痛风关节炎诊断多采用1997年美国风湿病学会的分类标准（表11-4）。

表11-4　1997年ACR急性痛风关节炎分类标准

1.关节液中有特异性尿酸盐结晶
2.用化学方法或偏振光显微镜证实痛风石中含尿酸盐结晶
3.具备以下12项（临床、实验室、X线表现）中6项
（1）急性关节炎发作＞1次
（2）炎症反应在1天内达高峰
（3）单关节炎发作
（4）可见关节发红
（5）第一跖趾关节疼痛或肿胀
（6）单侧第一跖趾关节受累
（7）单侧跗骨关节受累
（8）可疑痛风石
（9）高尿酸血症
（10）不对称关节内肿胀（X线证实）
（11）无骨侵蚀的骨皮质下囊肿（X线证实）
（12）关节炎发作时关节液微生物培养阴性

四、西医药物治疗思路、目标、原则与处方

（一）治疗思路、原则与方法

1. 一般治疗　急性发作期应卧床休息，抬高患肢，鼓励多饮水。冷敷是有效的控制急性疼痛肿胀的辅助方法，疼痛缓解后方可恢复活动。间歇期可增加活动和适当锻炼，以减轻体重。减肥及控制高嘌呤食物的摄入是高尿酸血症及痛风防治的重要环节，有研究显示，严格限制含高嘌呤食物的摄取可以使血尿酸水平下降10%~15%，并有效控制痛风的发作。

2. 药物治疗　痛风关节炎急性发作期的治疗原则是尽早用药，缓解症状，禁用影响尿酸水平的药物。急性发作期一般不会开始就进行降尿酸治疗，已服用降尿酸药物者出现急性发作时不宜停用，以免引起血尿酸波动、延长发作时间或引起再次发作。可配合非甾体类抗炎药、秋水仙碱和类固醇激素，酌加镇痛药、麻醉药，见效后逐渐减量。新型药物环氧化酶-2抑制剂如塞来昔布、依托考昔也已被批准用于急性痛风性关节炎的治疗。痛风患者在间歇期和慢性期应坚持降尿酸药物治疗，使患者血尿酸保持在理想水平是预防痛风再发作的关键，血尿酸的理想目标为300~360 μmol/L。常用药物包括抑制尿酸生成的别嘌呤醇；促尿酸排泄药物苯溴马隆、丙磺舒、磺吡酮；其他降尿酸药物包括非布司他、聚乙二醇尿酸酶等。

3. 积极治疗与血尿酸升高相关的代谢性及心血管危险因素　积极控制肥胖、代谢综合征、2型糖尿病、高血压、高脂血症、冠心病或卒中、慢性肾病等。二甲双胍、阿托伐他汀、非诺贝特、氯沙坦、氨氯地平在降糖、调脂、降压的同时，均有不同程度的降尿酸作用，建议优先选择。

（二）非甾体消炎药治疗处方

非甾体消炎药具有很强的消炎、止痛和解热功能，可迅速改善急性痛风关节炎患者的临床症状。对于无使用该类药物禁忌证的患者，推荐首先使用非甾体消炎药。对急性痛风关节炎治疗成功的关键并不取决于选用何种非甾体消炎药，而是要尽快开始一种非甾体消炎药治疗。开始治疗应以最大剂量，持续2~3天，病情一旦减轻或完全缓解就减少剂量。>90%的患者在开始治疗后5~8天可达到完全恢复。最常见的副作用是胃肠道症状，也可能加重肾功能不全，影响血小板功能等。有活动性消化性溃疡者禁用。

1. 吲哚美辛　本品为非选择性COX抑制剂，通过抑制COX而减少前列腺素的合成，起到抗炎止痛的作用。用法：（肠溶片）1次25 mg，每日3次口服，每日最大总剂量可达200 mg；（栓剂）50毫克/次，每日1~2次置肛。

2. 布洛芬缓释胶囊　为非选择性COX抑制剂。用法：0.3~0.6克/次，每日2次口服。

3. 洛索洛芬　本品为前体药物，经消化道吸收后转化为活性代谢物而发挥作用，镇痛作用很强。本品老年人服用安全性较高，但仍应从小剂量开始用药。用

法：60毫克/次，每日3次口服。

4. 双氯芬酸钠　是非甾体消炎药中作用较强的一种，该药引起肝酶升高的可能性高于其他非甾体消炎药。用法：100～150 mg/d，分2～3次服用。

5. 美洛昔康　为烯醇酸类药物，对COX-2较COX-1具有更强的抑制作用。用法：（片剂）7.5 mg，每天1次口服；必要时可增加到15 mg，每天1次口服；（栓剂）7.5～15 mg，每天1次置肛。肝功能不全患者及老年患者使用时注意药物减量。

6. 塞来昔布　为选择性COX-2抑制剂，能够显著降低非甾体消炎药所导致的胃肠道副反应以及抑制血小板活性作用。用法：200毫克/次，每日2次口服。

7. 依托考昔　为选择性COX-2抑制剂，作用特点与塞来昔布类似。用法：120毫克/次，每日1次口服。

（三）秋水仙碱治疗处方

1. 治疗痛风性关节炎的急性发作　痛风急性发作期，对非甾体消炎药有禁忌的患者，建议单独使用低剂量秋水仙碱，其剂量0.5毫克/次，每日3次，对许多患者有效，尤其对有肾损伤者。肾小球滤过率＜10 mL/min、肝功能不全或胆道阻塞者应避免应用该品。

2. 预防复发性痛风性关节炎的急性发作　一日0.5～1.0 mg，分次服用，但疗程酌定，如出现不良反应应随时停药。

（四）抑制尿酸生成的药物治疗处方

1. 别嘌醇　建议初始剂量为50毫克/次，每日1～2次口服，根据血尿酸水平逐渐增加剂量，通常剂量为300 mg/d，分2～3次口服。

2. 非布司他　降尿酸作用强于别嘌醇，且具有更高的安全性，更适合肾功能不全的患者，但价格偏高。用法：40 mg或80 mg，每日1次口服。

（五）促进尿酸排泄的药物治疗处方

1. 丙磺舒　可抑制近端肾小管对尿酸的重吸收，促进其排泄，从而起到降低血尿酸水平的作用。用法：从小剂量开始，逐渐增加剂量，建议维持治疗剂量为每天0.5～3 g，分2～3次口服。

2. 苯溴马隆　可抑制近端肾小管对尿酸的重吸收，促进尿酸排泄。建议起始剂量为25 mg/d，可逐渐增加至50～100 mg/d。

（六）碱性药物治疗处方

当尿pH 6.0以下时，需碱化尿液。尿pH 6.2～6.9有利于尿酸盐结晶溶解和从尿液排出，但尿pH＞7.0易形成草酸钙及其他类结石。因此碱化尿液过程中要检测尿pH。碳酸氢钠片：每次1 g，每日3次口服。

（七）糖皮质激素治疗处方

1. 关节内注射皮质类固醇　痛风的急性炎症限于1或2个关节时，以皮质类固醇行关节腔内注射是当前公认的有效方法。多关节炎患者对口服非甾体消炎药疗效欠佳反应慢或有禁忌证者，也可对持续性滑膜炎辅以皮质类固醇注射而获益，但事先应排除感染。复方倍他米松注射液：局部注射剂量视关节大小或注射部位而定：大关节（膝、腰、肩）用1～2 mL，中关节（肘、腕、踝）用0.5～1 mL，小关节（足、手、胸锁关节）用0.25～0.5 mL。

2. 全身性皮质类固醇　该品可用于不能使用非甾体消炎药或秋水仙碱的患者。可采用口服、静脉注射或肌内注射途径。如泼尼松每天30 mg，1～3天后减量，持续1～2周。过快减量易致反跳。注射用剂型并不能提供更多益处，除非患者不能接受口服药物。

（八）用药说明与注意事项

1. 降尿酸药对痛风急性发作无效甚至加重病情，故不用于治疗痛风急性发作，以防发生转移性痛风。

2. 噻嗪类以有机酸的形式从肾小管分泌，可与尿酸的分泌产生竞争，减少尿酸排出引起高尿酸血症，高尿酸患者应避免使用。

3. 促进尿酸排泄药与阿司匹林及其他水杨酸制剂同服，可减弱本类药物作用，两者不宜同服。

4. 吡嗪酰胺通过抑制尿酸排泄，从而削弱或抵消促尿酸排泄药的促尿酸排泄作用，故应尽可能避免合用。

5. 老年男性是高尿酸血症的高危人群，在治疗期间应注意以下误区：血尿酸水平降到正常即停止降尿酸治疗，过分依赖严格的饮食控制达到降尿酸的目的，无症状的高尿酸血症不需治疗等。同时在急性期使用秋水仙碱以及非甾体抗炎药，激素的老年患者应注意药物的酌情减量。

五、中医中药治疗处方

（一）辨证论治

1. 湿热蕴结证

辨证要点：下肢小关节卒然红肿热痛，拒按，触之局部灼热，得凉则舒，舌红，苔黄腻，脉滑数。本证多见于痛风的急性发作期。

治法：清热祛湿，通络止痛。

方药：四妙散合当归拈痛汤加减。

炒苍术15 g，川黄柏15 g，川牛膝15 g，茵陈15 g，羌活10 g，独活10 g，全当归15 g，川芎10 g，虎杖15 g，防风10 g，土茯苓10 g，萆薢15 g，泽泻10 g。

加减：可选加健脾化浊之品，如苍术、土茯苓、金钱草之类；热盛者，选加忍冬藤、黄柏之类；肿痛较甚者，选加乳香、没药、络石藤、海桐皮等；下肢痛甚者，可选加牛膝、木瓜、独活之类；上肢痛甚者，可选加羌活、威灵仙、姜黄之类。

2. 脾虚湿阻证

辨证要点：身困倦怠，纳食减少，脘腹胀闷，舌质淡胖，苔白或黄腻，脉弦滑。本证见于痛风无症状期，或仅有轻微的关节症状，或高尿酸血症。

治法：健脾祛湿，益气通络。

方药：防己黄芪汤加减。

黄芪15 g，防己10 g，桂枝10 g，细辛3 g，当归10 g，独活10 g，羌活10 g，白术10 g，防风10 g，淫羊藿10 g，薏苡仁10 g，土茯苓10 g，萆薢15 g。

加减：气血亏虚者，加党参、黄精、山药；肢体活动不利者，加桂枝、桑枝、鸡血藤；关节疼痛者，加鸡血藤、络石藤、乳香、没药等。

3.寒湿痹阻证

辨证要点：关节疼痛肿胀不甚，痛有定处，或皮下结节，或痛风石，肌肤麻痹不仁，舌苔薄白或白腻，脉弦或濡缓。

治法：温经散寒，祛湿通络。

方药：乌头汤加减。

制川乌5 g，生麻黄5 g，生黄芪10 g，生白芍10 g，苍术10 g，生白术10 g，羌活10 g，姜黄10 g，当归10 g，土茯苓10 g，萆薢10 g，甘草10 g。

加减：寒邪偏胜者，可加温经散寒之品，如制草乌、制附子、细辛之类；湿邪偏胜者，可选加胜湿通络之品，如防己、萆薢、木瓜之类。对皮下结节或痛风石可选加祛痰、化石通络之品，如天南星、金钱草、炮山甲之类。

4.痰瘀痹阻证

辨证要点：关节刺痛，固定不移，甚至强直畸形，皮下结节，或皮色紫暗，脉弦或沉涩。本证见于关节疼痛反复发作，日久不愈，时轻时重者。

治法：活血化瘀，化痰散结。

方药：桃红四物汤合当归拈痛汤加减。

全当归10 g，川芎10 g，赤芍10 g，桃仁10 g，茵陈10 g，威灵仙10 g，海风藤10 g，猪苓10 g，茯苓10 g，金钱草10 g，土茯苓15 g，萆薢15 g。

加减：皮下结节，可加天南星、白芥子之类；关节久痛不已，可加全蝎、乌梢蛇、炮山甲；久病体虚，面色不华，神疲乏力，加党参、黄芪。

5.肝肾阴虚型

辨证要点：关节痛如虎咬，局部关节变形，昼轻夜甚，步履艰难，筋脉拘急，颧红口干，舌质红，少苔，脉弦细或细数。本证见于病久屡发者。

治法：补益肝肾，活血化瘀。

方药：独活寄生汤合六味地黄丸加减。

独活15 g，桑寄生15 g，杜仲15 g，牛膝15 g，细辛3 g，秦艽10 g，茯苓30 g，肉桂6 g，防风10 g，川芎10 g，人参10 g，甘草6 g，当归15 g，芍药15 g，干地黄15 g，泽泻15 g，山药15 g，山萸肉15 g。

加减：关节痛甚者，加全蝎、地龙、乌蛇；久病体虚者，加黄芪、党参、黄精等；阴虚内热者，加知母、黄柏、丹皮、秦艽等。

（二）秘方验方

1. 车前子30 g（布包），加冷水500 mL浸泡30分钟后煮沸，除去药包，频服代茶饮，每日1剂。现代药理研究证实，车前子能增加尿量，促进尿酸排泄。

2. 老桑枝50～100 g，煎水，1小时内分2～3次服完。对痛风急性发作，关节红肿热痛者，有碱化尿液，促进尿酸排泄，减轻症状的作用。

3. 海带150 g，薏米60～100 g，同煮，不加糖，不拘次数饮用。急慢性痛风均可服用，有碱化尿液，利湿补钾作用。钾有抑制尿酸沉淀的作用。

（三）中成药

1. 痛风定胶囊　主要成分为黄柏、秦艽、赤芍。功能清热祛风除湿，活血通络定痛。主治湿热痹阻所致的痛风。口服，每次4粒，每日3次。

2. 痛风舒胶囊　主要成分为大黄、车前子、泽泻、川牛膝、防己。功能清热、利湿、解毒。主治湿热瘀阻所致的痛风。口服，每次2～4粒，每日3次，饭后口服。

（四）用药说明与注意事项

1. 中医对痛风的防治具有独特的优势，中医认为痛风与脾肾二脏清浊代谢紊乱的关系尤为密切，辨证治疗恒以"泄浊化瘀，调益脾肾"贯彻其始终。

2. 在中医辨证的基础上，急性期可以配以西药治其标，坚持服用中药、中成药治其本，充分发挥中西药的协同作用。

3. 在痛风的急性发作期，配合使用中药的外用方药可显著缓解急性期症状。

第五节　退行性关节炎

退行性关节炎（osteoarthritis，OA）指由多种因素引起关节软骨纤维化、皲裂、溃疡、脱失而导致的以关节疼痛为主要症状的退行性疾病。

一、病因病理

病因尚不明确，其发生与年龄、肥胖、炎症、创伤及遗传等因素有关。病理特点为关节软骨变性破坏、软骨下骨硬化或囊性变、关节边缘骨质增生、滑膜病变、关节囊挛缩、韧带松弛或挛缩、肌肉萎缩无力等。OA严重影响患者生活质量，预计到2020年将成为第四大致残性疾病，给患者、家庭和社会造成巨大的经济负担。

OA分为原发性和继发性。原发性OA多发生于中老年人群，无明确的全身或局部诱因，与遗传和体质因素有一定的关系。继发性OA可发生于青壮年，继发于创伤、炎症、关节不稳定、积累性劳损或先天性疾病等。OA好发于中老年人群，发病率高，65岁以上的人群50%以上为OA患者。累及部位包括膝、髋、踝、手和脊柱（颈椎、腰椎）等关节。

OA中医属于"骨痹""筋痹"范畴。其病因包括外感风寒湿邪、内伤肝肾不足、气血失和及跌扑损伤四个方面。遵循《黄帝内经》中有关"骨痹不已，复感于邪，内舍于肾"的论述，根据骨痹的病证特点，治疗应以补益肝肾、祛痰通络为主，临证以寒热为纲分期论治。

二、临床表现

（一）关节疼痛及压痛

关节疼痛及压痛是OA最为常见的临床表现，发生率为36.8%～60.7%；疼痛在各个关节均可出现，其中以髋、膝及指间关节最为常见。初期为轻度或中度间断性隐痛，休息后好转，活动后加重；疼痛常与天气变化有关，寒冷、潮湿环境均可加重疼痛。OA晚期可以出现持续性疼痛或夜间痛。关节局部可有压痛，在伴有关节肿胀时尤其明显。

（二）关节活动受限

常见于髋、膝关节。晨起时关节僵硬及发紧感，俗称晨僵，活动后可缓解。关节僵硬持续时间一般较短，常为几至十几分钟，极少超过30分钟。患者在疾病中期可出现关节绞锁，晚期关节活动受限加重，最终导致残疾。

（三）关节畸形

关节肿大以指间关节OA最为常见且明显，可出现Heberden结节和Bouchard结节。膝关节因骨赘形成或滑膜炎症积液也可以造成关节肿大。

（四）骨摩擦音（感）

常见于膝关节OA。由于关节软骨破坏，关节面不平整，活动时可以出现骨摩擦音（感）。

（五）肌肉萎缩

常见于膝关节OA。关节疼痛和活动能力下降可以导致受累关节周围肌肉萎缩，关节无力。

三、诊断标准

OA诊断需根据患者病史、症状、体征、X线表现及实验室检查做出临床诊断。X线检查为明确临床诊断的"金标准"，是首选的影像学检查。在X线片上OA的三大典型表现为：受累关节非对称性关节间隙变窄，软骨下骨硬化和（或）囊性变，关节边缘骨赘形成。部分患者可有不同程度的关节肿胀，关节内可见游离体，甚至关节变形。MRI表现为受累关节的软骨厚度变薄、缺损，骨髓水肿、半月板损伤及变性、关节积液及腘窝囊肿。MRI对于临床诊断早期OA有一定价值，目前多用于OA的鉴别诊断或临床研究。CT常表现为受累关节间隙狭窄、软骨下骨硬化、囊性变和骨赘增生等，多用于OA的鉴别诊断。

实验室检查：骨关节炎患者血常规、蛋白电泳、免疫复合物及血清补体等指标一般在正常范围内。若患者同时有滑膜炎症，可出现C反应蛋白和红细胞沉降率轻度增高。继发性OA患者可出现与原发病相关的实验室检查异常。

骨关节炎诊疗指南（2018年版）提出了髋关节、膝关节和指间关节OA的诊断标准以供参考（表11-5、表11-6、表11-7）。

表11-5 髋关节骨关节炎的诊断标准

序号	症状、实验室或X线检查结果
1	近1个月内反复的髋关节疼痛
2	红细胞沉降率≤20 mm/h
3	X线片示骨赘形成，髋臼边缘增生
4	X线片示髋关节间隙变窄

注：满足诊断标准1+2+3条或1+3+4条，可诊断髋关节骨关节炎

表11-6 膝关节骨关节炎的诊断标准

序号	症状或体征
1	近1个月内反复的膝关节疼痛
2	X线片（站立位或负重位）示关节间隙变窄、软骨下骨硬化和（或）囊性变、关节边缘骨赘形成
3	年龄≥50岁
4	晨僵时间≤30 min
5	活动时有骨摩擦音（感）

注：满足诊断标准1+（2、3、4、5条中的任意2条）可诊断膝关节骨关节炎

表11-7 指间关节骨关节炎的诊断标准

序号	症状或体征
1	指间关节疼痛、发酸、发僵
2	10个指间关节中有骨性膨大的关节≥2个
3	远端指间关节骨性膨大≥2个
4	掌指关节肿胀<3个
5	10个指间关节中有畸形的关节≥1个

注：满足诊断标准1+（2、3、4、5条中的任意3条）可诊断指间关节骨关节炎；10个指间关节为双侧示、中指远端及近端指间关节、双侧第一腕掌关节

四、西医药物治疗思路、原则、目标与处方

（一）治疗思路、原则与目标

OA的治疗目的是缓解疼痛，延缓疾病进展，矫正畸形，改善或恢复关节功能，

提高患者生活质量。OA的总体治疗原则是依据患者年龄、性别、体重、自身危险因素、病变部位及程度等选择阶梯化及个体化治疗。

OA阶梯化治疗的第一层为基础治疗，包括患者教育、运动治疗、物理治疗、行动支持治疗，适用于所有OA患者；早期患者，依据患者的需求和一般情况，可选择适宜的基础治疗方案；病情加重，进入第二层药物治疗，包括镇痛药物、关节腔注射药物、缓解症状的慢作用药物、中成药等，在考虑患者发病的部位及自身危险因素的基础上，选择正确的用药途径及药物种类；病情进一步加重，在基础治疗和药物治疗无效的前提下进行手术治疗，包括关节镜手术、软骨修复手术、力线矫正手术、关节置换术等，手术方案需依据患者病变部位、病变程度、一般情况以及自身意愿综合考虑。

（二）非甾体类抗炎药物治疗处方

1. 局部外用药物 在使用口服药物前，建议先选择局部外用药物，尤其是老年人，可使用各种NSAIDs类药物的凝胶贴膏、乳胶剂、膏剂、贴剂等，如氟比洛芬凝胶贴膏。局部外用药物可迅速、有效缓解关节的轻、中度疼痛，其胃肠道不良反应轻微，但需注意局部皮肤不良反应的发生。对中、重度疼痛可联合使用局部外用药物与口服NSAIDs类药物。

2. 全身应用药物 根据给药途径可分为口服药物、针剂以及栓剂，最为常用是口服药物。

用药原则：

（1）用药前进行危险因素评估，关注潜在内科疾病风险。

（2）根据患者个体情况，剂量个体化。

（3）尽量使用最低有效剂量，避免过量用药及同类药物重复或叠加使用。

（4）用药3个月后，根据病情选择相应的实验室检查。

（三）镇痛药物治疗处方

对NSAIDs类药物治疗无效或不耐受者，可使用非NSAIDs类药物、阿片类镇痛剂、对乙酰氨基酚与阿片类药物的复方制剂。但需强调的是，阿片类药物的不良反应和成瘾性发生率相对较高，建议谨慎采用。

（四）关节腔注射药物治疗处方

1. 糖皮质激素 对NSAIDs类药物治疗4～6周无效的严重OA或不能耐受NSAIDs药物治疗、持续疼痛、炎症明显者，可行关节腔内注射糖皮质激素。起效迅速，短期缓解疼痛效果显著，但反复多次应用激素会对关节软骨产生不良影响，建议每年应用最多不超过2～3次，注射间隔时间不应短于3～6个月。

2. 玻璃酸钠 非药物疗法和单纯镇痛剂疗效不佳的膝关节OA可采用关节腔内注射玻璃酸钠治疗。每周1次膝关节腔内注射，4～6周为1个疗程。可改善关节功能，缓解疼痛，安全性较高，可减少镇痛药物用量，治疗效果可维持数月。对早、中期OA

患者效果更为明显。

3. 医用几丁糖　可以促进软骨细胞外基质的合成，降低炎症反应，调节软骨细胞代谢；具有黏弹性、吸收性，可作为关节液的补充成分，减缓关节炎进展，减轻关节疼痛，改善功能，适用于早、中期OA患者，每疗程注射2~3次，每年1~2个疗程。

4. 生长因子和富血小板血浆　可改善局部炎症反应，并可参与关节内组织修复及再生；但目前对于其作用机制及长期疗效尚需进一步研究。临床上对有症状的OA患者可选择性使用。

（五）改善病情类药物及软骨保护剂治疗处方

包括双醋瑞因、氨基葡萄糖等，有缓解疼痛症状、改善关节功能、延缓病程进展的作用。

1. 氨基葡萄糖　可改善关节软骨的代谢，提高关节软骨的修复能力，保护损伤的关节软骨，同时缓解OA的疼痛症状，改善关节功能，延缓OA的病理过程和疾病进程。常用剂量每天不应<1500 mg/d，否则疗效欠佳。分2~3次服用，持续8周以上显效，使用1年以上疗效更稳定，可联合NSAIDs使用。

2. 硫酸软骨素　改善滑膜和软骨下骨的血液循环。能有效减轻OA的症状，减轻疼痛，改善关节功能，减少NSAIDs或其他镇痛药的用量。成人每日1200 mg，口服。

3. 双醋瑞因　双醋瑞因是IL-1抑制剂，可抑制软骨降解、促进软骨合成并抑制滑膜炎症。成人用量：每日2次，每次50 mg，餐后服用，一般服用时间不少于3个月。

4. 多西环素　具有抑制基质金属蛋白酶的作用，可发挥抗炎效应，抑制一氧化氮的产生，减少骨的重吸收作用。可使OA的软骨破坏减轻。每次100 mg，每日1~2次口服。

5. 双膦酸盐　在OA治疗中的主要作用机制是抑制破骨细胞溶解矿物质，同时防止矿物质外流。还可抑制胶原酶和前列腺素E2，从而减少骨赘形成。

6. 维生素A、维生素C、维生素E、维生素D　OA的软骨损伤可能与氧自由基的作用有关，近年来的研究发现，维生素A、维生素C、维生素E可能主要通过其抗氧化机制而有益于OA的治疗。维生素D则通过对骨的矿化和细胞分化的影响在OA治疗中发挥作用。

（六）用药说明与注意事项

1. 使用NSAIDs类药物前，应参阅药物说明书并评估服用NSAIDs类药物的风险。如果患者上消化道不良反应的危险性较高，可使用选择性COX-2抑制剂，如使用非选择性NSAIDs类药物，应同时加用H_2受体拮抗剂、质子泵抑制剂或米索前列醇等胃黏膜保护剂。

2. 缓解OA症状的慢作用药物如双醋瑞因、氨基葡萄糖等药物既可抗炎止痛，又可保护关节软骨，有延缓骨性关节炎发展的作用，但起效较慢，对有症状的OA患者可选择性使用。

五、中医中药治疗处方

（一）辨证论治

1. 本病辨证共性

辨证要点：膝、手、髋等关节疼痛，肿胀僵硬，压之痛著，屈伸不利，或伴关节弹响，舌淡暗偏红或见瘀点、瘀斑，舌苔白，脉沉细弦。

治法：补益肝肾，祛痰通络。

方药：骨痹通方。

骨碎补20 g，杜仲25 g，狗脊25 g，补骨脂15 g，土贝母15 g，青风藤25 g，鸡血藤25 g，淫羊藿15 g。

2. 急性期

急性期指首次发作或急性发作时以关节肿胀、疼痛或发红、局部发热等为主要表现，且时间在4周之内者，可在辨证共性基础上进一步辨证。

（1）寒湿痹阻证

辨证要点：膝、手、髋等关节冷痛，屈伸不利，局部皮色不红，触之不热，畏寒恶风，得热则舒，夜间痛重。舌淡暗，舌苔薄白或白滑，脉沉弦紧或涩。

治法：散寒除湿。

方药：桂枝附子汤加减。

桂枝10 g，附子10 g，羌活15 g，独活10 g，鹿衔草15 g，海风藤20 g，防风15 g，片姜黄15 g。

加减：关节冷痛，酌加干姜、老鹳草、巴戟天；疼痛固定，夜晚痛著，加延胡索、乳香、没药。

（2）湿热痹阻证

辨证要点：膝、手、髋等关节红肿热痛，屈伸不利，痛处拒按，痛有定处，夜间尤著，舌暗红，苔黄腻，脉沉弦滑或弦细滑。

治法：清热祛湿。

方药：四妙汤加减。

苍术10 g，黄柏10 g，薏苡仁30 g，牛膝15 g，知母15 g，忍冬藤30 g，络石藤15 g，豨莶草15 g。

加减：关节肿胀明显者，加茯苓、泽泻、白芥子、炙麻黄、炒枳壳。腰背痛，酌加续断、桑寄生、伸筋草、菟丝子。

3. 缓解期

缓解期指在急性关节炎发作或发生后，以缓慢发展的关节疼痛、肿胀、僵硬，功能障碍，骨性肥大或畸形为主要表现者，以辨证共性进行论治。

（二）秘方验方

1. 老寒腿方（娄多峰）　药用首乌、熟地黄、桑寄生各20 g，独活、狗脊、当

归、丹参、鸡血藤各15 g，川牛膝、木瓜各10 g。初用，水煎服，每日1剂，早、晚分服。在症状明显减轻后（一般于6～12天），将上药干燥，研细末，混合均匀，每服4～6 g，每日3次，连服1个月以上。功能：滋补肝肾，强筋壮骨，活血养血，通络止痛。适用于肝肾亏虚、邪痹血瘀证之OA，症见膝关节冷痛，局部色暗，怕风怕冷，舌淡暗，有瘀点，脉沉迟。

2. 萆薢归膝汤（娄多峰）　药用萆薢30 g，当归25 g，怀牛膝、五加皮、千年健、木瓜、赤芍各20 g，香附15 g，甘草3 g。上药水煎，每日1剂，早、晚分服。后煎药渣，趁热熏洗患处，每日洗2次，每次30～60 min。4周为1个疗程，疗程间隔1周。功能：除湿化瘀，蠲痹通络。适用于OA之湿阻血瘀证者，症见膝关节肿胀疼痛，局部皮色暗，寒热不明显，舌淡有瘀点，苔滑或腻，脉弦滑。

（三）中成药

1. 瘀血痹片（胶囊）　由乳香（炙）、威灵仙、红花、丹参、没药（炙）、川牛膝、川芎、当归、姜黄、香附（炙）、黄芪（炙）组成。功能活血化瘀，通络定痛。用于瘀血阻络之痹证。症见肌肉关节疼痛剧烈，多呈刺痛感，部位固定不移，痛处拒按，可有硬节或瘀斑。口服，一次5片，一日3次。

2. 藤黄健骨片　由熟地黄、鹿衔草、骨碎补（烫）、肉苁蓉、淫羊藿、鸡血藤、莱菔子（炒）组成。补肾，活血，止痛。用于肥大性脊椎炎，颈椎病，跟骨刺，增生性关节炎，大骨节病。口服，一次3～6片，一日2次。

3. 尪痹胶囊（片）　由地黄、熟地黄、续断、附子（制）、独活、骨碎补、桂枝、淫羊藿、防风、威灵仙、皂刺、羊骨、白芍、狗脊（制）、知母、伸筋草、红花组成。补肝肾，强筋骨，祛风湿，通经络。用于肝肾不足，风湿阻络所致的尪痹，症见肌肉、关节疼痛，局部肿大、僵硬畸形，屈伸不利，腰膝酸软，畏寒乏力；类风湿性关节炎见有上述证候者。口服，一次5粒，一日3次。

4. 湿热痹胶囊（颗粒）　由苍术、忍冬藤、地龙、连翘、关黄柏、薏苡仁、防风、威灵仙、防己、川牛膝、粉萆薢、桑枝组成。祛风除湿，清热消肿，通络定痛。用于湿热痹证，其症状为肌肉或关节红肿热痛，有沉重感，步履艰难、发热、口渴不欲饮，小便黄淡。（胶囊）口服，一次4粒，一日3次。（颗粒）开水冲服，一次1袋，一日3次。

（四）用药说明与注意事项

1. 注意煎药、服药的方法和时间，注意对服药后疗效及不良反应的观察。

2. 风、寒、湿痹者中药汤剂宜饭后热服，热痹者汤剂宜饭后偏凉服用。

（邓鸣　杨朔）

第十二章　老年血液系统疾病合理用药

第一节　老年性贫血

贫血（anemia）是指外周血中单位容积内血红蛋白（Hb）、红细胞计数和或红细胞比容低于相同年龄、性别和地区的正常标准。其中以Hb浓度降低且低于参考值的95%的下限作为贫血的诊断标准。

一、病因病理

（一）病因

1. 感染　如病毒感染（HIV感染）、细菌感染、寄生虫感染、真菌感染等。
2. 肿瘤　包括实体瘤和血液系统肿瘤。
3. 自身免疫性疾病　如类风湿、系统性红斑狼疮、结缔组织并血管炎、炎症性肠病等。
4. 创伤　烧伤、外科创伤。
5. 实体器官移植后的慢性排斥反应。

老年人由于器官功能减退，免疫机能下降易发生感染，如慢性支气管炎、胆囊炎、泌尿道感染、肺结核等疾病，多在感染持续1~2个月后发生贫血。这种贫血一般并不严重，血红蛋白很少低于90 g/L。引起这些感染的细菌病毒可直接破坏红细胞，也可抑制骨髓的幼红细胞生长，有时还可能导致叶酸、维生素B_{12}吸收障碍，故慢性感染是老年人贫血的常见原因之一。

（二）贫血发病机制

慢性贫血是细胞因子及网状内皮细胞系统的改变导致的体内铁平衡失调、红系祖细胞增生受抑、红细胞寿命缩短而造成的一种贫血。

1. 铁平衡失调　低铁血症的产生及红系祖细胞铁利用首先是慢性贫血的一个最显著的病理生理特征，其发生是急性时相蛋白和多种细胞因子之间复杂的相互作用结果。实验证明给小鼠注射肿瘤坏死因子-a和白介素-1，小鼠可以发生低铁血症和贫血，这可能与细胞因子所致的铁蛋白的高表达有关，而铁蛋白是巨噬细胞和肝细胞储存铁的主要蛋白。在慢性炎症的情况下，就是细胞主要通过吞噬红细胞和二价金属转运蛋白-1摄入二价铁的方式来获得铁。τ-干扰素、脂多糖、TNF-a可以上调二价金属转运蛋白-1的表达而提高活化巨噬细胞铁的摄入。近年发现铁稳态调节激素Hepcidin在此过程中也起关键作用。

2.红系祖细胞生殖受抑。

3.EPO产生不足和生物学活性降低。

二、临床表现

由于老年人各器官衰退，常患有心、脑、肾、肺等其他器官疾病，因而对贫血的耐受力差，即使轻、中度贫血也会出现明显的症状。除了有原发病和贫血的一般症状外，头晕、头昏十分普遍，情绪非常容易出现激动或抑郁，表情可淡漠，甚至有幻觉出现。在心血方面，常出现心悸、气短、心脏各瓣膜均可闻及收缩期杂音，心脏可扩大，踝部或下肢水肿，甚至出现充血性心衰。

老年人通常为慢性贫血，其临床表现主要是原发疾病的临床表现，如慢性反复感染、慢性非感染性炎症、恶性肿瘤、各种创伤等。贫血的严重程度可与原发疾病的严重程度成正比。贫血症状通常被原发疾病的症状与体征所掩盖，只表现为面色苍白、乏力、食欲减退、心率增快等，无特异性。早期由于炎性细胞因子对红系造血抑制而多为正细胞正色素性贫血，随病程延长由于显著低铁血症引起红细胞缺铁演变为小细胞低色素性贫血。

贫血的分类

基于不同的临床特点，贫血有不同的分类。按贫血进展速度分急、慢性贫血；按红细胞形态分大细胞性贫血、正常细胞性贫血和小细胞低色素性贫血；按血红蛋白浓度分为轻度、中度、重度和极重度贫血。按骨髓红系增生情况分增生性贫血（如溶血性贫血、缺铁性贫血、巨幼细胞贫血等）和增生低下性贫血（如再生障碍性贫血）（表12-1、表12-2）。

表12-1　贫血的红细胞形态分类

类型	MCV（fl）	MCHC（%）	常见疾病
大细胞性贫血	>100	32~35	巨幼细胞贫血、伴网织红细胞大量增生的溶血性贫血、骨髓增生异常综合征、肝疾病
正常细胞性贫血	80~100	32~35	再生障碍性贫血、纯红细胞再生障碍性贫血、溶血性贫血、骨髓病性疾病、急性失血
小细胞低色素性贫血	<80	<32	缺铁性贫血，铁粒幼红细胞性贫血，珠蛋白生成障碍性贫血

注：MCV，红细胞平均体积；MCHC，红细胞平均血红蛋白浓度

表12-2　贫血的严重度划分标准

血红蛋白浓度g/L	<30	30~	60~	90~
贫血严重程度	极重度	重度	中度	轻度

三、诊断标准

国内诊断标准：在海平面地区，男性成人Hb<120 g/L及（或）HCT<0.42，女性成人<110 g/L及（或）HCT<0.37，孕妇<100 g/L。1972年WHO制定的诊断标准：在海平面地区，Hb低于以下水平可诊断贫血，6个月到6岁儿童110 g/L，6～14岁儿童120 g/L，成年男性130 g/L，成年女性（非妊娠）120 g/L，妊娠成年女性110 g/L。

（一）缺铁性贫血的诊断标准

1. 贫血为小细胞低色素性 男性Hb<120 g/L，女性Hb<110 g/L；MVV<80 fl，MCH<27 pg，MCHC<32%。

2. 有缺铁的依据 符合贮存铁耗尽或缺铁性红细胞生成的诊断。

ID符合下列任一条即可诊断：

1）血清铁蛋白<12 μg/L；

2）骨髓铁染色显示骨髓小粒可染铁小时，铁粒幼红细胞小于15%。

IDE符合下列任一条即可诊断：

1）符合ID诊断标准；

2）血清铁低于8.95 μmol/L，总铁结合力升高大于64.44 μmol/L，转铁蛋白饱和度<15%；

3）FEP/Hb>4.5 μg/Hb。

存在铁缺乏的病因，铁剂治疗有效。

铁代谢指标：血清铁及总铁结合力均低于正常、运铁蛋白饱和度正常或稍低于正常、血清铁蛋白正常或增高，血清可溶性转铁蛋白受体降低，红细胞游离原铁蛋白受体降低，红细胞游离原卟啉和锌原卟啉仅轻度升高。

骨髓中红系细胞可有轻度的代偿增生，铁染色示铁粒幼细胞减少而细胞外及巨噬细胞内的贮存铁增多。

细胞因子检测：血清EPO水平降低，血Hepcidin水平明显升高，细胞因子IL-1、IL-6、TNF-α、IFN-τ水平升高。

（二）巨幼细胞贫血诊断标准

根据营养史和特殊用药史，贫血表现，消化道及神经系统症状、体征，结合特征性血象和骨髓象，血清Vit B_{12}及叶酸水平测定等可作出诊断。若无条件测血清Vit B_{12}水平和叶酸水平。可与诊断性治疗，叶酸或Vit B_{12}治疗一周左右网织红细胞上升者，应考虑叶酸或Vit B_{12}缺乏。

（三）再生障碍性贫血的诊断标准

1. 全血细胞减少，网织红细胞百分数<0.01，淋巴细胞比例增高。

2. 一般无肝、脾肿大。

3. 骨髓多部位增生，减低，造血细胞减少，非造血细胞比例增高，骨髓小粒空虚。有条件者做骨髓活检，可见造血组织均匀减少。

4.除外引起全血细胞减少的其他疾病。

5.一般抗贫血治疗无效。

再生障碍性贫血分型标准：SAA，发病急，贫血进行性加重，严重感染和出血。血象具备下述三项中两项：

（1）网织红细胞绝对值$<15 \times 10^9/L$。

（2）中性粒细胞$<0.5 \times 10^9/L$。

（3）血小板$<20 \times 10^9/L$。骨髓增生广泛重度减低。NSAA指达不到SAA诊断标准的AA。

（四）溶血性贫血的诊断

1.详细询问病史，了解有无引起溶血性贫血（hemolytic anemia，HA）的物理、机械、化学、感染和输血等红细胞外部因素。如有家属贫血史，则提示遗传性HA的可能。

2.有急性或慢性HA的临床表现，实验室检查有红细胞破坏增多或血红蛋白降解、红系代偿性增生和红细胞缺陷寿命缩短三方面实验室检查的依据并有贫血，此时即可诊断HA。

3.溶血主要发生在血管内，提示异型输血，PNH，阵发性冷性血红蛋白尿等HA的可能性较大；溶血主要发生在血管外，提示自身免疫性HA，红细胞膜、酶、血红蛋白异常所致HA的机会较多。

4.抗人球蛋白试验（Coombs试验）阳性者考虑温抗体型自身免疫性HA，并进一步确定原因。阴性者考虑：

1）Coombs试验阴性的温抗体型自身免疫性HA。

2）非自身免疫性的其他溶血性贫血。

四、西医药物治疗思路、原则、目标与处方

（一）治疗思路、原则与目标

老年性贫血应针对病因及原发病进行治疗。缺铁性贫血的治疗以补充铁剂、去除原发病原因为原则，随着原发病的治愈，贫血也会得到改善。补充铁剂以口服二价铁盐为佳，但需禁忌不利于铁吸收的食物。平日要多进食含铁量较多的食物，如海带、豆类、肉类等。患有巨幼红细胞性贫血的老年人要纠正不良烹调习惯，补充叶酸或维生素B_{12}，多进食含维生素B_{12}或叶酸丰富的食物。

老年性贫血一般治疗原则：

1.缺铁性贫血补充足量铁以满足血液及组织需要，同时需补足贮存铁直至恢复正常。除去缺铁性贫血的原因，病因治疗相当重要。

2.巨幼细胞性贫血应治疗基础疾病，去除病因。纠正偏食及不良的烹调习惯，加强营养知识教育。补充叶酸、维生素B_{12}等造血原料。

3.慢性再生障碍性贫血以雄激素治疗为主。急性再生障碍性贫血治疗可选择骨

髓移植、抗淋巴细胞球蛋白、抗胸腺细胞球蛋白、环孢素A等。

4. 自身免疫性溶血性贫血应积极寻找原发病，治疗原发病最为重要。肾上腺皮质激素为治疗温抗体型自身免疫性溶血性贫血首选药物。激素治疗无效者或需较大剂量才能维持缓解者应行脾脏切除术。

肾性贫血主要治疗与肾脏相关的疾病，随着肾功能恢复，贫血可以改善。血液透析可以使血液成分改善，促进骨髓造血。还可以注射红细胞生成素、雄激素。治疗感染性贫血重点在于清除感染，一旦感染控制，贫血可逐渐减轻或消失。由于恶性肿瘤引起的贫血，首先应针对肿瘤进行治疗。

对症治疗：重度贫血患者、老年合并心肺功能不全的贫血患者应输红细胞，纠正贫血，改善体内缺氧状态；急性大量失血患者应迅速恢复血容量并输红细胞纠正贫血。对贫血合并的出血、感染、脏器功能不全应施予不同的支持治疗；多次输血并发血色病者予以去铁治疗。

对因治疗：系指针对贫血发病机制的治疗。如缺铁性贫血补铁治疗导致缺铁的原发病；巨幼细胞贫血补充叶酸或维生素B_{12}；自身免疫性溶血性贫血采用糖皮质激素或脾切除术；范克妮贫血采用造血干细胞移植等。

（二）铁剂治疗处方

口服铁剂是治疗缺铁性贫血的首选方法。不能耐受口服铁剂者，有胃肠病患者铁剂吸收障碍者；重度贫血需要在短期内提高血红蛋白者；血液透析或大量自体输血者，选择铁剂肌内注射或静脉注射。所需铁量=［150-患者血红蛋白（g/L）］×患者体重（kg）×0.33；硫酸亚铁0.3 g，每日3次，饭后服用，连续服用2个月。成人治疗剂量以每天150～200 mg元素铁为宜。

1. 硫酸亚铁片　用法：口服，成人每次1片0.3 g，一日3次，饭后服；配合口服维生素C 0.2 g，每日3次，有利于吸收。

2. 葡萄糖酸亚铁　为补充铁元素的一种。用法：（糖浆）每支10毫升，含葡萄糖酸亚铁0.3 g，口服，每次1～2支，一日3次，配合维生素C片0.2 g，每日3次有利于吸收。

3. 多糖铁复合物（力蜚能）　本品的活性成分为元素铁，以多糖铁复合物分子形式存在。用法用量：成人每日一次，每次口服1～2粒，配合口服维生素C片0.2 g，每日3次以利于吸收。

4. 富马酸亚铁　本品适用于各种原因（如慢性失血、营养不良、妊娠、儿童发育期）等引起的缺铁性贫血。用法：（颗粒剂）成人一次0.2 g，一日3～4次。（片剂）口服，预防用：一日1片；治疗用：一次1～2片，一日3次。（咀嚼片）口服，成人一次2～4片，一日3次。含服或嚼服。配合口服维生素C片0.2 g，每日3次以利于吸收。

5. 维铁缓释片（福乃得）　本品为复方制剂，用于明确原因的缺铁性贫血。用法：口服，每日1片，一日1次。口服铁剂在血红蛋白升至正常后维持至少4～6个月；

配合口服维生素C片0.2 g，每日3次以利于吸收。本品应整片吞服，不得碾碎或咀嚼后服用。禁忌证同上。

6. 右旋糖酐铁注射液　本品用于治疗缺铁性贫血，适用于不能耐受口服铁剂的缺铁性贫血患者或需要迅速纠正缺铁患者。

第1天，右旋糖酐注射液50 mg，生理盐水100 mL，静脉滴注。

第2天开始每日或隔日静脉滴注右旋糖酐铁注射液；注射前用0.5 mL作为实验剂量，观察1小时无过敏反应，可给予足量治疗；或深部肌内注射液，一次50 mg ~ 100 mg（1 ~ 2支），1 ~ 3日1次。

7. 蔗糖铁注射液　本品适用于口服铁剂效果不好而需要静脉铁剂治疗的患者，如口服铁剂不能耐受的患者、口服铁剂吸收不好的患者。用法：本品应以滴注或缓慢注射的方式静脉给药，或直接注射到透析器的静脉端给药。静脉滴注：只能用生理盐水稀释20倍，滴注速度为100 mg铁滴注至少15分钟；200 mg至少滴注30分钟；300 mg滴注1.5小时；400 mg滴注2.5小时；500 mg滴注3.5小时。静脉注射：不用稀释，推荐速度为每分钟1 mL本品，5 mL本品至少注射5分钟，每次最大注射剂量是10 mL本品（200 mg铁）。老年人应根据血红蛋白水平每周用药2到3次，每次5 ~ 10 mL（100 ~ 200 mg铁）。

蔗糖铁注射液100 mg，生理盐水100 mL，静脉滴注。注意用药前排除感染及地中海贫血等情况。

（三）叶酸和维生素B_{12}类药治疗处方

对于叶酸缺乏性巨幼细胞性贫血，血红蛋白恢复正常即可，不需维持治疗。对于恶性贫血或胃全部切除的维生素B_{12}缺乏性巨幼细胞性贫血者需终身维生素B_{12}维持。

1. 叶酸缺乏性巨幼细胞性贫血的治疗

（1）口服叶酸：适用于各种原因引起的叶酸缺乏、叶酸缺乏所致的巨幼红细胞贫血和慢性溶血性贫血所致的叶酸缺乏。用法：（片剂）每次5 ~ 10 mg（1 ~ 2片），一日15 ~ 30 mg（3 ~ 6片），每日3次，直至血常规恢复正常。本品长期用药可以出现畏食、恶心、腹胀等胃肠症状。大量服用叶酸片，可使尿呈黄色。维生素B_{12}缺乏引起的巨幼细胞性贫血不能用叶酸治疗。

（2）不能口服者予四氢叶酸钙5 ~ 10 mg，肌内注射，每日1次。

（3）同时有维生素B_{12}缺乏者需肌内注射维生素B_{12} 500 μg/d。

（4）血红蛋白恢复正常即可停药，不需维持治疗。

（5）注射用腺苷钴胺：本品是氰钴型维生素B_{12}的同类物，为细胞合成核苷酸的重要辅酶，适用于巨幼红细胞贫血，营养不良性贫血。用法：肌内注射，一次0.5 ~ 1.5 mg，一日1次。遇光易分解，溶解后要尽快使用。治疗后期可能出现缺铁性贫血，应补充铁剂。

（6）甲钴胺胶囊：本品为甲基转移酶的辅酶，在体内参与核酸合成、促进巨幼红细胞的分裂和成熟，改善贫血的症状，适用于巨幼红细胞贫血，维生素B_{12}缺乏症。用法：每次1粒，每日3次。偶可见食欲不振、胃肠道功能紊乱、恶心呕吐等消化道症状及皮疹等不良反应。

2. 维生素B_{12}缺乏性巨幼细胞性贫血的治疗

（1）肌内注射维生素B_{12}注射液，每天500μg，隔日1次，连续两周，以后每周2次，供4周或直至血红蛋白恢复正常；以后改为维持量，每月100μg，也可每2~4个月给予1mg，但以每月给予1次维持量，复发机会少。亦可每周肌注维生素B_{12}1000μg共8周，然后每月肌注1000μg维持。晶体型维生素B_{12}亦可口服治疗，每天2mg。有神经系统症状者维生素B_{12}剂量应稍大，且维持治疗宜2周1次，凡神经系统症状持续超过1年者难以恢复。凡恶性贫血、胃切除者、Imerslund综合征及先天性内因子缺陷者，需终身维持治疗。维生素B_{12}缺乏单用叶酸治疗是禁忌的，因会加重神经系统损害。

（2）无维生素B_{12}吸收障碍者可口服维生素B_{12}，500μg/d。

（3）有神经系统表现，治疗维持半年到1年。

（4）需终身维持者100μg，肌内注射，每日1次。

（5）贫血严重合并感染，心功能衰弱者应输血纠正贫血。

（四）雄激素类药治疗处方

雄激素为治疗CAA和先天性再生障碍性贫血的首选药物。常用的雄激素有四类：

1. 17α-烷基雄激素类　常见甲氧雄烯醇酮、羟甲烯龙、氟甲睾酮、美雄酮等；如司坦唑醇（康力龙）每次6~12mg/d口服，每日3次。

2. 睾丸素酯类　如丙酸睾酮、庚酸睾酮、环戊丙酸睾酮，十一酸睾酮（安雄）每次120~160mg/d口服，每日2~3次；和混合睾酮酯（丙酸睾酮、戊酸睾酮和适宜烷酸睾酮，又称"巧理宝"）250mg每周2次肌内注射；丙酸睾酮50~100mg/d肌内注射；十一酸睾酮注射液0.25g肌内注射，每周1次，首次1.0g。疗程至少6个月以上。

3. 非17α-烷基雄激素类　如苯丙酸诺龙和葵酸诺龙等。

4. 中间活性代谢产物　如本胆烷醇酮和达那唑等；睾酮进入体内，在前列腺细胞内通过5α还原酶的作用，形成活力更强的5α-双氢睾酮，促使肾分泌红细胞生成素，就是细胞产生粒-巨噬细胞集落刺激因子；在肝细胞内5β-还原酶作用生成5β-双氢睾酮和本胆烷醇酮，后两者对造血干细胞具有直接刺激作用，促使其增值和分化。

（五）免疫抑制剂治疗处方

适用于年龄大于40岁或无合适供髓者的SAA，必要时输血治疗：限于爆发型溶血性贫血、再生障碍性危象、极重度贫血危及生命者予以洗涤红细胞输注。

1. 抗淋巴细胞球蛋白/抗胸腺细胞球蛋白　10~15mg/（kg·d）×5d；静脉滴注1小时，如无反应剩余部分维持12~16小时，同时静脉滴注氢化可的松100~200mg，共5天，后改为口服强的松1mg/（kg·d），第15天减量，第30天停用。或抗胸腺细胞球蛋白（兔制剂）3~5mg/（kg·d）×5d，用法同抗淋巴细胞球蛋白。其机制可能主要通过去除抑制性T淋巴细胞对骨髓造血的抑制。剂量因来源不同而异。马ALG/

ATG 15 mg/（kg·d），兔ALG/ATG 5 mg/（kg·d），猪ATG 30 mg/（kg·d），共5天；亦有采用4天疗法；马ATG 40 mg/（kg·d），用生理盐水稀释后先做过敏试验，如无反应然后缓慢从大静脉内滴注，全量在12～18小时内滴完；同时静脉滴注氢化可的松100～200 mg，1/2剂量在ALG/ATG静注前用，另1/2在滴注后用。患者最好给予保护性隔离。为预防血清病，宜在第5天后口服泼尼松1 mg/（kg·d），第15天后减半，第30天停用。

2. 环孢菌素A 在急性再生障碍性贫血的治疗中选用。在抗淋巴细胞球蛋白/抗胸腺细胞球蛋白第1天开始口服，3～6 mg/（kg·d）×60 d，逐渐减量至2～5 mg/（kg·d），出现疗效后小剂量长期维持约2年。其机制主要通过阻断IL-2受体表达来组织细胞毒性T淋巴细胞的激活和增生，抑制产生IL-2和γ干扰素。出现疗效后最好能维持治疗2年。遂SAA的有效率也可达40%～60%。出现疗效的时间也需要3个月。不良反应有肝肾毒性作用、多毛、牙龈肿胀、肌肉震颤，为安全用药宜采用血药浓度监测，安全有效血药浓度范围为200～300 ng/mL。

3. 单克隆抗T细胞及麦考酚酸酯（骁悉） 本品常与环孢素A或他克莫司和皮质类固醇等同时应用，治疗再生障碍性贫血。用法：口服，1克/次，每日2次。严重肾功能不全患者应注意减少药量。老年人常接受本品治疗联合免疫抑制方案可能增加某些感染如巨细胞病毒属组织侵入病、胃肠出血和肺水肿的危险，会增加感染的易感性，并促进淋巴瘤和其他疾病的发生。

4. 达那唑 每次100～200 mg，每日3次，口服。有血栓病、心肝肾疾患者禁用。癫痫、偏头痛、糖尿病患者慎用。治疗期间注意肝功能检查。

5. 硫唑嘌呤 适用于溶血性贫血者，每日2～2.5 mg/kg，口服。较巯嘌呤相似但毒性稍轻，可致骨髓抑制，肝功能损害，畸胎、皮疹等。

6. 环磷酰胺 口服每日2～4 mg/kg，连用10～14天，休息1～2周重复。本品的代谢产物对尿路有刺激性，应用时应鼓励患者多饮水，大剂量应用时应水化、利尿，同时给予尿路保护剂——美司钠。

（六）肾上腺皮质醇激素类

1.大剂量甲强龙：在急性再生障碍性贫血时选用：剂量20～30 mg/（kg·d），静滴，连用3天，以后每隔4～7天剂量减少一半，减至1 mg/（kg·d），酌情维持量。

2.在治疗自身免疫性溶血性贫血时，肾上腺皮质激素：

（1）起始治疗 泼尼松每日1.0～1.5 mg/kg，口服，治疗有效者1周后红细胞迅速增加，黄疸消失，症状缓解；激素治疗1周无效，应增加剂量；3周无效，应更换治疗方案。

（2）减量 红细胞及网织红细胞计数正常后，逐渐减量，每周减少日服用量的10～15 mg；待每日量达30 mg后，每周或每2周减少日服用量的2.5 mg。

（3）维持治疗 小剂量维持至少3～6个月。

（七）用药说明与注意事项

1.缺铁性贫血的注意事项

（1）对高危人群如婴幼儿、早产儿、妊娠妇女、胃切除者及反复献血者应预防性补充铁剂。

（2）补铁治疗应足够疗程。

（3）硫酸亚铁对胃肠道黏膜有刺激性，可致恶心、呕吐、上腹痛等，饭后服可减少胃肠道反应。铁与肠道内硫化氢结合，生成硫化铁，使硫化氢减少，减少了对肠蠕动的刺激作用，可致便秘，并排黑粪。

（4）血色素沉着症及含铁血黄素沉着症禁用多糖铁复合物。

（5）富马酸亚铁禁用于

1）血友病或含铁血黄素沉着症不伴缺铁的其他贫血（如地中海贫血）。

2）肝肾功能严重损害，尤其伴有未经治疗的尿路感染者。应用铁剂后，血清结合铁蛋白或铁蛋白增高，大便隐血试验阳性；前者易导致漏诊，后者则易与上消化道出血相混淆。

（6）口服铁剂时，应餐后腹痛胃肠道反应小且易耐受时服用。应注意，进食谷类、乳类和浓茶等会抑制铁剂的吸收；鱼、肉类、维生素C可加强铁剂的吸收。注射铁剂的副作用：局部疼痛、淋巴结炎、头痛、面部潮红、关节疼痛、发热、低血压、过敏性休克。

2.巨幼细胞性贫血的注意事项

（1）巨幼细胞性贫血如得到及时诊断和治疗，恢复很快，预后良好。

（2）贫血纠正者应行胃肠道检查，除外胃肠疾病，以免漏诊。

（3）维生素B_{12}缺乏引起的巨幼细胞性贫血不能单用叶酸治疗。

1）口服大剂量叶酸，可以影响微量元素锌的吸收。

2）诊断明确后再用药，若为试验性治疗，应用生理量（每日0.5 mg，口服）。

3）营养性巨幼细胞性贫血长合并缺铁，应同时补充铁，并补充蛋白质及其他B族维生素。

4）恶性贫血及疑有维生素B_{12}缺乏的患者，不宜单独用叶酸，因这样会加重维生素B_{12}的负担和神经系统症状。

5）一般不用维持治疗，除非是吸收不良的患者。

（4）四氢叶酸钙禁用于恶性贫血或维生素B_{12}缺所引起的巨幼红细胞性贫血。本品不宜与叶酸拮抗药（如甲氨蝶呤）同时使用，以免影响后者的治疗作用。应与大剂量使用甲氨蝶呤24～48小时后应用本品。

（5）使用维生素B_{12}的注意事项

1）可致过敏反应，甚至过敏性休克，不宜滥用。

2）有条件时，用药过程中应监测血中维生素B_{12}浓度。

3）痛风患者使用本品可能发生高尿酸血症。

3.再生障碍性贫血注意事项

（1）反复输血者，可能出现继发血色病，应查血清铁蛋白，必要时去铁治疗。

（2）最佳治疗时机为发病半年内，随病程延长，治疗反应应逐渐下降。

（3）司坦唑醇禁用于严重肝病、肾脏病、心脏病、高血压患者、孕妇及前列腺癌患者。

（4）使用十一酸睾酮时应注意

1）发生严重不良反应时，应立即停止治疗，待症状消失后，再从较低的剂量重新开始。

2）患者如有心力衰竭（包括无症状型）、肾衰竭、前列腺肥大、高血压、癫痫或三叉神经痛（或有上述疾病史者）慎用，应严密观察，因雄激素可能引起水、钠潴留。

3）青春期前男孩应慎用，以免骨骺早闭或性早熟。

4）有水肿倾向的肾脏病、心脏病患者慎用。

（5）再生障碍性贫血药物治疗方案应坚持治疗半年以上，切忌疗程不足换药。坚持刺激造血药物序贯治疗，维持治疗对降低本病复发率、提高远期疗效有重要意义。联合治疗好于单药治疗。雄激素治疗2～7个月，维持治疗至少12个月。

4.自身免疫性溶血性贫血注意事项

（1）自身免疫性溶血性贫血同时或相继发生免疫性血小板减少性紫癜时称为Evans综合征。综合参考自身免疫性溶血性贫血的治疗。

（2）达那唑的使用注意事项

1）癫痫、偏头痛、糖尿病患者慎用。

2）治疗期间注意肝功能检查。男性用药时，需检查精液量、黏度、精子数和活动力，每3～4个月检查1次，特别是青年患者。

3）女性开始时，应采用工具避孕，防止妊娠，一旦发生妊娠，立即停药并中止妊娠。

4）使用本品时应注意有无心脏功能损害。肾脏功能损害、生殖器官出血及肝脏功能损害，对男性应注意睾丸大小。

5）出现男性化症状，应停止治疗。

5.使用免疫抑制剂注意事项

（1）患者激素及免疫抑制药使用过程中应密切监测药物副作用。

（2）环磷酰胺的代谢产物对尿路有刺激性，应用时应鼓励患者多饮水，大剂量应用时应水化、利尿，同时给予尿路保护药美司钠。

（3）雷公藤总苷使用注意事项

1）服药期间可引起月经紊乱，精子活力及数目减少，白细胞和血小板减少，停药后可恢复。

2）有严重心血管病和老年患者慎用。

（4）来氟米特的使用注意事项

1）可引起一过性的ALT升高和白细胞下降，服药初始阶段应定期检查ALT和白细胞。检查间隔视患者情况而定。

2）严重肝损害和明确的乙肝和丙肝血清学指标阳性的患者慎用。用药前及用药后每月检查ALT，监测时间视患者具体情况而定。

（5）甲氨蝶呤的致突变型、致畸性和致癌性较烷化剂为轻；对生殖功能的影响，虽也较烷化剂类抗癌药小，但亦可导致闭经和精子减少或缺乏；全身极度衰竭、恶病质或并发感染激心、肺、肝、肾功能不全时，禁用本品。周围血常规如白细胞低于3500/mm³或血小板低于50000/mm³时不宜使用。

（6）硫唑嘌呤可致肝功能损害，故肝功能差者忌用，亦可发生皮疹，偶致肌肉萎缩，用药期间严格检查血常规。别嘌醇可抑制硫基嘌呤（后者是硫唑嘌呤的活性代谢物）代谢成无活性产物，结果使硫基嘌呤的毒性增加，当二者必须同时服用时，硫唑嘌呤的剂量应该大大地减低。硫唑嘌呤能与巯基化合物如谷胱甘肽起反应，在组织中缓缓释出6-巯嘌呤而起到前体药物的作用。

（7）大剂量丙种球蛋白：400 mg/（kg·d），静脉滴注，连用3～5天，可在短期内控制溶血。

6. 在老年性贫血的治疗过程中应注意3个问题

（1）由于老年贫血患者脏器功能衰减，对药物承受能力低，治疗反应差。

（2）有老年人是癌肿的高发年龄，贫血可以是这类疾病的早期征象，也可以存在于疾病的全过程，对这类疾病，积极处理治疗肿瘤疾患外，往往缺乏有效的治疗方法。

（3）由于临床表现无特异性，常常延误诊断，失去了早期治疗的良好时机。所以要加强对老年性贫血的临床研究，对其致病原因如免疫失衡、内分泌失调和微量元素的缺乏的机制、临床表现和治疗方法应加大研究力度，对复杂的病因进行全面考虑并施以积极可行的方法治疗，以改善老年人贫血的状况，提高老年人的生活质量。

五、中医中药治疗处方

老年贫血中医学多属"虚劳""血虚""血证"等范畴，乃精液亏虚、脾胃失调、禀赋不足等因素使骨髓生化乏源、髓海空虚、不能生血所致。《张氏医通》曰："人之虚，非气即血，五脏六腑莫能外焉。而血之源头在乎肾，气之源头在乎脾。"而气为血之帅，血为气之母，两者关系密切。而老年性贫血，归根到底是由于老年患者多脾肾俱虚，从而导致气血俱虚。肾为先天之本，肾虚则不能生髓，髓不能化精、精不能生血。脾为"后天之本"，主运化水谷精微。肾中精气有赖于水谷精微的补养和培育，才能不断充盈和成熟。

（一）辨证论治处方

1. 心血虚

辨证要点：心悸怔忡，失眠多梦，面色不华，舌质淡，脉细。心血不足，血不养心，故心悸失眠，甚则怔忡；血虚不能上荣于面，故面色不华，舌质色淡；血脉不充，故脉细。

治法：养血安神。

方药：归脾汤。

白术10g，茯神15g，黄芪20g，当归10g，龙眼肉20g，酸枣仁30g，人参10g，木香10g，远志10g，炙甘草10g，生姜10g，大枣10g。

加减：若兼见心动悸，脉结代者，可合用炙甘草汤，以补养阴血，益气复脉。

2. 肝血虚

辨证要点：头晕目眩，耳鸣，胁痛，惊惕不安，妇人月经不调，面色白，舌质淡，脉弦细。血虚不能养肝，肝阳上亢，故见眩晕，耳鸣，惊惕不安；血不养肝，肝起郁滞，故胁痛；面色白，舌淡，脉弦细，为血虚肝郁所致；妇人肝血不足，则引起月经不调，甚至经闭。

治法：补血养肝。

方药：四物汤。

当归15g，白芍15g，川芎20g，熟地黄20g

加减：如眩晕耳鸣者，加女贞子、磁石、牡蛎，以育阴潜阳；惊惕不安者，加枣仁、牡蛎，以镇心安神；胁痛者，加柴胡、郁金、香附，以疏肝解郁；若肝病日久，内有瘀血，舌质青紫或有瘀点，妇人经闭不行者，可合用大黄䗪虫丸，以活血化瘀；对于内有瘀血者，而血虚气衰者，活血化瘀须与补养气血之剂配合应用。

3. 气血两虚

辨证要点：头晕目眩，少气懒言，乏力自汗，面色淡白或萎黄，心悸失眠，舌淡而嫩，脉细弱。

治法：补气养血。

方药：加味八珍汤加减。

人参12g，白术12g，白茯苓12g，当归12g，川芎12g，白芍12g，熟地黄20g，炙甘草6g。

加减：兼脾虚湿阻滞者加陈皮、苍术；兼肝火旺者加菊花、黄芩、夏枯草、柴胡；兼肾精不足、髓海空虚者加熟地、枸杞子、何首乌、女贞子；兼肾阳不足者加山茱萸、仙灵脾、菟丝子、怀牛膝。

4. 肝脾血虚

辨证要点：食谷不化，恶心呕吐，腹胀腹泻，软疲无力，头晕眼花，手足发麻，肢体拘挛，爪甲干枯，舌淡红，脉弦细。

治法：补脾气，养肝血。

方药：香砂六君子汤。

党参30g，红参12g，茯苓、白术、陈皮、山药、扁豆、鸡内金、建曲各15g，法半夏、木香、砂仁各10g，谷芽30g。

5. 心脾血虚

辨证要点：食欲不振，腹胀腹泻，神疲懒言，身倦乏力，心悸短气，失眠、健忘、恶梦，脉促或结代，浮肿，心悸、怔忡、短气、失眠、健忘、脉促或结代。

治法：调补心脾。

方药：归脾汤加阿胶。

红参、白术、茯苓、当归、龙眼肉、生地、枣仁、阿胶（烊化）、生姜、桂枝、麦冬各15 g，砂仁、炙甘草各10 g，黄芪、党参、谷芽各30 g，1日1剂，浓煎2次，分3～4次服。

加减：若心脉虚弱突出（心悸、短气、脉结代等），则用炙甘草汤加减。

（二）秘方验方

1. 磁石90 g，烧红醋锻，研末，神曲120 g，炒研末，朱砂10 g，研细末，米饭为丸，如梧子大，朱砂为衣，每次服6 g，一日2次。

2. 柏子仁60 g，枣仁30 g，研末，神曲120 g（另研），蜂蜜150 g，炼蜜为丸，朱砂10 g（为衣），每次服3～6 g，一日2次。

3. 当归30 g，熟地120 g，甘草10 g，黄连10 g，共研为末，蜂蜜150 g，炼蜜为丸，朱砂10 g（为衣），每次服3～6 g，一日2次。

4. 酸枣仁15 g，地黄15 g，当归15 g，水煎服。

（三）中成药

1. 贫血颗粒（120 g/瓶）

功能主治：健脾补血。用于脾虚所致的厌食、体弱及贫血等。

用法用量：口服，一次3片，一日3次。

2. 生血片（0.25 g×60片/瓶）

功能主治：益气补血，滋阴补肾。主治各种血虚及贫血。

用法用量：口服，一次5片，一日3次。

3. 益血生胶囊

适应证：健脾生血，补肾填精。用于脾肾两亏所致的血虚，症见头昏眼花，心悸气短，体乏无力，面色微黄，以及贫血见上述证候者。

用法：口服，一次4片，一日3次。

4. 当归补血口服液

功能：补养气血，适用于气血两虚证。

用法：口服，一次10毫升，一日2次。高血压患者慎用。

5. 驴胶补血颗粒

适应证：滋阴补血，健脾益气，调经活血。用于久病体虚，气虚血亏型。

用法：开水冲服，一次20 g，一日2次。

6. 补血润泽胶囊

适应证：益气养血，滋阴补肾，用于气血两虚，肾精不足所致的面色无华，肤色萎黄，乏力，头晕，失眠，腰酸，耳鸣等证。

用法：口服，一次2剂，一日2次。

（四）用药说明与注意事项

1. 中医对贫血的防治有独特的优势，中医认为老年贫血多属"血虚"范畴，乃精液亏虚、脾胃失调、禀赋不足等原因使骨髓生化乏源、髓海空虚、不能生血所致。而气为血之帅，血为气之母，两者关系密切。而老年性贫血，归根到底是由于老年患者多脾肾俱虚，从而导致气血俱虚。肾为先天之本，肾虚则不能生髓，髓不能化精、精不能生血。脾为"后天之本"，主运化水谷精微。肾中精气有赖于水谷精微的补养和培育，才能不断充盈和成熟。

2. 做好肿瘤性疾病和慢性出血性疾病的人群防治。

3. 在中医辨证的基础上，急性期可以配以西药治其标，坚持服用中药、中成药治其本，充分发挥中西药的协同作用。

第二节　老年血管性紫癜

老年性血管性紫癜是指血管壁及周围组织异常所致的出血性疾病，一般无血小板缺陷及凝血功能障碍。多见于内皮细胞或内皮基底膜及胶原纤维等内皮下组织的病变，如遗传性出血性毛细血管扩张症，获得性的过敏性紫癜，单纯性紫癜，老年性紫癜，感染性紫癜，坏血病等。

一、病因病理

老年人由于皮下结缔组织中较远、弹性硬的蛋白脂肪的组织萎缩、松弛，以致血管床周围依托不足，轻度外伤或皮肤移动牵拉小血管即可引起皮下出血及瘀斑。多发生在60岁以上较消瘦老人。紫癜常见于面部、颈部、上肢伸面和手背、前臂和小腿，亦可在轻微外伤后出现紫癜和瘀斑，吸收缓慢，以后留下棕色色素沉着。束臂试验阳性，其余检查均正常，无须治疗。临床上以皮发、黏膜出血为主要表现。

血细胞从毛细血管内向外流出进入皮肤或皮下组织引起的损害统称为紫癜。从血管内流出血液的量决定了皮肤损害的大小及范围。少量的出血产生针尖样大小的（<2 mm）红色皮损称为瘀点，较多的出血（>10 mm）引起的紫癜性损伤为瘀斑。出血性损害的颜色取决于出血量的多少及部位，以及出血后经历的时间。浅表部位的出血初起通常为鲜红或深红色，较深部位的出血常常呈紫色，随着时间的推移可表现为深紫色、棕色、橘黄色或黄绿色。

血液从血管内流出进入皮肤或皮下组织的机制包括：

1. 血管透壁压增加　如剧烈咳嗽、呕吐、分娩时用力、静脉瘀滞等。

2. 血管损伤　如紫外线辐射、感染、栓塞、过敏、炎症、肿瘤、中毒、药物相关性等因素对血管的损害。

3. 微循环和血管支持组织的完整性降低　如年龄相关性紫癜、糖皮质激素使用过量、维生素C缺乏、结缔组织异常、淀粉样物质浸润等。

紫癜可由血小板数量减少、凝血因子缺乏、血小板功能异常及血管异常等因素引起。由血管异常引起的紫癜包括机械性紫癜、血管结构畸形（遗传性出血性毛细血管扩张症）、遗传性或获得性结缔组织疾病引起的紫癜、小血管性血管炎（血清病、过敏性紫癜）、副蛋白相关性紫癜（多发性骨髓瘤、冷球蛋白血症）、皮肤疾病相关性紫癜、感染相关性紫癜及精神性紫癜（自体红细胞过敏、自体DNA过敏）。

常见遗传性出血性毛细血管扩张症，常表现为局限性血管扩张，常为同一部位的反复性出血，扩张的小血管呈结节型、蜘蛛型或血管瘤型，加压后消失。唐氏综合征为常染色体显性遗传，血管脆性增加，易发瘀斑、血肿。此外皮肤弹性过强，关节伸展过度，皮下结节，骨隆突成假肿瘤。

老年性紫癜为获得性病因引起，由于血管硬化脆性增加，且缺乏血管外组织的支持和保护所致，坏血病为维生素缺乏导致组成胶原的合成障碍，使毛细血管脆性增加。紫癜好发于大腿内侧及臀部，在毛囊周围较显著。DNA自身致敏性紫癜多见于女性，系患者对自身白细胞、自身或异味的DNA发生局限性过敏，见皮肤出现自发性疼痛红斑、肿胀、风团或结节，以后迅速扩大，可有瘙痒，可出现瘀斑、大疱，常在1周内消退。

二、老年性紫癜常见类型与临床表现

（一）过敏性紫癜

过敏性紫癜又称为Schonlein-Henoch综合征、出血性毛细血管中毒症，为一种常见的血管变态反应性疾病，因机体对某些致敏物质产生变态反应，导致毛细血管脆性及通透性增加，血液外渗，产生紫癜、黏膜及某些器官出血。可同时伴发血管神经性水肿、荨麻疹及其他过敏表现。本病多见于青少年，男性略多于女性，春秋季发病较多。是一种常见的毛细血管变态反应性出血性疾病，可能与血管的自身免疫损伤有关。临床特点除紫癜外，常有皮疹及血管神经性水肿、关节炎、腹痛及肾炎等症状。本病多见于儿童和青少年，平均年龄为5岁，男女比为3∶2，春秋季好发，起病前1～3周有上呼吸道感染史，可有倦怠、乏力、低热、食欲缺乏等前驱症状。

过敏性紫癜是一种血管变态反应性出血性疾病，发病机制主要是由于机体对某些物质发生变态反应，引起毛细血管壁的通透性和脆性增高，并伴血管炎。主要表现为皮肤紫癜、黏膜出血、关节炎、腰痛、肾炎等，但实验室检查无特殊发现。

发病前1～3周常有低热、咽痛、上呼吸道感染及全身不适等症状，皮肤紫癜是本病必具的特征，可有关节痛、腰痛、恶心、呕吐、便血等，累及肾脏者可有血尿。

1. 皮肤　首起症状以皮肤紫癜最常见。多在前驱症状2～3天后出现，常对称性分布，以下肢伸侧及臀部多见，分批出现，紫癜大小不等，呈紫红色，略高出皮肤，可互相融合，常伴荨麻疹、多形性红斑及局限性或弥漫性水肿，偶有痒感。严重的紫癜可融合成大疱，发生中心出血性坏死。皮肤损害有4种类型：

（1）单纯性紫癜常伴大疱疮样皮肤损害。

（2）荨麻疹伴血管神经性水肿。

（3）弥散性红斑：伴或不伴水肿。

（4）皮肤坏死，或溃疡形成。

2. 腹部　约50%病例有腹痛，常发生在出疹的1～7天，位于脐周或下腹部，呈阵发性绞痛，可有压痛但无肌紧张，呈症状与体征分离现象。严重者可合并呕吐及消化道的出血。由于肠蠕动紊乱，可诱发肠套叠，在小儿多见。肠坏死、肠穿孔者少见。少数患者可被误诊为急腹症而进行剖腹探查。

3. 关节症状　多见于膝、踝等大关节，呈游走性，可有轻微疼痛或明显的红、肿、痛及活动障碍，反复发作，但不遗漏关节畸形，易误诊为风湿性关节炎。

4. 肾病变　见于1/3～1/2患者，一般于紫癜出现后1～8周内发生，可持续数月或数年，主要表现为血尿、蛋白尿、水肿、高血压。个别严重病例死于尿毒症。根据临床进展，紫癜性肾炎可分为4种类型：迁移性肾炎、肾病综合征、慢性肾小球肾炎、急进型肾炎。

5. 神经症状　当病变累及脑和脑膜血管时，可出现各种神经系统症状，如头痛、头晕、呕吐、目眩，甚至恍惚、烦躁、谵妄、癫痫、偏瘫、意识模糊、昏迷等，但例数极少。

6. 其他症状　当病变累及呼吸道时，可出现咯血、胸膜炎症状，临床少见。

根据体征可将本病分为皮肤型（单纯紫癜型）、腹型（Schonlein）、关节型（Henoch型）、肾型，若有两种以上并存时称为混合型。

体征：下肢大关节附近及臀部分批出现对称分布、大小不等的紫癜，关节肿胀，主要累及大关节，腰部压痛，累及肾脏者可有水肿。

辅助检查

（1）血常规：血小板计数正常，可有嗜酸性粒细胞增高。

（2）尿常规：可有红细胞，蛋白尿及管型尿。

（3）便常规：大便潜血可阳性。

（4）出凝血检查：血小板功能及出、凝血时间正常。

（二）遗传性出血性毛细血管扩张症

遗传性出血性毛细血管扩张症是一种常染色体显性遗传性疾病，其特征为皮肤、黏膜多部位的毛细血管扩张性损害，引起鼻出血和其他部位出血。在西方国家，遗传性出血性毛细血管扩张症的发病率估计为1/50000。是一种常染色体显性遗传病，男女均可发病。病变以皮肤与黏膜血管的表层处最常见，如甲床和手部皮肤、颜面、阴囊、鼻、嘴唇、舌部、消化道等。病变处可见成簇的红色或紫色斑点及散布或孤立的小血管瘤，稍微隆起于皮肤，直径为1～2 mm大小，分界明显，用玻片加压即褪色但褪色不完全。在肺部及其他部位还可出现动静脉瘘。本病的主要临床表现为同一部位的反复出血。有人报道，同一家族中出血部位也往往相同。出血症状常在幼年即可出现，但也有在中年或老年以后才首次出现，常随年龄增长加重，在40~60岁可达高峰。除阴囊外，皮肤的血管扩张一般不发生出血，故部分患者可终身无出血症状。鼻出血最为常见（占90%），20%的患者可有消化道出血。5%~30%的患者可出现肺动静脉畸形，患者亦可有血尿、月经过多、分娩时大出血等症状。肝、脾、视网膜、大脑毛细血管扩张所致的动静脉瘤、动静脉瘘等均属少见。

实验室检查：血小板计数、各种出血及凝血试验无明显异常，但束臂试验可阳性，甲皱毛细血管镜检查可发现高度扩张与扭曲成团的血管团，且对针刺无收缩反应。合并肺动静脉畸形者，胸部X线检查可能发现一种"钱币"样阴影，但微小的病变常常被遗漏。螺旋CT扫描诊断肺动静脉畸形的敏感性较高。对消化道出血、血尿、咯血等内脏出血的患者，在做相应的内镜检查时，在黏膜表面可见到扩张的毛细血管。

（三）异常蛋白血症性紫癜

异常蛋白血症性紫癜可发生于异常蛋白血症，但出血原因常是多方面的，包括血小板减少、血小板质量异常和凝血障碍、血黏度过高、异常蛋白直接损失血管内皮细胞等。

1. 冷球蛋白血症　这是由于血清中存在冷球蛋白而引起的一种疾患。表现为皮肤紫癜，四肢和其他身体受寒即可产生，也可发生于阴囊及臀部等处。有时呈荨麻疹样皮疹，中间为瘀点，伴瘙痒。慢性紫癜可有色素沉着，紫癜出现时常伴雷诺现象。

2. 巨球蛋白血症　可分为原发性与继发性两类。由于巨球蛋白过多，血清黏稠度增高，半数以上的病例可表现为紫癜，碰撞后易出血，也可发生视网膜出血、鼻出血以及黏膜出血，亦常可伴发冷球蛋白血症而发生雷诺现象，血清免疫电泳IgM明显增高是本病的特征。

3. 良性高丙球蛋白血症性紫癜　本病是一种下肢反复出现紫癜、血沉增速和血清丙种球蛋白IgG浓度增高为特点的异常球蛋白血症。本病多见于女性，起病隐袭，紫癜开始出现在两小腿及足部，可扩展至大腿、臀部及下腹部。特别在用力或机械损害的部位。紫癜可相互融合成瘀斑，可留有色素沉着。继发性者可伴有其他全身性疾病的征象，如干燥综合征、系统性红斑狼疮、类风湿性关节炎、淋巴瘤、慢性淋巴细胞白血病等。原发性的原因不明，由于临床上常有肝功能异常、IgG增高、血沉增速，本症常被误诊为慢性迁延性肝病。

（四）特发性血小板减少性紫癜

本病是因免疫机制使血小板破坏增多的临床综合征。根据临床表现、发病年龄、血小板减少、持续的时间和治疗效果，可将其分为急性型和慢性型两型。

1. 症状　常表现为皮肤与黏膜的出血，女性可表现为月经过多，急性型可伴有内脏出血。

2.体征　本病一般脾不大，反复发作者脾可轻度肿大。

3.辅助检查

（1）血象：血小板计数<100×10^9/L，慢性型多在（30~80）×10^9/L之间，急性型常低于20×10^9/L。

（2）血小板形态及功能：外周血小板形态可有改变，血小板聚集功能减低。

（3）骨髓检查：骨髓中巨核细胞明显增多，形态小，幼稚型比例增高，血小板形成减少。

（4）免疫学指标：血小板相关抗体、相关补体及循环免疫复合物多阳性。

（5）出凝血检查：出血时间延长，血块回缩不良，凝血时间正常。

三、诊断标准

（一）过敏性紫癜

典型病例的诊断并不困难，凡是有下列特点者即可做出诊断：

1.四肢出现对称分布、分批出现的紫癜，特别以下肢为主。

2.在紫癜出现前后，可伴有腹部绞痛、便血、关节酸痛、血尿及水肿等。

3.血小板计数、凝血象检查及骨髓检查等均正常。

（二）遗传性出血性毛细血管扩张症

典型病例的诊断并不困难，主要根据：

1.同一部位的反复发作出血，未能找到其他原因。

2.面部、口腔、鼻或牙龈多灶性的皮肤或黏膜细点状或成簇状的毛细血管扩张。

3.阳性家族史。

4.病变部位血管病理组织检查可见血管壁变薄，缺乏弹性纤维、平滑肌等。如出血以内脏为主，且无皮肤毛细血管扩张症存在，亦无家族史者，则诊断比较困难。这是纤维内镜（支气管镜、胃镜、肠镜、膀胱镜、子宫镜、腹腔镜）检查有助于诊断，而肺的动静脉瘘可做肺血管造影加以证实。

四、西医药物治疗思路、原则、目标与处方

（一）治疗思路、原则与目标

1.过敏性紫癜

（1）过敏性紫癜一般治疗原则

1）查找并消除致病因素，抗过敏治疗。

2）止痛、止血等对症支持治疗。

3）对有高凝状态的患者，抗凝治疗。

4）肠套叠者可行空气灌肠或急诊手术；肾功能不全时利尿，透析；有脑部并发症者脱水、利尿、激素治疗。总的来说，以消除致病因素为主，原则上应停止解

除任何可能引起过敏的物质，停用可能引起过敏的食物或药物，去除病灶，控制感染，驱除寄生虫。

（2）过敏性紫癜药物治疗原则

1）肾上腺糖皮质激素可改善毛细血管通透性，对关节型、腹型、皮肤型有效。

2）免疫抑制药对于肾型、激素治疗无效及病情迁延者有效。

3）中药治疗可采用凉血解毒法。

2. 遗传性出血性毛细血管扩张症

本病无特殊治疗方法，以对症治疗为主。鼻出血可用吸收性鼻腔填塞物，或加压止血处理。最好能同时加用止血剂。严重反复的鼻出血或皮肤出血可采用激光凝固，冷冻外科，动脉栓塞或手术缝合等措施，但易复发，胃肠道出血可用内镜下的双频电切或激光技术处理。对于PAVM，可采用肺叶切除或栓塞疗法。女性绝经期后常有出血加重的趋向，也有用雌激素或雄激素+黄体酮治疗鼻出血的报道。本病手术时一般不引起出血倾向。应避免外伤，避免服用阿司匹林类药物，也应避免能引起血压增高、血容量增加及血管扩张的因素和药物。

3. 特发性血小板减少性紫癜

（1）一般治疗原则

1）本病为自身免疫性疾病，目前无根治的方法，治疗目的是使患者血小板计数提高到安全水平，降低病死率。

2）限制活动及防止外伤和避免应用对血小板有不良影响的药物。

（2）药物治疗原则

1）糖皮质激素是控制病情的首选药物。

2）免疫抑制药主要用于糖皮质激素和脾切除疗效不佳者。

3）丙种球蛋白主要用于重症患者。

（二）改善血管通透性药物治疗处方

1. 曲克芦丁　本品能抑制血小板的聚集，同时能对抗5-羟色胺、缓激肽引起的血管损伤，降低毛细血管通透性。

用法：（片剂）口服，一次120～180 mg（2～3片），每日3次；（口服液）口服，一次10 mL，一日1～2次。（注射液）肌内注射，一次60～150 mg，一日2次，20日为1疗程，可用1～3个疗程，每疗程间隔3天。或静脉滴注，一次240～360 mg，一日1次。

2. 维生素C　用于紫癜的辅助治疗。

用法：（片剂）一日50～100 mg，口服。（注射液）静脉滴注，每次100～250 mg，每日1～3次。长期应用可引起停药后坏血病。

3. 卡巴克络　适用于因毛细血管损伤及通透性增加所致的出血及血小板减少性紫癜。

用法用量：（片剂）口服，一次2.5～5.0 mg，一日3次。（注射液）肌内注射：一次5～10 mg，一日2～3次，严重出血一次用10～20 mg，每2～4小时一次。

（三）糖皮质激素类药物治疗处方

糖皮质激素有抑制抗原抗体反应、减轻炎症渗出、改善血管通透性等作用。重症者可用氢化可的松，或地塞米松静脉滴注，症状减轻后改口服。

1. **肾上腺糖皮质激素**　抑制抗原抗体反应，具有抗过敏及改善血管通透性作用，故对减少出血和减轻症状有效，对关节型、腹型和皮肤型疗效较好，对肾型无效，不能改变肾型预后。

泼尼松：30 mg，晨起口服，每日1次，直至紫癜消失后逐渐停药。如1星期后皮疹不退可加至每天40~60 mg。病情急重者可用氢化可的松每天100~200 mg，静脉滴注，待病情好转后改为口服。泼尼松用于治疗慢性特发性血小板减少性紫癜的治疗时，剂量1~1.5 mg/（kg·d），2/3患者在治疗2~4周缓解后每周减5 mg，最后以5~10 mg/d维持3~6个月，减量过程中易复发，如治疗4周仍无反应，应逐渐减量至停用。

2. **大剂量甲泼尼龙**　15 mg/（kg·d）或1 g/d，连用3~5天后逐渐减量。用于急性特发性血小板减少性紫癜的治疗。

3. **地塞米松**　10~20 mg/d，每天3~4次口服。症状缓解后逐渐减量及停药。

（四）抗组胺类药物治疗处方

1. **盐酸异丙嗪（非那根）** 属吩噻嗪类衍生物，能抗过敏。用量：（注射液）一次25 mg，必要时2小时重复；最高剂量不超过100 mg；（片剂）口服，一次12.5 mg，每日4次，饭后及睡前服用。有急性哮喘、膀胱梗阻、骨髓移植、心血管疾病、昏迷、前列腺肥大等症状时禁用。

2. **马来酸氯苯那敏（扑尔敏）** 为组织胺H1受体拮抗剂，能对抗过敏反应所致的毛细血管扩张，降低毛细血管的通透性。用法：（注射液）肌内注射，一次5~20 mg；（片剂）一次4 mg，口服，每日3次。常见不良反应为嗜睡、口渴、多尿、咽痛、心悸、出血倾向等。

3. **苯噻啶**具有较强的抗5-羟色胺、抗组胺作用。用法：（片剂）口服每次0.5~1 mg，每日1~3次。为减轻嗜睡作用，第1~3日每晚服0.5 mg，第4~6日每日中、晚各服0.5 mg，第7天开始每日早、中、晚各服0.5 mg。如病情基本控制，可逐渐减量。

4. 盐酸去氯羟嗪25~50 mg，口服，每日3次。

5. 特非那定60 mg，口服，每日2次。

6. 氯雷他定（克敏能）10 mg，口服，每日1次。

7. 阿司咪唑（息斯敏）每次10 mg，口服，每日1次。

8. 10%葡萄糖酸钙1 g，静脉注射，每日1次。

9. 马来酸氯苯那敏（扑尔敏）10 mg，口服，每日3次。

10. 异丙嗪12.5 mg，口服，每日4次，饭后及睡前服用。

11. 法莫替丁20 mg，静推，每日2次。

（五）免疫抑制剂类药物处方

如以上疗法效果不佳时可使用免疫抑制剂，特别是合并肾损害的病例。

1. 环磷酰胺　过敏性紫癜者，2.5 mg/（kg·d），口服；慢性特发性血小板减少性紫癜患者则为50～150 mg/d，分次口服，治疗后2个月起效。

2. 硫唑嘌呤　2.5 mg/（kg·d）口服，连续4～6个月。免疫抑制剂也可与肾上腺皮质激素合用。

3. 长春新碱　0.02 mg/kg（最大剂量为2 mg），每周1次，缓慢静滴6～8小时。

4. 环孢素A　4～7 mg/（kg·d），分次口服。

（六）其他治疗处方

1. 达那唑200 mg，每日3次，连续1～3个月；有血栓病、心肝肾疾患者禁用。癫痫、偏头痛、糖尿病患者慎用。治疗期间注意肝功能检查。

2. 氨苯砜75 mg/d，50%患者有效。

3. 内源性血小板生成素对部分患者有效，用法为15000 U/d，皮下注射，连续使用。

4. 抗CD20单抗总反应率为52%，用法为375 mg/m^2，每周1次，共4次。

5. 止血治疗

（1）止血敏6 g，静滴每日1～2次。

（2）卡巴克洛（安络血）10 mg，口服每日3次。

（3）维生素C2～3 g，静滴每日1次。

（4）对症治疗：

1）腹痛时可肌注阿托品，山莨菪碱、东莨菪碱等解痉药，也可用0.1%肾上腺素0.3～0.5 mL，皮下注射。

2）普鲁卡因封闭疗法：0.5%普鲁卡因0.1～0.3 g加入5%葡萄糖注射液500 mL中静滴5～10天，可抑制过敏反应。

6. 丙种球蛋白　用于急性特发性血小板减少性紫癜的治疗。丙种球蛋白400 mg/（kg·d）×5 d或1 g/（kg·d）×2 d，可使75%患者血小板升高，治疗反应是暂时的，停药后血小板下降。

7. 血浆置换　1～3 L/d，连用3～5 d。

8. 脾切除术　患者为慢性特发性血小板减少性紫癜患者，适应证为糖皮质激素有禁忌者；糖皮质激素治疗6个月以上疗效不佳者；糖皮质激素剂量依赖者；核素测定脾区血小板破坏率明显高于肝脏者；存在危及生命的出血情况。

（七）用药说明与注意事项

特发性血小板减少性紫癜

（1）血小板计数高于30×10^9/L的慢性血小板减少性紫癜患者如无出血，可观察，无须治疗。

（2）推荐在下列临床过程中血小板计数的安全值分别为：口腔科检查≥

$10 \times 10^9/L$，拔牙或补牙 $\geq 30 \times 10^9/L$，小手术 $\geq 50 \times 10^9/L$，大手术 $\geq 80 \times 10^9/L$，正常位阴道分娩 $\geq 50 \times 10^9/L$，剖宫产 $\geq 80 \times 10^9/L$。

五、中医中药治疗处方

血液溢出于肌肤之间，皮肤出现青紫斑点或斑块的病证，称为紫斑，亦有称为肌衄者。外感温毒所致的则称为葡萄疫。如《医宗金鉴·失血总括》说："皮肤出血曰肌衄。"《医学入门·斑疹》说："内伤发斑，轻如蚊迹疹子者，多在手足，初起无头痛身热，乃胃虚火游于外。"《外科正宗·葡萄疫》说："感受四时不正之气，郁于皮肤不散，结成大小青紫斑点，色若葡萄，发在遍体头面……邪毒传胃，牙根出血，久则虚人，斑渐方退。"多种外感及内伤的原因都会引起紫斑。外感温热病热入营血所出现的发斑，可参考《温病学》有关内容。内科杂病的紫斑，常见于老年性血管性紫癜。

（一）辨证论治处方

中医属于"血证—紫癜"范畴，是由于血络受伤，血液溢出于肌肤之间，主要表现为皮下瘀斑、瘀点等的病证，常见于西医学的原发性血小板减少性紫癜及过敏性紫癜等。

1. 风热伤络

辨证要点：起病较急，皮肤紫斑，色较鲜红，呈腰部以下对称性分布，略高处皮肤或有痒感。伴有发热、腰痛、关节肿痛等证。舌苔薄黄，脉浮数。

治法：疏风清热，止血退斑。

方药：桑菊饮、银翘散加减。

桑叶15 g，菊花15 g，薄荷10 g，连翘15 g，桔梗6 g，杏仁10 g，甘草6 g，苦根15 g，丹皮20 g，白茅根20 g，旱莲草10 g，侧柏叶15 g。

随症加减：肺热盛而无表证者，去薄荷、桔梗，加黄芩，栀子清泄肺热；阴伤较甚，口、鼻、咽干燥显著者，加玄参，麦冬、生地养阴润肺。

2. 血热妄行证

辨证要点：皮肤出现青紫斑点或斑块，或伴有鼻衄、齿衄、便血、尿血，或有发热，口渴，便秘，舌质红，苔黄，脉弦数。

证机概要：热雍经络，迫血妄行，血溢肌腠。

治法：清热解毒，凉血止血。

方药：十灰散合犀角地黄汤加减。本方清热凉血止血，并兼有化瘀止血的作用，适用于血热妄行之紫斑，咯血，衄血，面赤，身热，舌绛等。

大蓟15 g，小蓟15 g，侧柏叶15 g，茜草根15 g，白茅根15 g，棕榈皮15 g，丹皮15 g，栀子15 g，大黄10 g。

随症加减：热度炽盛，发热，出血广泛者，加生石膏、龙胆草、紫草，冲服紫雪丹；热雍胃肠，气血郁滞，症见腹痛、便血者，加白芍、甘草、地榆、槐花，缓急止痛，凉血止血；邪热阻滞经络，兼见关节肿痛者，酌加秦艽、木瓜、桑枝等舒筋通络。

3.阴虚火旺证

辨证要点：皮肤出现青紫斑点或斑块，时发时止，常伴鼻衄、齿衄或月经过多，颧红，心烦，口渴，手足心热，或有潮热，盗汗，舌质红，苔少，脉细数。

证机概要：虚火内炽，灼伤脉络，血溢肌腠。

治法：滋阴降火，宁络止血。

方药：茜根散加减，或大补阴丸加减。本方养阴清热，凉血止血，适用于阴虚火旺所致的紫斑。

茜草根15 g，黄芩10 g，侧柏叶15 g，生地20 g，阿胶20 g（烊化），甘草6 g，知母15 g，黄柏15 g。

加减：阴虚较甚者，可加玄参、龟板、女贞子、旱莲草养阴清热止血；潮热可加地骨皮、白薇、秦艽退虚热。若表现肾阴亏虚而火热不甚，症见腰膝酸软，头晕乏力，手足心热，舌红少苔，脉细数者，可改用六味地黄丸滋阴补肾，酌加茜草根、大蓟、紫草等凉血止血，化瘀消斑。

4.气不摄血证

主证：反复发生肌衄，久病不愈，神疲乏力，头晕目眩，面色苍白或萎黄，食欲不振，舌质淡，脉细弱。

证机概要：中期亏虚，统摄无力，血溢肌腠。

治法：健脾益气摄血。

代表方：归脾汤加减，或当归补血汤加减。本方补气生血，健脾养心，适用于气不摄血引起的紫斑。

党参30 g，茯苓20 g，白术15 g，甘草6 g，当归10 g，黄芪20 g，酸枣仁15 g，远志10 g，龙眼肉10 g，木香10 g（后下），仙鹤草15 g，棕榈炭10 g，地榆15 g，蒲黄15 g，茜草根15 g，紫草15 g。

加减：若兼肾气不足、腰膝酸软者，可加山茱萸、菟丝子、续断补益肾气。上述各种证候的紫斑，兼有齿衄且较甚者，可合用漱口药：生石膏30 g，黄柏15 g，五倍子15 g，儿茶6 g，浓煎漱口，每次5～10分钟。

（二）秘方验方

1.犀角地黄汤加减，水牛角30 g，鲜生地黄30 g，牡丹皮9 g，玄参12 g，金银花12 g，连翘9 g，大青叶9 g，丹参9 g等。

2.三七末冲服可缓解出血倾向。

3.花生衣适量，水煎服。

（三）中成药

1.紫地合剂　150毫升/瓶，功能：清热凉血，收敛止血。用于血症（呕血、吐血、便血及其他出血）。用法用量：饭后温开水冲服，一次10～15 g，一日2次。

2. 云南白药　适应证：化瘀止血，活血止痛，解毒消肿。用法：一次1～2粒，一日4次。

3. 清开灵注射液　20～40 mL+生理盐水250～500 mL，静滴，功能：清热凉血。

4. 双黄连口服液　10 mL，口服，2～3次/日。

5. 知柏地黄丸，阴虚火旺者，口服，6 g，3次/日；

6. 二至丸　阴虚火旺者，口服，6 g，3次/日。

7. 紫癜灵片　口服，4片，3次/天。

8. 归脾丸　口服，6 g，3次/天。

（四）用药说明与注意事项

1. 注意饮食有节，起居有常，劳逸适度。适宜进食清淡、容易消化，且富有营养的食物，如新鲜蔬菜、水果、瘦肉、蛋类等，忌食用辛辣香燥、油腻炙煿之品，戒除烟酒。

2. 避免情志过极。对血症患者要注意精神调摄，消除其紧张、恐惧、忧虑等不良情绪。

3. 注意休息。重者应卧床休息，严密观察病情的发展和变化。若出现头昏、心慌、汗出、面色苍白、四肢湿冷、脉芤或细数等，应及时救治，以防发生厥脱之证。

4. 过敏性紫癜常可自愈，但可反复发作，首次发作较严重者复发率较高。应预防和治疗各种感染，不吃诱发本病的食物，避免寒冷，加强锻炼，增强体质等。止血敏可与维生素K注射液混合使用，但不可与氨基己酸注射液混合使用。葡萄糖酸钙不宜用于肾功能不全患者与呼吸性酸中毒患者。应用强心苷期间禁止静注本品。

第三节　老年慢性淋巴细胞性白血病

慢性淋巴细胞白血病（chronic myelocytic leukemia，CML）简称慢淋。是造血干细胞恶性克隆增殖性疾病，临床表现为脾肿大，外周血中性粒细胞增多并出现幼稚粒细胞。自然病程常包括慢性期，疾病进展的加速期和后阶段的急变期。本病在细胞遗传学上有恒定的特征性的pH染色体及其分子标志BCR/ABL融合基因。此类疾病老年人多发，应足够重视。

一、临床表现

患者多系老年，90%的患者在50岁以上发病，中位年龄65岁，男女比例2：1。起病缓慢，多无自觉症状。许多患者因其他疾病就诊时才被发现。早期症状可能有乏力疲倦，而后出现食欲减退、消瘦、发热、盗汗等症状。60%～80%患者有淋巴结肿大，多见于颈部、锁骨上、腋窝、腹股沟。肿大的淋巴结较硬，无压痛，可移动。CT扫描可发现肺门、腹膜后、肠系膜淋巴结肿大。偶因肿大的淋巴结压迫胆道或输尿管而出现塞症状。50%～70%患者有轻至中度脾大，轻度肝大，但胸骨压痛少见。

晚期患者骨髓造血功能受损，可出现贫血、血小板减少和粒细胞减少。由于免疫功能减退，常易并发感染，也常出现自身免疫现象，如Evans综合征、自身免疫性溶血性贫血、免疫性血小板减少性紫癜等。终末期可出现幼淋巴细胞白血病、Richter综合征（转化率弥漫大B细胞淋巴瘤等）和第二肿瘤。

（一）症状

约40%的患者无临床症状，在常规体检中发现外周血淋巴细胞增多。常见症状有疲倦、虚弱、体能下降、反复感染，甚至贫血、出血等。

（二）体征

最常见的体征是无痛性淋巴结肿大，脾大，轻度肝大及组织浸润相应体征。

（三）辅助检查

1. 血常规　持续淋巴细胞增多。白细胞 $> 10 \times 10^9/L$，淋巴细胞比例 $\geqslant 50\%$，绝对值 $\geqslant 5 \times 10^9/L$，（持续4周以上）。形态以成熟淋巴细胞为主，可见幼稚淋巴细胞或不典型淋巴细胞。大多数患者白血病细胞形态与成熟小淋巴细胞相同，包浆少，胞核染色质呈凝块状；少数患者淋巴细胞形态异常，胞体较大，不成熟，胞核有深切迹（Reider细胞）；偶可见原始淋巴细胞。多数患者外周血涂片中可见涂抹细胞（蓝细胞），该种细胞增多是CLL血象特征。可见少数幼稚淋巴细胞，常小于2%，幼稚淋巴细胞增多与疾病进展、p53基因异常和12号染色体三体相关。中性粒细胞比值降低。随病情发展，血小板减少，贫血逐渐明显。

2. 骨髓象　有核细胞增生明显活跃或极度活跃，成熟淋巴细胞 $\geqslant 40\%$，活检可见淋巴细胞浸润。红系、粒系及巨核系细胞均减少，伴有溶血时，幼红细胞可代偿性增生。骨髓活检白血病细胞对骨髓的浸润可呈弥漫性、结节型、间质型和结节/间质混合型，后三种情况下骨髓内常残存部分正常造血。

3. 免疫学检查　B-CLL：SIgM和IgD呈弱阳性，呈 κ 或 λ 单克隆轻链型；CD5、CD19、CD79 α 、CD23、CD43阳性，CD20、CD22、CD11 c弱阳性；CD10、CyclinD1阴性。T-CLL：CD2、CD3、CD7阳性。

二、诊断标准与分期

（一）CML诊断标准（WHO）

CML属于侵性骨体增生性族病。源于造血干细胞克隆性异常，具有特异性的P染色体和（或）具有BCR/ABL融合基因，CML起始时主要表现为中性粒细胞增多异常融合基因存在于所有髓系和淋巴细胞。此病一般分两或三期初起为隐匿的慢性期，随进展为加速期或急变期。

1. 临床表现　大部分诊断于慢性期，20%～40%的在诊断时无症状，仅在常规检查时发现白细胞过高。常见的症状有疲劳体重减轻、贫血，盗汗和脾肿大。少数以急变为首发表现般状况较差，有重度贫血、血小板减少等症状。

2. 血象　白细胞数明显增高，以中性粒细胞为主，可见各阶段的粒细胞以晚幼粒细胞和杆状核为主。原始细胞<2%，酸、嗜碱粒细胞绝对值增多单核细胞一般<3%，血小板正常或增高。多数患者有轻度贫血。

3. 骨髓象　明显增生，尤以粒系为著，分化发育正常，无病态造血。嗜酸，碱型胞增多原始细胞<5%，若>10%则已进展至加速期。40%～50%的患者的巨核细胞数明显增生，有的则正常或轻度减少，巨核细胞体积可小于正常，并有核分叶少。红系比例常减少。30%骨髓标本中可见假性戈谢细胞（pseudo-Gauchercell）和海蓝组织细胞。若粒系有明显的病态造血或有明显的小的病态巨核细胞或明显的纤维化均提示已进入加速期。若原始细胞≥20%，则已进展至急变期。

4. 组化/免疫分型　CML-CP时中性粒细胞的碱性碘酸酶染色明显减弱。CML-BP时髓过氧化酶可增强、减弱或消失。CML-CP时的免疫表型为髓系的弱表达，如CD5，HLA-DR+CML-BP时则有各种髓系和（或）淋系的抗原表达。

5. 细胞遗传学　90%～95%CMl具有典型的t（9；22）（q34；q11）异常核型，即Ph染色体。除第9号和第22号染色体外，也可有涉及第三或第四条染色体所形成的复杂易位。80%在疾病进展时发生克隆演变，出现Ph以外的染色体异常。常见的附加染色体异常有+8、双Ph、i（17q）、–Y等。

6. 基因诊断　可用FSH、RT-PCR或Southernblot技术证明骨髓细胞存在BCR/ABL融合基因。这是诊断CML的金标志，也依此与其他慢性骨髓增生性疾病鉴别。

（二）CML分期标准（WHO）

1. 慢性期（CML-CP）　如上述，但临床、血象、骨髓象不符合加速期和急变期标准。

2. 加速期（CML-AP）　具有下列之一或以上者。

（1）外周血白细胞及（或）骨髓中有核细胞中原始细胞占10%～19%。

（2）外周血嗜碱细胞≥20%。

（3）与治疗无关的持续性血小板减少（<100×10^9/L），或治疗无效的持续性血小板数增高（>1000×10^9/L）。

（4）治疗无效的进行性白细胞数增加和脾肿大。

（5）细胞遗传学示有克隆演变。

病态巨核细胞伴有网硬蛋白或胶原蛋白增加和（或）有重度病态粒系细胞应考虑为CML-AP。但此点并未经大量临床研究证明是AP的独立标准，却往往与上述特点之一或数点共存。

（三）急变期（CMI-BP）具有以下之一或以上者

1. 外周血白细胞或骨髓有核细胞中原始细胞占≥20%。约70%为急髓变，可以是中性粒细胞、嗜酸粒细胞嗜碱粒细胞单核细胞、红细胞或户核细胞的原始细胞。20%～30%为急淋变。

2. 髓外浸润　常见部位是皮肤、淋巴结、脾、骨骼或中枢神经系统。

3.骨髓活检示原始细胞大量聚集或成簇。如果原始细胞明显地呈局灶性聚集于骨髓，即使其余部位的骨髓活检示为慢性期，仍可诊断为BP。

三、西医药物治疗思路、原则、目标与处方

大部分CLL呈慢性、惰性过程，早期不需要化疗。

（一）治疗思路、原则与目标

1.一般治疗原则

早期患者病情稳定，以定期观察，对症治疗为主。进展期症状明显者，应积极治疗。

2.药物治疗原则

（1）化疗指征：

1）贫血和（或）血小板减少。

2）有明显症状。

3）脾明显肿大伴脾疼痛。

4）淋巴结明显肿大或伴压迫症状。

5）淋巴细胞倍增时间小于6个月。

6）转为幼淋巴细胞白血病或Richter综合征。

（2）氟达拉滨是目前治疗CLL最有效的单剂治疗药物。

（3）联合治疗适用于进展期患者。

（二）苯丁酸氮芥治疗处方

1.苯丁酸氮芥（瘤可宁） 对进展期患者有效。用法：口服2～4 mg/d，逐渐加量至6～8 mg/d，至出现疗效减量或0.1～0.175 mg/（kg·d）连用4天，每2～4周1个疗程。连续用药剂量为4～8 mg/（m²·d），连用4～8周。期间需每周检查血常规，调整药物剂量，以防骨髓过度受抑制。间断用药总量0.4～0.7 mg/kg，1天或分成4天口服，根据骨髓恢复情况，每2～4周为一循环。对初治CLL，烷化剂CR率不足10%，总治疗反应率50%～60%，预期中位生存期50～70个月。

2.环磷酰胺 适用于合并血小板减少的患者。50～100 mg/d，清晨顿服，连续口服，至出现疗效减量，亦可用500～750 mg/m²静注或口服，每3～4周1次。

（三）磷酸氟达拉滨治疗处方

1.氟达拉滨 是核苷酸类化合物，是目前最有效的单剂治疗药物。用法：25 mg/（m²·d），静滴连用5天，每4周1个疗程，如2个疗程而未获疗效，不宜再应用，主要毒副反应为免疫抑制，CD4阳性T细胞明显减少，长达1年。

2.二氯脱氧腺苷 0.12 mg/（kg·d）静滴＞2小时，连用5天，或口服10 mg/（m²·d），连用5天，每4周1个疗程，毒性作用类似氟达拉滨。

（四）联合化疗方案治疗处方

1. 苯丁酸氮芥+泼尼松　苯丁酸氮芥2~6 mg/d，口服，第1~4天；泼尼松80 mg/d，口服，第1~5天，每2~4周重复疗程。

2. 氟达拉滨+环磷酰胺　氟达拉滨20~30 mg/（m^2·d）静脉滴注，第1~5天；环磷酰胺200~300 mg/（m^2·d）静脉注射，第1~3天；适用于复治者。

3. 氟达拉滨+米托蒽醌　氟达拉滨30 mg/（kg·d），静脉滴注，第1~3天；米托蒽醌10 mg/m^2，静脉滴注，第1天。

4. COP方案　环磷酰胺300~400 mg/（m^2·d），口服，第1~5天；长春新碱2 mg/d，静脉注射，第1天；泼尼松40 mg/（m^2·d），口服，第1~5天；每3~4周1个疗程，连用12~18个月，有可能延长生存期；

5. CHOP方案　COP方案+阿霉素25 mg/m^2，静脉注射液，第1天，适用于进展期患者。

6. 喷妥司汀（dCF）、克拉曲宾（2-CdA）。

（五）免疫治疗

1. 阿来组单抗　人源化的鼠抗人CD52单克隆抗体，几乎全部CLL细胞表面均有CD52表达。P53缺失者对烷化剂、嘌呤类药物及CD20单抗耐药，而阿来组单抗对其仍有疗效，能够清除血液和骨髓内的CLL细胞，也可考虑用于维持治疗。阿伦单抗剂量30 mg，每周3次，静脉滴注，共用12周，可用于氟达拉滨和烷化剂耐药的患者。

2. 利妥昔单抗　人鼠嵌合型抗CD20单克隆抗体，因CLL细胞表面CD20表达较少、血浆中存在可溶性CD20分子，rituxinmab在CLL患者体内清除过快，需加大剂量或密度才能有效。与阿来组单抗相比，rituxinmab骨髓抑制和潜在的细胞免疫抑制作用均较弱。剂量：每周375 mg，静脉滴注，连用4周。

3. 免疫+化学治疗　FC方案+利妥昔单抗：第1个疗程，利妥昔单抗375 mg/m^2，静脉滴注，第1天；+氟达拉滨25 mg/（m^2·d），静脉滴注，第2~4天；+环磷酰胺250 mg/（m^2·d），静脉注射，第2~4天。第2~6疗程，利妥昔单抗增为500 mg/（m^2·d），静脉滴注，第1天；+氟达拉滨25 mg/（m^2·d），静脉滴注，第1~3天；+环磷酰胺250 mg/（m^2·d），静脉注射，第1~3天；每4周1个疗程，不良反应为中性粒细胞减少和感染。

（六）肾上腺皮质激素

适用于合并自身免疫性溶血状贫血和血小板减少者。

1. 泼尼松40~60 mg/d，连用1周，逐渐减量至停药。

2. 甲泼尼龙冲击疗法1 g/（m^2·d）连用5天，逐渐减量至停药，每月1次，连用7个月。

（七）骨髓移植

因为患者大多>60岁，不适宜做异基因骨髓移植，非清髓性骨髓移植正在研究之中，自体造血干细胞移植研究结果亦不令人满意。

（八）其他治疗

1. 脾切除　适应证为巨脾伴脾功能亢进或脾区疼痛；继发免疫性溶血性贫血或血小板减少，经皮质激素治疗无效或虽有效但需较大剂量时。

2. 放射治疗　适用于局部淋巴结明显增大影响邻近器官功能者，晚期患者，可行全身放疗，每次用量10～20 Gy，每周3～5次，治疗2～3周后休息6～8周，总量不超过10～20 Gy。

3. 白血病去除术　适用于化疗无效，外周血白细胞明显升高患者，隔日1次白细胞分离，每次可去除2.9×10^{11} B细胞，可使血红蛋白升高，平均病征控制时间可达1年以上。

（九）用药说明与注意事项

1. 本病不能治愈，治疗能减少并发症或延长生存时间，仅有白细胞计数升高不是治疗指征。

2. 对药物敏感的患者在治疗初期应注意预防出现肿瘤细胞溶解综合征。

3. 凡有严重骨髓移植、感染者禁用。有痛风病史、泌尿道结石者慎用苯丁酸氮芥。本品给药时间较长，疗效及毒性多在治疗3周以后出现，故应密切观察血常规变化，并注意蓄积毒性。

4. 氟达拉滨禁用于肌酐清除率低于30 mL/min的肾功能不全患者和失代偿期的溶血性贫血患者。

四、中医中药治疗处方

本病属于中医的"虚劳病"范畴。虚劳病是指以五脏虚损，气血阴阳亏虚为主要病机，以五脏虚证为主要表现的多种慢性虚损性疾病的总称。白血病的辨证一要辨标本缓急，早期症状隐匿，晚期则复杂多变，一次出血量多，或长期出血久，高热神昏等常可加重病情，甚则短期内危及生命，故分清标本缓急是辨证论治的关键。标本是相对概念，如白血病本病是本，症状是标，若出现出血量多，高热不退，则为标急，此时应当急则治其标，针对出血、高热的症状而施治；若无明显不适症状，但疾病仍处于活动期，则为本急，此时缓则治其本，针对白血病本病施治，加强针对引起白血病病因的对因治疗；若标本发展水平相当，宜标本同治。二辨虚实寒热，白血病出现血证的基本病机可以归纳为火热熏灼及气虚不摄两大类。火热有实火虚火之分；气虚有气虚和气损之别。其临床证候，由火热亢盛所致者属于实证；而由阴虚火旺、气虚不摄及阳气虚寒所致者属于虚证。在本病的发展过程中常发生由实证向虚证的转化，本虚标实而虚实夹杂。虚则补之，实则泻之，分清虚实是确立治则治法，合理遣方用药的基本临床依据。

（一）辨证论治处方

1. 邪热炽盛证

辨证要点：壮热口渴，皮现紫癜，齿鼻渗血、血色鲜红，舌质红，苔黄，脉数。

治法：清热解毒，凉血止血。

方药：清瘟败毒饮（清营汤合黄连解毒汤合竹叶石膏）加减。

水牛角30 g（先煎），生地15 g，丹参20 g，赤芍15 g，丹皮15 g，连翘15 g，黄芩15 g，生石膏30 g（先煎），竹叶10 g，蚤休30 g，板蓝根30 g，甘草6 g。

加减：热迫血行，出血较多者，可加栀子炭、大黄炭、侧柏炭、紫草；气分火热炽盛，高热、咽喉肿痛者，可加大青叶、蛇舌草、半枝莲；热扰心营，痰蒙清窍，神昏谵语、喉间痰鸣者，可以汤药送服安宫牛黄丸，每次1/2～1丸，每日2次。

2. 邪盛正虚证

辨证要点：面色苍白，头晕，疲乏无力，活动后心慌气短，或发热、出血骨痛，舌质淡，苔薄白，脉虚大无力或脉沉细。

治法：祛邪解毒，扶正固本。

方药：黄连解毒汤合当归补血汤加减。

黄连5 g，黄芩15 g，银花20 g，连翘15 g，栀子15 g，黄芪30 g，当归15 g，麦冬15 g，玄参20 g，补骨脂30 g，姜黄10 g，三七10 g（先煎）。

加减：正虚严重者，加用吉林参10 g（另炖），西洋参10 g（另炖）；邪盛者，加用半枝莲30 g，重楼30 g，蛇舌草30 g。气血两虚者，以八珍汤（《正体类要》）合三才封髓丹（《卫生宝鉴》）加减。头晕目眩加枸杞子、菊花、珍珠母；鼻衄、齿衄加水牛角（先煎）、生石膏（先煎），纳差加鸡内金、麦芽、谷芽。

3. 痰瘀互结证

辨证要点：瘰疬痰核，胁下包块，按之坚硬，时有胀痛，或伴有低热、盗汗，面色不华，舌质暗，苔腻，脉弦细或涩。

治法：化痰散结，祛瘀解毒。

方药：消瘰丸合桃红四物汤加减。

丹参15 g，赤芍15 g，川芎10 g，桃仁10 g，红花15 g，浙贝母15 g，玄参15 g，牡蛎30 g（先煎），半枝莲30 g，蚤休30 g，防己15 g，法半夏10 g，莪术15 g。

加减：痰瘀互结较深，胁下症积者，可加鳖甲、莪术、山慈姑、失笑散；气血亏虚较甚者，可加补骨脂、八珍汤。若体表肿核加山慈姑、浙贝母；肿核明显者加急性子、鬼臼；衄血、紫斑者加紫草、鲜芦根。气滞血瘀甚者，加膈下逐瘀汤（《医林改错》）加减。若胁下癥块坚硬者加三棱、莪术、鳖甲（先煎）；肢节疼痛者加桑枝、丝瓜络。

4. 阴虚内热

辨证要点：潮热盗汗，头晕目眩，五心烦热，口咽溃烂，或齿摇齿衄，或肌衄，血色鲜红，诸症入夜尤甚，腰膝酸软，口燥咽干，舌质红，苔少，脉细数。

治法：滋阴清热，凉血止血。

方药：青蒿鳖甲汤合二至丸加减。

青蒿30 g，鳖甲30 g（先煎），地骨皮20 g，丹参20 g，知母15 g，银柴胡15 g，胡黄连10 g，秦艽15 g，女贞子15 g，旱莲草30 g，蚤休30 g，甘草6 g。

加减：虚火毒邪较甚，高热、口咽溃烂者，可加大青叶、板蓝根、白花蛇舌草、连翘、黄芩；热盛迫血，出血较多者，可加仙鹤草、紫草、白茅根、茜根等。

5.湿热蕴结

辨证要点：身热不扬，汗出不解，头身困重，胸脘痞闷，便溏不爽，口苦口黏或口咽溃烂，骨节烦疼，或有紫斑，纳呆尿黄，舌质红苔黄腻，脉滑数。

治法：清热解毒，理气化湿。

方药：甘露消毒丹加减。

滑石30 g，绵茵陈30 g，通草10 g，黄芩15 g，连翘15 g，浙贝母15 g，射干10 g，石菖蒲5 g（后下），白豆蔻5 g（后下），藿香10 g，薄荷6 g（后下），蚤休30 g。

加减：湿热困阻，头身困重、骨节烦疼者，可加防风、桑枝、赤小豆、防己、薏苡仁；湿热阻滞中焦，纳呆、舌苔厚腻者，可加佩兰、鸡蛋花、木棉花；兼瘀血内停，肢体疼痛、舌质暗红者，可加三七、郁金、丹参；邪毒内炽者，可加白花蛇舌草、半枝莲、青蒿；湿热蒙蔽清窍而神志昏蒙者，可加郁金、茯苓、法半夏、陈皮、竹茹；肌肤紫斑者，可加槐花、地榆炭、茜根。

（二）秘方验方

1. 白花蛇舌草　苦、甘，寒。清热解毒消痈，利湿通淋。《广西中药志》：“治小儿疳积，毒蛇咬伤，癌肿，外治白泡疮，蛇癞疮。”《泉州本草》：“清热散瘀，消痈解毒。治痈疽疮疡，瘰疬。又能清肺火，泻肺热。治肺热喘促、嗽逆胸闷。”临床常用治白血病属热毒瘀阻征象明显者。煎服，每次15～30 g。

2. 雄黄　辛，温，有毒。解毒杀虫，燥湿祛痰。《神农本草经》：“主寒热，鼠瘘，恶疮，疽痔死肌……杀百虫毒。”《名医别录》：“疗疥虫……积聚，癖气，中恶腹痛，杀诸蛇虺毒，解藜芦毒。”《日华子本草》：“治疥癣，风邪，癫痫，岚瘴，一切蛇能虫、犬兽咬伤。”《本草纲目》：“雄黄，乃治疮杀毒要药也。”临床常用治白血病属瘀毒内阻或痰湿内阻者。入丸散服，每次0.15～0.3 g。

3. 蟾酥　辛，温，有毒。开窍醒神，解毒止痛。《本草汇言》：“蟾酥，疗疳积，消鼓胀，解疔毒之药也。能化解一切瘀郁壅滞诸疾，如积毒、积块、积胀、内疗痈肿之证，有医攻毒拔毒之功也。”《本草纲目》：“治发背疔疮，一切恶肿。”临床常用治白血病属瘀毒内阻者。入丸散，每次0.015～0.03 g。外用适量。

4. 砒霜　有大毒。外用疮去腐，内服截疟，劫痰平喘。《医学入门》：“主恶疮瘰疬，腐肉，和诸药敷之，自然蚀落。”《本草纲目》：“蚀痈疽败肉，枯痔杀虫。”常用于白血病痰浊凝滞型。入丸散服，每次0.002～0.004 g。

（三）中成药

1. 六神丸（《中国医药大辞典》）　具有清热解毒、消肿散结功效。适用于热毒炽盛者，可用于各类型白血病。口服，每日3次，每次20～30粒。

2. 犀黄丸（《外科证治全生集》）　又称西黄丸，具有清热解毒、消癥散结之功效。适用于各类型急慢性白血病。口服，每日2次，每次3粒。

3. 小金丸（《外科证治全生集》） 具有散结消肿、祛瘀止痛之功效。适用于慢性淋巴细胞白血病淋巴结肿大明显、属寒痰凝结者。口服，每日3次，每次3g。

4. 青黛粉 有清热解毒、凉血消肿之功效。常用于白血病发热、唇龈溃烂、皮下出血者。口服，每日3次，每次3～6g，可入胶囊吞服，或原粉调蜜送服。

5. 亚砷酸注射液 主要成分为三氧化二砷（As_2O_3）。现代研究发现，氧化砷有诱导细胞凋亡、细胞分化的作用，能提高急性早幼粒细胞白血病的临床疗效。静脉滴注，每日1次，每次本药10 mL，加入5%葡萄糖注射液500 mL内，30天为一疗程。鼻腔出血，紫地合剂蘸纱块填塞鼻孔。

6. 口腔黏膜出血 紫地合剂，每次30 mL，每日3～6次，含漱。

7. 高热 选用柴葛感冒退热冲剂，每日10 g，每日2～3次，口服；或用小柴胡片，每次5片，每日3次，口服。

8. 化疗所致呕吐等消化道副反应 以中药止呕散穴位外敷，外敷麝香风湿止痛膏。

9. 绿色瘤或浅表淋巴结肿痛 可用紫金锭或青黛粉适量局部外搽。

10. 骨骼疼痛或静脉炎 与紫金锭或玉枢丹外敷局部，每日1～2次。

11. 复方苦参注射液 20 mL静滴+生理盐水250 mL静滴；参麦注射液或生脉注射液20～30 mL+生理盐水250 mL静滴；参芪扶正注射液250 mL静滴；喜炎平注射液10 mL+生理盐水250 mL静滴。丹参注射液20 mL+生理盐水250 mL静滴。

12. 养正片 每次4～6片，每日3次，口服。清毒片，每次4片，每日3次，口服。

13. 乌鸡白凤丸 有调经补血之功效。适用于白血病气血两虚、贫血患者。口服，每日2次，每次1丸。

14. 复方阿胶浆 含阿胶、红参、熟地、党参、山楂等，有补气养血之功效。适用于慢性白血病气血两虚、贫血患者。口服，每日3次，每次1支。

第四节 骨髓增生异常综合征

骨髓增生异常综合征（myelodysplastic syndromes，MDS）是一种恶性克隆性造血干细胞性疾病，主要表现为病态和无效造血，难治性血细胞减少，高风险向急性白血病进展。此类疾病也呈现老年人多发的特点。

一、病因病理

MDS是一种异质性疾病，起源于造血干细胞，以病态造血、高风险向急性白血病转化为特征，表现为难治性一系或多系细胞减少的血液病。任何年龄男、女均可发病，约80%患者大于60岁。多发于老年人，是一种老年性疾病，中位发病年龄为69岁，总体发病率约4/10万，在70岁以上老年人群中发病率可高达30/10万以上。发病隐袭，在疾病发生发展过程中，临床表现呈多样化、多态性。

原发性MDS的病因尚不明确，继发性MDS见于烷化剂、放射线、有机毒物等密切接触者。

通过G6 PD同工酶、限制性片段多态性分析等克隆分析技术研究发现，MDS是起源于造血干细胞的克隆性疾病。异常克隆细胞在骨髓中分化、成熟障碍，出现病态造血，在骨髓原位或释放入血后不久被破坏，导致无效造血。部分MDS患者可发现有原癌基因突变（如N-ras基因突变）或染色体异常（如-8，-7），这些基因的议程可能也参与MDS的发生和发展。MDS终末细胞的功能，如中性粒细胞超氧阴离子水平、碱性磷酸酶也较正常低下。

二、临床表现

（一）症状和体征

1. 症状　贫血症状，如乏力、头晕、心绞痛等，合并感染及出血症状。
2. 体征　皮肤黏膜苍白、出血点等，各脏器感染等相关体征。

（二）辅助检查

1. 血常规　一系、二系或全血细胞减少，至少一系病态造血，红系可见核发育异常，粒系常见核分叶减少，血小板可增多，可见巨大血小板，单核细胞比例可升高。
2. 骨髓象　有核细胞常增多，髓系细胞一系或多系呈发育异常的病态造血形态学表现。骨髓活检可见造血面积增大，造血细胞定位紊乱，粒系不成熟前体细胞异常定位现象及基质改变。
3. 细胞遗传学检查　40%～70%的原发MDS和95%继发MDS有可另行染色体异常。团发MDS多为复杂染色体核型改变。
4. 造血干细胞体外培养　MDS患者体外干、祖细胞培养常出现白血病样生长方式。
5. 免疫学检查　MDS克隆细胞编码分化抗原表达异常，免疫表型监测对于病态造血不明显MDS的诊断有重要参考意义。

三、诊断标准与分期、分型

（一）WHO诊断标准

具有MDS各型（RCUD、RARS、RCMD、RAEB）之一的临床、实验室及形态学特点，骨髓和外周血原始细胞<20%，同时具备：

1. 有明显的骨髓增殖性表现，即血小板数≥450×10^9/L，伴巨核细胞增多，或白细胞≥13.0×10^9/L；伴有或不伴有明显的脾大。
2. 无先前潜在的MPN或MDS病史，无近期可以导致骨髓增生异常或骨髓增殖表现的细胞毒或细胞因子治疗的病史，无Ph染色体或BCR-ABL1融合基因、无PDGFRA、PDGFRB或FGFRI重排，无del（5q），t（3，3）（q21；q26）或inv（3）（q21；q26）。
3. 患者有骨髓增殖性疾病或骨髓增生异常的混合表现，并且不能归入任何一种独立类型的MDS、MPN或前述3类MDS/MPN中。

在WHO髓系肿瘤分类中特别强调MDS/MPN，不能用于过去明确诊断为MPN而向更侵袭性病程转化伴有血细胞发育异常的病例。但MDS/MPN慢性期的患者初诊时表现为以骨髓增生异常为特征转化期的患者。

对于有MDS-RARS临床和形态学表现的患者伴有血小板显著增多（血小板计数＞450×10^9/L），称RARS-T，因目前尚不清楚这是一种独立的疾病实体，还是两种独立疾病（RARS和ET）并存，WHO将次暂定为一种疾病实体。已发现这组患者多有JAK2、V617F突变。至于有些MDS5 q-综合征的患者亦有MDS/MPN的表现，仍应归入5 q-综合征中。

（二）分型

FAB协作组主要根据MDS患者外周血、骨髓中的原始细胞比例、形态学改变及单核细胞数量，将MDS分为5型：难治性贫血、环型铁粒幼细胞性难治性贫血、难治性贫血伴原始细胞增多、难治性贫血伴原始细胞增多转变型、慢性粒-单核细胞性白血病（表12-3）。

表12-3 MDS的FAB、WHO分型

FAB类型	外周血	骨髓	WHO
RA	原始细胞<1%	原始细胞<5%	RA（仅红系病态造血） RCMD 5 q-综合征
RAS	原始细胞<1%	原始细胞<5%，环形铁粒幼粒细胞>15%	RAS（仅红系病态造血） RCMD-RS
RAEB	原始细胞<5%	原始细胞5%~20%	RAEB-Ⅰ（骨髓原始细胞5%~9%） RAEB-Ⅱ（骨髓原始细胞10%~19%）
RAEB-t	原始细胞≥5%	原始细胞>20%而<30%；或幼粒细胞出现Auer小体	AML（骨髓原始细胞≥20%）
CMML	原始细胞<5%，单核细胞绝对值>1×10^9/L	原始细胞5%~20%	MDS/MPD u-MDS

（三）WHO提出了新的MDS分型标准

认为骨髓原始细胞达20%即为急性白血病，将RAEB-t归为急性髓系白血病，并将CMML归为MDS/MPD（骨髓增生异常综合征/骨髓增殖性疾病），保留了FAB的RA、RAS、RAEB；并且将RA或RAS中伴有2系或3系增生异常者单独列为难治性细胞减少伴多系增生异常，将仅有5号染色体长臂确实的RA独立为5 q-综合征；还新增加了MDS未能分类。目前临床MDS分型中平行使用着FAB和WHO标准（表12-3）。

（四）实验室检查

1. 血常规和骨髓象　50%～70%的患者为全血细胞减少。一系减少的少见，多为红细胞减少。骨髓增生度多在活跃以上，1/3～1/2达明显活跃以上，少部分成增生减低。多数MDS患者出现两系以上病态造血（表12-4）。

表12-4　病态造血的形态学改变（WHO，2008年）

红系	粒系	巨核系
细胞核		
核出芽	核分叶减少	小巨核细胞
核间桥	（假Pelger-Hu ē t；pelgeriod）	核少分叶
核碎裂	不规则核分叶增多	多核（正常巨核细胞为单核分叶）
核多分叶		
巨幼样变		
细胞质		
环状铁粒幼细胞	胞体小或异常增大	
空泡	颗粒减少或无颗粒	
PAS染色阳性	假Chediak-Higash颗粒Auer小体	

2. 细胞遗传学改变　40%～70%的MDS有克隆性染色体核型异常，多为缺失性改变，以+8、-5/5 q-、-7×7 q-、20 q-最为常见。

3. 病理检查　正常人原粒和早幼粒细胞沿骨小梁内膜分布mMDS患者在骨小梁旁区和间区出现3～5个或更多的簇状分布的原粒和早幼粒细胞，称为不成熟前体细胞异常定位。

4. 造血祖细胞体外集落培养　MDS患者的体外集落培养出现集落"流产"，形成的集落少或不能形成集落。粒-单核祖细胞培养常出现集落减少而集簇增多，集簇/集落比值增高。

根据患者血细胞减少和相应的症状，及病态造血、细胞遗传学异常、病理学改变、体外造血祖细胞集落培养的结果，MDS的诊断不难确立。虽然病态造血是MDS的特征，但有病态造血不等于就是MDS。MDS的诊断尚无"金标准"，是一个除外性诊断。

四、西医药物治疗思路、原则、目标与处方

（一）西医药物治疗思路、原则与目标

MDS尚无满意的治疗方法。治疗原则主要为单纯支持治疗，诱导分化、联合化疗、免疫抑制剂，抑制血管生成，细胞保护、刺激造血组织药物及骨髓移植等。"鸡尾酒疗法"即多种不同作用机制的药物联合使用。低危型MDS主要表现顽固性血细胞减少，而基本上没有恶性表现的患者，治疗目标是提高血细胞数量和保持较好的生活质量，可多种诱导分化剂联用为基础，根据情况加用雄激素、HCFs或免疫抑

制剂。高危型MDS，治疗目标是杀灭恶性克隆细胞，恢复正常造血功能，年龄较大的患者，则以小剂量化疗为主要手段；年龄较轻，一般情况较好者，可行强烈联合化疗。对于有合适骨髓供者的年轻患者，可进行异基因骨髓移植。

1. 一般治疗原则

（1）根据患者的年龄、体能状态及患者的意愿，在国际预后积分系统危险度分级的基础上，选择个体化治疗。

（2）低危患者以改善血细胞减少导致的症状和提高生存治疗为主。

（3）高危患者以去除恶性克隆，重建正常多克隆造血，延长生存时间为目标。

（4）高龄或合并重要脏器功能不全者以改善生存质量，延长生存时间为主要质量目标。

2. 药物治疗原则

（1）低危患者可使用小剂量维A酸+雄激素。

（2）低危及中危–Ⅰ型患者可使用免疫抑制药、反应停、氨磷汀、细胞因子。

（3）中危–Ⅰ及中危–Ⅱ型患者可使用反应停、α–干扰素、γ–干扰素、化疗、抗甲基化等治疗。

（4）中危–Ⅱ型及高危患者可使用反应停、小剂量化疗、类似急性髓细胞白血病的化疗、造血干细胞移植。

（二）支持治疗处方

对于严重贫血和有出血症状者可输注红细胞和血小板。粒细胞减少和缺乏者应注意防治感染。长期输血者应注意使用除铁治疗。

1. 低危患者可选择以下支持治疗：

（1）全反式维A酸 40～60 mg/d，分次口服，疗程＞4周。

（2）肾上腺皮质激素 泼尼松1 mg/（kg·d），口服，疗程3个月以上。大剂量甲泼尼龙1 g/d，静脉注射，连用2日。

（3）贫血伴有临床症状时输红细胞。

（4）叶酸 5～10 mg，口服，每日3次，用3周无效可停用。

（5）维生素B_{12} 100 mg，肌内注射，每日1次，用3周无效可停用。

（6）大剂量维生素B_6 50～100 mg，每日3次，对少数RA患者有效。

（7）乌苯美司胶囊（百士欣） 10 mg，口服，每日3次，可抑制肿瘤细胞增生，促使肿瘤细胞凋亡。

（8）对于既往输注红细胞数量达到20～40 U以上者或血清铁蛋白大于2500 mg/L者，应去铁治疗。用法：去铁胺（得斯芬）1000～2000 mg/d，静脉滴注，连续使用15～20天，定期复查血清铁蛋白。

（9）维生素D_3 2.5～15 μg/d，口服，疗程8～28周。

（三）造血细胞生长因子治疗处方

1. 红细胞生成素 50～300 U/（kg·d），皮下注射，隔日1次，疗程3～12个月。

2. 粒-巨噬细胞和粒细胞集落刺激因子 60 ~ 200 uf/（m² · d），疗程视病情需要确定，长期预防性应用对MDS患者无益。

3. 血小板刺激药 白介素-3：50 ~ 200 ng/（m² · d），皮下注射，疗程2 ~ 8周，白介素-11，25 ~ 50 ng/（kg · d），皮下注射，疗程2 ~ 3周。

（四）诱导分化治疗处方

1. 小剂量化疗 阿糖胞苷10 ~ 20 mg/m²，皮下注射，每日2次，14 ~ 21天为1个疗程。

2. 高三尖酯碱 0.5 ~ 1 mg/d，静脉滴注，每日1次，14 ~ 21天为1个疗程。

3. CAG方案 G-CSF300 μg，皮下注射液，第0 ~ 14天，阿克拉霉素10 mg，静脉注射，第1 ~ 7天，阿糖胞苷25 ~ 50 mg，皮下注射，第1 ~ 14天。

4. 强烈诱导分化方案

（1）IA方案：去甲柔红霉素10 mg/d，静脉注射液，第1 ~ 3天；

阿糖胞苷：150 ~ 200 mg/d，q12 h，静脉滴注，第1 ~ 7天；

或DA方案：柔红霉素40 ~ 60 mg/d，静脉注射，第1 ~ 3天；

阿糖胞苷：150 ~ 200 mg/d，q12 h，静脉滴注，第1 ~ 7天。

（2）全反式维A酸和1，25-（OH）2-D3。

（五）泛细胞保护剂治疗处方

1. 氨磷汀 是一种保护正常骨髓和其他器官免受化疗和放疗引起的损伤，而不影响抗癌效果的独特的药物。能保护骨髓造血干细胞，与造血克隆刺激因子共同应用，既能刺激造血又能保护造血干细胞免受细胞毒化疗药物的损害。本品属前体药物，其进入体内后经细胞膜上结合的碱性磷酸酯酶的作用转化为具有细胞渗透性的活性代谢物。静脉滴注，每次化疗或放疗前应用一次。化疗：推荐使用的起始剂量为500 ~ 600 mg/m²，溶于0.9%的生理盐水50 mL中，在化疗开始前30分钟静脉滴注，持续15分钟。放疗推荐的剂量为200 mg/m²，在常规分次放疗前15 ~ 30分钟静脉输注，在3分钟内滴注完毕。

2. 美司钠 预防泌尿道毒性药物，在肿瘤的化疗中使用环磷酰胺时应当同时使用美司钠，使用时间为灾应用抗肿瘤制剂的同一时间段、4小时后及8小时后使用。剂量推荐为1 g/m²体表面积，偶可见轻微的过敏反应，其副作用与剂量呈相关性。

3. 右雷佐生（dexrazoxane） 可降低恩环类引起的心脏毒性，使患者对放化疗的毒副反应减少，可以坚持完成疗程，达到预期的疗效。

（六）抗血管形成治疗处方

砷剂：可抗血管形成，诱导细胞凋亡，用法：10 mg/d，静脉滴注。

（七）免疫抑制剂治疗处方

低危及中危-Ⅰ型患者可选择：

1. 环孢素A 200 ~ 300 mg/d，疗程3个月以上。

2. 抗胸腺淋巴细胞球蛋白　400 mg/（kg·d），连用4日。

3. 沙利度胺　300～800 mg/d，睡前顿服。

4. INF-a　300万U皮下注射，隔日1次，疗程3个月以上。

5. INF-γ　100万～300万U皮下注射，每日1次，疗程为3个月以上。

（八）雄激素治疗处方

低危患者可选择以下雄激素类药物治疗：

1. 司坦唑醇　6～12 mg/d，分次口服，疗程3～12个月。

2. 达那唑　600～800 mg/d，分次口服，疗程2～4个月。

3. 丙酸睾酮　100 mg，肌内注射，隔日1次，疗程3～4个月。

（九）低甲基化治疗处方

MDS抑癌基因启动子存在DNA高度甲基化，可以导致基因缄默。

1. 5-氮胞苷　适用于进展型和高危MDS患者，用法：75 mg/（m^2·d），皮下注射用，连续7天，每月1个疗程，共4～6个疗程。可以减少患者的输血量，提高生活质量，延迟向AML转化，但对总生存率没有影响。

2. 地西他滨　作用机制与5-氮胞苷类似，CR率为14%。

（十）造血干细胞移植治疗处方

造血干细胞移植是年轻、高危患者首选治疗方法，异基因骨髓移植是唯一能治愈MDS的方法，自体干细胞移植，对于无合适供者的MDS患者是一类选择。

（十一）用药说明与注意事项

1. MDS预后（表12-5）

表12-5　MDS患者预后的国际计分系统（IPSS）

预后相应变量	评分值				
	0	0.5	1.0	1.5	2.0
骨髓原始细胞数	<5	5～10	—	11～20	21～30
染色体核型	好	中等	坏		
细胞减少（系）	0/1	2/3			

核型：1.好：正常或有以下几种核型之一者；-Y，5 q-，20 q-；2.坏：复杂或7号染色体异常；3.中等：介于两者之间；

血细胞减少：1.Hb<100 gL；2.中性粒细胞<10^9/L；3.血小板<100×10^9/L；

低危：0分，中危-I：0.5～1分，中危-Ⅱ：1.5～2.0分，高危：≥2.5分

2. 沙利度胺的使用注意事项　本品有强烈致畸作用，妊娠妇女禁忌。不良反应有口干、头痛、倦怠、恶心、腹痛、面部水肿等。能增强其他中枢抑制药，尤其是巴比妥类药的作用。

3. 维生素D_3使用注意事项

（1）治疗低钙血症前，应先控制血清磷的浓度，定期复查血钙等有关指标；除

非遵医嘱，避免同时应用钙、磷和维生素D制剂。

（2）由于个体差异，维生素D₃用量应依据临床反应作调整。

（3）注意检查：血清尿素氮、肌酐和肌酐清除率、血清碱性磷酸酶、血磷、24小时尿钙、尿钙与肌酐的比值、血钙等。

五、中医中药治疗处方

本病中医属于"髓毒瘤"范畴，发病原因无非内因、外因和不内外因三个方面。先天素体虚弱决定人体对骨髓增生异常综合征易感性和病机、证候的倾向性为内因。外因为六淫之邪，不内外因为接触异常射线和药物、化学毒素。临床表现为贫血、感染和出血。本病病因为邪毒，病位在骨髓，虚实夹杂，病情缠绵难愈。总体离不开虚、毒、瘀三方面，虚实发病的条件，是病进的根本，毒邪是主要致病因素，瘀是因虚致瘀、因毒致瘀，本身是一个病因，是毒盛而正虚的一个标志，发病特点多为本虚标实，气血亏虚为本，瘀血内停为标。

（一）辨证论治处方

1. 气阴两虚，毒瘀阻滞证

辨证要点：面色无华，气短乏力，自汗或盗汗，五心烦热，重者衄血或便血，或皮肤紫斑，舌淡嫩苔少，脉虚大无力。

治法：益气养阴，解毒化瘀。

方药：生脉饮合大补元煎加减。

太子参20 g，麦门冬15 g，五味子10 g，生地黄20 g，山茱萸15 g，女贞子15 g，枸杞子15 g，白芍10 g，天冬10 g，黄芪20 g，当归10 g等。

2. 脾肾两虚，毒瘀阻滞证

辨证要点：面色苍白或虚浮，纳呆便溏，腰膝酸软，畏寒怕冷，重者衄血或便血，或皮肤紫斑，舌淡胖苔水滑，脉沉细。

治法：健脾补肾，解毒化瘀。

方药：六味地黄丸合香砂六君子汤加减。

熟地黄20 g，山茱萸15 g，山药15 g，泽泻10 g，牡丹皮10 g，茯苓20 g，木香10 g，砂仁10 g（后下）、太子参20 g，炒白术15 g，炙甘草10 g等。

加减：阳虚甚者加仙茅、淫羊藿、巴戟天等；脾虚明显者加炒苡仁、莲子肉、炒扁豆等。

3. 热毒炽盛，毒瘀阻滞证

辨证要点：发热，汗多，常见衄血或便血，或皮肤紫斑，口干口苦，喜饮，大便干结，小便黄赤，舌红苔黄，脉洪数。

治法：清热解毒，解毒化瘀。

方药：人参白虎汤合化斑汤加减。

生石膏30 g（先煎）、知母10 g，党参20 g，玄参15 g，生地黄20 g，蒲公英

15 g，栀子15 g，白花蛇舌草20 g，半枝莲20 g，苦参15 g，生甘草10 g等。

（二）秘方验方

亚砷酸注射液：0.1%亚砷酸注射液10 mL（10 mg）+葡萄糖500 mL，静脉滴注，每日1次，连续4周为一疗程或直至达到完全缓解为止。注意应结合患者具体情况，在专科医生指导下使用。

（三）中成药

1. 复方黄黛片：成分为青黛、马齿苋、白芷、土茯苓、紫草等，适应证：清热解毒，消斑化瘀，祛风止痒。用法：口服，一次4片，一日3次。

2. 清毒片，每日4片，每日3次，连用3个月为一个疗程。

3. 养正片，每日4片，每日3次，连用3个月为一个疗程。

4. 补正片，每次4片，每日3次，连用3个月为一个疗程。

5. 活髓片，每次4片，每日3次，连用3个月为一个疗程。

6. 根据辨证气血虚弱者，口服归脾丸或当归补血丸等；肾虚明显者，口服六味地黄丸或金匮肾气丸等；伴有症积（脾大）者，口服西黄丸或大黄䗪虫丸等。

（黄海福　陈秀梅）

第十三章　老年神经、精神疾病合理用药

第一节　老年神经解剖生理特点

神经系统可分为中枢神经系统（central nervous system，CNS）和周围神经系统（peripheral nervous system，PNS）。CNS分为脑（brain）和脊髓（spinal cord）两部分，前者分为端脑、间脑、脑干及小脑，含有绝大多数神经元的胞体；后者包括颅神经、脊神经和内脏神经（植物神经，又称自主神经，分为交感和副交感神经），神经按分布及性质又分为：躯体神经、内脏神经、感觉（传入）神经、运动（传出）神经等，主要由感觉神经元和运动神经元的轴突组成。脑和脊髓即中枢神经系统是人体控制中枢，两者控制着人体的运动、感觉、思维和记忆，也控制着诸如心脏和胃肠等器官。

一、老年人神经系统解剖生理变化规律

（一）脑组织结构

45～65岁的中老年人是人类一生中机体结构和机能活动不断发生变化下降的一个时期。这一时期的变化是一个相当复杂的生理过程。一般说人从40岁左右就开始出现衰老现象，60岁以后表现更日益突出，机体内各器官、各系统的机能都有不同程度的改变，即一般所谓生理性的老化现象，这是由于机体内各组织结构变性，以致机能日趋低下。尤以脑的结构改变更为突出。中老年以后人体衰老的生理改变特点体现在神经系统生理上的老化改变，主要有两方面：一是机体实质细胞总数减少，引起脑和脊髓等组织萎缩；二是结缔组织的增加和变性，导致脏器组织硬化，这些改变是正常生理变化，只不过属于老化现象。其改变不一定与其他脏器的老化平行一致，各人情况不同，个体差异也较大，而老化进程又是逐渐发生的，老化程度不尽相同。现在有人认为脑老化可能是神经系统退变性疾病的最初级阶段，与疾病的发生有着相同的基础。伴随着老年人各个系统器官衰老，以脑和脊髓为主的神经系统也在发生着相应的自然变化：脑和脊髓会逐渐失去神经细胞，从神经解剖学上可见脑萎缩，脑重量减轻，脑的神经细胞数减少，出现老化色素沉着，轴突营养异常以及老年斑（senile plaque）等。从神经生理上可见老年人对外界变化的感应性低下，不仅是由于感受器的减少，视、听、味、嗅等功能的低下，而且中枢神经系统功能也发生障碍，维持生命综合协调各个脏器，保持内环境稳定的基本结构——自主神经系统也发生功能减退。神经细胞传递信号过程开始变得比以往更加缓慢。当脑组织中的神经细胞衰老后其代谢废物会逐渐聚集，这将导致形成脑部组织老年斑和纤维缠结等异常变化，脂褐素也可以在神经组织形成。神经细胞的损失破坏可

以影响人体感觉，或许已经存在反射或感觉减弱或消失，这将导致运动和安全问题，呈现中老年人这一时期的生理特点。从生理学角度来说，中老年人生理上的变化是机体新陈代谢衰退的结果，同时也是生物学和社会因素相互作用的结果。人到老年，无论在精神上还是体力上都不可避免地要发生衰退，由于脑对各器官具有相对应的支配关系与调节作用，因而一方面脑的老化对机体内各脏器的各种生理功能势必产生一定的影响；另一方面，通过反馈信息，受调节器官的机能活动状态又将对脑产生影响。作为一个整体，调节与受调节两者间的相互往返作用，其结果必将相互影响，随着年龄的增长，更加速了全身性的老化过程，从而更加降低了机体对环境的适应能力。思维、记忆和思想缓慢是衰退老化的正常表现，但是人类衰老的个体差异很大，老化开始的时间及速度的快慢也不一样，这与个人的身体条件和生活方式有密切关系，即使在同一个人身上，各脏器老化开始的时间和发展速度也是不尽相同的。在一定年龄阶段，有些个体的脑和神经系统有很多变化，而有些则变化很少。患者出现记忆、思维或执行任务能力方面的任何变化均应引起重视。

（二）脑智能老化

脑老化中最引人关注且研究最多的是智能老化。智能随着增龄而渐趋下降，而AD的临床表现以认知功能障碍为主。如果以记忆与学习能力作为评价智能的老化程度，脑老化与AD之间存在着很大的相关性。记忆与学习是大脑重要的高级神经活动。老年人的记忆是随着年龄的增长而逐渐衰退的，其特点主要是机械性记忆的衰退，而逻辑性记忆不但不减退，反而还有所增强。在记忆的内容上，老年人学习新事物的能力下降，而对旧事物的印象则能持久保留。同时，老年人对外界信息的感觉（听觉、视觉、味觉、嗅觉及触觉）也会变化。由于人体各种感觉变得不太敏锐，使人对外界的细节辨别变得困难。这些感觉变化可以影响生活方式，使其与人沟通、共享欢乐以及与人共同参与等变得困难，这些感觉变化可以使人孤独。人体从外界环境接受的信息可以是声音、光、味和触觉等，进一步转变为神经信号传输到大脑最终成为有意义的感觉，而所需要的这些刺激只有达到某种程度才能产生感觉，这种最低程度的刺激称为阈值。随着年龄老化这种阈值有所升高，所以要达到老年人所能感知的阈值变得更大了。所有的感觉都会受到年龄老化的影响，但听觉和视觉最明显。这些众多的变化可以通过像眼镜、助听器等这样的工具或者通过改变生活方式有所抵消。总之，随着年龄的增长与老化，听觉、视觉、味觉、嗅觉、触觉、震动觉和疼痛觉等均会逐渐下降。

（三）脑生理功能衰退

大脑随着年龄的增长可在组织形态学和神经生化方面发生一系列的变化。这些组织形态及生化上的变化必然造成脑功能上的衰退，是脑老化的基础。普遍认为正常的、健康的脑老化现象，脑的结构与功能已发生病变，与出现以个体行为和认知能力等异常为基本临床表现的神经系统退变性疾病（如AD和PD）是两个相互独立、有显著差异的生理和病理现象。即脑老化并非引起神经系统退变性疾病的原因。但是，已有越来越多的证据表明，两者具有相互重叠的临床和神经病理特征、相似的病因和病变发生机制。

二、老年人神经生理的改变与特点的具体表现

（一）感觉来源的改变

1. 一般感觉　随着年龄的增长而逐渐减退，两点辨别觉、下肢关节觉及震动觉从60～69岁起，至70岁以上已有明显不同。定量检测触觉、温觉、两点觉及震动觉的阈值时，可发现40岁起开始升高，以后随着年龄的增长而增高。老人的一般感觉迟钝，深感觉明显减退，下肢深感觉比上肢差，其中远端的震动觉更差，这可能与后根、后索的变性有关。

2. 特殊感觉　嗅觉、味觉都随着年龄的增长而减退，味觉中尤以甜觉为甚。老年人的视觉也有改变，老年人的瞳孔随着年龄的增高而日趋缩小，对光反射的调节也减弱，85岁以上者据说有2/3的人无对光反射，这种变化一方面与瞳孔括约肌的纤维化、变性、脂肪浸润有关；另一方面与中枢及其传导机制改变有关。老年人调节晶状体的睫状肌衰弱，晶状体的包膜变硬、失去弹性，使视近物的调节力逐渐减弱，年龄越大状况也越严重，此即一般所说的老视（老花眼）。同时，由于晶状体本身也和其包膜一样变性而产生混浊，其透光度减弱而形成白内障进一步地严重影响老年人的视力。老年人的暗适应能力也明显减退，当老人进入暗室内时，由于视网膜周缘细胞功能低下，致使瞳孔散大迟缓。视网膜的功能低下也可使正常视野范围缩小。人类的听力20岁左右最灵敏，以后随着年龄的增长而有所减退，到老年时由于接受高音颤音调的感受器毛细胞发生变性、萎缩，加上供应内耳的迷路动脉硬化，老年人对高音刺激的接受能力大为降低，因此与老人谈话时大声才能使对方听到。

感觉器的结构改变和功能低下，必然使整个机体对外界环境各种刺激的感觉产生误差与缺失，成为导致老年人在行动上及各种反射活动时产生失误与事故的重要原因。

（二）运动系统改变

1. 骨骼肌　为运动神经元的效应器官，到了老年常出现肌肉萎缩，原因主要是神经元的变性引起了肌萎缩。在追溯原因时有些标本上可见到脊髓第6～第7颈节段的前角细胞有变化，但详情仍不明确。

2. 肌力　老年人的肌力一般都是降低的，据资料报道，60岁的肱二头肌的肌力为25～30岁青年人的1/2，不过有明显的个体差异。

3. 肌张力　老年人的精巧细微的肌肉运动随着年龄的增长而显得笨拙；全身主要的关节大多取屈曲位，四肢肌、躯干肌对被动运动大多显示出有阻力；意识性主动动作也变得迟缓、反应迟钝，这些表现似乎都暗示与锥体外系对肌肉调节的老化失控有密切关系。

4. 震颤　这种老年性震颤，通常始于头、下颌，其次是手等部位。当出现于头

部时大多为点头运动，很少是横向动作；下颌震颤时为咀嚼或吸吮样动作。手的震颤动作则有2种方式：一种是4 Hz的粗大运动；另一种是12 Hz的微细运动，这些运动，可以受意识性的运动所抑制。由于震颤，精细的运动可变得拙劣，书写等动作变得笨拙，但并不显示出像Parkinson患者那样的"小字症"。震颤往往有家族因素，其结构改变的原因可能与基底核变性和老年性小脑萎缩有关。根据尸解观察显示脑萎缩严重者往往有出现老年性震颤的倾向。

5. 步态　老年人的步态显示步幅变小且缺乏弹性，随着年龄的增长步幅可更小。

（三）反射活动的改变

1. 腱反射　老年人常见腱反射有改变，曾有人观察65岁以上的200例健康人，发现近半数跟腱反射消失，80岁以上此反射消失者达80%。452例65岁以上神经系统正常的人跟腱反射丧失占27%，75岁以上占40%。老年人跟腱反射丧失已被普遍认为是一种正常现象，早在80年前就有人确定老年人跟腱反射丧失无病理意义，但左右不对称更有病理意义。

2. 皮肤反射　老年人跖反射大多保持，难以判别年龄上的差异，但也有人认为有半数可消失。

3. 病理反射　有人报道老年人Mayer's sign征阳性占52%，Levi's sign阳性47%，而掌颏反射15～20岁的青年人阳性者仅2.5%，而60岁以上的老年人阳性率可达53.5%。

（四）特殊检查的改变

1. 肌电图　根据检测老年人肱二头肌、肱三头肌、胫前肌等的肌电图时，常可见波幅增高（振幅增大），大多为2 mV左右，持续时间也延长，并有多极性动作电位增加的倾向。

2. 脑电图　与一般成年人相比并无本质上的不同，但有一些特点：优势α波频率与青年人（平均为10.5波/秒左右）相比而减少，60～80岁为9.0波/秒左右，80岁以上为8.0波/秒左右，有逐渐变慢的趋向。α波一般也多呈单节律，且表现弥漫的α型。广泛出现散在和连续慢波，部位多在顶部中央，颞前部和前额部。异常脑电图出现率还与性别有关。女性异常的比男性多。80岁以上女性正常者仅占19%，而男性较多为41.2%，这对女性老年人用脑电图异常解释临床症状时要特别慎重。

3. 脑血流　应用老年人脑血流量随着年龄的增长而减少，脑的耗氧量50岁以上明显减少，通过超声波血流检查法，发现颈内动脉、椎动脉随着增龄而血循环量也减少。

三、脑老化与合理用药

（一）钙拮抗剂

脑老化是伴随着神经内钙稳态的失调和细胞钙调节能力降低而发生。钙拮抗剂可阻断细胞外钙内流，促进细胞内钙库摄钙，改善脑细胞内钙平衡和脑细胞结构，增加脑血流量，保证细胞的营养供应。已有学者提出，使用钙拮抗剂可以延缓衰老和部分地预防由于钙调节障碍所造成的细胞损伤。近几年，法国和美国的学者已将二氢吡啶类钙拮抗剂尼莫地平试用于AD和其他的老年期痴呆症治疗。结果表明，尼莫地平是老年期痴呆治疗的较为理想的药物。尼莫地平改善记忆功能的机理和其强有效的钙拮抗作用有关。

（二）神经营养因子

神经营养因子（neurotrophic factors，NTFs）涉及神经元的生长、分化以及凋亡、神经损伤与修复、神经再生等。在衰老过程中，NTFs对神经元的营养保护功能可延缓神经元死亡。离体和在体实验均证明神经生长因子、睫状神经营养因子、脑源性神经营养因子和胶质细胞源性神经营养因子对特异性损伤DA能神经元的毒素MPP+造成的DA能神经元损伤具有很强的保护作用；许多实验事实支持NGF对中枢胆碱能神经元的营养作用。NGF能有效防止模拟AD病变的动物基底前脑胆碱能神经元变性和死亡，改善老年动物胆碱能功能。

随着年龄增长，脑血流量也减少，脑耗氧量明显减少。老年人易发生各种神经系统疾病，如脑血管病、老年性震颤、老年性痴呆等常见的神经系统疾病。脑老化与神经系统退变性疾病虽然是生理和病理两个范畴的概念，但在两者的表现形式、病变特征、生化改变和发病机制等方面都存在着不同程度的相似之处，这提示我们两者有着相同的基础，脑老化可能是神经系统退行性变的最初级阶段，AD与PD也可能是在同一背景下的不同表现形式，前者与脑老化在临床症状、病理改变和发病机制等方面更为接近。老年患者不但存在生理性萎缩，同时也存在由于血管硬化等因素影响导致的腔梗等，同时由于环境污染等存在导致多巴胺能神经元的减少引起如帕金森病、老年痴呆症等临床疾病。由于老年患者存在神经系统老化的基础，非脑部疾患容易导致以突然、严重的意识混乱状态为表现的谵妄状态，甚或导致思维和行为异常的变化。例如，感染可以导致老年人严重意识混乱，某些药物一样可以导致如此后果。糖尿病控制不佳，血糖水平的波动亦会导致思维和行为问题。可以通过锻炼帮助大脑保持敏锐，如阅读、做填字游戏或者充满激情的谈话等，特别是身体锻炼可以促进脑部血液循环，也可以帮助减少脑部细胞的丢失防止过快老化等。尼莫地平、尼麦角林等能改善脑循环、调节脑功能、延缓与改善老年人认知功能等。

对于老年这个特殊群体的神经解剖生理性老化，其合理用药显得尤为重要。老年神经解剖生理性萎缩也对临床用药提出了更高的要求：积极预防神经系统与器官萎缩与衰老，延缓认知功能障碍的出现。在临床治疗用药时要考虑到患者的生理性因素时，把握基本用药原则同时兼顾个体化用药的原则。

第二节　睡眠障碍

睡眠障碍是指脑内网状激活系统及其他区域的神经失控或与睡眠有关的神经递质改变而导致的睡眠功能减退。对于老年人来说，睡眠功能减退主要表现为睡眠时间改变和睡眠结构变化，老年人虽就寝时间平均为7.5～8小时，但睡眠时间平均为6～6.5小时，觉醒次数及时间增加，睡眠潜伏期延长，总睡眠时间及睡眠效率降低，Ⅰ期睡眠（浅睡眠）时间延长而Ⅲ、Ⅳ期睡眠（深睡眠）随年龄增长而缩短，60岁以上老年人的慢波睡眠占总睡眠时间的10%以下，75岁以上老年人的非快速眼动期及Ⅳ期睡眠基本消失，因此老年人睡眠障碍并非睡眠需要减少，而是睡眠功能减退。睡眠障碍能引起老年人觉醒时病态，如生活质量下降甚至致命性损害，所以，它是目前老年医学研究的重点。

一、睡眠障碍产生的原因

（一）环境因素

外部和内部环境的改变，如乘坐汽车、轮船、飞机时睡眠环境的变化，卧室内强光、噪声、过冷或过热等。

（二）精神因素

焦虑、烦躁、情绪低落等，是引起睡眠障碍的重要原因。

（三）躯体因素

任何躯体的不适均可导致失眠，如心脑血管疾病、呼吸系统疾病、肾病、消化系统疾病、骨关节病、糖尿病、不安腿综合征等。

（四）个体因素

不良的生活习惯，如睡前喝茶、喝咖啡、吸烟等。

二、睡眠障碍的分类与临床表现

（一）睡眠障碍的分类

根据美国睡眠障碍协会的分类，将睡眠障碍分成以下四个类型。

1. 入睡和维持睡眠障碍　即失眠，可分为两类。

（1）缺睡：由于客观因素使睡眠减少，如亮光、噪声、旅行、易地、三班轮转或过度娱乐所致。

（2）失眠：由于主观因素使睡眠减少。

2. 白天过多瞌睡　患者在白天常可出现在不适宜或不希望入睡的情况下睡着，无法避免的打瞌睡，出现无意识动作，认知功能降低。

3. 睡眠中的异常行为　包括睡行症、夜惊、梦魇、梦游。

4. 睡眠节律紊乱　患者的睡眠模式与常规的作息时间不同，在该睡的时候睡不着，该醒的时候难以醒来，从而出现失眠和过多的瞌睡。包括时差和睡眠周期延迟综合征。本节主要介绍临床中最为常见的失眠症。

（二）失眠的表现

轻症：表现为疲劳困倦，头痛头晕，注意力不集中，动作不准确，工作和学习效率下降。重症：长期严重失眠，除上述症状外，出现记忆和活力减退，还可出现皮肤麻木，耳鸣，手指震颤，也可产生幻觉和错觉，长期失眠，会逐渐削弱人体免疫功能，引发多种继发感染和各种疾病。

三、诊断依据

存在入睡困难、睡眠不深，多梦早醒，或醒后不易再睡，醒后不解乏，白天困倦等症状，上述一种或多种症状每周至少3次，并存在1个月以上。

根据病史、患者主诉，失眠的诊断并不困难。需要注意的是，很多时候失眠症并非单独存在的，它往往是焦虑症、抑郁症或者躯体疾病的伴随症状，对后者的治疗应注重治疗原发病。

四、西医治疗思路、原则、目标与处方

（一）非药物治疗

1. 光照疗法　光线是昼夜节律的重要调节因素，适当地定时暴露于光线中，持续2~3天，可改变昼夜节律周期。改变的方向取决于暴露的时段，早晨光照可使周期提前，傍晚光照可使周期延迟。光照疗法对昼夜节律障碍患者有效，如轮班时差、睡眠周期提前或滞后综合征。

2. 行为疗法　单用行为疗法或与药物治疗联用，是慢性心理—生理性失眠患者最适合的治疗方案，旨在改善那些使失眠长期存在的因素。其中包括睡眠训练和睡眠卫生建议，也包括放松技术和睡眠限制疗法。这些非药物疗法的重要性，无论如何强调都不为过，尤其是在那些使用药物后会出现潜在问题的老年人中。即使当药物的使用不可避免时，使用行为疗法也可减少所用药物的剂量。此外，日渐增加的体力活动可增加夜间睡眠，培养正常的昼夜节律。

（二）药物治疗

常规应用治疗失眠的药物有苯二氮䓬类等药物，常用的治疗失眠的药物也是抗焦虑药物，具体用法可参见本节"老年焦虑症"的治疗。

新型镇静安眠药物：

1. 佐匹克隆（忆梦返，Zopiclone）　需要时睡前服3.75~7.5 mg。主要作为安眠之用，药性温和，据称对睡眠结构影响极小，而且依赖成瘾的可能性不大。老年人合并呼吸功能不全、重症肌无力、重症睡眠呼吸暂停综合征的患者禁用。

2. 唑吡坦（思诺思，Zolpidem）　需要时睡前服5~10 mg。主要作为安眠之用。据称对睡眠结构影响极小，是最新一代安眠药，而且依赖成瘾性小。老年患者的剂量应减半为5 mg。

近来报道难治性失眠伴焦虑抑郁等共存症状时，仅用苯二氮䓬类缺乏抗抑郁作用，加用抗抑郁药，效果更佳。

3. 苯二氮䓬类和非苯二氮䓬类药物

（1）地西泮（安定）：主要用于焦虑、镇静催眠，还可用于抗癫痫和抗惊厥；缓解炎症引起的反射性肌肉痉挛等；用于治疗惊恐症；肌紧张性头痛；可治疗家族性、老年性和特发性震颤；可用于麻醉前给药。成人常用量：抗焦虑，一次 2.5～10 mg（1～4 片），一日 2～4 次；镇静，一次 2.5～5 mg（1～2 片），一日 3 次；催眠，5～10 mg（2～4 片）睡前服；急性酒精戒断，第一日一次 10 mg（4 片），一日 3～4 次，以后按需要减少到一次 5 mg（2 片），每日 3～4 次。小儿常用量：6 个月以下不用，6 个月以上，一次 1～2.5 mg 或按体重 40～200 μg/kg 或按体表面积 1.17～6 mg/m^2，每日 3～4 次，用量根据情况酌量增减。最大剂量不超过 10 mg（4 片）。老年人对本药较敏感，用量应酌减。

（2）奥沙西泮片：主要用于短期缓解焦虑、紧张、激动，也可用于催眠，焦虑伴有精神抑郁的辅助用药，并能缓解急性酒精戒断症状。肌松作用比其他苯二氮䓬药物较强。成人常用量：抗焦虑，一次 15～30 mg（1～2 片），一日 3～4 次。镇静催眠、急性酒精戒断症状，一次 15～30 mg（1～2 片），一日 3～4 次。一般性失眠，15 mg（1 片），睡前服。老年人对本药比较敏感，开始剂量建议用小量，一次 7.5 mg，一日 3 次，按需增至 1 次 15 mg，一日 3～4 次。

（3）单盐酸氟西泮胶囊：用于治疗各种失眠，如入睡困难，夜间多梦和早醒。对反复发作的失眠或睡眠障碍以及需睡眠休息的急慢性疾病均有效。成人常用量：口服 15～30 mg，睡前服。老年人较敏感，易发生过度镇静、眩晕、精神错乱或共济失调，应从小剂量开始，以后按需调整。

（4）氯氮䓬片：

1）治疗焦虑性神经症，缓解焦虑、紧张、担心、不安与失眠等症状。

2）治疗失眠症。

3）治疗肌张力过高或肌肉僵直的疾病。

4）与抗癫痫药合用控制癫痫发作。

成人常用量：口服给药：抗焦虑：一次 5～10 mg，一日 2～3 次。治疗失眠：一次 10～20 mg，睡前服用。抗癫痫：一次 10～20 mg，一日 3 次。老年人服后易引起昏厥，应慎用。

4. 三唑仑片　用于镇静、催眠。成人常用量 0.25～0.5 mg，睡前服。老年人对本药较敏感，开始用小剂量，按需增加剂量。

五、用药说明及注意事项

苯二氮䓬类药物可减少快动眼睡眠时间、降低睡眠潜伏期和减少夜间觉醒。苯二氮䓬类药物的吸收与年龄无关，但是与体脂有关，因此肥胖患者慎用，并且不宜长期使用。虽然失眠症患者接受苯二氮䓬类药物治疗初始特别有效，但长期使用易导致耐药。

（一）非苯二氮䓬类药物

包括唑吡坦、扎来普隆、佐匹克隆和茚地普隆等。唑吡坦可用于入睡困难患者，老年人耐受性较好，且并不改变睡眠结构。唑吡坦不良反应较少，主要有头晕、嗜睡和恶心；扎来普隆的药理学机制与唑吡坦相似，半衰期仅为1小时，老年人使用安全，易耐受，无药物撤退反应；佐匹克隆是环吡咯酮类药物，作用于GABA，经过肝脏代谢，此药物还有抗惊厥、肌松和抗焦虑的作用。佐匹克隆对日间行为影响较小，对认知记忆的影响非常小。茚地普隆是吡唑啉吖啶药物，为GABA-A受体协调剂。

（二）抗抑郁药

有镇静作用的抗抑郁药可以用于合并抑郁症的失眠症患者的治疗。这类药物包括曲唑酮、阿米替林、多塞平和米氮平。

（三）处方药

抗精神病药物常用于老年难治性失眠症、行为障碍和抑郁症。抗精神病药物所致体重增加会增加睡眠呼吸暂停综合征的风险，降低睡眠质量，因此对于失眠症患者来说，需谨慎使用。

（四）非处方药和中药

非处方药和中药对失眠症也有一定效果。酒精可促进睡眠，降低睡眠潜伏期和快动眼睡眠时间，但长期使用或滥用可造成睡眠紊乱。

六、中医中药治疗处方

（一）辨证论治

1. 心火偏亢

症状：心烦不寐，躁扰不宁，怔忡，口干舌燥，小便短赤，口舌生疮，舌尖红，苔薄黄，脉细数。

治法：清心泻火，宁心安神。

方药：朱砂安神丸。

方中朱砂性寒可胜热，重镇安神；黄连清心泻火除烦；生地、当归滋阴养血，养阴以配阳。可加黄芩、山栀、连翘，加强本方清心泻火之功。本方宜改丸为汤，朱砂用少量冲服。

若胸中懊侬，胸闷泛恶，加豆豉、竹茹，宜通胸中郁火；若便秘溲赤，加大黄、淡竹叶、琥珀，引火下行，以安心神。

2. 肝郁化火

症状：急躁昂怒，不寐多梦，甚至彻夜不眠，伴有头晕头胀，目赤耳鸣，口干而苦，便秘溲赤，舌红苔黄，脉弦而数。

治法：清肝泻火，镇心安神。

方药：龙胆泻肝汤。

方用龙胆草、黄芩、栀子清肝泻火；木通、车前子利小便而清热；柴胡疏肝解郁；当归、生地养血滋阴柔肝；甘草和中。可加朱茯神、生龙骨、生牡蛎镇心安神。若胸闷胁胀，善太息者，加香附、郁金以疏肝解郁。

3. 痰热内扰

症状：不寐，胸闷心烦，泛恶，嗳气，伴有头重目眩，口苦，舌红苔黄腻，脉滑数。

治法：清化痰热，和中安神。

方药：黄连温胆汤。

方中半夏、陈皮、竹茹化痰降逆；茯苓健脾化痰；枳实理气和胃降逆；黄连清心泻火。

若心悸动甚，惊惕不安，加珍珠母、朱砂以镇惊安神定志。

若实热顽痰内扰，经久不寐，或彻夜不寐，大便秘结者，可用礞石滚痰丸降火泻热，逐痰安神。

4. 胃气失和

症状：不寐，脘腹胀满，胸闷嗳气，嗳腐吞酸，或见恶心呕吐，大便不爽，舌苔腻，脉滑。

治法：和胃化滞，宁心安神。

方药：保和丸。

方中山楂、神曲助消化，消食滞；半夏、陈皮、茯苓降逆和胃；莱菔子消食导滞；连翘散食滞所致的郁热。可加远志、柏子仁、夜交藤以宁心安神。

5. 阴虚火旺

症状：心烦不寐，心悸不安，腰酸足软，伴头晕，耳鸣，健忘，遗精，口干津少，五心烦热，舌红少苔，脉细而数。

治法：滋阴降火，清心安神。

方药：六味地黄丸合黄连阿胶汤。

六味地黄丸滋补肾阴；黄连、黄芩直折心火；芍药、阿胶、鸡子黄滋养阴血。两方共奏滋阴降火之效。若心烦心悸，梦遗失精，可加肉桂引火归元，与黄连共用即为交泰丸以交通心肾，则心神可安。

6. 心脾两虚

症状：多梦易醒，心悸健忘，神疲食少，头晕目眩，伴有四肢倦怠，面色少华，舌淡苔薄，脉细无力。

治法：补益心脾，养心安神。

方药：归脾汤。

方用人参、白术、黄芪、甘草益气健脾；当归补血；远志、酸枣仁、茯神、龙眼肉补心益脾，安神定志；木香行气健脾，使全方补而不滞。若心血不足，加熟地、芍药、阿胶以养心血；失眠较重，加五味子、柏子仁有助养心宁神，或加夜交藤、合欢皮、龙骨、牡蛎以镇静安神。若脘闷、纳呆、苔腻，加半夏、陈皮、茯苓、厚朴以健脾理气化痰。

若产后虚烦不寐，形体消瘦，面色㿠白，易疲劳，舌淡，脉细弱，或老人夜寐早醒而无虚烦之证，多属气血不足，治宜养血安神，亦可用归脾汤合酸枣仁汤。

7. 心胆气虚

症状：心烦不寐，多梦易醒，胆怯心悸，触事易惊，伴有气短自汗，倦怠乏力，舌淡，脉弦细。

治法：益气镇惊，安神定志。

方药：安神定志丸合酸枣仁汤。

前方重于镇惊安神，后方偏于养血清热除烦，合用则益心胆之气；清心胆之虚热而定惊；安神宁心。方中人参益心胆之气；茯苓、茯神、远志化痰宁心；龙齿、石菖蒲镇惊开窍宁神；酸枣仁养肝、安神、宁心；知母泻热除烦；川芎调血安神。若心悸甚，惊惕不安者，加生龙骨、生牡蛎、朱砂。

（二）秘方验方

1. 从瘀血论治　赵氏用血府逐瘀汤治疗血瘀性失眠40例，基本方：当归15 g，生地12 g，赤芍12 g，川芎10 g，桃仁6～10 g，枳壳6 g，柴胡6 g，桔梗6 g，川牛膝15 g，西红花2 g（另煎），日1剂，水煎服。症状改善后，气虚加西洋参或太子参，阴虚加阿胶、龟板、知母、鹿角胶，脾虚加白术、茯苓、山药，适当选用重镇安神药如磁石、朱砂、琥珀、生龙牡等。治愈20例，显效16例，无效4例。周氏以活血化瘀为主的基本方（芍药、川芎、当归、生地、丹参、红花）加减治疗老年失眠22例，对照组18例予谷维素、维生素B_6及维生素B_1。治疗期间两组均不给予抗焦虑药和催眠药，结果治疗组总有效率为95.45%，对照组总有效率为55.55%，$P<0.01$。

2. 从心论治　李氏用复方酸枣仁安神胶囊治疗失眠症134例，治疗组71例，用本品1～2粒，对照Ⅰ组31例，用朱砂安神丸10 g；对照Ⅱ组32例，用安眠酮1～2片。均于睡前半小时服。结果：3组分别显效（睡眠显著改善，连续3夜睡眠时间延长大于2小时，症状消失或减轻）33例、6例、11例，有效26例、8例、14例，总有效率83%、45.2%、78.2%，治疗组疗效优于对照Ⅰ组（$P<0.01$），与对照Ⅱ组比较无显著性差异（$P>0.05$），服2粒疗效优于1粒（$P<0.05$），病程较长者疗效差，无明显毒副作用。

3. 从心脾论治　华氏用健脑丸治疗神经衰弱证候群153例，药用红参须9 g，蜜制黄芪12 g，淡水龟甲（打碎先煎）12 g，麦冬12 g，益智仁12 g，石菖蒲（后下）15 g，北五味子10 g，甘松15 g，远志6 g，当归8 g，日1剂，水煎，1个月1疗程，用2个疗程。治愈23例，显效78例，有效44例，无效8例。总有效率94.77%。

4. 从肝胆论治　葛氏从肝胆论治顽固性失眠，久郁伤神者，疏肝解郁，调气畅血；肝火扰神者，滋阴润燥，清热平肝；胆气失和者，补气益胆，化痰宁心；肝血不足者，滋阴养血，柔肝安神。

5. 从肝肾论治　顾氏治疗顽固性失眠。

（1）内服汤：法半夏10 g，夏枯草10 g，生地、白芍、女贞子、墨旱莲草、丹参、合欢皮各15 g，生牡蛎、夜交藤各30 g，肝郁加甘菊花、白蒺藜，心肾不交加黄连、肉桂，睡前1小时服头煎，夜间醒后服2煎，夜间不醒者，次日早晨服2煎。

（2）按摩，睡前温水洗脚，按涌泉（双）15分钟。结果治愈24例，好转12例（夜眠时间＞6小时）。

6. 从肝脾论治　朱氏报道以氨杞精口服液（多种氨基酸、枸杞、黄精组成）对18例神经衰弱伴有典型失眠症状者的实验研究表明，该药有提前睡眠的作用，优于对照组（安慰剂），P＜0.001。呷卜治法吴氏总结失眠的外治法主要包括穴位敷贴法、安眠药枕法、手心敷药法、指压法、洗足法、药帽法等。

7. 百合10 g，紫苏叶10 g，温水泡，代茶饮。

（三）中成药

1. 天王补心丹　滋阴养血，补心安神。用于心阴不足，心悸健忘，失眠多梦，大便干燥。

2. 朱砂安神丸　养血益气，镇惊安神。用于心血不足引起的心烦体倦，怔忡健忘，少眠多梦，心神不安。

3. 枣仁安神胶囊　养血安神。用于心血不足所致的失眠、健忘、心烦、头晕；神经衰弱症见上述证候者。

4. 七叶神安片　益气安神，用于心气不足所致的心悸、失眠。

5. 柏子养心丸　用于心气虚寒，心悸易惊，失眠多梦，健忘。

6. 安神补心片　养心安神。用于心血不足引起的心悸失眠，头晕耳鸣。

（四）用药说明及注意事项

1. 天王补心丹　用法用量：每服6～9 g，温开水送服。

注意事项：本方滋阴之品较多，对脾胃虚弱、纳食欠佳、大便不实者，不宜长期服用。本品处方中含朱砂，不宜过量久服，肝肾功能不全者慎用。服用前应除去蜡皮、塑料球壳；本品可嚼服，也可分份服用。

2. 朱砂安神丸　用法用量：睡前服，一次2丸，一日2次，或遵医嘱。

注意事项：方中朱砂含硫化汞，不宜多服、久服，以防汞中毒；阴虚或脾弱者不宜服。

3. 枣仁安神胶囊　用法用量：一次5粒，一日1次，临睡前服用。

注意事项：由于消化不良所导致的睡眠差者忌用。按照用法用量服用，糖尿病患者应在医师指导下服用。服药2周症状未缓解，应去医院就诊。

4. 七叶神安片　用法用量：一次50～100 mg（1～2片），一日3次；饭后服或遵医嘱。

注意事项：忌烟、酒及辛辣、油腻食物。服药期间要保持情绪乐观，切忌生气恼怒。感冒发热患者不宜服用。有高血压、心脏病、肝病、糖尿病、肾病等慢性病严重者应在医师指导下服用。年老体弱者应在医师指导下服用。服药7天症状无缓解，应去医院就诊。

5. 柏子养心丸　用法用量：水蜜丸一次6g，小蜜丸一次9g，大蜜丸一次1丸，一日2次。

注意事项：有心跳减慢情况。肝阳上亢者不宜服用。

6. 安神补心片　用法用量：一次5片，一日3次。

注意事项：孕妇、哺乳期妇女禁用。忌烟、酒及辛辣、油腻食物。服药期间要保持情绪乐观，切忌生气恼怒。有高血压、心脏病、糖尿病、肝病、肾病等慢性病严重者应在医师指导下服用。本品不宜长期服用，年老体弱者应在医师指导下服用。

第三节　老年抑郁症

老年抑郁症是指年龄在55岁或60岁以上的抑郁症患者，狭义的也可以是指首次起病年龄在55～60岁的抑郁症患者。

一、临床表现

典型抑郁发作表现为情绪低落、思维迟缓及言语活动减少等。老年抑郁发作的临床症状常不太典型，与青壮年期患者存在一些差别，认知功能损害和躯体不适的主诉较为多见。

（一）情感低落

是抑郁症的核心症状。主要表现为持久的情绪低落，患者常闷闷不乐、郁郁寡欢、度日如年；既往有的兴趣爱好也变得没意思，觉得生活变得枯燥乏味，生活没有意思；提不起精神，高兴不起来，甚至会感到绝望，对前途无比的失望，无助与无用感明显，自责自罪。

半数以上的老年抑郁症患者还可有焦虑和激越，紧张担心、坐立不安，有时躯体性焦虑会完全掩盖抑郁症状。

（二）思维迟缓

抑郁症患者思维联想缓慢，反应迟钝。自觉"脑子比以前明显的不好使了"。

老年抑郁症患者大多存在一定程度认知功能（记忆力、计算力、理解和判断能力等）损害的表现，比较明显的为记忆力下降，需与老年期痴呆相鉴别。痴呆多为不可逆的，而抑郁则可随着情感症状的改善会有所改善，预后较好。

（三）意志活动减退

患者可表现行动缓慢，生活懒散，不想说话（言语少、语调低、语速慢），不想做事，不愿与周围人交往。总是感到精力不够，全身乏力，甚至日常生活都不能自理。不但既往对生活的热情、乐趣减退或丧失，越来越不愿意参加社交活动，甚至闭门独居、疏远亲友。

（四）自杀观念和行为

严重抑郁发作的患者常伴有消极自杀观念和行为。老年抑郁症患者的自杀危险性比其他年龄组患者大得多，尤其抑郁与躯体疾病共病的情况下，自杀的成功率较高。因此患者家属需加强关注，严密防备。

（五）躯体症状

此类症状很常见，主要表现为：疼痛综合征，如头痛、颈部痛、腰酸背痛、腹痛和全身的慢性疼痛；消化系统症状，如腹胀腹痛、恶心、嗳气、腹泻或便秘等；类心血管系统疾病症状，如胸闷和心悸等；自主神经系统功能紊乱，如面红、潮热出汗、手抖等。

此外大多数人还会表现为睡眠障碍，入睡困难，睡眠浅且易醒，早醒等。体重明显变化、性欲减退等。

（六）疑病症状

患者往往过度关注自身健康，以躯体不适症状为主诉（消化系统最常见，便秘、胃肠不适是主要症状），主动要求治疗，但往往否认或忽视情绪症状，只认为是躯体不适引起的心情不好。

其对躯体疾病的关注和感受远远超过了实际得病的严重程度，因此表现出明显的紧张不安、过分的担心。辗转于各大医院，遍寻名医，进行各项检查的结果是阴性或者问题不大、程度不严重时，会拒绝相信检查的结果。要求再到其他大医院、其他科室检查，也会埋怨医生检查不仔细、不认真、不负责任等（表13-1）。

表13-1　临床特点老年期抑郁

●老年抑郁（发生在60岁或以上的人中）是很普遍的，而且通常伴有一些躯体疾病、认知功能损伤或二者皆有。

●患抑郁症的老人有很高的自杀率。

●对抑郁的筛查很重要，但在只有彻底对患者进行安全评定，并且确保治疗是有保障的之后，才能给出积极的检查结果。

●药物治疗或心理治疗都可以作为一线治疗方法。

●当前可使用的抗抑郁药对患抑郁症的老人有效，但老人服用这些药物的副作用可能更大。选择性五羟色胺再摄取抑制剂通常会被作为一线药物进行治疗。

●标准的心理治疗同样对患抑郁病的老人有效。

二、诊断标准

（一）诊断要点

抑郁症是指显著而持久的心境或情绪低落为主要症状的一类心境障碍。目前国际国内尚无老年期精神障碍的诊断标准，一般是根据成人的诊断标准，再考虑老年人的临床特点确定诊断。

一般标准：

1. 抑郁发作至少持续2周（老年人一般1年以上）。

2. 没有轻躁狂或躁狂发作。

3. 不能归因于精神活性物质使用。

典型症状：

1. 每天的绝大部分时间或几乎每天都存在抑郁情绪。

2. 丧失日常活动中的兴趣或快乐。

3. 精力下降或疲劳。

附加症状：

1. 失去自信或失去自尊。

2. 不合理的罪恶感。

3. 反复想死或自杀。

4. 主诉思考或集中注意力能力下降。

5. 精神运动活动改变、激越或迟滞。

6. 睡眠紊乱：入睡困难、梦多、早醒。

7. 胃口改变，体重减轻、食欲减退或增多。

典型症状2个加附加症状2个即可诊断抑郁症。

（二）诊断工具

常用的抑郁诊断量表有抑郁自评量表和汉密尔顿抑郁量表。

（三）老年期抑郁症的特点

1997年蔡焯基教授对老年期抑郁症作了如下总结：

1. 疑病症状　男性占65.7%，女性占62%，超1/3以疑病为首发症状。

2. 激越（焦虑激动）　焦虑激动是老年期抑郁症常见症状。

3. 隐匿性　老年期抑郁症患者抑郁情绪不明显而躯体症状却不少。

4. 迟滞性　表现为随意运动缺乏和缓慢的特点，肢体活动及面部表情减少，回答问题缓慢。

5. 妄想性　老年期抑郁症更多的是具有精神病性症状（妄想）的抑郁，通常有疑病妄想、虚无妄想、被害妄想、关系妄想、罪恶妄想等。

6. 假性痴呆　认知功能障碍也是老年期抑郁症患者的常见症状，认知障碍经抗抑郁治疗可改善。

7. 自杀倾向。

三、西医药物治疗思路、原则、目标与处方

（一）治疗思路、原则与目标

1. 药物治疗

（1）用药注意事项

1）个体化用药（需专科医生来指导用药）是必须遵循的用药原则。开始用药从小剂量逐渐增至治疗量，停药时也应逐渐递减，以免引起停药反应。

2）老年患者肝肾功能减退，药物代谢慢。所以老年人用药剂量相对较低。

3）老年患者对药物不良反应耐受力低，故应尽量选择不良反应较小的药物。

4）老年患者常伴有躯体疾病（如帕金森病、心脏病、高血压、糖尿病、青光眼等），在治疗时既要考虑周全，又要注意各种药物的相互影响。

5）治疗同样要疗程充分，持续维持治疗非常重要，疗程相对要长些。

（2）抑郁发作治疗的药物选择

1）三环类抗抑郁剂有许多不良反应，最常见的是镇静嗜睡、心动过速、口干、视物模糊、便秘和震颤等。

2）选择性5—羟色胺再摄取抑制剂目前已在临床上应用的有氟西汀、帕罗西汀、氟伏沙明、舍曲林和西酞普兰。这类药的不良反应比较少，更易耐受、更安全，比较适合老年患者使用。

3）其他新型抗抑郁剂文拉法新、米氮平和曲唑酮。

2. 心理治疗　心理治疗非常重要，抗抑郁剂合并心理治疗属于治标又治本的办法，疗效远远高于单用抗抑郁剂或心理治疗。心理治疗可改善预后，有助于预防复发。

3. 电抽搐治疗　传统的电抽搐治疗ECT，并不适合老年患者。现代的改良电抽搐治疗MECT的适应证比较宽，无严重脑器质性、心血管系统等疾病的老年患者，也可以选用MECT治疗。MECT常见不良反应为遗忘和意识障碍。

（二）选择性5—羟色丙摄取抑制剂治疗处方

1. 氟西汀　口服20～40 mg，每日1次，最大量80 mg/d。老年人增加剂量应当慎重，日剂量一般不宜超过400 mg，最高推荐日剂量为60 mg。

2. 帕罗西汀　口服20～30 mg，每日1次。老年人酌情减少用量，日剂量不超过40 mg。

3. 马来酸氟伏沙明片　口服100～200 mg，每日1～2次，最大量300 mg/d。老年人常规用量同年轻患者，上调剂量应缓慢。

4. 盐酸舍曲林片　口服50 mg，每日一次，最大量200 mg/d。老年人用药剂量范围与年轻患者相同。

5. 西酞普兰片　口服30 mg，每日1次，最大量40 mg/d。65岁以上的老年患者，每日最高剂量20 mg。

（三）5—羟色胺和去甲肾上腺素再摄取抑制剂治疗处方

1. 度洛西汀　口服40 mg/d（20 mg，一日2次）至60 mg/d（一日1次或30 mg，一日2次），老年人无须调整剂量。

2. 盐酸文拉法辛缓释片　口服每日37.5 mg，起始治疗4至7天，改为每日75 mg，老年人无须调整剂量，合并肝肾功能不全时适当减量。

3. 盐酸米那普仑片　初始剂量为每日50 mg，逐渐增至每日100 mg，一日2～3次，餐后口服，老年人药物消除有延迟趋势，需谨慎给药。

4. 甲磺酸瑞波西汀　口服，一次1粒（4 mg），一日2次。2～3周逐渐起效。用药3～4周后视需要可增至一日3粒（12 mg），分3次服用。每日最大剂量不得超过3粒（12 mg）。老年患者使用该药人体差异大，剂量不易掌握，不推荐用于老年患者。

该药在老年患者中的安全性和疗效尚未确实，不推荐用于老年患者。

（四）单胺氧化酶抑制剂治疗处方

1. 硫酸苯乙肼片　用法及用量：口服，一次10～15 mg，一日3次，一日最大剂量60 mg。服药3～4周无效停药。不良反应多，老年人不宜使用。

2. 异卡波肼片　用法及用量：口服，开始剂量一日10～20 mg，分2～3次服用，以后加至一日30～60 mg。维持量一日10～20 mg。不良反应多，老年人应慎用。

3. 反苯环丙胺片　用法及用量：口服：每次10 mg，每日2～3次。治疗量为10～50 mg/d，分次服。不宜睡前给药。不良反应多，老年人应慎用。

（五）联合用药处方

1. 氨磺必利与文拉法辛联合用药　文拉法辛起始量75 mg，每日1次，7～10天后逐渐增加至225 mg，每日1次；同时予氨磺必利起始量5 mg，每日1次，7～10天后逐渐增加至200 mg，每日1次。老年人对氨横必利高敏感，可产生镇静或低血压症状，服药时应特别注意。

2. 文拉法辛与米氮平联合用药　米氮平15～30 mg/d，每日1次，睡前口服治疗，文拉法辛50～150 mg/d，每日1次，口服治疗。老年患者慎用米氮平。

3. 文拉法辛与丁螺环酮联合用药　丁螺环酮，起始量为15 mg/d，3周内逐渐加量至30 mg/d，3次/天；文拉法辛起始量75 mg，每日1次，7～10天后逐渐增加至225 mg，每日1次。丁螺环酮老年人用药剂量酌减。

（六）用药说明与注意事项

1. 遵医嘱正确服用　正确地服用药物比什么都重要。由于抗抑郁药在血液中留置的时间比较长，即使患者在服用一次后忘记继续服用，也不会立即出现问题。然而，如果总是忘记服用或服用中断，所导致的不仅仅是症状无法好转，甚至可能病情反复。特别是对抑郁症的治疗已到为防止复发而服用少量药物的维持疗法阶段时，稍微地减量就可能引起症状恶化，更何况是服用中断。因此，就以每日服用3次的例子来说，当早上或白天忘记服药，患者就必须在睡觉前补服等量的药物。如果在睡前忘记了服用药物，那么患者在第二天早上须补服半量左右的药物。随着在一定期间内持续服用一定量的药物，抗抑郁药物的疗效将逐渐显现，因此患者服药期间必须注意避免漏服药物，根据医生所指示的药物量，严格遵守服药方法。

2. 抗抑郁药与其他药物的合用　抗抑郁药如果与其他药物同时使用，有可能引起严重的副作用，导致身体症状的加重，如果必须与其他药物同时使用时，一定要向主治医生说明。

特别是如果抑郁症患者同时患有高血压时，若降压药与三环类抗抑郁药同时使用，不仅将影响降压效果，而且可能引起血压急剧下降等多种副作用。另外，如果服用奎尼丁、普鲁卡因氯基化合物等抗心律不齐药的患者，同时服用三环类抗抑郁药，不仅会使症状恶化，严重时还可能导致患者的突然死亡。因此，这类患者应首选对心脏或血管等血液循环系统副作用少的SSRI和SNRI。

青光眼、甲状腺功能亢进、癫痫、慢性风湿性关节炎、帕金森病、前列腺增生症以及曾患有心肌梗死的人，均有可能因服用抗抑郁药而导致病情恶化。因此，在这种情况下，患者应如实将病情告知主治医生，根据病情选择适当的治疗方法。

3. 抗抑郁药服用期间应避免妊娠或哺乳　虽然目前并没有完全确认抗抑郁药的服用对婴儿是否有影响，但是处于妊娠中和存在妊娠可能性的女性，除急性发病时可服用最小剂量的抗抑郁药外，最好不要服用抗抑郁药物，特别是在妊娠初期的前3个月，尽量避免服用抗抑郁药。

妇女在服用抗抑郁药期间，应尽量避免妊娠，若在开始服药后怀孕了，一定要向主治医生说明。另外，抗抑郁药对吃奶的乳儿也有一定的影响，但与妊娠时相比较，这种影响要小得多。由于乳儿的代谢功能还不十分完善，药物可能在乳儿体内蓄积，所以女患者服用抗抑郁药物期间，应在与主治医生说明情况的基础上，尽可能将母乳喂养改为人工喂养。

4. 服药期间应避免饮酒和吸烟　酒精饮料和香烟，能降低抗抑郁药的效果，并增加副作用发生的可能性。特别是酒精饮料，"借酒浇愁愁更愁"，不仅没有抗抑郁的效果，还会使抑郁症状恶性循环，对酒精的依赖也会成为治疗的障碍。酒精与药物相互作用，引起生命危险的例子时有所见。因此，患者在服用抗抑郁药期间，需控制饮酒。

香烟和抗抑郁药相互作用的机理还不是十分清楚，但吸烟有可能使药物在血中的浓度下降，导致抗抑郁药的治疗效果不佳。吸烟过量也能引起失眠。所以，在服用抗抑郁药期间，还是戒烟为好。

5. 服用有镇静作用的抗抑郁药应避免开车　在服用抗抑郁药期间，患者常常表现出嗜睡症状，特别是三环类抗抑郁药等对不安、眩晕、焦躁症状有明显疗效的药，更容易引起嗜睡。另外，抗抑郁药和抗不安、抗心理病药联合使用时，也可能引起明显的嗜睡。因此，患者在服用了这类药物后应避免开车。如果患者从事的是需要较长时间集中注意力的工作，需向主治医生说明，遵医嘱换药或将服药时间安排在晚餐后或睡前等休闲时间。

四、中医中药治疗处方

（一）辨证论治

1. 肝气郁结证

症状：精神抑郁，情绪低落，胸胁胀痛，痛无定处，纳呆少寐，脘闷嗳气，大便不调，苔薄白或薄腻，脉弦。

治法：疏肝理气，解郁安神。

方药：四逆散合茯苓甘草汤。

柴胡15 g，白芍15 g，枳实12 g，炙甘草12 g，茯苓30 g，桂枝12 g，川贝母9 g，生姜12 g，旋覆花12 g。

2. 气郁化火证

症状：性情低落，急躁易怒，失眠头痛，胸胁胀痛，口苦而干或目赤耳鸣，或嘈杂吞酸，舌红苔黄，脉弦数。

治法：疏肝解郁，泻火安神。

方药：四逆散合栀子豉汤加减。

柴胡12 g，白芍24 g，枳实12 g，炙甘草12 g，栀子9 g，淡豆豉15 g，川贝母9 g，当归15 g，夏枯草15 g，郁金15 g，生地15 g。

3. 气滞血瘀证

症状：精神抑郁，性情急躁，失眠头痛，健忘或胸胁疼痛，或身体某部位有发热或麻痛感，舌紫暗或有瘀点、瘀斑，脉弦或涩。

治法：理气活血，解郁安神。

方药：四逆散合三物白散、桂枝茯苓丸加减。

柴胡12 g，白芍24 g，枳实12 g，炙甘草12 g，桂枝9 g，桔梗12 g，川贝母9 g，丹参15 g，郁金15 g，茯苓24 g，牛膝15 g。

4. 肝郁脾虚证

症状：表情抑郁，胸闷太息，急躁易怒或不言不语，入睡困难，倦怠乏力，便溏不爽，舌苔白腻，脉弦缓。

治法：疏肝健脾，行气安神。

方药：四逆散合厚朴生姜半夏甘草人参汤、甘草干姜汤加减。

柴胡12 g，白芍12 g，枳实9 g，炙甘草12 g，人参9 g，生姜9 g，厚朴9 g，半夏9 g，茯苓24 g，白术12 g，当归12 g。

5. 痰气郁结证

症状：精神抑郁，呆滞寡言，胸部闷塞，胁肋胀满，或表情淡漠，多疑善虑，或喃喃自语，或感咽中有物梗塞，吞吐不得，苔白腻，脉弦滑。

治法：理气化痰，解郁安神。

方药：《温病条辨》桂枝半夏汤合涤痰汤加味。

半夏9 g，厚朴12 g，紫苏梗12 g，炙甘草12 g，茯苓30 g，桂枝9 g，白术12 g，石菖蒲15 g，郁金12 g。

6. 痰热蕴结证

症状：精神抑郁，烦躁不宁，面赤气秽，烦躁失眠，舌质红，苔黄腻，脉弦滑或滑数。

治法：清热化痰，利气泻浊。

方药：小陷胸汤合礞石滚痰丸加减。

黄连12 g，栝楼15 g，半夏9 g，大黄6 g，芒硝3 g（化）、炙甘草9 g，天竺黄15 g，苦参6 g，枳实15 g，川贝母10 g，竹茹18 g，鲜竹沥60 g（兑入）。

7. 忧郁伤神证

症状：精神恍惚，心神不宁，多疑易惊，悲忧懒动，或时时欠伸，或烦躁喊叫等多种症状，舌淡，脉弦。

治法：养心安神，解郁悦志。

方药：甘麦大枣汤合桂枝加龙骨牡蛎汤加减。

炙甘草15 g，大枣15枚、淮小麦30 g，桂枝12 g，茯苓30 g。

8. 心肾阳虚证

症状：精神萎靡，情绪低沉，嗜卧少动，心烦惊恐，失眠多梦，面色无华，形神颓废，阳痿遗精，舌淡胖苔白，脉沉细。

治法：温补心肾，助阳悦神。

方药：金贵肾气丸合桂枝甘草汤加味。

熟地24 g，山药12 g，山茱萸12 g，茯苓30 g，丹皮9 g，泽泻9 g，桂枝15 g，附子9 g（先煎）、炙甘草9 g，巴戟天12 g。

9. 气血不足证

症状：久病或产后，精神不振，懒言懒动，少食少寐，面色无华，健忘多梦，舌质淡胖，舌苔薄白，脉沉细无力。

治法：益气健脾，养血安神。

方药：人参养荣汤合桂枝甘草汤加味。

人参6 g，黄芪24 g，白术12 g，当归12 g，茯苓24 g，炙甘草9 g，熟地18 g，肉桂6 g（后下）、酸枣仁24 g，桂枝9 g，巴戟天12 g，淫羊藿12 g。

（二）秘方验方

1. 小柴胡汤　准备党参20 g，柴胡15 g，酒黄芩12 g，姜半夏、甘草各10 g，生姜6片，大枣6枚，每日一剂，水煎。

2. 补源解郁汤　准备地黄30 g，白芍、党参、合欢花、枸杞子各20 g，柴胡、远志、木香、当归、白术、茯苓、黄芪、枣仁、甘草、桂枝各10 g，薄荷5 g，每日一剂，水煎。症状消失后制成丸剂，用10～15天。

3. 黄连阿胶汤　准备浮小麦30 g，枣仁15 g，黄芩、白芍、菖蒲、柴胡、甘草、郁金、阿胶各10 g，大枣5枚，黄连3 g，每日一剂，水煎。

4. 解郁安神汤　准备夜交藤30 g，五味子25 g，柴胡、茯苓、当归、合欢皮、白芍、炒枣仁各20 g，知母10 g，每日一剂。

5. 平心忘忧汤　准备磁石、礞石各30 g，枳实、黄柏、半夏、厚朴、茯苓、神曲各12 g，生姜9 g，肉桂、苏叶、菖蒲各6 g，每日一剂，水煎分3次服。

6. 归脾汤　准备茯苓25 g，人参20 g，白术、黄芪、龙眼肉各15 g，当归12 g，甘草、枣仁、远志各10 g，木香9 g，每日一剂。

（三）中成药

1. 龙胆泻肝丸　清肝胆，利湿热。用于肝胆湿热，头晕目赤，耳鸣耳聋，胁痛口苦，尿赤，湿热带下。

2. 养血清脑颗粒　养血平肝，活血通络。用于血虚肝亢所致的头痛，眩晕眼花，心烦易怒，失眠多梦。

3. 丹栀逍遥丸　用于肝郁化火，胸胁胀痛，烦闷急躁，颊赤口干，食欲不振或有潮热，以及妇女月经先期，经行不畅，乳房与少腹胀痛。

（四）用药说明与注意事项

1. 龙胆泻肝丸　用法用量：口服。一次3～6 g，一日2次。

注意事项：忌烟、酒及辛辣食物。不宜在服药期间同时服用滋补性中药。有高血压、心脏病、肝病、糖尿病、肾病等慢性病严重者应在医师指导下服用。服药后大便次数增多且不成形者，应酌情减量。年老体弱及脾虚便溏者应在医师指导下服用。服药3天症状无缓解，应去医院就诊。对本品过敏者禁用，过敏体质者慎用。

2. 养血清脑颗粒　用法用量：口服，一次1袋，一日3次。

不良反应：偶见恶心、呕吐，罕见皮疹，停药后即可消失。

注意事项：忌烟、酒及辛辣、油腻食物。低血压者慎用。肝病、肾病、糖尿病等慢性病严重者应在医师指导下使用。年老体弱者应在医师指导下使用。服药3天症状无缓解，应去医院就诊。严格按用法用量服用，本品不宜长期服用。

3. 丹栀逍遥丸　用法用量：口服，一次6～9 g，一日2次。

注意事项：少吃生冷及油腻难消化的食品。服药期间要保持情绪乐观，切忌生气恼怒。服药一周后，症状未见缓解，或症状加重者，应及时到医院就诊。

第四节　帕金森病

帕金森病（Parkinson'sdisease，PD）是一种好发于50岁以上的中老年人的中枢神经系统的变性疾病，其主要表现是进行性运动徐缓、肌强直、震颤和姿势障碍，即PD四主征：静止性震颤（手、头或口唇）、肌僵直、运动减少（迟缓）及姿势步态障碍。

一、临床表现

帕金森病起病隐匿，进展缓慢。首发症状通常是一侧肢体的震颤或活动笨拙，进而累及对侧肢体。临床上主要表现为静止性震颤、运动迟缓、肌强直和姿势步态障碍。近年来人们越来越多的注意到抑郁、便秘和睡眠障碍等非运动症状也是帕金森病患者常见的主诉，它们对患者生活质量的影响甚至超过运动症状。

1. 静止性震颤（static tremor）　约70%的患者以震颤为首发症状，多始于一侧上肢远端，静止时出现或明显，随意运动时减轻或停止，精神紧张时加剧，入睡后消失。手部静止性震颤在行走时加重。典型的表现是频率为4～6 Hz的"搓丸样"震颤。部分患者可合并姿势性震颤。患者典型的主诉为："我的一只手经常抖动，越是放着不动越抖得厉害，干活拿东西的时候反倒不抖了。遇到生人或激动的时候也抖得厉害，睡着了就不抖了。"

2. 肌强直（rigidity）　检查者活动患者的肢体、颈部或躯干时可觉察到有明显的阻力，这种阻力的增加呈现各方向均匀一致的特点，类似弯曲软铅管的感觉，故称为"铅管样强直"（lead-pipe rigidity）。患者合并有肢体震颤时，可在均匀阻力中出现断续停顿，如转动齿轮，故称"齿轮样强直"（cogwheel rigidity）。患者典型的主诉为"我的肢体发僵发硬。"在疾病的早期，有时肌强直不易察觉到，此时可让患者主动活动一侧肢体，被动活动的患侧肢体肌张力会增加。

3. 运动迟缓（bradykinesia）　运动迟缓指动作变慢，始动困难，主动运动丧失。患者的运动幅度会减少，尤其是重复运动时。根据受累部位的不同运动迟缓可表现在多个方面。面部表情动作减少、瞬目减少称为面具脸（maskedface）。说话声音单调低沉、吐字欠清。写字可变慢变小，称为"小写征"（micrographia）。洗漱、穿衣和其他精细动作可变得笨拙、不灵活。行走的速度变慢，常曳行，手臂摆动幅度会逐渐减少甚至消失。步距变小。因不能主动吞咽至唾液不能咽下而出现流涎。夜间可出现翻身困难。在疾病的早期，患者常常将运动迟缓误认为是无力，且常因一侧肢体的酸胀无力而被误诊为脑血管疾病或颈椎病。因此，当患者缓慢出现一侧肢体的无力，且伴有肌张力的增高时应警惕帕金森病的可能。早期患者的典型主诉为："我最近发现自己的右手（或左手）不得劲，不如以前利落，写字不像以前那么漂亮了，打鸡蛋的时候觉得右手不听使唤，不如另一只手灵活。走路的时候觉得右腿（或左腿）发沉，似乎有点拖拉。"

4. 姿势步态障碍　姿势反射消失往往在疾病的中晚期出现，患者不易维持身体的平衡，稍不平整的路面即有可能跌倒。患者典型的主诉为"我很怕自己一个人走路，别人稍一碰我或路上有个小石子都能把我绊倒，最近我摔了好几次了，以至于我现在走路很小心。"姿势反射可通过后拉试验来检测。检查者站在患者的背后，嘱患者做好准备后牵拉其双肩。正常人能在后退一步之内恢复正常直立。而姿势反射消失的患者往往要后退三步以上或是需人搀扶才能直立。PD患者行走时常常会越走越快，不止至步，称为慌张步态（festinatinggait）。患者典型的主诉为："我经常越走越快，止不住步。"晚期帕金森病患者可出现冻结现象，表现为行走时突然出现短暂的不能迈步，双足似乎粘在地上，需停顿数秒钟后才能再继续前行或无法再次启动。冻结现象常见于开始行走时（始动困难），转身，接近目标时，或担心不能越过已知的障碍物时，如穿过旋转门。患者典型的主诉为："起身刚要走路时常要停顿几秒才能走起来，有时候走着走着突然就迈不开步了，尤其是在转弯或是看见前面有东西挡着路的时候。"

5. 非运动症状　帕金森病患者除了震颤和行动迟缓等运动症状外，还可出现情绪低落、焦虑、睡眠障碍、认知障碍等非运动症状。疲劳感也是帕金森病常见的非运动症状。患者典型的主诉为："我感觉身体很疲乏，无力；睡眠差，经常睡不着；大便费劲，好几天一次；情绪不好，总是高兴不起来；记性差，脑子反应慢。"

二、临床分型

（一）按病程分型

1. 良性型　病程较长，平均可达12年，运动症状和精神症状出现较迟。
2. 恶性型　病程较短，平均可达4年，运动症状和精神症状出现较早。

（二）按症状分型

1. 震颤型。
2. 少动和强直型。
3. 震颤或少动和强直型痴呆。
4. 震颤或少动和强直型不伴痴呆。

（三）按遗传分型

1. 家族性帕金森病。
2. 少年型帕金森病。

三、诊断标准

目前国际上经常使用英国Brain Bankr的诊断标准，具体如下：

（一）符合帕金森病的诊断

1. 行动迟缓，运动减少（启动随意运动的速度缓慢，重复性动作的速度和幅度进行性减少）。

2. 至少具备以下一项特征
（1）肌强直。
（2）4～6 Hz的静止性震颤。
（3）姿势反射障碍（排除原发性视觉、前庭系统、小脑、本体感觉障碍所致）。

（二）更支持帕金森病诊断标准的项目（若确诊帕金森病需3项或3项以上）

1. 单侧起病。

2.静止性震颤。

3.进行性发展。

4.发病后大部分症状不对称性持续存在。

5.左旋多巴效果显著（70%～100%）。

6.严重的左旋多巴所致的异动症。

7.左旋多巴持续5年或5年以上有效。

8.临床病程10年或10年以上。

（三）排除帕金森病的诊断标准

1.有反复发作的脑血管病史，并伴有反复出现具有阶段性进展的帕金森病样症状。

2.有反复出现的头部外伤史

3.既往曾患明确的脑炎病史，和（或）有非药物所致的动眼危象。

4.首发症状时给予了抗精神病药物治疗和（或）多巴胺衰竭药。

5.有2人或2人以上亲属患同样病。

6.病情持续性缓解或急剧恶化。

7.3年以上严格的半侧肢体受累。

8.出现其他神经系统的症状和体征，如核上性眼球运动麻痹、锥体束征、小脑症状早期就出现严重的自主神经障碍和记忆、语言、严重痴呆等。

9.CT可见脑肿瘤或交通性脑积水。

10.对大剂量左旋多巴效果差。

11.暴露于已知的神经毒素

四、西医药物治疗思路、原则、目标与处方

（一）治疗思路、原则与目标

1.综合治疗　药物治疗是帕金森病最主要的治疗手段。左旋多巴制剂仍是最有效的药物。手术治疗是药物治疗的一种有效补充。康复治疗、心理治疗及良好的护理也能在一定程度上改善症状。目前应用的治疗手段主要是改善症状，但尚不能阻止病情的进展。

2.用药原则　用药宜从小剂量开始逐渐加量。以较小剂量达到较满意疗效，不求全效。用药在遵循一般原则的同时也应强调个体化。根据患者的病情、年龄、职业及经济条件等因素采用最佳的治疗方案。药物治疗时不仅要控制症状，也应尽量避免药物副作用的发生，并从长远的角度出发尽量使患者的临床症状能得到较长期的控制。

3.治疗目标　有效改善症状；提高工作能力；提高生活质量。

（二）药物治疗处方

1.多巴丝肼片　用法及用量：最初用多巴丝肼25 mg和左旋多巴100 mg的复方制剂半片，以后每2～3日增加半片，通常维持剂量以3～6片为宜，分3～4次服用。

2. 卡比多巴片　用法及用量：口服，一次10 mg，一日3～4次。每隔1～2日逐渐增加每日剂量，一日最大剂量可达100 mg。

3. 盐酸苯海索片　用法及用量：开始一日1～2 mg，以后每3～5日增加2 mg，至疗效最好而又不出现副反应为止，一般一日不超过10 mg，分3～4次服用，需长期服用。剂量一日20 mg。老年人长期应用容易促发青光眼，应慎用并酌情减量。

4. 盐酸金刚烷胺片　用法及用量：一次100 mg，一日1～2次，一日最大剂量为400 mg。不良反应多，老年人应慎用。

5. 盐酸普拉索片　用法及用量：初始治疗：起始剂量为每日0.375 mg，然后每5～7天增加一次剂量。如果患者可以耐受，应增加剂量以达到最大疗效。如果需要进一步增加剂量，应该以周为单位，每周加量一次，每次日剂量增加0.75 mg。每日最大剂量为4.5 mg。然而，应该注意的是，每日剂量高于1.5 mg时，嗜睡发生率增加。老年患者无须调整剂量。

6. 盐酸罗匹尼罗片　用法及用量：先从低剂量开始逐渐增加到治疗量，可以单独或与食物一起服用。推荐起始量是每次0.25 mg，一天三次，然后根据每个患者的反应按照下表隔周逐渐增加剂量。如必要，4周后可以在每周的基础上再每天增加1.5 mg，直至日服量9 mg，然后再次每天增加3 mg，直至日服量达24 mg。停药时需缓慢，时间要超过七天。先在前四天将一天服用三次降为两次，在后三天降为一天一次。老年患者无须调整剂量。

7. 吡贝地尔缓释片　用法及用量：作为单一用药：150～250 mg，即每日3～5片，分3～5次服用。作为多巴胺治疗的补充：每日1～3片（每250 mg左旋多巴大约需50 mg吡贝地尔）。药片应于进餐结束时，用半杯水吞服，不要咀嚼。剂量必须逐渐增加，每三天增加1片。或遵医嘱。老年患者无须调整剂量。

8. 罗替戈汀片　用法及用量：初始剂量2 mg，每日1次，每周增加2 mg，一般有效剂量早期患者为每日6～8 mg，中晚期患者为每日8～16 mg。合并心血管疾病和肾功能不全者慎用。

9. 溴隐亭片　用法及用量：初始每次1.25 mg，每天1次，晚餐后服用，以后每周增加1.25 mg，一般最大效应在每天10～40 mg时达到，应每隔3个月做一次全面化验检查，以决定用量。老年患者剂量选择应当谨慎，建议从最低剂量开始。

10. 甲磺酸α二氢麦角隐亭片　用法及用量：需根据患者的反应调节剂量，建议最初剂量为5 毫克/次，一日2次；维持剂量为60 mg/d。以后可以增加至120 mg/d。这一剂量按每周2次，每日增加5 mg逐步达到。如果克瑞帕与左旋多巴同服，不论是否合并脱羧抑制剂，都可以降低左旋多巴的剂量。但降低的剂量必须逐渐进行，以能维持最佳治疗效果为宜。

11. 盐酸司来吉兰片　用法及用量：单独服用适用治疗早期帕金森病或与左旋多巴或与左旋多巴/外周多巴脱羧酶抑制剂合用。两者开始剂量为早晨5 mg。司来吉兰剂量可增至每天10 mg（早晨一次服用或分开2次），若患者在合用左旋多巴制剂时显示类似左旋多巴的副反应，左旋多巴剂量应减低。

12. 甲磺酸雷沙吉兰片　用法及用量：口服，无论是否与左旋多巴联合用药，每日用量均为1 mg。老年患者无须调整剂量。

13. 沙芬酰胺片　用法及用量：起始剂量50 mg/d，服用两周后根据患者的疗效及耐受性可增加至100 mg/d。老年患者无须调整剂量。

14. 托卡朋片　用法及用量：口服。推荐剂量为100 mg，一日3次。作为左旋多巴/卡比多巴治疗的叠加用药。托卡朋片一日口服3次。白天的第一剂应与左旋多巴制剂白天的第一剂同时服用，此后约间隔6和12小时再服药。托卡朋片可与或不与食物同服，它可与左旋多巴/卡比多巴的常释和缓释剂型合用。肝脏在疾病患者禁用，重度肾功能损伤患者慎用。

15. 恩托卡朋片　用法及用量：100～200 mg，最大日剂量不得超过1600 mg。老年患者无须调整剂量。

（三）用药说明及注意事项

2017年NICE指南指出，在对帕金森病患者进行药物治疗之前，应根据下列情况决定药物的使用：

1. 患者的症状、合并症和联合用药的风险。

2. 患者个人的生活方式、偏好、需求和目标。

3. 不同种类药物的潜在获益与风险。并且应该告知患者：所有多巴胺能治疗均可能引起冲动控制障碍，所有的帕金森病治疗用药都可能引起精神症状包括幻觉和妄想，且多巴胺受体激动剂出现上述不良反应的风险更高。另外，对于停用或减用抗帕金森药物，需要注意的是：

（1）为了避免发生急性运动障碍或恶性综合征，不可突然停药，也不能由于吸收不良（如胃肠炎、腹部手术）而突然减量。

（2）由于恶性综合征的风险，不应使用停止抗帕金森药物的方法来减少运动并发症。

五、中医中药治疗处方

（一）辨证论治

1. 风阳内动证

症状：肢体颤动粗大，程度较重，不能自制，眩晕耳鸣，面赤烦躁，易激动，心情紧张时颤动加重，伴有肢体麻木，口苦而干，语言迟缓不清，流涎，尿赤，大便干。舌质红，苔黄，脉弦。

治法：镇肝息风，舒筋止颤。

代表方：天麻钩藤饮合镇肝息风汤加减。

常用中药：天麻、钩藤、石决明、代赭石、生龙骨、生牡蛎、生地黄、白芍、玄参、龟板、天门冬、怀牛膝、杜仲、桑寄生、黄芩、山栀、夜交藤、茯神。

加减：肝火偏盛，焦虑心烦，加龙胆草、夏枯草；痰多者加竹沥、天竺黄以清热化痰；肾阴不足，虚火上扰，眩晕耳鸣者，加知母、黄柏、牡丹皮；心烦失眠，加炒枣仁、柏子仁、丹参养血补心安神；颤动不止，加僵蚕、全蝎，增强息风活络止颤之力。

2. 痰热风动证

症状：头摇不止，肢麻震颤，重则手不能持物，头晕目眩，胸脘痞闷，口苦口黏，甚则口吐痰涎。舌体胖大，有齿痕，舌质红，舌苔黄腻，脉弦滑数。

治法：清热化痰，平肝息风。

代表方：导痰汤合羚角钩藤汤加减。

常用中药：半夏、胆南星、竹茹、川贝母、黄芩、羚羊角、桑叶、钩藤、菊花、生地、生白芍、甘草、橘红、茯苓、枳实。

加减：痰湿内聚，证见胸闷恶心，咯吐痰涎，苔厚腻，脉滑者，加煨皂角、白芥子以燥湿豁痰；震颤较重，加珍珠母、生石决明、全蝎；心烦易怒者，加天竺黄、牡丹皮、郁金；胸闷脘痞，加瓜蒌皮、厚朴、苍术；肌肤麻木不仁，加地龙、丝瓜络、竹沥；神识呆滞，加石菖蒲、远志。

3. 气血亏虚

症状：头摇肢颤，面色㿠白，表情淡漠，神疲乏力，动则气短，心悸健忘，眩晕，纳呆。舌体胖大，舌质淡红，舌苔薄白滑，脉沉濡无力或沉细弱。

治法：益气养血，濡养筋脉。

代表方：人参养荣汤加减。

常用中药：熟地、当归、白芍、人参、白术、黄芪、茯苓、炙甘草、肉桂、天麻、钩藤、珍珠母、五味子、远志。

加减：气虚运化无力，湿聚成痰，应化痰通络止颤，加半夏、白芥子、胆南星；血虚心神失养，心悸，失眠，健忘，加炒枣仁、柏子仁；气虚血滞，肢体颤抖，疼痛麻木，加鸡血藤、丹参、桃仁、红花。

4. 髓海不足证

症状：头摇肢颤，持物不稳，腰膝酸软，失眠心烦，头晕，耳鸣，善忘，老年患者常兼有神呆、痴傻。舌质红，舌苔薄白，或红绛无苔，脉象细数。

治法：填精补髓，育阴息风。

代表方：龟鹿二仙膏合大定风珠加减。

常用中药：龟板、鳖甲、生牡蛎、钩藤、鸡子黄、阿胶、枸杞子、鹿角、熟地、生地、白芍、麦冬、麻仁、人参、山药、茯苓、五味子、甘草。

加减：肝风甚，肢体颤抖、眩晕较著，加天麻、全蝎、石决明；阴虚火旺，兼见五心烦热，躁动失眠，便秘溲赤，加黄柏、知母、丹皮、元参；肢体麻木，拘急强直，加木瓜、僵蚕、地龙，重用白芍、甘草以舒筋缓急。

5. 阳气虚衰证

症状：头摇肢颤，筋脉拘挛，畏寒肢冷，四肢麻木，心悸懒言，动则气短，自汗，小便清长或自遗，大便溏。舌质淡，舌苔薄白，脉沉迟无力。

治法：补肾助阳，温煦筋脉。

代表方：地黄饮子加减。

常用中药：附子、肉桂、巴戟天、山萸肉、熟地黄、党参、白术、茯苓、生姜、白芍、甘草。

加减：大便稀溏者，加干姜、肉豆蔻温中健脾；心悸者加远志、柏子仁养心安神。

（二）秘方验方

肝风内动证

症状：双手震颤，多于静止时出现，紧张时加剧，自主动作减少，动作缓慢，关节硬不适，肢体酸胀无力，情绪急躁，舌质红，苔薄白，脉弦细。

治法：滋肾平肝、镇静安神。

方药：引火汤加减。

熟地黄40 g，盐巴戟天10 g，麦冬15 g，天冬15 g，五味子10 g，茯苓15 g，炒白芍15 g，砂仁10 g，葛根30 g，白术20 g，火麻仁（炒）20 g，龙骨（先煎）40 g，牡蛎（先煎）60 g，炙甘草10 g，7日服1剂，分2次口服。

（三）中成药

1.六味地黄丸　滋养肝肾。适用于肝肾不足，虚风内动者。

2.杞菊地黄丸　滋养肝肾。适用于肝肾不足，虚风内动者。

3.归脾丸　益气补血，健脾养心。适用于气血两虚，虚风内动者。

4.补中益气　补中益气，升阳举陷。适用于气血两虚，虚风内动者。

5.金匮肾气丸　温补肾阳。适用于阴阳两虚证。

6.全天麻胶囊　平肝息风。适用于风阳内动证。

7.血府逐瘀口服液　行气活血。适用于血瘀动风证。

（四）用药说明与注意事项

1. 六味地黄丸　用法用量：每次10 g，每日3次。注意事项：忌不易消化食物。感冒发热患者不宜服用。有高血压、心脏病、肝病、糖尿病、肾病等慢性病严重者应在医师指导下服用。

2. 杞菊地黄丸　用法用量：每次10 g，每日3次。注意事项：忌不易消化食物。感冒发热患者不宜服用。有高血压、心脏病、肝病、糖尿病、肾病等慢性病严重者应在医师指导下服用。

3. 归脾丸　用法用量：每次10 g，每日3次。注意事项：有痰湿、瘀血、外邪者，或热邪内伏、阴虚脉数者忌用。忌生冷食物；忌思虑过度及过劳。

4. 补中益气丸　用法用量：每次10 g，每日3次。注意事项：不适用于恶寒发热表证者，暴饮暴食脘腹胀满实证者。不宜和感冒类药同时服用。高血压患者慎服。服本药时不宜同时服用藜芦或其制剂。宜空腹或饭前服为佳，亦可在进食同时服。服药期间出现头痛、头晕、复视等症，或皮疹、面红者，以及血压有上升趋势，应立即停药。

5. 金匮肾气丸　用法用量：每次10 g，每日3次。注意事项：忌房欲、气恼。忌食生冷物。

6. 全天麻胶囊　用法用量：每次4粒，每日3次。注意事项：忌生冷及油腻难消化的食物。服药期间要保持情绪乐观，切忌生气恼怒。有高血压、心脏病、肝病、糖尿病、肾病等慢性病严重者应在医师指导下服用。年老体弱者应在医师指导下服用。眩晕、头痛症状严重者应及时去医院就诊。

第五节　路易体痴呆

路易体痴呆（demenda of Lewy body，DLB）是一种以波动性认知障碍、持久的注意障碍、视空间障碍以及持续复杂的视幻觉、轻度锥体外系表现为特征，病理上有路易体的变性疾病。

一、临床表现

2005年DLB诊断标准将临床表现分为3类：核心表现、提示性表现和支持性表现。

（一）核心表现

1. 波动性认知功能障碍　早期出现严重的认知功能减退多见于病理上的AD/LB变异型，病理上多伴AD特征。波动性认知功能障碍是早期出现且逐渐进展的症状，严重程度足以影响日常生活和工作，早期发生率约58%，随着病情进展发生率可达75%。波动性表现可在数周内甚至1天内数分钟到数小时有较大变化，异常与正常状态交替出现。患者表现为皮质和皮质下的认知损害，可有注意力、执行能力、视空间功能障碍。与AD相比早期可能保留记忆力。临床上单纯根据认知功能损害特点来鉴别两病非常困难。应仔细询问病史，看护人往往会描述患者白天昏昏欲睡，周期性意识混乱，眼睛经常凝视远方。

2. 视幻觉　DLB的视幻觉生动鲜明并可重复出现，在疾病早期就可出现，并可持续到病程晚期，对于诊断DLB有重要的提示意义。要注意鉴别抗PD药物不良反应造成的幻觉。脑功能成像可显示视皮质血流量和功能异常。观察到颞叶前内侧LB数量增加与视幻觉存在一定联系。视幻觉出现往往预示患者可能对胆碱酯酶抑制药有很好的治疗效果。

3. 锥体外系功能障碍　发生率75%~80%。症状与黑质细胞变性和黑质纹状体多巴胺能投射纤维的减少相关。早期出现严重的锥体外系症状多见于病理上的单纯型（不伴AD的病理表现）。手足和面部运动迟缓、肌张力增高和面具脸是DLB最常见的锥体外系表现。较少出现静止性震颤。锥体外系体征一般与痴呆同时出现，或两者多于1年之内相继出现。与PD相比，DLB一般为两侧同时发病，并且轴性强直和面具脸较PD更严重。

（二）提示性表现

1. 快速动眼睡眠期异常行为　发生于快速动眼睡眠期，以睡眠中肌肉松弛间断缺失为特点，表现为躯体活动和痉挛增多，可有复杂剧烈的肢体或躯干运动如系扣、摆臂，伴梦境回忆，多导睡眠描记图显示睡眠期间颊下或肢体肌张力增高。RBD一般发生于痴呆出现前数年，这也是其他突触共核蛋白病的常见特点。

2. 对神经安定药的敏感性　因神经安定药对D2受体的拮抗阻滞作用，约半数DLB患者会发生锥体外系症状加重，甚至可能危及患者生命。对神经安定药的敏感性损伤不可逆，因此不推荐用于实验性诊断。

3. 多巴胺能转运体的功能成像　DLB患者的多巴胺能转运体功能下降，而AD患者DAT功能正常，可以此鉴别两病。

（三）支持性表现

反复摔倒和晕厥，一过性无法解释的意识丧失，严重自主神经功能障碍，其他形式幻觉，妄想，抑郁，神经影像学显示颞叶内侧结构相对保留，功能神经影像枕叶视皮质功能减低，心脏扫描碘—123间碘苄胍（［I—123］MIBG）摄入减低（该检查可以量化节后心脏交感神经，DLB的心脏节后交感神经减少，而AD并不减少，该检查对于鉴别两病有高度敏感性和特异性）。支持性表现并不具备特异性。

二、诊断标准

（一）临床诊断必备条件

包括进行性认知功能减退，影响社会及工作能力。具有以下3项中2项即可：

1. 波动性认知功能障碍，注意力和警觉障碍波动最明显。

2. 反复发作的视幻觉。

3. 同时或之后发生帕金森综合征。

（二）支持诊断条件

1. 反复跌倒。

2. 晕厥。

3. 短暂意识丧失。

4. 对安定剂敏感。

5. 其他形式的幻觉。

（三）冠状扫描

DLB颞叶萎缩不明显，AD颞叶内侧萎缩，有助于鉴别。DLB早期脑电图多正常，少数背景波幅降低，可见2～4 Hz周期性放电、颞叶α波减少和短暂性慢波。睡眠脑电图出现快速眼动期异常，对诊断有一定价值。

三、西医药物治疗思路、目标、原则与处方

（一）治疗思路、原则与目标

路易体痴呆是一种独立的神经系统变性疾病，其病理改变和临床有特征性表现，CT、MPd对路易体痴呆缺乏特异性，目前诊断路易体痴呆主要依靠临床特征，对诊断明确的路易体痴呆患者应采取有针对性的治疗。

（二）改善认识功能药物治疗处方

主要是治疗运动障碍、精神症状和认知功能障碍。但同时缓解三个主症很难，因为对一个症状的治疗可能导致其他症状加重。要抓住主要矛盾，不能企图将所有症状同时解决，不能过度治疗某一症状。

1. 抗PD药　首选最小有效剂量左旋多巴单药治疗。口服开始一次0.25 g（1片），一日2～4次，饭后服用。以后视患者耐受情况，每隔3～7日增加一次剂量，增加范围为每日0.125～0.75 g（1/2～3片），直至最理想的疗效为止。每日最大量6 g（24片），分4～6次服用。脑炎后及老年患者应酌减剂量。

2. AChE　皮质的胆碱能递质减少与智能减退和视幻觉都有关。目前胆碱酯酶抑制剂是最主要的DLB治疗药物，包括多奈哌齐、利斯的明和加兰他敏等。

（1）多奈哌齐（新第二代胆碱酯酶抑制剂）

1）口服，成年人/老年人：初始治疗用量一日1次，一次1片（以盐酸多奈哌齐计5 mg）。盐酸多奈哌齐应于晚上睡前口服。一日5 mg的剂量应至少维持一个月，以评价早期的临床反应，及达到盐酸多奈哌齐稳态血药浓度。一日5 mg治疗一个月，并做出临床评估后，可以将盐酸多奈哌齐的剂量增加到一日1次，一次2片（以盐酸多奈哌齐计10 mg）。

推荐最大剂量为10 mg。大于一日10 mg的剂量未做过临床试验。停止治疗后，盐酸多奈哌齐的疗效逐渐减退。中止治疗无反跳现象。

2）肝/肾功能不全：对于肾功能及轻至中度肝功能不全者，盐酸多奈哌齐的消除不受影响，故服用方法与正常人相似。

对于轻至中度肝功能不全患者，由于可能的影响，建议根据个体耐受度适当调整剂量。对于严重肝功能不全患者目前尚无资料。

（2）加兰他敏（小剂量对大脑皮层及延髓内的胆碱酯酶有较强的抑制作用，而大剂量的加兰他敏才对丘脑内的乙酰胆碱酯酶活性有抑制作用，另外，它还可以增强动物体内乙酰胆碱的作用以及骨骼肌的收缩。

用法用量：

1）口服，一日2次，建议与早餐及晚餐同服。

起始剂量：推荐剂量为一次4 mg，一日2次，服用4周。治疗过程中保证足够液体摄入。

维持剂量：初始维持剂量为一次8 mg，一日2次，此剂量下，患者至少维持4周。

医师在对患者临床疗效及耐受性进行综合评价后，可以将剂量提高到临床最高推荐剂量，一次12 mg，一日2次。

2）特殊人群剂量：①肝肾功能损害患者用药，中度和重度肝肾功能损害患者可能造成加兰他敏的血药浓度升高。有中度肝功能损害患者在服药的第一个星期应从一次4 mg，一日1次开始，最好在早晨服药。然后加到一次4 mg，一日2次，至少保持4周。这些患者，加兰他敏的维持剂量不应超过一次8 mg，一日2次。②不建议严重肝功能损害的患者使用加兰他敏。③肌酐清除率高于9 mL/min的肾功能损害患者无须进行剂量调整。④肌酐清除率低于9 mL/min的严重肾功能损害患者因为缺乏研究数据，所以不建议使用加兰他敏。

（3）利斯的明：对于一般患者和老年病患者，起始剂量为每次1.5 mg，bid，服药至少2周后，剂量可逐渐增至3 mg，bid（6 mg/d）。最大剂量6 mg，bid（12 mg/d）。缓慢增加剂量有助于将不良反应减至最小，提高耐受性。在早餐和晚餐时随食物服用本品，或将口服液加入一小杯水、果汁、汽水中混匀后服用。若因恶心、呕吐、腹痛、纳差等不良反应而停药，可于几天后从同一剂量或较低剂量重新开始治疗。胶囊或口服液可等同服用。

3. 神经安定药　如果出现幻觉和妄想，要考虑到可能是多巴胺引起的药物不良反应，要首先逐渐减少用药剂量。有研究表明，视幻觉治疗药物包括胆碱酯酶抑制剂与神经安定药。神经安定药用于幻觉和错觉的治疗，其不良反应包括加重强直、运动减少、意识不清和跌倒，多发生在用药早期（2～3周内）。约50%接受神经安定药治疗的患者会出现严重不良反应，且用药前无法预测。

（1）利培酮

1）精神分裂症

由使用其他抗精神病药改用本品者：开始使用时，应渐停原先使用的抗精神病药。若患者原来使用的是长效抗精神病药，则可用本品治疗来替代下一疗程的用药。已用的抗帕金森综合征的药是否需要继续则应定期地进行重新评定。

成人：每日1次或每日2次。起始剂量1 mg，在1周左右的时间内逐渐将剂量加大到每日2～4 mg，第2周内可逐渐加量到每日4～6 mg。此后，可维持此剂量不变，或根据个人情况进一步调整。一般情况下，最适剂量为每日2～6 mg。每日剂量一般不超过10 mg。

2）治疗双相情感障碍的躁狂发作：推荐起始剂量每日1次、每次1～2 mg，剂量可根据个体需要进行调整。剂量增加的幅度为每日1～2 mg，剂量增加至少隔日或间隔更多天数进行。大多数患者的理想剂量为每日2～6 mg，在所有的对症治疗期间，应不断地对是否需要继续使用本品进行评价。

3）肝肾功能损害的患者：肾功能损害患者清除抗精神病药物的能力低于健康成人，肝功能损害患者血浆中游离利培酮的浓度有所增加。无论何种适应证，肾功能损害患者或肝功能损害患者的起始及维持剂量应减半，剂量调整应减缓。此类患者在使用本品时应慎重。

（2）氯硝西泮：成人常用量：开始用每次0.5 mg（1/4片），每日3次，每3天增加0.5～1 mg（1/4片～1/2片），直到发作被控制或出现了不良反应为止。用量应个体化，成人最大量每日不要超过20 mg（10片）。氯硝西泮的疗程应不超过3～6个月。老年人对本品较敏感，用药易产生呼吸困难、低血压、心动过缓甚至心跳停止，应慎用。

（3）奥氮平

1）精神分裂症：奥氮平的建议起始剂量为10 mg/d，每日1次，与进食无关。

在精神分裂症的治疗过程中，可以根据患者的临床状态调整日剂量为5～20 mg/d，建议经过适当的临床评估后，剂量加增加到10 mg/d的常规剂量以上，加药间隔不少于24小时。停用奥氮平时应逐渐减少剂量。

2）躁狂发作：单独用药时起始剂量为每日15 mg，合并治疗时每日10 mg。

预防双相情感障碍复发：

推荐起始剂量为10 mg/d，对于使用奥氮平治疗躁狂发作的患者，预防复发的持续治疗剂量同前。对于新发躁狂、混合发作或抑郁发作，应继续使用奥氮平治疗（需要时剂量适当调整），同时根据临床情况合并辅助药物治疗情感症状。

3）在精神分裂症、躁狂发作和双相情感障碍的预防治疗过程中，可根据个体临床状况不同，在5～20 mg/d的范围内相应调整每日剂量，建议仅在适当的临床再评估后方可使用超过推荐剂量的药物，且加药间隔不少于24小时，奥氮平给药不用考虑进食因素，食物不影响吸收，停用奥氮平时应逐渐减少剂量。

4）肾脏和（或）肝脏功能损害的患者：对这类患者应考虑使用较低的起始剂量（5 mg）。中度肝功能不全（肝硬变、Child-pugh分级为A或B级）的患者初级剂量为5 mg，并应慎重加量。

女性患者与男性相比：

女性患者的起始剂量和剂量范围一般无须调整。

非吸烟患者与吸烟患者相比：

非吸烟患者的初始剂量和剂量范围一般无须调整。

当有不止一个减缓代谢的因素（女性、年老、非吸烟的）出现时，应考虑降低起始剂量，需要增加剂量时也应该保守。

（4）奎硫平

1）第1天开始口服25 mg，每天2次；第2天50 mg，每天2次；第3天100 mg，每天2次；第4天150 mg，每天2次。然后根据效应调整用量，一般剂量范围为每天300～450 mg，2次分服。而有些患者每天口服150 mg已达疗效满意程度，但也有人必须采用最大剂量每天750 mg。

2）年老者、肝肾功能不全者应减量，开始每天25 mg，根据效应逐渐加量25～50 mg。

4.抗抑郁药 目前无关于抗抑郁药疗效的安慰药对照研究。抑郁症状可用选择性5-HT再摄取抑制药如氟西汀、舍曲林和多受体抗抑郁药，禁用三环类抗抑郁药。

（1）氟西汀：抑郁症每天服用20 mg，暴食症建议每天服60 mg，强迫症建议起始剂量为每天早晨20 mg。见效后需长期服用，一日1粒，保持血液浓度的稳定性。持续作用于人脑后，可基本治愈抑郁症，但周期较长。中途不可擅自停药，否则血液浓度达不到一定量，容易复发，且影响后期治疗。

服用稳定后，视自己的病情状况决定何时停药，建议与医生商量。一般停药过程，临床上建议渐减式停药。渐渐改为一周6粒，一段时间后改5粒，后4粒，如此渐减，然后隔日吃，隔数日吃。一定要保持五羟色胺在血液中浓度的稳定，坡式下滑，不可骤然停药。

服用百优解期间，如遇精神刺激而抑郁发作，可在谨慎前提下，少量加药，不超过一日2粒，情绪平复后不再加。加药过程注意控制，不可过长，一般抑郁情绪的发作不会持续很长时间的，加药只是通过增加五羟色胺的浓度来防止精神突然无法控制而自杀。

从第一粒药入口，到完全停药，建议控制在两年时间。视个人情况而定，有些朋友特别严重的，又因为服药不规律反复发作的，要做好长期服药准备。

（2）舍曲林：舍曲林片每日一次口服给药，早或晚服用均可。可与食物同时服用，也可单独服用。

成人剂量：初始治疗：每日服用舍曲林1片（50 mg）。剂量调整：对于每日服用1片（50 mg）疗效不佳而对药物耐受性较好的患者可增加剂量，因舍曲林的消除半衰期为24小时，调整剂量的时间间隔不应短于1周。最大剂量为4片（200 mg）/日。

服药七日内可见疗效。完全起效则需要更长的时间，强迫症的治疗尤其如此。

维持治疗：长期用药应根据疗效调整剂量，并维持最低有效治疗剂量。

5. 睡眠障碍药物：睡眠障碍，尤其是快眼动相睡眠障碍可在睡前谨慎应用小剂量氯硝西泮（0.25～1.00 mg）。

（三）对症治疗处方

包括减少患者发生危险的因素、心理治疗、适度体育锻炼，注意预防继发感染、脱水和代谢紊乱等。

第六节　血管性痴呆

血管性痴呆（vascular dementia，VD）是发生在脑血管病基础上以记忆、认知功能缺损为主，或伴有语言、视觉空间技能及情感或人格障碍的获得性的智能持续性损害。血管性痴呆已成为影响中老年人健康和生活质量的常见病、多发病。

一、临床表现

血管性痴呆系指缺血性、出血性及急慢性缺血缺氧性脑血管疾病引起的脑组织损害基础上，产生的高级神经认知功能障碍为主的一种临床综合征。

VD的病理变化有多种表现，常见病理改变为多发性腔隙性或大面积梗死灶、脑动脉粥样硬化及脑萎缩等，脑组织病变可为弥漫性、局限性或多发腔隙性。

二、诊断标准

（一）血管性痴呆诊断的基础

采用1994年美国精神病学会修订的《精神障碍诊断与统计手册》第4版（DSM—Ⅳ）痴呆诊断标准做出痴呆的诊断。

（二）痴呆程度的确定

采用1975年修订的Folstein等的简易精神状态检查和1993年Morris修订的临床痴呆分级表，做出痴呆程度（轻、中、重）的判定。CDR值为0时无痴呆，0.5为可疑痴呆，1.0为轻度痴呆，2.0中度痴呆，3.0为重度痴呆。

（三）血管性痴呆的诊断

采用瑞士神经科学研究国际协会制定的诊断标准。

1. 临床很可能（probable）血管性痴呆的诊断标准

（1）有痴呆（通过临床和神经心理学检查表明符合痴呆的诊断标准；同时排除了由意识障碍、谵妄、神经症、严重失语及全身性疾病或脑变性疾病所引起的痴呆）。

（2）有脑血管病的证据（临床上有脑血管病所引起的局灶性体征，如偏瘫、中枢性舌瘫、病理征、偏身失认、构音障碍等；CT或MRI检查有脑血管病的病理改变，如大血管梗死、重要部位的单个梗死、多发性脑梗死和腔隙性脑梗死、广泛的脑室周围白质病变及上述病变共存等）。

（3）上述两种损害有明显的因果关系（在明确脑卒中后3个月内出现痴呆；突然出现认知功能衰退，或波动样、阶梯样进行性认知功能损害）。

2. 临床支持很可能血管性痴呆标准

（1）早期出现步态异常（小碎步、慌张步态、失用及共济失调步态等）。

（2）不能用其他原因解释的多次摔倒病史。

（3）早期出现尿急、尿频及其他泌尿系统症状，且不能用泌尿系统疾病来解释。

（4）假性延髓性麻痹。

（5）人格及精神状态改变：意志缺乏、抑郁、情感改变及其他皮质下功能损害，如精神运动迟缓和运动障碍。

3. 血管性痴呆的排除标准

（1）早期发现记忆力损害，且进行性加重，同时伴有其他认知功能障碍，且神经影像学上缺乏相应的病灶。

（2）缺乏局灶性神经系统体征。

（3）CT或MRI检查未显示脑血管病损害。

4. 临床可疑血管性痴呆标准

（1）有痴呆及神经系统局灶性体征，但颅脑影像学检查无肯定的脑血管病变。

（2）痴呆与脑卒中之间缺乏确切的关系。

（3）隐匿起病，认知功能损害呈平台样过程，且有相应的脑血管病证据。

5. 血管性痴呆的确诊标准

（1）符合临床很可能血管性痴呆诊断标准。

（2）脑活检或尸检的病理检查有脑血管病改变。

（3）无病理性神经纤维缠结及老年斑。

（4）无其他可导致痴呆病理改变的病因。

三、西医药物治疗思路、目标、原则与处方

（一）治疗思路、原则、目标

血管性痴呆虽然是一种由各种脑损伤基础上产生的伴有认知障碍的综合征。病因复杂及病理机制不清，随着对药物在血管性痴呆患者中产生作用的不断研究，目前已经有了一定的研究成果，也打破了血管性老年痴呆的传统治疗方案。近年各种药物的联合应用和潜在药物的试用已成为新的趋势，如芳香治疗为我们提供了新的选择。另外，积极控制脑血管疾病的危险因素和有效治疗急性期脑卒中也尤为重要。综合防治将取得更满意的疗效，大大改善了血管性痴呆患者的认知功能障碍，明显提高了部分患者的日常生活自理能力。虽然部分药物被目前实验的局限性限制了其病理机制的发现，但是随着不断的实验研究或进一步的研究，相信会有更多的福音造福于血管性痴呆患者。

（二）选择性胆碱酯酶抑制剂治疗处方

胆碱酯酶抑制剂的药理作用主要是可逆性的抑制乙酰胆碱酯酶（Acetylcholinesterase，AchE）引起的乙酰胆碱水解减少而增加受体部位的乙酰胆碱含量。

1. 多奈哌齐（新第二代胆碱酯酶抑制剂）

（1）口服，成年人/老年人：初始治疗用量一日1次，一次1片（以盐酸多奈哌齐计5 mg）。盐酸多奈哌齐应于晚上睡前口服。一日5 mg的剂量应至少维持1个月，以评价早期的临床反应，及达到盐酸多奈哌齐稳态血药浓度。一日5 mg治疗1个月，并做出临床评估后，可以将盐酸多奈哌齐的剂量增加到一日1次，一次2片（以盐酸多奈哌齐计10 mg）。

推荐最大剂量为10 mg。大于一日10 mg的剂量未做过临床试验。停止治疗后，盐酸多奈哌齐的疗效逐渐减退。中止治疗无反跳现象。

（2）肝/肾功能不全：对于肾功能及轻至中度肝功能不全者，盐酸多奈哌齐的消除不受影响，故服用方法与正常人相似。

对于轻至中度肝功能不全患者，由于可能的影响，建议根据个体耐受度适当调整剂量。对于严重肝功能不全患者目前尚无资料。

2. 加兰他敏　小剂量对大脑皮层及延髓内的胆碱酯酶有较强的抑制作用，而大

剂量的加兰他敏才对丘脑内的乙酰胆碱酯酶活性有抑制作用，另外，它还可以增强动物体内乙酰胆碱的作用以及骨骼肌的收缩。

（1）口服，一日2次，建议与早餐及晚餐同服。

起始剂量：推荐剂量为一次4 mg，一日2次，服用4周。治疗过程中保证足够液体摄入。

维持剂量：初始维持剂量为一次8 mg，一日2次，此剂量下，患者至少维持4周。

医师在对患者临床疗效及耐受性进行综合评价后，可以将剂量提高到临床最高推荐剂量，一次12 mg，一日2次。

（2）特殊人群剂量

1）肝肾功能损害患者用药：中度和重度肝肾功能损害患者可能造成加兰他敏的血药浓度升高。有中度肝功能损害患者在服药的第一个星期应从一次4 mg，一日1次开始，最好在早晨服药。然后加到一次4 mg，一日2次，至少保持4周。这些患者，加兰他敏的维持剂量不应超过一次8 mg，一日2次。

2）不建议严重肝功能损害的患者使用加兰他敏。

3）肌酐清除率高于9 mL/min的肾功能损害患者无须进行剂量调整。

4）肌酐清除率低于9 mL/min的严重肾功能损害患者因为缺乏研究数据，所以不建议使用加兰他敏。

3. 卡巴拉汀（第二代中枢胆碱酯酶抑制药，对大脑皮层和海马的AChE有着选择性抑制作用，而对纹状体和心脏的AchE几乎无影响）

（1）口服，每日2次，与早、晚餐同服。起始剂量：1.5 mg，每日2次。递增剂量：推荐起始剂量为1.5 mg，每日2次；如患者服用至少4周以后对此剂量耐受良好，可将剂量增至3 mg，每日2次；当患者继续服用至少4周以后对此剂量耐受良好，可逐渐增加剂量至4.5 mg，以至6 mg，每日2次。倘若治疗中出现副作用（如恶心、呕吐、腹痛或食欲减退等）或体重下降，应将每日剂量减至患者能够耐受的剂量为止。维持剂量：1.5～6毫克/次，每日2次。获得最佳疗效的患者应维持其最高的且耐受良好的剂量。最高推荐剂量：6毫克/次，每日2次。

（2）肾或肝功能减退患者：肾或肝功能减退患者服药不必调整剂量。

4. 石杉碱甲 口服，一次0.1 mg～0.2 mg（2～4片），一日2次，一日量多不超过9片，或遵医嘱。合并癫病、肾功能不全、机械性肠梗阻、心绞前等患者禁用，心动过缓、支气管哮喘者慎用。

（三）NMDA受体拮抗剂治疗处方

美金刚是一种中等程度亲和力、电压依赖性的非竞争性N-甲基-D-天冬氨酸受体（N-methyl-D-aSpartic acidreceptor，即为NMDA受体）拮抗剂。NMDA受体是一类兴奋性氨基酸离子型谷氨酸受体中的一个亚型。NMDA受体不仅在中枢神经系统发育过程中起着重要的生理作用，如调节神经元树突和轴突结构发育、调节神经元的存活及参与突触可塑性等，并且对神经元回路形成亦起着关键的作用。美金刚作为痴呆患者的一种神经保护剂，其主要是通过阻断谷氨酸的神经毒性的活性，如阻断谷氨酸浓度病理性升高导致的神经元损伤等。

口服，每日最大剂量20 mg。为了减少副作用的发生，在治疗的前3周应按每周递增5 mg剂量的方法逐渐达到维持剂量，具体如下：治疗第1周的剂量为每日5 mg（半片，晨服），第2周每天10 mg（每次半片，每日2次），第3周每天15 mg（早上服1片，下午服半片），第4周开始以后服用推荐的维持剂量每天20 mg（每次1片，每日2次）。

（四）脑循环促进剂治疗处方

1. 麦角碱衍生物（尼麦角林）　口服，勿咀嚼。每日20～60 mg，分2～3次服用。65岁以上患者的推荐剂量为每日20 mg（每次2片，每日1次），老年人无须调整剂量。

2. 盐酸吡硫醇　口服，片剂0.1～0.2克/次，3次/日；糖浆剂，10～20毫升/次，3次/日，老年人无须调整剂量。

（五）钙拮抗剂治疗处方

1. 尼莫地平　第二代钙离子通道拮抗剂的典型代表，其具有很高的嗜脂性，能有效通过血脑屏障，组织钙离子进入细胞内，从而抑制血管平滑肌收缩，缓解脑动脉的痉挛，有效地增加脑血流量，改善脑实质的缺血缺氧，防止脑实质内神经细胞的进一步坏死。口服，每日80～120 mg（4～6片），分3次服用，连服1个月。

2. 氟桂利嗪

（1）起始剂量：对于65岁以下患者开始治疗时可给予每晚2粒，65岁以上患者每晚1粒。如在治疗中出现抑郁、锥体外系反应和其他严重的不良反应，应及时停药。如在治疗2个月后未见明显改善，则可视为患者对本品无反应，可停止用药。

（2）维持治疗：如果疗效满意，患者需维持治疗时，应减至每7天连续给药5天（剂量同上）、停药2天。即使预防性维持治疗的疗效显著，且耐受性良好，在治疗6个月后也应停药观察，只有在复发时才应重新服药。

（六）神经营养因子治疗处方

1. 胞二磷胆碱

（1）口服，每日2次～3次，成人每次100～200 mg（1～2 mL），加入10～20 mL温开水中。

（2）肌内注射，每日1次，每次200～250 mg。

（3）静脉给药，每日1次，每次250～1000 mg，加入葡萄糖溶液中静脉注射或静脉滴注。

2. 奥拉西坦　老年人用药尚不明确。

（1）口服，每次800 mg，每日2～3次，重症每日2～8 g或遵医嘱适当增减。

（2）静注或肌注，每次1 g。

3. 吡拉西坦　老年人用药尚不明确，肝肾功能不全应慎用。

（1）口服，0.8~1.6 g，每天3次，3~6周为一个疗程。症状缓解后改为0.4~0.8 g，每天3次。

（2）肌内注射，每次1 g，一日2~3次。

（3）静脉注射，每次4~6 g，一日2次。

（4）静脉滴注，每次4~8 g，一日1次，用5%或10%葡萄糖注射液或氯化钠注射液稀释至250 mL后使用。

（七）脑活素类治疗处方（脑活素）

口服，每日3次，每次3至4粒。老年人使用期间如出现尿量过多，且2~3天内不能自行缓解者应停药。

四、中医中药治疗处方

（一）辨证论治

1. 辨证要点　辨明虚实与主病之脏腑。本虚者，辨明是气血亏虚，还是阴精衰少；标实者，辨明是痰浊或痰火为病，还是瘀血为患。本虚标实，虚实夹杂者，应分清主次。并注意结合脏腑辨证，详辨主要受病之脏腑。

2. 治疗原则　虚者补之，实者泻之，因而补虚益损，解郁散结是其治疗大法。同时在用药上应重视血肉有情之品的应用，以填精补髓。此外，移情易性，智力和功能训练与锻炼有助于康复与延缓病情。对脾肾不足，髓海空虚之证，宜培补先天、后天，使脑髓得充，化源得滋。凡痰浊、瘀血阻滞者，当化痰活血，配以开窍通络，使气血流通，窍开神醒。

3. 分证论治

（1）髓海不足

症状：智能减退，记忆力和计算力明显减退，头晕耳鸣，懒情思卧，齿枯发焦，腰酸骨软，步行艰难，舌瘦色淡，苔薄白，脉沉细弱。

治法：补肾益髓，填精养神。

方药：七福饮。

方中重用熟地以滋阴补肾，以补先天之本；人参、白术、炙甘草益气健脾，用以强壮后天之本；当归养血补肝；远志、杏仁宣窍化痰。本方填补脑髓之力尚嫌不足，可选加鹿角胶、龟板胶、阿胶、紫河车等血肉有情之晶，以填精补髓。还可以本方制蜜丸或膏滋以图缓治，也可用河车大造丸大补精血。

（2）脾肾两虚

症状：表情呆滞，沉默寡言，记忆减退，失认失算，口齿含糊，词不达意，伴气短懒言，肌肉萎缩，食少纳呆，口涎外溢，腰膝酸软，或四肢不温，腹痛喜按，泄泻，舌质淡白，舌体胖大，苔白，或舌红，苔少或无苔，脉沉细弱。

治法：补肾健脾，益气生精。

方药：还少丹。

方中熟地、枸杞子、山萸肉滋阴补肾；肉苁蓉、巴戟天、小茴香温补肾阳；杜仲、怀牛膝、褚实子补益肝肾；人参、茯苓、山药、大枣益气健脾而补后天；远志、五味子、石菖蒲养心安神开窍。如见气短乏力较著，甚至肌肉萎缩，可配伍紫河车、阿胶、川断、杜仲、鸡血藤、何首乌、黄芪等以益气养血。

若脾肾两虚，偏于阳虚者，出现四肢不温，形寒肢冷，五更泄泻等症，方用金匮肾气丸温补肾阳，再加紫河车、鹿角胶、龟板胶等血肉有情之品，填精补髓。若伴有腰膝酸软，颧红盗汗，耳鸣如蝉，舌瘦质红，少苔，脉弦细数者，是为肝肾阴虚，可用知柏地黄丸滋养肝肾。

（3）痰浊蒙窍

症状：表情呆钝，智力衰退，或哭笑无常，喃喃自语，或终日无语，伴不思饮食，脘腹、胀痛，痞满不适，口多涎沫，头重如裹，舌质淡，苔白腻，脉滑。

治法：健脾化浊，豁痰开窍。

方药：洗心汤。

方中人参、甘草益气；半夏、陈皮健脾化痰；附子协助参、草以助阳气，俾正气健旺则痰浊可除；茯神、酸枣仁宁心安神；石菖蒲芳香开窍；神曲和胃。脾气亏虚明显者，可加党参、茯苓、黄芪、白术、山药、麦芽、砂仁等健脾益气之晶，以截生痰之源。若头重如裹、哭笑无常、喃喃自语、口多涎沫者，痰浊壅塞较著，重用陈皮、半夏，配伍胆南星、莱菔子、佩兰、白豆蔻、全瓜蒌、贝母等豁痰理气之品。若痰郁久化火，蒙蔽清窍，扰动心神，症见心烦躁动，言语颠倒，歌笑不休，甚至反喜污秽等，宜用涤痰汤涤痰开窍，并加黄芩、黄连、竹沥以增强清化热痰之力。

（4）瘀血内阻

症状：表情迟钝，言语不利，善忘，易惊恐，或思维异常，行为古怪，伴肌肤甲错，口干不欲饮，双目暗晦，舌质暗或有瘀点瘀斑，脉细涩。

治法：活血化瘀，开窍醒脑。

方药：通窍活血汤。

方中麝香芳香开窍，并活血散结通络；桃仁、红花、赤芍、川芎活血化瘀；大枣、葱白、生姜散达升腾，使行血之品能上达巅顶，外彻肌肤。常加石菖蒲、郁金开窍醒脑。如久病气血不足，加党参、黄芪、熟地、当归以补益气血。瘀血日久，瘀血不去，新血不生，血虚明显者，可加当归、鸡血藤、三七以养血活血。瘀血日久，郁而化热，症见头痛、呕恶，舌红苔黄等，加丹参、丹皮、夏枯草、竹茹等清热凉血、清肝和胃之品。

（二）秘方验方

1. 刘寿康经验方桃仁复苏汤　桃仁10 g，生大黄10 g，甘草6 g，玄明粉10 g（分冲）桂枝10 g，龙骨（先煎）30 g，牡蛎（先煎）30 g，朱茯神15 g，菖蒲10 g，远志

10 g，蜈蚣2条。

2. 朱良春"健脑散"　红人参15 g，地鳖虫、当归、枸杞各20 g，制马钱子、川芎各15 g，地龙、制乳香、没药、炙全蝎各12 g，紫河车、鸡内金各24 g，血竭、甘草各9 g。

用法：上药研极细末，每早晚各服4.5 g，开水送服，可连续服2～3月。

3. 健脾活血益智汤　磁石30 g，石菖蒲10 g，鹿角霜20 g，肉苁蓉10 g，桃仁10 g，红花12 g，川芎15 g，山药20 g，云茯苓15 g，核桃仁10 g。

用法：水煎服，每日1剂。本方健脾活血，开窍益智。适用于老年痴呆脾虚兼瘀者。

4. 补肾活血化瘀汤　黄芪30 g，熟地15 g，益智仁10 g，地龙12 g，山萸肉10 g，鹿角胶15 g，丹参20 g，白芍15 g，郁金10 g，远志10 g。

用法：水煎服，每日1剂。本方补肾益气、活血、化痰。适用于肾虚精亏、痰瘀、阻窍。

5. 民间验方

（1）何首乌6 g，远志3 g，石菖蒲1.9 g，白茯苓3 g，莲藕6 g，桔梗3 g，鹿角胶6 g。水三碗煎八分，一服药可煎2～3次，温服，忌用糖。如严重的痴呆症，则要每次加"生桃花"60 g，同药一起煎服，效果更佳。

（2）桑椹50 g，粳米250 g，核桃仁30 g，共煮成粥或做成米饭食用，每日1次，久食能健脑。

（3）银耳，黑木耳各10 g，冰糖30 g，先将银耳、木耳用温水发泡，放入碗内，再将冰糖掺入，加水适量，将盛木耳的碗置蒸笼中，蒸1小时，待木耳熟透时即成，吃木耳喝汤，每天1～2次，能滋补肾阳健脑。

本秘方来自《民间偏方秘方（精选）800例》一书，编者江永灿。

（三）中成药

脑活素、脑益康等。

（张萃艺　林华　贺楠）

第十四章 老年骨科疾病合理用药

第一节 骨质疏松症

骨质疏松症（Osteo Porosis，OP）是一种以骨量低下、骨微结构破坏、导致骨脆性增加、易发生骨折为特征的全身性骨病。骨质疏松症是以骨强度下降、骨折风险性增加为特征的骨骼系统疾病，骨强度反映了骨骼的两个主要方面，即骨密度和骨质量。

一、病因病理

该病可发生于不同性别和任何年龄，但多见于绝经后妇女和老年男性。骨质疏松症分为原发性和继发性两大类。原发性骨质疏松症又分为绝经后骨质疏松症（Ⅰ型）、老年性骨质疏松症（Ⅱ型）和特发性骨质疏松（包括青少年型）3种。绝经后骨质疏松一般发生在妇女绝经后5～10年内；老年性骨质疏松症一般指老人70岁后发生的骨质疏松；继发性骨质疏松症指由任何影响骨代谢的疾病或药物所致的骨质疏松症；而特发性骨质疏松主要发生在青少年，病因尚不明。

骨质疏松症是一种与增龄相关的骨骼疾病。目前我国60岁以上人口已超过2.1亿（约占总人口的15.5%），65岁以上人口近1.4亿（约占总人口的10.1%），是世界上老年人口绝对数最大的国家。随着人口老龄化日趋严重，骨质疏松症已成为我国面临的重要公共健康问题。骨质疏松的严重后果是发生骨质疏松性骨折（脆性骨折），即在受到轻微创伤或日常活动中即可发生的骨折。骨质疏松性骨折的危害很大，导致病残率和死亡率的增加。而且，骨质疏松症及骨质疏松性骨折的治疗和护理，需要投入巨大的人力和物力，费用高昂，造成沉重的家庭、社会和经济负担。

中医认为，原发性骨质疏松症是一种涉及多脏腑，由多种因素长期、共同导致的慢性全身性疾病。基于中医"肾藏精""肾主骨"理论，肾精亏虚是本病发生的基本病机，并与中医肝、脾等脏腑功能密切相关，病性有虚有实，然总归于精亏髓减，骨失所养而致。各种原因肾精不足、肾阳亏虚、肝肾阴虚、脾胃虚弱、脾肾阳虚、肾虚血瘀以及血瘀气滞等，均可导致该病的发生与发展。

二、临床表现

骨质疏松症初期通常没有明显的临床表现，因而被称为"寂静的疾病"或"静悄悄的流行病"。但随着病情进展，骨量不断丢失，骨微结构破坏，患者会出现骨痛、脊柱变形、甚至发生骨质疏松性骨折等后果。部分患者可没有临床症状，仅在发生骨质疏松性骨折等严重并发症后才被诊断为骨质疏松症。

（一）疼痛

骨质疏松症患者，可出现腰背疼痛或全身骨痛。疼痛通常在翻身时、坐起时及长时间行走后出现，夜间或负重活动时疼痛加重，并可能伴有肌肉痉挛，甚至活动受限。

（二）脊柱变形

严重骨质疏松症患者，因椎体压缩性骨折，可出现身高变矮或驼背等脊柱畸形。多发性胸椎压缩性骨折可导致胸廓畸形，甚至影响心肺功能；严重的腰椎压缩性骨折可能会导致腹部脏器功能异常，引起便秘、腹痛、腹胀、食欲减低等不适。

（三）骨折

骨质疏松性骨折属于脆性骨折，通常指在日常生活中受到轻微外力时发生的骨折。骨折发生的常见部位为椎体（胸、腰椎），髋部（股骨近端），前臂远端和肱骨近端；其他部位如肋骨、跖骨、腓骨、骨盆等部位亦可发生骨折。骨质疏松性骨折发生后，再骨折的风险显著增加。

（四）对心理状态及生活质量的影响

骨质疏松症及其相关骨折对患者心理状态的危害常被忽略，主要的心理异常包括恐惧、焦虑、抑郁、自信心丧失等。老年患者自主生活能力下降，以及骨折后缺少与外界接触和交流，均会给患者造成巨大的心理负担。应重视和关注骨质疏松症患者的心理异常，并给予必要的治疗。

三、诊断标准

骨质疏松症的诊断主要基于DXA骨密度测量结果和（或）脆性骨折。

（一）基于骨密度测定的诊断

DXA测量的骨密度是目前通用的骨质疏松症诊断指标。对于绝经后女性、50岁及以上男性，建议参照WHO推荐的诊断标准，基于DXA测量结果（表14-1）：骨密度值低于同性别、同种族健康成人的骨峰值1个标准差及以内属正常；降低1~2.5个标准差为骨量低下（或低骨量）；降低等于和超过2.5个标准差为骨质疏松；骨密度降低程度符合骨质疏松诊断标准，同时伴有一处或多处脆性骨折为严重骨质疏松。骨密度通常用T-值（T-Score）表示，T-值=（实测值—同种族同性别正常青年人峰值骨密度）/同种族同性别正常青年人峰值骨密度的标准差。基于DXA测量的中轴骨（腰椎1-4、股骨颈或全髋）骨密度或桡骨远端1/3骨密度对骨质疏松症的诊断标准是T-值≤-2.5。

表14-1　基于DXA测定骨密度分类标准

分类	T-值
正常	T-值≥-1.0

分类	T-值
低骨量	−2.5＜T-值＜−1.0
骨质疏松	T-值≤−2.5
严重骨质疏松	T-值≤−2.5+脆性骨折

T-值=（实测值−同种族同性别正常青年人峰值骨密度）/同种族同性别正常青年人峰值骨密度的标准差；DXA：双能X线吸收检测法

对于儿童、绝经前女性和50岁以下男性，其骨密度水平的判断建议用同种族的Z值表示，Z-值=（骨密度测定值−同种族同性别同龄人骨密度均值）/同种族同性别同龄人骨密度标准差。将Z-值≤−2.0视为"低于同年龄段预期范围"或低骨量。

（二）基于脆性骨折的诊断

脆性骨折是指受到轻微创伤或日常活动中即发生的骨折。如髋部或椎体发生脆性骨折，不依赖于骨密度测定，临床上即可诊断骨质疏松症。而在肱骨近端、骨盆或前臂远端发生的脆性骨折，即使骨密度测定显示低骨量（−2.5＜T-值＜−1.0），也可诊断骨质疏松症。骨质疏松症的诊断标准见表14-2。

表14-2　骨质疏松症诊断标准

骨质疏松症的诊断标准（符合以下三条中之一者）
1.髋部或椎体脆性骨折。
2.DXA测量的中轴骨骨密度或桡骨远端1/3骨密度的T-值≤−2.5。
3.骨密度测量符合低骨量（−2.5＜T-值＜−1.0）+肱骨近端、骨盆或前臂远端脆性骨折。

DXA：双能X线吸收检测法

四、西医药物治疗思路、目标、原则与处方

（一）治疗思路、原则与目标

合理治疗取决于完整的预防和治疗策略，包括基础措施、药物干预及康复治疗。治疗目标包括防止或延缓尚无骨质疏松但具有骨质疏松症危险因素者发展为骨质疏松症并避免发生第一次骨折，以及避免骨质疏松症患者发生骨折和降低再次发生骨折的风险。

具备以下情况之一者，需考虑骨质疏松药物治疗：

1. 确诊骨质疏松症患者（骨密度：T-值≤−2.5），无论是否有过骨折。

2. 骨量低下患者（骨密度：−2.5＜T-值＜−1.0）并存在一项以上骨质疏松危险因素，无论是否有过骨折。

3. 无骨密度测定条件时，具备以下情况之一者，也需考虑药物治疗：

（1）已发生过脆性骨折。

（2）OSTA筛查为"高风险"。

（3）FRAX工具计算出髋部骨折概率≥3%或任何重要的骨质疏松性骨折发生概率≥20%（暂借用国外的治疗阈值，目前还没有中国人的治疗阈值）。

（二）钙剂治疗处方

充足的钙摄入对获得理想骨峰值、减缓骨丢失、改善骨矿化和维护骨骼健康有益。2013版中国居民膳食营养素参考摄入量建议，成人每日钙推荐摄入量为800 mg，50岁及以上人群每日钙推荐摄入量为1000～1200 mg。尽可能通过饮食摄入充足的钙，饮食中钙摄入不足时，可给予钙剂补充。目前上市的钙剂主要包括：

1. 碳酸钙　含钙量40%，即每500 mg中含元素钙200 mg。

2. 氯化钙　含钙量27%。

3. 枸橼酸钙　含钙量13%。

4. 葡萄糖酸钙　含钙量9%。在骨质疏松症的防治中，钙剂应与其他药物联合使用，目前尚无充分证据表明单纯补钙可以替代其他抗骨质疏松药物治疗。

（三）双膦酸盐类药治疗处方

双膦酸盐（bisphosphonates）是焦磷酸盐的稳定类似物，其特征为含有P-C-P基团。是目前临床上应用最为广泛的抗骨质疏松症药物。双膦酸盐与骨骼羟磷灰石的亲和力高，能够特异性结合到骨重建活跃的骨表面，抑制破骨细胞功能，从而抑制骨吸收。不同双膦酸盐抑制骨吸收的效力差别很大，因此临床上不同双膦酸盐药物使用剂量及用法也有所差异。目前用于防治骨质疏松症的双膦酸盐主要包括阿仑膦酸钠、唑来膦酸、利塞膦酸钠、伊班膦酸钠、依替膦酸二钠和氯膦酸二钠等。

1. 阿仑膦酸钠　国家食品药品监督管理总局批准治疗绝经后骨质疏松症和男性骨质疏松症，有些国家还批准治疗糖皮质激素诱发的骨质疏松症。可增加骨质疏松症患者腰椎和髋部骨密度，降低发生椎体、非椎体和髋部骨折的风险。

用法：

（1）阿仑膦酸钠片剂，70毫克/片，口服每次1片，每周1次；10毫克/片，口服每次1片，每日1次。

（2）阿仑膦酸钠肠溶片，70毫克/片，口服每次1片，每周1次；10毫克/片，口服每次1片，每日1次。

（3）阿仑膦酸钠D_3片：阿仑膦酸钠70 mg+维生素D_3 2800 IU或5600 IU的复合片剂，口服每次1片，每周1次。服用方法：空腹服用，用200～300 mL白水送服，服药后30 min内避免平卧，应保持直立体位（站立或坐立）；此期间应避免进食牛奶、果汁等任何食品和药品。胃及十二指肠溃疡、反流性食管炎者慎用。禁忌证：导致食管排空延迟的食管疾病，如食管狭窄或迟缓不能；不能站立或坐直30 min者；对本品任何成分过敏者；肌酐清除率小于35 mL/min者；孕妇和哺乳期妇女。

2. 唑来膦酸　CFDA批准治疗绝经后骨质疏松症，有些国家还批准治疗男性骨质疏松症和糖皮质激素诱发的骨质疏松症。可增加骨质疏松症患者腰椎和髋部骨密度，降低发生椎体、非椎体和髋部骨折的风险。

用法：唑来膦酸静脉注射剂，5毫克/瓶，静脉滴注，每年1次。静脉滴注至少15 min以上，药物使用前应充分水化。

注意事项：低钙血症者慎用，严重维生素D缺乏者需注意补充足量的维生素D；患者在首次输注药物后可能出现一过性发热、肌肉关节疼痛等流感样症状，多数在1～3天内缓解，严重者可予以非甾体类解热镇痛药对症处理；不建议预防性使用。

禁忌证：对本品或其他双膦酸类药物过敏者；肌酐清除率小于35 mL/min者；孕妇及哺乳期妇女。

3. 利塞膦酸钠　CFDA批准治疗绝经后骨质疏松症和糖皮质激素诱发的骨质疏松症，有些国家还批准治疗男性骨质疏松症。可增加骨质疏松症患者腰椎和髋部骨密度，降低发生椎体、非椎体和髋部骨折的风险。

用法：利塞膦酸钠片剂，35毫克/片，口服每次1片，每周1次；5毫克/片，口服每次1片，每日1次。

服用方法：空腹服用，用200～300 mL白水送服，服药后30 min内避免平卧，应保持直立体位（站立或坐立），此期间应避免进食牛奶、果汁等任何食品和药品。胃及十二指肠溃疡、反流性食管炎者慎用。

禁忌证：导致食管排空延迟的食管异物，例如食管狭窄或迟缓不能；不能站立或坐直30 min者；对本品任何成分过敏者；肌酐清除率小于35 mL/min者；孕妇及哺乳期妇女。

4. 伊班膦酸钠　CFDA批准治疗绝经后骨质疏松症。可增加骨质疏松症患者腰椎和髋部骨密度，降低椎体及非椎体骨折的风险。

用法：伊班膦酸钠静脉注射剂，1毫克/安瓿，2 mg静脉滴注，每3个月1次；国外已有伊班膦酸钠口服片剂上市，150毫克/片，每月口服1片。

输注或服用方法：静脉滴注药物前注意充分水化，2 mg加入250 mL0.9%氯化钠溶液静脉滴注2 h以上，嘱患者多喝水；口服片剂应空腹服用，用200～300 mL白水送服，服药后30 min内避免平卧，应保持直立体位（站立或坐立），此期间应避免进食牛奶、果汁等任何食品和药品。

注意事项：低钙血症者慎用，严重维生素D缺乏者需注意补充充足的维生素D；患者在首次输注药物后可能出现发热、肌肉疼痛等流感样症状，多数在1～3天内缓解，严重者可予以非甾体类解热镇痛药对症处理。

禁忌证：肌酐清除率小于35 mL/min或血肌酐＞5 mg/dL（或＞442 μmol/L）者；对本品或其他双膦酸类药物过敏者；孕妇及哺乳期妇女。

5. 依替膦酸二钠　CFDA批准治疗绝经后骨质疏松症和增龄性骨质疏松症。可增加骨质疏松症患者腰椎和髋部骨密度、降低椎体骨折的风险。用法：

（1）依替膦酸二钠片剂，0.2克/片，口服每次1片，每日2次。

（2）依替膦酸二钠胶囊，0.2克/粒，口服每次1粒，每日2次。

服用方法：两餐间服用，本品需间断、周期性服药，即服药两周，停药11周，然后再开始第2周期服药，停药期间可补充钙剂及维生素D；服药2小时内，避免食用高钙食品（如牛奶或奶制品）、含矿物质的维生素、抗酸药。肾功能损害者慎用。

禁忌证：肌酐清除率小于35 mL/min者；骨软化者；对本品或其他双膦酸类药物过敏者；孕妇及哺乳期妇女。

6. 氯膦酸二钠　CFDA批准治疗各种类型骨质疏松症。可增加骨质疏松症患者腰椎和髋部骨密度，降低发生椎体、非椎体骨折的风险。

用法：氯膦酸二钠胶囊，200毫克/粒，口服每次2粒或4粒，每日1或2次。

服用方法：空腹服用，服药1小时内，避免进食牛奶、食物或含钙和其他二价阳离子的药物。

注意事项：肝肾功能损害者慎用。开始治疗时，可能会出现腹泻，该反应通常是轻度的。

禁忌证：肌酐清除率小于35 mL/min者；骨软化者；对本品或其他双膦酸类药物过敏者；孕妇及哺乳期妇女。

（四）降钙素治疗处方

降钙素（calcitonin）是一种钙调节激素，能抑制破骨细胞的生物活性、减少破骨细胞数量，减少骨量丢失并增加骨量。降钙素类药物的另一突出特点是能明显缓解骨痛，对骨质疏松症及其骨折引起的骨痛有效。目前应用于临床的降钙素类制剂有两种：鳗鱼降钙素类似物和鲑降钙素。

1. 依降钙素　CFDA批准治疗骨质疏松症和骨质疏松引起的疼痛等。可增加骨质疏松症患者腰椎和髋部骨密度，降低椎体骨折的风险。

用法：依降钙素注射剂，20 U/支，20 U肌内注射，每周1次；依降钙素注射剂，10 U/支，10 U肌内注射，每周2次。少数患者注射药物后出现面部潮红、恶心等不良反应，偶有过敏现象，可按照药品说明书的要求，确定是否做过敏试验。对本品过敏者禁用。

2. 鲑降钙素　CFDA批准预防因突然制动引起的急性骨丢失和由于骨质溶解、骨质减少引起的骨痛，其他药物治疗无效的骨质疏松症等。可增加骨质疏松症患者腰椎和髋部骨密度，降低椎体及非椎体（不包括髋部）骨折的风险。

用法：鲑降钙素鼻喷剂，2 mL（4400 IU）/瓶，200 IU鼻喷，每日或隔日1次；鲑降钙素注射剂，50 IU/支，50 IU或100 IU皮下或肌内注射，每日1次。少数患者使用药物后出现面部潮红、恶心等不良反应，偶有过敏现象，可按照药品说明书的要求确定是否做过敏试验。对鲑降钙素或本品中任何赋形剂过敏者禁用。

（五）绝经激素治疗处方

绝经激素治疗（menopausal hormone therapy，MHT）类药物能抑制骨转换，减少骨丢失。临床研究已证明MHT包括雌激素补充疗法（estrogen therapy，ET）和雌、孕激素补充疗法（estrogen plus progestogen therapy，EPT），能减少骨丢失，降低骨质疏松性椎体、非椎体及髋部骨折的风险，是防治绝经后骨质疏松症的有效措施，同时具有明显缓解更年期症状的疗效。

适应证：围绝经期和绝经后女性，特别是有绝经相关症状（如潮热、出汗等）、泌尿生殖道萎缩症状，以及希望预防绝经后骨质疏松症的妇女。用法：有口服、经皮和阴道用药多种制剂。药物有结合雌激素、雌二醇、替勃龙等。治疗的方案、剂量、制剂选择及治疗期限等应根据患者个体情况而定。

要严格掌握实施激素治疗的适应证和禁忌证，绝经早期开始用（60岁以前或绝经不到10年）受益更大。使用最低有效剂量，定期进行（每年）安全性评估，特别是乳腺和子宫。雌激素依赖性肿瘤（乳腺癌、子宫内膜癌）、血栓性疾病、不明原因阴道出血及活动性肝病和结缔组织病为绝对禁忌证。子宫肌瘤、子宫内膜异位症、有乳腺癌家族史、胆囊疾病和垂体泌乳素瘤者属酌情慎用。

（六）选择性雌激素受体调节剂类治疗处方

选择性雌激素受体调节剂类（selective estrogen receptor modulators，SERMs），SERMs不是雌激素，而是与雌激素受体结合后，在不同靶组织导致受体空间构象发生不同改变，从而在不同组织发挥类似或拮抗雌激素的不同生物效应。如SERMs制剂雷洛昔芬在骨骼与雌激素受体结合，发挥类雌激素的作用，抑制骨吸收，增加骨密度，降低椎体骨折发生的风险；而在乳腺和子宫则发挥拮抗雌激素的作用，因而不刺激乳腺和子宫，有研究表明其能够降低雌激素受体阳性浸润性乳腺癌的发生率。

雷洛昔芬适用于预防和治疗绝经后骨质疏松症。

用法：雷洛昔芬片剂，60毫克/片，口服每次60 mg，每日1次。注意事项：少数患者服药期间会出现潮热和下肢痉挛症状，潮热症状严重的围绝经期妇女暂时不宜用。

禁忌证：正在或既往患有静脉血栓栓塞性疾病者，包括深静脉血栓、肺栓塞和视网膜静脉血栓者；肝功能减退包括胆汁瘀积，肌酐清除率小于35 mL/min者；难以解释的子宫出血者，以及有子宫内膜癌症状和体征者；对雷洛昔芬或任何赋形剂成分过敏者。

（七）甲状旁腺素类似物治疗处方

甲状旁腺素类似物（parathyroidhormone analogue，PTHa）是当前促骨形成的代表性药物，国内已上市的特立帕肽是重组人甲状旁腺素氨基端1-34活性片段（recombinanthuman parathyroidhormone 1-34，rhPTH1-34）。间断使用小剂量PTHa能刺激成骨细胞活性，促进骨形成，增加骨密度，改善骨质量，降低椎体和非椎体骨折的发生风险。

特立帕肽适用于有骨折高风险的绝经后骨质疏松症的治疗；国外还批准用于男性骨质疏松症和糖皮质激素性骨质疏松症的治疗。

用法：特立帕肽注射制剂，20毫克/次，皮下注射，每日1次。注意事项：少数患者注射特立帕肽后血钙浓度有一过性轻度升高，并在16~24小时内回到基线水平。用药期间应监测血钙水平，防止高钙血症的发生；治疗时间不超过2年。

禁忌证：并发畸形性骨炎、骨骼疾病放射治疗史、肿瘤骨转移及并发高钙血症者；肌酐清除率小于35 mL/min者；小于18岁的青少年和骨骺未闭合的青少年；对本品过敏者。

（八）锶盐治疗处方

锶（strontium）是人体必需的微量元素之一，参与人体多种生理功能和生化效应。锶的化学结构与钙和镁相似，在正常人体软组织、血液、骨骼和牙齿中存在少量的锶。雷奈酸锶是合成锶盐，体外实验和临床研究均证实雷奈酸锶可同时作用于成骨细胞和破骨细胞，具有抑制骨吸收和促进骨形成的双重作用，可降低椎体和非椎体骨折的发生风险。

雷奈酸锶可用于治疗绝经后骨质疏松症。用法：雷奈酸锶干混悬剂，2克/袋，口服每次2 g，睡前服用，最好在进食2 h之后服用。注意事项：不宜与钙和食物同时服用，以免影响药物吸收。

禁忌证：伴有已确诊的缺血性心脏病、外周血管病和（或）脑血管疾病者，或伴有未控制的高血压者；肌酐清除率<30 mL/min的重度肾功能损害者。

（九）活性维生素D及其类似物治疗处方

目前国内上市用于治疗骨质疏松症的活性维生素D及其类似物（vitamind analogue）有1 α羟维生素D_3（α-骨化醇）和1，25双羟维生素D_3（骨化三醇）两种，国外上市的尚有艾迪骨化醇。因不需要肾脏1 α羟化酶羟化就有活性，故得名为活性维生素D及其类似物。活性维生素D及其类似物更适用于老年人、肾功能减退以及1 α羟化酶缺乏或减少的患者。适当剂量的活性维生素D能促进骨形成和矿化，并抑制骨吸收，具有提高骨密度，减少跌倒，降低骨折风险的作用。

1. α-骨化醇　适应证为绝经后及老年性骨质疏松症等。

用法：α-骨化醇胶囊，0.25 μg/粒、0.5 μg/粒或1.0 μg/粒，口服每次0.25～1.0 μg，每日1次。治疗期间应注意监测血钙和尿钙，特别是同时补充钙剂者；肾结石患者慎用。高钙血症者禁用。

2. 骨化三醇　适应证为绝经后及老年性骨质疏松症等。

用法：骨化三醇胶囊，0.25 μg/粒、0.5 μg/粒，口服每次0.25 μg，每日1次或2次或0.5 μg/次，每日1次。治疗期间注意监测血钙和尿钙，特别是同时补充钙剂者；肾结石患者慎用。高钙血症者禁用。

（十）维生素K类（四烯甲萘醌）治疗处方

四烯甲萘醌（menatetrenone）是维生素K_2的一种同型物，是γ-羧化酶的辅酶，在γ-羧基谷氨酸的形成过程中起着重要作用。γ-羧基谷氨酸是骨钙素发挥正常生理功能所必需的，具有提高骨量的作用。

四烯甲萘醌适应证为提高骨质疏松症患者的骨量。可促进骨形成，并有一定抑制骨吸收的作用，能够轻度增加骨质疏松症患者的骨量。

用法：四烯甲萘醌胶囊，15 mg/粒，口服每次15 mg，每日3次。主要不良反应包括胃部不适、腹痛、皮肤瘙痒、水肿和转氨酶轻度升高。服用华法林的患者禁用。

（十一）RANKL抑制剂治疗处方

迪诺塞麦（denosumab）是一种核因子kappa-B受体活化因子配体抑制剂，为特异性RANKL的完全人源化单克隆抗体，能够抑制RANKL与其受体RANK的结合，减少破骨细胞形成、功能和存活，从而降低骨吸收、增加骨量、改善皮质骨或松质骨的强度。

迪诺塞麦可增加骨质疏松症患者腰椎和髋部骨密度，降低椎体、非椎体和髋部骨折风险。用法：迪诺塞麦注射剂，规格60 mg/mL，每半年使用60 mg，皮下注射。注意事项：治疗前必须纠正低钙血症，治疗前后需补充充足的钙剂和维生素D；主要不良反应包括低钙血症、严重感染（膀胱炎、上呼吸道感染、肺炎、皮肤蜂窝组织炎等）、皮疹、皮肤瘙痒、肌肉或骨痛等；长期应用可能会过度抑制骨吸收，而出现下颌骨坏死或非典型性股骨骨折。低钙血症者禁用。

（十二）用药说明与注意事项

1. 临床上抗骨质疏松药物的疗效判断应当包括是否能提高骨量和骨质量，最终降低骨折风险。疗程至少1年，一般使用1～3年，对于曾经发生脆性骨折者，疗程可达3～5年，甚至更长。

2. 关于疗效监测：治疗过程中，应注意观察患者的依从性，良好的依从性有助于提高抗骨质疏松药物降低骨折的疗效。每6～12个月系统地观察中轴骨骨密度的变化，每3～6个月检测骨转换指标。

3. 对于老年骨质疏松症患者，伴骨折高风险人群，建议补充钙剂或维生素作为基础措施之一，与抗骨质疏松药物联合应用，对于肝肾疾病的患者，建议首选活性维生素D，用药期间定期监测血钙、尿钙，推荐双膦酸药物作为骨质疏松治疗药物，老年女性骨质疏松建议雷洛昔芬治疗。

五、中医中药治疗处方

（一）辨证论治

1. 肾阳虚证

辨证要点：腰背冷痛，酸软乏力，驼背弯腰，活动受限，畏寒喜暖，遇冷加重，尤以下肢为甚，小便频多，舌淡苔白，脉弱。

治法：补肾壮阳，强筋健骨。

方药：右归丸加减

熟地黄30 g，制附子10 g（先煎），肉桂5 g，山药15 g，山茱萸10 g，菟丝子10 g，鹿角胶10 g，枸杞子15 g，当归10 g，杜仲10 g。

加减：虚寒证候明显者，可加用仙茅、肉苁蓉、淫羊藿、骨碎补等。

2. 肝肾阴虚证

辨证要点：腰膝酸痛，手足心热，下肢抽筋，驼背弯腰，两目干涩，形体消瘦，眩晕耳鸣，潮热盗汗，失眠多梦，舌红少苔，脉细数。

治法：滋补肝肾，填精壮骨。

方药：六味地黄汤加减。

熟地黄30 g，酒萸肉15 g，牡丹皮10 g，山药15 g，茯苓10 g，泽泻10 g。

加减：阴虚火旺证明显者，可加知母、黄柏；酸痛明显者，可加桑寄生、牛膝等。

3. 脾肾阳虚证

辨证要点：腰膝冷痛，食少便溏，腰膝酸软，双膝行走无力，弯腰驼背，畏寒喜暖，腹胀，面色㿠白，舌淡胖，苔白滑，脉沉迟无力。

治法：补益脾肾，强筋壮骨。

方药：补中益气汤合金匮肾气丸加减。

熟地黄30 g，酒萸肉15 g，牡丹皮10 g，山药15 g，茯苓10 g，泽泻10 g，桂枝10 g，制附子10 g（先煎），黄芪30 g，党参15 g，升麻5 g，柴胡5 g，陈皮10 g，当归10 g，白术10 g，炙甘草5 g。

加减：若畏寒肢冷较甚者，可将桂枝改为肉桂，并加重桂、附之量；夜尿多者，可加巴戟天、益智仁、金樱子、芡实；兼腹痛者，加白芍；兼气滞脘腹痞胀者，加枳壳、木香、砂仁。

4. 肾虚血瘀证

辨证要点：腰脊刺痛，腰膝酸软，下肢痿弱，步履艰难，耳鸣，舌质淡紫，脉细涩。

治法：补肾活血化瘀。

方药：补肾活血方加减。

熟地黄15 g，补骨脂10 g，菟丝子10 g，杜仲10 g，枸杞10 g，当归尾10 g，山萸肉10 g，肉苁蓉10 g，没药5 g，独活10 g，红花5 g。

加减：腰部损伤疼痛者，加怀牛膝、五加皮。

5. 脾胃虚弱证

辨证要点：形体瘦弱，肌软无力，食少纳呆，神疲倦怠，大便溏泄，面色萎黄，舌质淡，苔白，脉细弱。

治法：益气健脾，补益脾胃。

方药：参苓白术散加减。

白扁豆15 g，白术15 g，茯苓15 g，甘草10 g，桔梗10 g，莲子15 g，人参10 g，砂仁5 g，山药15 g，薏苡仁15 g。

加减：兼中焦虚寒而腹痛喜得温按者，加干姜、肉桂；纳差食少者，加炒麦芽、焦山楂、炒神曲。

6. 血瘀气滞证

辨证要点：骨节刺痛，痛有定处，痛处拒按，筋肉挛缩，骨折，多有骨折史，舌质紫暗，有瘀点或瘀斑，脉涩或弦。

治法：理气活血，化瘀止痛。

方药：身痛逐瘀汤加减。

秦艽10 g，川芎10 g，桃仁10 g，红花10 g，甘草5 g，羌活10 g，没药5 g，当归10 g，五灵脂5 g，香附10 g，牛膝10 g，地龙10 g。

加减：骨痛以上肢为主者，加桑枝、姜黄；下肢为甚者，加独活、汉防己、鸡血藤；久病关节变形、痛剧者，加全蝎、蜈蚣。

（二）秘方验方

1. 补肾强督方　熟地，淫羊藿，狗脊，鹿角，炒杜仲，骨碎补，桑寄生，川断，桂枝，知母，防风，炙山甲。功能补肾强督，除湿散寒，祛风活血，强筋壮骨。适用于本病肾阳亏虚证见腰背冷痛，酸软乏力，畏寒喜暖，遇冷加重，尤以下肢为甚，舌淡苔白，脉弱者。

2. 强骨宝　补骨脂，骨碎补，木瓜，当归，川芎，三七，甘草。功能补肾强骨，活血通络。适用于本病肾虚血瘀证见腰脊刺痛，腰膝酸软，下肢痿弱，步履艰难，耳鸣，舌质淡紫，脉细涩者。

（三）中成药

1. 仙灵骨葆胶囊　由淫羊藿、续断、丹参、知母、补骨脂、地黄组成。功能滋补肝肾，接骨续筋，强身健骨。用于骨质疏松和骨质疏松症，骨折，骨关节炎，骨无菌性坏死等。口服，一次3粒，一日2次；4～6周为一疗程。

2. 骨疏康胶囊（颗粒）　由淫羊藿、熟地黄、骨碎补、黄芪、丹参、木耳、黄瓜子组成。功能补肾益气，活血壮骨。用于肾虚兼气血不足所致的原发性骨质疏松症，症见腰背疼痛，腰膝酸软，下肢痿弱，步履艰难，神疲，目眩，舌质偏红或淡，脉平或濡细。骨疏康胶囊，口服，一次4粒，一日2次。骨疏康颗粒，一次10 g，一日2次，饭后开水冲服。

3. 芪骨胶囊　由淫羊藿、制何首乌、黄芪、石斛、肉苁蓉、骨碎补、菊花组成。具有滋养肝肾，强筋健骨的功效。用于女性绝经后骨质疏松症肝肾不足证，症见腰膝酸软无力、腰背疼痛、步履艰难、不能持重。

（四）用药说明与注意事项

1. 中医药防治原发性骨质疏松症的原则是"辨证施治，整体调节，防治结合"，依据原发性骨质疏松症的中医证候遣方用药，达到"改善临床症状，延缓骨量丢失，或增加骨量，降低骨折风险，提高生存质量"的目的。

2. 中医药防治骨质疏松症时，在根据患者病情和证候特点，选择合理的中药处方治疗的同时，可依据骨质疏松症患者的病理特点，分析患者骨质疏松症类型，联合相应的西药治疗。中药可与钙剂、维生素D及其他抗骨质疏松药物同用。

3. 鉴于骨质疏松症发病的特点，决定了防治原发性骨质疏松症需长期服用中药制剂，因此，临床使用中药制剂治疗骨质疏松症时应高度关注药物的安全性问题。

第二节　骨关节炎

骨性关节炎（osteoarthritis，OA）是一种以关节软骨的变性、破坏及骨质增生为特征的慢性关节病。它的主要改变是关节软骨面的退行性变和继发性的骨质增生。主要表现是关节疼痛和活动不灵活，X线表现关节间隙变窄，软骨下骨质致密，骨小梁断裂，有硬化和囊性变。关节边缘有唇样增生。后期骨端变形，关节面凹凸不平。关节内软骨剥落，骨质碎裂进入关节，形成关节内游离体。

一、病因病理

骨关节炎又称退行性关节病，增生性骨关节炎；骨性关节炎又叫退行性关节炎，实际上并非炎症，主要为退行性变，属关节提前老化，特别是关节软骨的老化；骨性关节炎代表着关节的衰老，故称之为老年性关节炎；广义的骨关节炎还包括其他一些无菌性关节炎疾患；骨关节炎为局限性疾患，全身的原因并不重要。

本病的发生可能与以下因素有关：

（一）肥胖

体重的增加和膝骨性关节炎的发病成正比。肥胖亦是病情加重的因素。肥胖者的体重下降则可以减少膝骨性关节炎的发病。

（二）骨密度

当软骨下骨小梁变薄、变僵硬时，其承受压力的耐受性就减少，因此，骨质疏松者出现骨性关节炎的概率就增多。

（三）外伤和力的承受

异常状态下的关节，如髌骨切除术后关节处于不稳定状态，当关节承受肌力不平衡并加上局部压力时，就会出现软骨的退行性变。正常的关节和活动甚至剧烈运动后是不会出现骨性关节炎的。

（四）遗传因素

不同种族的关节受累情况是各不相同的，如髋关节、腕掌关节的骨性关节炎在白种人多见，但在国人中少见，性别也有影响，本病在女性较多见。资料表明患有Heberden结节的妇女，其母亲和姐妹的骨性关节炎发病率远比无此病的家属要高2~3倍。

关节软骨的变形是发生最早、具有特征性的病变。软骨基质内糖蛋白丢失时关节表层的软骨软化，在承受压力的部位出现断裂，使软骨表面呈细丝绒状物。以后软骨逐渐片状脱落而使软骨层变薄甚至消失。软骨下的骨质出现微小的骨折、坏死，关节面及周围的骨质增生构成X线上的骨硬化和骨赘及骨囊性变。关节滑膜可因软骨和骨质破坏，代谢物脱落入关节腔而使腔呈轻度增生性改变，包括滑膜细胞的增生和淋巴细胞的浸润，其程度远不如类风湿关节炎明显。严重的骨性关节炎的关节囊壁有纤维化，周围肌腱亦受损。

二、临床表现

本病起病缓慢。症状多出现在40岁以后，随年龄增长而发病者增多。女性的发病率高于男性。

本病的关节痛有以下特点：多出现在负重关节如膝、髋等；关节痛与活动有关，在休息后痛就缓解；在关节静止久后再活动，局部出现短暂的僵硬感，持续时间不超过30分钟，活动后消失；病情严重者即使在休息时都有关节痛和活动的受限；受累关节往往伴有压痛、骨性肥大、骨性摩擦音，少数患者有畸形。

骨性关节炎的常见部位及其特征如下。同一患者可出现不止一个部位的病变。

（一）手关节

指间关节最常受累，尤其是远端指间关节。肿痛和压痛不太明显亦很少影响关节活动。特征性改变为在指关节背面的内外侧出现骨性增生而形成硬结节，位于远端指肩关节的结节称为Heberden结节，位于近端指肩关节称为Bouchard结节。这种结节发展很慢。只有少数患者最终会出现远指关节的屈曲或外斜畸形。当第一腕掌关节受累而有骨质增生时就形成"方"形手，这种畸形在中国人中少见。

（二）膝关节

膝关节痛是本病患者就医常见的主诉。其早期症状为上下楼梯时的疼痛，尤其是下楼时为甚，呈单侧或双侧交替出现，有时出现关节肿大，多因骨性肥大造成，也可出现关节腔积液。出现滑膜肥厚的很少见。严重者出现膝内翻畸形。

（三）髋关节

表现为大粗隆、臀外侧、腹股沟等部位疼痛，可放射至膝。髋的内旋和伸直活动受限。我国人群中发生髋的骨性关节炎者较白种人为少。

（四）足关节

第一趾关节是病变出现的常见部位。穿紧足鞋和反复外伤是其病因。症状为局部疼痛、骨性肥大和拇外翻。

（五）脊柱

椎体、椎间盘、骨突关节的退行性病变引起颈、腰段椎体的病变。局部出现疼痛、僵硬。少数严重者因椎体缘的唇样增生和骨鹜压迫局部神经根、脊髓或局部血管而出现各种放射性痛或神经系统症状。

三、检查

本病无特异性的实验室检查，但赖此可进一步与其他疾病鉴别。血沉在大部分患者正常，C反应蛋白不增高，类风湿因子阴性。关节液呈黄色或草黄色，黏度正常，凝固试验正常，其白细胞含量低于2×10^9/L，糖含量很少低于血糖水平的50%。

关节的X线检查有助于本病诊断。受累关节在X线上按病情轻重而出现以下改变：

1. 关节间隙变狭。

2. 软骨下骨质硬化。

3. 关节缘有骨赘形成。

4. 软骨下骨质出现囊性变，有极少数患者出现船穿凿样骨改变。

5. 骨变形包括股骨头呈扁平样改变和（或）关节半脱位。应该指出，不少具有上述X线影响变化者并无本病的临床症状。

四、诊断要点

骨性关节炎分类标准如下：

（一）手关节标准

有手关节痛或僵硬，伴以下四条中至少三条者。

1. 双手第2、3指的远指和近指关节和第一腕掌关节，此103关节中有2个或更多的关节呈硬组织的肥大。

2. 有至少2个远指关节呈硬组织的肥大。

3. 掌指关节受累（肿胀）少于3个。

4. 上述10个关节中至少有1个出现畸形。

（二）膝关节标准

有膝痛及该膝X相示有骨赘，伴有下述任一条者。

1. 年龄＞50岁。

2. 受累膝僵硬＜30 min。

3. 有骨摩擦音。

（三）髋关节标准

髋痛同时有以下三条中至少两条者。

1. 血沉＜20 mm/h。

2. X线示股骨或股骨头有骨赘。

3. X线示至少有关节腔狭窄。

五、鉴别诊断

骨性关节炎宜与下述疾病鉴别：

（一）类风湿关节炎

两者都累积指关节、膝关节等，然而类风湿以近指关节和掌指关节的病变为突出，且关节肿痛、滑膜炎症远较骨性关节炎明显，很少出现Heberden结节，且类风湿因子阳性，血沉增快。

（二）银屑病关节炎

易累及远指关节但X线表现与骨性关节炎不同。患者皮肤有银屑病皮疹。

（三）假性痛风

为焦磷酸钙晶体沉着于关节软骨、滑膜、包膜、韧带而引起局部关节（其中以膝受累多见）的肿痛，X线表示关节软骨面有钙化线，关节液中可找到焦磷酸钙的结晶。后两者可与骨性关节鉴别。

（四）其他

根据患者年龄、临床表现、X线特点而将本病与髋关节结核、无菌性骨坏死鉴别。

六、西医药物治疗思路、目标、原则与处方

（一）非药物治疗

包括患者的健康教育、自我训练、控制体重、局部保暖、关节活动度训练、肌力训练、助行工具的使用、膝内翻的楔行鞋垫、职业治疗及关节保护、日常生活的辅助设施等等。相当一部分患者通过以上治疗可以减轻症状，恢复正常生活和工作。

（二）药物治疗

1. 透明质酸钠　为关节腔滑液的主要成分，为软骨基质的成分之一，在关节起到润滑作用，减少组织间的摩擦，向关节腔内注入后可明显改善滑液组织的炎症反应，增强关节液的黏稠性和润滑功能，保护关节软骨，促进关节软骨的愈合与再生，缓解疼痛，增加关节的活动度。关节腔内注射；一次2 mL，一周1次，5周为一疗程；建议1~2次/年。

2. 氨基葡萄糖　为构成关节软骨基质中聚氨基葡萄糖和蛋白多糖的最重要的单糖，正常人可通过葡萄糖的氨基化来合成GS，但在骨关节炎者的软骨细胞内GS合成受阻或不足，导致软骨基质软化并失去弹性，胶原纤维结构破坏，软骨表面腔隙增多使骨骼磨损及破坏。氨基葡萄糖可阻断骨关节炎的发病机制，促使软骨细胞合成具有正常结构的蛋白多糖，并抑制损伤组织和软骨的酶（如胶原酶、磷脂酶A2）的产生，减少软骨细胞的损坏，改善关节活动，缓解关节疼痛，延缓骨关节炎症病程。

（1）硫酸氨基葡萄糖片：口服，最好在进餐时服用，一次1~2片，一日3次；建议连续服用12周，间隔2周重复治疗，每年重复治疗2~4次。

（2）盐酸氨基葡萄糖胶囊：口服，一次1粒，一日2次，吃饭时或饭后服用；建议连续服用12周，间隔2周重复治疗，每年重复治疗2~4次。

3. 非甾体镇痛抗炎药

（1）塞来昔布胶囊：本品缓解骨关节炎的症状和体征推荐剂量为200 mg，每日一次口服或100 mg，每日两次，口服。

（2）艾瑞昔布片：餐后用药，口服，成人常用剂量为每次0.1 g（1片），每日

2次，疗程8周；多疗程累积用药时间暂限定在24周内（含24周）。

（3）醋氯酚酸肠溶片：口服，用至少半杯水送下，可与食物同服；成人每日2次，每次1片（0.1 g）或遵医嘱；肝功能不全患者：具有轻、中度肝功能不全的患者应减少醋氯芬酸用药剂量，推荐初始剂量为每天1片（0.1 g）；肾功能不全患者：轻、中度肾功能不全患者无须调整剂量，但应慎用。

（4）洛索洛芬钠片：饭后口服，慢性炎症疼痛：成人每次60 mg（1片），每日3次；急性炎症疼痛：顿服60～120 mg（1～2片）；可根据年龄、症状适当增减，一日最大剂量不超过180 mg（3片）。

（5）布洛芬缓释胶囊：口服，成人一次1粒，一日2次（早晚各一次）。

（6）氟比洛芬巴布膏：一日2次，贴于患处。

（7）洛索洛芬钠贴剂：一日1次，贴于患处。

此类药物的口服剂型，在老年人中运用时，应做好胃肠功能及肾功能评估，根据评估结果做药量调整，尽量避免长时间大剂量用药。

（三）中医中药治疗处方

骨性关节炎属中医学"骨痹""膝痹"范畴。中医对于关节炎病因病机的阐述最早见于《内经》，《素问·痹论》指出"风、寒、湿三气杂至，合而为痹，其风气胜者为行痹，寒气胜者为痛痹，湿气胜者为著痹也""所谓痹者，各以其时重感于风寒湿者也"。除此之外，《素问·痹论》还认为"所谓饮食居处，为其病本"，痹病的产生又与饮食和生活环境有关。而在《素问·评热病论》中曰："风雨寒热，不得虚，不能独伤人""不与风寒湿气合，故不为痹"。可见古人对于关节炎的发病既看到了其外部因素，同时也意识到了它的内因，概括地说，风、寒、湿、热邪是关节炎发生发展的外部条件，而诸虚内存，正气不足才是其发病的内在原因。

1. 辨证论治

（1）风寒湿痹证

辨证要点：肢体关节酸楚疼痛、痛处固定，有如刀割或有明显重着感或患处表现肿胀感，关节活动欠灵活，畏风寒，得热则舒。舌质淡，苔白腻，脉紧或濡。

治则：祛风散寒，除湿止痛。

方药：防己黄芪汤合防风汤加减。防己12 g，黄芪15 g，羌活10 g，独活10 g，桂枝9 g，秦艽15 g，当归10 g，川芎10 g，透骨草9 g，寻骨风9 g，追地风15 g，伸筋草15 g，川牛膝9 g。

加减：若疼痛剧烈，寒邪较胜者，加制川乌9 g、细辛6 g；若湿邪偏盛者，可以加薏仁30 g，苍术9 g。

（2）风湿热痹证

辨证要点：起病较急，以病变关节红肿、灼热、疼痛，甚至痛不可触，得冷则舒为特征；可伴有全身发热，或皮肤红斑、硬结。舌质红，苔黄，脉滑数。

治则：清热疏风，除湿止痛。

方药：大秦艽汤加减。秦艽18 g，当归12 g，羌活9 g，防风9 g，白芷9 g，川芎12 g，白芍12 g，独活12 g，黄芩9 g，透骨草9 g，伸筋草9 g，白术9 g，细辛3 g，生薏仁30 g。

加减：热邪偏重加黄芩12 g、泽泻9 g；湿邪偏盛者，加茯苓9 g、防己9 g、车前子9 g；湿热伤阴加女贞子9 g、旱莲草9 g。

（3）瘀血痹阻证

辨证要点：肢体关节刺痛，痛处固定，局部有僵硬感，或麻木不仁。舌质紫暗，苔白而干涩，脉弦涩。

治则：活血化瘀，舒筋止痛。

方药：身痛逐瘀汤加减。桃仁9 g，红花9 g，当归9 g，五灵脂6 g，地龙6 g，川芎9 g，没药9 g，香附6 g，羌活6 g，秦艽9 g，牛膝10 g，莪术10 g，透骨草9 g。

加减：疼痛较剧者加桂枝9 g、片姜黄9 g；活动不利加鸡血藤15 g、伸筋草20 g。

（4）肝肾亏虚证

辨证要点：膝关节隐隐作痛，腰膝酸软无力，酸困疼痛，遇劳更甚。舌质红、少苔，脉沉细无力。

治则：滋补肝肾，强壮筋骨。

方药：熟地10 g，仙灵脾9 g，骨碎补9 g，菟丝子9 g，泽泻9 g，川牛膝10 g，炒莱菔子6 g，秦艽10 g，白芍10 g，鸡血藤15 g，鹿含草15 g，地龙9 g。

2. 中成药

（1）正清风痛宁缓释片

1）主要功效：祛风除湿，活血通络，利水消肿。

2）适用病症：用于风湿与类风湿性关节炎属风寒湿痹证者，症见：肌肉酸痛，关节肿胀，疼痛，屈伸不利，麻木僵硬等。

3）主要成分：盐酸青藤碱。

4）用法用量：口服，用于风湿与类风湿性关节炎属风寒湿痹证者：一次1片，一日2次，2个月为一疗程。

5）不良反应：皮肤潮红，灼热，瘙痒，皮疹；偶见胃肠不适，恶心，食欲减退，头昏，头痛，多汗；少数患者发生白细胞减少和血小板减少；罕见嗜睡。

6）禁忌证：孕妇或哺乳期妇女忌用；有哮喘病史及对青藤碱过敏者禁用。

7）注意事项：定期复查血常规（建议每月检查一次），并注意观察血糖和胆固醇；如出现皮疹或少数患者发生白细胞减少等副作用时，停药即可消失；应在医生指导下使用。

（2）通络开痹片

1）主要功效：祛风通络，活血散结。

2）适用病症：用于寒热错杂瘀血阻络所致的关节疼痛、肿胀；类风湿性关节炎具上述证候者。

3）主要成分：马钱子粉、川牛膝、当归、全蝎、红花、木瓜、荆芥、防风。

4）用法用量：晚饭后服；一次3片，一日1次；60天为一疗程，或遵医嘱。

5）不良反应：个别患者发生头晕、舌、唇麻，口干，胃部不适，便秘肌肉抽动，阳强，皮疹，全身发紧。

6）禁忌证：孕妇禁用。

7）注意事项：本品含毒性药，需在医生指导下使用；不可超量服用；连续使用不得超过60天，发生不良反应立即停药；运动员慎用。老年人在使用过程中，应做好肝肾功能观察。

（3）消痛贴膏

1）主要功效：活血化瘀，消肿止痛。

2）适用病症：用于急慢性扭挫伤、跌打瘀痛、骨质增生、风湿及类风湿疼痛；亦适用于落枕、肩周炎、腰肌劳损和陈旧性伤痛等。

3）主要成分：本品系藏族验方，国家保密；由独一味、姜黄等药味加工而成。

4）用法用量：外用；将小袋内润湿剂均匀涂于药芯表面，润湿后直接敷于患处或穴位；每贴敷24小时。

5）不良反应：过敏型体质患者可能有胶布过敏或药物接触性瘙痒反应，甚至出现红肿、水泡等。

6）禁忌证：孕妇慎用，开放性创伤忌用。

7）注意事项：皮肤破伤处不宜使用；皮肤过敏者停用；孕妇慎用；小儿、年老患者应在医师指导下使用；对本品过敏者禁用，过敏体质者慎用。

（4）复方南星止痛膏

1）主要功效：散寒除湿，活血止痛。

2）适用病症：用于寒湿瘀阻所致的关节疼痛，肿胀，活动不利，遇寒加重。

3）主要成分：生天南星、生川乌、丁香、肉桂、白芷、细辛、川芎、徐长卿、乳香（制）、没药（制）、樟脑、冰片，辅料为松香、石蜡、凡士林、液体石蜡、水杨酸甲酯。

4）用法用量：外贴；选最痛部位，最多贴3个部位，贴24小时，隔日1次，共贴3次。

5）不良反应：个别患者贴药处局部皮肤发红发痒，起小水泡。

6）禁忌证：皮肤病者、孕妇禁用。

7）注意事项：本品为外用药，禁止内服；忌食生冷、油腻食物；皮肤破溃或感染处禁用；有出血倾向者慎用；经期及哺乳期妇女慎用；儿童、年老体弱者应在医师指导下使用；本品含有毒性成分，不宜长期或大面积使用，用药后皮肤过敏（皮肤瘙痒明显）者应及时自行揭除、停止使用，症状严重者应去医院就诊；用药3天症状无缓解，应去医院就诊；对本品过敏者禁用，过敏体质者慎用。老年人皮肤，对外界环境的适应能力下降，使用过程中应做好皮肤情况观察，可适当减少敷贴时间。

第三节　腰椎管狭窄症

腰椎管狭窄症是指因原发或继发因素造成椎管结构异常，椎管腔内变窄，出现以间歇性跛行为主要特征的腰腿痛。

腰椎管狭窄症是由于黄韧带肥厚增生、小关节增生内聚、椎间盘膨隆突出、骨性退变导致的腰椎中央管、神经根管或侧隐窝狭窄引起其中内容物——马尾、神经根受压而出现相应的神经功能障碍。在临床上，腰椎管狭窄症是引起腰痛或腰腿痛最常见的疾病之一。其主要临床特点是神经性间歇性跛行，以及臀部、大腿、小腿的无力和不适，在行走或后伸后加重，另一临床特点是鞍区（会阴部）感觉异常和大小便功能异常。

一、病因病理

从现代医学的角度来看，腰椎管狭窄的常见病因有以下几类：

（一）发育性腰椎管狭窄

这种椎管狭窄是由先天性发育异常所致。

（二）退变性腰椎管狭窄

主要是由于脊柱发生退行性病变所引起。

（三）脊柱滑脱性腰椎管狭窄

由于腰椎峡部不连或退变而发生脊椎滑脱时，因上下椎管前后移位，使椎管进一步变窄，同时脊椎滑脱，可促进退行性变，更加重椎管狭窄。

（四）外伤性椎管狭窄

脊柱受外伤时，特别是外伤较重引起脊柱骨折或脱位时常引起椎管狭窄。

（五）医源性椎管狭窄

除因为手术操作失误外，多由于脊柱融合术后引起棘间韧带和黄韧带肥厚或植骨部椎板增厚，尤其是后路椎板减压后再于局部行植骨融合术，其结果使椎管变窄压迫马尾或神经根，引起腰椎管狭窄症。

（六）腰椎部的各种炎症

包括特异性或非特异性炎症，椎管内或管壁上的新生物等均可引起椎管狭窄。各种畸形如老年性驼背、脊柱侧弯、强直性脊柱炎、氟骨症、Paget氏病及椎节松动均可引起椎管狭窄症。

二、临床表现

本病好发于40岁以上中年人、老年人，男性多于女性，起病缓慢。主要临床表现为腰腿痛及间歇性跛行，可在外伤后出现症状或加重症状。

（一）腰腿痛

发育性腰椎管狭窄患者多数有腰痛及腹股沟和股部的疼痛，而继发性腰椎管狭窄者几乎皆有反复发作的下肢疼痛，并且往往伴有单侧或双侧的大腿外侧、后侧臀部的放射性疼痛、感觉异常。常在行走或站立时症状加重，下蹲或平卧时症状减轻或消失。

（二）下腰痛

特点是前屈腰部时不受任何影响，而后伸时疼痛加重，这是因为腰椎过伸时椎间隙前部增宽，后部变窄，使椎间盘及纤维环向椎管腔内突出，同时黄韧带也随着松弛增厚，形成褶皱，使椎间孔变窄小，致椎管容积进一步减小变窄，压迫或刺激神经根与马尾神经而出现疼痛。

（三）间歇性跛行

间歇性跛行是腰椎管狭窄症的另一主要症状，多见于中央型椎管狭窄或重症患者。有人观察过，105例腰椎骨狭窄症中就有98例出现间歇性跛行，以多椎段的腰椎管狭窄多见。

并呈进行性发展。具体表现为患者步行约一二百米后，或站立约数分钟或十多分钟即感到一侧或两侧小腿和足部出现疼痛、麻木、酸胀和无力，以致不能继续行走，必须蹲下或弯腰休息片刻后方可再走。但走不久又出现疼痛，这种走走停停的现象即是间歇性跛行。对本病的诊断具有重要意义。有人曾将本病的间歇性跛行分为位置性跛行和缺血性跛行两类。

（四）位置性跛行

占多数。步行或较久站立后出现间歇性跛行，蹲下或弯腰后症状缓解，所以这类患者常弯腰行走。另外伸腰、仰卧、俯卧均可加重疼痛，侧卧屈膝可缓解疼痛。此类间歇性跛行主要是由黄韧带向椎管腔内隆突压迫马尾神经所致。

（五）缺血性跛行

占少数。在行走或活动下肢后出现肌肉痉挛性疼痛，在停止活动后疼痛即可消失。这种痉挛性疼痛多发生在小腿时外侧肌群。

（六）大小便障碍

少数病例可伴有大小便障碍。

（七）神经体征

腰椎管狭窄症因椎管腔的减小是缓慢发生的，神经组织可逐渐适应其狭窄的改变，所以多数患者仅有轻微的体征。如令患者疾步快走后可见有趾屈肌无力，踝反射减低或消失，下肢小腿外侧和足部的根性分布痛觉减低，直腿抬高试验少数为阳性。发育性腰椎管狭窄者多数腰椎前凸消失，少数有侧弯，脊柱活动除后伸受限外多无其他异常。

（八）狭窄症

多见于腰椎5与骶椎1之间，偶尔发生于腰椎4、5和腰椎3、4之间，凡是组成神经根管的每一结构发生异常改变，如椎间隙的狭窄、关节突关节先天性肥大、黄韧带增厚等均可引起神经根管狭窄症。其临床表现主要为下腰痛，约半数患者伴有一侧或两侧的臀部放射性疼痛或感觉异常。少数患者在行走后小腿疼痛加重，腰部压痛明显，直腿抬高试验皆为阳性。

腰椎管狭窄症之所以出现间歇性跛行，多数学者认为是站立或行走活动增加了神经根对血液供应的需要，而腰椎前凸的增大常使椎管进一步狭窄，减少了血液的供应，并影响了静脉的回流，最终加剧了神经根的缺血状态，所以出现神经源性间歇性跛行。它与血管源性间歇性跛行的不同处在于下肢周围血液循环始终正常，足背动脉搏动良好，而且常伴有下摆痛症状。

临床观察证明腰椎管狭窄的时间越长，范围越广，愈容易出现间歇性跛行这一症状，约有56%～85%发育性腰椎管狭窄症患者出现双下肢间歇性跛行。而退行性腰椎管狭窄症患者常为单侧下肢间歇性跛行。据R.Porter观察多椎段的中央管狭窄常导致双下肢间歇性跛行，而单一椎段中央管狭窄或单侧神经根管狭窄只能引起单侧下肢间歇性跛行。

三、辅助检查

（一）X线片

X线片测量可测量椎管横径（平片上双侧椎弓根内缘之间距）、矢状径（椎体后缘至椎板与棘突交界处的距离）和脊椎指数（椎体横、矢径乘积与椎管横、矢径乘积之比），横径<15～18 mm，矢径<13 mm提示存在椎管狭窄，矢径<10 mm为绝对狭窄。其中椎管矢状径减小或椎弓根变短是有意义的特征性表现。由于X线测量骨性标志重叠、测量点选取困难、准确性差，而且难以了解神经根管骨性侧隐窝的状况，也无法显示软组织的病理改变，因此常影响其诊断价值。

（二）椎管造影

腰椎管狭窄椎管造影可出现蜂腰型（双侧）、弧形（单侧）、半球形或类"7"字形；完全梗阻时节段性充盈缺损影柱呈"梳齿状"。正位片还可以显示硬膜囊无受压而神经根袖消失（残根型）。侧位像表现为囊前、后缘呈波浪形甚至连珠状改变，硬膜囊矢径值<8 mm即可诊断椎管狭窄。双斜位片主要显示双侧神经根在椎间孔处受压，显影消失。伸屈动力位造影片可以显示由于黄韧带内褶产生的动态椎管狭窄。根据脊髓造影硬膜囊、神经根受压变形的形态学特点，分为不同的狭窄类型。

为明确神经根管狭窄部位、程度，症状产生的"责任"神经根，有时需进行选择性神经根造影，可出现不同的病理形态学类型。

（三）CT扫描

CT扫描软组织窗（W<800）椎管矢、横径分别<11.5 mm和16.5 mm，或骨窗分

别<13 mm和17 mm时，为中央椎管狭窄；当矢、横径分别<8 mm和11.5 mm或9.5 mm和13 mm时则为绝对狭窄。黄韧带厚度>3.5 mm，可成为导致硬膜囊矢径变小的重要因素。侧隐窝前后径>5 mm者为正常，4 mm为临界状态，<3 mm为狭窄。但这是纯骨性标志的距离，因为软组织因素未能考虑进去，故当患者表现有根性受累的临床表现，侧隐窝>5 mm时，应注意其上椎间层面椎管前外侧角之盘黄间隙，由软性组织退行性改变导致其间隙狭窄挤压神经根的可能性，此种狭窄多为动态狭窄，临床上有随体位改变的特点。总之，在CT横断面扫描图片可以直观地了解椎管狭窄的原因和致压物性质，包括发育性狭窄、退变性狭窄、合并椎间盘突出等，对手术方案的制定特别是确定减压范围有指导意义。

CTM可清晰显示出硬膜囊和神经根受压程度及其与致压物的关系、致压物的性质为骨性或非骨性，帮助鉴别椎管内肿瘤、神经周围囊肿或憩室、神经根水肿及畸形等易被误诊为椎管狭窄症的病变。

（四）MRI

MRI当前作为筛选下腰痛或坐骨神经痛患者的检查方法，对腰椎和胸椎的检查，MRI已经取代CT脊髓造影，因为它是非侵入性的，而且花费较少。MRI能够很好地评估椎间盘、神经根、后纵韧带及椎间孔的情况。除此之外，通过MRI还可以得到极其清晰的脊髓形状，提示脊髓的受压变形情况。在许多情况下，CT常规扫描的腰椎节段是腰3-腰4，腰4-腰5，腰5-骶1，而其余的腰椎节段由于发病率相对较低，并不纳入常规，往往导致高位腰椎退变性疾病的漏诊，由于MRI较易获得脊柱的整体图像，对于病变节段不明确的腰腿痛患者，医生往往首先让其进行MRI检查，在确定病变部位之后再加做CT检查，便于降低漏诊率。主要的缺点是带有心脏起搏器者、做过动脉瘤手术后有动脉夹者和体内有各种金属植入物的患者检查时要谨慎，此外由于MRI检查时间较长，幽闭恐惧症的患者应事先进行药物准备。

（五）肌电图

在腰椎管狭窄病例中，肌电图主要通过检查双下肢肌肉的兴奋性来反应相映神经根的状态；并根据异常电活动的分布范围来判断神经根受压的节段。但与CT和MRI相比，肌电图并不是首选的检查手段，可用于辅助诊断和判断神经根的受压情况，同时也可以用来作为判断治疗后神经根恢复情况的指标之一。

四、诊断要点

腰椎椎管狭窄症常见于中年以上，男多于女，患者主要症状是长期反复的腰腿痛和间歇性跛行。疼痛性质为酸痛或灼痛，有的可放射到大腿外侧或前方等处，多为双侧，可左、右腿交替出现症状。当站立和行走时，出现腰腿痛或麻木无力，疼痛和跛行逐渐加重，甚至不能继续行走，休息后症状好转，骑自行车无妨碍。病情严重者，可引起尿急或排尿困难。部分患者可出现下肢肌肉萎缩，以胫前肌及伸肌最明显，肢体痛觉减退，膝或跟腱反射迟钝，直腿抬高试验阳性。但也有部分患者主诉多，没有任何阳性体征。

拍摄腰椎正、侧、斜位X线片，有助于诊断，常在腰4-腰5，腰5-骶1之间可见椎间隙狭窄、骨质增生、椎体滑脱、腰骶角增大、小关节突肥大等改变。椎管内造影、CT、MRI检查，可帮助明确诊断。

五、鉴别诊断

（一）血管源性跛行

这些患者间歇性跛行的症状和腰椎管狭窄症非常相似，常常导致误诊。血管源性跛行患者症状不受姿势影响，典型症状的患者甚至无法耐受行走或骑车，通常一侧下肢的症状更加严重，有时候会伴有一侧下肢发凉的症状，体格检查会发现股动脉血管杂音或者外周动脉搏动减弱，血管超声或其他血管检查可以发现异常。有时候两种疾病的鉴别很困难，特别是二者并存的时候，需要请血管外科医生会诊。

（二）其他腰椎退变性疾病

很多患者常常合并腰椎间盘突出、腰椎滑脱、腰椎不稳等病变，都表现为腰腿痛，但各有特点，除了从症状上区别外，更主要的是从影像学上鉴别，以免遗漏。

（三）炎症性病变

脊柱结核、强直性脊柱炎、类风湿性关节炎等也会引起腰腿痛，如果发现症状不是典型的腰椎管狭窄症状，需要进一步的影像学检查甚至抽血化验来鉴别。

（四）肿瘤性病变

肿瘤的早期可以没有任何症状。当肿瘤突破椎体侵犯和压迫邻近的软组织、神经和脊髓，椎体病理性骨折，以及脊柱的稳定性受到影响时，就会出现以腰背痛，腿痛为主的症状。肿瘤引起的腰痛常常异常剧烈，难以忍受，卧床休息和改变体位常常不能缓解，逐步加重，尤其在夜间更加疼痛，难以入睡。肿瘤还有原发肿瘤的症状或手术史，伴有全身消瘦，体重短期内明显下降，食欲差，疲乏等全身表现。通过X线，CT，MRI，同位素骨扫描等明确椎体骨质破坏的形态、部位等，多数患者就可明确诊断。

（五）脊柱骨折

以前有过脊柱骨折病史或者近期有外伤史的患者，特别是绝经后女性，轻微外伤即可发生骨折，出现腰腿痛需警惕出现骨折后遗症或者发生了新鲜骨折。

六、西医药物治疗思路、目标、原则与处方

腰椎管狭窄是导致慢性腰腿痛的病症之一，对该病的治疗主要包括保守治疗和手术治疗。

（一）一般治疗

取屈髋、屈膝位侧卧，休息3~5周症状可缓解或消失。对于老年人长期卧床易

引起肌肉萎缩、深静脉血栓及肺炎等并发症，建议不宜超过2～3周。

（二）药物治疗

1. 给予适量的非类固醇类抗炎药物（NSAIDS）非甾体镇痛抗炎药：塞来昔布胶囊、艾瑞昔布片、醋氯酚酸肠溶片、洛索洛芬钠片、布洛芬缓释胶囊、氟比洛芬巴布膏、洛索洛芬钠贴剂。此类药物在老年人中，应做好胃肠道情况评估及肾功能的评估，必要时可适当减少药量。

2. 营养周围神经

（1）甲钴胺注射液

1）用法用量：通常，成人一次1安瓿（含甲钴胺0.5 mg），一日1次，一周3次，肌内注射或静脉注射，可按年龄、症状酌情增减。

2）不良反应：严重副作用：过敏症反应：会引起血压下降、呼吸困难等过敏症反应；其他副作用：过敏，头痛、发烧感，出汗、肌内注射部位疼痛、硬结。

3）禁忌证：对本品成分过敏者禁用。

4）注意事项：如果使用一个月后仍不见效，则不必继续无目的地使用；使用时的注意事项：给药时见光易分解，开封后立即使用，同时应注意避光。肌内注射时为避免对组织、神经的影响应注意如下几点，避免同一部位反复注射；且对新生儿、早产儿、婴儿、幼儿要特别小心，注意避开神经分布密集的部位；注意针扎入时，如有剧痛、血液逆流的情况，应立即拔出针头，换部位注射；本品为一点折割安瓿，将安瓿的切割部位用酒精棉等擦拭后，再切割；为了确保储存质量稳定，采用遮光材料包装，从遮光材料中取出后应立即使用。

（2）甲钴胺片

1）用法用量：口服；通常成年人一次1片（0.5 mg），一日3次，可根据年龄、症状酌情增减。

2）不良反应：过敏偶有皮疹发生（发生率＜0.1%），出现后请停止用药；其他偶有食欲不振、恶心、呕吐、腹泻。

3）禁忌证：禁用于对甲钴胺或处方中任何辅料有过敏史的患者。

4）注意事项：如果服用一个月以上无效，则无须继续服用；从事汞及其化合物的工作人员，不宜长期大量服用本品；本品开封后，应避光、避湿保存。

此类药物在老年人中一般不需调整药量。

（三）传统非手术对症治疗

（1）腰部保护。

（2）腰背肌、腹肌锻炼。

（3）对症处理：局部理疗等。

（四）椎管注药术

硬膜外间隙注入类固醇药物可起到局部消炎作用，部分患者暂时缓解疼痛，曾见骶管内注射后病情加重及瘫痪。多次注射引起神经粘连，增加手术难度，老年人需谨慎使用。

（五）手术治疗

当患者生活质量降低、疼痛不可耐受且经保守治疗无效时，应考虑手术治疗，同时症状和体征应与影像学检查结果相一致。单纯影像学改变绝不能作为手术适应证。必须强调：手术治疗目的是减轻下肢适应症状，而不是减轻腰痛，虽然术后腰痛也有减轻，手术目的是减轻症状而不是治愈。术后远期随访中，仍有增生再长入减压区的可能，使神经受压症状复发。手术也不可能使已经发生退行性改变的椎间盘和小关节恢复正常。也不能中止脊椎退行性改变的自然发展过程。

手术方法是减压术，或同时行减压、融合术，有时加固定的稳定手术。复杂的腰椎管狭窄症：除有腰椎管狭窄症状之外，尚伴有腰椎退变性侧弯、椎间不稳定、退变性滑脱、椎间孔狭窄等，比较复杂，需要综合对症处理。

七、中医中药治疗处方

腰椎管狭窄症属于中医"腰腿痛""痹证"范畴。从中医学角度来看，先天肾气不足、肾气虚衰，以及劳役伤肾为发病的内在因素。若反复遭受外伤，慢性劳损，以及风寒湿邪的侵袭为其发病的外在因素。其病理机制是肾虚不固，风寒湿邪阻络，气滞血瘀，营卫不得宣通，以致腰腿痹阻疼痛。其主要病机为肝肾亏虚，筋脉痹阻，腰府失充，邪阻经络，气滞血瘀，营卫不和，本虚标实之证候。

（一）辨证论治

1.寒湿型

辨证要点：腰腿疼痛绵绵，腰部负重感，活动不便，痛有定处，畏寒喜热。舌淡，苔白，脉沉紧。

治则：散寒祛温，温通经络。

方药：独活寄生汤加减：独活6g，防风6g，川芎6g，牛膝6g，桑寄生18g，秦艽12g，杜仲12g，当归12g，茯苓12g，党参12g，熟地黄15g，白芍10g，细辛3g，甘草3g，肉桂2g（燖冲）。

2.湿热型

辨证要点：腰腿疼痛，酸软乏力，痛处伴灼热感，口干苦，小便黄，大便干。舌红，苔黄，脉弦数。

治则：清热利湿，舒筋通络。

方药：四妙散加减：苍术、黄柏各12g，薏苡仁30g，忍冬藤20g，草薢20g，木瓜15g，防己15g，海桐皮15g，牛膝15g，甘草6g。

3.肾虚型

辨证要点：腰腿酸痛，下肢麻木无力，劳累后加重，休息后减轻，夜尿频，小便清长。舌淡，苔薄白。

治则：补肾填精益气。

方药：左归丸加减：熟地黄20 g，山药15 g，枸杞子15 g，山茱萸12 g，菟丝子12 g，茯苓12 g，牡丹皮12 g，桑寄生30 g，龟板（先煎）30 g，牛膝15 g，牡丹皮10 g，泽泻10 g。若肾阳虚者，去牡丹皮、泽泻、龟板，加熟附子12 g，杜仲15 g，肉桂5 g，淫羊藿12 g。

4. 淤血型

辨证要点：腰腿痛，痛如刺有定处，局部明显压痛点，痛势较重。舌紫黯或有瘀斑，苔薄白，脉弦涩。

治则：行气活血、舒筋祛瘀，通络止痛。

方药：身痛逐瘀汤加减：桃仁9 g，红花9 g，当归9 g，五灵脂6 g，地龙6 g，川芎9 g，没药9 g，香附6 g，羌活6 g，秦艽9 g，牛膝10 g，莪术10 g，透骨草9 g。

（二）中成药

腰痹通胶囊

（1）主要功效：活血化瘀，祛风除湿，行气止痛。

（2）适用病症：用于血瘀气滞、脉络闭阻所致腰痛，症见腰腿疼痛，痛有定处，痛处拒按，轻者俯仰不便，重者剧痛不能转侧；腰椎间盘突出症见上述症状者。

（3）主要成分：三七、川芎、延胡索、白芍、牛膝、狗脊、熟大黄、独活。

（4）用法用量：口服；一次3粒，一日3次，宜饭后服用；30天为一疗程。

（5）不良反应：尚不明确。

（6）禁忌证：孕妇忌服。

（7）注意事项：消化性溃疡患者慎服或遵医嘱。

（三）手法治疗

手法治疗的目的是活血舒筋，疏散瘀血，松解粘连，使症状得到缓解。常用手法为按揉法、拿法、搓法、擦法以及下肢屈伸的被动运动。

（四）针灸治疗

可取腰阳关、肾俞、大肠俞、气海俞、命门、环跳、风市、委中、昆仑等穴位，每日1次，10次为一疗程。

第四节　劳损

劳损（strain），因超负荷使用而引起的肌肉或韧带的慢性、机械性损伤。实质是一种无菌性炎症，主要表现为患处疼痛、压痛和功能障碍。劳损好发于支配多动或负重关节的肌肉或维系这些关节的韧带，尤其是肌肉或韧带在骨质上的附着点。长期、经常地重复某一特定的动作是造成超负荷使用的常见原因。

劳损：指虚劳、虚损之属阴虚者。《景岳全书·杂证谟》："劳损之病，本属阴虚。"因恣饮纵酒、色欲无度、劳倦过极，致精血受损引起。《不居集》卷十九："精极则阴虚，阴虚则无气，以致为劳为损。"

一、分类介绍

肱骨外上髁炎、桡骨茎突狭窄性腱鞘炎、屈指肌腱狭窄性腱鞘炎、跖筋膜炎等本质都是劳损，腰背部肌肉和筋膜的劳损（腰肌劳损、背肌劳损），棘上韧带劳损（又称棘上韧带炎）和棘间韧带劳损病因相同，临床表现相似，且常同时存在，故统称为腰背部劳损。

二、肱骨外上髁炎

肱骨外上髁炎俗称网球肘，是指手肘外侧的肌腱发炎疼痛，疼痛的产生是由于负责手腕及手指背向伸展的肌肉重复用力而引起的，患者会在用力抓握或提举物体时感到肘部外侧疼痛。

症状往往逐渐出现，初始为做某一动作时肘外侧疼痛，经休息缓解以后疼痛为持续性，轻者不敢拧毛巾，重者提物时有突然"失力"现象，一般在肱骨外上髁部有局限的压痛点压痛，可向桡侧伸肌腱总腱方向扩散，局部无红肿现象。肘关节屈伸活动一般不受影响，但有时前臂旋前或旋后时、局部疼痛晨起时，关节有僵硬现象，因患肢在屈肘前臂旋后位时，疼痛常缓解，故患者多取这种位置，部分患者每在肘部劳累后、阴雨天疼痛加重。

属中医"伤筋""肘痛"范畴，主要症状为酸胀不适、肘痛压痛、不能持重，症状严重者，肘如插刀。痛如锥刺，即便手指伸直、伸腕、持筷、旋臂等微小动作都会牵引痛处；持重不得，握锹、提壶、拧毛巾等动作均无法完成，且症状昼轻夜重，患者常因疼痛不能入睡。

三、桡骨茎突狭窄性腱鞘炎

桡骨茎突狭窄性腱鞘炎是由于拇指或腕部活动频繁，使拇短伸肌和拇长展肌腱在桡骨茎突部腱鞘内长期相互反复摩擦，导致该处肌腱与腱鞘产生无菌性炎症反应，局部出现渗出、水肿和纤维化，鞘管壁变厚，肌腱局部变粗，造成肌腱在腱鞘内的滑动受阻而引起的临床症状。

本病起病缓慢，逐渐加重，出现腕部拇指一侧的骨突（桡骨茎突）处及拇指周围疼痛，拇指活动受阻，在桡骨茎突处有压痛及摩擦感，有时在桡骨茎突有轻微隆起豌豆大小的结节。若把拇指紧握在其他四指内，并向腕的内侧（尺侧）作屈腕活动，则桡骨茎突处出现剧烈疼痛。

属中医"伤筋"范畴，系因局部劳作过度，积劳伤筋，或受寒凉，致使气血凝滞，不能濡养经筋而发病。中药既驱除寒湿致病外邪，又疏通经络、调和气血，以使气血运行通畅，局部循环得以改善，受损组织得以修复，从而达到治愈目的。

四、屈指肌腱狭窄性腱鞘炎

屈指肌腱狭窄性腱鞘炎是由于屈指肌腱与掌指关节处的屈指肌腱纤维鞘管反复摩擦，产生慢性无菌性炎症反应，局部出现渗出、水肿和纤维化，鞘管壁变厚，肌腱局部变粗，阻碍了肌腱在该处的滑动而引起的临床症状。当肿大的肌腱通过狭窄鞘管隧道时，可发生一个弹拨动作和响声，故又称为扳机指或弹响指。

临床表现主要为手掌部疼痛、压痛和患指伸屈活动受限。本病多见于妇女及手工操作者（如纺织工人、木工和抄写员等），亦可见于婴儿及老年人，好发于拇指、中指和环指，起病缓慢。

属中医"伤筋"范畴，系因局部劳作过度，积劳伤筋，或受寒凉，致使气血凝滞，不能濡养经筋而发病。治疗应遵循活血化瘀、消肿止痛的原则，既要驱除寒湿致病外邪，又需疏通经络、调和气血，以使气血运行通畅，局部循环得以改善，受损组织得以修复，从而达到治愈目的。

五、跖筋膜炎

跖筋膜为足底腱膜的一部分，系足底深筋膜中央腱性增厚部分，起于跟骨结节内侧突，对维持足弓有重要作用。当跖筋膜承受了超过其生理限度的作用力时，这种反复长期的超负荷将诱发炎症，形成退变、纤维化，导致跖筋膜炎。

典型症状是在晨起或长时间休息后开始站立行走时，逐渐出现跟底及足心的疼痛，体检可有整个跖筋膜的压痛，以跟骨结节内侧处明显，足趾、踝关节在被动背伸时疼痛和压痛更明显。

中医学认为，足跖筋膜炎的病因病机为肾虚正气不足，寒湿为患。足居下而多受寒湿，肾阴肾阳的虚损导致正气不足，寒湿之邪乘虚而入，凝滞于下，致筋脉郁滞，瘀血内阻，不通则痛。

六、西医药物治疗思路、目标、原则与处方

（一）限制或停止致伤动作，使局部得到休息

（二）止痛

1.局部理疗

2.外用药

（1）双氯芬酸二乙胺乳胶剂（扶他林）

1）用法用量：外用；按照痛处面积大小，使用本品适量，轻轻揉搓，使本品渗透皮肤，一日3～4次。

2）不良反应：偶可出现局部不良反应：过敏性或非过敏性皮炎如丘疹、皮肤发红、水肿、瘙痒、小水泡、大水泡或鳞屑等；局部使用本品而导致全身不良反应的情况少见，若将其用于较大范围皮肤长期使用，则可能出现：一般性皮疹、过敏性

反应（如哮喘发作、血管神经性水肿、光敏反应等）。

3）禁忌证：对其他非甾体抗炎药过敏者禁用；对丙二醇过敏者禁用。

4）注意事项：由于本品局部应用也可全身吸收，故应避免长期大面积使用；肝、肾功能不全者以及孕妇、哺乳期妇女使用前请咨询医师或药师；不得用于破损皮肤或感染性创口；避免接触眼睛和其他黏膜（如口、鼻等）；如使用本品7日，局部疼痛未缓解，请咨询医师或药师；对本品过敏者禁用，过敏体质者慎用；如正在使用其他药品，使用本品前请咨询医师或药师。

（2）辣椒碱乳膏

1）用法用量：成人及2岁以上的儿童外用；均匀涂抹于疼痛部位，每次1～2个黄豆粒大小用量，每日3～4次。

2）不良反应：偶有在用药部位产生烧灼感和刺激感，但随时间的延长和反复用药会减轻或消失。

3）禁忌：对本品及其成分过敏者禁用。

4）注意事项：本品仅可用于完整皮肤，不用于皮肤损伤部位；使用本品后请用肥皂将手洗净，勿与眼睛及黏膜接触；本品仅供外用，切勿入口；请妥善保管，避免儿童接触；如使用本品一周，局部疼痛未缓解，请咨询医师。

（3）白脉软膏

1）主要功效：舒筋活络。

2）适用病症：用于白脉病，瘫痪，偏瘫，筋腱强直，外伤引起的经络及筋腱断伤、手足挛急、跛行等。

3）主要成分：姜黄、肉豆蔻、甘松、阳起石、甘草、人工麝香、干姜、藏茴香、藏菖蒲、花椒、碱花。

4）外用：取本品适量涂于患处，一日2～3次。

5）不良反应：尚不明确。

6）禁忌：尚不明确。

7）注意事项：尚不明确。

3. 止痛药

疼痛症状严重时可口服适量非甾体镇痛抗炎药：塞来昔布胶囊、艾瑞昔布片、醋氯酚酸肠溶片、洛索洛芬钠片、布洛芬缓释胶囊。此类药物在老年人中运用，需做好胃肠疲乏情况评估并注意观察肝肾功能。

（三）中医特色疗法

阿是穴针刺、埋针、灸法。

（四）局部封闭治疗

局部（压痛点）注射醋酸氢化泼尼松或其同类药物，可促使炎症消退。

（杨俊兴　何斌斌　温清波）

第十五章　老年妇科疾病合理用药

第一节　老年女性生殖系统的解剖生理变化特征

一、老年女性主要经历绝经过渡期和绝经后期两个生理过程

（一）绝经过渡期

从开始出现绝经趋势直至最后一次月经的时期。可始于40岁，历时短至1~2年，长至10~20年。此期卵巢功能逐渐衰退，卵泡数明显减少且易发生卵泡发育不全，因而月经不规律，常为无排卵性月经。最终由于卵巢内卵泡自然耗竭或剩余的卵泡对垂体促性腺激素丧失反应，导致卵巢功能衰竭。月经永久性停止，称绝经。我国妇女平均绝经年龄为49.5岁，80%在44~54岁之间。尽管人均寿命已明显延长，但绝经年龄却变化不大，暗示人类绝经年龄主要取决于遗传。以往一直采用"更年期"一词来形容女性这一特殊生理变更时期。由于更年期定义含糊，1994年WHO提出废除"更年期"这一术语，推荐采用"围绝经期"一词，将其定义为从卵巢功能开始衰退直至绝经后1年内的时期。在围绝经期由于雌激素水平降低，可出现血管舒缩障碍和神经精神症状，表现为潮热、出汗、情绪不稳定、不安、抑郁或烦躁、失眠等，称为绝经综合征。目前认为，激素补充治疗可以有效缓解绝经相关症状，在绝经早期（治疗"窗口期"）使用，还可在一定程度上预防老年慢性疾病的发生。

（二）绝经后期

指绝经后的生命时期。在早期阶段，虽然卵巢停止分泌雌激素，但卵巢间质仍能分泌物少量雄激素，后者在外周转化为雌酮，是循环中的主要雌激素。一般60岁以后妇女机体逐渐老化进入老年期。此期卵巢功能完全衰竭，雌激素水平低落，不足以维持女性第二性征，生殖器进一步萎缩老化。骨代谢失常引起骨质疏松，易发生骨折。

二、老年女性合理用药

老年人由于年龄的增长，身体各项机能都在下降，对药物的吸收和代谢能力及药物的反应性也相应降低，在用药过程中存在多病共存、一病多症或一症多病的现象，因此临床医师在用药时，应特别关注其生理特点。老年人与用药相关的生理特点，主要有以下几个方面。

（一）老年人消化器官的生理变化及对药物吸收的影响

老年人胃壁功能降低，胃酸分泌比年轻人减少25%~35%。胃酸的减少可使

弱酸性药物如苯巴比妥类药物的离子化程度增大，减少药物吸收；65岁以上的老年人，心输出量减少，致使消化道血流量减少约40%，也造成了药物的吸收量减少；老年人胃肠蠕动减慢，药物进入小肠延迟，药物在小肠中吸收减慢，使某些如对乙酰氨基酚等药物的达峰时间延长，血药峰浓度降低，也可使某些在胃中代谢的药物如左旋多巴因胃排空减慢而有效吸收减少，并且造成药物在胃肠道滞留时间延长，增加胃肠道的刺激。

（二）老年人血浆蛋白量、脂肪等的变化对药物分布的影响

老年人血浆蛋白量较低，体内水分较少、脂肪较多，故药物血浆蛋白结合率偏低，水溶性药物分布容积较小而脂溶性药物分布容积较大，一些水溶性药物如水杨酸类、乙醇、吗啡、青霉素、钾盐等的分布容积下降，而脂溶性药物如安定、利多卡因等的分布容积增加。造成这些脂溶性药物的半衰期延长，易在体内蓄积中毒。

（三）老年人肝脏功能的生理变化及对药物代谢的影响

肝脏是药物代谢的主要器官，随着年龄的增长，功能性肝细胞、肝血流量都相应减少，肝微粒体酶活性也相对下降。这些因素可以使某些药物代谢减慢，半衰期延长，血药浓度升高，药物的作用和不良反应增加，如氨基比林、保泰松、苯妥英钠、巴比妥、四环素等药物，在血液及组织中的浓度上升，在体内滞留的时间延长20%~50%。特别是如安定等药物在体内滞留的时间老年人比年轻人可延长4~5倍。

（四）老年人肾脏功能的生理变化及对药物排泄的影响

大多数药物及其代谢产物都经肾脏排泄，65岁的老年人肾血流量约为年轻人的40%~50%，由此导致肾小球的滤过率下降，经肾脏排泄的药物易在体内蓄积造成不良反应或中毒。如氨基糖苷类抗生素在体内蓄积，易出现不良反应。

三、老年女性合理用药五原则

（一）可用可不用的药就不用

就诊时应尽量让医生全面了解疾病史及现在用药情况，以做出正确诊断，并在此基础上明确用药指征、合理选择药物。除急症和器质性病变外，一般应尽量减少用药；对于可用可不用的药，以不用为宜。例如，当出现失眠、抑郁等症状时，可首选调整生活习惯、生活环境、人际关系而加以改善。老年性便秘为相当多见的症状，可通过食用含纤维素丰富的食物，加强腹肌锻炼进行改善，尽量不依赖药物治疗手段。

（二）尽量采用口服给药方式

老年患者采用口服给药方式，既便利又经济，如果可能就尽量不用注射剂。控释制剂释放药物受胃肠道动力和酸碱性影响小，较适宜老年人选用。如果必须选用输液方式，应根据患者年龄、病情、药物特点等情况确定给药速度，一般在20~40滴/分。

最佳的用药剂量是最低有效量。不同年龄段人群用药剂量存在较大差异，即使是同龄老人的不同个体间，剂量也相差很多。除了维生素、微量元素和消化酶类，老年人用药时大都需要调整剂量。如解热镇痛药对老年人镇痛作用强，有效时间明显延长，同一剂量的效应持续时间可为年轻人的数倍，应减少剂量、延长给药间隔时间。一般按照成人剂量的1/2～3/4选用，也可用成人剂量的1/3～1/2作为起始剂量，以后缓慢增至维持治疗量。要注意的是，目前普遍存在一药多名的现象，有时可能会有很多个不同商品名的药品含同一药物成分，如果不慎重复选用，会导致超剂量用药。

有些容易发生蓄积中毒、有依赖性和成瘾性的药物，如巴比妥类、地西泮等应及时停药。糖皮质激素类应有一个逐渐减量停药的过程，不宜骤停。需要巩固疗效和防止复发的药物，如治疗甲状腺功能亢进的丙硫氧嘧啶与甲巯咪唑，抗结核治疗药物，治疗严重感染性疾病的抗菌药物等，应适当延长用药时间。

（三）减少联合用药品种

联合用药品种增加，不良反应也会明显增加，并可能存在不良的药物相互作用，影响药物疗效，增加用药风险，这在老年人当中表现尤其突出。应选用最少的药物品种、最低的有效剂量，同时合用的药物以不超过4种为宜。老年患者病情危重时可能需要使用多种药物，在病情稳定后应逐渐减少。

作用类型相同或不良反应相似的药物合用，更易产生严重不良反应，所以应避免同时服用这些药物，如抗凝、活血的阿司匹林片，双嘧达莫片、复方丹参片；降压药物如硝苯地平片、美托洛尔片和特拉唑嗪片。日常应多了解一些老年人常用药物之间存在的相互作用，如华法林的代谢可因抗癫痫药的酶诱导作用而增加，使凝血酶原时间改变。抗抑郁药、抗精神病药、抗胆碱药、抗组胺药都具有抗胆碱作用，合用后作用相加可发生口干、视力模糊、便秘和各种精神症状等。而利尿药、降压药、血管扩张药合用易致老年人低血压，应尽量减少合用。中枢神经系统在老年期更易发生功能障碍，两种以上中枢抑制药物合用可引起镇静过度、共济失调，若不适当调整剂量，可致神志模糊，在清晨和夜间尤为明显。异烟肼与苯妥英钠同用可加重苯妥英钠的中枢不良反应。强心苷类药与排钾利尿药合用时可因低钾而增加心脏毒性，应注意及时补钾以防心律失常。

（四）慎用新药和毒副作用大的药

新药上市后的早期应用，可视之为更大规模的临床验证，其间仍然可能出现严重的不良事件，例如酮康唑致肝损害，拜斯亭致横纹肌溶解症，万络致血管意外事件等，因此新药并不就是好药，必须选用时应注意记录用药情况并监测药品不良反应。

有许多药物用于老年人时不良反应有所增强，甚至可引起严重毒性反应，应慎用；对于经过长期临床使用，疗效确切但毒副反应较大的药物，例如磺胺药、链霉素、卡那霉素、庆大霉素、苯妥英钠、卡马西平、安定、多塞平、雷公藤多苷、地高辛、阿司匹林、吲哚美辛、布洛芬等，在病情需要选用时要慎重使用。

禁用过敏药。老年人要留心保存好详细的病史、用药记录。如果对某种药物过敏，在选用药物时一定要了解所用药物的成分。特别是当所用药物以商品名显示时，应该认真阅读药物说明书，了解药物成分。

（五）识别药物不良反应

老年人的药物不良反应表现形式有一定的特殊性，除常见的皮疹、恶心、呕吐等一般症状外，更多见的老年特发表现有精神症状、易跌倒、大小便失禁、不思活动、生活能力丧失等。通常老年人使用频率较高且经常多药联用的药物有：中枢神经系统药、心血管系统药、解热镇痛药、抗感染药、利尿药等，所以在选用这几类药物时更应特别关注。例如，机体的老化使神经、精神系统功能和耐受力变差，中枢神经系统较其他系统更易发生功能障碍，使用镇静药、安眠药时，应调整剂量，延长间隔时间，并尽量使用短效类药物；用高效广谱抗生素且疗程较长时，应监测肝、肾及造血功能，注意防止二重感染。老年人由于自身调控能力降低，压力感受器对低血压反应不敏感，易出现体位性低血压而发生头晕等。

第二节　更年期综合征

更年期综合征，也叫绝经综合征。绝经综合征指妇女绝经前后出现性激素波动或减少所致的一系列躯体及精神心理症状。绝经分为自然绝经和人工绝经。自然绝经指卵巢内卵泡生理性耗竭所致的绝经；人工绝经指两侧卵巢经手术切除或放射线照射等所致的绝经。人工绝经者更易发生绝经综合征。

一、病因病理

绝经前后最明显变化是卵巢功能衰退，随后表现为下丘脑—垂体功能退化。

（一）雌激素

卵巢功能衰退的最早征象是卵泡对促卵泡生成激素敏感性降低，FSH水平升高。绝经过渡早期雌激素水平波动很大，由于FSH升高对卵泡过渡刺激引起雌二醇分泌过多，甚至可高于正常卵泡期水平，因此整个绝经过渡期雌激素水平并非逐渐下降，只是在卵泡完全停止生长发育后，雌激素水平才迅速下降。绝经后卵巢极少分泌雌激素，但妇女循环中仍有低水平雌激素，主要来自肾上腺皮质和来自卵巢的雄烯二酮经周围组织中芳香化酶转化的雌酮。绝经后妇女循环中雌酮（E1）高于雌二醇（E2）。

（二）孕酮

绝经过渡期卵巢尚有排卵功能，仍有孕酮分泌。但因卵泡发育质量下降，黄体功能不良，导致孕酮分泌减少。绝经后无孕酮分泌。

（三）雄激素

绝经后雄激素来源于卵巢间质细胞及肾上腺，总体雄激素水平下降。其中雄烯二酮主要来源于肾上腺，量约为绝经前的一半。卵巢主要产生睾酮，由于升高的LH对卵巢间质细胞的刺激增加，使睾酮水平较绝经前增高。

（四）促性腺激素

绝经过渡期FSH水平升高，呈波动型，促黄体生成素仍在正常范围，FSH/LH仍＜1。绝经后雌激素水平降低，诱导下丘脑释放促性腺激素释放激素增加，刺激垂体释放FSH和LH增加，其中FSH升高较LH更显著，FSH/LH＞1。卵泡闭锁导致雌激素和抑制素水平降低以及FSH水平升高，是绝经的主要信号。

（五）促性腺激素释放激素

绝经后GnRH分泌增加，并与LH相平衡。

（六）抑制素（inhibin）

绝经后妇女血抑制素水平下降，较雌二醇下降早且明显，可能成为反映卵巢功能衰退更敏感的指标。

（七）抗苗勒管激素

绝经后抗苗勒管激素水平下降，较FSH升高、雌二醇下降早，能较早反映卵巢功能衰退。

二、临床表现

（一）近期症状

1. 月经紊乱　月经紊乱是绝经过渡期的常见症状，由于稀发排卵或无排卵，表现为月经周期不规则、经期持续时间长及经量增多或减少。此期症状的出现取决于卵巢功能状态的波动性变化。

2. 血管舒缩症状　主要表现为潮热，为血管舒缩功能不稳定所致，是雌激素降低的特征性症状。其特点是反复出现短暂的面部和颈部及胸部皮肤阵阵发红，伴有发热，继之出汗，一般持续1～3分钟。症状轻者每日发作数次，严重者十余次或更多，夜间或应激状态易促发。该症状可持续1～2年，有时长达5年更长。潮热严重时可影响妇女的工作、生活和睡眠，是绝经后妇女需要性激素治疗的主要原因。

3. 自主神经失调症状　常出现如心悸、眩晕、头痛、失眠、耳鸣等自主神经失调症状。

4. 精神神经症状　围绝经期（perimenopausal period）妇女常表现为注意力不易集中，并且情绪波动大，如激动易怒、焦虑不安或情绪低落、抑郁、不能自我控制等情绪症状。记忆力减退也较常见。

（二）远期症状

1. 泌尿生殖器绝经后综合征（genitourinary syndrome of menopause，GSM） ＞50% 的绝经期女性会出现该综合征，主要表现为泌尿生殖道萎缩症状，出现阴道干燥、性交困难及反复阴道感染，排尿困难、尿痛、尿急等反复发生的尿路感染。

2. 骨质疏松　绝经后妇女雌激素缺乏使骨质吸收增加，导致骨量快速丢失，而出现骨质疏松。50岁以上妇女半数以上会发生绝经后骨质疏松（postmenopausal osteoporosis），一般发生在绝经后5～10年内，最常发生在椎体。

3. 阿尔茨海默病（Alzheimer'sdisease）　绝经后期妇女比老年男性患病风险高，可能与绝经后内源性刺激性水平降低有关。

4. 心血管病变　绝经后妇女糖脂代谢异常增加，动脉硬化、冠心病的发病风险较绝经前明显增多，可能与雌激素低下有关。

三、诊断标准

根据病史及临床表现不难诊断。但需注意除外相关症状的器质性病变及精神疾病，卵巢功能评价等实验室检查有助于诊断。

1. 血清FSH值及E2值测定　检查血清FSH值及E2值了解卵巢功能。绝经过渡期血清FSH＞10 IU/L，提示卵巢储备功能下降。闭经、FSH＞40 IU/L且E2＜10～20 pg/mL，提示卵巢功能衰竭。

2. 抗苗勒管激素测定　AMH低至1.1 ng/mL提示卵巢储备下降；若低于0.2 ng/mL提示即将绝经；绝经后AMH一般测不出。

四、西医药物治疗思路、目标、原则与处方

用药思路与治疗原则：应能缓解近期症状，并能早期发现、有效预防骨质疏松症、动脉硬化等老年性疾病。

（一）一般治疗

通过心理疏导，使绝经过渡期妇女了解绝经过渡期的生理过程，并以乐观的心态相适应。必要时选用适量镇静药以助睡眠，如睡前服用艾司唑仑2.5 mg。谷维素有助于调节自主神经功能，口服20 mg，每日3次。鼓励建议健康生活方式，包括坚持身体锻炼，健康饮食，增加日晒时间，摄入足量蛋白质及含钙丰富食物，预防骨质疏松。

（二）激素补充治疗（hormone replacement therapy，HRT）

有适应证且无禁忌证时选用。HRT是针对绝经相关健康问题而采取的一种医疗措施，可有效缓解绝经相关症状，从而改善生活质量。

1. 适应证

（1）绝经相关症状：潮热、盗汗、睡眠障碍、疲倦、情绪障碍如易激动、烦躁、焦虑、紧张或情绪低落等。

（2）泌尿生殖道萎缩相关的问题：阴道干涩、疼痛、排尿困难、性交痛、反复发作的阴道炎、反复泌尿系统感染、夜尿多、尿频和尿急。

（3）低骨量及骨质疏松症：有骨质疏松症的危险因素（如低骨量）及绝经后期骨质疏松症。

2. 禁忌证　已知或可疑妊娠、原因不明的阴道流血、已知或可疑患有乳腺癌、已知或可疑患有性激素依赖性恶性肿瘤、最近6个月内患有活动性静脉或动脉血栓栓塞性疾病、严重肝及肾功能障碍、血卟啉症、耳硬化症、脑膜瘤（禁用孕激素）等。

3. 慎用情况　慎用情况并非禁忌证，但在应用前和应用过程中，应该咨询相关专业的医师，共同确定应用的时机和方式，并采取比常规随诊更为严密的措施，监测病情的进展。慎用情况包括：子宫肌瘤、子宫内膜异位症、子宫内膜增生史、尚未控制的糖尿病及严重高血压、有血栓形成倾向、胆囊疾病、癫痫、偏头痛、哮喘、高催乳素血症、系统性红斑狼疮、乳腺良性疾病、乳腺癌家族史，及已完全缓解的部分性激素依赖性妇科恶性肿瘤，如子宫内膜癌、卵巢上皮性癌等。

4. 制剂及剂量选择　主要药物为雌激素，辅以孕激素。单用雌激素治疗仅适用于子宫已切除者，单用孕激素适用于绝经过渡期功能失调性子宫出血。剂量和用药方案应个体化，以最小剂量且有效为佳。

（1）雌激素制剂：应用雌激素原则上应选择天然制剂。常用雌激素有：

1）戊酸雌二醇（estradiol valerate）：每日口服0.5~2 mg；

2）结合雌激素（conjugated estrogen）：每日口服0.3~0.625 mg；

3）17β-雌二醇经皮贴膜：有每周更换两次和每周更换一次剂型；

4）尼尔雌醇（nylestriol）：为合成长效雌三醇衍生物。每2周服1~2 mg。

（2）组织选择性雌激素活性调节剂：替勃龙（tibolone），根据靶组织不同，其在体内的3种代谢物分别表现出雌激素、孕激素及弱雄激素活性。每日口服1.25~2.5 mg。

（3）孕激素制剂：常用醋酸甲羟孕酮（medroxyprogesterone acetate，MPA），每日口服2~6 mg。近年来倾向于选用天然孕激素制剂，如微粒化孕酮（micronized progesterone），每日口服100~300 mg。

5. 用药途径及方案

（1）口服：主要优点是血药浓度稳定，但对肝脏有一定损害，还可刺激产生肾素底物及凝血因子。用药方案有：

1）单用雌激素：适用于已切除子宫的妇女；

2）雌、孕激素联合：适用于有完整子宫的妇女，包括序贯用药和联合用药：前者模拟生理周期，在用雌激素的基础上，每后半月加用孕激素10~14日。两种用药又分周期性和连续性，前者每周期停用激素5~7日，有周期性出血，也称为预期计划性出血，适用于年龄较轻、绝经早期或愿意有月经样定期出血的妇女；后者连续性用药，避免周期性出血，适用于年龄较长或不愿意有月经样出血的绝经后期妇女。

（2）胃肠道外途径：能缓解潮热，防止骨质疏松，能避免肝脏首过效应，对血脂影响较小。

1）经阴道给药：常用药物有E3栓和E2阴道环（estring）及结合雌激素霜。主要用于治疗下泌尿生殖道局部低雌激素症状。

2）经皮肤给药：包括皮肤贴膜及涂胶，主要药物为17 β-雌二醇，每周使用1～2次。可使雌激素水平恒定，方法简便。

（三）非激素类药物

（1）选择性5-羟色胺再摄取抑制剂：盐酸帕罗西汀20 mg，每日1次早晨口服，可有效改善血管舒缩症状及精神神经症状。

（2）钙剂：氨基酸螯合钙胶囊每日口服1粒（含1 g），可减缓骨质丢失。

（3）维生素D：适用于围绝经期妇女缺少户外活动者，每日口服400～500 IU，与钙剂合用有利于钙的吸收完全。

（四）用药说明与注意事项

1. 用药剂量与时间　选择最小剂量和与治疗目的相一致的最短时间，在卵巢功能开始衰退并出现相关症状时即可开始应用。需定期评估，明确受益大于风险方可继续应用。停止雌激素治疗时，一般主张应缓慢减量或间歇用药，逐步停药，防止症状复发。

2. 子宫出血　性激素补充治疗时的子宫异常出血，多为突破性出血，必须高度重视，查明原因，必要时行诊断性刮宫，排除子宫内膜病变。

3. 性激素副作用

（1）雌激素：剂量过大可引起乳房胀、白带多、头痛、水肿、色素沉着等，应酌情减量，或改用雌三醇。

（2）孕激素：副作用包括抑郁、易怒、乳房痛和水肿，患者常不易耐受。

（3）雄激素：有发生高血脂、动脉粥样硬化、血栓栓塞性疾病危险，大量应用出现体重增加、多毛及痤疮，口服时影响肝功能。

4. 子宫内膜癌　长期单用雌激素，可使子宫内膜异常增生和子宫内膜癌危险性增加，所以对有子宫者，已不再单用雌激素。联合应用雌孕激素，不增加子宫内膜癌的发病风险。

5. 卵巢癌　长期应用HRT，卵巢癌的发病风险可能轻度增加。

6. 乳腺癌　应用天然或接近天然的雌孕激素可使增加乳腺癌发病的风险减小，但乳腺癌患者仍是HRT的禁忌证。

7. 心血管疾病及血栓性疾病　绝经对心血管疾病的发生有负面影响，HRT对降低心血管疾病发生有益，但一般不主张HRT作为心血管疾病的二级预防。没有证据证明天然雌孕激素会增加血栓风险，但对于有血栓疾病者尽量选择经皮肤给药。

8. 糖尿病　HRT能通过改善胰岛素抵抗而明显降低糖尿病风险。

五、中医中药治疗处方

（一）辨证论治处方

本病以肾虚为本，病理变化以肾阴阳失调为主，临床辨证关键在于辨清阴阳属性。绝经前后诸证治疗在于平调肾中阴阳。清热不宜过于苦寒，祛寒不宜过于温燥。

1. 肾阴虚证

辨证要点：绝经前后，月经紊乱，月经提前量少或量多，或崩或漏，经色鲜红；头晕耳鸣，烘热汗出，五心烦热，腰膝、足跟疼痛，皮肤干燥瘙痒，口干，尿少便结；舌红少苔，脉细数。

治法：滋肾养阴，佐以潜阳。

方药：左归丸合二至丸。

熟地10 g，山药10 g，枸杞10 g，山茱萸10 g，牛膝10 g，菟丝子15 g，鹿角胶5 g，龟甲胶5 g，女贞子10 g，墨旱莲10 g。

若烘热汗出明显，五心烦热，阴虚内热者，可用知柏地黄丸或加五味子、浮小麦收涩止汗；若月经先期量多，或崩或漏，加墨旱莲、地榆炭、茜草炭加强止血。

2. 肾阳虚证

辨证要点：绝经前后，经行量多，经色黯淡，或崩中漏下；精神萎靡，面色晦暗，腰膝酸痛，畏寒肢冷，或面浮肢肿，小便清长，夜尿多，大便稀溏；舌淡，或胖嫩边有齿印，苔薄白，脉沉细弱。

治法：温肾扶阳。

方药：右归丸。

制附子6 g，肉桂5 g，熟地10 g，山药10 g，山茱萸10 g，枸杞10 g，鹿角胶5 g，当归10 g，杜仲10 g。

若月经量多，崩中漏下者，加补骨脂、赤石脂、鹿角霜温阳固冲止血；若便溏者，去当归，加煨肉豆蔻温涩止泻；浮肿者，加茯苓、泽泻健脾祛湿。

3. 肾阴阳两虚证

辨证要点：绝经前后，月经紊乱，量少或多。乍寒乍热，烘热汗出，头晕耳鸣，健忘，腰背冷痛；舌淡，苔薄，脉沉弱。

治法：阴阳双补。

方药：二仙汤合二至丸。

仙茅10 g，仙灵脾10 g，当归10 g，巴戟天10 g，黄柏6 g，知母10 g，女贞子10 g，墨旱莲10 g。

若腰背冷痛较重者，加川椒、桑寄生、续断、杜仲温补肝肾，强腰膝；便溏者，去当归，加茯苓、炒白术健脾燥湿。若腰膝酸软，头晕耳鸣，郁郁不乐，欲哭寡言，或多疑多虑，或胸胁乳房胀痛；舌红，苔薄黄，脉细涩者，属肾虚肝郁，宜补肾疏肝，用归肾丸和逍遥散加合欢皮。

4. 肾虚肝郁证

辨证要点：绝经前后烘热汗出、伴情志异常（烦躁易怒，或易于激动，或精神紧张，或抑郁寡欢）。腰酸膝软，头晕失眠，乳房胀痛，或胁肋疼痛，口苦咽干，或月经紊乱，量少，色红，舌红，苔薄白，脉细数。

治法：滋肾养阴，疏肝解郁。

方药：滋水清肝饮。

熟地10 g，山药10 g，山茱萸10 g，白芍15 g，茯苓10 g，丹皮10 g，泽泻10 g，柴胡10 g，当归10 g，酸枣仁10 g，山栀子10 g。

5. 心肾不交证

辨证要点：绝经前后烘热汗出，心悸怔忡。腰膝酸软，头晕耳鸣，心烦不宁，失眠多梦，甚情志异常，或月经紊乱，量少，色红。舌红，苔薄白，脉细数。

治法：滋阴降火，补肾宁心。

方药：天王补心丹去人参、朱砂，加太子参、桑椹。

玄参10 g，当归10 g，天冬10 g，麦冬10 g，丹参10 g，茯苓10 g，五味子6 g，远志10 g，桔梗10 g，酸枣仁10 g，生地黄10 g，柏子仁10 g。

（二）秘方验方

1. 更年宁汤　丹参10～15 g，白芍10～15 g，熟地黄10～15 g，山萸肉10～15 g，怀牛膝10～15 g，桑寄生10～15 g，仙茅10～15 g，仙灵脾10～15 g，葛根20～30 g，生牡蛎20～30 g，钩藤10～15 g，紫贝齿10～20 g，制香附10～15 g，生甘草6～10 g，浮小麦20～30 g，五味子6～10 g。全方寒热并用，阴阳平调，气血同治，诸药合用共奏滋肾养阴、温肾助阳、养血疏肝、清心除烦之效，最终达到阴平阳秘、诸症自除的效果。

2. 滋肾清心汤　钩藤15 g，莲子心5 g，黄连3 g，紫贝齿10 g（先煎），枸杞15 g，山茱萸10 g，浮小麦30 g（包煎）。方中枸杞、山茱萸滋肾养阴，莲子心、黄连清心肝之火，钩藤、紫贝齿安神，浮小麦养阴敛汗。在具体使用时需随证加减。

（三）中成药

1. 坤泰胶囊　主要成分为熟地，黄连，白芍，黄芩，阿胶，茯苓。功能滋阴清热、安神除烦。适用于阴虚火旺证的更年期综合征患者。

2. 杞菊地黄丸　主要成分为熟地、山茱萸、山药、茯苓、牡丹皮、泽泻、枸杞子、菊花。功能滋肾养肝。适用于肝肾阴虚证的更年期综合征患者。

3. 龙凤宝胶囊　主要成分为淫羊藿、山楂、党参、白附片、玉竹、肉苁蓉、黄芪、牡丹皮、冰片。功能补肾壮阳、健脾益气、宁神益智。适用于肾阳虚证的更年期综合征患者。

（四）用药说明与注意事项

1. 病机特点以阴虚为重，其病理要素是阴阳失衡，以肾虚为中心，多脏受累互为因果。同时与人的心理健康状况、环境和神经精神因素密切相关。

2. 治疗绝经前后诸证主要以补肾为根本，滋阴清热、益肾宁心、交际水火、平衡阴阳，同时注意寒热错杂、上热下寒证，并且要重视辅助治疗、综合调理为善后之关键。

3. 强调对患者要具有高度的同情心，同时加以耐心疏导，常能达到事半功倍的效果。对于病情严重者，也配合激素替代治疗。

第三节　细菌性阴道病

细菌性阴道病（bacterial vaginosis，BV）又称非特异性阴道炎、嗜血杆菌性阴道炎、棒状杆菌阴道炎、厌氧菌性阴道病炎、加特纳菌性阴道炎等；是一种阴道菌群改变性疾病，由于加特纳菌（GV）及大量厌氧菌、支原体、解脲脲原体替代了产HZO2乳酸杆菌的阴道优势地位而发病。

一、病因病理

是由阴道加特纳菌和一些厌氧菌的混合感染所致，可通过性接触传染，在性关系混乱的人群中发病率较高。

在微生态学发展的进程中，人们慢慢意识到机体的感染、感染的发展趋向以及感染的最终结局，并不是仅仅取决于病原微生物，还与机体自身微环境的平衡协调状态有很重要的关系，不能纯粹杀灭病原微生物，还应积极促进机体微生态环境的平衡。本病正是源于阴道内细菌的平衡状态被打破，占主导地位的乳杆菌生长受到抑制，而它所引起的一系列症状并无阴道黏膜的炎症表现。

女性阴道内栖居着数目巨大的细菌群落，它们之间相互依存又彼此制约，育龄期妇女乳酸杆菌在阴道的菌群中占主导地位，含量最多，它产生乳酸，维持着阴道的酸性环境，以抵制病原微生物的侵袭。老年女性卵巢功能衰退、雌激素水平降低，导致阴道壁萎缩、黏膜变薄、上皮细胞内糖原含量减少、阴道内pH值增高、呈碱性或接近中性，可使其他致病菌成为优势菌，而发生感染。

二、临床表现

10%～40%患者无临床症状，有症状者主要表现为阴道分泌物增多，有鱼腥臭味，尤其性交后加重，可伴有轻度外阴瘙痒或烧灼感，分泌物鱼腥臭味是由厌氧菌繁殖的同时产生胺类物质（尸胺、腐胺、三甲胺）所致。检查见阴道黏膜无充血的炎症表现，分泌物特点为灰白色、均匀一致、稀薄、常黏附于阴道壁，但容易将分泌物从阴道壁拭去。

三、诊断标准

主要采用Amsel临床诊断标准，下列4项中有3项阳性，即可临床诊断为细菌性阴道病。

1. 匀质、稀薄、白色阴道分泌物，常黏附于阴道壁。

2. 线索细胞（clue cell）阳性：取少许阴道分泌物放在玻片上，加0.9%氯化钠溶液混合，高倍显微镜下找线索细胞。线索细胞即阴道脱落的表层细胞，于细胞边缘贴附颗粒状物即各种厌氧菌，尤其是加德纳菌，细胞边缘不清。细菌性阴道病时线索细胞需大于20%。

3. 阴道分泌物pH>4.5。

4. 胺试验（whiff test）阳性：取阴道分泌物少许在玻片上，加入10%氢氧化钾1~2滴，产生烂鱼肉样腥臭气味，系因胺遇碱释放氨所致。

除Amsel临床诊断标准外，还可应用阴道分泌物涂片Nugent革兰染色评分，根据各种细菌的相对浓度进行诊断，目前有研究显示厌氧菌代谢产物的检测可用细菌性阴道病的辅助诊断，但尚未得到公认。细菌性阴道病为正常微生物群失调，细菌定性培养在诊断中意义不大。

四、西医药物治疗思路、原则、目标与处方

（一）治疗思路、原则与目标

治疗选用抗厌氧菌药物，主要有甲硝唑、替硝唑、克林霉素。其中硝基咪唑类药物为治疗BV的首选药物，以甲硝唑最为常用。甲硝唑可抑制厌氧菌生长而不影响乳杆菌生长。

（二）硝基咪唑类治疗处方

全身用药：甲硝唑400 mg，口服，每日2次，共7日；其次为替硝唑2 g，口服，每日1次，连服3日；或替硝唑1 g，口服，每日1次，连服5日。不推荐使用甲硝唑2 g顿服。

局部用药：甲硝唑制剂200 mg，每晚1次，连用7日。

（三）氯林可霉素治疗处方

全身用药：克林霉素300 mg，口服，每日2次，连服7日。

局部用药：2%克林霉素软膏阴道涂抹，每次5 g，每晚1次，连用7日。

（四）乳酸和乳酸杆菌剂治疗处方

乳杆菌是人体内的正常菌群，对维持阴道局部微生物环境稳定有重要的作用。研究显示，惰性乳酸杆菌在阴道菌群失衡状态（无论是病原性的或医源性的）下，对恢复其平衡有着十分重要的作用。其主要作用机制为：

1. 维持阴道酸性环境。

2. 占位性保护作用。

3. 直接拮抗作用。

4. 产生多种抑菌物质。

5. 营养竞争

国内外大量研究证实，传统抗生素的应用或多或少地影响了阴道菌群的恢复，而应用乳酸杆菌制剂治疗BV及预防其复发效果显著。因此，从微生态学的角度出发，通过生态制剂调整疗法，扶正和保护阴道内的正常菌群的组成和比例，恢复其自然的抵抗外来菌侵扰的能力，促进其本身的自净作用是治疗此类疾病的一种必然趋势。目前临床上常用的阴道用乳杆菌活菌胶囊（定君生胶囊）即为此类制剂，用法：每晚1粒，纳阴，连用10日。

（五）冲洗治疗处方

10%洁尔阴200 mL冲洗阴道，每日1次，连用14天。

（六）用药说明与注意事项

1. 绝经的妇女由于卵巢功能衰退，逐渐丧失了其内分泌的功能，体内雌激素水平的持续降低使得阴道黏膜变薄萎缩、阴道长度变短，阴道上皮细胞内糖原量明显减少，嗜酸性乳杆菌明显减少，阴道酸性环境被破坏，继而导致阴道内菌群失调，导致其他致病菌过度繁殖，形成了阴道内细菌感染。

常规情况下老年性细菌性阴道病的治疗是对厌氧菌或抑制病原微生物的治疗，口服抗生素或阴道局部使用唑类药物，再配以小剂量雌激素外用。硝基咪唑的衍生物甲硝唑，其作用原理是抑制细菌的脱氧核糖核酸的合成导致细菌死亡，对需氧菌和厌氧菌均具有杀灭作用，是临床上最常用的药物。甲硝唑虽然可缓解老年性细菌性阴道病感染的症状，但对于阴道上皮损伤的修复、阴道黏膜血管新生没有帮助，且对于阴道内环境的恢复也没有帮助。甲硝唑在灭杀厌氧菌的同时，对其他菌群生长也起到了抑制作用，破坏了阴道内菌群的动态平衡，容易导致二重感染，久用还会产生细菌耐药，使得老年性细菌性阴道病反复发作。雌三醇对这类患者进行治疗，通过外源性补充雌激素，改善其阴道壁皱襞的结构，可在一定程度上提高疗效。

2. BV复发者可选择与初次治疗不同的抗厌氧菌药物，也可试用阴道乳杆菌制剂恢复及重建阴道的微生态平衡。

3. 乳酸菌阴道胶囊的主要成分是活性乳酸菌，它能够直接增加阴道内乳酸菌数量，分解糖原产生乳酸，调控阴道内其他菌群的生长繁殖，维持阴道酸性环境，提高阴道免疫力，恢复阴道微生态平衡。局部使用雌激素能够增加阴道乳酸杆菌数量，提高阴道抵抗力，有效缓解绝经妇女泌尿生殖道萎缩。且雌激素局部用药不会吸收入血，使用安全性较高。因此阴道内雌激素联合乳酸菌用药治疗老年性细菌性阴道炎是新思路。

五、中医中药治疗处方

中医没有"细菌性阴道病"的病名，因其主要表现为白带量、色、质、味的异常，伴或不伴阴道瘙痒及其他全身症状，而将其归属于中医"带下病"的范畴。《妇人大全良方》中指出：人体的带脉，像一根束带一样走行于腰间，带下病则由此发病。

历来医家对其称呼各异，比如"白沃""漏""赤白经汁""漉青汁""漏下赤白"及"五崩"等都是带下病的别名。直至隋代，《诸病源候论·妇人杂病脉证诸候》中才最终确定下来。

本病的主要病机是由于受到内、外湿邪侵袭，累及任带二脉，使任带二脉失于固束。肝失疏泄，脾虚失运，肾阳虚，阳虚气化失常，均可致水液运化失常，水湿积聚泛溢；亦或肝郁侮脾，肝内实火挟脾湿循经下行，这是内湿的产生。淋雨贪水，或长久居住于潮湿环境，又或者不注重个人卫生及不洁的性交，湿热之邪、毒虫之邪常趁此侵袭人体，这是外湿的产生。

湿邪侵袭下焦，导致任脉湿盛，带脉损伤，而发为带下病。《傅青主女科》云："夫带下俱有湿邪，而以带为名者，因而脉不能约束病此患，故以名之。"《女科证治约旨》则谓："因思虑伤脾，脾土不旺，湿热停蓄，郁而化黄，其气臭秽，致成黄带。"因此，本病主要病因与湿、热、虫、毒邪有关，湿邪伤及任带二脉，导致任脉不固，带脉失约，湿邪积久化热，湿热互结，湿热下注，从而引起"带下病"。

治疗上以清热除湿止痒为主。

（一）辨证论治处方

1.湿热下注型

辨证要点：带下量多，色黄或脓性，或泡沫状，有臭气；外阴瘙痒或灼热疼痛；口苦、口腻，小腹作痛，腰骶胀痛，胸闷纳呆；舌质红，苔黄腻，脉滑数。

检查见白带量多、色黄如豆腐渣、泡沫状、脓性、其味道臭，外阴瘙痒或灼热痛。

治法：清热除湿止痒。

方药：清热利湿汤

猪苓、茯苓、赤芍、丹皮各15 g，金钱草、鱼腥草、泽泻、黄柏、栀子、白果、车前子（包）各10 g，生甘草6 g。水煎服。

2.湿毒蕴结型

辨证要点：带下量多，色黄稠如脓，或五色杂下，臭秽难闻；小腹，腰骶胀痛，烦热头昏，口苦咽干，小便短赤，色黄，大便干结；舌质红，苔黄腻，脉滑数。检查见：白带量多，色黄、味道臭秽。

治法：健脾利湿止带

方药：健脾利湿汤

党参、苍术、白术、茯苓、山药、生薏苡仁各15 g，黄芪、灵芝、莲子、车前子（包）、泽泻、陈皮、芡实各10 g，水煎服。

3.肝郁脾虚型

辨证要点：带下量多，色黄白，质稠，或腥臭，阴中灼热坠胀，心烦口苦，体倦乏力，纳差便溏，舌质红、苔薄腻，脉弦细。

治法：疏肝清热，健脾利湿。

方药：疏肝健脾汤

柴胡12 g，郁金12 g，丹皮、白芍、白术、茯苓、生薏苡仁各15 g，栀子、泽泻、黑芥穗、车前子（包）各10 g，生甘草6 g，水煎服。

（二）中成药

1. 龙胆泻肝丸　本方以清上逆之实火，除下注之湿热的龙胆草为主，横冲直撞，荡邪外出；以清泄并举的黄芩，栀子为辅，清热以解百毒，泻火而利三焦；佐以泽泻、木通、车前子三味引火从小便而出，乃宗《内经》"在下者引而竭之"之意，当归、地黄养血柔肝，以防苦寒伤肝；柴胡为肝胆疏利之要药，甘草调和诸药。全方配伍臻妙，随苦寒而不伤胃，驱邪兼收扶正固本。诸药合用，共奏清热利湿，扶正祛邪之功。现代药理研究表明，清热燥湿中药，如本方之龙胆草、黄芩有广泛的抗菌、抗病毒和抗炎的作用，还有利胆护肝作用。黄芩甙对金黄色葡萄球菌、溶血性链球菌、大肠杆菌等均有明显的抑制作用。临床研究表明，龙胆泻肝丸是治疗细菌性阴道病的一种有效方法，且副作用相对较少。

2. 消糜阴道泡腾片　纯中药制剂，主要成分包括人参、苦参、黄柏、紫草、枯矾以及儿茶等，在杀虫燥湿、清热解毒上有着显著的效果。该药物吸收速度非常快。有研究提出，将甲硝唑片联合消糜阴道泡腾片联合使用，能够将两种药物优势进行互补，提高疗效，能有效减少复发率，提高患者预后。

3. 保妇康栓　保妇康栓是一种纯中药制剂，其中含莪术油，其余成分为基质，而莪术油是经过温莪术蒸汽蒸发所得到，含有莪术醇、榄香烯、莪术酮等多种多样的化学成分。经过大量的临床研究和病理学证实，莪术油具有去腐生肌、清热消肿、活血化瘀的作用，并具抗病原微生物的作用，作用于某些致病的滴虫、霉菌、细菌、支原体和病毒，具有较强的抑制和灭活作用，从而治愈患者的局部炎症，促进吞噬细胞功能增强，使得机体免疫功能提高。用法：每晚一枚，睡前阴塞，连用8天。

第四节　萎缩性阴道炎

萎缩性阴道炎是指因雌激素水平低下、局部抵抗力不足引起的阴道炎症，主要以需氧菌感染为主。多见于自然或人工绝经后的女性，也可见于产后闭经、接受药物假绝经治疗的患者。萎缩性阴道炎是中老年妇女的常见病多发病，随着我国人口老龄化进程不断加快，老年人多发的疾病受到越来越多的关注，据报道，绝经后5～8年性阴道炎的发病率国内报道为30%～58.6%，国外报道为98%。

一、病因病理

本病是由于卵巢功能衰退，雌激素水平降低，阴道壁萎缩，黏膜变薄，上皮细胞内糖原减少，阴道内pH值增高，嗜酸性的乳杆菌不再为优势菌，局部抵抗力降低，其他致病菌过度繁殖或容易入侵引起的炎症。患者多伴有外阴瘙痒、白带异常等症状，且容易复发，根治难度大，对患者健康及生活质量的影响极大。临床上通常将调节阴道内微生态平衡及阴道局部免疫功能作为质量该病的关键，而补充雌激素则为治疗该病的有效方式。

本病属中医"带下病""阴痒"范畴，是因年老真阴渐亏，或久病失养、暗耗阴津，相火偏旺，阴虚失守，外邪乘虚入侵伤及任带二脉引起。本病的根本是肾阴虚而内热盛，外则以湿邪为主，湿郁可以化热，故中医辨证常见阴虚夹湿型、湿热下注型和热毒蕴结型，临床所见萎缩性阴道炎患者以阴虚夹湿者偏多。

近些年，女性性健康研究国际协会与北美绝经协会共同讨论了外阴道萎缩症状的新术语，制订了"绝经期泌尿生殖系统综合征"这个术语来反映症状广泛涉及各个器官，并且促进未来治疗方案的发展。

二、临床表现与诊断标准

（一）临床表现

1. 外阴瘙痒或灼热感。

2. 阴道分泌物增多、稀薄、呈淡黄色，严重者呈脓血性白带，有臭味。

3. 阴道黏膜萎缩，可伴有性交痛。有时有小便失禁。

4. 感染还可侵犯尿道而出现尿频、尿急、尿痛等泌尿系统的刺激症状。

5. 妇科检查可见阴道黏膜呈萎缩性改变，皱襞消失，上皮菲薄并变平滑，阴道黏膜充血，有小出血点，有时有表浅溃疡，溃疡面可与对侧粘连，检查时粘连可因分开而引起出血。粘连严重时造成阴道狭窄甚至闭锁，炎性分泌物引流不畅形成阴道积脓或宫腔积脓。

（二）诊断标准

临床表现为绝经后阴道分泌物增多，水样或脓性，偶带血，外阴瘙痒或有灼热感。妇科检查发现阴道黏膜多平滑充血，有散在小出血点或浅表溃疡，甚至出现粘连。宫颈细胞学检查及阴道后穹窿涂片以底层细胞居多，未见癌细胞。

（三）鉴别诊断

根据年龄、病史和临床表现一般可做出诊断，但需排除其他疾病，如滴虫阴道炎、念珠菌阴道炎、宫颈癌、子宫内膜癌、阴道癌等。必要时作宫颈细胞学检查和局部活检或分段诊刮。

三、西医药物治疗思路、原则、目标与处方

（一）治疗思路、原则与目标

1. 补充雌激素　补充雌激素主要是针对病因治疗，以增加阴道抵抗力，可恢复

重建阴道内环境，增加细胞内糖原。

2. 抑制细菌生长　主要是恢复阴道的酸性环境，建立阴道正常菌群，恢复pH值，抵抗致病菌感染，改善阴道和泌尿系症状。

（二）雌激素治疗处方

可以局部或全身用药，但不建议长期使用，使用前应按照雌激素替代疗法的要求进行检查，合格者方可应用。局部可以使用雌三醇乳膏1 g，每日1～2次，或普罗雌烯阴道胶囊10毫克，每晚1次。全身用药一般可选择戊酸雌二醇口服一日1毫克，餐后服，可酌情增减，连用21日，停药至少1周后开始下一个疗程；或者结合雌激素一日0.3毫克或0.625毫克，可以与孕激素周期序贯应用，也可联合应用，加孕激素序贯应用时必须每28日中使用本药10～14日。激素治疗的全身用药应在医师指导下进行，乳腺癌或子宫内膜癌患者要慎用雌激素制剂。

临床上一般使用的有雌激素软膏或者是普罗雌烯阴道胶丸，可以局部使用来增强阴道抵抗力，一是含有雌激素和抗生素的阴道栓剂可宝净（氯喹那多/普罗雌烯），二是含有雌激素成分的更宝酚（普罗雌烯），三是倍美力或欧维婷外用软膏。上述阴道栓剂均可每日使用一次，症状缓解后应逐渐减量。

雌二醇是由卵巢分泌的受体水平活性最高的一种雌激素，绝经后，患者功能衰竭，雌二醇生成量显著下降甚至停止，进而极易引发相应的临床表现及症状。而通过给予患者雌三醇乳膏治疗则可有效地补充患者体内雌激素水平；且通过阴道内局部给药还可提高局部药物浓度，对提高治疗效果、恢复患者阴道微生态平衡有重要价值。

（三）抗菌药物治疗处方

可以用1%乳酸或0.5%醋酸液阴道冲洗，每日1次。冲洗后局部使用抗菌药物，可以用甲硝唑阴道泡腾片200毫克（1片）或环丙沙星200毫克或其他抗菌药物，放入阴道深部，7～10日为一疗程。

由于萎缩性阴道炎患者阴道多处于厌氧环境，因此，临床上通常将抗厌氧菌药物作为治疗该病的常用药物类型，而甲硝唑则为临床上治疗萎缩性阴道炎较为常用的一种抗厌氧药物，药物可发挥较好的抑菌、杀菌功效，能够有效地对细菌合成脱氧核糖核酸进行抑制，进而可达到阻断细菌繁殖与分裂的效果，实现较好的杀菌、抗菌作用。

（四）用药说明与注意事项

上述药物均应在医生的指导下使用，用药前除了要做常规的妇科检查外，还应做宫颈防癌检查（宫颈涂片检查）、B超检查等，以排除子宫肌瘤、宫颈癌、子宫内膜癌以及乳腺癌。

萎缩性阴道炎细菌培养97.2%有细菌生长，兼有需氧菌和厌氧菌等，故在使用雌激素类药物前也宜先局部使用针对性阴道栓剂，待炎症控制后再使用局部雌激素软膏为好。

1. 发生老年性阴道炎时不要因外阴瘙痒而用热水烫洗外阴，虽然这样做能暂时缓解外阴瘙痒，但会使外阴皮肤干燥粗糙，之后不久瘙痒会更明显。清洗外阴时宜使用弱酸配方的女性护理液。

2. 患病期间每日换洗内裤，内裤要宽松舒适，选用纯棉布料制作。

3. 外阴出现不适时不要乱用药物。因为引起老年性阴道炎的细菌多为大肠杆菌、葡萄球菌等，不像育龄期女性以霉菌性阴道炎、滴虫性阴道炎最多见。因此不要乱用治疗霉菌或滴虫的药物，更不要把外阴阴道炎当作外阴湿疹而乱用激素药膏，这样会适得其反。

4. 平时注意卫生，减少患病机会。不要为了"消毒杀菌"就使用肥皂或各种药液清洗外阴。因为老年妇女的外阴皮肤一般干燥、萎缩，经常使用肥皂等刺激性强的清洁用品清洗外阴，会加重皮肤干燥，引起瘙痒，损伤外阴皮肤。清洗外阴时应用弱酸配方的女性护理液。选用的卫生纸应该带有"消准"字样。勤换洗内裤。自己的清洗盆具、毛巾不要与他人混用。

5. 由于老年妇女阴道黏膜菲薄，阴道内弹性组织减少，因此过性生活时有可能损伤阴道黏膜及黏膜内血管，使细菌乘机侵入。解决方法：可以在性生活前将阴道口涂少量油脂，以润滑阴道，减小摩擦。

四、中医中药治疗处方

（一）辨证论治

本病主要由肾气衰，天癸竭，肝肾阴虚，冲任虚衰，湿热之邪入侵所致。患者年事渐高，肾气不足，天癸衰竭，或素体肝肾不足，冲任虚衰，湿热之邪乘虚而入；或忧思伤心，劳倦伤脾，或素体脾虚，脾虚运化失职，湿浊内生；或兼外邪侵犯，导致下焦湿浊。

本病虽然有湿热之证，但因体虚为主，清利之法只能降次，治疗重点在于补虚，清利之法其次，即增强阴道抵抗力和抑制细菌生长兼顾。

1. 肝肾阴虚

辨证要点：年高，带下稀薄或黏，或夹杂少许血性分泌物，阴道灼热感，或伴阴痒，平素烦躁易怒，夜寐欠安，口干，腰膝酸软，小便色黄，舌质红，苔少，脉细数带弦。

年高肾气亏损，肝肾不足，精血亏虚，故腰酸腿软；夹有湿热，故带下色黄；热灼血络，故夹有血性分泌物；阴虚生热，虚热熏灼，故阴道灼热；热邪下注膀胱，故尿黄；虚热内扰，故头晕心悸，烦躁易怒，伴有口干寐差，舌脉均为阴虚之象。

治法：补肾疏肝，固带止痒。

方药：杞菊地黄汤加减。

枸杞子12 g，甘菊6 g，淮山药10 g，熟地黄10 g，山萸肉10 g，牡丹皮10 g，茯苓10 g，泽泻10 g。

杞菊地黄汤是在六味地黄丸的基础上加入枸杞、菊花，方出《麻疹全书》。六味地黄丸为宋代钱乙的补肾代表方，是肾、肝、脾三阴平补之剂。方中熟地滋肾填精；山萸肉养肝肾涩精；山药补益脾阴而固经；茯苓淡渗利湿，助山药健脾；泽泻清泄肾火以利尿，并防熟地之滋腻；丹皮清泄肝火，并制山萸肉之温。全方三补三泻，补而不涩，再加枸杞子补养肝肾之精，菊花疏风散热。

服法：水煎服，日1剂。

加减：虚火偏旺者加炒黄柏9 g，炙知母6 g；夹有瘀血，小腹作痛，加五灵脂10 g，炒蒲黄（包煎）6 g，黑当归10 g，赤芍10 g；心火旺者加莲子心3 g、黄连5 g、炒枣仁10 g。

2. 心脾两虚，兼夹湿热

辨证要点：年高，带下量多，质黏，偏黄，伴臭气、阴痒，神疲乏力，大便易溏，烦躁，头昏，舌质偏红，苔黄白腻，脉细濡。

心脾不足，脾虚夹有湿热，故带下色白带黄，质黏腻；兼热毒之象，故有臭秽之气，或伴有阴痒；心气不足，故有头昏心悸；脾虚失健则神疲乏力，大便易溏；兼湿热上扰，故口苦烦躁；舌脉为心脾两虚夹有湿热之象。

治法：健脾宁心，利湿止带。

方药：归脾汤合易黄汤加减。

服法：水煎服，日1剂。

黄芪15 g，党参15 g，白术15 g，白芍15 g，淮山药10 g，薏苡仁10 g，远志6 g，煨木香6 g，炒黄柏9 g，炒芡实10 g。

归脾汤源自《济生方》，原书曰："治心脾受伤，不能摄血，致经血妄行及妇人带下。"方中以人参、黄芪、白术、茯苓补气健脾为主，使脾胃强健则气血自生；白芍养血滋阴；炙远志、炒枣仁养心安神；木香理气醒脾，使补而不滞。易黄汤出自傅山的《傅青主女科》，方中山药、芡实、薏苡仁健脾利湿以固任带，脾运则湿无以生；黄柏清热燥湿；荆芥为气药而入血分，调和血气。

加减：心肝火旺可加入炒山栀9 g，炒丹皮10 g；胃纳欠佳，加入陈皮6 g，炒麦芽、炒谷芽9 g；大便溏，次数多，去炒黄柏，加焦六神曲、炮姜5 g。

（二）秘方验方

1. 知柏地黄汤

此法适用于肝肾阴虚型萎缩性阴道炎。中医学认为，带下是人体津液之一，源于脾肾，由水谷化生而来。《素问·逆调论》说："肾者，水脏，主津液。"生理性带下尤与肾的关系密切，肾气盛，任带脉功能正常，则带下津津常润。老年妇女天癸竭，肾气衰，加之经、孕、产、乳屡伤其血，致使肝血不足，肾阴虚亏。肝肾阴虚不能润泽空窍，阴道失于滋养，阴虚血燥生风，风盛则痒。或肾阴亏虚，相火偏盛，任带不固，导致带下过多。临床以此种类型多见，表现为带下量或多或少，或赤白相兼，阴部灼热，头昏目眩，身热汗出，五心烦热，小便黄，大便干，舌质红苔薄黄，脉细数。

治法：滋补肾阴，清热止带。

方药：知柏地黄汤加减。

知母9 g，黄柏9 g，生地黄20 g，山药15 g，山茱萸10 g，茯苓15 g，泽泻9 g，牡丹皮12 g，何首乌15 g。

现代医学研究表明，知柏地黄汤有调节机体免疫和内分泌功能，其中的补肾中药具有拟雌激素样作用。

2. 龙胆泻肝汤

此法适用于肝经湿热型萎缩性阴道炎。中医学认为，肝之经脉环阴器。若情志不畅，肝郁g脾，脾虚湿盛，湿邪下注，或久居阴湿之地，皆可致带下过多、阴痒。临床可见带下量增多，色黄如脓，阴部瘙痒，甚或痒痛，口苦而腻，胸闷不适，舌苔黄腻，脉弦数。

治法：泻肝利湿，杀虫止痒。

方药：龙胆泻肝汤加减。

龙胆草9 g，生栀子9 g，黄芩9 g，柴胡9 g，生地黄15 g，车前子12 g，泽泻9 g，木通6 g，当归中9 g，生苡仁30 g，甘草6 g。

3. 外治方

（1）龙胆草10 g，黄柏15 g，鹿衔草15 g，甘草6 g，淫羊藿10 g（夏桂成经验方），用法：水煎熏洗，每日2次，适用于肝肾阴虚型萎缩性阴道炎。

（2）野菊花、金银花、淫羊藿各30 g，当归、黄柏、蛇床子、赤芍、丹皮各15 g，紫草30 g，冰片（冲）3 g（中医妇科验方选），用法：清水1000～2000 mL浸泡1～2小时，煎煮20～30分钟，先熏后洗，待水温适宜，坐浴15～20分钟，每日1～2次，每付药可熏洗2次，适用于肝肾阴虚型萎缩性阴道炎。

（3）黄连膏：黄连、姜黄、当归、黄柏各18 g，生地72 g，香油800 ml，黄蜡120 g，用法：香油浸药2天，文火煎煮去渣，再入黄蜡融化成膏。以膏药涂阴道壁，日1次，1疗程10次。

（三）中成药

1. 乌鸡白凤丸　每次1粒，日2次，适用于阴血不足所致带下病；

2. 坤泰胶囊　每次4粒，日3次（成分为熟地黄、阿胶、白芍、黄连、茯苓、黄芩6味中药成分，具有滋阴降火、安神除烦、调节阴阳的作用）。

（四）用药说明与注意事项

萎缩性阴道炎以阴虚为主，实证者甚少，大多属于虚证，或虚中夹实，治疗应着眼于改善整体功能，避免长期应用西药的副作用，一般收效较好；天癸既绝，肾气衰弱，气血俱虚，全赖脾胃资生化源，治疗时应顾护患者脾胃，避免过度使用利湿伤阴之品；内外合治，适当运用外洗方药可以提高临床疗效。

患者使用外洗方药时，应注意水温，水温高时先熏洗，待温度适中后再行坐浴

15~20分钟，坐浴之前先清洗外阴，避免热水烫洗。

本病易于反复发作，平时需调摄情志，保持心情舒畅，慎起居，避免熬夜，节饮食，避免过食辛辣刺激、生冷之物，保持局部卫生，预防本病发生。

第五节　盆腔炎

盆腔炎性疾病指的是女性生殖道的一组感染性疾病，主要包括子宫内膜炎、输卵管炎、输卵管卵巢脓肿、盆腔腹膜炎。炎症可以局限在一个部位，也可以同时累及几个部位，主要以输卵管炎和输卵管卵巢炎最为常见。盆腔炎性疾病大多发生在性活跃期、有月经的妇女。初潮前、无性生活女性很少会发生盆腔炎性疾病，即使发生也常常是邻近器官炎症的扩散老年女性盆腔炎发病率远低于中青年女性，多数以细菌感染炎症。盆腔炎症如果没有得到及时以及彻底的治疗，可导致不孕、输卵管妊娠、慢性盆腔痛，炎症反复发作，严重影响到妇女的生殖健康。

一、临床表现

（一）可因炎症轻重及范围大小而有不同的临床表现

1. 轻者无症状或症状轻微。常见症状为下腹痛、发热、阴道分泌物增多。腹痛为持续性、活动或性交后加重。若病情严重可有寒战、高热、头痛、食欲缺乏。月经期发病可出现经量增多，经期延长。

2. 若有腹膜炎，则出现消化系统症状，如恶心、呕吐、腹胀、腹泻等。

3. 若有脓肿形成，可有下腹部包块及局部压迫刺激症状；

4. 包块位于子宫前方可出现膀胱刺激症状，如排尿困难、尿频，若引起膀胱肌炎还可有尿痛等；包块位于子宫后方可有直肠刺激症状；

5. 若在腹膜外可致腹泻、里急后重感和排便困难。

6. 若有输卵管炎症的症状及体征并同时有右上腹疼痛者，应怀疑有肝周围炎。

（二）患者体征差异较大，轻者无明显异常发现或妇科检查仅发现宫颈举痛或宫体压痛或附件区压痛

1. 严重病例呈急性病容，体温升高、心率加快，下腹部有压痛、反跳痛及肌紧张，甚至出现腹胀，肠鸣音减弱或消失。

2. 盆腔检查

（1）阴道可见脓性臭味分泌物。

（2）宫颈充血、水肿，将宫颈表面分泌物拭净，若见脓性分泌物从宫颈口流出，说明宫颈口黏膜或宫腔有急性炎症。

（3）穹隆触痛明显，须注意是否饱满。

（4）宫颈举痛。

（5）宫体稍大，有压痛，活动受限；子宫两侧压痛明显。

（6）若为单纯输卵管炎，可触及增粗的输卵管，压痛明显。若为输卵管积脓或输卵管卵巢脓肿，则可触及包块且压痛明显，不活动。

（7）宫旁结缔组织炎时，可扪及宫旁一侧或两侧片状增厚，或两侧宫底韧带高度水肿、增粗，压痛明显。

（8）若有盆腔脓肿形成且位置较低时，可扪及后穹隆有肿块且有波动感，三合诊常能协助进一步了解盆腔情况。

二、诊断标准

（一）根据病史、症状、体征及实验室检查可做出初步诊断

由于盆腔炎性疾病的临床表现差异较大，临床诊断准确性不高（与腹腔镜相比，阳性预测值为65%～90%）。理想的盆腔炎性疾病诊断标准，既要敏感性高，以发现轻微病例，又要特异性强，避免非炎症患者应用抗生素。但目前尚无单一的病史、体征或实验室检查，既敏感又特异。由于临床正确诊断盆腔炎性疾病比较困难，而延误诊断又会导致盆腔炎性疾病的后遗症产生，2015年美国疾病控制中心（CDC）推荐的盆腔炎性疾病诊断标准，旨在提高对盆腔炎性疾病的认识，对可疑患者做进一步评价，及时治疗，减少后遗症的发生。

（二）盆腔炎性疾病诊断标准（美国CDC诊断标准，2015年）

1. 最低标准：宫颈举痛或子宫压痛或附件区压痛

2. 附加标准

（1）体温超过38.3℃。

（2）宫颈异常黏液脓性分泌物或脆性增加。

（3）阴道分泌物涂片出现大量白细胞。

（4）红细胞沉降率升高。

（5）血C—反应蛋白升高。

（6）实验室证实的宫颈淋病奈瑟菌或衣原体阳性。

（三）特异标准

1. 子宫内膜活检组织学证实子宫内膜炎。

2. 阴道超声或磁共振检查显示输卵管增粗，输卵管积液，伴或不伴有盆腔积液、输卵管卵巢肿块，以及腹腔镜检查发现盆腔炎性疾病征象。

最低诊断标准提示在性活跃的年轻女性或者具有性传播疾病的高危人群，若出现下腹痛，并可排除其他引起下腹痛的原因，妇科检查符合最低诊断标准，即可给予经验性抗生素治疗。

附加标准可增加诊断的特异性，多数盆腔炎性疾病患者有宫颈黏液性脓性分泌物，或阴道分泌物0.9%氯化钠溶液涂片中见到白细胞，若宫颈分泌物正常并且镜下见不到白细胞，盆腔炎性疾病的诊断需慎重，应考虑其他引起腹痛的疾病。

特异标准基本可诊断盆腔炎性疾病，但由于除B超检查外，均为有创检查或费用较高，特异标准仅适用于一些有选择的病例。腹腔镜诊断盆腔炎性疾病标准包括：

（1）输卵管表面明显充血。

（2）输卵管壁水肿。

（3）输卵管伞端或浆膜面有脓性渗出物。

三、西医药物治疗思路、原则、目标与处方

（一）治疗思路、原则与目标

盆腔炎性疾病主要为抗生素药物治疗，必要时手术治疗。抗生素治疗可清除病原体，改善症状及体征，减少后遗症。经恰当的抗生素积极治疗，绝大多数盆腔炎性疾病能彻底治愈。抗生素的治疗原则：经验性、广谱、及时和个体化。初始治疗往往根据病史、临床表现以及当地的流行病学推断病原体，给予经验性抗生素治疗。由于盆腔炎性疾病的病原体多为淋病奈瑟菌、衣原体以及需氧菌、厌氧菌的混合感染，需氧菌及厌氧菌又有革兰阴性及革兰阳性之分，故抗生素的选择应涵盖以上病原体，选择广谱抗生素或联合用药。根据药敏试验选用抗生素较合理，但通常需在获得实验室结果后才能给予。在盆腔炎性疾病诊断48小时内及时用药将明显降低后遗症的发生。

（二）非静脉给药抗感染治疗处方

1. 方案A　头孢曲松钠250 mg，单次肌内注射；或头孢西丁钠2 g，单次肌内注射（也可选用其他三代头孢类抗生素如头孢噻肟、头孢唑肟钠）。

（1）为覆盖厌氧菌，加用硝基咪唑类药物，如甲硝唑0.4 g，每12小时1次，口服14日。

（2）为覆盖沙眼衣原体或支原体，可加用多西环素0.1 g，每12小时1次，口服，10～14日；或米诺环素0.1 g，每12小时1次，口服，10～14日；或阿奇霉素0.5 g，每日1次，连服1～2日后改为0.25 g，每日1次，连服5～7日。

2. 方案B　氧氟沙星400 mg口服，每日2次，连用14日；或左氧氟沙星500 mg口服，每日1次，连用14日，同时加用甲硝唑0.4 g，每日2～3次，口服，连用14日。

（三）静脉给药抗感染治疗方案处方

1. 方案A　头霉素或头孢菌素类药物。头孢替坦2 g，每12小时1次，静脉滴注或头孢西丁钠2 g，每6小时1次，静脉滴注；加多西环素100 mg，每12小时1次，静脉滴注或口服。临床症状、体征改善至少24～48小时后改为口服药物治疗，多西环素100 mg，每12小时1次，口服14日；或米诺环素0.1 g，每12小时1次，口服14日；或阿奇霉素0.25 g，每日1次，口服7日（首次剂量加倍）。对输卵管卵巢脓肿者，需加用克林霉素或甲硝唑从而更有效的抗厌氧菌。其他头孢类药物如头孢噻肟钠、头孢唑肟、头孢曲松钠也可以选择，但这些药物的抗厌氧菌作用稍差，必要时加用抗厌氧

菌药物。

2. 方案B 克林霉素与氨基糖苷类联合方案。克林霉素900 mg，每8小时1次，静脉滴注或林可霉素剂量0.9 g，每8小时1次，静脉滴注；加用硫酸庆大霉素，首次负荷剂量为2 mg/kg，每8小时1次静脉滴注或肌内注射，维持剂量1.5 mg/kg，每8小时1次；临床症状、体征改善后继续静脉应用24～48小时，克林霉素改为口服450 mg，每日4次，连用14日；或多西环素100 mg，口服，每12小时1次，口服14日。

3. 方案C 青霉素类与四环素类联合方案。氨苄西林钠舒巴坦钠3 g，每6小时1次，静脉滴注或阿莫西林克拉维酸钾1.2 g，每6～8小时1次，静脉滴注；加用多西环素0.1 g，每12小时1次，口服14日；或米诺环素0.1 g，每12小时1次，口服14日；或阿奇霉素0.25 g，每日1次，口服7日（首次剂量加倍）。

4. 方案D 氟喹诺酮类药物与甲硝唑联合方案。氧氟沙星0.4 g，每12小时1次，静脉滴注或左氧氟沙星0.5 g，每日1次，静脉滴注；加用硝基咪唑类药物，甲硝唑0.5 g，每12小时1次，静脉滴注。

（四）对症治疗处方

抗生素控制不满意的输卵管卵巢脓肿或盆腔脓肿的患者，必要时采用手术治疗。手术指征有：

1. 脓肿经药物治疗无效 输卵管卵巢脓肿或盆腔脓肿经药物治疗48～72小时，体温持续不降，患者中毒症状加重或包块增大者，应及时手术，以免发生脓肿破裂。

2. 脓肿持续存在 经药物治疗病情有好转，继续控制炎症数日（2～3周），包块仍未消失但已局限化，可手术治疗。

3. 脓肿破裂 突然腹痛加剧，寒战、高热、恶心、呕吐、腹胀，检查腹部拒按或有中毒性休克表现，应怀疑脓肿破裂。若脓肿破裂未及时诊治，死亡率高。因此，一旦怀疑脓肿破裂，需立即在抗生素治疗的同时行手术治疗。

手术可根据情况选择经腹手术或腹腔镜手术，也可行超声或CT引导下的穿刺引流。手术范围应根据病变范围、患者年龄、一般状态等全面考虑。原则以切除病灶为主。年轻妇女应尽量保留卵巢功能，以采用保守性手术为主；年龄大、双侧附件受累或附件脓肿屡次发作者，可行全子宫及双附件切除术；对极度衰弱危重患者的手术范围需按具体情况决定，可在超声或CT引导下采用经皮引流技术。若盆腔脓肿位置低、突向阴道后穹窿时，可经阴道切开排脓，同时注入抗生素。

（五）用药说明及注意事项

目前由于耐氟喹诺酮类药物淋病奈瑟菌株的出现，氟喹诺酮类药物不作为盆腔炎性疾病的首选药物。若存在以下因素：淋病奈瑟菌地区流行和个人危险因素低、有良好的随访条件、头孢菌素不能应用（对头孢菌素类药物过敏）等，可考虑应用氟喹诺酮类药物，但在开始治疗前，必须进行淋病奈瑟菌的检测。

四、中医中药治疗处方

（一）辨证论治处方

1.湿热瘀结证

辨证要点：下腹隐痛或疼痛拒按，带下量多、黄稠；大便溏或秘结，小便黄；舌质红，苔黄腻，脉滑数。

治则：清热利湿，活血止痛。

方药：银甲丸加减。银花，连翘，升麻，蒲公英，红藤，生鳖甲，紫花地丁，蒲黄，椿根皮，大青叶，茵陈，琥珀，桔梗等。若有盆腔脓肿、癥瘕，加皂角刺、白芷、薏苡仁以燥湿排脓，黄芪益气托脓，三棱、莪术、大黄以破血化瘀。

2.气滞血瘀证

辨证要点：下腹胀痛或刺痛，经前乳房胀痛，情志抑郁。舌黯，有瘀点，苔薄，脉弦涩。

治则：行气活血，化瘀止痛。

方药：膈下逐瘀汤加减。桃仁，赤芍，川芎，当归，枳壳，延胡索，五灵脂，丹皮，乌药，香附，甘草等。

3.寒湿凝滞证

辨证要点：小腹冷痛，得温则舒，月经量少色黯有块。舌胖色淡黯，苔白腻，脉沉迟。

治则：温散寒湿，活血祛瘀。

方药：少腹逐瘀汤加减。小茴香，干姜，延胡索，没药，当归，川芎，肉桂，赤芍，蒲黄，五灵脂等。

4.气虚血瘀证

辨证要点：下腹疼痛，缠绵日久，神疲乏力，舌淡黯，有齿印，苔薄白，脉细弦。

治则：益气健脾，化瘀散结。

方药：理冲汤加减。黄芪，党参，白术，三棱，莪术，生鸡内金等。

（二）秘方验方与特色治疗

1.外敷　热证予双柏散加减（侧柏叶、黄柏、大黄、薄荷、泽兰），寒证予双柏散加减+吴茱萸、桂枝，敷下腹部，4～6个小时，日1次。

2.保留灌肠　寒湿凝滞证、气虚血瘀证予院内方盆炎宁1号方（科室协定方：桂枝、小茴香、炮姜、路路通、乌药、三棱、莪术、杜仲、狗脊）。湿热瘀结证、气滞血瘀证予盆炎宁2号方（科室协定方：丹参、桃仁、赤芍、三棱、莪术、延胡索、川楝子、鱼腥草）。用法：取灌肠液100 mL，保留灌肠。

3.中药熏药　科内自拟消炎方：小茴香、炮姜、延胡索、益母草、五灵脂、没药、当归、川芎、生蒲黄、肉桂、白花蛇舌草、败酱草，每日1次。

4.艾灸　选中极、子宫、气海、关元、足三里、三阴交等穴位，每日1次。

5. 理疗　TDP红外线照射下腹部，每日1～2次。

6. 耳穴埋豆　双耳交替，每3日1次。

（三）中成药

1. 丹黄祛瘀胶囊

成分：黄芪、丹参、党参、山药、土茯苓、当归、鸡血藤、芡实、鱼腥草、三棱、莪术、全蝎、败酱草、肉桂、白术、炮姜、土鳖虫、延胡索、川楝子、苦参。

适应证：活血止痛，软坚散结。用于气虚血瘀，痰湿凝滞引起的慢性盆腔炎，症见白带增多者。

2. 金鸡化瘀颗粒

成分：金银花、黄芩、蒲公英、紫花地丁、皂角刺、赤芍、鸡血藤、三棱、川芎、香附（醋制）、延胡索（醋制）、王不留行（炒）。

适应证：清热解毒，软坚散结，活血化瘀，行气止痛。用于妇女慢性盆腔炎证属湿热蕴结，气滞血瘀型者的辅助治疗。

3. 妇炎康片

成分：赤芍、土茯苓、醋三棱、炒川楝子、醋莪术、醋延胡索、炒芡实、当归、苦参、醋香附、黄柏、丹参、山药。

适应证：清热利湿，理气活血，散结消肿。用于湿热下注、毒瘀互阻所致带下病，症见带下量多、色黄、气臭，少腹痛，腰骶痛，口苦咽干；阴道炎、慢性盆腔炎见上述证候者。

4. 康妇消炎栓

成分：苦参、败酱草、紫花地丁、穿心莲、蒲公英、猪胆粉、紫草（新疆紫草）、芦荟。

适应证：清热解毒，利湿散结，杀虫止痒。用于湿热、湿毒所致的带下病、阴痒、阴蚀，症见下腹胀痛或腰骶胀痛，带下量多，色黄，阴部瘙痒，或有低热，神疲乏力，便干或溏而不爽，小便黄；盆腔炎、附件炎、阴道炎见上述证候者。

5. 坤复康胶囊

成分：赤芍、苦参、香附、猪苓、女贞子、南刘寄奴、乌药、粉萆薢、萹蓄。

适应证：活血化瘀，清利湿热。用于气滞血瘀，湿热蕴结之盆腔炎，症见带下量多，下腹疼痛等症。

6. 妇平胶囊

成分：金荞麦、紫花地丁，莪术、败酱草、杠板归、大血藤、一枝黄花。

适应证：清热解毒，化瘀消肿。用于下焦湿热、瘀毒所致之白带量多，色黄质黏，或赤白相兼，或如口脓样，有异臭，少腹坠胀疼痛，腰部酸痛，尿黄便干，舌红苔黄腻，脉数；盆腔炎、附件炎等见上述证候者。

7. 妇科千金片

成分：千斤拔、金樱根、穿心莲、功劳木、单面针、当归、鸡血藤、党参。

适应证：清热除湿，益气化瘀。用于湿热瘀阻所致的带下病、腹痛，症见带下量多、色黄质稠、臭秽，小腹疼痛，腰骶酸痛，神疲乏力；慢性盆腔炎、子宫内膜炎、慢性宫颈炎见上述证候者。

第六节　子宫肌瘤

子宫肌瘤是女性最常见的生殖器良性肿瘤，由平滑肌细胞增生及结缔组织组成的良性肿瘤，常见于30~50岁，妇女老年亦可见到，20岁以下少见。据尸检统计，30岁以上妇女约20%有子宫肌瘤，因肌瘤多无症状或很少有症状，临床报道发病率远低于肌瘤真实发病率。其确切病因尚未明了，高危因素为年龄＞40岁，初潮年龄小，未生育、晚育、肥胖、多囊卵巢综合征、激素补充治疗、黑色人种及子宫肌瘤家族史等，这些因素均与子宫肌瘤的发病风险增加密切相关，子宫肌瘤的发病机制可能与遗传易感性、性激素水平和干细胞功能失调有关。

一、临床表现与分类

（一）症状表现

可无明显症状，患者症状与肌瘤的部位、生长速度及肌瘤变性有密切关系，月经改变常见于O型~Ⅲ型，表现为月经增多、经期延长、淋漓出血及月经周期缩短，可发生继发性贫血，也可有阴道分泌物增多或阴道排液。肌瘤较大时可能扪及腹部包块，清晨膀胱充盈时更加明显；肌瘤较大时也可压迫膀胱、直肠或输尿管等出现相应的压迫症状。黏膜下肌瘤可引起痛经，浆膜下肌瘤蒂扭转可出现急腹痛，肌瘤红色变性时可出现腹痛伴发热。子宫肌瘤可影响宫腔形态、阻塞输卵管开口或压迫输卵管开口或压迫输卵管使之扭曲变形等，这些情况均可能导致不孕。

（二）体征

表现为子宫增大呈球形或不规则，或与子宫相连的肿块，具体体征与肌瘤大小、部位及数目有关。O型有蒂黏膜下肌瘤可从子宫颈口脱出至阴道，浆膜下肌瘤体容易被误诊为卵巢实性肿物。

（三）分类

1. 按肌瘤生长部位　分为宫体肌瘤（约90%）和宫颈肌瘤（约10%）。

2. 按肌瘤与子宫肌壁的关系　分为3类

（1）肌壁间肌瘤：占60%~70%，肌瘤位于子宫肌瘤间，周围均被肌层包围。

（2）浆膜下肌瘤：约占20%，肌瘤向子宫浆膜面生长，并突出于子宫表面，肌瘤表面仅由子宫浆膜覆盖，若瘤体继续向浆膜面生长，仅有一蒂与子宫相连，称为带蒂浆膜下肌瘤，营养由蒂部血管供应。若血供不足，肌瘤可变性坏死；若蒂扭转断裂，肌瘤脱落形成游离性肌瘤；若肌瘤位于子宫体侧壁向宫旁生长突出于阔韧带两叶之间，称为阔韧带肌瘤。

（3）黏膜下肌瘤：占10%～15%，肌瘤向宫腔方向生长，突出于宫腔，表面仅由子宫内膜覆盖，黏膜下肌瘤易形成蒂，在宫腔内生长犹如异物，常引起子宫收缩，肌瘤可被挤出宫颈外口而突出入阴道。

3. 子宫肌瘤的分型　可采用国际妇产科联盟（FIGO）子宫肌瘤9型分类方法，0型：有蒂黏膜下肌瘤；Ⅰ型：无蒂黏膜下肌瘤，向肌层扩展≤50%；Ⅱ型：无蒂黏膜下肌瘤，向肌层扩展>50%；Ⅲ型：肌壁间肌瘤，位置靠近宫腔，瘤体外缘距子宫浆膜层≥5 mm；Ⅳ型：肌壁间肌瘤，位置靠近子宫浆膜层，瘤体外缘距子宫浆膜层<5 mm；Ⅴ型：肌瘤贯穿全部子宫肌层；Ⅵ型：肌瘤突向浆膜；Ⅶ型：肌瘤完全位于浆膜下（有蒂）；Ⅷ型：其他特殊类型或部位的肌瘤（子宫颈、宫角、阔韧带肌瘤等）。

二、诊断标准

（一）临床症状和体征

可依据前述的临床症状或体征进行诊断。

（二）影像学检查

子宫肌瘤的影像学诊断方法主要包括超声及MRI检查，偶会用到CT检查，超声检查是诊断子宫肌瘤的常用方法，具有较高的敏感性和特异性；但对于多发性小肌瘤（如直径0.5 cm以下）的准确定位及计数还存在一定的误差。MRI检查能发现直径0.3 cm的肌瘤，对于肌瘤的大小、数量及位置能准确辨别，是超声检查的重要补充手段，但费用高，而且如果有宫内节育器时会影响对黏膜下肌瘤的诊断。CT对软组织的分辨能力相对较差，对肌瘤的大小、数目及部位辨别的特异性略差，一般不用于子宫肌瘤的常规检查，但能显示有无肿大的淋巴结及肿瘤转移等。

三、西医治疗思路、原则、目标与处方

治疗应根据患者年龄、症状和生育要求，以及肌瘤的类型、大小、数目全面考虑。无症状肌瘤一般不需要治疗，特别是近绝经期妇女，绝经后肌瘤多可萎缩，症状消失。每3～6个月随访一次，若出现症状可考虑进一步治疗。

（一）药物治疗

1. 适应证

（1）子宫肌瘤导致月经过多、贫血和压迫症状，不愿手术者。

（2）子宫肌瘤剔除术或子宫切除术前预处理纠正贫血、缩小肌瘤和子宫体积，为手术治疗做准备。

（3）子宫肌瘤患者孕前使用药物缩小子宫体积和肌瘤体积，为妊娠做准备者。

（4）多发性子宫肌瘤剔除术后，预防肌瘤近期复发。

（5）有手术治疗禁忌证者。

2. 禁忌证　肌瘤生长较快或肌瘤发生变性，不能排除恶变者；有异常子宫出血时须除外子宫内膜病变，必要时行宫腔镜检查和诊刮；怀疑浆膜下肌瘤发生蒂扭转时应手术治疗。

（二）治疗药物

治疗子宫肌瘤的药物可以分为两大类：一类只能改善月经过多的症状，不能缩小肌瘤体积，如激素避孕药、氨甲环酸、非甾体类抗炎药等。另一类，既可改善贫血症状又能缩小肌瘤体积，如促性腺激素释放激素激动剂和米非司酮等。

1. NSAID　子宫内膜的前列腺素受体可促进异常血管和新生血管形成，导致异常子宫出血；NSAID抑制环氧合酶，在子宫内膜水平减少前列腺素的合成，减少月经出血。Cochrane系统评价（包括18项随机对照试验）发现，经NSAID治疗可减少30%患者的月经出血量，疗效优于安慰剂，可作为治疗月经过多的一线药物，同时能缓解痛经。不同类型NSAID的疗效无差异，控制与月经相关的贫血和疼痛的同时不影响肌瘤或子宫大小。

2. 止血药　氨甲环酸能与纤溶酶和纤溶酶原上纤维蛋白亲和部位的赖氨酸结合部位吸附，抑制纤溶酶、纤溶酶原与纤维蛋白结合，从而达到止血效果。氨甲环酸强烈治疗月经过多疗效确切，也适用于子宫肌瘤合并月经过多。用法为静脉滴注，一般成人1次0.25~0.50 g，必要时可每日1~2 g，分1~2次给药。应用本品要监护患者以降低血栓形成并发症的可能性，有血栓形成倾向及有心肌梗死倾向者慎用。常见的不良反应有胃肠道不适，如恶心、呕吐、腹泻。对缺铁性贫血者止血的同时还应使用铁剂，同时服用维生素C可提高铁的吸收率。重度贫血者可肌内注射或静脉点滴右旋糖酐铁或蔗糖铁注射液。

3. 复方口服避孕药　COC不能缩小子宫肌瘤的体积，但可以减少月经量，控制月经周期，能治疗子宫肌瘤相关的点滴出血和月经过多。尚无证据表明低剂量COC促进肌瘤的生长，WHO推荐子宫肌瘤患者可以使用COC。

4. 左炔诺孕酮宫内缓释系统　LNG-IUS通过使子宫内膜萎缩，可以有效治疗子宫肌瘤相关的月经过多，提高血红蛋白含量，但缩小子宫肌瘤体积的作用不明显。LNG-IUS不适合黏膜下肌瘤、子宫腔过大者放置，LNG-IUS容易脱落。

5. 米非司酮　米非司酮为抗孕激素制剂，与孕酮受体的相对结合力是孕酮的5倍，具有抗排卵、抗着床、诱导月经及促进子宫颈成熟等作用。米非司酮可使肌瘤组织中的PR数量明显降低，影响肌瘤组织中表皮生长因子受体、血管内皮生长因子的表达，减少子宫动脉血流，并且可以使子宫肌瘤出血缺氧、变性坏死以致肌瘤体积缩小。

米非司酮缩小肌瘤及子宫体积的作用虽稍逊于GnRH-a，其最大的优势是廉价、优效且不良反应较少。米非司酮可以快速达到止血、提高血红蛋白含量、缩小肌瘤体积的目的，因此，临床多用作术前预处理或治疗围绝经期有症状的患者。

荟萃分析（Meta分析）显示，米非司酮5~25 mg/d治疗子宫肌瘤3个月，可以明显缩小子宫和肌瘤的体积、改善月经过多和贫血、减轻痛经及盆腔痛、缓解盆腔压迫症状。5 mg/d和10 mg/d米非司酮对缩小子宫肌瘤体积、改善盆腔疼痛和盆腔压迫症状的作用无明显差异，但低剂量（5 mg/d）阴道点滴出血较多见。我国一般用于治疗子宫肌瘤的剂量为12.5 mg/d，国外多集中在2.5 mg/d、5 mg/d和10 mg/d，而且也有研究提示米非司酮的抑制作用并不是随血药浓度的升高而增加的。国家食品药品监督局2014年正式批准米非司酮（10 mg剂型欣赛米）用于治疗子宫肌瘤，用量为10 mg/d，疗程为3个月。应用米非司酮期间患者可能会出现停经、潮热出汗、头痛、头晕、恶心、呕吐、乏力、乳房胀等症状，停药后，这些症状会逐渐消失。长期以来人们一直关注米非司酮治疗可能会导致子宫内膜的增生和其抗糖皮质激素作用。文献报道使用米非司酮10 mg治疗子宫肌瘤12个月，子宫内膜单纯性增生的发生率为10%，无不典型增生。国内多中心、大样本量的临床研究显示，用米非司酮10 mg治疗子宫肌瘤3个月，未发现子宫内膜不典型增生出现。因此，使用米非司酮10 mg治疗3个月是安全的。一些研究发现米非司酮用量达到50 mg/d以上，抗糖皮质激素的作用较为明显，10 mg/d使用6个月时部分患者可出现轻度抗糖皮质激素效应伴随血清皮质醇的波动。因此，米非司酮用药半年甚至更长时间的安全性还需要进一步研究。严重的心、肝、肾疾病患者及肾上腺皮质功能不全者禁用米非司酮。

6.GnRH-α　GnRH-α间接地减少垂体分泌促性腺激素，通过"降调节（downregulation）"有效地抑制卵巢功能。治疗子宫肌瘤的药物中以GnRH-a缩小肌瘤体积及子宫体积最为显著，患者治疗后痛经、非经期下腹痛和压迫症状等均可迅速缓解。治疗3个月时子宫体积较前平均缩小约50%，闭经率达95%以上，90%以上的患者血清雌二醇达到去势水平。GnRH-a价格贵，而且超过70%的患者会出现药物不良反应，主要为低雌激素症状。GnRH-a自月经期第1～5天内开始下腹部皮下注射（戈舍瑞林埋植剂，3.6 mg/支）或皮下注射（醋酸亮丙瑞林，3.75 mg/支）或肌内注射（曲普瑞林，3.75 mg/支），每4周1针。GnRH-a是国外最常用的治疗子宫肌瘤的有效药物。近年来，国内的应用也明显增多，疗程为3～6个月，超过6个月时必需行反向添加。GnRH-a治疗停止后3～6个月，随着卵巢功能的恢复子宫肌瘤往往会"反弹"到治疗前的大小，因此，要维持疗效需要持续用药。国外的少量经验表明，配合反向添加治疗可以较安全地延长gnRH-a的使用时间至3～5年甚至更长时间。近年来，黑升麻提取物和GnRH-a联合应用即所谓的"联合调节"开始用于控制患者的围绝经期症状。建议从GnRH-a注射第1针开始服用黑升麻提取物，服至gnRH-a治疗停止后1个月。由于"联合调节"不能阻止低雌激素状态导致的骨质丢失，应注意防范。

四、中医中药治疗处方

中医学上认为子宫肌瘤可归于"癥瘕""石瘕"的医学范畴，中医妇女下腹胞中结块，伴有或胀、或痛、或满、或阴道异常出血者，称为"癥瘕"。癥者，坚硬成块，固定不移，推揉不散，痛有定处，病属血分；瘕者，痞满无形，时聚时散，推揉转动，痛无定处，属气分。中医有关癥瘕最早见于《黄帝内经》，如《灵枢·五变》曰："皮肤薄而不泽，肉不坚而淖泽……积聚乃伤。脾胃之间，寒温不次，邪气稍至，蓄积留止，大聚乃起"。《难经·五十五难》对癥瘕积聚的论述："癥者有形可征，固定不移，痛有定处；瘕者假聚成形，聚散无常，痛无定处"。对于癥瘕的治疗方法，《素问·至真要大论》提出"结者散之、留者攻之""坚者削之"的治疗原则。张仲景在《伤寒杂病论》中对癥瘕积聚的病因病机、临床表现、辨治思路等方面都提出来自己独到的见解，对后世产生了深远的影响，至今在临床上仍有积极的指导作用。

（一）病因病机

主要病机是正气不足，或外邪内侵，或内有七情、房室、饮食所伤，脏腑功能失调，气机阻滞，从而形成瘀血、痰饮、湿浊，停聚于少腹，日积月累而成。

（二）辨证论治

重在辨善恶、虚实；气病、血病；新病、久病。

1.气滞血瘀证

辨证要点：胞中结块，小腹胀满，触之有形，月经先后不定期，经量多时有块，经行难净，色黯；情志不畅，烦躁易怒，胸闷不舒，面色晦暗，肌肤甲错；舌质紫黯，或有瘀斑、瘀点，苔薄白，脉沉弦涩。

治法：予行气活血，化瘀消癥。

方药：选香棱丸加减（木香、丁香、小茴香、枳壳、川楝子、青皮、三棱、莪术）。香棱丸一方出自《济生方》，用于治疗气滞而致癥瘕者。方中青皮、木香、川楝子、茴香行气；三棱、莪术活血消癥；根据现代医学的药理分析，行气、活血化瘀能通过改善血液循环，具有促进炎症渗出物的吸收、促进血肿包块的消散和吸收而化瘀消癥的作用。临床中应随症加减，若经量多，或淋漓不尽者，加炒蒲黄、五灵脂、血余炭化瘀止血，若月经后期量少，加牛膝、泽兰、川芎活血调经，若经行腹痛者，加延胡索行气止痛，体质壮实者可加用大黄蛰虫丸（《金匮要略》）。

2.痰湿瘀结证

辨证要点：胞中有结块，触之不坚，固定难移，经行量多，淋漓难净，经间带下量多，胸脘痞闷，腰腹疼痛重浊；舌胖大、紫黯，有瘀点，苔白厚腻，脉弦滑或沉涩。

治法：化痰除湿，活血消癥。

方药：苍附导痰丸（茯苓、半夏、陈皮、甘草、苍术、香附、胆南星、枳壳、生姜、神曲）合桂枝茯苓丸。《金匮要略·妇人妊娠病脉证并治》中提到"妇人宿有癥病，经断未及三月，而得漏下不止，胎动在脐上者，为癥痼害。妊娠六月动者，前三月经水利时，胎也。下血者，后断三月衃也。所以血不止者，其癥不去故也，当下其癥，桂枝茯苓丸主之"。桂枝茯苓丸由桂枝、茯苓、丹参、芍药、桃仁五味组成。治妇人有瘀血在胞宫致妊娠胎动不安腹痛漏下证。瘀血癥块不消，漏下终不能止，势必影响胎元。但消散过猛，亦容易损胎，故本方立缓消癥块之法，"有做无殒，亦无殒也"之首。临床上应辨证论治。新病体质较强者宜攻宜破，久病体虚，可攻补兼施。应遵循"衰其大半而止"的原则，不可猛攻峻伐，以免损伤正气。而桂枝茯苓丸正好当此大任。方中桂枝、芍药一阴一阳；茯苓、丹皮一气一血，调其寒湿扶其正气。桃仁破恶血消癥瘕，而不嫌伤胎血者，所谓有病则病当之也。患者症之初必因寒，桂枝能化气而消其本寒，癥之成必挟湿热为窠囊，茯苓渗湿气，丹皮清血热，芍药敛肝血而扶脾，使能统血，则养正即所以去邪耳。张仲景治疗此型癥瘕时，常痰瘀并治。常用的鳖甲煎丸中有半夏、厚朴、石韦、瞿麦、桂枝、射干等化痰药；桂枝茯苓丸中应用的有茯苓、桂枝等。尤其是桂枝一药在鳖甲煎丸、桂枝茯苓丸两方中都有应用，桂枝虽然没有直接化痰的功效，但符合"痰为阴邪，非温不化"的疗法。张仲景在治疗癥瘕积聚时常用的活血化瘀中药有牡丹皮、桃仁、芍药、大黄等。化痰中药与活血化瘀中药同用，可达到痰瘀同治的临床疗效。随症加减，若脾胃虚弱、正气不足，加党参、白术、黄芪健脾益气；若胸脘痞闷食少者加鸡内金、神曲消食导滞；若腰痛者，加续断、桑寄生补肾强腰。

3.湿热瘀阻证

辨证要点：胞中结块，触之痛剧，痛连腰骶，热痛起伏，经行量多，质黏稠，经期延长，带下量多，色黄如脓、赤白相兼；身热口渴，心烦不宁，大便秘结，小便黄赤，舌黯红、有瘀斑，苔黄腻，脉滑数。

治法：清热利湿，化瘀消癥。

方药：大黄牡丹皮汤（大黄、芒硝、丹皮、桃仁、冬瓜仁）。若带下臭秽者，加椿根皮、黄柏、茵陈清热利湿；若腹胀满着，加厚朴、枳实行气除满。

4.肾虚血瘀型

辨证要点：胞中结块，触之疼痛，月经后期，量或多或少，经色紫黯、有块，经行腹痛加剧，婚久不孕、反复流产，腰膝酸软，头晕耳鸣，舌黯，苔薄白，脉弦细或沉涩。

治法：补肾活血，消癥散结。

方药：肾气丸（地黄、山药、山萸肉、泽泻、茯苓、丹皮、桂枝、附子）和桂枝茯苓丸。若出血甚者加三七末、仙鹤草化瘀止血；若腰酸者，加怀牛膝、川断、杜仲、补骨脂补肾强腰；若头晕耳鸣者，加天麻、钩藤、枸杞子、磁石平肝补肾，止头晕耳鸣。

（三）中成药

1.桂枝茯苓丸胶囊　每次4粒，每日3次，适用于痰湿瘀结型。

2.大黄䗪虫丸　每次5g，每日3次，适用于气滞血瘀型。

3.云南白药　每次0.5g，每日2次，适用于合并经血量多并有瘀血块下者。

第七节 子宫颈癌

子宫颈癌（cervicad caricer）是最常见的妇科恶性肿瘤。高发年龄为50～55岁。在女性恶性肿瘤中居第2位，仅在乳腺癌之后，在某些发展中国家甚至居首位。

一、病因病理

（一）病因

子宫颈癌与人乳头瘤病毒（human papilloma virus，HPV）感染、多个性伴侣、吸烟、性生活过早（<16岁）、性传播疾病、经济状况低下、口服避孕药和免疫抑制等因素相关。

1. HPV感染　目前已知HPV共有160多个型别，40余种与生殖道感染有关，其中13～15种与SIL和子宫颈癌发病密切相关。已在接近90%的SIL和99%的子宫颈癌组织发现有高危型HPV感染，其中约70%与HPV16和18型相关。高危型HPV产生病毒癌蛋白，其中E6和E7分别作用于宿主细胞的抑癌基因P53和Rb使之失活或降解，继而通过一系列分子时间导致癌变。接种HPV预防性疫苗可以实现子宫颈癌的一级预防。

2. 性行为及分娩次数　多个性伴侣、初次性生活<16岁、早年分娩、多产与子宫颈癌发生有关。与患有阴茎癌、前列腺癌或其他性伴侣曾患子宫颈癌的高危男子性接触的妇女，也易患子宫颈癌。

3. 其他　吸烟可增加感染HPV效应，屏障避孕法有一定的保护作用。

（二）病理

1. 浸润性鳞状细胞癌　占子宫颈癌的75%～80%。

（1）巨检：微小浸润性鳞状细胞癌肉眼观察无明显异常，或类似子宫颈柱状上皮异位。随病变发展，可形成4种类型。

1）外生型：最常见，癌灶向外生长呈乳头状或菜花样，组织脆，触之易出血，常累及阴道。

2）内生型：癌灶向子宫颈深部组织浸润，子宫颈表面光滑或仅有柱状上皮异位，子宫颈肥大变硬，呈桶状，常累及宫旁组织。

3）溃疡型：上述两型癌组织继续发展合并感染坏死，脱落后形成溃疡或空洞，似火山口状。

4）颈管型：癌灶发生于子宫颈管内，常侵入子宫颈管和子宫峡部供血层及转移至盆腔淋巴结。

（2）显微镜检

1）微小浸润性鳞状细胞癌：指在HSIL（CIN3）基础上镜检发现小滴状、锯齿状癌细胞团突破基底膜，浸润间质。诊断标准见临床分期。

2）浸润性鳞状细胞癌：指癌灶浸润间质范围超出微小浸润癌，多呈网状或团块状浸润间质。根据癌细胞核的多形性与大小及核分裂程度等可将鳞状细胞癌分为高（Ⅰ级）、中（Ⅱ级）、低分化（Ⅲ级）3种，这种分级法可能提供了肿瘤与化疗和放疗相关的预后信息，但目前更倾向于分为角化型和非角化型。角化型：大致相当于高分化鳞癌，细胞体积大，有明显角化珠形成，可见细胞间桥，细胞异型性较轻，无核分裂或核分裂罕见。非角化型：大致相当于中分化和低分化鳞癌。细胞体积大或较小，可有单细胞角化但无角化珠，细胞间桥不明显，细胞异型性常明显，核分裂象多见。除上述最常见的两种亚型外还有以下多种亚型：乳头状鳞状细胞癌、基底细胞样鳞状细胞癌、湿疣样癌、疣状癌、鳞状移形细胞癌和淋巴上皮样瘤样癌。

2. 腺癌　近年来子宫颈腺癌的发生率有上升趋势，占子宫颈癌的20%～25%。

（1）巨检：来自子宫颈管内，浸润管壁；或自子宫颈管内向子宫颈外口突出生长；常可侵犯宫旁组织；病灶向子宫颈管内生长时，子宫颈外观可正常，但子宫颈管膨大，形如桶状。

（2）显微镜检

1）普通型宫颈腺癌：最常见的组织学亚型，约占宫颈腺癌的90%。虽然来源于子宫颈管柱状黏液细胞、偶尔间质内可见黏液池形成，但肿瘤细胞内见不到明确黏液，胞质双嗜性或嗜酸性。镜下见腺体结构复杂、呈筛状和乳头状，腺上皮细胞增生呈复层，核异型性明显，核分裂象多见。该亚型绝大部分呈高-中分化。

2）黏液性腺癌：该亚型的特征是细胞内可见明确黏液，又进一步分为胃型、肠型、印戒细胞样和非特指型。其中，高分化的胃型腺癌，既往称为微偏腺癌（minimaldeviation adenocarcinoma，MD4），虽然分化非常好，但几乎是所有宫颈腺癌中预后最差的一种亚型，5年生存率仅为普通宫颈腺癌的一半。

3. 其他　少见类型如腺鳞癌、腺样基底细胞癌、绒毛状管状腺癌、内膜样癌等上皮性癌，神经内分泌肿瘤，间叶性肿瘤等。

（三）转移途径

主要为直接蔓延和淋巴转移，血行转移极少见。

1. 直接蔓延　最常见，癌组织向邻近器官及组织扩散。常向下累及阴道壁，极少向上累及宫腔。向两侧扩散可累及主韧带及子宫颈旁、阴道旁组织直至骨盆壁；癌灶压迫或侵及输尿管时，可引起输尿管阻塞及肾积水。晚期可向前、向后蔓延侵及膀胱或直肠。

2. 淋巴转移　癌灶侵入淋巴管，形成瘤栓，随淋巴液引流进入局部淋巴结。淋巴转移一级组包括子宫旁、闭孔、髂内、髂外、髂总、骶前淋巴结；二级组包括腹股沟深浅淋巴结、腹主动脉旁淋巴结。

3. 血行转移　极少见，晚期可转移至肺、肝或骨骼。

二、临床表现与分期

早期子宫颈癌常无明显症状和体征。子宫颈管型患者因子宫颈外观正常易被漏诊或误诊。随病变发展，可出现以下表现：

（一）症状

1. 阴道流血　常表现为接触性出血，即性生活或妇科检查后阴道流血。也可表现为不规则阴道流血，或经期延长、经量增多。老年患者常为绝经后不规则阴道流血。出血量根据病灶大小、侵及间质内血管情况不同而不同，若侵蚀大血管可引起大出血。一般外生型癌出血较早、量多；内生型癌出血较晚。

2. 阴道排液　多数患者有白色或血性、稀薄如水样或米汁状、有腥臭味的阴道排液。晚期患者因癌组织坏死伴感染，可有大量米汁样或脓性恶臭白带。

3. 晚期症状　根据癌灶累及范围出现不同的继发性症状。如尿频、尿急、便秘、下肢肿痛等。癌肿压迫或累及输尿管时，可引起输尿管梗阻、肾盂积水及尿毒症；晚期可有贫血、恶病质等全身衰竭症状。

（二）体征

微小浸润癌可无明显病灶，子宫颈光滑或有糜烂样改变。随病情发展，可出现不同体征。外生型子宫颈癌可见息肉状、菜花状赘生物，常伴感染，质脆易出血；内生型表现为子宫颈肥大、质硬、子宫颈管膨大；晚期癌组织坏死脱落，形成溃疡或空洞伴恶臭。阴道壁受累时，可见赘生物生长或阴道壁变硬；宫旁组织受累时，双合诊、三合诊检查可扪及子宫颈旁组织增厚，呈结节状、质硬或形成冰冻状盆腔。

（三）分期

采用国际妇产科联盟（FIGO，2009年）的临床分期标准（表15-1）。临床分期在治疗前进行，治疗后不再更改。

表15-1　临床分期标准

I期	肿瘤局限在子宫颈（扩展至宫体应该被忽略）
IA	镜下浸润癌（所有肉眼可见的病灶，包括表浅浸润，均为IB期）间质浸润深度<5 mm，宽度≤7 mm
IA1	间质浸润深度≤3 mm宽度≤7 mm
IA2	间质浸润深度>3 mm且<5 mm，宽度≤7 mm
IB	肉眼可见癌灶局限于子宫颈，或者镜下病灶>IA
IB$_1$	肉眼可见癌灶≤4 cm
IB$_2$	肉眼可见癌灶>4 cm
II期	肿瘤超越子宫，但未达骨盆壁或未达阴道下1/3
IIA	肿瘤侵犯阴道上2/3，无明显宫旁浸润
IIA1	肉眼可见癌灶≤4 cm

ⅡA2	肉眼可见癌灶>4 cm
ⅡB	有明显宫旁浸润，但未达到盆壁
Ⅲ期	肿瘤已扩展到骨盆壁，在进行直肠指诊时，在肿瘤和盆壁之间无间隙。肿瘤累及阴道下1/3。由肿瘤引起的肾盂积水或肾无功能的所有病例，除非已知道由其他原因所引起
ⅢA	肿瘤累及阴道下1/3，没有扩展到骨盆壁
ⅢB	肿瘤扩展到骨盆壁，或引起的肾盂积水或肾无功能
Ⅳ期	肿瘤超出了真骨盆范围，或侵犯膀胱和/或直肠黏膜
ⅣA	肿瘤侵犯邻近的盆腔器官
ⅣB	远处转移

三、诊断要点

早期病例的诊断应采用子宫颈细胞学检查和（或）HPV检测、阴道镜检查、子宫颈活组织检查的"三阶梯"程序，确诊依据为组织学诊断。子宫颈有明显病灶者，可直接在癌灶取材。

对子宫颈活检为HSIL但不能除外浸润癌者或活检为可疑微小浸润癌需要测量肿瘤范围或除外进展期浸润癌者，需行子宫颈锥切术。切除组织应做连续病理切片（24～36张）检查。

确诊后根据具体情况选择胸部X线或CT平扫、静脉肾盂造影、膀胱镜检查、直肠镜检查、超声检查及盆腔或腹腔增强CT或磁共振、PET-CT等影像学检查。

四、治疗思路、原则、目标与处方

根据临床分期、患者年龄、生育要求、全身情况、医疗技术水平及设备条件等，综合考虑制定适当的个体化治疗方案。采用手术和放疗为主、化疗为辅的综合治疗。

（一）手术治疗

手术的优点是年轻患者可保留卵巢及阴道功能。主要用于早期子宫颈癌（ⅠA～ⅡA期）患者。

1. ⅠA$_1$期：无淋巴脉管间隙浸润者行筋膜外全子宫切除术，有淋巴脉管间隙浸润者按ⅠA$_2$期处理。

2. ⅠA$_2$期：行改良广泛性子宫切除术及盆腔淋巴结切除术或考虑前哨淋巴结绘图或检（sentinel lymphnode mapping）。

3. ⅠB$_1$期和ⅡA$_1$期：行广泛性子宫切除术及盆腔淋巴结切除术或考虑前哨淋巴结绘图活检，必要时行腹主动脉旁淋巴取样。

4. 部分ⅠB$_2$期和ⅡA$_2$期：行广泛性子宫切除术及盆腔淋巴结切除术和选择性腹主动脉旁淋巴结取样；或同期放、化疗后行全子宫切除术；也有采用新辅助化疗后行广泛性子宫切除术及盆腔淋巴结切除术和选择性腹主动脉旁淋巴结取样。未绝经、<45岁的鳞癌患者可保留卵巢。要求保留生育功能的年轻患者，$ⅠA_1$期无淋巴脉管间隙浸润者可行子宫颈锥形切除术（至少3 mm阴性切缘）；$ⅠA_1$期有淋巴脉管间隙浸润和$ⅠA_2$期可行子宫颈锥形切除术加盆腔淋巴结切除术或考虑前哨淋巴结绘图活检，或和$ⅠB_1$期处理相同；一般推荐肿瘤直径<2 cm的$ⅠB_1$期行广泛性子宫颈切除术及盆腔淋巴结切除术或考虑前哨淋巴结绘图活检，但若经腹或腹腔镜途径手术，肿瘤直径也可扩展至2~4 cm。

（二）放射治疗

1. 根治性放疗　适用于部分$ⅠB_2$期和$ⅡA_2$期和ⅡB~ⅣA期患者和全身情况不适宜手术的$ⅠA_1$~$ⅠB_1$/ⅡA1期患者。

2. 辅助放疗　适用于手术后病理检查发现有中、高危因素的患者。

3. 姑息性放疗　适用于晚期患者局部减瘤放疗或对转移病灶姑息放疗。放射治疗包括体外照射和腔内放疗。外照射放疗以三维适形放疗及调强放疗为主，主要针对子宫、宫旁及转移淋巴结。腔内放疗多采用铱-192（192 Ir）高剂量率腔内及组织间插值放疗，主要针对宫颈、阴道及部分宫旁组织给以大剂量照射。外照射和腔内放疗的合理结合，使病变部位的剂量分布更符合肿瘤生物学特点，可提高局部控制率。

（三）全身治疗

包括全身化疗和靶向治疗、免疫治疗。化疗主要用于晚期、复发转移患者和根治性同期放化疗，也可用于手术前后的辅助治疗。常用抗癌药物有顺铂、卡铂、紫杉醇、拓扑替康等，多采用静脉联合化疗，也可用动脉局部灌注化疗。靶向药物主要是贝伐珠单抗，常与化疗联合应用。方案如顺铂/紫杉醇/贝伐珠单抗、顺铂/紫杉醇、拓扑替康/紫杉醇/贝伐珠单抗、卡铂/紫杉醇方案等。免疫治疗如PD-1/PD-L1抑制剂等也已在临床试用中。转移性或复发性宫颈癌通常情况是有症状的，对患者的伤害也是毁灭性的。如果患者的体力状态评分≤2分，不存在明确的禁忌证，可以选择姑息化疗，目的在于缓解症状以及改善患者的生存质量。近20年间标准的化疗方案。

1. 单药化疗　顺铂50 mg/m²，间隔三周；或每天12~20 mg，连用5天，3~4周重复用药。

2. 联合化疗　紫杉醇—异环磷酰胺-顺铂的联合化疗被认为是一种较为有效的治疗方法，总体反应率为62%，完全反应率为26%，且相关不良反应可以接受。紫杉醇联合顺铂表现出了更高的反应率（29%）、中位无进展生存期（5.8个月）、中位总生存期（12.8个月），被认为是基于疗效和毒性反应平衡的首选治疗方案。对于不能使用顺铂的患者，可以选用紫杉醇和卡铂联合化疗。但与顺铂相比，在既往未使用顺铂的患者中，两者联合治疗的疗效优于与卡铂联合。基于有效性和毒性反应的平衡，紫杉醇和顺铂联合贝伐单抗治疗可以作为转移性或复发性宫颈癌的一线治疗方案。

3. 用药说明及注意事项

（1）顺铂：顺铂50 mg/m²，间隔三周；肾毒性强，治疗前需水化：在用顺铂前及24小时内应充分水化，尽量减少肾毒性；顺铂注射液必须加入1升的0.9%氯化钠注射液中；输注时间长6~8小时。

（2）卡铂：单次给药，每次300~400 mg/m²，28日重复。如果连续给药5日，每次100 mg，或每次50~70 mg/m²，用5%葡萄糖注射液稀释。不必水化，在8小时内用完，避光。

（3）奈达铂：推荐剂量为80~100 mg/m²，每疗程给药一次，间隔3~4周后方可进行下一疗程。生理盐水溶解，再稀释至500 mL，静脉滴注时间不应少于1小时，滴完后需继续输液1000 mL以上。

（4）紫杉醇：为防止发生严重的过敏反应，事前应口服地塞米松20 mg，通常在化疗前6~12小时给予，苯海拉明50 mg在紫杉醇使用之前30~60分钟静注，以及静脉注射西咪替丁300 mg。

五、中医中药治疗处方

（一）辨证论治处方

1. 湿热瘀毒

辨证要点：带下增多，或黄白相间，或如米泔水，或如脓性，秽臭难闻，口干咽燥。下腹疼痛，性交出血。舌淡红或有瘀点，苔黄腻或薄腻、脉弦数。

治法：清热解毒，活血化瘀。

方药：黄连解毒汤（《外台秘要》）加土茯苓、半枝莲、白花蛇舌草、赤芍。

即用土茯苓、半枝莲、白花蛇舌草清热解毒，赤芍活血化瘀，全方共奏清热解毒、活血化瘀之功。若腹痛甚者加延胡素、香附行气止痛。若带下色赤，抑郁易怒，胸胁胀闷，喜太息，少腹隐痛，口干欲饮，舌红苔薄黄，脉细弦等症，为肝郁化火，宜疏肝解郁，利湿解毒。用丹栀逍遥散加减治疗。

2. 肝肾阴虚

辨证要点：带下赤白相兼，性交出血。或阴道不规则流血，头晕目眩，腰骶疼痛，手足心热，口干便秘。舌嫩红，苔薄少或光剥，脉细数。

治法：滋肾养肝，清热解毒。

方药：六味地黄丸（《小儿药证直诀》）加黄柏、夏枯草、白花蛇舌草。

其中加黄柏清利下焦湿热，夏枯草、白花蛇舌草清热解毒、燥湿止带。若阴道不规则流血量多者可加仙鹤草以止血。

3. 脾肾阳虚

辨证要点：带下量多，质稀薄，如水样，有腥臭气，或阴道不规则流血，暴下不止或淋漓不断，形寒肢冷，倦怠乏力，腰脊酸楚，纳减便溏。舌胖，边有齿印，苔薄，脉沉细无力。

治法：温肾健脾，益气固涩，佐以解毒。

方药：附子理中汤（《阎氏小儿方论》）加草河车，白花蛇舌草。

方中熟附子温补肾阳为君，人参、白术健脾益气，干姜辛温助阳，君臣协用，可温肾健脾；草河车、白花蛇舌草燥湿解毒，共奏收敛止带的作用。若带下量多、气臭加薏苡仁。阴道流血量多加乌贼骨、仙鹤草以止血。

（二）秘方验方

1. 中药"三品"药物锥切适应于CIN、原位癌及宫颈癌Ⅰ期。三品饼及三品杆白砒、明矾、雄黄、没药制成。敷贴于宫颈或插入宫颈管。治疗后，宫颈阴道部基本消失或消失，宫颈管呈圆锥形筒状缺损，缩复后形成新生小宫颈。由于药物有腐蚀性，给予治疗期间必须注意保护阴道。

2. 中药催脱酊：适应CIN和原位癌。由山慈姑、炙砒石、雄黄、蛇床子、硼砂、麝香、枯矾、冰片组成。

（三）中成药

宫颈癌的中成药有消癌平口服液、西黄丸、复方斑蝥胶囊等。

1. 消癌平口服液：口服，一次10～20 mL，一日3次。本品在抑制肿瘤细胞的同时，兼顾扶正固本，提高机体自身免疫能力，激活自体抗癌机制。

2. 西黄丸：口服，一次1瓶（3 g），一日2次。功能主治：清热解毒，和营消肿。用于痈疽疔毒，瘰疬，流注，癌肿等。

3. 复方斑蝥胶囊：口服，一次3粒，一日2次。功能主治：破血消瘀，攻毒蚀疮。用于原发性肝癌，肺癌，直肠癌，恶性淋巴瘤，妇科恶性肿瘤等。

（毛东伟　马文君　侯琳）

第十六章　老年眼睛、耳朵疾病合理用药

第一节　老年性白内障

老年性白内障（senile cataract）又称为年龄相关性白内障（age related cataract），是50岁以上的中、老年人发生的晶状体混浊，是一种最多见的后天性原发性白内障，随着年龄增加患病率明显增高。它是晶状体老化后的退行性改变。

一、病因病理

自由基损伤是引起各种致白内障因素作用的共同途径，晶状体上皮细胞过度凋亡及晶状体蛋白损伤也是白内障发生机制中的重要因素。性别、年龄、职业、饮酒过多、吸烟多、紫外线照射过多、妇女生育多、糖尿病、高血压、精神病、心血管疾病、营养不良、严重腹泻、阿司匹林、皮质类固醇应用、青光眼、遗传因素等均与白内障的形成有关。大多数病例病情进展缓慢且缓慢影响视力。根据WHO相关报道，随着全世界人口老年化加重，年龄相关性白内障已成为全世界致盲和视力损害的首要原因。

二、临床表现

年龄相关性白内障为双眼病，但两眼发病可有先后，严重程度也不一致。主要症状患者自觉眼前有固定不动的黑点，呈渐进性、无痛性视力下降。根据晶状体开始出现混浊部位的不同，可有单眼复视、多视、虹视、畏光、眩光和屈光改变等。按混浊开始形成部位不同，年龄相关性白内障分为皮质性、核性和后囊膜下3种类型，以皮质性白内障最常见。

（一）皮质性白内障（cortical cataract）

这是年龄相关性白内障最常见的类型，约占70%。特点是混浊自周边部浅层皮质开始，逐渐向中心部扩展，占据大部分皮质区。按其发展过程可分为4期。

1. 初发期　晶状体前后皮质周边部出现楔形混浊，其基底部在赤道，尖端指向晶状体中央，最初发生在下方，继之两侧及上方也出现类似混浊，以后形成车辐状混浊。此时晶状体大部分透明，常需散瞳才能发现楔形混浊。检眼镜检查可见红光反射中有轮辐状或片状阴影。最早现象为晶状体纤维板层分离，呈羽毛状，有时出现空泡，此期混浊发展慢，可经数年才达下一期，视力一般不受影响。

2. 膨胀期又称未熟期　晶状体混浊继续加重，逐渐向中央发展，并伸入瞳孔区。晶状体皮质吸收水分体积膨胀，推虹膜前移，使前房变浅，易诱发闭角型青光眼急性发作。用斜照法检查时，投照侧的虹膜在该侧瞳孔区出现新月形阴影称虹膜

投影，出现该投影为此期特点。视力明显减退，眼底难以清楚观察。

3. 成熟期　晶状体全部混浊呈均匀乳白色，晶状体内水分溢出，皮质水肿消退，体积和前房深度恢复正常，虹膜投影消失，此时晶状体完全混浊，呈乳白色，部分患者的囊膜上还可以看到钙化点。眼底不能窥入，视力降至手动或光感。老年性白内障从初起到成熟一般需要数月至数年不等。

4. 过熟期　如成熟期白内障未及时手术，持续数年的成熟期晶状体可发生水分丢失，体积变小，囊膜皱缩，表面有钙化点或胆固醇结晶，晶体核下沉，上方前房变深，虹膜失去支撑，出现虹膜震颤。晶状体皮质分解液化呈乳状，液化的皮质渗漏到囊外膜时，可引起晶状体过敏性葡萄膜炎和晶状体溶解性青光眼。由于晶状体悬韧带变性，晶状体容易出现脱位或移位，囊膜破裂也可使核脱出，若脱位的晶状体或晶状体核堵塞瞳孔区，可引起继发性青光眼。上述情况引起的葡萄膜炎和青光眼均须立即手术治疗。此期如有发黄的硬核便沉到底部，称为莫干白内障（Morgagnian cataract），核下沉可使患者觉得视力突然提高。

（二）核性白内障（nuclear cataract）

较皮质性白内障少见，约占20%。此型发病较早，一般40岁左右开始，进展缓慢，常需数年至数十年。混浊始于胚胎核或成人核，直至到成人核完全混浊。早期晶状体核呈黄色，周边部透明，与正常人的核硬化不易区别，视力不受影响。随着病程及进展，晶状体核密度增加，屈光力增强，视力明显下降，其颜色也逐渐变成棕黄色或棕黑色，眼底不能窥见。

1. 开始于胎儿核者较多见　发病情况较开始于成人核者为早且进展缓慢。因此首先胎儿核变为灰暗而发黄，这是早起硬化征象。此时由于晶状体核心部的屈光力较强而产生核性近视。但周边部的屈光力保持不变，因此患者可因瞳孔扩大或缩小表现出不同的视力。这种可同时表现出不同焦点的晶状体称为双焦点晶状体。此时显然验光和散瞳验光的结果常不一致。一般眼镜处方应以显然验光度数为准绳才能获得比较满意的结果。此后混浊逐渐增多扩展到成人核部分。

2. 开始于成人核附近者比较少见　但发展速度较前一种为快且比较容易合并其他老年性白内障改变。这种白内障的核混浊，最初呈灰黄色，多对视力影响不大。以后转为黄褐色、棕色以至棕黑色，所以临床上名为棕色白内障或者黑色白内障。此时视力高度减退，重者使眼底检查不清。但这种白内障核改变多持续很久而不变，除非合并其他类型的老年性白内障，不然不容易发展到皮质。所以这种核性白内障不容易成熟。

（三）后囊膜下白内障（subcapsular cataract）

可单独发生，也可与其他类型白内障合并存在。是在晶状体后囊膜下的皮质浅层出现的黄色混浊，其间夹杂着小空泡和金黄色或白色结晶样颗粒，外观似锅巴状。由于混浊位于视轴区，早期即可出现视力障碍。后囊膜下白内障进展缓慢，后期合并晶状体皮质和核的混浊，最后发展为成熟期白内障。

三、诊断标准

（一）患者为中老年人

（二）常双眼患病，但发病有先后

（三）主要症状

随眼球转动的眼前阴影，以及渐进性、无痛性视力减退，直至眼前手动或仅有光感。可能会出现单眼复视或多视，畏光和眩光，色觉敏感下降，程度不等的视野缺损。

（四）散大瞳孔后检查晶状体，根据晶状体混浊的形态和程度可进行分型分期

（五）排除其他原因引起的视力下降

四、西医药物治疗思路、目标、原则与处方

（一）治疗思路、原则与目标

因地制宜选取药物，切勿迷信广告宣传。现今市面上医治白内障的药物很多，就眼药水来讲，有白内停、卡他灵、卡林U、视明露、莎普爱思等，中药眼药水有麝珠明目液、障翳散等。这些药物从治疗机理上来讲，有的是阻止醌类物质产生，有的是抑制醛糖还原酶，有的从中医补肾方面着手，有的从抗氧化方面实施。避免目前已知的物理或化学因素受损，如紫外线的过度照射能加剧过氧化物的形成；烟酒的过度摄入促使氨基酸代谢发生障碍。科学养生，及时治疗可能存在的全身疾病和代谢障碍。

（二）局部使用治疗白内障药物处方

1. 醌型学说相关药物　老年性白内障患者晶状体内色氨酸、酪氨酸等代谢异常，产生醌型物质，可氧化损伤晶状体蛋白疏基而使晶状体混浊。吡诺克辛可阻止醌型物质的氧化作用。此类药物有吡诺克辛滴眼药等。

2. 抗氧化损伤药物　包括谷胱甘肽等。还原型谷胱甘肽可有效阻止晶状体混浊化即阻止白内障的发生发展，也对术后干眼、术后角膜内皮水肿、浅层角膜病变及翼状胬肉术后角膜上皮的修复有明显的治疗效果。

3. 醛糖还原酶抑制剂　如苄达赖氨酸滴眼液，可用于治疗糖尿病性白内障和半乳糖血症白内障，已有实验证实其应用于白内障可有效减轻晶状体混浊，恢复患者视力。

4. 中药滴眼药：麝珠明目滴眼药。

（三）全身防治白内障药物处方

1. 辅助营养类药物　发生白内障的晶状体多有游离氨基酸、某些微量元素（如钙、镁、锌、硒等）以及多种维生素营养障碍。治疗药物包括一些无机盐配方、游离氨基酸配方和维生素C、维生素E等。

2. 中成药　石斛夜光丸、障翳散和障眼明等。

3. 中药有效成分　山茱萸多糖作为六味地黄丸中的有效成分使六味地黄丸对于早期年龄相关性白内障患者也可提高视力、改善晶状体混浊，并且对外伤性角膜溃疡及青光眼也有一定的治疗效果。异补骨脂素，通过多种途径抑制氧化应激、减轻氧化损伤、保护晶状体上皮细胞、延缓LECs凋亡，从而起到延缓年龄相关性白内障发生发展的作用。姜黄素（curcumin，Cur），Cur在阻止晶状体后囊膜纤维化并发生混浊的过程中起重要抗氧化作用，能有效改善晶状体损伤程度、促进损伤后修复，对延缓后囊性年龄相关性白内障的发展起重要作用。菟丝子具有抗氧化、清除氧自由基、抑制细胞凋亡的作用，有效保护LECs的细胞结构，降低醛糖还原酶活性，增强多元醇脱氢酶、己糖激酶及6-磷酸葡萄糖脱氢酶的活性，抑制和纠正晶状体中酶的异常变化，从而对年龄相关性白内障患者起到明显的治疗效果。锌，我国国民适量进食高锌食物可补足锌摄入量，从而延缓氧化应激的发生，延迟缺锌所致年龄相关性白内障的发病年龄。牛磺酸，年龄相关性白内障为氧化应激损伤相关疾病，牛磺酸为白内障的防治起到重要的作用，被认为是一种理想的抗氧化剂和抗白内障药物。干细胞具有自我更新能力和多向分化潜能，在眼科相关疾病治疗中具有所需细胞量少和排斥反应轻的优点。羊毛甾醇在抑制晶状体蛋白聚合及减少白内障形成中起重要作用，这为白内障的预防与治疗提供了新的策略，且相关的新型药物已在研发过程中，相信在不久的将来其确切疗效就会得到相应的临床验证。

五、中医中药治疗处方

（一）辨证论治

1. 肝肾两亏

辨证要点：视物模糊，头晕耳鸣，腰膝酸软，舌淡脉细，或面白畏冷，小便清长，脉沉弱。

证候分析：肝肾精血不足，目窍失养，晶珠渐混则视物模糊。脑髓、骨骼失养，故头晕耳鸣，腰膝酸软。血虚不充脉络，则舌淡脉细。若见面白畏冷，小便清长，脉沉弱，又属肾阳偏虚之象。

治法：补益肝肾。

方药：杞菊地黄丸或右归丸加减。

杞菊地黄丸滋补肝肾，益精明目。用于精血亏甚者，宜加菟丝子、楮实子、当归、白芍。右归丸中肉桂、附子主温肾阳；熟地、山药、山萸肉、枸杞、菟丝子、杜仲补养肝肾，益精明目，强壮腰膝；鹿角胶、当归温阳补血。十药组方，共呈温补肾阳，益精养血之功。

2. 脾虚气弱

辨证要点：视物昏花，精神倦怠，肢体乏力，面色萎黄，食少便溏，舌淡苔白，脉缓或细弱。

证候分析：脾虚不运，脏腑精气不足，不能上贯于目，晶珠失养，渐变混浊，故视物昏花。脏腑精气不足以生神及充养周身，因而精神倦怠，面色萎黄，肢体乏力。脾虚运化不力，故食少便溏。舌淡苔白，脉缓或细弱皆脾虚气弱之征。

治法：补脾益气。

方药：补中益气汤加减。

原方调补脾胃、升阳益气。若用于脾虚湿停，大便溏泻者，可去当归，加茯苓、扁豆、山药之类健脾渗湿。

3. 肝热上扰

辨证要点：头痛目涩，眵泪旺躁，口苦咽干，脉弦。

证候分析：旺躁，指目昏不爽之状。肝热循经上攻头目，故头痛目涩，眵泪旺躁。口苦咽干，脉弦亦由肝热所致。

治法：清热平肝。

方药：石决明散加减。

原方以石决明、草决明为主药，清热平肝，明目退翳障；青葙子、栀子、大黄、赤芍清肝泻热；荆芥、木贼、羌活疏风散邪。诸药合用，共奏清热平肝，散邪明目的功效。肝火不盛或脾胃不实者，酌去大黄、栀子。无郁邪者可去荆芥、羌活。

4. 阴虚挟湿热

辨证要点：目涩视昏，烦热口臭，大便不畅，舌红苔黄腻。

证候分析：素体阴虚，中湿化热，阴虚挟湿热上攻，目失濡养，更被湿热怫郁，故目涩视昏。热扰心神，则心中烦热。湿热郁遏胃肠，升降失常，浊气上升则口臭；浊气失降则大便不畅。舌红苔黄腻乃阴虚挟湿热之象。

治法：滋阴清热，宽中利湿。

方药：甘露饮加减。

方中以生地、熟地滋阴补肾；天冬、麦冬、石斛滋阴清热；黄芩、茵陈清热利湿；枳壳、枇杷叶宽中降气以助化湿；甘草清热和中。诸药合用，重在滋阴清热，兼以利湿。

（二）秘方验方

1. 枸杞熟地汤

配方：枸杞子、熟地、黄精、首乌各15 g，云苓、菟丝子、楮实子各12 g，海藻、昆布各10 g。

制用法：每日1剂，水煎，分2次温服。

功效：滋补肝肾，消痰软坚。主治老年性白内障。

2. 珍珠末治

配方：珍珠末1 g。

制用法：口服珍珠末每次1 g，每日3次，2周为1疗程。视力提高再服2周，以后改为每次1 g，每日1次，维持半年。

功效：主治老年性白内障。

3. 决明汤

配方：生石决明30 g，草决明15 g，谷精草、生地、赤芍、女贞子、密蒙花、白菊花、沙苑子、白蒺藜、党参、黄芪、黄芩各12 g，炙甘草6 g。

制用法：每日1剂，水煎服。

功效：滋阴清热，清肝明目。主治老年性白内障。

4. 珠粉

配方：珠粉5 g，螺蛳壳粉30 g，炉甘石粉20 g，枸杞子20 g，菟丝子20 g，楮实子20 g，怀牛膝20 g，当归20 g，五味子20 g，熟地黄30 g，川椒5 g。

制用法：以草药煎汤去渣，澄清液之后把其中的药粉晒干研细，外用。

功效：退障明目。适用于各种原因引起的早期白内障。

5. 磁石

配方：磁石60 g，琥珀末15 g，朱砂30 g，神曲120 g，生蒲黄15 g。

制用法：共研细末，炼蜜为丸。每日早、中、晚各服9 g。

功效：用治白内障。

6. 浮水甘石　配方：浮水甘石9.4 g，珍珠6.2 g，白水砂1.6 g，琥珀3.13 g，珊瑚末3.13 g，熊胆3.13 g，人退3.13 g，白丁香3.13 g，梅片少许。

制用法：外用。

功效：退翳明目。用治早期白内障及白翳。

7. 生地熟地

配方：生地20 g，熟地20 g，白芍15 g，当归12 g，枸杞子30 g，麦冬20 g，元参20 g，车前子10 g，茺蔚子15 g，白术12 g，云苓12 g，防风10 g，菊花12 g，青葙子12 g，决明子12 g，红花10 g，香附10 g，石决明30 g，钩藤20 g。

制用法：水泛为丸，青黛为衣，1次6～10 g，日2次。

功效：滋养肝肾，清肝健脾，祛障明日。用治未成熟白内障。

（三）中成药

目昏兼头晕耳鸣、心悸失眠等症，属肾阴虚，心肾失调，水火不交者，可常服磁朱丸，镇心明目；肝经风热之白内障早期，治以拨云退翳丸；属肝肾精血两亏，可服杞菊地黄丸或障眼明片，若兼阳亢动风者，可选服石斛夜光丸以滋阴平肝明目。

第二节　老年性青光眼

青光眼（Glaucoma）是一组以特征性视神经萎缩和视野缺损为共同特征的疾病，病理性眼压增高是其主要危险因素。眼压升高水平和视神经对压力损害的耐受性与青光眼视神经萎缩和视野缺损的发生和发展有关。青光眼是主要致盲眼病之一，其有一定的遗传倾向。在患者的直系亲属中，10%～15%的个体可能发生青光眼。

一、临床表现

（一）急性闭角性青光眼的症状表现

老年性青光眼包括急性青光眼和慢性青光眼。急性闭角青光眼发病急，眼部剧痛，视力迅速下降、恶心、呕吐及周身不适。检查瞳孔散大，光反射消失，角膜水肿，视盘充血水肿，眼压明显升高。开角青光眼起病缓慢，早期无症状或仅有轻微眼胀、雾视、头痛、视功能缓慢进行性损害致失明，早期发现应定期健康检查眼底、视野，24小时眼压测量及激发试验。

（二）老年青光眼的症状表现

1. 早晨起床后看书报较吃力，易出现鼻梁根部酸胀和眼眶前额胀痛。因为正常人的眼压有昼夜波动的规律，一般清晨偏高，夜间较低。青光眼患者24小时的眼压波动幅度更大，故早晨眼压就更高，就会出现症状。

2. 视力逐渐下降，验光配镜视力矫正不到1.0（对数视力表为5.0），尤其高度近视者，戴适度的眼镜后仍常有头痛眼胀感。

3. 晚间看灯光出现五彩缤纷的晕圈，好比雨后天空出现彩虹一样，医学上称虹视。这是由于眼压上升，角膜水肿而造成角膜折光改变所致。

4. 平时饮水较多。青光眼患者在一次性喝水超过300 mL的时候就会出现头痛。出现这样的原因是在饮水的过程中速度快量也多，这就导致了血液稀释引起的渗透压降低，进入眼内的眼压的房水也会增多，就从而引起了眼压升高。另外，如一只眼已确诊为青光眼，对另一只眼必须密切观察。

二、诊断标准

（一）原发性闭角型青光眼

1. 临床前期和前驱期患者　根据家族史、临床症状、前房浅和前房角窄的特点，判断是否为原发性闭角型青光眼的疑似者。然后进行暗室俯卧试验或新福林-毛果芸香碱试验，如果为阳性结果，并除外引起眼压升高的继发因素，即可诊断为原发性闭角型青光眼。

2. 急性期和缓解期患者　根据典型的临床症状和体征，眼压升高，前房角关闭等特征即可以诊断。

3. 慢性期患者　根据眼压高、前房浅、前房角部分关闭、视盘青光眼性改变、视野青光眼性缺损可以诊断。必要时应测量昼夜眼压曲线，以证实是否眼压升高。进行超声活体显微镜检查可证实或发现前房角狭窄或关闭。

4. 绝对期患者：原发性闭角型青光眼患者无光感时即可诊断。

（二）原发性开角型青光眼

1. 由于患者多无自觉症状，很少主动就诊，因此病变早期极易漏诊。

2. 根据眼压升高、典型的青光眼性视神经乳头改变和视网膜神经纤维层改变、青光眼性视野改变、眼压升高时前房角开放等特征，原发性开角型青光眼诊断并不困难。如有阳性家族史，则更加支持诊断。

3. 对于不典型的病例，明确诊断有相当大困难。定期随诊有望及时发现病情进展，有利于诊断。

三、西医药物治疗思路、目标、原则与处方

（一）治疗思路、原则与目标

根据青光眼的发病机制、疾病的转归以及发展过程，在治疗青光眼时一个主要的总治疗原则就是降低眼压及保护视神经。各类青光眼的治疗指南中，其核心内容之一大多为目标眼压的设定，美国眼科临床指南（Preferred Practice Pattern，PPP）规定，初始治疗时的目标眼压应在基线水平的基础上下降25%以上，而中国的青光眼专家共识中则根据青光眼的严重程度，将目标眼压按早期、中期、晚期分别设定为：<18 mmHg、<15 mmHg、<12 mmHg。2016年亚太青光眼指南中提出，根据病情严重程度，建议目标眼压在基线水平的降低幅度为：早期≥20%，中期≥30%，晚期≥40%。在青光眼治疗方法中，目前的主要治疗手段包括药物治疗、激光治疗以及手术治疗。青光眼治疗的目的是保存视功能。

（二）局部降眼压治疗处方

药物降眼压的机制主要包括3个方面：增加房水的流出、抑制房水的产生以及减少眼内容积。目前临床上通常使用的降眼压药物包括以下几类。

1. 肾上腺素能受体激动剂　该类药物可同时兴奋α受体及β受体，从而增加房水的外流，$β_2$受体激动剂主要的代表药物为1%肾上腺素，这类药物不影响瞳孔括约肌的调节功能，但可使瞳孔散大，故禁用于闭角型青光眼，每日用药1~2次；$α_2$受体激动剂的主要代表药物为0.2%酒石酸溴莫尼定，该类药物具有高度的$α_2$受体选择性，不引起瞳孔散大，且具有视神经保护作用，每日用药2~3次。

2. 前列腺素类药物　前列腺素（prostaglandin，PG）类药物的作用机制是促进房水经小梁网及葡萄膜巩膜通道流出，PG类药物是青光眼治疗的一个新的里程碑，在各大指南中，PG类药物均是治疗开角型青光眼的一线药物。PG类药物的特点有：24 h内眼压波动较平稳并长期使眼压维持在一个稳定状态；单独用药时可使眼压的基线水平下降30%；眼睛局部反应较轻微（虹膜颜色加深、睫毛变粗变长），无全身不良反应。目前临床上最新的PG类药物为他氟前列腺素，用法：每晚1次。

3. β肾上腺素能受体阻滞剂　代表药物为0.25%~0.50%噻吗心安，这类药物主要是通过阻断位于睫状体上的$β_2$肾上腺素受体来达到减少房水生成的目的。该类药物不影响瞳孔的大小及瞳孔括约肌的调节功能，作用时间长，但是非选择性的β受体阻滞剂可使心率减慢，支气管平滑肌收缩，故一般每日只需滴1~2次。

4. 拟胆碱类药物（缩瞳剂）　代表药物为1%~4%的毛果芸香碱，该类药物是通过兴奋瞳孔括约肌缩小瞳孔，减少虹膜在房角处的堆积，从而增加房水的外流，是

闭角型青光眼的一线类药物，也作为 β 受体阻滞剂降压效果不理想时的联合用药。对于闭角型青光眼急性大发作的患者，首先局部使用缩瞳剂冲击治疗，以1%毛果芸香碱为例，可每5 min滴眼1次，共3次，然后每30 min1次，共4次，眼压下降后或者瞳孔恢复至正常后逐渐减少用药次数，最后维持在每日3次。

（三）全身降眼压治疗处方

1. 高渗脱水剂　此类药物主要是通过提高血浆渗透压使眼球内脱水，从而达到降低眼压的作用，代表药物为20%甘露醇，在青光眼急性发作期可按体质量1～2 g/kg，每分钟60滴左右的速度静脉输注，起效快，作用时间短，对于有高血压、肾功能及心功能不全的患者，在使用甘露醇时应注意其全身情况。

2. 碳酸酐酶抑制剂　该类药物主要是通过减少房水生成达到降低眼压的效果，主要代表药物为乙酰唑胺，用法用量：0.125 mg口服，每日2次。该类药物全身症状较为明显，可出现面部及四肢远端麻木、血尿等不良反应，故目前多选用碳酸酐酶的局部用药：1%布林佐胺，单独用药时，每日3次，与 β 肾上腺素能受体阻滞剂联用时改为每日2次。

（四）手术前抗感染治疗处方

控制眼部炎症，原发闭角型青光眼患者往往伴随有眼前段葡萄膜炎，如原发性急性闭角型青光眼、葡萄膜炎继发性青光眼、外伤性青光眼等。对这部分病例，应在术前应用药物降低眼压，同时常规给予抗感染治疗，药物可选择局部滴用皮质类固醇眼药水，如可的松、氟美松、典必舒、新霉素–地塞米松眼药水或0.5%消炎痛眼药水，炎症严重者可全身应用皮质类固醇或吲哚美辛。

（五）保护视神经治疗处方

就青光眼而言，控制眼压是最有效的视神经保护治疗，但对于已经受损或濒临受损的视神经组织，应及时采取恰当的治疗措施。目前临床上的一些视神经保护药物包括钙离子通道阻滞剂、视神经保护剂（甲钴胺等）、谷氨酸拮抗剂、抗氧化剂（维生素C、维生素E等），α_2受体激动剂的主要代表药物酒石酸溴莫尼定也具有一定的视神经保护作用。

（六）改善血液循环治疗处方

1. 丹参　药理研究表明丹参有抗血小板凝集、抗血栓、改善微循环及抗氧化损伤的作用。王幼生等在常规降眼压的基础上给予丹参等药物治疗青光眼患者，结果显示活血化瘀组患者的视力较单纯降眼压治疗组的患者视力有明显提高，差异有显著性（$P<0.05$）。

2. 川芎嗪　由中药川芎中提取。药理研究证实川芎嗪能增加红细胞膜脂区流动性，降低红细胞聚集性，抑制血栓形成，降低细胞压积从而降低血液黏度。川芎嗪还可有效清除缺血后再灌注产生的氧自由基。刘杏等研究表明，应用磷酸川芎嗪后原发性青光眼患者血液黏度、视盘和视网膜循环均有明显改善，表现为眼底血管造影各循环时间比治疗前缩短，视盘绝对性荧光充盈缺损和荧光渗漏减少。视野和视觉诱发电位显示，治疗后患者的视野总缺损比治疗前平均减少159.8 dB，I4 e视野面积平均扩大525.4 mm²；100'、25'、6'，3种方格的视觉诱发电位的P1潜伏期比治疗前平均缩短3.31 ms、7.7 ms、6.67 ms。

3. 复方葛根素注射液 含葛根、川芎、山楂等，主要成分为葛根。徐新荣等研究发现噻吗心安解除高眼压后，联用葛根素能有效改善筛板区的微循环，促进轴浆传输阻滞的恢复，使濒临变性、死亡的轴突得到最大限度的恢复。吴正红等研究发现，0.5%和1%葛根素滴眼液对球结膜下注射地塞米松引起的家兔高眼压模型降低眼压的作用强度跟药物浓度之间有相关性。1%葛根素滴眼液降眼压的趋势与0.5%噻吗洛尔滴眼液相似，但维持作用优于后者，0.5%和1%葛根素滴眼液均能抑制兔耳缘静脉快速注射葡萄糖引起的高眼压，与0.5%噻吗洛尔滴眼液作用相似。

（七）辅助支持疗法处方

青光眼往往会伴随剧烈头痛，给患者带来巨大的痛苦，极大地影响患者的生活质量。但是目前并没有很好的缓解青光眼患者痛苦的方式，这提示在疼痛治疗方面的研究很可能是未来青光眼治疗的一大重点。疼痛往往伴随着焦虑和抑郁，随着身心医学的发展，医生除了关注患者身体上的不适，也应注意到患者的心理健康问题，在治疗过程中应注重心理方面的管理。全身症状严重者，可给予止吐、镇静、安眠的药物。眼部滴用糖皮质激素有助于减轻眼部充血和虹膜炎症反应。

（八）用药说明与注意事项

在坚持用药和滴眼技术令人满意的前提下，若单独使用一种药物不能使眼压≥24 mmHg人群的眼压降至理想范围，为防止视力下降，则可以联合另一种类的局部药物降眼压治疗。对防腐剂过敏或有临床意义和有症状的眼表疾病患者可以使用无防腐剂药物，在尝试了使用2种治疗类的药物后则可以考虑采取手术治疗。

四、中医中药治疗处方

（一）辨证论治

1. 绿风内障

（1）肝胆火炽，风火攻目

辨证要点：发病急剧，头痛如劈，眼珠胀痛欲脱，连及目眶，视力急降，抱轮红赤或白睛混赤浮肿，黑睛呈雾状混浊，瞳神散大，瞳内呈淡绿色，眼珠变硬，甚至胀硬如石。全身症有恶心呕吐，或恶寒发热，溲赤便结，舌红苔黄，脉弦数等。

证候分析：肝胆火炽，热盛动风，风火相煽，交攻于上，故骤然发病，头目剧痛，痛连目眶，抱轮红赤，黑睛混浊。若肝火犯肺则白睛混赤肿胀。因火性升散，风性开泄，肝胆风火攻冲瞳神，故瞳神散大呈淡绿色。热气怫郁于目，玄府闭密，则珠内气血津液不得流行，致气滞血郁，神水瘀积，故眼珠胀硬，视力急降。肝火犯胃，胃失和降则恶心呕吐。火邪亢盛，正气未衰，正邪交争，故恶寒发热。溲赤便结由火邪内盛所致。舌红苔黄，脉弦数亦皆肝胆实火之证。

治法：清热泻火，凉肝息风。

方药：绿风羚羊饮或羚羊钩藤汤加减。

前方是以清热泻火为重，方中用羚羊角（可用山羊角）清热明目、平肝息风，为主药；黄芩、玄参、知母重在清热泻火；大黄凉血活血，泄热通腑；车前子、茯苓清热利水，导热由小便出；防风助主药搜肝风，散伏火；桔梗清热利窍；细辛开窍明目，治头风痛。诸药组方，共呈清热泻火，凉肝息风，利窍明目之功。方中若加丹参、丹皮、赤芍、地龙等，则更增凉肝息风之力。呕吐甚者，酌加竹茹、法夏之类降逆止呕。对于热极动风，阴血已伤之证，则宜以凉肝息风为主，用羚羊钩藤汤加减。方中羚羊角（可用山羊角代）、钩藤、桑叶、菊花清热平肝息风；生地、白芍滋阴凉血养肝；贝母、竹茹、甘草清热化痰；茯苓宁心安神。若加丹参、泽兰、泽泻、细辛，用于本证则更增通络行滞，利水开窍的作用。

（2）痰火动风，上阻清窍

辨证要点：起病急骤，头眼剧痛诸症与肝胆火炽者同。常伴身热面赤，动辄眩晕，恶心呕吐，溲赤便结，舌红苔黄腻，脉弦滑数等症。

证候分析：脾湿生痰，肝郁化火，痰因火动，火盛风生，肝风挟痰火而流窜经络，上壅头目，阻塞清窍，以致气血津液郁滞不行，故暴发本病。由于痰火内盛，因而身热面赤，动辄眩晕，恶心呕吐。大小肠积热，故溲赤便结。舌红苔黄而腻，脉弦滑而数，均属痰火之象。

治法：降火逐痰，平肝息风。

方药：将军定痛丸加减。

方中重用大黄为主药，配黄芩、礞石、陈皮、半夏、桔梗等，大力降火逐痰；以白僵蚕、天麻合礞石平肝息风；白芷协助主药，定头风目痛；薄荷辛凉散邪，清利头目。此方用于本证，使上壅之痰火得降，肝风平息，诸症方能缓解。若加丹参、泽兰、茯苓、车前子更增活血通络、祛痰利水之功。

（3）肝郁气滞，气火上逆

辨证要点：眼部主症具备，全身尚有情志不舒，胸闷嗳气，食少纳呆，呕吐泛恶，口苦，舌红苔黄，脉弦数等。

证候分析：胸闷嗳气，口苦，舌红苔黄，脉弦数等皆情志不舒，肝郁气滞，郁久化火之证，而头眼部症状乃气火上逆所致。肝失条达，气火横逆而犯脾胃，脾失健运，故食少纳呆；胃失和降，则呕吐泛恶。

治法：清热疏肝，降逆和胃。

方药：丹栀逍遥散合左金丸加减。

前方以柴胡为主药疏肝解郁；丹皮、栀子清肝泻火；当归、白芍养血柔肝；白术、茯苓、甘草、生姜理脾渗湿，和胃止呕；薄荷辅助主药，疏散条达肝气。后方以黄连为主，清肝胃之火，以降其逆，少佐吴茱萸，辛温开郁，降气止呕。两方合用，共奏清热疏肝，降逆和胃之功。若加龙胆草、郁金、地龙、木通等，则更增清肝解郁，通络消滞的作用。

（4）阴虚阳亢，风阳上扰

辨证要点：头目胀痛，瞳神散大，视物昏朦，观灯火有虹晕，眼珠变硬，心烦失眠，眩晕耳鸣，口燥咽干，舌红少苔，或舌绛少津，脉弦细而数或细数。

证候分析：肝肾阴虚，虚火上扰，清窍不利，故头目胀痛。神水瘀滞，故眼珠变硬。阴主敛，阳主散，阴虚阳亢则瞳神散大。阴虚血少，瞳神失养以致视物昏花。古人认为观灯火生虹晕乃阴虚阳盛，水不制火，阴阳相乖，水火相射所致。虚火上炎，扰动心神则心烦失眠。阴虚阳亢，水不涵木，风阳上旋，故眩晕耳鸣。口燥咽干，舌红少苔，脉弦细而数皆示阴虚火旺；若舌质红绛而少津液，脉细数，则阴血亏虚更甚。

治法：滋阴降火，平肝息风。

方药：知柏地黄丸或阿胶鸡子黄汤加减。

知柏地黄丸重在滋阴降火，适用于肝肾阴虚，虚火上炎为重者。若兼风阳上扰，可酌加石决明、钩藤平肝息风。阿胶鸡子黄汤以阿胶、鸡子黄为主药，滋阴血而息肝风；辅以生地、白芍、茯苓滋阴养血，柔肝安神；石决明、牡蛎、钩藤平肝潜阳息风；络石藤凉血通络行滞；甘草清热和中。全方共奏滋阴养血，柔肝息风之效。适用于热邪耗灼真阴，阴亏血虚，肝风内动之证。若于上二方中酌加丹参、泽兰、地龙、泽泻，可增活血通络、利水消滞的功效。

（5）肝胃虚寒，饮邪上犯

辨证要点：头痛上及巅顶，眼珠胀痛，瞳散视昏，干呕吐涎，食少神疲，四肢不温，舌淡苔白，脉弦。

证候分析：胃阳不足，痰饮内停。肝之寒邪犯胃，挟痰饮而上逆，并循厥阴经脉上冲头目，阻遏清窍，故致头痛眼胀，瞳散视昏，干呕吐涎。又，神乃水谷精气所化生，四肢皆禀气于胃，因胃阳不足，受纳消化水谷之功能低下，脏腑精气虚衰，故食少神疲，四肢不温。舌淡苔白，脉弦亦为肝胃虚寒之象。

治法：温肝暖胃，降逆止痛。

方药：吴茱萸汤加减。

《审视瑶函》吴茱萸汤是以《伤寒论》方为基础加减而成。方中仍用吴茱萸为主药，温肝暖胃，降上逆之阴邪，止阳明之呕吐及厥阴之头痛。配生姜、法夏、陈皮温脾胃，涤痰饮，降呕逆；川芎、白芷散寒邪，止头痛；人参、茯苓、炙甘草补脾胃。诸药合用，可有温肝暖胃，降逆止呕，散寒止痛的功效。若加延胡索、牛膝，可增消滞止痛之效。

此外，症状反复发作，视力锐减，全身兼有肝肾两亏，气血不足之证候者，可参照青风内障内治第4项治疗。

2.青风内障

（1）气郁化火

辨证要点：情志不舒，头目胀痛，胸胁满闷，食少神疲，心烦口苦，舌红苔黄，脉弦细。

证候分析：肝喜条达，情志不舒者，肝气失于条达，气郁则容易化火，气火上逆，故头目胀痛，心烦口苦。胁为肝脉之所过，气阻脉络，则胁胀不适。肝郁乘脾，脾失健运，故胸闷食少，神疲乏力。舌红苔黄，脉细乃肝有余脾不足所致。

治法：清热疏肝。

方药：丹栀逍遥散加减。原方意在清热疏肝，若用于肝郁而阴血亏虚较甚者，可加熟地、女贞子、桑椹子以助归、芍滋阴养血。若用于肝郁而化火生风者，可去薄荷、生姜，选加夏枯草、菊花、钩藤、山羊角、赤芍、地龙等以增清肝息风、通络行滞之力。

（2）痰火升扰

辨证要点：头眩目痛，心烦而悸，食少痰多，胸闷恶心，口苦舌红，苔黄而腻，脉弦滑或滑数。

证候分析：痰火升扰，流窜经络，上蒙清窍，则头眩目痛。痰火内扰，心神不安，胃失和降，故心烦而悸，食少痰多，胸闷恶心，且口苦、舌红苔黄腻，脉弦滑或滑数。

治法：清热祛痰，和胃降逆。

方药：黄连温胆汤加减，方中以陈皮、半夏，茯苓、甘草（二陈汤）为燥湿祛痰、理气和胃的基础；用竹茹、枳实入胆、胃清热，降逆和胃；用黄连清热燥湿，除烦止呕。诸药共奏清热祛痰，和胃降逆之效。

（3）阴虚风动

辨证要点：劳倦后眼症加重，头眩眼胀，瞳神略有散大，视物昏朦，或观灯火有虹晕，失眠耳鸣，五心烦热，口燥咽干，舌绛少苔，脉细数。

证候分析：劳倦太过，阴血亏虚，水不涵木，肝风上旋，以致头眩耳鸣，眼珠胀痛，瞳神微散。阴虚血少，瞳神失养则视物昏朦。观灯火有虹晕，夜卧失眠，五心烦热，口燥咽干，舌绛少苔，脉细数等皆由阴虚血少，水不制火所致。

治法：滋阴养血，柔肝息风。

方药：阿胶鸡子黄汤加减。原方重在滋阴养血，柔肝息风。虚火尚旺者，方中酌加知母、黄柏、地骨皮、丹皮、赤芍之类降虚火，化瘀消滞。

（4）肝肾两亏

辨证要点：病久瞳神渐散，中心视力日减，视野明显缩窄，眼珠胀硬，眼底视盘生理凹陷加深扩大，甚至呈杯状，颜色苍白。全身症有头晕耳鸣，失眠健忘，腰膝酸软，舌淡脉细，或面白肢冷，精神倦怠，舌淡苔白，脉沉细无力。

证候分析：病久元气衰惫，肝肾精血亏损，目窍失养，神光衰微，故视力减退。视盘颜色苍白无血色，中央凹陷如杯状，为失于精血濡养所致。既病之后，脉道阻塞，神水瘀滞，故眼珠胀硬不减。头晕耳鸣，失眠健忘，腰膝酸软，舌淡脉细等，尽皆肝肾精血不足的全身症。若还兼有面白肢冷，精神倦怠，夜间多尿，舌淡苔白，脉沉细，则偏肾阳不足。

治法：补益肝肾。

方药：杞菊地黄丸或肾气丸加减。杞菊地黄丸补益肝肾，用于肝肾精血不足者，若嫌力薄，酌加菟丝子、五味子、当归、白芍、川芎等。肾气丸是在六味地黄丸滋养肾阴的基础上再加肉桂、附子而成，于水中补火，鼓舞肾气，协调阴阳。适用于本证肝肾不足，肾阳偏虚者。若兼气血不足，可于方中酌加党参、黄芪、当归、白芍、川芎等。

（二）秘方验方

1. 槟榔治青光眼

槟榔9～10 g，水煎服，服后轻泻为度，若不泻可稍大用量。如有呕吐腹痛等为正常反应。

2. 向日葵治青光眼

向日葵3～4朵。水煎，一半内服，一半熏洗眼部。

3. 羊肝治青光眼

羊肝100 g，谷精草、白菊花各15 g，煮服，每日一剂。

4. 决明子治青盲与夜盲

决明子10 g，研末，米汤饮服。

5. 菊花治青光眼

菊花15 g，夏枯草15 g，黄芩10 g。水煎服，每日2次。

6. 猪肝苍术治青光眼

猪肝一具，苍术15 g，粟米适量。共煮粥服食。

7. 土豆汁治青光眼

土豆汁、藕汁各等份，点眼。每次1～2滴，每日2～3次。

8. 水牛角治青光眼

水牛角60 g，白菊花30 g。水煎服，每日2～3次。

9. 羌活治青光眼

羌活15～25 g。水煎服，粟米适量。共煮粥服食。

（三）中成药

1. 明目地黄丸

成分：熟地黄、山茱萸（制）、牡丹皮、山药、茯苓、泽泻、枸杞子、菊花、当归、白芍、蒺藜、石决明（煅）。辅料为：淀粉、糊精。

功能主治：滋肾，养肝，明目。用于肝肾阴虚，目涩畏光，视物模糊，迎风流泪。

用法用量：口服，一次8～10丸，一日3次。

禁忌：暴发火眼者忌用，其表现为眼白充血发红，怕光、流泪、眼屎多。

注意事项：

（1）儿童应用时应先到医院检查眼部情况，如无其他眼病方可服用。

（2）如有迎风流泪，又有视力急剧下降，应去医院就诊。

（3）按照用法用量服用，治疗一周后症状未改善，应去医院就诊。

（4）对本品过敏者禁用，过敏体质者慎用。

（5）本品性状发生改变时禁止使用。

（6）儿童必须在成人监护下使用。

（7）将本品放在儿童不能接触的地方。

（8）如正在使用其他药品，使用本品前请咨询医师或药师。

2.复明片

成分：方中取熟地、山药、人参、枸杞、山茱萸、石斛、女贞子等滋补肝肾、益精明目；生地、羚羊角清热凉血滋阴；泽泻、茯苓、槟榔健脾利水；谷精草、夏枯草、石决明清肝明目，祛风退翳；全方共奏滋补肝肾，益精明目，清热利湿，祛风退翳之功效。

功能主治：滋补肝肾，养阴生津，清肝明目。用于肝肾阴虚所致的羞明畏光、视物模糊；青光眼，初、中期白内障见上述证候者。

用法用量：口服。一次5片，一日3次。

禁忌：尚不明确。

注意事项：忌食辛辣刺激食物。孕妇慎用。

3.益脉康分散片

成分：灯盏细辛浸膏。

功能主治：益脉康活血化瘀，用于缺血性脑血管病及脑出血后遗瘫痪，眼底视网膜静脉阻塞，冠心病，血管炎性皮肤病，风湿病；行小梁切除术后眼压已控制的晚期青光眼视野缩小症。

用法用量：口服。一次2片，一日3次。

禁忌：尚不明确。

注意事项：尚不明确。

第三节　老年黄斑变性

老年性黄斑变性又称为年龄相关性黄斑变性（age-related macular degeneration，AMD），该病是一种与年龄密切相关的重要眼病，具有致盲性。在英、美等发达国家中，老年性黄斑变性是45岁以上老年人视力障碍的最常见原因。当前随着我国人口逐渐老龄化，且其他致盲性眼病得到良好控制，老年性黄斑变性已成为我国重要致盲性眼病之一。视网膜色素紊乱、上皮层脂质沉淀是AMD早期主要特征，该阶段患者视野并未受到严重损害，未发生视力障碍。随着疾病不断进展，可出现脉络膜新生血管形成、视网膜色素上皮细胞功能障碍等现象，在一定程度上加重患者病情，此阶段患者中心视野明显缺损，且周边视野分辨率明显降低。当前临床治疗老年性黄斑变性的方法多种多样，包括激光治疗、光动力疗法、应用抗氧化维生素类药物等。有研究表明，对AMD患者而言，针对血管生长因子VEGF药物的应用具有重要现实意义，可在很大程度上改善患者预后，降低致盲率。

一、临床表现与分型

本病分干性与湿性两型。非渗出型患者在早期无任何症状。以后中心视力进行性下降，Amsler方格表显示视野缺损。渗出型患者双眼可先后发病。视力下降迅速，视物时直线或边缘扭曲，中心或周边视野出现暗点。

（一）干性老年黄斑变性

双眼常同期发病且同步发展。本型的特点为进行性色素上皮萎缩，临床分成两期：

1. 早期（萎缩前期）　中心视力轻度损害，甚至在相当长时间内保持正常或接近正常。视野可以检出5°～10°；中央盘状比较暗点，用青、黄色视标更易检出。180°；线静态视野检查0°；两侧各5°～10°；处视敏感下降。Amsler方格表检查常为阳性。偶有大视或小视症。

2. 晚期（萎缩期）　中心视力严重损害，有虚性绝对性中央暗点。检眼镜下有密集或融合的玻璃膜疣及大片浅灰色萎缩区。萎缩区境界变得清楚，其内散布有椒盐样斑点，亦可见到金属样反光。

萎缩性变性发病缓慢，病程冗长。早期与晚期之间渐次移行，很难截然分开。加之个体差异较大，所以自早期进入晚期时间长短不一，但双眼眼底的病变程度基本对称。

（二）湿性老年性黄斑变性

本型的特点是色素上皮层下有活跃的新生血管，从而引起一系列渗出、出血、瘢痕改变。临床上分三期。

1. 早期（盘状变性前期）　中心视力明显下降，其程度因是否累及中心窝而异。Amsler方格表阳性。与病灶相应处能检出中央比较暗点。

2. 中期（突变期）　此期主要特征为黄斑部由于新生血管渗漏，形成色素上皮层和/或神经上皮层浆液或/和出血性脱离。视力急剧下降。

3. 晚期（修复期）　渗出和出血逐渐吸收并为瘢痕组织所替代。此时视力进一步损害。眼底检查见有略略隆起的团块状或形成不规则的白色斑块（血肿吸收过程中呈红黄色）。斑块位于视网膜血管下方。在斑块表面或其边缘往往可见出血斑及色素斑。在部分病例，当出血及渗出被瘢痕所替代之后，病变并不就此结束，而在瘢痕边缘处出现新的新生血管，再度经历渗出、出血、吸收、瘢痕的过程。如此反复，使瘢痕进一步扩大。因此，这类患者的长期追踪观察是十分必要的。

二、诊断要点

（一）45岁以上患者双眼渐进性视力减退，眼底散在玻璃膜疣，或后极部视网膜脉络膜萎缩病灶，可诊断为萎缩型老年性黄斑变性

突然严重视力障碍，后极部深、浅层出血伴有新生血管和玻璃膜疣或黄斑区盘状瘢痕者，即可诊断为渗出型老年性黄斑变性。

（二）荧光素眼底血管造影

1. 非渗出型：造影早期，玻璃膜疣及色素脱色处窗样缺损的高荧光，随背景荧光而增强、减弱或消退。造影晚期荧光增强脉络膜毛细血管萎缩、闭塞处呈低荧光区。

2. 渗出型：造影早期可显示脉络膜新生血管，造影过程中新生血管迅速渗漏荧光素，并互相融合。晚期背景荧光消退后，病变处仍呈现相对高荧光。有时所显示的脉络膜新生血管边界不清，称为隐匿性新生血管。

三、西医药物治疗思路、目标、原则与处方

（一）治疗思路、目标与方法

采取抗氧化剂、抗VEGF、激光、光动力疗法、手术等方法治疗。

1. 抗氧化剂：口服维生素C、维生素E、Zn、叶黄素、玉米黄质可防止自由基对细胞的损害，保护视细胞，起到视网膜组织营养剂的作用。

2. 抗VEGF治疗：基于对CNV发病机理的认识，血管内皮细胞因子在络膜新生血管发生发展中起到了轴心作用。Ranibizumab（Lucentis）是人源化重组抗VEGF单克隆抗体片段Fab部分，可结合所有检测到的VEGF异构体，减少血管的渗透性并抑制CNV形成。使用方法为玻璃内注射。

3. 激光治疗：用激光所产生的热能，摧毁黄斑区的异常新生血管。激光光凝仪是为了封闭已经存在的新生血管，并不能阻止新的新生血管的形成，是一种对症治疗。同时，激光稍一过量，本身可以使脉络膜新生血管增生，且对附近的正常组织也产生损坏，视功能将受到大的影响，必须警惕。

4. 经瞳温热疗法：此法是采用810 nm波长的近红外激光，在视网膜上的辐射率为7.5 W/cm²，穿透力强而屈光间质吸收少，使靶组织缓慢升温10℃左右。

5. 光动力疗法：将一种特异的光敏剂注射到患者的血液中，当药物循环到视网膜时，用689 nm激光照射激发光敏剂，从而破坏异常的新生血管，而对正常的视网膜组织没有损伤。

6. 手术治疗：如视网膜下新生血管膜的切除、黄斑转位术、视网膜移植等。

（二）抗VEGF药物治疗处方

目前，抗VEGF药物已被广泛用于wAMD治疗，取得良好的临床效果。抗VEGF药物主要分为人工合成的寡核苷酸适配体哌加他尼（Pegaptanib）、单克隆抗体［包括贝伐单抗（Bevacizumab）、雷珠单抗］以及受体融合蛋白［包括阿柏西普

（Aflibercept）、康柏西普（Conbercept）〕三类。

1. 人工合成的寡核苷酸适配体：哌加他尼，商品名Macugen，由28个核苷酸RNA寡链核苷酸适配子构成，能选择性对VEGF-165亚型有特异性的拮抗作用，2004年被美国FDA批准的首个用于治疗新生血管性AMD的药物。由于其治疗后保持视力不佳，故逐渐退出临床。

2. 单克隆抗体

（1）贝伐单抗：商品名Avastin，贝伐单抗是一种重组的全长人源化抗体，可以结合所有VEGF分型，于2004年2月被美国FDA批准用于治疗晚期结直肠癌，近期用来治疗wAMD，属于标签外用药。

（2）雷珠单抗：商品名Lucentis，于2006年6月被美国FDA批准用于治疗wAMD，雷珠单抗是第二代重组人源化单克隆抗体Fab片断（rhuFab V2），分子量为48 KD。雷珠单抗的Ⅲ期临床实验显示，雷珠单抗能使90%以上患者的视力丧失延缓，1/4以上患者视力有明显提高并维持至少2年，这是以往治疗手段包括哌加他尼没有达到的。雷珠单抗的良好效果表明了对VEGF各种异构体及活性片断的完全阻断要比单独阻断VEGF-165作用更强。

3. 受体融合蛋白

（1）阿柏西普：商品名Eylea，是人源化VEGF受体融合蛋白。2011年11月FDA批准用于治疗WAMD，目前关于阿柏西普治疗wAMD的疗效和安全性的证据正在稳步增长。

（2）康柏西普：商品名朗沐，于2013年11月获得中国国家食品药品总局批准治疗wAMD。康柏西普是一种新型的抗VEGF药物，由中国自主研究开发并应用于临床中。

四、中医中药治疗处方

（一）辨证论治

1. 痰湿蕴结证

辨证要点：无明显视觉异常，或视力轻度下降，或轻度视物变形，后极部视网膜多个玻璃膜疣，黄斑区色素脱失或椒盐状色素沉着；全身可伴胸膈胀满，眩晕心悸，肢体乏力，舌苔白腻或黄腻，脉沉滑或弦滑。

辨证分析：脾失健运，水湿不化，聚而生痰，痰湿上泛目窍，以后极部视网膜多个玻璃膜疣，全身痰湿征象及舌脉为辨证要点。

治法：燥湿化痰，软坚散结。

方药：温胆汤加减，酌加浙贝母、昆布、生牡蛎以软坚散结，加当归、丹参、川芎以行气活血消滞。

2. 络伤出血证

辨证要点：视力骤降，或眼前有黑影遮挡，或视物变形，后极部视网膜有色的灰白色视网膜下新生血管膜，其周围深层或浅层新鲜出血，或网膜前大量出血，甚至进入玻璃体，后极部水肿、渗出；可伴口干咽燥、失眠多梦，舌红少苔，脉细数；或伴神疲乏力，头晕眼花，舌淡苔薄白有齿印，脉细弱或沉细。

辨证分析：肾阴亏虚，虚火上炎，灼伤目络，或脾气虚弱，气不摄血，而血溢脉外，以后极部新生血管及大片新鲜出血为辨证要点，伴口干咽燥、失眠多梦，舌红少苔，脉细数者为肝肾阴虚，伴神疲乏力，头晕眼花，舌淡苔薄白有齿印，脉细弱或沉细者为气血亏虚。

治法：滋阴止血，或益气止血。

方药：生蒲黄汤加减。肝肾不足者，合知柏地黄丸加减；气血亏虚者，合人参养荣汤加减；水肿明显者，酌加车前仁、猪苓利水消肿；渗出明显者，酌加浙贝母、鸡内金、昆布软坚散结。

3. 肝肾亏虚证

辨证要点：病久，视力持续下降，或眼前有黑影遮挡，或视物变形持续加重，甚至视物不见。后极部大量玻璃膜疣，或渗出、色素紊乱或色素沉着，或出血新旧杂陈，或呈现萎缩瘢痕。伴有口干、头晕耳鸣、腰膝酸软、失眠多梦，舌红少苔，脉细数或弦数。

辨证分析：肝肾亏虚，目失濡养，以病久，后极部出血新旧杂陈，大量渗出、色素紊乱或色素沉着，或呈现萎缩瘢痕，及全身肝肾亏虚征象为辨证要点。

治法：滋养肝肾，行瘀消滞。

方药：加减驻景丸。玻璃膜疣较多者，酌加陈皮、竹茹、半夏祛痰化湿；出血新旧杂陈者，加生蒲黄、生三七粉、藕节、山楂、桃仁活血止血、消滞散结；渗出明显者，酌加浙贝母、昆布、海藻软坚散结；水肿明显者，酌加泽兰、茯苓利水消肿；色素紊乱或色素沉着，或有萎缩瘢痕者，酌加瓦楞子、海藻、昆布、浙贝母软坚散结；失眠多梦者，酌加酸枣仁、夜交藤、合欢皮养心安神。

4. 脾肾亏虚

辨证要点：视力中轻度下降，或视物变形，后极部视网膜多个玻璃膜疣，黄斑区色素脱失或色素沉着；伴食少便溏、少气乏力、畏寒肢冷、小便清长，舌淡苔白，脉细弱。

辨证分析：脾肾亏虚，目失濡养，以全身脾肾亏虚征象为辨证要点。

主治：健脾益气，补肾助阳。

方药：右归丸合补中益气汤加减。可酌加浙贝母、鸡内金、昆布软坚散结。

（二）秘方验方

1. 猪肝枸杞汤

原料：猪肝100～200 g，枸杞子50～100 g。

制用法：猪肝100～200 g，枸杞子50～100 g，加水共煮。勿过煮，宜淡食，食肝饮汤。补肝肾，益精血，可增强视力，改善视功能。每日服一剂。

功效：此方具有补肝肾，益精血的功效，可增强视力，改善视功能。

2. 羊肝粥 将羊肝60 g，去膜切片，加生葱3根切碎，油锅炒片刻。另用大米

100 g，加水煮至大米开花，再放入羊肝煮熟，早晚餐服之。可以补肝明目，辅助治疗老年性黄斑变性，视物昏花模糊。

3. 女贞桑椹煎　将女贞子12 g，桑椹子15 g，制首乌12 g，旱莲草10 g。加水适量，水煎，去渣取汁，分3次服，加入适量白糖调味更佳。可以滋补肝肾，养血明目。

4. 八宝鸡汤　党参10 g，茯苓10 g，炒白术10 g，炙甘草6 g，熟地15 g，白芍10 g，当归15 g，川芎7.5 g。用纱布袋将上8味药装好扎口，先用清水浸洗一下。猪肉250 g，肥母鸡肉750 g，洗净，杂骨250 g洗净打碎。将猪肉、鸡肉、药袋、杂骨一同放入锅中，加水适量，用武火烧开，打去浮沫，加入生姜、葱适量，用文火炖至鸡肉烂熟。捞出鸡肉和猪肉，待稍凉，切成条块，分装碗内，并掺入药汤，加盐少许即成。能补气养血，适用于气血两虚之老年性黄斑变性。

5. 枸杞桃仁鸡丁　将枸杞子90 g择后洗净，核桃仁150 g用开水浸泡去皮，嫩鸡肉600 g洗净切成方丁，用盐、味精、白砂糖、胡椒粉、鸡汤、芝麻油、湿淀粉各适量兑成汁待用。将去皮后的核桃仁用温油炸透，兑入枸杞子即起锅沥油。锅烧热注入猪油少许，待油五成热时，投入鸡块快速滑透，倒入漏勺内沥油，锅再置火上，放50 g热油，入姜、葱、蒜片少许稍煸后，再投入鸡丁，接着倒入汁，速炒，随即投入核桃仁和枸杞子炒匀即成。功能补气养血、滋肝益肾、明目健身。可用于治疗气血两虚之老年性黄斑变性表现为视物昏花、神疲乏力、咳嗽气喘等症者。

（三）中成药

七叶洋地黄双苷滴眼液治疗老年黄斑变性疗效肯定，其作用机制可能与增加视网膜黄斑色素密度有关，知柏地黄丸，适用于肝肾阴虚，虚火上炎证。六味地黄丸、杞菊地黄丸、障眼明片、石斛夜光丸适用于肝肾亏虚证。

第四节　高血压性视网膜病变

高血压性视网膜病变是一种常见的心血管系统疾病。视网膜中央动脉是全身唯一能够在活体上被直接观察到的小动脉，因此，观察高血压病患者的眼底情况，常能了解患者机体心、肾、脑等脏器的受害程度，对高血压的诊断及预后有着重要意义。

高血压患者中约70%有眼底改变。眼底改变与性别无关，但与患者年龄有比较密切的联系。临床病程呈慢性经过的高血压患者中，眼底改变与病程长短呈正比。血压增高程度与眼底改变基本平行，舒张压增高对眼底病变的作用更为显著。眼的屈光状态对高血压眼底改变有一定影响，远视眼高于正视眼，近视眼则低于正视眼。

一、病因病理与临床表现

动脉血压升高是引起高血压眼底病理生理改变及出现临床症状的主要病因。

（一）血管收缩期

在血管收缩期，升高的血压刺激柔软和未硬化的视网膜动脉血管，经自调节作用使其张力增高。视网膜血管越年轻和富有弹性，这种反应就越大。临床检查可见视网膜动脉局限性狭窄，若病程持久则出现普遍性狭窄。

（二）硬化期

若升高的血压在血管收缩期经药物或手术治疗被迅速控制，视网膜血管可恢复正常而不发生永久性病变。若高血压持续一段时间则发生硬化改变。在临床上，硬化血管具有的特征包括：

1. 动脉普遍狭窄；动静脉压陷；
2. 血管壁硬化导致血管壁光反射改变；
3. 血管迂曲；
4. 动脉和小动脉分支角度增大。虽然这些视网膜血管改变在有些"正常"人中也可发现，但在高血压患者中肯定更为常见。这些改变在这2种人中都与年老有关。临床特征如"动脉变直、动脉变细、动静脉交叉改变和动脉管壁光反射增宽"并不是高血压血管疾病的可靠指征。

（三）动脉狭窄

小动脉普遍狭窄，有或无局限性收缩是识别高血压的有用指标。血管狭窄极难定量。有些作者将动脉管径与静脉作对比，但静脉常现扩张不宜作为参考标准。早期狭窄最多见于视网膜动脉第2或第3级以后的较小分支。必须注意，许多眼病如高度近视、葡萄膜炎和视网膜营养不良可导致视网膜血管狭窄。检查者在估量动脉狭窄时需做临床判断。

动静脉交叉处的改变比动脉狭窄更能客观评价。动脉行经静脉的前方，可见动静脉压陷征，反之则无。这一特征可分为3级：

1. 轻度动静脉压陷。
2. 中度动静脉压陷。
3. 分支静脉阻塞。轻度压陷者，动脉下的静脉偏曲，并现早期隐蔽现象。中度压陷则动脉后的静脉变尖并缩窄和偏移。静脉在交叉外稍远处可现轻度膨胀，称为静脉"斜坡"。第3级损害则在动静脉交叉的远侧端见静脉阻塞导致的出血和渗出。

动脉壁硬化程度常由血管壁的光反程度进行估计。虽然年龄较大者也可见这种改变，但仍能提供一种估计慢性高血压对血管壁作用的有用参数。

慢性高血压所见的动脉迂曲：管腔内压力增高，肌纤维渐有透明样变和纤维化，以致动脉长度增加。视网膜动脉在视网膜内呈迂曲形成，但应与一种常见的良性视网膜动脉迂曲鉴别。

高血压血管疾病的另一有用体征为动脉大分支处的角度，尤其是第2或第3级分支。血压越高则分支的角度越大。轻度者分支动脉的夹角为45°～60°，中度分支角为60°～90°，重度分支角大于90°。

在高血压视网膜病变硬化期，经荧光血管造影和玻璃体荧光光度测定，可能没有血-视网膜屏障的主动破裂。然而，若压力突然或进行性升高，则患者可进入高血压视网膜病变的渗出期。

（四）渗出期

高血压视网膜病变的渗出期，可与高血压脉络膜病变或高血压视网膜病变的血管收缩或硬化期相伴或随后发生。此期的出现表明视网膜的灌注压已超越其生理性自调节机制，导致了血-视网膜屏障破坏，从循环系统中漏出液体和血细胞，血管壁破损和血流异常，常发生缺血。

渗出性视网膜病变的早期体征之一为小的线状或焰状出血，多数在视盘周围神经纤维层内，出血的线状形态是由于：

1. 发生在视网膜神经纤维层。

2. 血管漏出的血液沿神经节细胞的轴突延伸。出血也可呈斑或点状。若出血发生于视网膜深层，则呈卵圆轮廓，因漏出血液的扩散被Muller细胞突限制。偶尔可发生血液穿破内界膜而位于玻璃体下，在后极呈舟状出血。

硬性蜡样渗出表明血管漏出血浆脂蛋白、磷脂、胆固醇和三酰甘油。这种渗出呈有光泽的黄色，最常分布于后极，可在黄斑中心区呈星芒状，从黄斑区沿Henle纤维层放射。有一些患者硬性渗出可形成一个晕环围绕一巨大血管瘤或成簇的渗漏的微血管瘤。

棉绒斑为灰白或黄色斑，边缘发毛，在视网膜神经纤维层内，大多位于后极，尤其是围绕视盘周围。棉绒斑是由于毛细血管前小动脉阻塞时，该小动脉所供应的视网膜发生局部缺血，引起视网膜神经纤维的微小梗死，使神经纤维的轴浆运输发生阻断，轴浆及变性的细胞器在此集聚而形成。棉绒斑的长轴常与神经纤维层的方向成直角，最常位于视网膜血管的浅面经过一段时间，棉绒斑可发生粒状外观且最终消失。此时视网膜外观变薄，内界膜出现反光的不规则外观。这些部位被称为"斑状凹陷"，表明有梗死导致的局部性内层视网膜结构的损失，荧光血管造影常显示围绕棉绒斑的一些无灌注区，还有毛细血管的扩张和微血管瘤，还可见到侧支血管伴念珠样血管改变，并有视网膜组织荧光素着染。

二、诊断要点与分期

根据动脉硬化和高血压病史和眼底改变，可以诊断；荧光素眼底血管造影有助于诊断和了解病变程度。

高血压性眼底改变的分期：

1. Ⅰ期（视网膜动脉痉挛期）　动脉管径普遍变细或限局性痉挛。动静脉管径之比为1∶2。

2. Ⅱ期（视网膜动脉硬化期）

（1）轻度：动脉管径狭窄、管壁反射增强、动静脉交叉轻度异常。动静脉管径之比为1 : 2 ~ 1 : 3。

（2）中度：动脉管壁反光呈铜丝状，动静脉交叉中度异常。动静脉管径之比为1 : 3。

（3）重度：动脉反光呈银丝状，动静脉交叉重度异常。动静脉管径之比为1 : 4。

3. Ⅲ期（视网膜病变期）：动脉痉挛、硬化、视网膜广泛水肿、出血和渗出。

4. Ⅳ期（视网膜视盘病变期）：除上述改变外视盘水肿。

眼底荧光血管造影：视网膜动脉及毛细血管狭窄，环绕毛细血管缺血区可见扩张的毛细血管及微血管瘤，视网膜出血遮蔽荧光，渗出物早期为抵荧光，晚期荧光渐增强。

三、西医药物治疗思路、目标、原则与处方

（一）治疗思路、原则与目标

1. 降低血压是防治眼底病最根本的措施，控制血压，维持治疗，改善症状，防治并发症。

2. 症状性高血压伴有全身及视力症状者，需作系统的原因检查，针对其主要原因进行治疗，如肾性高血压、嗜络细胞瘤及妊娠高血压综合征等。

3. 口服维生素B_1、C、E、路丁、钙剂等。

4. 应用中医中药。

（二）内科治疗控制血压

目前临床上常用的一线降压药物主要有钙离子通道拮抗剂（ccalcium channel blockers，CCB）、血管紧张素转换酶抑制剂（Angiotensin converting enzyme inhibitor，ACEI）、血管紧张素受体拮抗剂（angiotensin receptor blocker，ARB）、β受体阻滞剂、利尿剂。在实际应用时，应根据患者具体的血压情况，排除药物的禁忌证，结合个体化，从小剂量开始服用，优先选择长效制剂，必要时联合选择合理的降压药物。当前我国的高血压指南建议高血压患者目标血压为<140/90 mmHg，65岁以上老年患者可放宽至150/90 mmHg，而合并冠心病、糖尿病、肾脏疾病的患者应<130/80 mmHg。

（三）血栓抗栓治疗处方

应用扩血管药物：可用地巴唑20 mg，每日3次，口服；烟酸0.1 g，每日3次，口服；维脑路通200 mg，每日3次，口服。促进视网膜出血，渗出，水肿的吸收：可用安妥碘0.4 g，每日1次，肌注。

（四）维生素类药物治疗处方

增强血管壁弹性，减低其脆性：可用维生素C 200 mg，每日3次，口服；路丁40 mg，每日3次，口服；维生素E 200 mg，每日3次，口服。

（五）用药说明与注意事项

高血压是一种可防可控的疾病，对血压130～139/85～89 mmHg正常高值阶段、超重/肥胖、长期高盐饮食、过量饮酒者应进行重点干预，定期健康体检，积极控制危险因素。

针对高血压患者，应定期随访和测量血压，尤其注意清晨血压的管理，积极治疗高血压（药物治疗与生活方式干预并举），减缓靶器官损害，预防心脑肾并发症的发生，降低致残率及死亡率。

四、中医中药治疗处方

（一）辨证论治

本病有高血压病史，外眼正常，视力渐降或突然失明。治疗原则有清源，消瘀两大类。清源：即去除病因，宜疏肝、清肝、平肝、化湿、通络为主。消瘀：是针对本病引起的眼底出血而设。早期以凉血止血为主；出血停止即活血化瘀；后期则可在活血化瘀的同时加软坚散结，明目滋阴之品。

1.肝气郁结

辨证要点：外眼正常，双眼视物模糊，视网膜动脉变细，反光增强，亦可见动静脉交叉压迫。伴有精神抑郁，胸闷胁胀，善太息，食少嗳气，舌苔薄白或薄黄，脉弦。

治法：舒肝解郁。

方药：逍遥散（《和剂局方》）加减。

柴胡9 g，当归12 g，白芍10 g，白术10 g，茯苓12 g，甘草6 g，赤芍8 g，川芎9 g，丹参10 g，石菖蒲10 g，白菊花12 g。若血压高加石决明、珍珠母；失眠多梦加酸枣仁、柏子仁等。

2.肝火炽盛

辨证要点：双眼视力下降，甚至突然失明。眼底除动脉细、反光强外，亦可有大量新鲜出血，或由于出血量大窥不见眼底。兼见面红、胁痛，口苦、急躁易怒，头昏疼痛，便干，舌边尖红苔黄，脉弦数。

治法：清肝泻火，凉血止血。

方药：龙胆泻肝汤（《医方集解》）加减。

龙胆草10 g，生地15 g，当归12 g，木通10 g，泽泻10 g，车前子10 g，栀子9 g，黄芩9 g，甘草6 g，白菊花15 g，白茅根30 g，旱莲草30 g，白及10 g，若便秘者加大黄、芒硝；热象明显者加羚羊粉。

3.肝阳上亢

辨证要点：眼症同前，兼见头痛眩晕，耳鸣，手麻，失眠，舌质红，脉弦。

治法：平肝息风，凉血散瘀。

方药：天麻钩藤饮（《杂病证治释义》）加减。

天麻9g，钩藤15g，石决明24g，栀子10g，黄芩10g，川牛膝12g，杜仲9g，桑寄生24g，益母草12g，夜交藤15g，茯神15g，白茅根30g，白及10g。

4. 气滞血瘀

辨证要点：双眼视物昏朦，眼底静脉瘀滞，色暗紫，甚至动、静脉闭塞，出血色呈暗红，量多少不定。兼见胸闷不舒，头痛易怒，面色晦暗，舌色紫暗，可有瘀点、瘀斑，脉弦或涩。

治法：活血化瘀。

方药：桃红四物汤或血府逐瘀汤（《医林改错》）加减。

桃仁9g，红花9g，当归15g，川芎9g，赤芍9g，生地12g，牛膝10g，桔梗9g，枳壳9g，白茅根30g，丹参12g，田三七0.5g。

5. 阴虚火旺

辨证要点：眼症同前，眼底可见反复少量的出血。兼见头晕耳鸣，腰膝酸软，五心烦热，口苦咽痛，口干唇燥，夜难入寐，舌质红少苔，脉细数或弦细。

治法：滋阴降火，凉血散瘀。

方药：知柏地黄汤（《医宗金鉴》）加减。

知母12g，黄柏10g，熟地10g，山萸肉10g，山药12g，茯苓15g，泽泻10g，丹皮10g，旱莲草30g，女贞子10g，龟板10g。

6. 气虚血瘀

辨证要点：眼症同前，眼底出血量多，色暗，兼见倦怠气短，食少纳呆，头痛心悸，郁闷易怒，舌淡红苔白，脉沉涩或无力。

治法：补气活血。

方药：补阳还五汤（《医林改错》）加减。

黄芪30g，当归尾6g，赤芍5g，川芎3g，桃仁3g，红花3g，地龙3g，白术12g，茯苓12g。

7. 痰湿阻络

辨证要点：病程日久，眼底动脉变细或完全闭阻，可见渗出，伴有胸闷、纳呆、肢倦、小便短赤、口苦，舌偏红，苔黄腻，脉弦滑。

治法；清热化湿，活血通络。

方药：甘露消毒丹加减。

飞滑石50g，茵陈30g，淡黄芩10g，石菖蒲10g，木通、川贝母各10g，连翘10g，薄荷9g，白蔻仁10g，藿香10g，川芎10g，地龙5g。

（二）秘方验方

1. 双耳汤　取黑白木耳各10g，冰糖30g，木耳洗净泡发，放入碗中，加冰糖和水，隔水蒸1小时，熟后食用。有滋阴补肾、活血化瘀功效。可治疗血管硬化、高血压，眼底出血等。

2. 谷精旱莲银耳汤　银耳10g，谷精草、旱莲草各9g。水煎服，每日1剂，每剂煎2次，上、下午各服1次。有凉血止血作用。可辅助治疗眼底出血、视力减退。

3. 菊花决明汤　用茶菊花10g，槐花6g，决明子10g。水煎，1日3次分服。有清肝凉血之功。尤其适用于高血压所致的眼底出血。

4. 新鲜番茄　1～2个，温水烫洗，去皮切薄片，白糖少许拌匀，每日晨空腹吃，15天为1疗程。适用于高血压所致的眼底出血。

5. 苦瓜午餐肉　用苦瓜250g，洗净断头，掏去瓜瓤，装入午餐肉250g，充填紧实，上笼蒸熟，佐餐食。能清热凉肝、明目润脾。适用于热伤营血、眼内出血。

6. 仙芹兔丁　用仙人掌50g去刺，选新嫩芹菜150g洗净，一同放入沸水中烫一二沸。捞出仙人掌切丝，芹菜切成小段。将兔肉500g烧熟切成小丁，将三菜混合，加入米醋及调料适量，拌匀食用。能清肝泻火、滋阴凉血。适用于肝火偏盛的眼底出血。

7. 三花茶　将菊花10g，密蒙花10g，红花3g。滚开水冲泡，加冰糖适量，代茶饮。可以清热凉血止血，适用于肝热上升之眼底出血、目赤肿痛等。

8. 子肝片　将蔓荆子20g，青葙子20g，栀子15g。用温水浸泡30分钟，入锅水煎取汁。再将猪肝250g洗净，切成薄片，入药汁内煮沸15分钟，入调料，待温服食。可以清肝泻火、凉血明目。适用于肝热上炎之眼底出血、目赤肿痛、涩胀羞明。

9. 茅根饮　鲜茅根500g，冰糖适量。茅根洗净，用木槌轻砸破裂，加水煎煮30分钟，取汁入冰糖烊化。代茶饮，连服10～15天。功能凉血止血、清热利尿。对阴虚火旺之眼底出血、口渴烦热者较为适宜。

10. 藕汤　鲜藕1节洗净，切成薄片，加水煮成浓汤食用，每日1次，连服7～10天。可以健脾补血、益阴止血。本方既是膳食佳品，又是治病良方。

11. 糯米生地藕　将老藕1节洗净，小头的一端少切一些，大头的一端去节时多切一些，暴露藕孔，从此端将糯米200g和生地15g装入塞紧，放入笼屉蒸熟，切片食用。每日1次，连服10～15天。可益气补中、滋阴清热，眼底出血诸症均可选用。

（三）中成药

1. 知柏地黄丸　口服，每日2次，每次1丸，适用于本病的阴虚火旺型。

2. 逍遥丸　口服，每次服6g，每日2次。适用于肝气郁结型。

3. 复方丹参片　口服，每日3次，每次3片。亦可静脉点滴。适用于肝郁气滞型。

4. 龙胆泻肝丸　口服，水片，一次3～6g，一日2次，蜜丸，一次1丸，一日2～3次；片剂，一次4～6片，一日3次。

5. 安宫降压丸　蜜丸，口服，一次1～2丸，一日2次。无高血压症状时停服或遵医嘱。

（四）用药说明与注意事项

在治疗方面，治本：水衰宜滋肾养阴，水衰而火盛，宜滋阴降火，木旺宜滋阴养肝，木郁宜疏肝解郁；阳亢宜滋阴潜阳，阳衰宜助阳，气虚宜补气，气滞宜理气，血虚宜补血，血瘀宜化瘀。治标：木旺宜平肝息风，火盛宜泻火。痰湿宜去痰化湿。眼底所见，主要为出血、渗出与机化。早期，新鲜出血多由血热引起，治以凉血清热、止血化瘀，可予丹皮、赤芍、白茅根、茜草、蒲黄、槐花、三七、花蕊石之类。中期陈旧性出血，属于血瘀，治以活血化瘀，可予红花、桃仁、郁金、泽兰、牛膝之类；渗出由于气滞血瘀，可在应用活血化瘀药的同时，佐以理气药；至于机化，则吸收较难，可试用软坚散结药。本症后期，为增进视力，防止复发，多以补益肝肾之剂善后。

第五节　糖尿病视网膜病变

糖尿病视网膜病变（diabetic retinopathy，DR）是糖尿病患者眼部最重要的并发症，是糖尿病患者常见的微血管病变之一，主要表现为视网膜部位的神经节细胞凋亡、血管发生神经炎性损伤、血-视网膜屏障损害等多种细胞功能及结构的异常。DR患者可出现视力迅速衰退，甚至失明，严重影响到患者的正常生活，同时为家庭和社会造成极大的负担。

一、临床表现

1. 微血管瘤　为糖尿病视网膜病变最早出现的改变，检眼镜下观察呈针尖大的小红点，有的可大至1/2管径，早期数量较少，多分布在黄斑周围或散在分布在视网膜后极部。荧光血管造影呈现弥漫点状高荧光。

2. 出血　可位于视网膜各层，浅层者呈火焰状，深层者呈圆点状或斑片状，多位于视网膜后极部和赤道部。

3. 水肿和渗出　视网膜可有不同程度的水肿，位于黄斑区和后极部，长期黄斑弥漫水肿常导致囊样水肿形成，视力则严重下降。水肿后常有硬性渗出，多位于黄斑区和后极部。在黄斑区呈黄白色点状，成簇排列形成星芒状，或聚集融合形成很宽的环状排列。

4. 棉絮状斑　呈白色羽毛样或棉絮样，散在分布于视网膜后极部，代表毛细血管和前小动脉闭塞致组织缺氧、神经轴索肿胀断裂，形成似细胞体。荧光造影该处呈现小的无灌注区。

5. 视网膜内微血管异常　表现为视网膜内毛细血管扩张迂曲和微血管瘤形成以及小的无灌注区形成。眼底镜下不易发现，做FFA可看见。IRMA比出血和微血管瘤更具有危险性。

6. 血管的改变　视网膜动脉可正常或变细，如果患者同时合并有高血压和（或）高血脂则可见动脉硬化。

7. 新生血管　可位于视网膜和视盘上。视网膜新生血管开始很小，检眼镜下很难发现，随病情加重，新生血管变大，数量增多。多分布在距视盘4～6 DD的范围内，也可远达10 DD者，以沿着视网膜四支大血管分布最多。

二、诊断标准（表16-1～表16-3）

表16-1　dR的国际标准临床分级

病变严重程度	散瞳后眼底镜所见
1期　无明显DR	无异常
2期　轻度非增生性DR	仅有微血管瘤
3期　中度非增生性DR	不仅有微血管瘤但病变轻于重度DR
4期　重度非增生性DR	4：2：1　法则　具有下列任何一项： 4个象限中任何一个象限有20个以上的视网膜内出血点 2个以上象限有明确的静脉串珠样改变 1个以上象限有明确的视网膜内微血管异常 无增生性DR体征
5期　增生性DR	具有下列一项或多项： 新生血管形成 玻璃体出血 视网膜前出血

表16-2　黄斑水肿的分级

病变严重程度	散瞳后眼底镜所见
DME不明确存在	后极部无明显视网膜增厚及硬性渗出
DME明确存在	后极部有明显视网膜增厚或硬性渗出

表16-3　黄斑水肿分级

1.轻度黄斑水肿	后极部视网膜有一定程度增厚及硬性渗出，但距黄斑中心较远
2.中度黄斑水肿	后极部视网膜有一定程度增厚及硬性渗出，接近黄斑中心未累及中心
3.重度黄斑水肿	视网膜增厚及硬性渗出，累及黄斑中心

三、西医药物治疗思路、目标、原则与处方

（一）治疗思路、原则与目标

严格控制血糖，治疗高血压、高血脂，定期检查眼底及必要时行荧光血管造影。

1. 控制血糖　控制血糖是治疗糖网病的根本。按现在的国际标准，空腹血糖应控制在7 mmol/L；糖化血红蛋白应在6.5%以下。血压应控制在136/80 mmHg最为理想。

2. 光凝治疗　糖网病不同时期光凝治疗的目的不同，其方法不同。如黄斑水肿和囊样水肿可作局部格栅光凝。重度非增生性DR可作象限光凝或全视网膜光凝。已到增生性DR则应作全视网膜光凝。

3. 局部应用糖皮质激素　临床使用较为广泛的是曲安奈德（triamcinolone acetonide，TA），无论是球周注射还是玻璃体腔注射均能发挥抗炎、减轻黄斑水肿作用，但玻璃体腔注药较球周注药疗效更为显著，然而其加速白内障形成、继发性青光眼、眼内炎、视网膜脱离等风险，且需反复、多次注射，一定程度上限制了临床应用。为减少眼内注射频次和可能风险，目前已研制出长效糖皮质激素玻璃体腔植入药物缓释系统——0.7 mg地塞米松注射植入剂（Ozurdex），该药是一种新型的可生物降解的糖皮质激素缓释植入剂，通过NOVADUR固体聚合物释放系统释放地塞米松制剂于眼后段的玻璃体腔内，有效期长达6个月。2014年美国食品药品监督管理局及欧洲委员会已批准将此药物用于治DME患者。

4. 抗血管内皮生长因子药物　随着对DR机制研究和科学技术的发展，贝伐单抗、阿柏西普、雷珠单抗、康柏西普等抗VEGF药物应运而生，现已作为各种原因所致的黄斑水肿和眼底新生血管性疾病的一线用药。

5. 玻璃体切割手术治疗　玻璃体切割手术（pars plana vitrectomy，PPV）已经成为PDR患者主要的治疗方法。手术治疗的目的是切除混浊或血性玻璃体，解除纤维增殖膜对视网膜牵拉，从而使视网膜恢复解剖复位，同时也抑制玻璃体视网膜增殖的发生和发展。

6. 基因及分子机制治疗　近年来，越来越多与dR相关的基因和载体被发现并得到优化，因其相对长效，副作用小，现作为一种新型治疗方式受到关注，并成为动物实验和临床医学的热点。

（二）内科治疗控制血糖

1. 口服药物治疗

（1）磺脲类药物：2型DM患者经饮食控制、运动、降低体重等治疗后，疗效尚不满意者均可用磺脲类药物。

（2）双胍类降糖药：降血糖的主要机制是增加外周组织对葡萄糖的利用，增加葡萄糖的无氧酵解，减少胃肠道对葡萄糖的吸收，降低体重。

（3）α葡萄糖苷酶抑制剂：1型和2型糖尿病均可使用，可以与磺脲类、双胍类或胰岛素联用。

1）伏格列波糖，餐前即刻口服。

2）阿卡波糖，餐前即刻口服。主要不良反应有：腹痛、肠胀气、腹泻、肛门排气增多。

（4）胰岛素增敏剂：有增强胰岛素作用，改善糖代谢。可以单用，也可用磺脲类、双胍类或胰岛素联用。有肝脏病或心功能不全者不宜应用。

（5）格列奈类胰岛素促分泌剂

1）瑞格列奈，为快速促胰岛素分泌剂，餐前即刻口服，每次主餐时服，不进餐不服。

2）那格列奈，作用类似于瑞格列奈。

2.胰岛素治疗

胰岛素制剂有动物胰岛素、人胰岛素和胰岛素类似物。根据作用时间分为短效、中效和长效胰岛素，并已制成混合制剂，如诺和灵30 R，优泌林70/30。

（1）1型糖尿病：需要用胰岛素治疗。非强化治疗者每天注射2~3次，强化治疗者每日注射3~4次，或用胰岛素泵治疗。需经常调整剂量。

（2）2型糖尿病：口服降糖药失效者先采用联合治疗方式，方法为原用口服降糖药剂量不变，睡前晚10：00注射中效胰岛素或长效胰岛素类似物，一般每隔3天调整1次，目的为空腹血糖降到4.9~8.0 mmol/L，无效者停用口服降糖药，改为每天注射2次胰岛素。

胰岛素治疗的最大不良反应为低血糖。

（三）口服阿司匹林治疗处方

阿司匹林是一种解热镇痛的良药，使用至今已经有100多年的历史了。由于具有消炎和抗血小板聚集的作用，它在预防心脑血管疾病方面也有着无法替代的作用。新的研究表明，2型糖尿病患者，也应常规服用阿司匹林。

首先，对于年龄大于40岁，同时合并以下一项心血管风险的糖尿病患者，均需要使用阿司匹林，包括心血管疾病家族史、高血压、吸烟、血脂异常或蛋白尿。无论是1型还是2型糖尿病都应服用。

其次，对于30~40岁的糖尿病患者，尤其是伴有其他心血管危险因素的人群，也应考虑服用阿司匹林。

最后，对于已经确诊冠心病或心肌梗死或脑缺血发作的患者，更应该服用阿司匹林。

为减少不良反应，建议服用肠溶阿司匹林，每天75~150mg，常用剂量为100mg，睡前服用效果更好。

（四）口服雷尼替丁治疗处方

雷尼替丁制剂有片（胶囊）剂和注射液。片（胶囊）剂：每片（胶囊）150 mg。注射液：每支50 mg。用法：口服。每次最大150 mg，24小时不超过300 mg，早饭及睡前服。连用不超过7天。

应用雷尼替丁的注意事项：

1.八岁以下的儿童禁用本品。

2.孕妇及哺乳期妇女禁用。

3.肝、肾功能不全患者慎用。

4.应用本品可降低维生素B_{12}的吸收，长期使用可导致B_{12}缺乏。

（五）口服羟苯磺酸钙治疗处方

用于糖尿病视网膜病变，口服：1粒/次，3次/日，疗程3~5月，见效后改为2粒/日。

四、中医中药治疗处方

（一）辨证论治

1. 肾阴不足，燥热内生证

辨证要点：视力正常或减退，病变为临床分级1~3级；口渴多饮，口干咽燥，消谷善饥，大便干结，小便黄赤；舌质红，苔微黄，脉细数。

证候分析：久病伤阴，肾阴不足，阴愈虚则燥热愈盛，燥热甚则阴愈虚，虚火上炎，灼伤目中血络，形成微动脉瘤、出血及渗出等。

治法：滋肾养阴，凉血润燥。

方药：玉泉丸合知柏地黄丸加减。

若眼底以微血管瘤为主，可加丹参、郁金凉血化瘀；出血明显者，可加生蒲黄、墨旱莲、牛膝止血活血，引血下行；有硬性渗出者，可加浙贝母、海藻、昆布清热化痰、软坚散结。

2. 气阴两虚，络脉瘀阻证

辨证要点：视物模糊，或视物变形，或自觉眼前黑花漂移，视网膜病变多为2~4级；神疲乏力，气短懒言，口干咽燥，自汗便干或稀溏；舌胖嫩、紫黯或有瘀斑，脉细乏力。

辨证分析：阴虚日久，气无所化，目失所养，气虚血乏，阴虚血行滞涩，目中瘀血阻络，形成微动脉瘤、出血、渗出、水肿、静脉串珠状等消渴内障诸候。

治法：益气养阴，化瘀利水。

方药：六味地黄丸合生脉散或优糖明Ⅰ号方加减。

视网膜出血量多可酌加三七、墨旱莲、赤芍以增凉血、活血、止血之功；伴有黄斑水肿者酌加白术、薏苡仁、车前子利水消肿；自汗、盗汗加白术、牡蛎、浮小麦以益气固表。

3. 脾肾气虚，水湿阻滞证

辨证要点：视物模糊，或视物变形，或自觉眼前黑花漂移，视网膜病变多为2~4级，以视网膜水肿、棉绒斑、出血为甚；面色萎黄或无华，神疲乏力、头晕耳鸣，小便量多清长；舌质淡，脉弱。

辨证分析：饮食不节，脾胃受损，气不摄血，血不循经，溢于脉外，运化无力，水液外渗，痰湿内生，故表现以视网膜水肿、棉绒斑、出血为主的消渴内障诸候。

治法：补脾益肾，利水消滞。

方药：补中益气汤加减。

可加巴戟天、郁金、车前子补肾活血利水；棉绒斑多者加法夏、浙贝母、苍术以化痰散结；黄斑水肿重者加茯苓、薏苡仁利水消肿。

4. 肝肾亏虚，目络失养

辨证要点：视物模糊，甚至视力严重障碍，视网膜病变多为2~4级；头晕耳鸣、腰膝酸软，肢体麻木，大便干结；舌黯红苔少，脉细涩。

辨证分析：消渴日久，累及肝肾，肾水不能涵养视衣目络，消渴内障诸症毕现。

治法：滋阴益肾，润燥生津。

方药：六味地黄丸或优糖明Ⅱ号方加减。

视网膜出血量多，色红有发展趋势者可合用生蒲黄汤，出血静止期则可合用桃红四物汤。

5. 阴阳两虚，痰瘀互结证

辨证要点：视力模糊或严重障碍，视网膜病变多为3～5级；神疲乏力，五心烦热，失眠健忘，腰酸肢冷，阳痿早泄，下肢浮肿，夜尿频多，小便混浊如膏脂，大便溏结交替，唇舌紫黯，脉沉细。

证候分析：消渴日久，累及肝肾，气虚渐重，阴损及阳，阴阳俱虚，视衣脉络失去温煦与濡养，致消渴内障日重。

治法：阴阳双补，化痰祛瘀。

方药：左归丸或右归丸加减。

偏阴虚者选左归丸，偏阳虚者选右归丸。酌加瓦楞子、浙贝母、海藻、昆布软坚散结，三七、生蒲黄、花蕊石化瘀止血，菟丝子、淫羊藿补益肝肾而明目。

（二）秘方验方

圣方生熟黄汤：

组成：生地、熟地、黄精、枸杞子各15 g，石斛、当归、红花、葛根、鸡血藤、怀牛膝、杜仲、枳壳各10 g，玄参20 g，石决明24 g先煎。

用法：每日一剂，水煎服，每日两次，一个月为一个疗程。

方解：本方具有滋阴补肾，活血化瘀之功。

（三）中成药

1. 芪明颗粒，口服，适用于肝肾不足，气阴两虚，目络瘀滞者。

2. 杞菊地黄丸，口服，适用于肝肾阴虚者。

3. 递法明片，口服，对血管有一定保护作用。

第六节　老年性耳聋

老年性耳聋又称为渐进性感音神经性耳聋，呈双耳对称性发作，临床上老年开始出现，主要表现为对高频音的听觉困难和言语分辨能力差，多因神经细胞萎缩或耳蜗基底膜特性改变而致。此病是人体听觉神经系统不可逆性的衰老现象，男性大约从45岁开始出现听力衰退，女性稍晚，随着社会人口老龄化的发展趋势，老年性耳聋的发病率也逐渐增加。

老年性耳聋的病因有很多，大致有以下5种：

1. 噪声的损伤，长期处于嘈杂的生活或工作环境中。

2. 血管病变，高血压、高血糖、高血脂等病会加速听觉系统的微血管衰老。

3. 遗传因素，40%~50%的老年性耳聋和遗传有关。

4. 感染，儿童时期或者成年人中耳炎的感染病史对本病有一定影响。

5. 接触耳毒性药物或化学试剂、酒精引起的损伤。

一、临床表现

1. 双耳听力呈对称性下降，以高频下降为主。

2. 伴有耳鸣，由间歇性发展为持续性，多呈高调性，有时会影响患者睡眠及情绪。诉耳鸣呈搏动性的可能与合并高血压、动脉硬化有关。

3. 眩晕，老年性聋可伴有眩晕，可能与前庭系统老化和椎-基底动脉的老年性病相关。

4. 言语分辨率降低，即患者听得见声音，但分辨内容困难，理解能力下降，常需要别人重复；部分人会出现重振现象，即小声讲话时听不清，大声讲话时又嫌吵；社交及精神状态会出现不同程度的影响，甚至出现孤独、反应迟钝等精神变化。

5. 言语分辨率与纯音听力不成正比，部分患者纯音听检查结果正常，但仍然不能理解讲话的内容。

二、诊断要点

60岁以上的老年人出现双耳渐进性感音神经性耳聋，在排除其他病因后，即可诊断为老年性耳聋。然而本病的发病年龄并不固定，有些70岁以上的老年人听力仍然相当敏锐，亦有少数人年龄仅40岁即出现听觉系统老化的现象。诊断时综合分析并仔细排除药物中毒性耳聋、噪声性声损伤、耳硬化症、鼓室硬化、中耳粘连、梅尼埃病、听神经瘤、糖尿病、高血脂等。

三、西医药物治疗思路、目标、原则与处方

（一）治疗思路与原则

随着科技和医疗技术的高速发展，除了保守药物（抗氧化、营养神经、改善微循环）治疗外，助听器等听觉辅助装置现在已广泛应用于临床并取得良好的效果。老年性耳聋的治疗原则是早发现、早诊断、早治疗，努力恢复已损失听力的同时，阻止病程进展以维持残余听力，提高患者生活质量。

（二）血管扩张药治疗处方

1. 甲磺酸倍他司汀片　本品主要作用是改善内耳循环障碍，可止眩晕。用法：6~12 mg（1~2片），一日3次，饭后口服，可视年龄、症状酌情增减。

2. 银杏叶滴丸　本品主要成分是银杏叶提取物，具有抗氧化、清除自由基、改善脑组织血液循环和细胞代谢功能。用法：一次5丸，一日3次，口服。

（三）维生素类药物治疗处方

1. 甲钴胺片 本品为一种内源性维生素B_{12}，可改善神经元的传导，修复损害的神经。用法：一次0.5 mg（1片），一日3次，口服。如果服用一个月以上无效，则无须继续服用。

2. 维生素B_1片 本品参与体内辅酶的形成，维持正常糖代谢及神经功能。用法：一次10 mg（1片），一日3次，口服。

四、中医中药治疗

（一）辨证论治

1. 肝肾阴虚型

辨证要点 主要表现为耳鸣、听力下降，伴头晕目眩、失眠健忘、急躁易怒、五心烦热、口干、腰膝酸软、便秘、舌红苔少、脉细数。

治法：滋补肝肾、育阴潜阳。

方药：杞菊地黄丸加减。

枸杞子15 g，菊花、生地、熟地、山药、茯苓、泽泻、丹皮、知母、贝母、麦冬、大枣各10 g，石斛20 g。

2. 心脾两虚型

辨证要点：耳鸣、听力下降，伴多梦易醒、心悸健忘、头晕目眩、神疲肢倦、饮食无味、面色少华、舌淡、苔薄、脉细弱。

治法：补益心脾、养血通窍。

方药：参苓白术散加减。

党参、茯苓、白术、炙甘草、桔梗、山药、薏苡仁、炒白扁豆、砂仁（后下）、木香、枳壳各10 g。

3. 气血亏虚型

辨证要点：耳鸣、听力下降，伴头晕、心悸、夜寐不安、面色㿠白、舌淡、苔薄白、脉细弱。

治法：益气养血，安神通窍。

方药：八珍汤加减。

当归、川芎、白芍、熟地、党参、白术、茯苓、阿胶（冲服）、龙眼肉各10 g，黄芪15 g，大枣5枚，炙甘草5 g。

4. 痰浊中阻型

辨证要点：患者多体型肥胖，主要表现为耳鸣、听力下降，伴头晕目眩、头痛头重、胸闷心悸、食欲不振、呕恶痰涎、肢体困重、舌苔白腻、脉滑。

治法：健脾祛湿，化痰通窍。

方药：半夏白术天麻汤加减。

天麻、苍术、白术、法半夏、茯苓、陈皮、泽泻、白扁豆、薏苡仁、石菖蒲各

10 g，砂仁（后下）、吴茱萸、甘草各5 g。

5. 肝胆湿热型

辨证要点：耳鸣、听力下降，伴脘闷食少、口干口苦、小便短黄、大便秘结、舌红、苔黄厚、脉弦滑。

治法：清热祛湿，开郁通窍。

方药：龙胆泻肝汤加减。

龙胆草、通草、淡竹叶、甘草各5 g，黄芩、栀子、生地、柴胡、当归、车前草各10 g，茵陈15 g。

（二）秘方验方

1. 肾四味　枸杞子30 g，酒泡菟丝子30 g，盐水补骨脂30 g，淫羊藿30 g，加水2000 mL，文火煮取300 mL，日分3次服，饭前口服，7天为一个疗程，连续治疗3个疗程。四药如肝肾，药性平和，温润不燥不腻。

2. 耳聋左慈丸　磁石（煅）30 g，熟地黄、茯苓、泽泻、牡丹皮各15 g，山药、山茱萸各12 g，竹叶柴胡10 g，每日1剂，水煎，分2次口服。本方源于《重订广温热论》，是治疗肾精不足之耳聋耳鸣的经典方剂。

（三）中成药

1. 耳聋左慈丸　主要成分为锻磁石、熟地、山茱萸、丹皮、山药、茯苓、泽泻、竹叶。功能滋肾平肝，主治肝肾阴虚型耳聋。口服，一次6 g，一日2次。

2. 龙胆泻肝丸　主要成分为龙胆泻肝汤。功能清肝胆湿热，主治肝胆湿热型耳聋。口服，一次1~2丸，一日2次。

3. 补肾益脑胶囊　主要成分为人参、鹿茸、炒酸枣仁、熟地、茯苓、玄参、制远志、麦冬、五味子、当归、川芎、牛膝、山药、补骨脂、枸杞子、朱砂。功能滋肾益气、补血生精，主治气血两亏型耳聋。口服，一次3~4粒，一日2次。

4. 还少胶囊　主要成分为熟地、山药、牛膝、枸杞、山茱萸、茯苓、杜仲、远志、巴戟天、五味子、小茴香、楮实子、肉苁蓉、石菖蒲、大枣。功能温肾补脾、养血益精，主治脾肾虚损型耳聋。口服，一次5粒，一日2~3次。

（四）用药说明与注意事项

1. 五脏六腑皆通于耳窍，从五脏辨证：脾升清以濡养耳窍、肝调达气血以通耳窍、心寄窍于耳、肾开窍于耳、肺主声令耳闻声。随之治疗以升脾阳、疏肝气、泻心火、补肾元、通肺气。

2. 对于发病时间较长的中重度以上的老年性聋患者，保守药物治疗已失去意义，此时应考虑听觉辅助装置来提高听觉功能。

第七节　老年性眩晕

老年性眩晕，是指老年人发生眩晕和平衡功能障碍，是因为老年人前庭系统、本体感觉系统及视觉系统退行性病变引起的。65岁以上者，男性的发病率为39%，女性为57%。可表现为眩晕、头晕、头昏，老年性眩晕容易导致跌倒，引起颅脑外伤、骨折，从而成为死亡的促发因素。

一、临床表现

1. 常见疾病

良性阵发性位置性眩晕、梅尼埃病、耳硬化症、前庭神经炎、耳毒性药物中毒、血管性眩晕和血糖异常等。

2. 前庭退行性病变：分为四型：

（1）顶石病性老年性眩晕，嵴帽顶石沉积于后半规管，表现为与重力相关的突然、短暂发作性倾倒；

（2）壶腹性老年性眩晕，因头处于角加速运动时引起，眩晕可持续数小时，难与颈性眩晕区别；

（3）黄斑性老年性眩晕，因黄斑萎缩所致，起床时发生眩晕，难与颈性眩晕区别；

（4）老年性共济失调，行走时出现平衡失调。

3. 老年人易患的眩晕病：高血压、低血压、椎-基底动脉硬化和帕金森病等。

二、诊断要点

对于老年性眩晕，诊断之首要是辨清平衡障碍的发生是由于眩晕病发生于老年人，还是前庭系统退行性变引起的。再者辨别眩晕属于中枢性还是周围性的。

1. 中枢性眩晕　起病较缓慢，眩晕发作与体位改变无关，多无耳鸣耳聋，但伴有中枢神经系统症状及不同类型眼震，眩晕持续时间长，可长达数十日，多不可自行缓解。

2. 耳源性眩晕　起病急，突然发病，与体位改变有关，伴发耳鸣耳聋、律动性眼震，眩晕持续时间短，一般为数10秒到数小时不等，多不超过数日，可自行缓解，并有反复发作的倾向，多伴恶心、呕吐等自主神经功能紊乱现象。

3. 全身性疾病性眩晕　表现多样，如有浮木感、麻木感等，多见于高血压、低血糖、贫血等。

病因诊断明确后要进行患者身体状态的测评，包括：

（1）肌肉骨骼、神经、视觉系统功能检查；

（2）姿势控制状态；

（3）平衡状态；

（4）步态。

三、西医药物治疗思路、目标、原则与处方

（一）治疗思路、原则与目标

老年性眩晕病因较多，治疗时应以积极诊断，治疗原发病为首要原则，用药应慎重，并且不宜过量。眩晕是一种令人恐惧的症状，除了药物治疗和前庭康复训练，通过心理辅导治疗减轻患者的恐惧和顾虑也很重要。

（二）针对内耳血供障碍，改善内耳微循环治疗处方

该类药主要是通过改善内耳及脑组织的血供来缓解眩晕。

1. 倍他司汀　本品为组胺类衍生物，具有强烈的扩血管作用，特别是对椎动脉系统，改善心、脑及周围血循环，此外可增加耳蜗和前底血流量，从而消除内耳性眩晕、耳鸣和耳涨闷感。用法：口服，每次4～8 mg（1～2片），每日2～4次。肌注，每次10 mg，一日1～2次。静滴，每次10～30 mg，一日1次。

2. 氟桂利嗪　本品为选择性钙拮抗剂，可阻滞过量的钙离子进入细胞内，防止缺血缺氧时大量钙离子进入神经元，改善脑循环及神经元代谢。用法：口服，65岁以下患者开始时剂量为每晚10 mg，65岁以上患者为每晚5 mg，如在治疗中出现抑郁、椎体外系反应和其他严重不良反应，应及时停药，初次疗程常少于2个月，如治疗慢性眩晕症1个月或2个月后症状无改善则应停药。

3. 银杏叶滴丸　本品主要成分是银杏叶提取物，具有抗氧化、清除自由基、改善脑组织血液循环和细胞代谢功能。用法：口服，一次5丸，一日3次。

（三）前庭镇静剂处方

前庭抑制剂在急性期眩晕严重者可予静脉注射用药以控制眩晕，眩晕缓解后即停止用药以避免抑制前庭自身的代偿功能。

1. 抗组胺类药　该类药物主要通过阻断H受体，抑制前庭神经元，具有抗眩晕疗效。副作用主要是镇静，服药期间应避免机械操作。

（1）盐酸异丙嗪：用法为口服，一次25 mg（1片），必要时每日2次；肌注，12.5～25 mg（0.5～1支），必要时每4小时1次。

（2）苯海拉明：用法为口服，每次25～50 mg（1～2片），每日3～4次；肌注、静脉注射，每次20 mg（1支），每日1～2次。

2. 安定类药　可缓解患者急性发作期焦虑、恐惧情绪，并有协同的抗眩晕效果。如安定：用法为口服，2.5～5 mg（1～2片），每日2～3次；肌注、缓慢静脉注射或静滴，每次5～10 mg（0.5～1支），必要时3～4小时以一次。

3. 抗胆碱类药　该类药物可以通过中枢抗胆碱作用抑制前庭系统活动，减轻眩晕症状。副作用主要是副交感阻滞，出现口干、视物模糊、心悸等症状。对于老年人，应谨慎应用，防止精神症状以及尿潴留的发生。

（四）神经营养剂治疗处方

1. 甲钴胺片　本品为一种内源性维生素B_{12}，可改善神经元的传导，修复损害的神经。用法：一次0.5 mg（1片），一日3次，口服。如果服用一个月以上无效，则无须继续服用。

2. 维生素B_1片　本品参与体内辅酶的形成，维持正常糖代谢及神经功能。用法：一次10 mg（1片），一日3次，口服。

四、中医中药治疗处方

（一）辨证论治

1. 肝肾阴虚型

辨证要点：头晕目眩，耳鸣如蝉，久发不已，健忘，两目干涩，视力减退，胁肋部隐痛，腰酸膝软，咽干口燥，少寐多梦。舌红，苔少或无、脉细数。

治法：滋补肝肾，养阴填精。

方药：左归丸。

熟地24 g、山药12 g、枸杞12 g、山茱萸肉12 g、川牛膝9 g、菟丝子（制）12 g、鹿胶12 g、龟胶12 g。

2. 风阳上扰型

辨证要点：眩晕欲仆，耳鸣，头痛且胀，面红目赤，急躁易怒，肢麻震颤，心悸健忘，遇劳、恼怒加重。舌红，苔薄黄、脉细数。

治法：平肝潜阳、滋养肝肾。

方药：天麻钩藤饮。

天麻9 g，川牛膝、钩藤各12 g，石决明18 g，山栀、杜仲、黄芩、益母草、桑寄生、夜交藤、朱茯神各9 g。

3. 气血亏虚型

辨证要点：眩晕，动则加重，遇劳则发，神疲懒言，乏力自汗，面色无华，唇甲淡白，心悸少寐，舌质淡嫩，苔薄白，脉细弱。

治法：补养气血，健运脾胃。

方药：归脾汤。

白术、当归、茯苓、炙黄芪、龙眼肉、远志、炒酸枣仁、人参各10 g，木香3 g，炙甘草5 g。

4. 痰浊中阻型

辨证要点：视物旋转，头重如裹，胸闷作恶，呕吐痰涎，脘腹痞满，纳少神疲。舌体胖大，边有齿痕，苔白腻，脉滑。

治法：燥湿祛痰，健脾和胃。

方药：半夏白术天麻汤。

半夏15 g，天麻、茯苓、橘红各10 g，白术20 g，甘草5 g。

5.瘀血阻窍型

辨证要点：眩晕时作，头痛如刺，面色黧黑，口唇紫暗，肌肤甲错，健忘，心悸失眠，耳鸣耳聋。舌质紫暗，有瘀点或瘀斑，脉涩。

治法：祛瘀生新，通窍活络。

方药：通窍活血汤。

赤芍、川芎、桃仁、红花各10 g、红枣7个、麝香1 g（包煎）。

（二）秘方验方

1.定眩汤　天麻10 g，半夏10 g，夜交藤25 g，钩藤25 g（另包后下），全蝎10 g，僵蚕10 g，白芍25 g，茯苓15 g，丹参30 g，每日1剂，水煎，分2次口服。其中天麻具有平肝息风、祛风止痛的功效，药理研究其还能够保护心肌，增加脑部血流量，具有防止脑血管病的作用。半夏能够调节机体免疫功能，可预防心肌缺血、缺氧、镇痛抗炎之效；夜交藤具有养心安神通络的功效。钩藤具有清热平肝、息风定惊功效，药理研究表明其有利于降血压。共奏滋补肝肾、活血化瘀、行气通络之效。

2.党参15 g，北黄芪20 g，麦冬10 g，五味子10 g，首乌15 g，金樱子24 g，白芍15 g，补骨脂12 g，淫羊藿9 g，丹参10 g，石菖蒲6 g，每日1剂，水煎，分2次口服。作用：补益心之气阴，恢复心主血脉之功，补益肝肾之阴，以生髓定眩。适用于心气不足，肝肾阴虚型。

3.川芎葛根汤加减　川芎10～20 g，葛根30 g，赤芍10～20 g，炒白芍15～30 g，丹参15～30 g，地龙10～15 g，炒甘草6 g，每日1剂，水煎，分2次口服。作用：活血祛瘀，柔肝息风。

（三）中成药

1.复方天麻蜜环糖肽片　主要成分为天麻蜜环菌提取物，黄芪当归提取物。功能止眩晕，益气养血通络。口服，每次1 g（2片），一日3次。

2.耳聋左慈丸　主要成分为锻磁石、熟地、山茱萸、丹皮、山药、茯苓、竹叶、泽泻。功能滋肾平肝，主治肝肾阴虚型眩晕。口服，每次6 g，一日2次。

3.通脉活血胶囊　主要成分为水蛭。功能破血逐瘀，主治瘀血内阻型眩晕。口服，一次2～4粒，一日3次。

（李诺　陈玲）

第十七章　皮肤病、性病合理用药

第一节　老年皮肤瘙痒症

瘙痒症（pruritus）是一种仅有皮肤瘙痒而原发性皮肤损害的皮肤病。其病因复杂，可分为内外因素两方面，前者包括糖尿糖、甲状腺功能亢进、肝胆疾病、恶性肿瘤、寄生虫感染、妊娠、药物或食物过敏等；后者包括环境因素（如季节、温度、湿度、居住环境）、生活习惯（如使用碱性洗涤剂、穿着衣物）及皮肤情况（如皮肤干燥）等。

我国最新专家共识将老年皮肤瘙痒症定义为：年龄≥60岁、仅有皮肤瘙痒而无明显原发疹、每日或几乎每日瘙痒持续6周以上。老年皮肤瘙痒症可累及全身或局部皮肤。

一、病因病理

引发老年皮肤瘙痒的原因通常为皮肤源性、系统疾病、神经源性及精神源性等，还与老年患者年龄、生理及代谢特点有关。

1. 免疫衰老　老年人由于幼稚T细胞逐渐缺失，免疫系统普遍具有促炎症反应以及T、B细胞功能异常两大特点。表现为一些患者更加敏感或者出现明显的辅助性T细胞2优势。相关的细胞因子主要包括白介素IL-2、IL-6以及IL-31。

2. 老年皮肤屏障功能受损　皮肤屏障是皮肤角质层的组织结构，由角蛋白和中间丝相关蛋白终末分化而形成的角质细胞套膜和细胞间脂质组成"砖墙结构"。皮肤屏障受损，皮肤不能阻止潜在的抗原，使细胞因子释放，启动皮肤屏障修复过程中促炎过程，导致瘙痒发生。

3. 老年神经病变　老年人感觉神经病变可引起泛发性瘙痒，以糖尿病周围神经病变最为常见；神经病变也可以引起局限性瘙痒症，以肛门生殖器部位最为常见。在这类患者中，绝大多数患者均可检查出腰骶神经根病变。

老年皮肤瘙痒症以皮肤剧烈瘙痒，搔抓后引起抓痕、血痂、皮肤肥厚、苔藓样变为主要临床表现，当属中医学"风瘙痒"范畴。本病的病位在肌肤。本病病因复杂，与禀赋不耐有关，六淫侵袭，情志内伤，饮食不节，或肝肾亏虚等因素引起气血虚弱，或气滞血瘀，或血热内蕴，均可导致本病的发生。皮毛、羽绒等衣物接触、摩擦等均可诱发或加重本病。病性总属本虚标实。

二、临床表现

皮肤阵发性瘙痒，痒无定处或局限于身体某些部位，以阴部、肛门周围、头皮、小腿较为常见。无原发皮损，反复搔抓可见抓痕、血痂、色素沉着和苔藓样变等继发皮损，甚至继发感染引起毛囊炎、疖、淋巴结炎等。易反复发作。有发于秋末冬季，因寒冷干燥诱发；亦有发于夏季，因潮湿多汗诱发。全身性瘙痒症包括老年性瘙痒症、冬季瘙痒症、夏季瘙痒症等。局限性瘙痒症包括肛门瘙痒症、阴囊瘙痒症、女阴瘙痒症等。

三、诊断标准与鉴别诊断

（一）诊断标准

1. 一般无原发性皮损出现，瘙痒为本病的特征性表现。

2. 皮损特点为无原发性皮疹，可见抓痕、条状表皮剥脱和血痂，亦可有湿疹样变、苔藓样变、色素沉着等继发性损害。

3. 根据瘙痒累及的范围可分为全身性瘙痒和局限性瘙痒症，前者又有老年性、季节性及水源性之分。局限性瘙痒症多发生于身体的某一部闰，以肛门、阴囊等部位为多见。

（二）鉴别诊断

老年皮肤瘙痒症需要与老年人仅有皮肤瘙痒而无原发损害的其他病患相鉴别。

1. **皮肤干燥症**　是仅以皮肤干燥为主要临床表现，不伴有皮肤瘙痒和炎症表现的一种常见皮肤病。主要表现为皮肤干燥粗糙、细纹，是皮肤屏障受损的最初表现。可发生于任何年龄，以老年人多发，是临床皮肤科最常见老年皮肤病之一。

2. **水源性瘙痒症**　患者接触水后，触水部位皮肤瘙痒，无原发皮损，可伴针刺感、烧灼感，不伴有各种物理性荨麻疹。任何年龄均可发病，但以中青年居多，约1/3患者有家族史。多数与水温度、性质有关，与季节无关。患者一般情况良好，尿液及全血计数、血液生化检查均在正常范围，无其他瘙痒性皮肤病和系统性疾病，但可伴有神经精神表现。

3. **人工性荨麻疹**　人工性荨麻疹的典型表现是皮肤划痕征阳性，目前将其归类于"诱导型荨麻疹（InducibleUrticarial）"，是慢性荨麻疹的一个亚型，即指由于肥大细胞对环境因素的高反应性而导致的一类荨麻疹。皮肤划痕征可分两种，一种为单纯性皮肤划痕症，临床常见，属于生理性体质异常反应，其特征是皮肤搔抓或钝器划过后出现风团，不伴瘙痒；另一种为症状性皮肤划痕征，较少见，常见于过敏体质，特征为受累皮肤伴有瘙痒。

4. **寄生虫病妄想**　多见于中、老年人。患者错误地确信自己皮肤感染寄生虫，自觉皮肤瘙痒、虫爬及虫咬感，常认为病情严重，过分的焦虑和搔抓常导致皮肤大量抓痕、表皮剥脱及血痂等继发性损害。

四、西医药物治疗思路、目标与处方

（一）治疗思路、原则与目标

1. **一般治疗**　根据不同病因而采用不同的治疗方法。无论何种原因导致皮肤瘙痒，宣教对老年患者都显得非常重要。包括：

（1）对诱发及加重原因的宣教：如老年人需要注意衣物及床上用品选择，减少或避免毛织、化纤制品，建议使用纯棉制品；

（2）对行为改变的宣教：告知老年患者尽可能避免搔抓，以免加重对皮肤屏障的损伤，加重搔抓–瘙痒循环；

（3）保持皮肤清洁的宣教：出汗可诱发或加剧皮肤瘙痒，皮肤清洁不仅可去除汗液，还可去除灰尘、花粉和体表有害微生物。但需告知老年患者应注意避免过度洗浴、避免热水烫以达皮肤止痒、避免使用碱性肥皂清洁皮肤，这些都会影响正常皮肤弱酸性pH值环境，继而损伤皮肤屏障。

2. 局部治疗　以润肤、保护皮肤屏障功能为主，结合抗炎止痒、抑制神经纤维活化等作用的外用制剂。对糖皮质激素的使用，应持谨慎态度。

3. 系统治疗　随着年龄的增长，老年人各组织器官结构和功能出现增龄性退化，如肝肾功能减退、血浆蛋白结合率改变等都导致药动学改变；老年人组织器官的反应性、受体的数量与功能、酶活性等因素改变，使老年人对药物的敏感性和耐受性也发生了变化。在老年疾病治疗过程中，需注意结合老年人生理生化特点和疾病特征，合理地使用药物，以获预期的临床疗效，减少药品的不良反应。对于老年皮肤瘙痒症的治疗，强调屏障的保护与外用药物；系统治疗的基本原则是低剂量起始，根据治疗反应，缓慢减量。推荐经常性随访，以评估药物副作用及反应程度。

（二）外用药治疗处方

1. 对症治疗　使用屏障保护剂对老年皮肤瘙痒症尤为重要，需贯穿治疗始终。推荐使用含尿素、维生素E、硅油等软膏或使用药妆身体乳，每日数次；使用含尿素、聚桂醇和薄荷醇的止痒药物和外用制剂，如辣椒素制剂、多塞平软膏、氯环利嗪软膏、复方利多卡因软膏等。

2. 钙调神经磷酸酶抑制剂　此类药物对T淋巴细胞有选择性抑制作用，也有较强的抗炎作用。0.1%他克莫司软膏相当于中强效激素抗炎作用，还有效地抑制皮肤神经纤维生长和搔抓，控制瘙痒效果更佳；TCI同时具有皮肤屏障修复功能，可作为老年皮肤瘙痒症一线用药选择。

3. 类肝素制剂　多磺酸黏多糖是一种天然存在的有机肝素类化合物，具有增加皮肤含水量、改善细胞间微环境、抑制组织炎症因子，既有皮肤保湿，也有抗炎、抑制炎症复发功效，可作为老年皮肤瘙痒症一线治疗用药。

4. 外用糖皮质激素　外用糖皮质激素常作为皮炎湿疹类皮肤病的治疗药物。但老年患者局部外用糖皮质激素类药物，需特别关注糖皮质激素所致皮肤脆性增加、皮肤萎缩、紫癜、激素快速耐受、皮肤感染以及毛细血管扩张。虽然这些风险在任何年龄段均可出现，但老年人由于皮肤生理性变化，糖皮质激素副作用在老年人群尤为显著，因此，我们不推荐外用糖皮质激素作为老年皮肤瘙痒症的首选治疗。

（三）系统性药物治疗处方

1. 抗组胺药　老年皮肤瘙痒症使用依巴斯汀、咪唑斯汀、氯雷他定、地氯雷他定等通过肝脏代谢，肝功能受损应减低剂量；阿伐斯汀、西替利嗪、左西替利嗪、非索非那定不经过肝脏代谢，肝功能异常时不必调整剂量。肾功能不全的老年患者均应根据肾功能适当调整剂量，严重肾功能损害者禁用西替利嗪。

2. 阿片受体拮抗剂　纳曲酮起始剂量12.5 mg/d，每3~7天增加12.5 mg，直至临床起效。有报道每日剂量50 mg，可使用28周。用于治疗胆汁淤积性或慢性肾病相关瘙痒症。

3. κ-阿片样受体激动剂　中枢神经系统的κ阿片样受体活化可抑制瘙痒，布托啡诺和纳呋拉啡已用于瘙痒症的治疗。口服纳呋拉啡可缓解慢性肾脏病相关瘙痒，2.5~5 mg/d，需注意该药物可引起失眠，仅在日本被批准用于瘙痒症治疗，属于非说明书用药，需要给予患者交代。

4. 抗惊厥药　加巴喷丁和普瑞巴林可抑制神经去极化，常用于治疗带状疱疹后遗神经痛、伴有疼痛和瘙痒的神经病、肱桡肌瘙痒症、慢性肾病相关性瘙痒症和不明原因的瘙痒症。加巴喷丁100 mg/d起始口服；第2日增加到2次/天，100毫克/次；第3日以后，3次/天，100毫克/次。最大剂量可以达到3600 mg/d。普瑞巴林150~300 mg/d，建议分2~3次服用。肾功能不全的老年患者需要根据说明书调整相关剂量。

5. 选择性5-羟色胺再摄取抑制剂（selective serotonin reuptake inhibitor，SSRI）有采用帕罗西汀或氟伏沙明治疗重度、慢性皮肤瘙痒患者，显示68%的患者具有轻度改善、良好或非常好的治疗反应。治疗效果最好的是特应性皮炎、系统性淋巴瘤和实体癌导致的瘙痒。舍曲林是另一种SSRI，研究显示它对胆汁淤积性肝病相关瘙痒治疗有效。建议剂量：帕罗西汀，10~40 mg/d；氟伏沙明，25~150 mg/d；舍曲林，75~100 mg/d。

6. 三环类和四环类抗抑郁药　三环类抗抑郁药（如多塞平）和四环类抗抑郁药（如米氮平）可控制瘙痒。建议多塞平每晚25 mg起始，逐步增至25 mg，2~3次/天。需注意与抗胆碱类药物或抗组胺药物合用，会产生阿托品样作用，如口干等；米氮平建议7.5~15 mg每晚服用，米氮平可加重酒精对中枢的抑制作用，因此，在治疗期间应禁止饮酒。

7. 沙利度胺　沙利度胺可通过多种机制产生疗效，它具有中枢抑制、抗炎、调节免疫和神经调节特点，该药对瘙痒的控制作用已在伴有慢性瘙痒的多种疾病患者中报道。需注意产生头晕、便秘、镇静、皮疹、周围神经病变、血栓栓塞等副作用。老年患者小剂量起始，每晚服用50 mg；可增加到50毫克/次，2次/天，口服。

（四）用药注意事项

系统用药中足够的剂量和疗程很重要，不应突然停药或过早换药；老年人系统使用止痒药物，多有嗜睡等副作用，需告知患者并加强预防老人摔倒措施；上述系统用药，多为超说明书用药，临床使用时需与患者及家属告知、沟通并确认，以避免医疗纠纷。

五、中医中药治疗处方

以祛风止痒为原则，应根据患者体质、皮损特点、自觉症状、舌脉，辨证选用中药或中成药内服、外用。

（一）辨证论治

1. 风热血热证

辨证要点：皮肤瘙痒，遇热或饮酒后加重，搔破后血痕累累；伴心烦，口渴，小便黄，大便干，舌质红，苔薄黄，脉浮数或弦数。

治法：清热疏风，凉血止痒。

方药：消风散（《外科正宗》）加减。

常用药物：荆芥10 g、防风10 g、苦参10 g、浮萍10 g、生地黄15 g、当归6 g、牡丹皮15 g、知母10 g、蝉蜕10 g、生甘草5 g。

加减：血热甚者，加地榆、紫草；风盛者，加刺蒺藜、全蝎；夜间痒甚者，加龙骨、牡蛎；口渴便秘者，加生大黄、知母。

2. 湿热内蕴证

辨证要点：瘙痒不止，抓破后渗液结痂；或外阴肛周皮肤潮湿瘙痒；伴口干口苦，胸胁胀满，纳差，小便黄，舌红苔黄腻，脉滑数。

治法：清热利湿止痒。

方药：龙胆泻肝汤（《医方集解》）加减。

常用药物：龙胆草10 g、苦参10 g、苍术10 g、生地黄15 g、黄芩10 g、栀子10 g、车前草10 g、白鲜皮15 g、地肤子15 g、生甘草6 g。

加减：女阴瘙痒，带下腥臭黄浊者，加土茯苓、蛇床子；阴囊瘙痒者，加浮萍、蝉衣、柴胡。

3. 血虚风燥证

辨证要点：以老年人多见，病程较长，皮肤干燥瘙痒，血痕累累，伴头晕眼花，两目干涩，失眠多梦，舌红少苔，脉细数。

治法：养血平肝，祛风止痒。

方药：当归饮子（《重订严氏济生方》）加减。

常用药物：熟地黄15 g、生地黄15 g、当归10 g、黄芪9 g、天冬9 g、麦冬9 g、鸡血藤15 g、首乌藤15 g、刺蒺藜10 g、黄芩9 g、生甘草6 g。

加减：心悸失眠者，加枣仁、柏子仁；神疲乏力者，加人参、何首乌；血虚便秘者，倍用当归身，加肉苁蓉；瘙痒甚者，加白蒺藜、皂刺；皮肤肥厚脱屑者，加阿胶、丹参。

（二）外治法治疗

1. 溶液　皮损搔抓后渗液结痂、局部潮湿瘙痒，常用苦参、茵陈、马齿苋、蒲公英、地丁、黄柏、蛇床子等药物煎汤外洗，可选用复方黄柏液涂剂、皮肤康洗液等。皮损干燥瘙痒，肥厚、苔藓样变，常用大皂角、苍术、杏仁、桃仁、当归、地肤子、白鲜皮等药物煎汤外洗。

2. 洗剂　适用于各型皮肤瘙痒症，如甘霖洗剂、川百止痒洗剂等。

3. 霜剂　适用于皮损干燥瘙痒，可选用羌月乳膏、肤舒止痒膏等。

4. 软膏　适用于皮损干燥瘙痒，甚至肥厚、苔藓样变。可选用青鹏软膏、冰黄肤乐软膏、丹皮酚软膏、除湿止痒软膏等。

5. 药浴　各型瘙痒症，可用淀粉浴或中药药浴、熏蒸、熏洗，如苦参片、白鲜皮、百部、蛇床子、地肤子、地骨皮、花椒等煎汤；水温37～40℃，2～3次/周。

6. 刺络拔罐　适用于局部瘙痒剧烈的瘙痒症患者。方法：选定治疗部位后，用75%酒精棉球消毒皮肤，先用梅花针、三棱针快速点刺局部，以皮肤红润稍有渗血为好。将火罐迅速拔在刺血部位，火罐吸着后，留置时精心观察出血多少决定拔罐的时间。血少可时间稍长，血多即刻取罐。一般每次留罐10 min。起罐后，用消毒纱布擦净血迹，每次吸出的血不可太多。

（三）秘方验方

肛门瘙痒：赵炳南老中医认为肛门瘙痒多由大肠湿热、蕴结生虫所致。治宜清热利湿，杀虫止痒，内服清热除湿汤加减：龙胆草10 g，白茅根30 g，生地15 g，大青叶15 g，黄芩10 g，六一散15 g，苦参10 g，蛇床子15 g。外治法：以蛇床子水剂坐浴。（蛇床子水剂：威灵仙、蛇床子、当归尾、土大黄、苦参各15 g，缩砂壳9 g，老葱头7个，上药碾碎装纱布，煮水外用。）

（四）中成药

1. 防风通圣颗粒　主要成分为防风、荆芥穗、薄荷、麻黄、大黄、芒硝、栀子、滑石、桔梗、石膏、川芎、当归、白芍、黄芩、连翘、甘草、白术（炒）。功能解表通里，清热解毒。适用于外寒内热，表里俱实的瘙痒症。口服，一次3 g，一日2次。

2. 肤痒颗粒　主要成分为苍耳子（炒、去刺）、地肤子、川芎、红花、白英。功能祛风活血，除湿止痒。适用于风热蕴肤的瘙痒症。开水冲服，一次9～18 g，一日3次。

3. 疗癣卡西甫丸　主要成分为欧菝葜根、黄连、芝麻（白）、菝葜。功能清除碱性异常黏液质，燥湿，止痒。适用于湿热内蕴的瘙痒症。口服，一次10 g，一日2次。

4. 金蝉止痒胶囊　主要成分为金银花、栀子、黄芩、苦参、黄柏、龙胆、白芷、白鲜皮、蛇床子、蝉蜕、连翘、地肤子、地黄、青蒿、广藿香、甘草。功能清热解毒，燥湿止痒。适用于湿热内蕴的瘙痒症。口服，一次6粒，一日3次，饭后服用。

5. 润燥止痒胶囊　主要成分为何首乌、制何首乌、生地黄、桑叶、苦参、红活麻。功能养血滋阴，祛风止痒，润肠通便。适用于血虚风燥引起的瘙痒症。口服，一次4粒，一日3次，2周为一疗程。

6. 乌蛇止痒丸　主要成分为乌梢蛇、防风、蛇床子、苦参、黄柏、苍术、人参须、牡丹皮、蛇胆汁、人工牛黄、当归。功能养血祛风，燥湿止痒。适用于血虚风湿热邪蕴于肌肤所致瘙痒症。口服，一次2.5 g，一日3次。

以上中成药均应在专业中医师辨证论治指导下合理使用。

第二节　带状疱疹

带状疱疹（herpes zoster）系由水痘-带状疱疹病毒（varicella-zoster virus，VZV）引起，初次感染水痘-带状疱疹病毒后表现为水痘或隐形感染，以后病毒长期潜伏于脊髓后根神经节的神经元内，当机体抵抗力下降及各种诱发刺激的作用下，可使之再活动，生长繁殖，引起相应神经分布区的水疱疹和神经痛，即带状疱疹。老年人由于免疫力下降，本病多发。

一、病因病理

好发部位为肋间神经区、颈神经区、三叉神经区。一般只侵犯单侧感觉神经节，累及双侧者极少见。VZV感染的复发发生于约20%的血清学阳性的个体。一般VZV感染一生只复发一次。免疫缺陷患者可能在同一皮节发生两次带状疱疹，极少数病例可复发数次。

在所有神经系统的疾病中，带状疱疹发病率最高。带状疱疹发病的基本特点是：随着年龄的增加以及疾病、药物等对细胞免疫的损害，其发病率呈显著增长趋势。此外，任何原因导致的免疫功能缺陷，如白血病、骨髓移植、HIV感染、癌症等，都会大大增加带状疱疹的发病风险。

带状疱疹皮损处含高浓度的VZV，可经空气传播，导致易感者发生水痘。但带状疱疹比水痘传染性低。局限性带状疱疹只在出疹后至皮损结痂前有传染性。因此，患者应避免接触易感者直至皮损结痂。易感者包括：孕妇、<28周出生的婴儿（早产儿）或体重<1000 g的婴儿、免疫缺陷患者。遮盖皮损后，VZV传染性会下降。

本病以身体一侧出现成群水疱，伴疼痛为主要表现，因皮损多发于一侧，呈条带分布，似蛇串行，故中医称为"蛇串疮"。中医认为本病主要是由于情志内伤，饮食失调，肝胆不和，气滞湿郁，化热化火，湿热火毒，郁阻经络，外攻皮肤所致。本病初起多为湿热困阻，中期多为脾虚湿阻，余毒不清。病位在肝胆，病性多属实证，后期表现为本虚标实。

二、临床表现

带状疱疹的临床过程多变，在儿童和成人中症状较轻，常见于肋间神经、三叉神经、颈部神经及腰骶神经支配区。发疹前常有前驱症状，如头痛、畏光、不适，通常很少发热，皮肤感觉异常和不同程度的疼痛是最常见的症状。这些症状可以出现于带状疱疹起疹前数天到数周。疼痛可为烧灼感、刺痛、搏动痛或电击样疼痛。触觉敏感性改变、微小刺激引发的疼痛、剧烈瘙痒也不少见。病程3～4周，有自限性，罕见复发。

初起皮损为神经分布区的皮肤潮红，进而出现多数集簇性的粟粒至绿豆大小的丘疱疹，迅速变为水疱，互不融合，疱周绕以红晕，疱壁紧张发亮，不易破裂，内容物清澈透明，成熟的水疱顶平或有凹陷。

集簇性水疱群呈带状排列，沿单侧皮神经分布，一般不超过体表正中线。数天后水疱破裂形成糜烂面，或干涸结痂，3～4周后痊愈，遗留暂时性淡红斑或色素沉着斑。偶见免疫缺陷者呈慢性病程，皮肤改变可持续数月，可反复出现小水疱。局部淋巴结常肿大，有压痛。

带状疱疹皮损一般呈单侧分布，罕见数个皮区不对称受累，即身体的两侧均出疹。多数患者被感染的皮区都有出疹，仅出现红斑、丘疹而不发生水疱即消退者，称为不全性或顿挫性带状疱疹。部分病例可出现大疱或血疱，分别称为大疱性和出血性带状疱疹。在部分老年患者或营养不良患者，皮疹可发生坏死，愈后可留有瘢痕，称为坏疽性带状疱疹；患恶性淋巴瘤或免疫功能极度低下的患者，感染可通过血行播散遍及全身各处，病情严重，发展迅速，数日内全身可出现泛发的水痘样皮疹，常伴高热，可并发肺、脑损害，称为泛发性带状疱疹。一些没有皮区疼痛症状的患者，也会在出疹时或出疹后几天内出现疼痛症状。极少数患者在前驱期后仅有皮区疼痛，而无皮疹，称为"无疹型带状疱疹"。

带状疱疹除了上述表现外，还有一些特殊类型。

（一）眼带状疱疹

10%～25%的带状疱疹患者有眼部受累，多见于老年人，症状严重，疼痛剧烈。可累及角膜和结膜，角膜水疱可迅速破溃形成溃疡性角膜炎，以后可因瘢痕形成而失明，甚至引起全眼球炎、脑炎，严重者可致命。此型患者鼻尖、鼻翼常有水疱（Hutchinson征），是三叉神经眼支的鼻分支受累所致。

（二）耳带状疱疹

病毒侵犯面神经和听神经，疱疹发生于外耳道和鼓膜，耳和乳突深部疼痛，伴有同侧面瘫及不同程度的耳鸣、耳聋，有的患者有眩晕、恶心、呕吐及眼球震颤等内耳功能障碍症状，偶尔可影响其他颅神经。患者同时有面瘫、耳痛及外耳道疱疹三联征，称为Ramsay-Hunt综合征。

（三）带状疱疹性脑膜脑炎

大多见于颅神经或颈、上胸脊神经节段受累的患者，一般发生于出疹时或出疹后3～4天，是病毒沿脊髓神经前、后根向上侵犯中枢神经系统引起变态反应，表现为头痛、呕吐、惊厥或其他进行性感觉障碍，尚可有共济失调及小脑症状。

（四）运动性麻痹

常在发疹期或稍后出现，发生麻痹的肌肉与疱疹累及皮肤的支配神经相一致，多为眼、面麻痹，持续几周到几个月，但大部分可恢复。

（五）内脏带状疱疹

病毒由脊髓后根神经节侵入交感神经及副交感神经的内脏神经纤维时，引起胃肠道及泌尿道症状，可发生节段性胃肠炎及单侧性膀胱黏膜溃疡。当腹膜、胸膜受累时，可引起刺激症状，甚至腹腔、胸腔积液。

三、诊断标准与鉴别诊断

（一）诊断标准

带状疱疹的症状和体征非常有特点，根据成簇水疱、沿神经分布、排列成带状、单侧性及有明显的神经痛等特点，基本可明确诊断。其他临床诊断要点包括：发疹前有全身不适、乏力等前驱症状；患处有神经痛，皮肤感觉过敏等；皮疹按神经支配区域分布；呈单侧性、不过躯体中线；病程有自限性，为2~3周，愈后有色素改变或瘢痕。

实验室内的病毒学诊断是诊断不典型病例及进行鉴别诊断的重要方法。孕妇和新生儿的VZV感染、免疫缺陷患者不典型的感染、可疑中枢神经系统VZV感染必须由实验室诊断确诊。方法包括：Tzanck涂片法、组织培养法、从皮损基底部做细胞刮片进行VZV感染细胞的直接荧光抗体染色、PCR、ELISA和免疫荧光技术检测VZV特异性IgG、IgM和IgA。上述方法各有利弊。

（二）鉴别诊断

带状疱疹与单纯疱疹、不同形式的丹毒（出血性丹毒和大疱性丹毒）、接触性皮炎、虫咬皮炎、脓疱疮、大疱性皮肤病，如大疱性类天疱疮、疱疹样皮炎等相鉴别。

有局部疼痛或皮肤感觉异常而无皮疹的患者（例如在出疹之前或无疹性带状疱疹病例），可能先被误诊为肾结石、胆结石或心绞痛等，直到带状疱疹皮疹出现，才能做出正确的诊断。

四、西医药物治疗思路、原则、目标与处方

（一）治疗思路、原则、目标

带状疱疹的治疗目标是缓解急性期疼痛，限制皮损的扩散，缩短皮损持续时间，预防或减轻带状疱疹后遗神经痛及其他急性或慢性并发症。需强调的是：眼部并发症应尽快请眼科医生会诊，其他的颅神经并发症，如耳带状疱疹也需要专科医生会诊。

（二）抗病毒治疗处方

系统性抗病毒治疗应尽早进行，即尽可能在皮肤症状出现后的48~72小时内开始。须迅速达到并维持抗病毒药的有效浓度，才能获得最佳治疗效果。

下列情况下，即使在72小时后，也可以开始系统性抗病毒治疗：有内脏器官受累的播散性带状疱疹、持续性眼带状疱疹和耳带状疱疹，以及免疫功能缺陷患者。

即使在症状出现后的72小时后给药，抗病毒药仍然对预防PHN有益。

1. 阿昔洛韦　既能口服又能静脉滴注给药。口服给药方法：每天5次，每次400 mg，服用7天。阿昔洛韦静脉内给药是治疗免疫受损患者带状疱疹的标准疗法，剂量为5～10 mg/kg，静滴，每天3次。给药期间应给予患者充足的水，防止阿昔洛韦在肾小管内沉淀，对肾功能造成损害。

2. 伐昔洛韦　是阿昔洛韦的前体药物，只能口服，口服吸收快，并在胃肠道和肝脏内迅速转化为阿昔洛韦，其生物利用度是阿昔洛韦的3～5倍，并且药代动力学比阿昔洛韦更好，服用方法更简便：每天2次，每次0.3 g，服用7天。与阿昔洛韦相比，能明显减少带状疱疹急性疼痛和PHN的发生率及持续时间。

3. 泛昔洛韦　是喷昔洛韦的前体药物，只能口服，口服后在胃肠道、血液中和肝脏内迅速转化为喷昔洛韦，在细胞内维持较长的半衰期。其间，病毒胸苷激酶将喷昔洛韦磷酸化成单磷酸喷昔洛韦，后者再由细胞激酶将其转化为三磷酸喷昔洛韦。三磷酸喷昔洛韦通过与三磷酸鸟苷竞争，抑制病毒DNA聚合酶活性，从而选择性抑制病毒DNA的合成和复制。泛昔洛韦给药方法为：每天3次，每次250 mg，服用7天。它同伐昔洛韦一样，是口服治疗无并发症带状疱疹最常应用的抗病毒药物。泛昔洛韦对免疫力正常患者的带状疱疹急性疼痛及PHN的治疗效果与伐昔洛韦相似。

对肾功能受损患者，静脉用阿昔洛韦，口服阿昔洛韦、伐昔洛韦及泛昔洛韦的剂量要相应调整。

（三）糖皮质激素疗法

在带状疱疹急性发作早期的治疗中，系统应用大剂量糖皮质激素可以抑制炎症过程，缩短急性疼痛的持续时间和皮损愈合时间，但对慢性疼痛基本无效。在没有系统抗病毒治疗时不推荐单独使用皮质激素。一般应用强的松（30 mg/d，疗程7天）。耳带状疱疹出现Ramsay-Hunt综合征时，在系统使用抗病毒药基础上使用糖皮质激素疗效肯定，推荐剂量为60 mg/d，连续2周，第3周逐渐减量。对50岁以上，相对健康的局部带状疱疹患者，抗病毒药和糖皮质激素联合治疗能改善患者的生活质量。应注意排除糖皮质激素使用禁忌证，并在使用时密切观察患者血压、血糖、电解质等情况，避免出现相关并发症。

（四）局部治疗处方

局部可以用3%硼酸溶液和生理盐水湿敷进行干燥和消毒，每日数次，每次15～20分钟。水疱少时可涂炉甘石洗剂。形成大疱可予抽吸疱液，脓疱给予清创处理。后期，可用聚维酮碘、呋喃西林、苯扎氯铵溶液湿敷，去除结痂，预防继发感染。

可酌情选用红外线照射，半导体激光，氦氖激光，红光、紫外线照射，微波和中频电疗等物理疗法。

（五）营养神经的治疗处方

1. 维生素B_1片　口服一次10 mg，一日3次，服至疼痛消失。
2. 甲钴胺片　口服一次0.5 mg，一日3次，服至疼痛消失。

（六）止痛治疗处方

应采用阶梯治疗方案。治疗过程中要注意个体化差异及药物不良反应。必要时就诊于疼痛门诊。老年患者带状疱疹遗留神经痛尤为突出，需加强管理。

1. 非甾体类镇痛药。如对乙酰氨基酚1.5～5 g/d。阿司匹林用于治疗疱疹后神经痛的作用有限，布洛芬则无效。

2. 钙通道调节剂。加巴喷丁：第一次睡前服300 mg，以后每天增加300 mg至起效后维持用药，用量可以高达每天3600 mg，上述剂量需分三次服用；普瑞巴林：推荐起始剂量为150 mg/d。根据患者对普瑞巴林的应答和耐受性，日剂量可最大增至600 mg。分2～3次口服。

3. 加服低效力的麻醉性镇痛药，如曲马多，200～400 mg/d；可待因120 mg/d。

4. 除"外周"止痛剂外，还可给予高效力的中枢阿片样物质，如：丁丙诺啡叔丁啡1.5～1.6 mg/d；口服吗啡30～360 mg/d。最后一步适用于对基本治疗方法反应不佳的患者。

5. 除口服药物外，还可局部外用利多卡因凝胶治疗带状疱疹急性疼痛及后遗神经痛。辣椒碱软膏外用，通过减少P物质，从而实现镇痛和止痒的功效。

（七）用药说明与注意事项

1. 应清淡饮食，避免进食辛辣刺激食物。
2. 水疱勿自行挑破，如水疱较大，可予消毒后行疱液抽取。

五、中医中药治疗处方

早期以祛邪为主，晚期攻补兼施。主要治法有清热利湿解毒、理气活血止痛，据症加用疏肝解郁、健脾益气、滋阴平阳、通络止痛等法。蛇串疮后遗神经痛是临床治疗难点，应及早正确辨证治疗，并配合外治、针灸综合治疗，重症及特殊类型应配合西药治疗。

（一）辨证论治

1. 肝经郁热证

辨证要点：皮损鲜红，灼热刺痛。口苦咽干，烦躁易怒；便干溲黄；舌质红、苔黄；脉弦、滑或数。

治法：清肝泻火，凉血解毒。

方药：龙胆泻肝汤（《医宗金鉴》）加减，常用药：龙胆草、黄芩、车前子、柴胡、通草、地黄、当归、栀子、板蓝根、牡丹皮、赤芍、紫草等。

加减：火毒重者，选加金银花、连翘、黄连、大青叶等清热解毒；疼痛剧烈者，选加延胡索、川楝子、乳香、没药、全蝎、蜈蚣、钩藤、石决明等行气活血、平肝清火、通络止痛；大便秘结者，酌加大黄通腑泄热。发于头面者，酌加菊花、桑叶、夏枯草等；发于肩背、上肢者，酌加姜黄、桑枝等；发于躯干者，酌加川楝子、白芍、陈皮；发于下肢者，酌加川牛膝、萆薢、黄柏等。

2. 脾虚湿蕴证

辨证要点：皮损颜色淡红，疼痛或轻或重。渴不欲饮；食少腹胀；大便时溏；舌质淡胖、苔白；脉沉或滑或濡。

治法：健脾化湿，清热解毒。

方药：除湿胃苓汤（《医宗金鉴》）加减，常用药：苍术、厚朴、薏苡仁、陈皮、枳壳、炒白术、土茯苓、泽泻、茯苓、栀子、萆薢、炙甘草等。

加减：疼痛甚者，选加延胡索、乳香、没药；有血疱者，选加大蓟、小蓟；不思饮食、腹胀便溏、脾虚症状突出者，酌加党参、山药、砂仁等。

3. 气滞血瘀证

辨证要点：皮疹消退后局部仍疼痛不已，难以忍受，并可放射至附近部位。胸胁脘腹胀闷；或有痞块、时散时聚；舌质淡或紫暗或有瘀斑、苔白或黄；脉弦涩或弦细。

治法：理气活血、化瘀通络。

方药：血府逐瘀汤（《医林改错》）合金铃子散（《素问病机气宜保命集》）加减，常用药：桃仁、红花、当归、川芎、白芍、丹参、郁金、王不留行、延胡索、川楝子、香附、柴胡、陈皮、枳壳、炙甘草等。

加减：热毒未尽者，选加栀子、连翘、板蓝根等；疼痛重者，选加全蝎、乌梢蛇、蜈蚣等药搜风通络止痛，磁石、珍珠母等药潜阳息风镇痛；气虚体弱者，酌加黄芪、党参、鸡血藤等；阴血虚者，酌加生地黄、玄参、麦冬等；气阴两虚者，酌加太子参、麦冬、五味子等；心烦失眠者，选加石决明、栀子、酸枣仁等；肢体沉重麻木者，酌加独活、防风、路路通等；便秘者，酌加瓜蒌仁、决明子等；瘙痒者，酌加防风、蝉蜕、乌梢蛇等。

（二）中药外治法

1. 红斑、水疱、渗出皮损给予解毒祛湿中药湿敷，如以黄柏、马齿苋等清热解毒中药煎水后湿敷患处。

2. 水疱、糜烂、渗出皮损处外用青黛、大黄等清热解毒敛湿中药散剂外涂或中药油调敷，干燥结痂时则选用祛湿解毒而无刺激的中药油或软膏外敷。

（三）秘方验方

1. 用薏苡仁30～60g，加大米适量煮粥，调味服食。

2. 用马齿苋100～120g，洗净，切成小段，加大米适量，煮成稀粥服食，用于带状疱疹肝经湿热，或脾胃湿热。

（四）中成药

1. 抗病毒口服液　主要成分为板蓝根、石膏、芦根、地黄、郁金、知母、石菖蒲、广藿香、连翘，功能清热祛湿，凉血解毒。适用于发病的初、中期。口服，每次1支，每天3次。

2. 南通蛇药片　主要成分为重楼、干蟾皮、蜈蚣、地锦草等药味。功能清热解毒，消肿止痛。外用。每次10~15片，用食醋适量调成糊状外涂患处，每天2~3次。

3. 复方丹参片 主要成分为丹参、三七、冰片。功能活血化瘀，理气止痛。适用于发病后期和后遗神经痛。口服，每次3片，每天3次。

4. 新癀片 主要成分肿节风、三七、人工牛黄、肖梵天花、珍珠层粉、吲哚美辛等。适用于发病后期和后遗神经痛。口服，每次3片，每天3次。

5. 丹参注射液 主要成分为丹参。功能活血化瘀，通脉养心。用于气滞血瘀所致带状疱疹后遗神经痛。20 mL加入5%葡萄糖注射液250 mL，静脉滴注，每天1次。

（五）用药说明与注意事项

1. 发病期间忌吃辛辣煎炸食物，注意休息和保持局部皮肤清洁。在服药治疗的同时，可配合甘蔗、马蹄、红萝卜、薏苡仁等煎水代茶饮。饮食清淡，多吃蔬菜水果。

2. 带状疱疹是病毒感染性疾病，建议采用中西医结合、内外治结合的方式治疗，西药以抗病毒、营养神经为主，中医治疗本病强调根据患者不同体质、不同发病阶段、不同发病部位进行辨证施治，中成药的使用均应依此进行。

第三节 淋病

淋病（gonorrhea）是一种经典的性传播疾病，由淋病奈瑟菌（淋球菌）感染所致，主要表现为泌尿生殖系统黏膜的化脓性炎症。男性最常见的表现是尿道炎，而女性则为宫颈炎。局部并发症在男性主要有附睾炎和前列腺炎，在女性主要有子宫内膜炎和盆腔炎。咽部、直肠和眼结膜亦可为原发性感染部位。老年人群发病率较低。

一、临床表现

（一）无并发症淋病

1. 男性无并发症淋病 淋菌性尿道炎为男性最常见的表现，约10%感染者无症状。潜伏期为2~10天，常为3~5天。患者常有尿痛、尿道刺痒或尿急、尿频。患者尿道分泌物开始为黏液性，量较少，数日后出现大量脓性或脓血性分泌物。尿道口潮红、水肿，严重者可出现包皮龟头炎，表现为龟头、包皮内板红肿，有渗出物或糜烂，包皮水肿，可并发包皮嵌顿；腹股沟淋巴结红肿疼痛。偶见尿道瘘管和窦道。少数患者可出现后尿道炎，尿频明显，会阴部坠胀，夜间有痛性阴茎勃起。有明显症状和体征的患者，即使未经治疗，一般在10~14天症状逐渐减轻，1个月后症状基本消失，但并未痊愈，可继续向后尿道或上生殖道扩散，甚至发生并发症。

2. 女性无并发症淋病 约50%女性感染者无明显症状。常因病情隐匿而难以确定潜伏期。

（1）宫颈炎：阴道分泌物增多，呈脓性，子宫颈充血、红肿，子宫颈口有黏液脓性分泌物，可有外阴刺痒和烧灼感。

（2）尿道炎：尿痛、尿急、尿频或血尿，尿道口充血，有触痛及少量脓性分泌物，或挤压尿道后有脓性分泌物。

（3）前庭大腺炎：通常为单侧性，大阴唇部位局限性隆起，红、肿、热、痛。可形成脓肿，触及有波动感，局部疼痛明显，可伴全身症状和发热。

（4）肛周炎：肛周潮红、轻度水肿，表面有脓性渗出物，伴瘙痒。

（二）有并发症淋病

1. 男性有并发症淋病

（1）附睾炎：常为单侧，附睾肿大、疼痛明显，同侧腹股沟和下腹部有反射性抽痛。检查可见一侧阴囊肿大，阴囊皮肤水肿、发红、发热，触诊附睾肿大、触痛明显，尿道口可见脓性分泌物。

（2）精囊炎：急性期有发热、尿频、尿急、尿痛，终末血尿，血精，下腹疼痛等症状。直肠检查可触及肿大的精囊并有剧烈的触痛。

（3）前列腺炎：急性期有畏寒、发热，尿频、尿急、尿痛或排尿困难等症状，终末血尿或尿道出现脓性分泌物，会阴部或耻骨上区坠胀不适感，直肠胀满、排便感。直肠检查示前列腺肿大，有触痛。重者可并发急性尿潴留、前列腺脓肿等。

（4）系带旁腺（Tyson腺）或尿道旁腺炎和脓肿：少见（＜1%），系带的一侧或两侧疼痛性肿胀，脓液通过腺管排出。

（5）尿道球腺（Cowper腺）炎和脓肿：少见，会阴部跳痛、排便痛、急性尿潴留，直肠指检扪及有触痛的肿块。

（6）尿道周围蜂窝织炎和脓肿：罕见，脓肿侧疼痛、肿胀，破裂产生瘘管。体检可扪及有触痛的波动性肿块。常见于舟状窝和球部。

（7）尿道狭窄：少见，因尿道周围蜂窝织炎、脓肿或瘘管形成而致尿道狭窄。出现尿路梗死（排尿无力、困难、淋漓不尽）和尿频、尿潴留等。

2. 女性有并发症淋病

淋菌性子宫颈炎上行感染可导致淋菌性盆腔炎，包括子宫内膜炎、输卵管炎、输卵管卵巢囊肿、盆腔腹膜炎、盆腔脓肿，以及肝周炎等。淋菌性盆腔炎可导致不孕症、异位妊娠、慢性盆腔痛等不良后果。

（1）盆腔炎：临床表现无特异性，可有全身症状，如畏寒、发热（＞38℃）、食欲缺乏、恶心、呕吐等。下腹痛，不规则阴道出血，异常阴道分泌物。腹部和盆腔检查可有下腹部压痛、宫颈举痛、附件压痛或触及包块，宫颈口有脓性分泌物。

（2）肝周炎：表现为上腹部突发性疼痛，深呼吸和咳嗽时疼痛加剧，伴有发热、恶心、呕吐等全身症状。触诊时右上腹有明显压痛，X线胸透可见右侧有少量胸腔积液。

（三）其他部位淋病

1. 眼结膜炎　常为急性化脓性结膜炎，于感染后2~21 d出现症状。新生儿淋菌性眼结膜炎常为双侧，成人可单侧或双侧。眼结膜充血、水肿，有较多脓性分泌物；巩膜有片状充血性红斑；角膜混浊，呈雾状，重者可发生角膜溃疡或穿孔。

2.咽炎　见于有口交行为者。90%以上感染者无明显症状，少数患者有咽干、咽部不适、灼热或疼痛感。检查可见咽部黏膜充血、咽后壁有黏液或脓性分泌物。

3.直肠炎　主要见于有肛交行为者，女性可由阴道分泌物被污染引起。通常无明显症状，轻者可有肛门瘙痒和烧灼感，肛门口有黏液性或黏液脓性分泌物，或少量直肠出血。重者有明显的直肠炎症状，包括直肠疼痛、里急后重、脓血便。检查可见肛管和直肠黏膜充血、水肿、糜烂。

（四）播散性淋病

本型临床罕见。

1.成人播散性淋病　患者常有发热、寒战、全身不适。最常见的是关节炎-皮炎综合征，肢端部位有出血性或脓疱性皮疹，手指、腕和踝部小关节常受累，出现关节痛、腱鞘炎或化脓性关节炎。少数患者可发生淋菌性脑膜炎、心内膜炎、心包炎、心肌炎等。

2.新生儿播散性淋病　少见，可发生淋菌性败血症、关节炎、脑膜炎等。

二、诊断标准

（一）诊断依据

应根据流行病学史、临床表现和实验室检查结果进行综合分析，慎重做出诊断。

1.流行病学史　有不安全性行为，多性伴侣或性伴侣感染史，有与淋病患者密切接触史，儿童有受性虐待史，新生儿的母亲有淋病史。

2.临床表现　男性患者以尿频、尿急、尿痛和尿道脓性分泌物等尿道炎症状为典型表现，伴或不伴附睾炎、精囊炎、前列腺炎等并发症状。女性常无自觉症状，在尿道炎同时出现白带增多，外阴或阴道痒痛症状，甚或出现发热、下腹痛等盆腔炎症状。

3.实验室检查

（1）显微镜检查：取男性尿道分泌物涂片做革兰染色，镜检多形核细胞内见革兰阴性双球菌为阳性。适用于男性无并发症淋病的诊断，不推荐用于咽部、直肠和女性宫颈感染的诊断；

（2）淋球菌培养：为淋病的确诊试验。适用于男、女性及所有临床标本的淋球菌检查；

（3）核酸检测：用PCR等技术检测各类临床标本中淋球菌核酸阳性。核酸检测应在通过相关机构认定的实验室开展。

（二）诊断分类

1.疑似病例　符合流行病学史以及临床表现中任何一项者。

2.确诊病例　同时符合疑似病例的要求和实验室检查中任何一项者。

三、西医药物治疗思路、原则、目标与处方

（一）治疗思路、原则与方法

应遵循及时、足量、规则用药的原则；根据不同的病情采用不同的治疗方案；治疗后应进行随访；性伴侣应同时进行检查和治疗。告知患者在其本人和性伴侣完成治疗前禁止性行为。注意多重病原体感染，一般应同时用抗沙眼衣原体的药物或常规检测有无沙眼衣原体感染，也应做梅毒血清学检测以及HIV咨询与检测。

（二）无并发症淋病治疗处方

淋菌性尿道炎、子宫颈炎、直肠炎推荐方案：头孢曲松250 mg，单次肌内注射；或大观霉素2 g（宫颈炎4 g），单次肌内注射；如果衣原体感染不能排除，加抗沙眼衣原体感染药物。替代方案：头孢噻肟1 g，单次肌内注射；或其他第三代头孢菌素类，如已证明其疗效较好，亦可选作替代药物。如果衣原体感染不能排除，加抗沙眼衣原体感染药物。

（三）有并发症淋病治疗处方

1. 淋菌性附睾炎、前列腺炎、精囊炎推荐方案　头孢曲松250 mg，每日1次，肌内注射，共10天；或大观霉素2 g，每日1次，肌内注射，共10天。如果衣原体感染不能排除，加抗沙眼衣原体感染药物。替代方案：头孢噻肟1 g，每日1次，肌内注射，共10天。如果衣原体感染不能排除，加抗沙眼衣原体感染药物。

2. 淋菌性盆腔炎门诊治疗方案　头孢曲松250 mg，每日1次，肌内注射，共10天；加口服多西环素100 mg，每日2次，共14天；加口服甲硝唑400 mg，每日2次，共14天。住院治疗推荐方案A：头孢替坦2 g，静脉滴注，每12小时1次；或头孢西丁2 g，静脉滴注，每6小时1次，加多西环素100 mg，静脉滴注或口服，每12小时1次。注意：如果患者能够耐受，多西环素尽可能口服。在患者情况允许的情况下，头孢替坦或头孢西丁的治疗不应＜1周。对治疗72小时内临床症状改善者，在治疗1周时酌情考虑停止肠道外治疗，并继以口服多西环素100 mg，每日2次，加口服甲硝唑500 mg，每日2次，总疗程14天。住院治疗推荐方案B：克林霉素900 mg，静脉滴注，每8小时1次，加庆大霉素负荷量（2 mg/kg），静脉滴注或肌内注射，随后给予维持量（1.5 mg/kg），每8小时1次，也可每日1次给药。注意：患者临床症状改善后24小时可停止肠道外治疗，继以口服多西环素100 mg，每日2次；或克林霉素450 mg，每日4次，连续14天为1个疗程。多西环素静脉给药疼痛明显，与口服途径相比没有任何优越性。

（四）其他部位淋病治疗处方

1. 淋菌性眼结膜炎推荐方案　头孢曲松1 g，单次肌内注射，或大观霉素2 g，每日1次，肌内注射，共3天。应同时应用生理氯化钠溶液冲洗眼部，每小时1次。

2. 淋菌性咽炎推荐方案　头孢曲松250 mg，单次肌内注射；或头孢噻肟1 g，单次肌内注射。如果衣原体感染不能排除，加抗沙眼衣原体感染药物。注意：因大观

霉素对淋菌性咽炎的疗效欠佳，不推荐使用。

（五）播散性淋病治疗处方

推荐住院治疗。需检查有无心内膜炎或脑膜炎。如果衣原体感染不能排除，应加抗沙眼衣原体感染药物。推荐方案：头孢曲松1 g，每日1次，肌内注射或静脉滴注，共≥10 天。替代方案：大观霉素2 g，肌内注射，每日2次，共≥10 天。淋菌性关节炎者，除髋关节外，不宜施行开放性引流，但可以反复抽吸，禁止在关节腔内注射抗生素。淋菌性脑膜炎经上述治疗的疗程约2周，心内膜炎疗程>4周。

（六）用药说明与注意事项

1. 洁身自爱，避免性乱，夫妻一方有病，应暂停性生活。

2. 不穿用其他人的内衣裤、巾单、浴具，对公用浴盆和坐式便器，应消毒后使用。

3. 与淋病患者有过性接触者，应进行预防性检查治疗。

4. 一旦患病应及时正规治疗，彻底治愈。治疗后应进行复查，涂片、培养和症状、体征全部正常者为治愈。

5. 对患者使用的物品、衣服、卧具应严格管理，彻底消毒，防止他人接触感染。

6. 患病期间饮食宜清淡，忌食辛辣、酒及虾、蟹等发物。宜多饮水、多排尿以清洗尿道。

四、中医中药治疗处方

（一）辨证论治

因淋病病发在内，故内治法为淋病的主要治疗方法。根据淋病的临床表现、并发症有否及发病急缓，又可分为湿热毒蕴，毒邪流窜，热毒入经及正虚毒恋四个证型进行辨证施治。

1. 湿热毒蕴

辨证要点：尿道口红肿，尿急，尿频，尿痛，淋沥不止，尿道口溢脓。严重者尿道黏膜水肿，附近淋巴结红肿、疼痛。女性宫颈充血、触痛，并有脓性分泌物，可有发热等全身症状。舌红，苔黄腻，脉滑数。

治法：清热利湿，解毒化浊。

方药：龙胆泻肝汤加减。

龙胆草10 g，木通10 g，车前子10 g，柴胡10 g，泽泻10 g，栀子10 g，蒲公英15 g，土茯苓15 g，萆薢15 g，生地15 g，当归6 g，生甘草6 g。

尿痛者加芍药以缓急止痛；尿血者加小蓟、白茅根以凉血止血。

2. 毒邪流窜

辨证要点：主要见于有并发症者，前列腺肿痛，拒按，小便溢浊或点滴淋沥，腰酸下坠感。女性有下腹部隐痛、压痛，外阴瘙痒，白带多，或有低热等全身不适感，舌红，苔薄，脉滑数。

治法：清热利湿，解毒化浊。

方药：龙胆泻肝汤加减。

龙胆草10 g，荔枝核15 g，车前子10 g，柴胡10 g，泽泻10 g，枳壳10 g，蒲公英15 g，土茯苓15 g，萆薢15 g，生地15 g，当归6 g，生甘草6 g。

加减：小便疼痛明显，加冬葵子、萹蓄；尿脓带血加紫草、白茅根；白带臭味加野菊花、丹皮。

3. 热毒入络

辨证要点：见于播散性淋球菌感染，症见小便灼热刺痛，尿液赤涩，下腹痛，头痛，高热，或寒热往来，神情淡漠，面部浮肿，四肢关节酸痛，心悸烦闷。舌红绛，苔黄燥，脉滑数。

治法：清热解毒，凉血化浊。

方药：清营汤加减。

水牛角30 g，生地15 g，元参15 g，竹叶心10 g，麦冬15 g，丹参15 g，黄连10 g，银花10 g，连翘10 g，泽泻10 g，甘草6 g。

4. 正虚毒恋

辨证要点：小便不畅，短赤、淋沥不尽，腰酸腿软，酒后或疲劳易发，食少纳差。往往伴有咽干、尿黄、便结。舌红少苔，脉细数。

治法：滋阴降火，利湿化浊。

方药：知柏八味丸加减。

黄柏10 g，知母10 g，熟地黄15 g，生地15 g，山萸肉15 g，怀山药15 g，泽泻10 g，丹皮15 g，茯苓15 g，龙胆草10 g。

（二）外治法

1. 苦参汤：苦参30 g，野菊花20 g，金银花30 g，黄柏30 g，蛇床子20 g，煎水，浸洗，每日1次。

2. 二矾汤：明矾15 g，皂矾15 g，侧柏叶30 g，水煎外洗。

（三）秘方验方

舒肝补肾汤：适用于男性淋病后顽固性尿频。柴胡12 g，白芍10 g，郁金10 g，怀山药15 g，肉桂10 g，熟地15 g，桑螵蛸15 g，覆盆子15 g，益智仁15 g，甘草10 g。气虚者加黄芪、白术、炙升麻；血瘀者加桃仁、红花、牛膝；湿重者加茯苓、泽泻；不寐加龙骨、牡蛎。

（四）中成药

1. 热淋清片　主要成分为头花蓼。功能清热解毒，利尿通淋。用于热淋。口服，一次4~6片，一日3次。

2. 知柏地黄丸　主要成分为熟地黄、山茱萸（制）、山药、牡丹皮、茯苓、泽泻、知母、黄柏。功效为滋阴降火。用于阴虚火旺所致淋证。口服，一次8粒，一日3次。

3. 复方石淋通片　主要成分为广金钱草。功效为清热利尿，通淋排石。用于湿热下注所致淋证。口服，一次6片，一日3次。

（五）用药说明与注意事项

1. 中医治疗淋病，可以有效清除临床症状，降低耐药菌株的产生，减少后遗症的发生。内治法多是以辨证选用方药，常用的方药有传统的如八正散、龙胆泻肝汤、五味消毒饮、滑石散，或自拟具有清热通淋之功效的方药，如清淋汤，土茯苓苡仁汤、治淋汤等。

2. 对于淋病伴有并发症的情况，强调中西医结合治疗，如使用敏感抗生素抗菌消炎治疗的同时，联合中药辨证治疗，治愈率、有效率明显升高。

第四节　非淋菌性尿道炎

非淋菌性尿道炎（nongonococcal Urethritis，NGU）是指除淋病奈瑟菌以外的其他病原体感染引起的尿道炎，由性交或非性交途径感染各种病原体引起。其中沙眼衣原体是本病最常见的致病病原体，因支原体可在健康人下生殖道定植，因此，如支原体培养阳性，需排除沙眼衣原体感染后，才可考虑为支原体感染，主要为生殖支原体和解脲脲原体。此外，还可能有微小脲原体、人型支原体、腺病毒、阴道毛滴虫、单纯疱疹病毒、副流感嗜血杆菌等。本病以尿道口不适、尿痛、尿急、排尿困难为主要表现，当属中医学淋浊范畴，结合并发症，还可按"白浊""带下""阴痒"等进行治疗。病位在膀胱，或因湿热下注下焦流注膀胱，或因肝郁气滞，郁而化火，下侵膀胱，使气化不利；或房劳伤肾或久病伤及脾肾，脾肾亏虚，而致肾、膀胱气化失常，水道不利而发病。病情日久则久淋体虚，或为药毒所伤，损阴耗气而致气阴两虚，膀胱气化无权，湿邪留恋。病性多属实证或本虚标实，以膀胱气化不利为标，以脾肾亏虚或气阴两虚为本。

一、临床表现

20%～50%的男性NGU患者没有明显临床症状。有症状的感染表现为排尿不适，伴尿道分泌物增多，呈浆液性或浆液脓性。女性NGU患者的临床表现常不典型，无症状感染者可达70%。

（一）潜伏期

患者多有不洁性生活史，潜伏期平均为1～3周。

（二）男性患者的临床表现

尿频、尿痛或尿道刺痒和不适感；尿道分泌物增多，呈浆液性或浆液脓性，少而稀薄；偶有分泌物为脓性或血性，有时伴有阴茎疼痛。也有相当一部分患者无任何症状，仅在较长时间不排尿或清晨首次排尿前，尿道口可出现少量黏液性分泌物，有时仅表现为痂膜封口或裤裆污秽。

（三）女性患者的临床表现

尿道分泌物增多，呈浆液性或浆液脓性；尿痛、尿频；白带增多、色黄或带血性，或有异味。非月经期或性交后出血。宫颈口可见黏液脓性分泌物，宫颈充血、水肿、脆性增加，触之易出血，有时见较为典型的肥大性滤泡状外观。很多女性患者无任何症状。

二、诊断标准与鉴别诊断

（一）诊断标准

1.接触史　有非婚性接触史或配偶感染史。

2.潜伏期　平均为1～3周。

（1）男性患者的临床表现：尿道分泌物浆液性或浆液脓性，较稀薄，量少；少数情况下分泌物可呈脓性，量多，甚或血性。尿痛，或尿频、尿道刺痒和不适感。有时觉阴茎体局部疼痛。

（2）女性患者的临床表现：尿道分泌物呈浆液性和浆液脓性，尿痛、尿频。白带增多、色黄或带血性，或有异味。非月经期或性交后出血。宫颈口可见黏液脓性分泌物，宫颈充血、水肿、脆性增加，触之易出血，有时见较为特征的肥大性滤泡状外观。

3.实验室检查

（1）取男性尿道分泌物或刮片标本，或女性宫颈内膜标本，做涂片革兰染色和淋球菌培养检查，无淋球菌的证据。

（2）涂片检查

1）对于男性患者，取尿道分泌物涂片，做革兰染色检查，可见多形核白细胞，在油镜（100×10倍）下平均每视野≥5个为阳性。晨尿或禁尿4小时后的首次尿（前段尿15 mL）离心后沉渣在高倍镜（40×10倍）视野下，平均每视野≥15个多形核白细胞为阳性。

2）对于女性患者，用拭子取宫颈管内膜标本，涂片，做革兰染色，在油镜（100×10倍）下平均每视野多形核白细胞≥10个为阳性（但应除外滴虫感染）。

（3）沙眼衣原体检测：有细胞培养法、直接免疫荧光法、酶免疫法和抗原快速检测法。如果检测结果阳性，对非淋菌性尿道炎有诊断意义。

（4）解脲支原体检测：男性患者解脲支原体培养阳性，结合病史和其他实验室检查，有助于非淋菌性尿道炎的诊断。

4.临床诊断　符合1、2、3（1）和3（2）条件的病例。

5.确诊病例　符合1、2、3（1）、3（2）和3（3）或3（4）条件的病例。

（二）鉴别诊断

本病主要与淋病鉴别，淋病起病较急，潜伏期短，尿道刺激症状明显，尿道分泌物呈脓性，分泌物镜检可见革兰阴性双球菌（表17-1）。

表17-1　淋病与非淋菌性尿道炎的鉴别

	淋病	非淋菌性尿道炎
潜伏期	2～5天	1～3周或更长
排尿	困难多见	轻度或无（困难）
尿道刺激症状	尿痛多见，且较明显尿痛	较少且较轻，可有尿道灼热、刺痒感无
全身症状	偶见	无
尿道分泌物	量多，呈脓性	少或无，多为稀薄黏液
分泌物镜检	白细胞内革兰阴性双球菌	无革兰阴性双球菌
组织细胞培养	革兰阴性双球菌	沙眼衣原体、解脲支原体等

三、西医药物治疗思路、原则、目标与处方

（一）治疗思路、原则与目标

治疗方面应遵循及时、足量、规则用药的原则，根据不同的病情采用相应的治疗方案；及时有效的治疗可治愈患者，缩短病程，防止产生并发症和后遗症，预防传染给他人。治疗宜选用对沙眼衣原体和解脲支原体均有作用的广谱抗菌药物。剂量要适宜，疗程要充足。特别是老年患者，更应依据其身体条件及其他基础疾病，综合分析选择恰当治疗药物。

（二）四环素类治疗处方

初发的非淋菌性尿道炎，首选多西环素100 mg，口服，1日2次，共7～10天。或使用以下药物替代治疗：米诺环素100 mg，口服，1日2次，共7～10天；或四环素500 mg，口服，1日4次，共7～10天。

（三）大环内脂类治疗处方

初发的非淋菌性尿道炎，也可使用阿奇霉素1 g，顿服，需在饭前1小时或饭后2小时服用。或使用以下药物替代：红霉素500 mg，口服，1日4次，共7～10天。

（四）喹诺酮类治疗处方

初发的非淋菌性尿道炎，也可使用氧氟沙星300 mg，口服，1日2次，共7天。注意关注胃肠道等副反应。

（五）复发性或持续性的非淋菌性尿道炎治疗处方

复发性或持续性的非淋菌性尿道炎尚无有效的治疗方案，推荐方案为：甲硝唑0.4 g，1日2次，共5天，加红霉素500 mg，口服，1日4次，共14天。

（六）用药说明与注意事项

1. 沙眼衣原体对常用的抗生素尚未产生有显著临床意义的耐药，偶见有耐四环素沙眼衣原体菌株的报道。解脲支原体对四环素耐药的菌株在一些地区已达5%～10%，如果四环素类药物治疗无效，可改用大环内酯类药物。

2. 男性尿道炎的处理：男性患者如表现为尿道口分泌物，小便时疼痛、不适，查体时见尿道口稀薄至稠厚、清澈至脓性的分泌物，均需做分泌物的检查，如检查时未见明显分泌物，则应从阴茎根部向前挤压，再取标本。如尿道分泌物的镜检涂片，见到细胞内革兰阴性双球菌，则治疗淋病及沙眼衣原体感染；未见细胞内革兰阴性双球菌，则治疗沙眼衣原体感染。若无实验室检查条件，确认有尿道分泌物，则治疗淋病和沙眼衣原体2种感染。如果患者在来就诊前已用过不明药物，则无论是否查到淋球菌，均给予上述2种病原体的治疗。

3. 治疗时禁性生活，或严格采取安全措施，当发现患有该病时，需及时诊治，同时通知性伴侣进行检查及治疗，治疗应规范、彻底，以防止并发症的出现。

4. 洁身自爱，杜绝不洁性行为；养成良好的个人卫生习惯，不与他人共用毛巾、浴巾、内裤等。

5. 注意治疗期间忌海鲜、酒、咖啡及其他刺激之品等；并注意休息，避免过度劳累。

四、中医中药治疗处方

（一）辨证论治

1. 湿热下注

辨证要点：尿道外口微红肿，有少许分泌物，或晨起尿道口有少量黏液脓性分泌物或痂膜糊口，大便干结，小便频数，或短赤，或灼热刺痛，口苦，舌红苔黄腻，脉滑数。

治法：清热解毒，利湿通淋。

方药：八证散加味。

川木通12 g，车前子12 g，萹蓄12 g，大黄10 g，滑石20 g，瞿麦12 g，栀子12 g，蒲公英20 g，土茯苓20 g，金银花15 g，甘草梢8 g。

加减：大便干结者大黄宜后下以通腑泻热；大便溏薄者减大黄；热盛加黄柏15 g，白花蛇舌草30 g，以增利湿之力；尿痛明显加冬葵子12 g，以利水通淋止痛；尿道口痒感加地肤子12 g，以清热利湿止痒；尿中带血丝加紫草、白茅根各15 g，以凉血止血；尿浊加川萆薢、玉米须各15 g，以利湿分清；腰痛加威灵仙12 g、白芷10 g，以通络祛湿止痛。

2. 肝郁气滞

辨证要点：小便涩滞，排尿不尽感，尿道口刺痒，少腹满痛或胸胁隐痛不适，或伴情志抑郁，多烦善怒，口苦，舌红，苔薄或薄黄，脉弦。

治法：清肝解郁，理气通淋。

方药：舒肝通淋方。

干地黄15 g，栀子15 g，白芍15 g，川楝子10 g，橘核12 g，荔枝核12 g，滑石15 g，王不留行9 g，萆薢15 g，金钱草15 g，大黄10 g。

加减：并发前列腺炎者，加败酱草、鱼腥草各20 g，以清热解毒；失眠多梦者，加生牡蛎、珍珠母各30 g，五味子9 g，以潜镇安神。

3.肝肾阴虚

辨证要点：排尿不畅或尿后余沥不尽，尿道内口干涩感，或刺痒不适日久不愈，伴腰膝酸软，失眠多梦，口干心烦，尿黄便结，舌红少苔，脉细数。

治法：滋阴清热。

方药：知柏地黄丸加减。

知母12 g，黄柏15 g，熟地黄15 g，怀山药15 g，茯苓15 g，泽泻12 g，牡丹皮12 g，龟甲12 g（先煎），旱莲草15 g。

加减：女性白带腥臭者，加白术10 g、蒲公英30 g，以清热利湿；少腹坠痛者加郁金、延胡索各10 g，以理气止痛。

4.脾肾亏虚

辨证要点：病久缠绵，小便淋漓不尽，时作时止，遇劳即发，尿道口常有清晰分泌物，或自觉尿管流液不适，腰膝酸软，便溏纳呆，面色少华，精神困惫，畏寒肢冷，舌质淡，苔白，脉细弱。

治法：健脾益肾，通淋化浊。

方药：无比山药丸。

巴戟天12 g，菟丝子12 g，杜仲12 g，怀牛膝12 g，肉苁蓉12 g，五味子9 g，山药20 g，茯苓20 g，泽泻15 g，淫羊藿15 g，萆薢15 g，玉米须15 g，黄芪30 g，琥珀末1.5 g（冲服）。

加减：眩晕目昏者，加沙苑子、枸杞子、菊花各9 g，补养肝肾以明目；滑精者加益智仁9 g，金樱子12 g以加强补肾温脾、固精止滑之效。

（二）外治法

1.擦洗法　苦参、大黄、金银花各30 g，龙胆草、黄柏各20 g；将上方加水浓煎去渣取汁，倒入盆中待温，用毛巾擦洗患处。每次5～10分钟，每日2～6次。

2.熏洗法　生大黄、忍冬藤、红藤、蚤休、蒲公英各15～30 g，布包煎水，倒入熏洗器，患者暴露阴部坐于其上进行熏蒸，待水温适宜后，臀部浸入盆中坐浴；或以苦参、黄柏、蛇床子、川椒、白鲜皮、贯众各15～30 g，布包煎水，熏洗坐浴，每次20～30分钟，每日1～2次。

（三）秘方验方

清毒汤：紫花地丁、野菊花、蒲公英各20 g，萆薢20 g，黄柏15 g，车前子15 g，大黄5 g，通草6 g，甘草5 g。随症加减：尿道刺痒明显者加蛇床子、地肤子；尿道口红肿严重者加牡丹皮、栀子；血尿者加小蓟、白茅根；睾丸胀痛者加鳖甲、荔枝核；前列腺炎者加王不留行。每日1剂，水煎2次，取汁400 mL，分早晚2次服用。

（四）中成药

1.八正合剂　主要成分为瞿麦、车前子（炒）、萹蓄、大黄、滑石、川木通、栀子、甘草、灯芯草。功能清热、利尿、通淋。用于湿热下注型非淋菌性尿道炎。口服，一次15～20 mL，一日3次。

2. 丹栀逍遥丸　主要成分为牡丹皮、焦栀子、柴胡（酒制）、酒白芍、当归、茯苓、白术（土炒）、薄荷、炙甘草。功能舒肝解郁，清热调经。主治肝郁气滞所致非淋菌性尿道炎。口服，一次1～1.5袋（6～9 g），一日2次。

3. 知柏地黄丸　主要成分为熟地黄、山茱萸（制）、山药、牡丹皮、茯苓、泽泻、知母、黄柏。功能滋阴降火。用于肝肾阴虚、阴虚火旺所致非淋菌性尿道炎。口服，一次8丸，一日3次。

4. 金匮肾气丸　主要成分为地黄、山药、酒萸肉、茯苓、牡丹皮、泽泻、桂枝、附子（炙）、牛膝（去头）、盐车前子。功能温补肾阳，化气行水。用于脾肾亏虚所致非淋菌性尿道炎。口服，一次4～5 g（20～25粒），一日2次。

（五）用药说明与注意事项

1. 本病只要及时适当治疗，预后尚佳。但本病易于复发，若反复发作，病情从实转虚，或虚中挟实，则迁延不易根治。如误治、失治，尚可引起较严重并发症，在男性可引起前列腺炎、精囊炎、附睾炎、Reiter综合征等，女性则可致子宫内膜炎、输卵管炎、宫外孕等，少数患者还可引起不育或不孕。

2. 中医治疗本病强调整体调节，扶正祛邪，可有效消除症状，并且副作用少，不易产生耐药。实践证明，中西医结合治疗本病，可达到相互协同的作用，对初期尿道分泌物较多，尿痛、尿急明显者，在服用敏感抗生素的同时可以中药内服，或配合栓剂、熏洗等外用手段，以期迅速缓解症状，缩短疗程；对于尿道炎症状持续不退，或并发前列腺炎、附睾炎的患者，应以中药为主，适当辅以西药治疗。在对患者进行治疗的同时，要对其性伴侣进行跟踪检查、治疗。

第五节　梅毒

梅毒（syphilis）是由苍白螺旋体引起的一种慢性、系统性的性传播疾病。其特点是临床表现复杂，几乎可侵犯全身各器官，造成多器官的损害，危害性大。可分为后天获得性梅毒和胎传梅毒（先天梅毒）。获得性梅毒又分为早期和晚期梅毒。早期梅毒指感染梅毒螺旋体在2年内，包括一期、二期和早期隐性梅毒，一、二期梅毒也可重叠出现。晚期梅毒的病程在2年以上，包括三期梅毒、心血管梅毒、晚期隐性梅毒等。神经梅毒在梅毒早晚期均可发生。胎传梅毒又分为早期（出生后2年内发病）和晚期（出生2年后发病）。

中医称本病为“霉疮”，认为是感受霉疮毒气，蕴热化火，毒气内伤脏腑，外攻肌肤而致，病之早期邪位尚浅，故以肌表证多见，如下阴疳疮，肌肤斑疹；因邪正相争，毒气时伏时现，故临床可见皮疹时有消退，蛰伏再现，因病之早期邪虽实而正未虚，临证以实为主，证见肝经湿热、血热毒蕴等。若病之初，治疗不及时，邪耗正气则流经走络，内伤脏腑，入髓结毒，渐至形毁骨枯，口鼻俱废，甚至危及性命，并遗毒后代。病到晚期邪虽不盛，但正已伤，临证见虚证，且以脏腑虚衰为主，症见骨骼作痛，足痿不能行走，心慌气短，动则气虚，精神痴呆，神疲乏力，肢肿等虚衰之症。古文中有关本病的病名众多，近代一般归纳为：早期称之疳疮或杨梅疳疮；中期称为杨梅疮；晚期称之为杨梅结毒。胎传梅毒称为"猴狲疳"。

一、临床表现

梅毒主要发生于性活跃年龄，近年来老年患者，特别老年男性患者发病数量增多。根据病程不同，临床表现不同如下。

（一）一期梅毒

感染后经过大约3周左右的潜伏期，在外生殖器部位发生约1 cm直径大小的稍隆起的硬性结节，迅速发展为溃疡，界限清楚，底面光滑，无痛痒感，触诊软骨硬度。谓之硬下疳。其发生部位应与性行为接触部位相一致，常有腹股沟淋巴结肿大，无红、肿、热、痛及压痛。不治疗3～8周内自然愈合，并发展为二期梅毒。

（二）二期梅毒

以皮肤黏膜损害为主，亦可有骨骼、感觉器官及神经损害。多出现在感染后7～10周或硬下疳出现后的6～8周。早期症状有流感样综合征及全身淋巴结肿大。

1. 二期梅毒皮肤黏膜损害

（1）皮疹：常见的有斑疹、斑丘疹、丘疹、丘疹鳞屑性梅毒疹，玫瑰疹样，银屑病样、多形红斑样皮疹等。

（2）扁平湿疣：发生于外阴及肛门，成扁平状或分叶状的疣状增生，直径1～3 cm，基底宽而无蒂，表面糜烂渗液，内含大量梅毒螺旋体，传染性极强。

（3）梅毒性脱发：为虫蚀状，脱发为暂时性。

（4）黏膜损害：生殖器、口咽、喉之黏膜可见白斑，白斑去掉后呈红肿、浅糜烂损害。

2. 二期骨关节损害　表现为骨膜炎及关节炎，骨膜炎常发生于长骨。关节改变常发生对称性关节腔积液、关节肿胀、压痛、酸痛，疼痛昼轻夜重。还可见到骨炎、骨髓炎、腱鞘炎或滑膜炎。

3. 二期梅毒性视力损害　虹膜炎、虹膜睫状体炎，脉络膜炎、视网膜炎、视神经炎、角膜炎、间质性角膜炎及葡萄膜炎等，可造成视力损害。

4. 二期神经梅毒　中枢神经系统损害约占10%。

（1）无症状神经梅毒：仅脑脊液有异常改变。

（2）脑膜炎：脑神经梅毒所致脑神经麻痹。

5. 二期梅毒性多发性硬化性淋巴结炎　全身无痛性淋巴结肿大、变硬。

6. 二期内脏梅毒　属二期梅毒少见病变，有肝炎、胆管周围炎、肾病、胃肠道疾病。

7. 二期复发梅毒　二期早发梅毒未经治疗或治疗不当，经 2～3 个月可自行消退，当患者免疫力降低，皮疹又重新出现称为二期复发梅毒。一般发生于感染后 6 个月～2 年，发生率约为 20%，除皮疹可复发外，眼、骨骼、内脏损害亦可复发。

二期复发梅毒和二期早发梅毒相似，其特点有：

（1）皮疹数目较少。

（2）皮疹较大。

（3）形状奇异，常呈环形、半月形、蛇形、花朵形。

（4）皮疹不对称。

（5）皮疹常为丘疹、湿疣、脓疱。

（6）皮疹局限，常发生于前额、口角、颈部、外阴、掌跖处。不管是有症状或无症状复发，其最主要的诊断依据是梅毒血清学实验阳性。

（三）三期梅毒

三期梅毒又称为晚期梅毒。早期梅毒未经治疗或治疗不充分，经过一定的潜伏期，一般为 3～4 年，最长可达 20 年，有 40% 梅毒患者发生三期梅毒。三期梅毒传染性弱或无，但对机体的破坏性大，除皮肤黏膜、骨骼损害外，还可侵犯内脏，特别是累及心血管及神经系统等重要器官，可危及生命。

1. 三期梅毒皮肤黏膜损害：主要有结节性梅毒疹、树胶肿、近关节结节等。

（1）结节性梅毒疹好发于头面部、背及四肢伸侧，为一群 0.3～1.0 cm 大小的浸润性结节，呈酮红色，表面光滑或附有鳞屑，排列呈环形、多环形、马蹄形或肾形，质硬，无自觉症状。

（2）树胶肿：是晚期梅毒的典型损害，是三期梅毒的标志。初为皮下暗红色结节，渐增大 3～5 cm，中心软化破溃形成溃疡，呈穿凿性，境界清楚，边缘锐利，基底呈紫红色，溢出状如阿拉伯树胶的黄色或乳黄色的具有很强黏性的胶状分泌脓液。其损害迁延数月、数年，愈后留下萎缩性疤痕，可发生于全身各处，以小腿多见，常单发，无自觉症状。树胶肿除发生于皮肤黏膜，还可发生于骨骼及内脏。

（3）近关节结节：又称梅毒性纤维瘤，为无痛性、生长缓慢的皮下纤维结节，对称分布于肘、膝、髋关节附近。表面皮色正常，无自觉症状，可保持数十年不变。

2. 三期骨梅毒　其发病率仅次于皮肤黏膜损害，常见有长骨的骨膜炎、骨髓炎、骨炎、骨树胶肿、关节炎等。

3. 三期眼梅毒　与二期梅毒眼损害相同，出现间质性角膜炎、虹膜睫状体炎、视网膜脉络膜炎、视神经炎、原发性视神经萎缩等。

4. 晚期心血管梅毒　晚期梅毒可使任何一个脏器受累，但以心血管梅毒最为多见，占晚期梅毒的 10%，其中 85% 发生在主动脉，感染后 10～20 年才产生明显的症状和体征。常见的有单纯性梅毒主动脉炎、梅毒性主动脉瓣关闭不全、梅毒性冠状动脉口狭窄、梅毒性主动脉瘤、梅毒性心脏树胶肿。

5. 三期神经梅毒　又称晚期神经梅毒，约占晚期梅毒的 10%，多在感染后 3～20

年发生。常见有脑膜血管型梅毒、脊髓痨、麻痹性痴呆、视神经萎缩。

二、诊断标准

1. 一期梅毒

（1）流行病学史：有不安全性行为，多性伴或性伴感染史。

（2）临床表现

1）硬下疳：潜伏期一般2～4周。常为单发，也可多发。初为粟粒大小高出皮面的结节，后发展成直径1～2 cm的圆形或椭圆形浅在性溃疡。典型的硬下疳界限清楚、边缘略隆起，创面平坦、清洁；触诊浸润明显，呈软骨样硬度；无明显疼痛或轻度触痛；多见于外生殖器部位。

2）腹股沟或患部近卫淋巴结肿大：可为单侧或双侧，无痛，相互孤立而不粘连，质中，不化脓破溃，其表面皮肤无红、肿、热。

（3）实验室检查

1）采用暗视野显微镜或镀银染色显微镜检查法，取硬下疳损害渗出液或淋巴结穿刺液，可查到梅毒螺旋体，但检出率较低。

2）非梅毒螺旋体血清学试验阳性。如感染不足2～3周，该试验可为阴性，应于感染4周后复查。

3）梅毒螺旋体血清学试验阳性，极早期可阴性。

（4）诊断分类

1）疑似病例：应同时符合临床表现和实验室检查中②项，可有或无流行病学史；或同时符合临床表现和实验室检查中③项，可有或无流行病学史。

2）确诊病例：应同时符合疑似病例的要求和实验室检查中①项，或同时符合疑似病例的要求和两类梅毒血清学试验均为阳性。

2. 二期梅毒

（1）流行病学史：有不安全性行为，多性伴或性伴感染史，或有输血史（供血者为早期梅毒患者）。

（2）临床表现：可有一期梅毒史（常在硬下疳发生后4～6周出现），病期2年内。

1）皮肤黏膜损害：皮损类型多样化，包括斑疹、斑丘疹、丘疹、鳞屑性皮损、毛囊疹及脓疱疹等，分布于躯体和四肢等部位，常泛发对称。掌跖部暗红斑及脱屑性斑丘疹，外阴及肛周的湿丘疹或扁平湿疣为其特征性损害。皮疹一般无瘙痒感。可出现口腔黏膜斑、虫蚀样脱发。二期复发梅毒皮损数目较少，皮损形态奇特，常呈环状或弓形或弧形。

2）全身浅表淋巴结可肿大。

3）可出现梅毒性骨关节、眼、内脏及神经系统损害等。

（3）实验室检查

1）采用暗视野显微镜或镀银染色显微镜检查法，取二期皮损尤其扁平湿疣、湿丘疹，查到梅毒螺旋体。口腔黏膜斑因不易与口腔中的其他螺旋体相鉴别，故不采用此法检查。

2）非梅毒螺旋体血清学试验阳性。

3）梅毒螺旋体血清学试验阳性。

（4）诊断分类

1）疑似病例应同时符合临床表现和实验室检查中②项，可有或无流行病学史；

2）确诊病例应同时符合疑似病例的要求和实验室检查中①项，或同时符合疑似病例的要求和两类梅毒血清学试验均为阳性。

3. 三期梅毒

（1）流行病学史：有不安全性行为，多性伴或性伴感染史，或有输血史。

（2）临床表现：可有一期或二期梅毒史，病程2年以上。

1）晚期梅毒：①皮肤黏膜损害：头面部及四肢伸侧的结节性梅毒疹，大关节附近的近关节结节，皮肤、口腔、舌咽的树胶肿，上腭及鼻中隔黏膜树胶肿可导致上腭及鼻中隔穿孔和马鞍鼻。②骨梅毒，眼梅毒，其他内脏梅毒，累及呼吸道、消化道、肝脾、泌尿生殖系统、内分泌腺及骨骼肌等。

2）心血管梅毒，可发生单纯性主动脉炎、主动脉瓣闭锁不全、主动脉瘤等。

（3）实验室检查

1）非梅毒螺旋体血清学试验阳性，极少数晚期梅毒可呈阴性。

2）梅毒螺旋体血清学试验阳性。

（4）诊断分类：

1）疑似病例应同时符合临床表现和实验室检查中①项，可有或无流行病学史。

2）确诊病例应同时符合疑似病例的要求和两类梅毒血清学试验均为阳性。

4. 神经梅毒

（1）流行病学史：有不安全性行为，多性伴或性伴感染史，或有输血史。

（2）临床表现：

1）无症状神经梅毒：无明显的神经系统症状和体征。

2）脑膜神经梅毒：表现为发热、头痛、恶心、呕吐、颈项强直、视盘水肿等。

3）脑膜血管梅毒：为闭塞性脑血管综合征的表现，如偏瘫、截瘫、失语、癫痫样发作等；

4）脑实质梅毒：可出现精神症状，表现为麻痹性痴呆，可出现注意力不集中、情绪变化、妄想，以及智力减退、判断力与记忆力、人格改变等；可出现神经系统症状，表现为震颤、言语与书写障碍、共济失调、肌无力、癫痫发作、四肢瘫痪及大小便失禁等。若梅毒螺旋体引起脊髓损伤，即为脊髓痨。其可发生闪电样痛，感觉异常，触痛觉及温度觉障碍；深感觉减退及消失；位置觉和振动觉障碍等。

（3）实验室检查：

1）非梅毒螺旋体血清学试验阳性，极少数晚期患者可阴性。

2）梅毒螺旋体血清学试验阳性。

3）脑脊液检查：白细胞计数≥5×10⁶/L，蛋白量>500 mg/L，且无引起异常的其他原因。脑脊液荧光螺旋体抗体吸收试验和（或）性病研究实验室试验阳性。在没有条件做FFA-ABS和VDRL的情况下，可以用梅毒螺旋体明胶凝集试验和快速血浆反应素环状卡片试验/甲苯胺红不加热血清学试验替代。

（4）诊断分类：

1）疑似病例：应同时符合临床表现、实验室检查①、②、③中的脑脊液常规检查异常（排除引起异常的其他原因），可有或无流行病学史。

2）确诊病例：应同时符合疑似病例的要求和实验室检查③中的脑脊液梅毒血清学试验阳性。

5.隐性梅毒（潜伏梅毒）

（1）流行病学史：有不安全性行为，多性伴或性伴感染史，或有输血史。

1）早期隐性梅毒：病程<2年：①在过去2年内有明确的高危性行为史，而2年前无高危性行为史。②在过去2年内，有符合一期或二期梅毒的临床表现，但未得到诊断和治疗者。③在过去2年内，性伴有明确的梅毒感染史。

2）晚期隐性梅毒：病程>2年。无法判断病程者作为晚期隐性梅毒处理。

（2）临床表现：无临床症状与体征。

（3）实验室检查：

1）非梅毒螺旋体血清学试验阳性，少数晚期隐性梅毒可呈阴性。

2）梅毒螺旋体血清学试验阳性。

3）脑脊液检查无明显异常。

（4）诊断分类：

1）疑似病例：应同时符合实验室检查中①项，既往无梅毒诊断与治疗史，无临床表现者。

2）确诊病例：同时符合疑似病例的要求和两类梅毒血清学试验均为阳性。如有条件可行脑脊液检查以排除无症状神经梅毒。

三、西医药物治疗思路、原则、目标与处方

（一）治疗思路、原则与目标

1.及早发现，及时正规治疗，愈早治疗效果愈好。

2.剂量足够，疗程规则。不规则治疗可增多复发及促使晚期损害提前发生。

3.治疗后要经过足够时间的追踪观察。

4.对所有性伴同时进行检查和治疗。

（二）早期梅毒治疗处方

早期梅毒包括一期、二期及病程<2年的隐性梅毒，其推荐方案为：普鲁卡因青霉素G80万U/d，肌内注射，连续15天；或苄星青霉素240万U，分为双侧臀部肌内注射，每周1次，共2次。替代方案：头孢曲松0.5~1 g，每日1次，肌内注射或静脉给

药，连续10天。对青霉素过敏用以下药物：多西环素100 mg，每日2次，连服15天；或盐酸四环素500 mg，每日4次，连服15天（肝、肾功能不全者禁用）。

（三）晚期梅毒及二期复发梅毒治疗处方

三期皮肤、黏膜、骨梅毒，晚期隐性梅毒或不能确定病期的隐性梅毒，以及二期复发梅毒的推荐方案：普鲁卡因青霉素G 80万U/d，肌内注射，连续20天为1个疗程，也可考虑给第2个疗程，疗程间停药2周；或苄星青霉素240万U，分为双侧臀部肌内注射，每周1次，共3次。对青霉素过敏用以下药物：多西环素100 mg，每日2次，连服30天；或盐酸四环素500 mg，每日4次，连服30天（肝、肾功能不全者禁用）。

（四）心血管梅毒治疗处方

心血管梅毒推荐方案：如有心力衰竭，首先治疗心力衰竭，待心功能可代偿时，注射青霉素，需从小剂量开始以避免发生吉海反应，造成病情加剧或死亡。水剂青霉素G，第1天10万U，1次肌内注射；第2天10万U，每日2次肌内注射；第3天20万U，每日2次肌内注射。自第4天起按下列方案治疗：普鲁卡因青霉素G，80万U/d，肌内注射，连续20天为1个疗程，共2个疗程（或更多），疗程间停药2周；或苄星青霉素240万U，分为双侧臀部肌内注射，每周1次，共3次。对青霉素过敏者用以下药物：多西环素100 mg，每日2次，连服30天；或盐酸四环素500 mg，每日4次，连服30 d（肝、肾功能不全者禁用）。

（五）神经梅毒、眼梅毒治疗处方

神经梅毒、眼梅毒推荐方案：水剂青霉素G 1 800万~2 400万U静脉滴注（300万~400万U，每4小时1次），连续10~14天。必要时，继以苄星青霉素G 240万U，每周1次肌内注射，共3次；或普鲁卡因青霉素G 240万U/d，1次肌内注射，同时口服丙磺舒，每次0.5 g，每天4次，共10~14天。必要时，继以苄星青霉素G 240万U，每周1次肌内注射，共3次。替代方案：头孢曲松2 g，每日1次静脉给药，连续10~14天。对青霉素过敏者用以下药物：多西环素100 mg，每日2次，连服30天；或盐酸四环素500 mg，每日4次，连服30 d（肝、肾功能不全者禁用）。

（六）用药说明与注意事项

1. 前带现象（prozone phenomenon）　在非梅毒螺旋体血清学试验（如RPR试验）中，由于血清抗体水平过高，抗原抗体比例不合适，而出现假阴性或弱阳性结果，将此血清稀释后再做血清学试验，出现阳性结果，称为前带现象。这种现象临床上主要发生在二期梅毒患者。

2. 吉海反应（Jarisch-Hexheimer reaction）　常发生于首次驱梅治疗后数小时，并于24小时内消退。其原因是青霉素、四环素等药物使大量梅毒螺旋体短时间被杀死，释放出大量异性蛋白所致。其表现为全身症状出现高热、寒战、头痛、头胀、全身关节酸痛、肌痛、心悸、低血压，同时皮损及骨膜炎疼痛加重。心血管梅毒患者偶发生心绞痛，主动脉破裂，神经梅毒显著恶化。此反应常发生于一、二期梅毒治疗过程中，晚期梅毒发生率不高，但反应严重，可危及生命。

为预防吉海反应发生，在首剂注射青霉素和其他驱梅药物前可先进行小剂量预备治疗。世界卫生组织主张前一天口服泼尼松5 mg，一天4次，连续4天。心血管梅毒可先从小剂量开始，首日10万U，第2日20万U，第3日40万U肌注，至第4日按正常方案治疗。已发生吉海反应者可使用解热镇痛药物。

3. 随访与判愈 梅毒很容易复发，根治不易。治愈标准有临床治愈及血清治愈。即使经规则治疗，仍需2～3年的时间随访才能判愈，具体如下。

（1）随访时间：一般根据分期确定临床随访时间：建议一期梅毒随访1年，二期梅毒随访2年，晚期或潜伏梅毒随访3年。随访时间点为：治疗后，第1年每3个月复查1次，包括临床和血清；第2年，每半年复查1次；第三年年末复查1次。

（2）治疗后血清试验变化：梅毒患者经正规驱梅治疗后，一期梅毒仅有75%～85%患者螺旋体抗原血清试验维持阳性，而二期梅毒患者经足量治疗仍长期持续阳性。

非梅毒螺旋体抗原血清试验可发生变化，一期、二期梅毒治疗后3个月血清反应滴度可下降至原来的1/4，6个月下降至原来的1/8。一期梅毒1年内转为阴性，二期梅毒2年内转为阴性。如果最初血清滴度较高（≥1：32），治疗后滴度不下降，则应检查是否为神经梅毒，并予以复治。治疗后血清滴度增加4倍，表示再感染或治疗失败。大多数晚期梅毒患者在正规治疗后第5年时，血清反应可转为阴性。晚期梅毒患者，即使未经治疗，也有20%～30%可转为阴性。但有一部分患者仍维持阳性。

血清固定（seroresistance）：梅毒患者经过规范的抗梅毒治疗和一定时间的随访（一期梅毒随访1年，二期梅毒随访2年，晚期梅毒随访3年），非梅毒螺旋体血清学试验维持在一定滴度（一般在1：8或以下，但超过1：8也不鲜见），排除再感染、神经梅毒、心血管梅毒和生物学假阳性等，即为梅毒血清固定。这部分患者经正规抗梅毒治疗后，即使再给予更多的治疗也不能使血清滴度降低。

（3）神经梅毒：治疗后3个月做一次临床、血清学以及脑脊液检查，以后每6个月检查1次，直至脑脊液转为正常。神经梅毒和心血管梅毒最好由专科医生随访终生。

4. 其他方面

（1）3个月内凡接触过传染性梅毒的性伴侣应给予临床检查及血清学检查，如果不能检查，应按一期梅毒做预防性治疗（流行病学治疗）；如果能定期复查，则每月做1次临床检查及RPR试验，以确诊及治疗。

（2）早期梅毒患者在治疗期间禁止性生活。

四、中医中药治疗处方

根据梅毒的病因病机，本病中医治疗的总的法则是清热解毒。早期梅毒宜清血解毒，祛湿消疮，化瘀散结；晚期梅毒则应扶正祛邪，补阳养阴，滋肾填髓，清血解毒。

（一）辨证论治

内治是梅毒的主要治疗方法，尤其早期，更宜及早治疗，清血解毒，以避邪入髓，遗患无穷。

1. 肝经湿热

辨证要点：多见于精化感染者，症见外阴疳疮，质硬而润，或伴横痃，或下肢、腹部、下阴出现杨梅疮，兼见口苦口干，小便黄赤，大便秘结。舌红，苔黄腻，脉弦滑。

治法：清热利湿，解毒驱梅。

方药：龙胆泻肝汤加减。

龙胆草9g，紫柴胡9g，木通6g，车前子9g，生地15g，甘草6g，土茯苓60g，茵陈30g，金银花15g。

2. 肺脾蕴毒

辨证要点：多见于气化染毒者，症见疳疮多发于手指、乳房等处，杨梅疮多见于躯干上部，兼见纳呆脘闷，胸膈痞满，身体沉重，舌唇淡红，苔薄白或薄黄，脉濡或滑。

治法：清泄肺脾，解毒驱梅。

方药：土茯苓合剂加减。

土茯苓60g，威灵仙5g，银花30g，桔梗9g，蛇皮15g，苍耳子9g，甘草6g，桑白皮15g，薏苡仁15g，茯苓15g。

3. 血热蕴毒

辨证要点：多见于杨梅疮，疹色紫红，不痛不痒。兼见口干咽燥，口舌生疮，大便秘结。舌质红绛，苔薄黄干，脉细数。

治法：凉血解毒，驱梅消斑。

方药：清营汤合土茯苓合剂加减。

水牛角30g，生地15g，玄参15g，生石膏20g，知母15g，土茯苓30g，金银花15g，连翘10g，丹皮15g，甘草5g。

4. 毒结筋肌

辨证要点：见于杨梅结毒，病程日久，肌肤溃烂、流液如胶，骨骼作痛，行走不便。舌质暗，苔薄白或灰黄，脉沉细涩。

治法：益气养血，托里解毒，通络生肌。

方药：黄芪内托散。

川芎10g，当归10g，黄芪15g，白术10g，金银花15g，天花粉15g，皂角刺10g，泽泻10g，甘草5g。

5. 肝肾亏损

辨证要点：见于晚期梅毒脊髓痨者，症见双足瘫痪或痿软不行，筋骨窜痛，腰膝酸软，小便困难。舌质淡，苔薄白，脉沉细弱。

治法：滋补肝肾，填精补髓。

方药：地黄饮子加减。

生熟地黄各15 g，巴戟天15 g，山茱萸10 g，肉苁蓉15 g，炮附子6 g，五味子15 g，白茯苓15 g，麦门冬15 g，菖蒲9 g，远志9 g，肉桂2 g。

6. 心肾亏虚

辨证要点：见于心血管梅毒患者，症见心慌气短，神疲乏力，下肢浮肿，唇甲青紫，腰膝酸软，动则气喘。舌淡有齿痕，苔薄白而润，脉弱或结代。

治法：养心补肾，祛瘀通阳。

方药：苓桂术甘汤加味。

茯苓15 g，桂枝10 g，白术15 g，炙甘草10 g，炮附子10 g，白芍15 g。

（二）外治法

1. 硬下疳　用鹅黄散（雄黄3 g、轻粉3 g、煅石膏3 g、黄柏3 g共研细末）撒患处。或用珍珠散（珍珠0.3 g、轻粉1.5 g、冰片0.3 g、煅炉甘石1.5 g、儿茶1.5 g、雄黄1.5 g、黄连1.5 g、黄柏1.5 g共研细末）撒患处。

2. 横痃或杨梅结毒未溃　选用冲和膏，醋、酒各半调成糊状外敷，或用金黄膏、四黄膏外敷。

3. 横痃及杨梅结毒破溃　可用珍珠层粉撒在创面，外敷四黄膏，每日1次；待其腐脓去后，再用生肌膏外敷。

4. 杨梅疮　可用中药，如蒲公英、茵陈、地肤子、白鲜皮、苦参等煎水外洗。

（三）秘方验方

黄升丹丸

组成：黄升丹、雄黄、白矾、大米。将黄升丹、雄黄、白矾三味混合研成细粉，将大米蒸熟，待凉后搅拌成软泥状，再将三味药粉加入米饭拌匀，搓成蚕豆大小的药丸，晾干备用，用治梅毒，每次20粒，口服，每日2次，15天为1疗程，服药期间停用一切抗生素及其他药物。用2～3疗程。

方解：黄升丹丸以黄升丹为主药，具有拔毒、除脓、祛腐、生肌之功，为治疗梅毒的要药；辅以雄黄、白矾解毒、杀虫、燥湿；佐以大米益肝养胃，防其三味药性峻烈损伤肝胃，调和药性。诸药共用，具有拔毒、杀虫、燥湿之功效。

（四）用药说明与注意事项

1. 加强社会的健康教育，普及性知识及性病的防治知识。

2. 及早发现，早期诊断，早期治疗，药物要足量。

3. 患者用过的物品，应严格消毒。其家属及密切接触者，应及早进行检查，必要时做预防性治疗。并做好追踪随访。

4. 饮食宜清淡，可酌情加大土茯苓剂量，或者加服绿豆汤之类。

第六节　尖锐湿疣

尖锐湿疣（condyloma acuminatum，CA）是由人乳头瘤病毒所致的皮肤黏膜良性赘生物，主要通过性接触传染，少数通过间接接触传染，是我国目前常见的性传播疾病之一，与生殖器癌的发生密切相关。性活跃期的年轻人是高危人群。然而，近年来老年性尖锐湿疣患者有增多趋势。高复发性是本病的特点。

本病的传播途径：HPV在人体温暖潮湿的条件下最易生存、繁殖，故外生殖器和肛周是最容易发生感染的部位。常见的传播方式有下列几种：

1. 性接触传染　为最主要的传播途径，一般3个月病期时的皮损传染性最强。

2. 间接接触传染　部分患者因可能接触患者使用过的物品传染而发病，如内衣、内裤、浴巾、澡盆和马桶圈等。

3. 母婴传播　母亲患HPV感染时，在分娩过程中，胎儿通过感染有HPV的产道而受感染；也可因出生后与母亲密切接触而感染。

老年尖锐湿疣患者具有以下特点：

1. 感染途径多数为间接感染，少有性乱史，特别是女性。

2. 病程较长。

3. 伴发疾病多而复杂。

4. 治愈率低、复发率和并发症发生率高。

5. 心理影响较大，老年尖锐湿疣患者容易表现为不同程度的心理障碍、精神症状，如情绪低落、消极悲观或烦躁不安、易激动、耐受性差、甚至幻觉、神志错乱等。

出现以上特点可能与老年患者的生理特点（特别是生理功能减退）、免疫功能低下、不良卫生习惯、健康教育和心理辅导不够重视及治疗方法选择不当等有关。

尖锐湿疣中医称之为"臊疣"或"臊瘊"。中医认为尖锐湿疣发生的主要病因病机是由于房事不洁，或间接接触污秽之物品，湿热淫毒从外侵入外阴皮肤黏膜，导致肝经郁热，气血不和，湿热毒邪搏结而成臊疣。由于湿毒为阴邪，其性黏滞，缠绵难去，容易耗伤正气。正虚邪恋，以致尖锐湿疣容易复发，难以根治。

一、临床表现

（一）临床表现

1. 潜伏期为1~6个月，通常为3个月。

2. 男性主要发生在包皮、系带、冠状沟、尿道口、龟头、阴茎体、肛周和阴囊等部位，女性主要发生在大小阴唇、尿道口、后联合、前庭、阴蒂、宫颈等部位及肛门会阴部，常为多发。典型者为粉红色或灰白色、质软的赘生物，外形可呈丘疹状、乳头状、鸡冠状或菜花状，表面湿润、柔软或粗糙，易出血。

3. 大部分患者无明显自觉症状，偶有局部痒感、压迫感或疼痛。女性可有白带增多。

（二）HPV亚临床感染

临床肉眼可见之尖锐湿疣仅为人类HPV感染冰山一角，尚有很大部分患者处在HPV亚临床感染，可用辅助方法如醋酸白试验和组织病理检查证实。醋酸白试验的方法是：使用5%醋酸溶液涂抹或湿敷可疑感染区域，观察5分钟，如有变白，可证实HPV感染存在并确定范围。亚临床感染可单独存在，也可与典型尖锐湿疣同时出现，目前认为尖锐湿疣的复发与亚临床感染的活动和扩展有关。

（三）潜伏感染

临床外观正常，醋酸白试验阴性，但采用实验室检查发现有HPV感染。根据检测方法和受检人群的不同，其阳性率高低相差很大，潜伏感染也是临床尖锐湿疣复发的原因之一。

二、诊断标准

（一）接触史

有非婚性行为史或配偶感染史或间接感染史。

（二）临床表现

1. 症状和体征

（1）本病由人类乳头瘤病毒感染引起，潜伏期3周至8个月，平均3个月。

（2）好发部位：外生殖器和肛周皮肤黏膜湿润区，亦可见于腋下、腹股沟、乳房下和口腔内。

（3）初发为淡红色、淡褐色或深褐色细小丘疹，针头至绿豆大小。根据疣体的形态分成丘疹型、乳头型、菜花型、鸡冠型、蕈样型，少数呈乳头瘤样增殖的巨大型尖锐湿疣，即Buscke-loewenstein巨大型尖锐湿疣。疣体呈白色、红色、污灰色。

（4）一般无感觉，部分患者有异物感、痒感或的压迫感，或因摩擦而破溃、浸渍或糜烂，性交易出血，感染而渗出。女性患者常伴有阴道炎。

（三）醋酸白试验

用5%醋酸溶液涂抹皮损处，3～5分钟后皮损表面变白，为一种辅助性的诊断方法。

（四）组织病理检查

典型病理表现呈角化过度伴角化不全，棘层肥厚，钉突延长，假性上皮瘤样增长，棘细胞层有特征凹空细胞，该细胞核大小不一，核深染而固缩，核周围胞质空泡化，真皮水肿，血管扩张和炎性细胞浸润。

三、西医药物治疗思路、原则、目标与处方

（一）治疗思路、原则与目标

处理原则：尽早去除疣体，改善症状，尽可能消除疣体周围亚临床感染和潜伏

感染，减少复发。

（二）外用药治疗处方

1. 0.5%鬼臼毒素酊（或0.15%鬼臼毒素乳膏）　每日外用2次，连续3 d，停药4 d，为1个疗程。如疣体未完全脱落，可重复治疗，最多4个疗程。对柔软、非角质化的较小疣体效果较好。用药疣体总面积一般不应>10 cm²，日用药总量一般不应>0.5 mL。

2. 5%咪喹莫特乳膏　隔日1次晚间用药，用药10小时后，以肥皂和水清洗用药部位，每周3次，最长可用至16周。对柔软、非角质化的疣效果较好，复发率较低。

（三）物理及手术治疗

1. CO_2激光治疗　适用于不同大小及各部位疣体的治疗，可有效清除疣体，但该治疗复发率高，需与其他治疗方法配合以减少复发。

2. 液氮冷冻治疗　适用于大多数体表部位，但冷探头慎用于腔道内疣，以免发生阴道直肠瘘等。缺点是复发率高，疼痛明显，皮下组织疏松部位治疗后可致明显水肿。

3. 手术治疗（包括高频电刀、剪切术及刮除术）　皮损较少时，适合剪切术，辅以电灼等治疗破坏残余的疣体并控制出血；对于巨大疣、广泛疣、肛周疣或肛内疣及儿童特殊疣体，可选择手术治疗；对药物或CO_2激光治疗后仍有短期内反复发作的疣体也可考虑手术治疗。

4. 光动力治疗　局部外用光敏剂氨基酮戊酸，再以半导体激光器或发光二极管（LED）进行局部照光治疗，光源一般采用红光（630～635 nm），每周1次，若3次治疗后皮疹消退<50%，建议换用其他治疗方法。对腔道内CA具有一定的优势，对外生殖器及肛周直径>0.5 cm或角化增厚型疣体可联合其他治疗方法。

5. 80%～90%三氯醋酸或二氯醋酸溶液　单次外用，如有必要，隔1～2周重复1次，最多6次。适用于治疗小的皮损或丘疹样皮损，不能用于角化过度或疣体较大、数目多以及面积较大的疣体。治疗时应注意保护疣体周围的正常皮肤黏膜。

6. 微波治疗　通过振动中产生的热效应和非热效应使疣体组织凝固、脱落达到治疗目的，具有止血效果好、无烟尘、无刺激性气味及安全可靠等优点，但和其他物理治疗一样复发率较高，需与其他治疗方法配合以减少复发。

（四）治疗方案选择

目前没有确切的证据表明任何一种治疗方案优于其他治疗方案，也没有任何一种治疗方案适合于所有患者以及所有疣体。需根据疣体大小、数目、部位和形态，并充分考虑患者年龄、个体差异和依从性，选择个体化治疗方案。

1. 外生殖器CA　男女两性外生殖器部位可见中等以下疣体（单个干扰素等药物治疗处方疣体直径<0.5 cm，疣体数目<10个）主张以外用药物治疗为主。疣体大小和数量均超过上述标准者，建议用物理方法或联合光动力疗法治疗。单个疣体直径<0.5 cm，疣体团块直径<1 cm者也可直接采用光动力疗法治疗，超出以上疣体大小

建议采用其他物理疗法联合光动力疗法治疗。

2. 宫颈尖锐湿疣　对宫颈外生性疣患者，在开始治疗之前，需要确定HPV型别、明确宫颈上皮内瘤变的等级、行脱落细胞学检查并且活检了解病灶是否存在癌变情况，必要时可请妇科专家协助诊治。确诊的低危型宫颈CA可采用CO_2激光、光动力、手术治疗、液氮冷冻、三氯醋酸溶液及微波等治疗方法。

3. 阴道尖锐湿疣　可选择高频电刀、CO_2激光、三氯醋酸溶液及微波等治疗方法，也可选用液氮冷冻，但不可使用冷探头进行治疗。

4. 尿道尖锐湿疣　光动力疗法在尿道CA的治疗上独特的效果已被国内多项实验所证实。此外，也可选用手术、CO_2激光、液氮冷冻及三氯醋酸溶液治疗。尽管对应用鬼臼毒素、咪喹莫特和含鸦胆子等中药的复方制剂治疗尿道口远端疣的评估资料有限，一些专家还是主张在此类患者中应用这些治疗方法。对于反复发生尿道口CA的患者，应行尿道镜明确是否存在尿道内CA。

5. 肛周疣及肛内疣　肛周疣可采用液氮冷冻、CO_2激光、三氯醋酸溶液、手术或光动力治疗。肛门疣有时并发直肠黏膜疣，对肛门疣的患者应常规检查直肠黏膜，可采用直肠指诊、常规肛镜或高分辨肛镜，必要时可请肛肠科专家协助诊治。治疗上可给予手术治疗或液氮冷冻，而三氯醋酸溶液适合体积较小的病灶，咪喹莫特也具有一定疗效，此外单独采用光动力疗法配合柱状光源或采用物理方法联合光动力疗法也可用于肛管疣的治疗。

6. 巨大尖锐湿疣　多采用联合治疗方案。建议在治疗前做组织病理检查明确组织是否发生癌变（如反复发作、易出血、生长迅速或医生认为必要时）。首要的治疗是去除疣体，可以选择手术或者高频电刀切除疣体，然后配合光动力治疗或外用药物治疗。

7. 亚临床感染　尖锐湿疣复发与亚临床感染关系密切，因此在药物治疗或物理治疗前，可先作醋酸白试验，明确可疑感染部位，尽量清除亚临床感染，以减少复发。对于无症状的亚临床感染，如果没有并发尖锐湿疣，以密切随访及预防传染他人为主。

（五）用药说明与注意事项

1. 患者处理的目的是向患者提供治疗，获得治愈，降低感染性，减少或者预防今后的危险行为，以及尽力确保性伴侣也获得诊疗。

2. 就诊的尖锐湿疣患者治疗后应动员其性伴侣来就诊检查。感染者的性伴侣大多数可能已有HPV亚临床感染，对亚临床感染尚无实用的筛查方法。

3. 尖锐湿疣患者的女性性伴侣应该做宫颈癌的细胞学筛查。

4. 治疗后疣体消失，但仍有传染性，使用避孕套可能降低传染性，但不能完全避免传染给未受感染的性伴侣。

四、中医中药治疗处方

中医药治疗本病以解毒散结除湿，化瘀祛疣为总则，外治多选用杀虫除湿，解毒清热，活血化瘀，腐蚀赘疣的中药浸洗或点涂腐疣，具有副反应小、复发率低等优点，但收效相对较慢。因而临床多采用中西医结合的方法进行治疗。

（一）辨证论治

尖锐湿疣临床上中医分为湿毒聚结和脾虚毒蕴两型进行治疗。湿毒聚结型以燥湿清热、解毒祛邪为主；脾虚毒蕴以健脾益气、利湿解毒、扶正祛邪为主。

1. 湿毒聚结

辨证要点：外阴肛门皮肤黏膜柔软赘生物呈菜花状或鸡冠状，表面灰白湿润或粉红滑润，或伴有瘙痒不适。女性白带增多、色黄。口干口苦，大便干结或稀烂不畅，尿黄。舌红苔黄或黄腻，脉滑或濡细。

治法：燥湿清热，解毒散结。

方药：燥湿解毒除疣方。

板蓝根20 g，土贝母12 g，虎杖15 g，紫草15 g，土茯苓20 g，玄参15 g，茵陈蒿20 g，莪术15 g，赤芍12 g，龙胆草10 g，薏苡仁20 g，甘草5 g

加减：外阴瘙痒明显者去薏苡仁、玄参，加白鲜皮12 g，地肤子12 g，利湿解毒止痒；女性患者白带色黄而多者，去玄参，加苍术12 g，黄柏12 g，燥湿止带。

2. 脾虚毒蕴

辨证要点：外阴肛门尖锐湿疣反复发作，屡治不愈，体弱肢倦，声低食少，大便溏烂，小便清长或女性白带多而清晰。舌质淡胖，苔白，脉细弱。

治法：益气健脾，化湿解毒。

方药：参芪扶正方。

黄芪20 g，党参15 g，白术15 g，薏苡仁20 g，茯苓12 g，板蓝根15 g，虎杖15 g，紫草12 g，刘寄奴15 g，白花蛇舌草20 g，莪术12 g，甘草5 g。

加减：大便溏烂明显者，去虎杖、紫草，加山药20 g，炒扁豆20 g，以加强健脾化湿之功效。

（二）外治法

尖锐湿疣的治疗临床上一般以外治法为主。外治的目的主要有两个，一是去除肉眼可见的增生性疣体；二是从外清除残留和潜伏的湿热毒邪。对于反复发作的尖锐湿疣，治疗又当内外合治，从内扶正祛邪，防止尖锐湿疣复发。

1. 鸦胆子制剂　常用单味鸦胆子或鸦胆子的复方职称油剂、糊剂、软膏直接点涂疣体使之枯萎脱落。有一定的刺激性，要注意掌握鸦胆子的分量和使用方法。

2. 水晶膏　石灰水、糯米各适量。将糯米放于石灰水中浸泡24～36小时，取糯米捣烂成膏备用，使用时将膏直接涂在疣体上，每天1次，直至疣体脱落。要注意保护好周围正常皮肤。

3. 火针　局麻下用火针从疣体顶部直刺至疣体基底部，视疣体大小每个疣体1～3次，直至脱落。

4. 疣体注射　用中药莪术注射液或消痔灵注射液直接注射于疣体，使疣体枯萎坏死脱落。

5. 湿疣外洗方 虎杖30 g，龙胆草30 g，大黄30 g，赤芍20 g，石榴皮30 g，枯矾20 g，莪术30 g，紫草30 g，水煎成2000 mL，微温擦洗疣体15～20分钟，每天1～2次。

（三）秘方验方

1. 加味土茯苓汤 组成：茯苓、白头翁、白花蛇舌草各50 g，北豆根、牡丹皮、苦参各30 g，大青叶、紫草、防风、红花、莪术、蛇床子、地肤子各20 g，煎汤乘热熏患处，稍温后坐浴30 min，日2次，6剂为1疗程。用于治疗女性外阴尖锐湿疣。

2. 经验方 大黄、黄柏、五倍子、木贼、香附各30 g，大青叶20 g，每日1剂，水煎后先熏患处，稍温后浸洗30 min，每日1次，7天为1个疗程，连用2个疗程。用于治疗肛周尖锐湿疣。

（四）中成药

派特灵：如为散在、孤立的皮损，以棉签蘸取药液点涂疣体表面，视患处皮肤反应，每日涂1～2次，如疣体较大，或于某部位密集分布的，则可使用纱布蘸取适量药液湿敷患处。

（五）用药说明与注意事项

1. 本病复发率高，约有70%复发患者是在清除疣体1个月内复发，20%～30%患者在3个月到半年内复发，如治疗后1年以上不复发且保证不再次感染，则可判定本病临床治愈。

2. 中医治疗尖锐湿疣的优势在于从整体观念出发，注意局部用药和全身用药相结合，注重提高机体本身的抗病能力，因而可以有效地减少尖锐湿疣治疗后的复发率，且毒副作用小。

（赵雅梅 贾淑琳）

第十八章 老年水、电解质平衡紊乱的药物治疗及补液原则

第一节 老年水、电解质的变化特点与临床表现特征

一、水的平衡

老年人随着年龄增长，体液总量有明显减少，一般老年人平均体液总量在男性为体重的50%～54.3%，女性为体重的42%～46.2%，这是由于老年人的组织减少，细胞内液明显缩减所致。反之，老年人的细胞外液则较为稳定，与年轻人并无任何差异。

人体每天水分的出入量是维持平衡的。调节水分平衡的机制有：

（一）口渴中枢

此中枢的神经核位于下丘脑的腹中部和前部，且有神经通路与大脑皮质相联系，但老年人口渴刺激可能受损，故主要依靠肾脏调节。

（二）肾脏调节

此机制极为复杂，一般通过张力和容量进行调节。在张力方面，有抗利尿激素参加调节，脑垂体后叶的抗利尿素是由下丘脑的视上神经核和室旁神经核所形成的，形成后，它附着于神经纤维鞘内蛋白携带体，于是沿着下丘脑垂体神经束往下移动，到达垂体后叶的微血管基底膜附近，储存于该处。当神经冲动到达时，就使抗利尿素释放。当血浆呈高渗时，可刺激视上神经核中的张力感受器，使之释放ADH，后者使远曲小管及集尿管对滤过液中水的渗透性增加，将水吸入，稀释了血液，而尿被浓缩；反之，血浆低渗时，则抑制ADH的分泌，水的重吸收减少，血液浓缩，而尿被稀释。

在容量方面，细胞外液容量减少时，刺激近血管球体中的容量感受器，使之分泌肾素，后者使来自肝脏的血管紧张素原变为血管紧张素Ⅰ，再经肺部转变为血管紧张素Ⅱ，后者由氨基肽酶作用而形成血管紧张素Ⅲ，刺激肾上腺皮质而释放醛固酮，醛固酮加强远曲小管对钠的重吸收，以与钾和氢离子交换。所产生的一过性高钠血症刺激视上神经核中的渗透压感受器，释放ADH，保留水分，恢复血容量。当血容量增加时，醛固酮和ADH的分泌受到抑制，使更多的水和钠在尿中丢失，恢复正常血容量。

老年人肾功能随年龄增长有所下降，如肾小球滤过率在40岁以后，每年约降低1%，PSP排泄试验及Fishberg尿浓缩试验亦随年龄增长而显著下降，尿稀释能力也减少，结合老年人对口渴的感受性较差，不仅易致脱水，而且补液和电解质的安全界

限也较窄，应引起注意。

二、电解质的平衡

（一）老年人电解质总量，一般钠、氯及钙较青年人为高，而钾、镁、磷则较低

由于前三者主要存在于细胞外液，而后三者则主要在细胞内，所以显然与体液量的改变有关。

细胞外液电解质浓度及pH值一般与青年人相似，但由于机体内环境稳定性及其调节机制减退，老年人对钠、钾丢失的耐受力下降。

（二）老年人易发生水、电解质紊乱和酸碱失衡

老年人肾单位明显减少，肾血管硬化，肾血流量减少。70岁老人肾小球数可减少一半。肾血管硬化和肾组织形态的变化，导致老年人特有肾功能衰竭。在脱水、失血、低血压和缺氧情况下，老年人易发生肾功能障碍和水、电解质紊乱以及酸碱失衡，发生后不易及时诊断和纠正。由于肾浓缩功能降低，老年人一般尿量较多，故老年人常有一定程度的脱水，尿量的增加又将伴有钠、钾的丢失。

（三）患有慢性心、肺、肝病或营养不良的老年人，易出现无症状的低钠血症

此类老年人对急性钠丢失的耐受力减低，小量钠丢失即可能导致严重的低钠血症。一般老年人体内钾均有不同程度的减少，主要与肌肉萎缩有关，因肌肉含钾丰富而脂肪内含钾甚少，老年人进食蛋白质量及总热量减少亦是重要原因。但老年人中常见的低钾血症却常是医源性的，特别是与长期服用利尿剂等有关。

第二节　老年失水和补液的原则及注意事项

失水是由于体液从细胞外液丢失的速率超过摄入的速率，从而导致细胞外液量的减少，是水钠平衡紊乱中最常见的一种。此处失水是指容量的绝对不足，若体液绝对量并无减少，仅是相对于血管床充盈情况而言相对不足者，则不列在此范围。

一、病因病理

病因包括经肾外丢失和经肾丢失两大类。

（一）经肾外丢失

1. 经胃肠道丢失　最为常见。正常人每日胃肠道分泌的液体总量3~6 L，但最终从粪便排出的仅100~200 mL。如果从胃肠道排出的液体过多（如呕吐、腹泻、造瘘或胃肠减压等），则可形成容量不足。因胃液中含较多H^+与Cl^-，因此呕吐及胃肠减压除引起容量不足外常合并代谢性碱中毒；相反，肠液、胰液及胆汁分泌液中含HCO_3^-较多，因此因肠造瘘和大量腹泻等导致的容量不足常伴有酸中毒。由于胃肠液

中含有大量电解质，故容量不足还常伴电解质紊乱。整个胃肠道均分泌K^+，因此不管上消化道或下消化道疾病所造成的容量不足，都常伴低钾血症。急性胃肠道出血的主要后果为单纯性血容量不足，一般不产生电解质紊乱。

2. 经皮肤丢失　正常人每天从汗液中丢失水分为700～1000 mL。高温，特别湿度过高时可使汗液丢失量明显增加，大量出汗而未能及时补充水分可致容量过低。汗液中含Na^+量5～50 mmol/L，较血中浓度为低，因此单纯汗液丢失可伴有轻度血钠升高。严重灼伤时水分也可丢失，并且常含较多蛋白质。

3. 经呼吸道丢失　正常人每日从呼吸道丢失水分约600 mL。呼吸道水分大量丢失见于过度通气，特别是气管切开、人工呼吸机的使用、呼吸道慢性感染等，其分泌量可大大增加，导致机体总失水量增加，达到容量不足程度。大量胸腔积液所造成的体液在第三间隙内积聚也可造成容量不足。

（二）经肾丢失

1. 急性肾衰竭多尿期　由于受损的肾小管功能尚未恢复，加上少尿期时积聚于体内的大量溶质经肾单位滤过后造成的渗透性利尿作用，最多时每天尿量可达20 L。

2. 慢性肾衰竭　一般情况下多能勉强保持体液平衡，这是由于残存肾单位呈高灌注、高滤过状态，使肾单位负荷增多；同时肾小管对Na^+重吸收明显减少。但此时肾脏对水钠改变的调节能力很差，且出现摄入不足或者肾外丢失的情况，肾脏不能及时保留水钠，继续排出滤过液中较大比例的Na^+，可以造成容量不足。由梗阻原因引起的肾病，当梗阻急性解除后，可以出现梗阻后排尿过多，有时每天尿量可达4000～5000 mL，如不及时补充，也可造成急性容量不足。但一般持续时间较短，大多仅2～3天。

3. 利尿剂或脱水剂应用　主要见于水肿已退但持续性应用利尿剂，或者水肿主要积聚于第三间隙而不易为利尿剂所消退者。这时尿钠排泄可以很多，绝大多数还伴有尿钾排出过多。

部分肾功能正常的患者，应用甘露醇等脱水剂治疗脑水肿时，应用过量或应用时间过长也可出现。

4. 肾上腺皮质功能不全　如慢性肾上腺皮质功能不全时，由于醛固酮分泌不足，导致Na^+从远端肾小管重吸收减少，钾排泄减少，导致容量不足及血钾偏高。同时由于容量不足通过刺激压力感受器使ADH分泌过多等原因，常伴有低钠血症。

二、临床表现

除基本病因的相关症状外，主要临床表现为疲乏、无力、心悸等。严重容量不足可出现腹痛、神志迷糊、胸痛等内脏灌注不足表现。患者还常同时合并有电解质紊乱的一系列症状，如肌无力、多尿与多饮（低钾），抽搐或昏迷（低钠或高钠）等。

体格检查可发现皮肤黏膜干燥，弹性减退，口腔黏膜干燥多呈深红色，有时可伴溃疡形成等。血压根据容量不足的程度而异。轻者血压可维持或接近正常，但心率多已加快；中等者血压可以偏低，并有直立性低血压出现；严重容量不足者则血压可下降到60～80 mmHg/30～40 mmHg（8.0～10.7 kPa/4.0～5.33 kPa），出现休克表现。

实验室检查一般可见血液浓缩，血细胞比容增高，白细胞增加等。严重的单纯肾外因素引起者，血尿素氮及肌酐均可轻度升高，其中尿素氮增加的比例可较肌酐的增高更为明显，血尿素氮/血肌酐比值常大于20∶1。血钠浓度根据失水、失钠的不同情况，可以正常、降低或过高。尿钠浓度根据基本病因而异。经肾外丢失者可低于10～15 mmol/L；如果是经肾丢失者，尿Na^+浓度可＞20 mmol/L，但如果患者严重失钠，尿钠排出仍可在20 mmol/L以下。

三、治疗思路、原则、目标与方法

根据病情轻重及基本病因而定。如果情况允许、胃肠道吸收正常，鼓励患者口服平衡液、盐水或葡萄糖水。口服少量葡萄糖不仅可以补充一些热量，同时葡萄糖在胃肠中转运也有利于促使Na^+的重吸收。

（一）输液总量

1. 根据临床估计　尿量、血压正常者，失液量大多在体重的2%左右，可直接口服或静脉注射补充；尿量减少、血压偏低且皮肤弹性有明显降低者大多表示失液量已达体重的5%左右，需尽快静脉补充；尿量明显减少、血压也明显下降者，表示失液量＞6%，应即刻静脉补充，以先恢复循环状态为主。

2. 根据血钠浓度估计　可用在表现为高钠血症的单纯失水为主引起体液量不足的患者，估计公式为：

$$水缺乏（L）=0.5 \times 干体重（kg）\times \frac{实测血清钠-正常血清钠}{正常血清钠}$$

3. 根据血细胞比容计算：

$$细胞外液缺乏量（L）=0.2 \times 干体重（kg）\times \frac{实测Hct-正常Hct}{正常Hct}$$

Hct为血细胞比容。

注：在有出血情况下按本公式计算不准确。

（二）输液种类

常用输液溶液有葡萄糖水、生理盐水、葡萄糖盐水、碳酸氢钠、林格液、氯化钾溶液以及血浆等。常用葡萄糖溶液有5%及10%两种进入体内后可迅速转化成H_2O和CO_2并提供能量，适宜于单纯失水者（如饮水艰难、尿崩症），并补充体内不显性失水。生理盐水含Na^+154 mmol/L，与血浆相似，在失钠失水同时存在的情况时常用。在高钠血症失水时，有时可用0.45%NaCl；相反，低钠血症失水则用3%NaCl溶液。5%葡萄糖盐水渗透浓度与生理盐水基本相似，但可提供少量热卡（每升837 kJ）。碳酸氢钠溶液主要用于合并酸中毒者。林格液除含NaCl外同时还有K^+、

Ca^{2+}及乳酸，后者可在体内转换成HCO_3^-以纠正酸中毒。氯化钾常用为10%溶液，需稀释后应用，适用于合并失钾的容量不足患者。输注血浆可以快速被保留在血管内，供血容量扩张，适用于紧急严重低血容量患者治疗或合并低蛋白血症者。除新鲜或干血浆以外，临床更常用白蛋白，后者可迅速提高血浆胶体渗透压。

（三）输液速度

首先主要目的是循环功能恢复。一般第一小时可补液1~2 L，以后再根据病情调整速度。怀疑有心功能不全的患者应密切观察心血管负担情况，必要时可留置导管测定中心静脉压进行监护。

第三节　高钠血症

高钠血症指血钠过高（通常为大于145 mmol/L）并伴血渗透压过高的情况。除个别情况外（输入过多含钠盐过多的液体等），本症主要是由失水引起，有时也伴失钠，但失水程度大于失钠。本病常有细胞内水分减少，这是由于细胞外高渗透压可以将细胞内水分吸出到细胞外；因此血容量开始并不下降，但到晚期严重时仍可减少。

一、病因病理

正常渗透中枢对血渗透压过高的反应十分敏感，一般血渗透压上升2 mOsm/（kg·H_2O）时即可刺激抗利尿激素分泌，促使水分从肾脏重吸收；同时，高渗透压造成口渴中枢兴奋，可以通过饮水而稀释血液。当水源缺乏或无法饮水、ADH释放或作用障碍、低渗性体液从肾或肾外其他途径丢失时，都可能导致高钠血症。常见于下列情况。

（一）水摄入不足

航海迷航或沙漠中缺乏水源，昏迷、拒食、消化道病变引起饮水困难，脑外伤、脑血管意外等导致渴感中枢迟钝或渗透压感受器不敏感，原发性饮水过少症（primaryhypodipsia）等均可引起水摄入不足导致高钠血症。

（二）水丢失过多

1. 经肾外丢失　高热、高温环境剧烈运动导致的大量出汗可引起水从皮肤大量丧失；喘息状态、过度换气、气管切开等可使水从呼吸道丢失过多；胃肠道渗透性水样腹泻也可造成本症，如果同时合并饮食障碍，情况可以严重恶化。

2. 经肾丢失　主要由中枢性尿崩症及肾性尿崩症或应用大量渗透性利尿剂引起。肾性尿崩症为AVP的V_2受体基因异常导致的疾病，在先天性肾性尿前症中，近10%的患者由AQP_2基因变异引起。近来研究证实在许多获得性肾性尿崩症中，包括锂中毒、低钾血症、高钙血症以及梗阻性肾病所致者，也有AQP_2调节障碍。未被控制的糖尿病使大量过多溶质微粒通过肾小管而致渗透性利尿；长期鼻饲高蛋白流质饮食等所致的溶质性利尿（称鼻饲综合征）；使用高渗葡萄糖溶液、甘露醇、山梨醇、尿素等脱水疗法致溶质性利尿。

（三）水转入细胞内

可见于剧烈运动、抽搐等后使由于上述原因造成细胞内小分子增多，渗透压增加，促使水进入细胞内，一般持续不长。乳酸性酸中毒时，糖原大量分解为小分子的乳酸，使细胞内渗透压过高，水转移到细胞内，也造成高钠血症。

（四）钠输入过多

常见于注射$NaHCO_3$、过多输入高渗性NaCl等，患者多伴有严重血容量过多。

（五）肾排钠减少

见于右心衰竭、肾病综合征、肝硬化腹水等肾前性少尿；急、慢性肾功能衰竭等肾性少尿；代谢性酸中毒、心肺复苏等补碱过多；老人或婴幼儿肾功能不良；库欣综合征、原发性醛固酮增多症等排钾保钠性疾病；使用去氧皮质酮、甘草类排钾保钠类药物等。

（六）特发性高钠血症

由口渴中枢障碍或AVP调节异常引起，病因不明。少部分病例可有脑肿瘤、肉芽肿等病变或创伤、脑血管意外等病史，确切机制不明。

二、临床表现

主要由于血钠浓度过高造成的高渗状态，使细胞内水分逸出到细胞外，导致细胞失水，特别是脑细胞失水，可造成一系列神经系统症状。包括肌无力，尤以下肢偏重；神志先较兴奋，逐渐转为抑郁、淡漠，最后可有智力下降；性格改变；肌张力增高，腱反射亢进；直至抽搐、错乱、幻觉、昏迷甚至死亡。严重高钠血症患者可有颅内出血、硬膜下血肿、大静脉窦血栓形成等，可能是因细胞严重脱水、颅内压显著下降、脑血管扭曲、血循环障碍所致。失水严重的患者还有心动过速、体温上升、血压下降等表现。发病越快，症状越明显。与低钠血症一样，缓慢发生的高钠血症症状般相对为轻，因为脑细胞此时可以将细胞外Na^+、K^+等转移到细胞内；同时还能合成许多小分子的具有渗透性的物质，主要为肌醇、谷氨酸及谷氨酰胺等，它们可参与细胞内渗透微粒组成，从而预防细胞过度失水而致功能障碍。

其他症状根据造成本症的基本病变等情况而异。如由尿崩症引起者有明显多尿；皮肤失水过多所致者有发热；注射过多高张性NaCl或$NaHCO_3$引起者则有高血压、呼吸困难、咳嗽等心衰症状。

三、诊断标准

诊断高钠血症，首先明确细胞外液的容量状态。扩张者为钠过多所致，未扩张者可测体重了解有无失水。体重未改变者应多考虑水分转移到第三间隙等引起；体重减轻者表示水分丢失，此时应测定尿量及尿渗透压。凡尿量很少，渗透压极高，表示失水由肾外引起。相反，尿量尚可，尿渗透压未达最高值者，其中尿渗透压非常低者为尿崩症引起；尿渗透压不低者则应注意有无利尿剂应用史。未用利尿剂者，应注意有无严重高血糖等情况。

四、治疗思路、目标、原则与处方

积极治疗原发病，严密注意每日出入水量平衡及监测电解质等指标变化，控制钠摄入和不适当的钠输入。

对于血容量正常的高钠血症，一般首先计算水的丢失量，可以根据：缺水量＝体重×0.6×（实测钠浓度−140）+140计算。然后，先予以0.45%NaCl或5%葡萄糖，按每小时纠正血钠2 mmol/L的速度补充，能口服者尽量饮水。通常在开始的12~24小时内再补充其余部分。有缺钾者可同时补钾，但应注意尿量。在补液过程中应多次进行神经系统检查以调整补液量和速度，同时密切随访血、尿电解质的改变。

由ADH过少引起者可注射垂体后叶素或鼻腔吸入尿崩停。由渗透性利尿剂引起者应中止用药，同时还应补充钠、钾。

第四节　低钾血症

低钾血症（bypokalemia）为血清钾＜3.5 mmol/L。主要由摄入钾不足，如进食过少，补液时期不补钾，静脉营养液中补钾过少。钾丢失过多，如呕吐、腹泻及肠瘘等肾外途径丢失过多，急性肾功能衰竭多尿期押钾过多，应用排钾性药物如速尿、盐皮质激素等过久；钾在体内分泌异常，如大量办理输注糖水加胰岛素可使钾进入细胞内。

一、病因病理

（一）钾摄入不足

与钠代谢不同，肾脏对钾的排泄无法降至零，机体每日从尿及粪便中丢失的钾约5~10 mmol。如果长期钾摄入极少，有可能发生低钾血症；但单纯由摄入不足所致的低钾血症很少，大多合并有腹泻、吸收障碍等。临床上主要见于慢性消耗性疾病，由组织分解代谢亢进造成失钾以及摄入食物量过少等因素引起。这些患者血钾水平不一定降低，但一旦低钾血症发生后，病情可以十分严重且不易纠正。

（二）钾损失过多

根据损失途径又可分为：

1. 消化道丢失　小肠液中含钾量较多，在腹泻、造瘘、引流等情况下可以损失很多钾，出现低血钾但尿钾排泄低于20 mmol/d。小肠液常为碱性，故多伴有代谢性酸中毒。然而临床上单纯由消化道失钾导致的低钾血症很少，大多数患者合并肾脏失钾。

2. 经肾丢失　肾脏失钾为低钾血症最常见原因，其诊断标准为尿钾排泄大于20 mmol/d且无腹泻病史。肾脏失钾主要由原发性盐皮质类固醇过多以及远端肾单位钠盐转运过多所引起。前者常伴高血压及容量过多，后者多无高血压且容量偏低。

（1）盐皮质类固醇过多

1）原发性肾素增多症：主要是由于肾脏球旁细胞瘤分泌过多的肾素，引起继发性醛固酮升高、严重高血压和低钾血症。球旁细胞瘤为一罕见的肾脏良性肿瘤。肾动脉狭窄亦可有高肾素、高醛固酮血症，约15%患者伴有低钾血症，行肾动脉造影有助于鉴别。

2）原发性盐皮质类固醇过多：特点为血中醛固酮水平增高而肾素水平降低，可由醛固酮分泌性腺瘤（Cohm综合征），双侧肾上腺皮质增生及糖皮质类固醇可纠正的醛固酮增多症引起。GRA是一种常染色体显性遗传性疾病，由于第8对染色体上编码11-β羟化酶的CYP11 B1基因和同源染色体上编码醛固酮合成酶的CYP11 B2基因发生非对等交换，CYP11 B1基因中ACTH反应调节组件与CYP11 B2基因编码区的上游启动子结合，导致醛固酮合成酶在束状带的异位表达，并受ACTH调节，醛固酮对ACTH的刺激反应强于对肾素-血管紧张Ⅱ的反应。因此糖皮质激素能抑制醛固酮的过量分泌，且长期治疗能维持抑制效应。

3）原发性非醛固酮性盐皮质类固醇过多：特点为血醛固酮水平并不高，但有明显的盐皮质类固醇作用过强的表现。主要有库欣综合征、先天性肾上腺增生（包括11 β-羟化酶缺乏以及17 α羟化酶）、显似盐皮质类固醇增多症以及Liddle综合征等。

AME主要由11-β羟类固醇脱氢酶被抑制而引起，使循环中糖皮质类固醇直接与盐皮质类固醇受体结合，产生大量盐皮质类固醇样作用。为一种常染色体隐性遗传病，以高血压，低血钾和血浆低肾素、低醛固酮活性为特征。低盐饮食或安体舒通治疗有效，但氢化可的松或ACTH治疗可使病情加重。

Liddle综合征是常染色体显性遗传性疾病，主要表现为容量依赖性高血压，血浆肾素活性减低，常伴有明显的低钾血症。上述临床表现类似于原发性醛固酮增多症，但在这些患者中醛固酮的分泌率却是明显降低的，所以Liddle综合征又称为假性醛固酮增多症。现已明确其病变基础为肾脏集合管上皮细胞中的上皮钠通道发生变异所致。ENaC具有α，β，γ三种亚单位，Liddle综合征由于β或γ亚单位的PY基序发生了变异，使ENaC活力增加，对Na$^+$的通透性明显增加，Na$^+$重吸收明显增加，血容量扩张导致血压升高；同时促使钾从尿中大量丢失，导致低钾血症。因此其治疗用醛固酮受体拮抗剂无效，而阿米洛利和氨苯蝶啶有效。

（2）远端肾单位钠转运过多：皮质集合管主细胞是参与远端肾单位Na$^+$重吸收的最主要细胞。当该处管腔中Na$^+$浓度升高时，可促使Na$^+$重吸收增加，同时增强主细胞上Na$^+$-K$^+$-ATP酶的作用，使K$^+$分泌管腔增多；Na$^+$的重吸收还可增加该处管腔侧的电负性，促进K$^+$的分泌。造成远端肾单位钠转运过多的原因包括：利尿剂的使用、该处管腔中不可吸收阴离子过多、Barter综合征、Gitelman综合征以及酸中毒等。

二、临床表现

低钾血症的表现取决于血钾降低的速度和程度。一般情况下，血钾浓度越低对机体的影响越大，慢性失钾者，临床症状可不明显。

（一）对中枢神经系统的影响

轻度低钾血症患者常表现为精神萎靡、神情淡漠、倦怠。重者有反应迟钝、定向力减弱、嗜睡甚至昏迷。

（二）对肌肉的影响

对骨骼肌的影响表现为四肢软弱无力，严重时可出现软瘫。一般从下肢开始，之后逐渐累及到上肢，严重者可影响呼吸肌。查体四肢肌张力降低，腱反射减弱甚至消失。此外，钾对骨骼肌的供血有调节作用。重缺钾时，肌肉收缩时不能从细胞内释出足够的钾使血管扩张，导致骨骼肌供血不足，引起肌肉痉挛、缺血性坏死和横纹肌溶解。对胃肠道平滑肌的影响表现为食欲减退、消化不良、腹胀、恶心、呕吐、便秘等，严重时可出现麻痹性肠梗阻。

（三）对心脏的影响

低钾血症对心脏的主要影响为心律失常。轻度低钾血症多表现为窦性心动过速、房性早搏及室性早搏。重度低钾血症可致室上性或室性心动过速及室颤。心电图对于低钾血症有较特异的诊断价值，一般最早表现为ST段压低，T波压低、增宽、倒置，并出现U波，QT时间延长；随着血钾进一步下降，出现P波幅度增高，QRS增宽。补钾后，上述改变很快可以获得改善。

（四）对肾脏的影响

长期慢性缺钾时，肾小管上皮细胞可出现空泡样变性，还可有肾间质纤维化，肾小管萎缩和扩张。肾脏对尿液的浓缩能力下降，患者常有多尿和低比重尿，并因反复发作的慢性间质性肾炎而致慢性肾功能衰竭。

三、诊断标准

（一）病史

有摄入不足，如进食过少；补液时长期不补钾，静脉营养液中补钾过少；丢失过多，如呕吐、腹泻及肠瘘等肾外途径丢失过多，急性肾功能衰竭多尿期肾排钾过多，应用排钾性药物如呋塞米（速尿）、盐尿质激素过久；钾在体内分布异常，如大量输注糖水加胰岛素等病史。

（二）有神经肌肉应激性下降

肌肉无力，可出现吞咽困难；进而软瘫，神志淡漠甚至神志不清；有恶心呕吐和肠麻痹等消化道症状。有心律失常、心动过速，甚至室颤、心脏停搏。缺钾严重时发生多尿，可出现蛋白尿及颗粒管型。低钾性碱中毒，出现酸性尿。

（三）血清钾<3.5 mmol/L

（四）心电图

心电图典型改变为T波低平或倒置，随后现出现ST段降低，Q-T间期延长和U波。

四、治疗思路、原则、目标与处方

（一）钾盐的补充

低钾血症时进行钾盐的补充主要是在体内存在钾丢失的情况下，如钾从尿中或粪中丢失。另一补钾的适应证是低钾性周期性麻痹。通常由钾向细胞内转移造成的低钾血症不进行钾的补充，因为此种情况下低钾是暂时的，若补充过多的钾，病因纠正后容易导致高钾血症。但如果低钾性周期性麻痹的临床表现明显，仍然有必要补充适量的钾。

在补钾治疗之前首先要评价体内的缺钾量。如果排除了钾向细胞内转移的原因，一般来说，血清钾每下降0.3 mmol/L代表体内总钾储备减少100 mmol。这是体内缺钾量的大体估计，例如一个血清钾为3.0 mmol/L的患者，体内钾的丢失约100～400 mmol。

钾盐的种类依伴随钾丢失的阴离子种类而定。KCl最为常用，亦最有效，特别适用于伴Cl缺乏的代谢性碱中毒的患者。碳酸氢钾、柠檬酸钾、醋酸钾或葡萄酸钾适用于轻度低钾血症伴代谢性酸中毒的患者。若钾的丢失伴有磷的丢失（如糖尿病酮症酸中毒），可以补充磷酸钾。

轻度低钾血症可鼓励患者进食含钾较多食物，如橘子、香蕉、咖啡等。补钾的途径，若患者能够口服药物，则以口服KCl为佳。静脉补钾适用于不能口服药物的患者以及急性严重的低钾血症导致心律失常、肢体瘫痪、横纹肌溶解等情况。外周静脉补钾的浓度不超过60 mmol/L，浓度过高将导致静脉的疼痛或坏死。

补钾的量取决于患者体内缺钾的量以及患者的临床症状。大多数患者为轻至中度低钾血症，血清钾浓度多为3.0～3.5 mmol/L。这些患者无须紧急治疗，予补充缺失的钾及纠正导致钾丢失的潜在原因即可。可予口服KCl，初始剂量为60～80 mmol/d，分次服用。若伴随持续的钾丢失，补钾量可增至100～150 mmol/d。通常口服40～60 mmol钾盐后血钾浓度可上升1.0～1.5 mmol/L，口服135～160 mmol钾盐后血钾浓度可上升2.5～3.5 mmol/L但上述血钾的上升将是暂时的，因为大多数补充的钾将进入细胞内补充细胞内钾的缺失，因此补钾过程中应密切进行血钾浓度的监测。静脉内补钾通常不超过10～20 mmol/h，若静脉内补钾超过10 mmol/h，需进行心电监护。需要紧急纠正的低钾血正较为少见，常为需要进行紧急手术的严重低钾血症患者，特别是伴有冠心病或服用地高辛的患者；或是伴有急性心肌梗死或室性心律的患者。这些患者可在不超过15～20分钟时间内给予5～10 mmol KCl，必要时重复，使血钾浓度超过3.0 mmol/L。必须指出，迅速补钾仅用于极其严重的低钾血症及在危及生命的情况下，必须严密监测血钾及进行持续心电监护。

在一般情况下，在数日或数周内纠正钾的缺失即可。

（二）纠正伴随的水、电解质、酸碱平衡紊乱

低钾血症常常伴随着体内液体其他成分的丢失，如H_2O、Na^+、Cl^-、HCO_3^-或酸等。及时纠正低钾血症伴随的水、电解质、酸碱平衡紊乱，尤其是低镁血症，常常是治疗低钾血症的有效措施。有时需纠正低镁血症后，顽固性低钾血症方可纠正。

（三）去除引起钾缺失的原因

如积极治疗腹泻、肾上腺皮质肿瘤等。原发性醛固酮增多症患者，使用潴钾利尿效果较好。另外，Bartter综合征除补钾外，还可使用潴钾利尿剂、吲哚美辛等。

第五节　高钾血症

高钾血症为血清钾＞5.5 mmol/L。血清钾浓度高5.5 mmol/L时称为高钾血症。钾由细胞内转移至细胞外的情况，高钾血症通常反映总体钾过多。

一、病因病理

（一）钾摄入过多

由于肾脏有很强的排钾能力，正常人即使摄入过多含钾食物，也不会产生高钾血症。常见高钾血症主要发生在肾功能不全患者，接受含钾的静脉补液者更易发生。据统计大约4%接受KCl治疗者可发生高钾血症。通常无钠食盐或无盐酱油中含钾量很高，每克无钠食盐含钾量为10～13 mmol，每小匙无盐酱油可含钾200 mmol。

（二）钾在细胞内外重新分布

导致细胞内外钾分布改变而使血钾上升的情况主要有：细胞损伤、高渗透压血症、酸中毒、药物毒物以及高钾性周期性麻痹等。

细胞损伤见于横纹肌溶解症、化疗后肿瘤细胞大量溶解以及大量溶血等。

高渗透压血症可以造成细胞皱缩，细胞内钾浓度升高，可达1～2 mmol/L以上，有利于K^+的外逸。甘露醇的使用以及糖尿病酮症酸中毒未使用足够胰岛素都是常见的导致高渗透压血症的原因。

代谢性酸中毒，特别是由HCl、NH_4Cl等引起的最易诱发高钾血症；而由有机酸如β-羟丁酸或乳酸引起者则较少发生。两者的差别主要是对细胞内钾释放的影响不同。无机酸可以造成更明显的细胞内酸化，从而促使细胞膜明显极化，更多的钾可以释出；有机酸的溶解不如无机酸完全，因此对膜极化的影响相对较小，钾的逸出也较少。另外，酸中毒可以刺激集合管间细胞上的H^+-K^+-ATP酶，可促进K^+重吸收。最近有报道酸中毒还可以改变集合管细胞上钾通道的开放率而使K^+分泌减少，后者又可能

与酸中毒一起促进氨的生成，进而再通过该机制抑制Na^+重吸收，减少K^+的排泄等。

洋地黄药物、Palytoxin或河豚毒素等中毒可引起严重高钾血症。

高钾性周期性麻痹较低钾性周期性麻痹明显少见。本病是由于肌肉上对TTA敏感性的电压启动性钠通道基因突变而引起，常在运动后诱发。

（三）肾脏排泄钾障碍

主要由盐皮质类固醇减少、原发性远端肾单位Na^+输送减少以及皮质集合管功能异常等引起。

盐皮质类固醇减少可以由低肾素性低醛固酮血症（常见于糖尿病肾病、小管间质性肾炎等）、选择性低醛固酮血症（常见于应用肝素后）以及Addison病等引起。

原发性远端肾单位Na^+输送减少引起肾脏潴钾多见于少尿型急性肾功能衰竭、急性肾小球肾炎、Ⅱ型假性醛固酮减低症（Gordon综合征）等。Gordon综合征主要由于Na^+在近端肾小管到皮质集合管部分重吸收过少，致使K^+在远曲小管重吸收过多。噻嗪类利尿剂对本病有效，可能与该段Na^+-Cl^-协同转运子畸变有关。

皮质集合管异常可导致肾脏潴钠而产生高钾血症，主要见于Ⅰ型假性醛固酮减低症、小管间质性肾炎、梗阻性肾病、钠通道阻滞剂及盐皮质类固醇受体阻滞剂的使用等。其中Ⅰ型假性醛固酮减低症是由于上皮钠通道突变引起通道失活所致；钠通道阻滞剂有氨甲咪、TMP和戊烷嘧啶，在肾移植患者中使用可能造成严重血钾过高。梗阻性肾病常有高钾血症，可能与酸中毒以及肾小管上皮细胞对盐皮质类固醇反应低下有关。

二、临床表现

（一）对骨骼肌的影响

血清钾浓度$5.5 \sim 7.0$ mmol/L时，细胞外液钾浓度上升，静息膜电位降低（负值减少），相当于部分去极化，肌肉的兴奋性增强，临床上可出现肌肉轻度震颤，手足感觉异常。当血清钾浓度$7 \sim 9$ mmol/L时，骨骼肌的静息电位过小，肌肉细胞不易被兴奋，形成去极化阻滞，出现肌肉软弱无力，腱反射减弱或消失，甚至出现迟缓性麻痹等症状。肌肉症状常出现于四肢，然后向躯干发展，也可波及呼吸肌。

（二）对心脏的影响

高钾血症对机体的主要危险是重症高钾血症能引起心室颤动和心搏骤停。高血钾对心肌细胞兴奋性、自律性、传导性以及神经（如迷走神经）的影响，加上其他电解质异常及血pH值改变的参与，高钾血症对心律的影响极为复杂，可见到各种心律失常，包括各种缓慢性心律失常，如房室传导阻滞、窦性心动过缓等；也可发生快速性心律失常，如窦性心动过速、频繁的室性期前收缩、室性心动过速和心室颤动。心电图一般先呈T波高尖、QT间期缩短，随后T波改变更加明显，QRS波群渐增宽伴幅度下降，P波形态渐渐消失，所有这些改变综合后使患者心电图呈正弦波形。由于许多高钾血症常同时合并低钙血症，代谢性酸中毒以及低钠血症等，这些情况有时也对心电图改变有影响，因此有时必须仔细加以分析，方能确诊。

三、诊断标准

（一）病史

有补钾过量或补钾速度过快。组织释放钾过多，如严重感染，创伤所致组织缺氧，细胞坏死，细胞内钾大量移出细胞补液等。肾排钾受阻，如急性肾衰竭少尿期或应用保钾利尿剂过长等病史。

（二）本病一般无特异性症状

表现为神经肌肉应激性下降，如神志淡漠，感觉异常和四肢乏力，严重高钾血症有四肢厥冷、血压下降。心肌的兴奋性下降，表现为心肌收缩乏力，传导阻滞，心率减慢，心律失常，甚至发生心搏骤停。

（三）血清钾＞5.5 mmol/L

（四）心电图

心电图典型改变为T波高而尖，Q-T间期延长，随后出现QRS波群及P-R间期增宽。

四、治疗思路、原则、目标与处方

当血钾＞6 mmol/L，或者血钾尚不太高但心电图已有典型高钾表现，或者有高钾所致的典型神经肌肉症状时，必须进行紧急处理。促使血钾水平下降的措施主要有以下几种。

（一）葡萄糖酸钙

可直接对抗血钾过高对细胞膜极化状况的影响，使阈电位恢复正常。常用为10%葡萄糖酸钙溶液，10～20 mL，直接或与等量50%葡萄糖稀释后静脉注射。本法起效很快，治疗后1～3分钟即可见效，但持续时间较短，仅30～60分钟。注射后可用心电监护，如10～20分钟后未见效果，可重复注射，但对使用洋地黄类药物者应慎用。

（二）碳酸氢钠

除对抗高钾对细胞膜作用外，还能促使钾进入细胞内。可用5%NaHCO$_3$溶液静脉快速滴注，或取10～20 mL静脉推注。用后5～10分钟起作用，并持续到滴注结束后2小时。本法优点为纠正高钾血症的同时还可纠正酸中毒，但合并心力衰竭者慎用。小部分病例由于注射后快速产生碱血症，可诱发抽搐或手足搐搦症，此时可同时注射葡萄糖酸钙或氯化钙以对抗。

（三）葡萄糖和胰岛素

胰岛素可促使细胞对K$^+$的摄取，从而使血钾下降，同时注射葡萄糖则可防止低血糖出现。使用方法为10 U胰岛素加50 g葡萄糖（10%葡萄糖液500 mL）在1小时左右滴完。注射开始后30分钟起效，持续时间为4~6小时。通常应用上述剂量后血钾可下降0.5~1.2 mmol/L，必要时6小时后再重复一次。

（四）呋塞米

可促使钾从肾脏排出，一般可静注40~80 mg，但肾功能障碍时效果欠佳。

（五）离子交换树脂

可用降钾树脂25 g口服，每日2~3次；如不能口服可予以灌肠，剂量为50 g，每6~8小时一次。本药容易产生便秘，常与泻药如山梨醇（70%山梨醇15 mL口服或将降钾树脂与50 g山梨醇混于10%葡萄糖200 mL中灌肠）。降钾树脂的起效时间，口服约1~2小时，灌肠为4~6小时。每50 g降钾树脂大约可使血钾下降约0.5~1.0 mmol/L。除恶心、便秘等副作用外，本药还同时可使Ca^{2+}从肠道排出。另外，降钾树脂中所含Na^+与血K^+交换后进入体内，心功能不全者有可能诱发心力衰竭。

（六）透析

为最快和最有效的方法。可采用血液透析或腹膜透析，但后者疗效相对较差，且效果较慢。应用低钾或无钾透析液进行血液透析，可以使血钾几乎在透析开始后即下降，1~2小时后血钾几乎均可恢复到正常。腹透应用普通标准透析液在每小时交换2 L情况下，大约可交换出5 mmol钾，连续透析36~48小时可以去除180~240 mmol钾。

（七）其他

包括处理原发疾病（如清创、排出胃肠道积血）及避免摄入含钾过多饮食（如水果、咖啡等）。如酸中毒为诱发高钾血症的原因，应尽快同时纠正酸中毒。停用可使血钾水平上升的药物，包括抑制肾素血管紧张素-醛固酮系统的药物、β肾上腺素能受体阻断剂、吲哚美辛及抑制钾在远端肾小管分泌的药物（如螺内酯、氨苯蝶啶）等。

第六节　代谢性酸中毒

代谢性酸中毒（metabolic acidosis）是细胞外液H^+增加或HCO_3^-丢失而引起的以血浆HCO_3^-浓度原发性减少为特征的酸碱平衡紊乱类型。在代谢性酸中毒的临床判断中，阴离子间隙有重要的临床价值。在血浆蛋白正常时AG上升，一般为非氯（Cl^-）的酸性物质增加所致，HCO_3^-被消耗，由伴随的阴离子所替代以平衡阳离子，此时Cl^-无变化，表现为高AG代谢性酸中毒。如伴随的阴离子通过代谢重新生成HCO_3^-（如乳酸等），AG及酸碱平衡可恢复正常。若阴离子在滤过后不能重吸收（如SO_4^{2-}），则细胞外液容易收缩，Cl^-重吸收增加，出现高氯性酸中毒，此时Cl^-正常。内源性酸产生过多，HCO_3^-丢失过多或肾排泌障碍而致内源性酸积累过多均可导致代谢性酸中毒。按不同的AG值可分为高AG正常氯型和正常AG高氯型代谢性酸中毒。

一、病因病理

（一）高AG正常氯性代谢性酸中毒

1. 乳酸性酸中毒　乳酸性酸中毒是代谢性酸中毒的常见病因。正常乳酸是由丙酮酸在乳酸脱氢酶的作用下，经NADH加氢转化而成，NADH则转变为NAD^+。乳酸也能在LDH作用下当NAD^+转化为NADH时转变为丙酮酸。因此决定上述反应方向的主要为丙酮酸和乳酸两者作为反应底物的浓度以及NADH和NAD^+的比例情况。正常葡萄糖酵解时可以产生NADH，但是生成的NADH可以进入线粒体而生成NAD^+，另外丙酮酸在丙酮酸脱氢酶作用下转化成乙酰辅酶A，后者再通过三羧酸循环转化为CO_2及H_2O。

在正常氧化条件下，乳酸盐可以进入肝脏或肾脏细胞内的线粒体，经过 α 代谢途径而生成酮酸，后者再分解为H_2O和CO_2并生成HCO_3^-。当线粒体因为组织缺O_2等而功能不全时，丙酮酸容易积聚在胞质中代谢成为乳酸盐。正常人血乳酸水平甚低，约为1～2 mmol/L，当超过4 mmol/L时称为乳酸性酸中毒。

乳酸性酸中毒临床上分为A、B、D三型。

A型为组织灌注不足或急性缺氧所致。如癫痫发作、抽搐、剧烈运动、严重哮喘等可以造成高代谢状态，组织代谢明显过高；或者在休克、心脏骤停、急性肺水肿、CO中毒、贫血、严重低氧血症等时组织供氧不足，这些情况都可使NADH不能转化为NAD^+，从而大量丙酮酸转化为乳酸，产生乳酸性酸中毒。

B型为一些常见病、药物或毒物及某些遗传性疾病所致。如肝脏疾病，以肝硬化为最常见。由于肝实质细胞减少，乳酸转变为丙酮酸减少，导致乳酸性酸中毒。这型乳酸性酸中毒发展常较慢，但如果在合并有组织灌注不足等情况时，酸中毒可十分严重，如存在慢性酒精中毒则更易出现，可能是饮酒使肝糖原再生减少，乳酸利用障碍所致。在恶性肿瘤性疾病时，特别为巨大软组织肿瘤时常常可有不同程度的乳酸性酸中毒，这是肿瘤组织生长十分旺盛、厌氧代谢明显以及全身情况下降、营养障碍等综合因素作用的结果。如果肿瘤向肝脏转移，病情可以更为加重。经肿瘤化疗缩小或手术切除以后，乳酸性酸中毒可得到明显好转。部分药物包括双胍类降糖药物、果糖、甲醇、水杨酸以及异烟肼类等服用过多可造成本病，其机制是通过干扰组织对氧的利用、糖代谢紊乱等。少数先天性疾病，包括Ⅰ型糖原累积病、果糖-1，6二磷酸酶缺乏、丙酮酸脱氢酶缺乏等，都因为糖酵解障碍、能量代谢不足，从而乳酸产生过多。

D型乳酸性酸中毒见于空肠回肠短路手术或小肠切除后等。乳酸杆菌寄生于小肠下部，需要利用葡萄糖及淀粉生长，产生D型乳酸。正常情况下该两种原料在小肠上部均已被吸收，因此产生的D型乳酸很少。该种手术后肠道常产生大量D型乳酸，体内乳酸脱氢酶并不能将D型乳酸转化为丙酮酸，因此在手术后D型乳酸大量进入体内，患者常在餐后，特别是在进食大量碳水化合物以后，出现一些神经系统症状，包括头晕、语言障碍、记忆丧失等类似醉酒症状。

2. 酮症酸中毒　酮症酸中毒为乙酰乙酸及 β –羟丁酸在体内（特别是细胞外液）的积聚，还伴有胰岛素降低，胰高血糖素、可的松、生长激素、儿茶酚胺及糖皮质激素等不同程度的升高，是机体对饥饿的极端病理生理反应的结果。乙酰辅酶A在线粒体内通过两个途径产生，即丙酮酸的氧化及脂肪酸的氧化，随后进入三羧酸循环氧化为 CO_2 并产生能量。当超出氧化能力时，两分子乙酰辅酶A结合形成乙酰乙酸，后者可转化为丙酮（非酶作用）或 β –羟丁酸（需 β –羟丁酸脱氢酶及 $NADH/NAD^+$）。丙酮虽为酮体，但不是酸，不影响血 HCO_3^-，可由肺呼出。而乙酰乙酸及 β –羟丁酸的积聚则影响 HCO_3^-，出现酸中毒。饥饿时，脂酶活性上升，脂肪分解代谢增强，最终使乙酰辅酶A的生成大量增加，超出其氧化能力。

糖尿病酮症酸中毒由胰岛素相对或绝对缺乏加上高胰高血糖素水平所致，常发生在治疗中突然停用胰岛素或伴有各种应激，如感染、创伤、手术及情感刺激等，使原治疗的胰岛素量相对不够。患者血糖、血酮明显增加，酮体的产生（特别是在肝脏）超过中枢神经及周围组织对酮体的利用。由于大量渗透性利尿，可出现血容量下降。

乙醇（酒精）性酮症酸中毒见于慢性乙醇（酒精）中毒者，停止进食时可出现，常有呕吐及脱水等诱因，其血糖水平一般低下，常同时伴有乳酸酸中毒、血皮质醇、胰高血糖素及生长激素增加等，血三酰甘油酯的水平也升高。在乳酸酸中毒存在时，$NADH/NAD^+$ 上升，酮体大部分以 β –羟丁酸形式存在，使硝普钠反应（一种检测酮体的方法，主要检测乙酰乙酸及丙酮）呈阴性。

饥饿性酮症酸中毒为饥饿产生的中等度酮症酸中毒，在开始的10～14小时，血糖由糖原分解所维持。随后糖异生即为葡萄糖主要来源，脂肪氧化分解（特别在肝脏）加速，导致酮症酸中毒。运动和妊娠可加速该过程。

3. 药物或毒物所致的代谢性酸中毒　即主要为水杨酸类及醇类有机化合物，包括甲醇、乙醇、异丙醇等。

大量服用水杨酸类，特别同时服用碱性药，可以使水杨酸从胃中大量吸收，造成酸中毒。酸中毒原因除水杨酸本身为酸性物质外，还因为水杨酸可以影响许多酶代谢以及对抗前列腺素，使部分组织器官血流灌注改变等。其高AG很小部分为水杨酸本身所致，大部分为酮体及乳酸。本病常有呼吸性碱中毒，主要因为水杨酸可以强烈刺激呼吸中枢。

甲醇中毒主要见于服用假酒者，饮入后在肝脏经乙醇脱氢酶转化成甲醛。甲醇很容易透过含脂性组织，中毒后可引致严重神经系统及视神经损害。治疗也用乙醇以竞争乙醇脱氢酶，同时给予大量叶酸。乙二醇除引起中枢神经系统症状以及心、肺、肝损害外，高AG由其代谢产物，特别是草酸、羟乙酸等形成，同时有乳酸增加，尿中出现草酸钙结晶对诊断有一定帮助。

4. 尿毒症性　慢性肾功能衰竭患者当GFR降至20～30 mL/min以下时，高氯性代谢性酸中毒可转变为高AG性代谢性酸中毒，为尿毒症性有机阴离子不能经肾小球充分滤过而排泄以及重吸收有所增加所致。大多数患者血 HCO_3^- 水平不致很低，多在

12 ~ 18 mmol/L之间，这种酸中毒发展很慢。潴留的酸由骨中的储碱所缓冲，加上维生素D异常、PTH及钙磷紊乱，可出现明显的骨病。与其他高AG代谢性酸中毒相比，尿毒症性AG不能被代谢（β-羟丁酸、乙酰乙酸、乳酸等均能被代谢），没有潜在性HCO_3^-，且导致酸中毒的因素（肾功能的慢性毁损）不可能被去除，所以需给予一定的外源性碱性物质，使血HCO_3^-缓慢回升至20 ~ 22 mmol/L左右，以减轻骨的病变。

（二）正常AG高氯型代谢性酸中毒

主要因HCO_3^-从肾脏或肾外丢失，或者肾小管泌H^+减少，但肾小球滤过功能相对正常引起。无论是HCO_3^-丢失或肾小管单纯泌H^+减少，其结果都是使HCO_3^-过少，同时血中一般无其他有机阴离子的积聚，因此Cl^-水平相应上升，大多呈正常AG高氯型酸中毒。

1. 肾外性

（1）HCO_3^-的丢失：主要从肠道丢失。正常肠道含HCO_3^-量约40 ~ 60 mmol/L，大量腹泻或肠梗阻、肠道减压、造瘘等，可造成HCO_3^-大量丢失导致高氯性代谢性酸中毒，同时常伴有低血钾。由小肠绒毛性腺瘤引起的酸中毒可以十分严重。使用泻剂成瘾者也可产生。另外，尿液、胆汁的分泌引流也可导致高氯性酸中毒。如果患者合并有慢性肾脏疾病，肾脏不能充分代偿性排泄过多NH_4^+，可以加重酸中毒。

（2）尿道旁路手术：如输尿管乙状结肠吻合术后的患者常有明显高氯性酸中毒，这是因为：

1）结肠可以将在吻合口处将经输尿管排出以及肠道产生的$NH4^+$直接重吸收，然后在肝脏分解成NH_3及H^+；

2）乙状结肠肠腔侧有HCO_3^-/Cl^-交换，正常情况下将HCO_3^-转运到肠腔，而Cl^-重吸收；手术后由于大量含Cl^-的尿液经输尿管进入乙状结肠，Cl^-被大量重吸收，HCO_3^-大量分泌，可造成明显高氯性酸中毒。

（3）酸性盐类进入体内过多：主要由过多进入体内的氯化铵、盐酸精氨酸、赖氨酸等引起。许多肠道外营养液中含有精氨酸、赖氨酸等，代谢后可产生HCl，也有可能导致酸中毒。

（4）慢性呼吸性碱中毒当呼吸恢复正常时，可出现短暂的高氯性酸中毒。因呼吸性碱中毒时肾脏$NH4^+$及TA排泄均减少，同时有轻度细胞外液容量减少，可刺激Cl^-的潴留。该过程一般在2 ~ 5日内恢复正常。

2. 肾性　大部分肾性高氯性酸中毒为肾小管酸中毒。慢性肾功能不全：慢性肾病患者随肾功能的进行性下降可出现酸中毒，当GFR在20 ~ 50 mL/min时，一般表现为高氯性代谢性酸中毒；降至15 ~ 20 mL/min，则转变为典型的尿毒症性酸中毒（即高AG性）。此类酸化障碍的主要原因不是远端泌氢障碍，而是肾脏NH_4^+的产生及排泄减少。当GFR降至20 mL/min以下时，PO_4^{3-}、SO_4^{2-}及其他有机阴离子开始在体内大量积聚，最终使酸中毒从高氯转为高AG型。

二、代偿机制

（一）血液的缓冲作用及细胞内缓冲的代偿调节作用

代谢性酸中毒时，血液中增多的H^+可立即被血浆缓冲系统所缓冲，通过上述反应，血浆HCO_3^-及缓冲碱被消耗，生成的H_2CO_3可由肺排出。细胞内缓冲多在酸中毒2~4小时后发生，细胞外液中增多的H^+向细胞内转移，为细胞内缓冲碱所缓冲，而细胞内K^+向细胞外转移，以维持细胞内外电解质平衡，故酸中毒易引起高血钾。

（二）肺的调节

血液H^+浓度增加，刺激颈动脉体和主动脉体化学感受器，反射性引起呼吸中枢兴奋，明显的增加肺的通气量，使$PaCO_2$继发性降低，维持HCO_3^-/H_2CO_3的比值接近正常，使血液pH值趋向正常。呼吸的代偿反应是非常迅速的，一般在酸中毒10分钟后就出现呼吸增强，30分钟后即达代偿，12~24小时达代偿高峰，代偿最大极限是$PaCO_2$降到10 mmHg（1.33 kPa）。

（三）肾的调节

除肾功能异常引起的代谢性酸中毒外，其他原因引起的代谢性酸中毒，肾通过排酸保碱发挥重要的代偿功能。酸中毒时肾小管上皮细胞中碳酸酐酶活性增高，促进肾小管泌H^+和重吸收HCO_3^-增加；磷酸盐酸化增加；但肾小管泌NH_4^+增加是最主要的代偿机制。肾代偿一般在3~5天内发挥最大效应。酸中毒时钾平衡常有较大影响，酸中毒早期肾对K^+排泄减少，但以后则明显增加。这是由于酸中毒后，血钾上升，刺激醛固酮分泌以及抑制近端小管对HCO_3^-的重吸收，使到达远端小管滤液增加，使尿钾排出增加。

三、临床表现

代谢性酸中毒临床表现依其基本病因、代偿情况、严重程度以及是否合并其他水电解质酸碱紊乱等许多因素决定。轻者可无症状，或仅感疲乏无力、呼吸稍促、胃纳不佳等；重者可出现Kussmaul呼吸，合并明显循环功能障碍，甚至可有血压下降、明显心律失常甚至昏迷等。下面分系统进行阐述。

（一）心血管系统

酸中毒本身对心率的影响呈双向性。当血pH从7.4下降到7.0时，一般表现为心率过快，这主要由于酸中毒时分泌较多的肾上腺素所致。当pH继续下降，心率逐渐减慢，主要可能是乙酰胆碱酯酶此时被抑制，致使乙酰胆碱积聚过多，后者对心脏的作用超过了肾上腺素的作用。若使用β受体阻滞剂，心动过缓可以更明显。严重酸中毒可以伴随心律失常，有人认为是酸中毒本身所造成，但大多数人认为是酸中毒时合并的电解质紊乱导致。此外，轻度酸中毒可使心肌收缩力增加，因为儿茶酚胺可促进Ca^{2+}进入细胞内，从而起部分代偿作用。严重酸中毒时，H^+大量积聚，阻止了Ca^{2+}从细胞外进入细胞内，细胞内游离Ca^{2+}减低，心肌收缩力下降；如果同时使用钙通道阻滞剂，则心动过缓作用可更加明显。酸中毒对小动脉及静脉均有影响，但以静脉更为明显，主要表现为持续性静脉收缩。对小动脉，一方面因为儿茶酚胺分泌增加使其收缩；另一方面H^+本身则造成小动脉舒张，严重酸中毒时，后一种作用超过前一种。因此总的表现为各组织灌注减少，回心血量增加，心脏负担加重。如果造成酸中毒的基础疾病同时对心脏有影响，则上述因素可使心力衰竭出现。

（二）呼吸系统

表现为呼吸加快加深，典型者称为Kussmaul呼吸。因为酸血症通过对中枢及周围化学感受器的刺激，兴奋呼吸中枢，从而使CO_2呼出增多，PCO_2下降，酸中毒获得一定程度的代偿。酸中毒可使O_2与血红蛋白结合能力下降，使携带到组织的O_2释放增多，对改善组织代谢有一定好处。但较长时间的酸中毒又可使红细胞内2，3-二磷酸甘油（2，3-DPG）含量减少，红细胞携带O_2能力下降，后者最终抵消了前者的作用。

（三）胃肠系统

可出现轻微腹痛、腹泻、恶心、呕吐、胃纳下降等。其原因部分与引起酸中毒的基本病因以及合并的其他水电解质酸碱失衡等有关；另外，酸中毒本身造成的自主神经功能紊乱（如对乙酰胆碱刺激反应的改变等）常也是直接原因。

（四）其他

血pH值下降时，K^+容易从细胞内逸出到细胞外，可使血K^+轻度上升；但实际上许多产生代谢性酸中毒的情况常合并缺K^+，因此血K^+水平不一定都升高。儿茶酚胺在酸中毒时分泌过多，刺激β肾上腺素能受体，使K^+从细胞外转移到细胞内；刺激α肾上腺素能受体则产生相反效果。低HCO_3^-血症及高渗透压血症本身都可抑制细胞对K^+的摄取。因此血钾水平须视总的情况综合而定，一般认为血pH值每下降0.1，血K^+上升0.6 mmol/L，但由于上述众多因素的影响，因此往往实际上并不如此精确。

酸中毒可使Ca^{2+}与蛋白结合降低，从而使游离Ca^{2+}水平增加。在纠正酸中毒时，有时可因游离Ca^{2+}的下降而产生手足抽搐。血pH下降可抑制肾脏1α-羟化酶，使活性维生素D_3产生减少。慢性酸中毒由于长期骨骼内钙盐被动员出外，可以导致代谢性骨病，此在肾小管性酸中毒患者中相当常见。

酸中毒还可使蛋白分解增多，慢性酸中毒还可造成营养不良。

四、诊断要点

（一）有碱丢失过多

如肠瘘、胰瘘、胆瘘或剧烈腹泻或应用碳酸酐酶抑制剂；机体产酸过多，如休克、高热和腹膜炎或糖尿糖时；痛排酸障碍，多发生于急性肾功能不全时等病史。

（二）常被原发病症状所掩盖

最突出症状是呼吸深而快，呼气带酮味。面色潮红，口唇呈典型樱桃红，并有倦怠、乏力，头痛，恶心、呕吐，烦躁，心率快，血压低，重致神志不清，甚至昏迷。

（三）动脉血气分析

血pH和HCO_3^-明显下降，$PaCO_2$正常，BE呈负值；静脉血CO_2结合力明显下降；血钠降低，血钾降低，血钾正常或增高。血乳酸＞3 mmol/L应考虑乳酸性酸中毒，血肌酐＞265.2 μmol/L要考虑尿酸性酸中毒。可有血尿素氮和肌酐增高。

五、治疗思路、原则、目标与处方

代谢性酸中毒的治疗最重要的是针对其基本病因进行治疗，尤其是高AG正常氯性代谢性酸中毒。碱性药物治疗用于严重的正常AG高氯性代谢性酸中毒的患者，而在高AG正常氯性代谢性酸中毒中的使用上存在争议。

（一）病因治疗

乳酸性酸中毒主要针对病因，包括纠正循环障碍、改善组织灌注、控制感染、供应充足能量等。D-乳酸酸中毒予低碳水化合物饮食以及抗生素治疗常常有效。碱的补充不宜首选，仅限于急性而严重的酸血症（pH＜7.1），此时需用$NaHCO_3$治疗，以便赢得时间以治疗基本病因。碱的补充不当可有严重不良反应，如容量过多等；HCO_3^-还有一定的心脏抑制作用，可加重酸血症。因此酸中毒不宜纠正过于彻底，使血HCO_3^-维持在8～10 mmol/L，血pH值在7.2～7.25之间即可。二氯醋酸和L-尼汀近来试用于治疗乳酸酸中毒，其疗效还需进一步的研究证实。

糖尿病酮症酸中毒应及时输液、应用胰岛素、纠正电解质紊乱及处理感染等诱因的治疗。静脉注射葡萄糖和生理盐水很容易纠正酒精性酮症酸中毒，同时需补充钾、磷、镁和维生素等。

甲醇造成的代谢性酸中毒应尽早进行血液透析或腹膜透析。由于甲醇需经肝脏中的乙醇脱氢酶转化为福马酸，乙醇可以与甲醇竞争乙醇脱氢酶，以减少福马酸的产生，因此可在透析液中加入乙醇。乙腈甘油在体内也经乙醇脱氢酶转化为草酸，中毒时也可用乙醇来竞争。本药中毒时常伴有明显的肾小管坏死，且多表现为少尿，因此更应尽早透析。如果透析条件尚未具备，可以置胃管持续性抽吸胃酸，一方面可暂时减轻酸血症，另一方面可以吸去体液，为减轻补充碳酸氢钠所带来的容量负荷创造条件。水杨酸造成的酸中毒常常合并呼吸性碱中毒（见混合性酸碱平衡障碍）。在酸中毒时，水杨酸容易形成非离子化水杨酸，后者很容易透过血脑屏障而进入中枢神经系统，加重酸中毒。醋氮酰胺可以碱化尿液，使尿中排泄的水杨酸不易转变为非离子化的水杨酸，不易被重吸收，因此常在水杨酸中毒时应用，在患者合并HCO_3^-水平过高时尤为适用。副醛中毒可由于特殊的呼吸气味而很容易被诊断，一般给予碱性药处理即可。

尿毒症性代谢性酸中毒与其他高AG型代谢性酸中毒相比，尿毒症性AG不能被清除（而β-羟丁酸、乙酰乙酸、乳酸等均能被清除），同时又无内源性HCO_3^-的补充，导致酸中毒的因素（肾功能的慢性毁损）不可能被去除，故需给予一定的外源性碱性物质，使血HCO_3^-缓慢回升至20～22 mmol/L左右，以减轻骨的病变。

胃肠道丢失HCO_3^-造成的酸中毒，补充$NaHCO_3$治疗常可获得明显效果。应注意钾盐的补充。

肾小管性酸中毒所致的代谢性酸中毒的处理。

（二）碱性药物的使用

$NaHCO_3$是临床上最常用碱性药物。由于乳酸钠进入体内可与H_2CO_3作用生成乳酸和$NaHCO_3$，乳酸在细胞内氧化成CO_2和H_2O，或者通过葡萄糖新生作用合成葡萄糖；生成的$NaHCO_3$可与酸起缓冲作用。上述反应在缺氧、严重肝病等情况时并不充分，因此纠正酸中毒的效果欠佳。另外，反应中所产生的CO_2可以使$PaCO_2$增加（通常情况下，每增加HCO_3^- 1 mmol/L，可使PCO_2增高10 mmHg），因此在呼吸性酸中毒时效果欠佳，目前几乎不再使用。$NaHCO_3$使用时必须注意下列几点：

1. 纠正酸中毒的程度：严重酸中毒时不宜将血pH值纠正到正常，一般先将血pH纠正至7.2，此时虽然仍呈酸中毒，但心肌收缩力对儿茶酚胺的反应性多可恢复，心律失常发生机会亦大为减少。由于严重酸中毒时肺的代偿作用，PCO_2大多偏低，因此使pH达到7.20所需$NaHCO_3$量往往并不多。例如一例pH7.1，PCO_2=20 mmHg，［HCO_3^-］=6 mmol/L患者，根据H^+=24×$PaCO_2$/HCO_3^-的公式，在pH7.2（即H^+浓度为63 mmol/L）时，63=24×20/［HCO_3^-］ ［HCO_3^-］=8 mmol/L。

2. 纠正酸中毒速度：纠正急性严重的酸中毒，使pH值达到7.20的过程应尽量快，这样可以尽快恢复心脏功能。但过快纠正酸中毒常又可能使肺部代偿性通气过度的情况得到抑制，从而容易使血PCO_2上升。由于CO_2容易通过血脑屏障而使脑脊液中pH明显下降，这样反而加剧中枢神经系统症状。另外，过快纠正酸中毒，可使血红蛋白解离曲线向左移，血红蛋白对O_2的亲和力增加，组织供氧情况更为恶化。近年不少研究证实，酸中毒时过多的酸本身可以抑制内生酸的产生，因此对酸中毒的发生又有一定自我限制作用。一旦碱性液体持续补充，反而可以刺激内生性有机酸的产生，使代谢紊乱更为加剧。最后，大量的$NaHCO_3$的补充，可使Na大量进入体内，加剧心脏负担；高渗透压的$NaHCO_3$造成的血渗透压过高，又对脑细胞等造成不良后果。

3. 药物选择：轻度代谢性酸中毒不必特殊治疗，患者经补充葡萄糖或生理盐水后多可自行缓解。慢性代谢性酸中毒如肾小管性酸中毒，因多合并低钾以及容易发生尿路结石，予枸橼酸钾口服为宜。

$NaHCO_3$口服治疗代谢性酸中毒的效果常不理想，因为酸中毒时常有较明显胃肠道症状，用药后常不易吸收。静脉$NaHCO_3$的用量可以按下式计算：

所需$NaHCO_3$（mmol）=（欲达目标的［HCO_3^-］–实测的［HCO_3^-］（mmol/L））×0.4×体重

假定注射的$NaHCO_3$中1/2进入细胞内液，与该部分H^+中和而消耗；其余1/2为提高细胞外液中［HCO_3^-］所需的量。0.4即20%细胞外液加上20%细胞内液。在实际应用时应注意：

（1）尽量先注射部分（一般1/2计算量），根据实际可提高的血HCO_3^-水平再加以调整。

（2）密切观察心脏负荷以及基本病因纠正的情况。

$NaHCO_3$治疗酸中毒时还应注意：

1）过量$NaHCO_3$注射可导致大量容量负荷，可能使心脏负荷过重；高浓度的$NaHCO_3$有时可产生严重的心律失常。

2）$NaHCO_3$注射可能导致高渗透压血症，加剧中枢神经系统症状。

3）快速纠正酸中毒易导致低钙血症，产生手足搐搦。

4）$NaHCO_3$可使K^+从细胞外转移到细胞内，产生低钾血症。

5）糖尿病酮症酸中毒、乳酸酸中毒等治疗后期，体内原先积聚的乙酰乙酸、β-羟丁酸及乳酸可生成HCO_3^-，加上肾脏持续不断代偿及外源性碱剂的治疗，可出现超射性代谢性碱中毒。

6）$NaHCO_3$不易进入脑脊液或透过血脑屏障，$NaHCO_3$注射后细胞外液中pH上升，而脑脊液中pH仍然偏低，仍然可以刺激呼吸，使过多CO_2呼出体外；此时由于血pH经$NaHCO_3$使用后已上升，二者共同作用有时可造成严重的呼吸性及代谢性酸碱失衡，产生严重后果。

第七节　代谢性碱中毒

代谢性碱中毒（metabolic alkalosis）是指体内酸丢失过多或者从体外摄入碱过多的临床情况，主要生化表现为血HCO_3^+过高，$PaCO_2$增高。pH值按代偿情况而异，可以明显过高；也可以仅轻度升高甚至正常。本病临床上常伴有血钾过低，部分伴有高血压。

一、病因病理

正常血中HCO_3^-从肾小球滤过后大多数经肾小管重吸收，该吸收过程依赖于H^+的分泌。当细胞外液量过少、Cl^-缺乏、低钾、血$PaCO_2$上升以及pH下降时，都可以使HCO_3^-重吸收增加。远端肾小管泌H^+则主要与醛固酮对肾小管的作用有关。醛固酮通过作用于皮质部集合小管的主细胞，将Na^+重吸收，进而有利于H^+的分泌；醛固酮还可促进肾脏氨的产生，保证了H^+的排泄。另外，在血容量不足时，醛固酮的分泌还有利于Na^+在远端肾小管的重吸收，从而保证了肾血流量，也保证了肾脏产氨的原料供给以及输送到远端肾单位以供重吸收的Na^+。正常情况下，肾小管对HCO_3^-的重吸收有一阈值，其数值为26 mmol/L，一旦任何因素造成血HCO_3^-过多时，由肾小球滤过的HCO_3^-从肾小管排出也增加，因此一般不会产生碱中毒。但实际上在代谢性碱中毒的形成过程中，肾脏可以使血中暂时过高的HCO_3^-持续性地维持着，从而使代谢性碱中毒难以通过该生理调节而自动缓解。造成上述持续存在过高HCO_3^-血症的原因尚不完全清楚，可能有：

1. Cl^-缺乏，常伴K^+缺乏，可激发管-球反馈机制使肾小球滤过率下降，而近端肾小管对HCO_3^-的重吸收持续增加。

2. 容量减少造成继发性高肾素和高醛固酮血症，后者可刺激H^+从皮质部集合管持续分泌。

3. 过高盐皮质激素持续存在，从而持续刺激氢泵和H^+-K^+-ATP酶泌H^+，即使容量已过多也无法抑制该作用。另外，低钾本身也有利于代谢性碱中毒的持续存在，可能是低钾有利于肾小管对H^+的排泄的缘故。

临床上根据代谢性碱中毒是否能被补充Cl^-所纠正，而分为对氯反应性及对氯耐受性两大类。

（一）对氯反应性代谢性碱中毒

指碱中毒经补充Cl^-后可以被纠正者。除应用利尿剂引起者外，患者尿中含Cl^-很低，大多<20 mmol，且大多伴有细胞外液容量的减少。不少情况下肾小球滤过率测定常略降低。

1. 胃内容物丢失　以幽门梗阻者常见。正常胃壁有碳酸酐酶，可将CO_2和H_2O合成H^+及HCO_3^-。H^+经质子泵泵到胃腔，并与Cl^-相结合生成HCl；HCO_3^-则重吸收回血与Na相结合形成$NaHCO_3$。幽门梗阻时或放入胃管后，H^+、Cl^-大量丢失，新形成的HCO_3^-使血HCO_3^-水平过高。经过肾脏滤过后，由于同时合并细胞外液量减少、失钾等使HCO_3^-重吸收过多，则高HCO_3^-血症可以持续存在从而产生代谢性碱中毒。后期由于有效血容量降低刺激肾素-血管紧张素-醛固酮系统，远端肾小管排H^+、K^+增加，有时也是代谢性碱中毒形成的参与因素。

少数长期服用氢氧化镁作为抗酸药物的患者，若同时合并有肾功能减退，也可能发生代谢性碱中毒。该药中OH^-与H^+相结合，而镁离子可与胰液中的HCO_3^-结合成为不可溶性碳酸镁。但还有一小部分镁可以与小肠中的其他一些成分，例如磷酸盐相结合，这样分泌出来的HCO_3^-可以不结合，进而再从肠道吸收。在肾功能减退时，持续少量的HCO_3^-过多可以导致碱中毒。

2. 利尿剂　以噻嗪类和襻利尿剂为主。利尿剂应用后造成细胞外液减少，HCO_3^-从近端肾小管重吸收增多，可以造成碱血症。但是，由于同时合并GFR的下降，滤过的HCO_3^-减少，总HCO_3^-重吸收也减少，血HCO_3^-大多不会明显上升。更重要的是由于利尿剂应用后可导致钾丢失，后者可刺激氨的合成，同时也可使HCO_3^-形成增加。细胞外液量减少以及随之而产生的醛固酮分泌过多又使H^+从远端肾小管分泌过多，后者更加促使HCO_3^-生成过多。利尿剂应用导致碱中毒者不少是在伴有细胞外液容量过多，但实际有效血容量相对不足的疾病中，包括心力衰竭、肝硬化腹水等。

3. 不吸收性阴离子进入体内过多：羧苄青霉素钠盐等含有较强不可吸收性阴离子，当机体血容量不足时，上述药物到达肾小管后，钠盐被大量重吸收，留下阴离子部分可使管腔电负性明显增加，促进H^+分泌增加，可造成碱中毒。

4. Cl^-从粪便中丢失：通常胃以下肠道分泌液为碱性，丢失后主要为酸中毒。先天性氯泻症（congenital chloridiarrhea）为一少见疾病，发病机制为肠道中Cl⁻重吸收以及HCO₃⁻分泌有障碍，因此粪便中Cl⁻含量高，有时甚至可达到140 mmol/L，这种酸性粪便大量丢失可以形成代谢性碱中毒。某些小肠黏膜腺瘤患者也可出现类似情况。

5. 高碳酸血症后碱中毒　慢性呼吸性酸中毒时肾脏排出过量的H⁺，使HCO₃⁻产生增多，从而使血pH在一定程度上仍得以维持。当使用机械通气后，$PaCO_2$快速下降，肾脏未能及时停止排H⁺，可以在3～4天内血HCO₃⁻仍然保持较高水平。另外，在慢性呼吸性酸中毒过程中还常有尿Cl⁻丢失过多，Na⁺排出也相应增多，加上缺O_2、CO_2潴留造成周围血管扩张，常可导致血容量相对不足，进而促使醛固酮分泌过多，H⁺泵运转加快。补充Cl⁻后情况可以渐好转。

（二）对氯耐受性代谢性碱中毒

指代谢性碱中毒经补充NaCl或KCl不能纠正者，大多数并无细胞外液量的减少，且常伴有高血压（Bartter综合征除外）。本组患者大多伴有盐皮质激素作用过强。

常见病因为原发性醛固酮增多症、糖皮质激素过多综合征（例如库欣综合征）、肾动脉狭窄、肾素分泌瘤、Bartter综合征、Gitelman综合征以及镁缺乏等。

在上述绝大多数情况下，由于盐皮质激素过度活跃，到达皮质部集合小管中的Na⁺、Cl⁻被重吸收，代之以H⁺、K⁺的分泌。大量K⁺的排泄可造成低钾血症，后者刺激肾脏合成大量NH_3，再以NH_4^+方式排泄，导致新生成的HCO₃⁻增多，诱发碱中毒。低钾造成GFR下降，又可使代谢性碱中毒持续维持。

缺镁导致代谢性碱中毒的机制还不清楚，大多数合并低钾血症。临床上常见的情况为吸收不良综合征、腹泻或者应用作用于髓襻的药物，包括利尿剂、顺铂以及氨基糖甙类药物等。Bartter综合征是具有低钾性代谢性碱中毒、高醛固酮血症、对血管紧张素Ⅱ的加压反应减弱、血压正常及肾小球旁器增生等特征的一组常染色体隐性遗传性疾病。现已明确经典型Bartter综合征是由于编码髓襻升支粗段管腔侧Na⁺-K⁺-2 Cl⁻协同转运子、ATP调节的钾通道以及基侧膜一种特殊的氯通道的基因突变，导致相应离子转运障碍，使Na⁺重吸收减少所致。Gitelman综合征是Bartter综合征的一种亚型，是远曲小管上编码噻嗪类利尿剂敏感的Na⁺-Cl⁻协同转运子的基因变异所致。Gitelman综合征合并有明显的低钙尿症及低镁血症。

二、临床表现

轻度代谢性碱中毒时通常无症状，或其临床表现往往被原发病所掩盖，缺乏特有的症状或体征。如因细胞外液减少而引起的无力、肌痉挛、直立性眩晕；因低钾血症引起的多尿、口渴等。但在急性或严重代谢性碱中毒时，主要的功能与代谢障碍为：

1. 神经肌肉系统　血浆pH升高时，脑内γ-氨基丁酸转氨酶活性增高而谷氨酸脱羧酶活性降低，使γ-氨基丁酸分解增强而生成减少，γ-氨基丁酸含量降低，其对中枢神经系统的抑制作用减弱，出现烦躁不安、精神错乱、谵妄等中枢神经系统兴奋的表现。急性代谢性碱中毒时，血清总钙量可无变化，但游离钙减少，神经肌肉应激性增高，表现为面部和肢体肌肉抽动、腱反射亢进及手足搐搦等。

2. 血红蛋白氧离曲线左移　葡萄糖酵解在碱中毒时明显增加。另外，由于氧分子与2，3-二磷酸甘油酸结合明显增加，氧合血红蛋白解离曲线左移，组织缺氧，乳酸产生明显过多。过多的乳酸与Ca^{2+}相结合，使游离钙水平进一步下降，后者更加剧了神经肌肉兴奋性的过高。

3. 心血管系统　K^+在碱中毒时容易从细胞外进入到细胞内，形成低钾血症，患者可因此出现各种心律失常。如果使用洋地黄类药物，很易产生中毒。此外，碱中毒还使Mg^{2+}转移到细胞内，血Mg^{2+}下降使细胞膜ATP活力下降，患者可出现血压下降、心脏传导阻滞，甚至心跳暂停。

4. 呼吸系统　碱血症抑制呼吸中枢，换气量减少，使PCO_2上升。一般HCO_3^-每上升1 mmol，PCO_2增加0.7 mmHg。如果同时合并有慢性肺部疾病，可导致严重低氧血症。

三、诊断标准

（一）病史

有酸性胃液丧失过多，如幽门梗阻的呕吐或长期胃管引流。碱性药物摄入过多，如服用碳酸氢钠治疗溃疡病。低钾。利尿剂的长期应用等病史。

（二）症状

呼吸浅慢及神经肌肉应激性增加，如四肢麻木、震颤以及抽搐，严重时紫绀、嗜睡或谵妄，以致昏迷。

（三）动脉血气分析

血pH、HCO_3^-明显升高，BE正值，$PaCO_2$正常；静脉血CO_2结合力明显升高；血钾、血钠、血氯化物下降，尿氯化物减少。

四、治疗思路、原则、目标与处方

代谢性碱中毒的治疗包括基本病因的治疗以及纠正碱中毒两大部分。

（一）对氯敏感性碱中毒

治疗主要为补充Na^+、K^+及Cl^-。在容量不足伴血K^+、血Cl^-低者，经补充血容量后很快可以恢复；同时血液稀释，血HCO_3^-很快下降，随后肾脏排出HCO_3^-增多，碱中毒很快纠正。大多数患者补充NaCl后代谢性碱中毒即可被纠正，但也有少数伴严重低钾血症者，NaCl补充后仍不能完全恢复，需补充钾才可以纠正。对于部分合并水肿、有效循环血量不足所导致的代谢性碱中毒（如充血性心力衰竭或应用过量利尿剂导致的碱中毒），补充钠盐时应注意心血管负荷的情况，可用KCl代替NaCl，补充后K^+进入细胞内可以使Na^+从细胞内转移到细胞外而增加Na^+浓度。如果排除了由氯摄入过多引起的碱中毒，可以应用碳酸酐酶抑制剂乙酰唑胺来加速肾脏HCO_3^-的清除。

稀盐酸固然有效，但易导致溶血，故使用较危险；如肝功能正常，可口服氯化铵酸化治疗。

少部分碱中毒是因为精神性原因而自我催吐引起，应针对心理情况予以劝慰治疗。

（二）对氯耐受性代谢性碱中毒

主要为针对病因治疗，病因确定后应及时通过各种方法进行治疗，包括外科手术等。保钾利尿剂（如螺内酯或氨苯蝶啶等）也常常暂时有效。补充NaCl一般无效，部分补充KCl可起一定作用。这是因为K^+补充后，K^+进入细胞可将其中的H^+交换出来；另外还通过补K后使肾脏排泄HCO_3^-增加等机制使碱中毒暂时好转。另外，除补钾、保钾利尿剂的使用外，环加氧酶抑制剂是治疗经典型Bartter综合征的有效药物，以吲哚美辛最为常用。在Gitelman综合征中，除了钾的补充外，镁的补充也十分重要，可以补充氯化镁。由于Gitelman综合征患者无高前列腺素尿症，吲哚美辛在这一类型的Bartter综合征中无明显作用。

合并有严重肾功能衰竭的代谢性碱中毒，可采用血液透析治疗，此时以用醋酸钠透析液为妥。

第八节　呼吸性酸中毒

呼吸性酸中毒（respiratory acidosis）是指原发性$PaCO_2$升高而导致pH下降。临床上本病可以单独存在，也可与其他酸碱平衡障碍同时存在。根据发病的快慢可又分为急性呼吸性酸中毒和慢性呼吸性酸中毒两大类。

一、病因病理

（一）呼吸中枢抑制

主要造成急性呼吸性酸中毒。引起$PaCO_2$原发性升高导致呼吸性酸中毒的原因不外乎环境CO_2浓度过高，吸入CO_2过多（如通风不良）导致$PaCO_2$升高；但更多见的是由于外呼吸通气障碍而致的CO_2排出受阻，临床上常见的通气障碍的原因如下：中枢神经系统病变包括脑外伤、颅内病变等造成呼吸节律调节障碍；脑干部脑疝形成、脑炎或使用过多抑制呼吸中枢的药物等直接造成脑干呼吸中枢节律性功能障碍。少部分慢性高碳酸血症患者在不恰当用O_2后，可以使呼吸中枢刺激明显解除，出现急性呼吸性酸中毒；心脏骤停后也常有此种情况，但多和代谢性酸中毒合并存在。部分极度肥胖患者可表现为通气障碍，出现呼吸性酸中毒，即Pickwickian综合征，本病主要因为过度肥胖而致胸部运动障碍，但也有研究提示呼吸中枢被抑制可能也是原因。

（二）呼吸肌或胸壁障碍

急性呼吸性酸中毒可见于重症肌无力、周期性麻痹急性发作、严重低钾或低磷血症、格林–巴利综合征以及少部分氨基糖苷类抗生素中毒。慢性呼吸性酸中毒见于脊髓灰质炎后、肌萎缩侧束硬化症、多发性硬化症、严重黏液性水肿、严重胸廓畸形等。

（三）上气道阻塞

可由急性气管异物、急性咽部痉挛等引起。

（四）肺部疾病

急性者可由急性呼吸窘迫综合征、急性心源性肺水肿、严重支气管哮喘或肺炎、气胸、血胸等引起。慢性者最常见的为慢性阻塞性肺病或肺组织广泛纤维化等。

正常情况下CO_2在组织代谢过程中持续不断产生，而肺则以相等的速度而排出，因此$PaCO_2$保持恒定。当各种原因导致CO_2排出障碍时，血中CO_2水平可以很快上升，造成严重酸中毒。由于细胞外液缓冲主要是碳酸盐系统，因此对CO_2过多不起缓冲作用。过高的CO_2主要靠细胞内的非HCO_3^-缓冲系统而缓冲，最后导致HCO_3^-增加，部分可从细胞内转移到细胞外，使血HCO_3^-增高。另外，在$PaCO_2$过高情况下，肾脏排H^+增加，HCO_3^-重吸收也增加。后者虽然可以代偿，但为期需3~4天才可完成。在急性期一般$PaCO_2$每升高1.3 kPa（10 mmHg）；HCO_3^-上升1 mmol/L；而慢性期则PCO_2每上升1.3 kPa（10 mmHg）；HCO_3^-升高3.5 mmol/L。

二、临床表现与诊断标准

（一）临床表现

急性严重呼吸性酸中毒可以出现呼吸急促、呼吸困难以及明显神经系统等症状。起始时患者有头痛、视野模糊、烦躁不安等，进一步可进展为震颤、神志模糊，以至谵妄，严重的可发展至完全昏迷。由于高$PaCO_2$对血管的扩张作用以及酸中毒本身对脑血流量的增加作用，致使颅内压升高，眼底可出现视盘水肿等。由于CO_2可以很快通过血脑屏障，同时又具有亲脂性，因此可迅速进入到脑脊液及脑组织中，而HCO_3^-则不易进入，从而导致脑组织内pH下降较代谢性酸中毒远为明显，出现的神经系统症状也较严重。另外，明显pH下降以及高CO_2血症，可造成周围血管扩张、血压下降、心搏出量下降以及心律紊乱等，它们又可加重神经系统的障碍，成为急性呼吸性酸中毒症状严重的原因。

（二）诊断标准

1. 有呼吸中枢抑制，如全麻过深、镇静剂过量、中枢神经系统感染、肿瘤或外伤等；呼吸功能缺陷；肺部疾病，如慢性阻塞性肺气肿、哮喘等；气道阻塞，如喉头水肿、异物阻塞等；呼吸机使用不当等病史。

2. 常有呼吸困难、换气不足，气促、紫绀等表现。

3. 急性呼吸性酸中毒时血气分析示血pH明显下降，$PaCO_2$增高，血（HCO_3^-）正常。慢性呼吸性酸中毒时，血pH下降不明显，$PaCO_2$增高，血（HCO_3^-）增加。

慢性呼吸性酸中毒症状不如急性者严重，由于大多数是因慢性阻塞性肺病等引起，因此以这些疾病的相关表现为主，包括气促、呼吸困难、咳嗽、下肢浮肿以及其他缺氧症状等。

三、治疗思路、原则、目标和方法

急性呼吸性酸中毒时，应迅速去除引起通气障碍的原因，改善通气功能，使积蓄的CO_2尽快排出。如由呼吸停止或气道阻塞引起者，应尽快气管插管，保持气道通畅；由吗啡导致呼吸中枢抑制者可用纳洛酮（Naloxone）静脉注射。对于慢性阻塞性肺疾病患者，应采取控制感染、祛痰等措施。呼吸中枢兴奋剂以及机械通气有时可以迅速改变呼吸性酸中毒的情况。血pH过低或出现严重并发症，如高钾血症伴有心室颤动者，可根据具体情况静脉滴注一定量的碱性药。

$NaHCO_3$为常用的碱性药物，$NaHCO_3$与H^+结合后生成的CO_2可以从肺排出体外。但在通气功能障碍时CO_2不能被有效地排出，故在急性呼吸性酸中毒患者静注$NaHCO_3$后血浆$PaCO_2$进一步增高，有病情加重的可能。因此，对于这类患者，必须在有足够的通气使过多的CO_2能及时排出的情况下，才可应用$NaHCO_3$治疗。

第九节 呼吸性碱中毒

呼吸性碱中毒（respiratory alkalosis）是指由于肺通气过度使血浆H_2CO_3浓度或$PaCO_2$原发性减少，而导致pH升高。根据发病情况也分为急性和慢性两大类。急性时$PaCO_2$每下降10 mmHg（1.3 kPa），HCO_3^-下降约2 mmol/L；慢性时HCO_3^-下降为4~5 mmol/L。

一、病因病理

（一）低氧血症

缺氧是刺激呼吸中枢兴奋的最常见原因，通常当PaO_2小于60 mmHg（8.0 kPa）时，呼吸中枢即可受到强烈刺激。常见疾病为充血性心力衰竭、肺部慢性疾病、高原反应等。

（二）肺疾病

许多肺疾患，如肺炎、肺梗死、支气管哮喘、间质性肺病等都可引起呼吸性碱中毒。其发生机制与低氧血症有关，但给O_2并不能完全纠正过度通气，实验资料表明，牵张感受器和肺毛细血管旁感受器在肺疾病时过度通气的发生机制中具有重要意义。

（三）呼吸中枢受到直接刺激

精神性通气过度见于癔症发作时过度通气、中枢神经系统疾病如脑血管病变、脑炎、脑外伤及脑肿瘤等均可刺激呼吸中枢引起过度通气。某些药物如水杨酸、氨可直接兴奋呼吸中枢致使通气增强。革兰阴性杆菌败血症也是引起过度通气的常见原因。高热、甲状腺功能亢进等因机体代谢过高可使肺通气功能增强。

（四）人工呼吸机使用不当

常因通气量过大而引起严重呼吸性碱中毒。

二、临床表现与诊断标准

（一）临床表现

呼吸性碱中毒比代谢性碱中毒更易出现眩晕、四肢及口周感觉异常，意识障碍及抽搐等。抽搐与低Ca^{2+}有关，碱中毒本身促使神经肌肉兴奋性增高也是原因之一。神经系统功能障碍除与碱中毒对脑功能的损伤外，还与脑血流量减少有关，因为低碳酸血症可引起脑血管收缩。

呼吸性碱中毒时也可因细胞内外离子交换和肾排钾增加而发生低钾血症；也可因血红蛋白氧离曲线左移使组织供氧不足。

（二）诊断标准

1. 有通气过度，如中枢神经系统疾病，脑肿瘤、脑膜炎、脑炎、脑血管意外、颅脑外伤；癔症发作；肺炎、哮喘、肺栓塞、肺水肿以及呼吸机使用不当等病史。

2. 可有头晕、口唇或四肢麻木；重者出现手足抽搐及Trousseau征阳性等表现，危重患者发生急性呼吸性碱中毒，常提示预后不良，或将发生急性呼吸窘迫综合征。

3. 血气分析示血液pH增高，$PaCO_2$和（HCO_3^-）下降。

三、治疗思路、原则、目标与处方

首先应防治原发病及去除引起通气过度的原因。急性呼吸性碱中毒患者可吸入含5%CO_2的混合气体；或用纸袋罩于患者口鼻，使其吸入呼出的气体以维持血浆HCO_3^-浓度。对精神性通气过度者可用镇静剂。

（邓鸣　王科澎）

第十九章　老年肿瘤合理用药

第一节　乳腺癌

乳腺癌（mammary carcinoma）是严重危害妇女健康和生命的恶性肿瘤。在欧美国家，乳腺癌占女性恶性肿瘤的25%～30%。全世界每年约有130万妇女患乳腺癌，40万死于乳腺癌。在我国，乳腺癌在城市中的发病率为女性恶性肿瘤的第二位，一些大城市中已经上升至第一位，农村中为第五位。乳腺癌已经成为妇女健康的最大威胁。

一、临床表现

（一）乳房无痛性肿块

是多数患者就诊的主要症状。就诊时可伴有或不伴有腋窝淋巴结肿大。

（二）乳房皮肤改变

可有乳房皮肤水肿、橘皮样变等改变。炎性乳癌患者的乳房皮肤可呈红色或暗红色炎症样改变。开始时较局限，不久可扩大到整个乳房皮肤，同时伴有皮肤水肿，酷似炎症。

（三）乳头溢液或外观异常

乳头溢液可以呈水样、血样或脓性。多见于乳腺管内癌或原发于大导管的乳癌。但乳癌患者以乳头溢液为唯一表现者少见，多数伴有乳腺肿块。当乳癌病灶侵犯到乳头或乳晕下区时，乳腺的纤维组织可因肿瘤侵犯而缩短，牵拉乳头，使乳头外观异常，出现回缩、偏歪等。

（四）局部转移症状

如腋下淋巴结肿大，并可因腋主要淋巴管被癌细胞阻塞而出现上肢淋巴性水肿。

（五）远处转移症状

当存在肺、骨骼、肝、胸膜或脑转移时，可出现相应的症状，如咳嗽、咯血丝痰；骨痛、病理性骨折；黄疸、乏力；胸痛、胸闷、气促；头痛、肢体无力等。

二、诊断标准与病理学分类

（一）诊断标准

1. 多见于40～60岁绝经期后的妇女，可有母系乳腺癌史。男性乳癌发病率为1%～20%。

2. 早期为乳房内无痛性单发肿块，质硬，可伴乳头溢液。肿块逐渐增大，继之局部皮肤凹陷（酒窝征）或呈橘皮样变，患侧乳头内陷或较对侧抬高。晚期肿块与胸壁固定，可有卫星结节，可破溃，易出血，有恶臭。

3. 同侧腋窝淋巴结、锁骨下淋巴结肿大，甚至可有锁骨上或对侧淋巴结肿大。可有远处转移。

4. 乳头溢液脱落细胞检查可发现癌细胞。

5. 细针穿刺细胞学检查及空芯针活检，适于肿块＞1 cm直径的肿块。切除活检可证实诊断。

6. 乳腺X线摄影　钼靶X线摄影检查对乳腺癌的诊断率可达90%左右。表现多为高密度肿块或结节性阴影，密度不均匀，边缘为毛刺状参差不齐，可出现"彗星状"改变。30%～50%的乳腺癌X线片上可出现钙化状，钙化颗料一般＜0.5 mm，密度不一致，酷似精致细盐颗料，呈点状、泥沙样，或呈短杆状、小分支状，一般以多形状、成角或不规则形为恶性病变特征。

7. 超声波检查　超声检查表现为肿瘤形态不规则，锯齿状和多形状，周界模糊不规整，无包膜或者不完整，后壁回声减弱或消失，可有组织浸润和皮肤浸润，肿瘤周边或动脉血流信号丰富，为高速血流信号，血管走行紊乱。

8. 近红外线影像检查　主要用于乳腺癌的筛查。乳房肿块处的阴影形态是诊断乳腺癌的主要因素之一。乳腺癌多表现为中灰、深灰的肿块阴影，边界不清，不规则，肿块和阴影不相称，阴影大于肿块，肿瘤处的血管丛增多，呈网状，树枝状，放射状，十字交叉等异常血管走行，血管有增粗、弯曲、粗细不均、膨粗、中断等现象。

9. CT检查　乳腺癌的CT表现与钼靶X线征象相似。CT增强后可显示血管增多、增粗，血管紊乱。并显示淋巴结转移及远处器官转移的征象。

（二）病理学分类

1. 非浸润性癌　包括导管内癌（癌细胞末突破导管壁基底膜）、小叶原位癌（癌细胞未突破末梢乳管或腺泡基底膜）及Pagets病。此型属早期，预后较好。

2. 早期浸润性癌　包括早期浸润性导管癌（癌细胞突破管壁基底膜，开始向间质浸润），早期浸润性小叶癌（癌细胞突破末梢乳管或腺泡基底膜，开始向间质浸润，但仍局限于小叶内）。此型属于早期，预后较好。

3. 浸润性特殊癌　包括乳头状癌、髓样癌（伴有大量淋巴细胞浸润）、小管癌（高分化腺癌）、腺样中性癌、黏液腺癌、大汗腺样癌、鳞状细胞癌等。此型分化一般较高，预后尚好。

4. 浸润性非特殊癌　是乳腺癌中最常见的类型。包括浸润性小叶癌、浸润性导管癌、硬癌、髓样癌（无大量淋巴细胞浸润）、单纯癌、腺癌等，此型一般分化较低，预后较上述类型差。

5. 其他罕见癌　梭形、富脂质、分泌型等。

三、西医药物治疗思路、原则、目标与处方

乳腺癌的治疗的思路是早发现、早治疗。主要治疗方法是手术治疗和化疗。

（一）新辅助治疗

1. 新辅助化疗；

2. 新辅助内分泌治疗；

3. 曲妥珠单抗与蒽环类、铂类和紫杉类有协同作用。

（二）辅助治疗

1. 对于根治术后腋淋巴结阳性以及有高危复发危险的腋淋巴结阴性的患者考虑术后辅助化疗。高危复发危险因素包括：年龄＜35岁、肿瘤直径＞2.0 cm、核分级为Ⅲ级、有脉管癌栓、Her-2高表达。

2. 对于Her-2过表达的患者，可考虑曲妥珠单抗辅助治疗。

3. 雌激素受体和（或）孕激素受体阳性的患者，应接受辅助内分泌治疗。

4. 辅助化疗

（1）TAC方案

多西他赛（Docetaxel，DOC）：75 mg/m²，静脉注射，第1天，

多柔比星（Doxorubicin，ADM）：50 mg/m²，静脉注射，第1天，

环磷酰胺（Cyclophosphamide，CTX）500 mg/m²，静脉注射，第1天，

21天为1个周期，共6个周期（所有周期均用G-CSF支持）。

（2）AC方案

多柔比星（Doxorubicin，ADM）：60 mg/m²，静脉注射，第1天，

环磷酰胺（Cyclophosphamide，CTX）600 mg/m²，静脉注射，第1天，

21天为1个周期，共4个周期。

（3）AC→T方案

多柔比星（Doxorubicin，ADM）：50～60 mg/m²，静脉注射，第1天，

环磷酰胺（Cyclophosphamide，CTX）：600 mg/m²，静脉注射，第1天，

21天为1个周期，共4个周期。

再用：紫杉醇（Paclitaxel，TAX）：80 mg/m²，静脉注射（1小时），第1天，每周1次，共12次。

（4）密集AC→密集紫杉醇方案

多柔比星（Doxorubicin，ADM）：50～60 mg/m²，静脉注射，第1天，

环磷酰胺（Cyclophosphamide，CTX）：600 mg/m²，静脉注射，第1天，

14天为1个周期，共4个周期。

再用：紫杉醇（Paclitaxel，TAX）：135～175 mg/m²，静脉注射（3小时），第1天，14天为1个周期，共4个周期（所有周期均用G-CSF支持）

（5）FAC方案

氟尿嘧啶（Fluorouracil，5-FU）：500 mg/m^2，静脉注射，第1天，

多柔比星（Doxorubicin，ADM）：50 mg/m^2，静脉注射，第1天，

环磷酰胺（Cyclophosphamide，CTX）：500 mg/m^2，静脉注射，第1天，

21天为1个周期，共6个周期。

（6）FEC方案-1

环磷酰胺（Cyclophosphamide，CTX）：75 mg/m^2，口服，第1~14天，

表柔比星（Epirubicin，EPI）：60~90 mg/m^2，静脉注射，第1、8天，

氟尿嘧啶（Fluorouracil，5-FU）：500 mg/m^2，静脉注射，第1、8天，

28天为1个周期，共6个周期。

（7）FEC方案-2

环磷酰胺（Cyclophosphamide，CTX）：500 mg/m^2，静脉注射，第1天，

表柔比星（Epirubicin，EPI）：60 mg/m^2，静脉注射，第1天，

氟尿嘧啶（Fluorouracil，5-FU）：500 mg/m^2，静脉注射，第1天，

21天为1个周期，共6个周期。

（8）CMF方案

环磷酰胺（Cyclophosphamide，CTX）：100 mg/m^2，口服，第1~14天，

甲氨蝶呤（Methotrexate，MTX）40 mg/m^2，静脉注射，第1、8天，

氟尿嘧啶（Fluorouracil，5-FU）：600 mg/m^2，静脉注射，第1、8天，

28天为1个周期，共6个周期。

（9）EC方案

表柔比星（Epirubicin，EPI）：60~90 mg/m^2，静脉注射，第1天，

环磷酰胺（Cyclophosphamide，CTX）：80 mg/m^2，静脉注射，第1天，

21天为1个周期，共6个周期。

（10）AC→紫杉醇方案

多柔比星（Doxorubicin，ADM）：45~55 mg/m^2，静脉注射，第1天，

环磷酰胺（Cyclophosphamide，CTX）：600 mg/m^2，静脉注射，第1天，

21天为1个周期，共4个周期。

再用：紫杉醇（Pacliaxel，TAX）175 mg/m^2，静脉注射（3小时），

第1天，21天为1个周期，共4个周期。

5. 含曲妥珠单抗（Trastuzmab）的辅助化疗

（1）AC→TH

多柔比星（Doxorubicin，ADM）：45~55 mg/m^2，静脉注射，第1天；

环磷酰胺（Cyclophosphamide，CTX）：600 mg/m^2，静脉注射，第1天；

21天为1个周期，共4个周期。

再用：紫杉醇（Paclitaxel，TAX）：80 mg/m^2，静脉注射（1小时），第1天，每周1次，共12次。或紫杉醇135~175 mg/m^2，静脉注射（3小时），第1天，21天为1个周期，共4个周期。

曲妥珠单抗4 mg/kg，静脉注射，第1天（首剂与紫杉醇首次用），随后2 mg/kg，静脉注射，每周1次，共1年；化疗结束后曲妥珠单抗可用3周方案，完成曲妥珠单抗共1年。

（2）TCH

多西他赛（Docetaxel，DOC）：75 mg/m^2，静脉注射，第1天；

卡铂AUC=6，静脉注射，第1天；

21天为1个周期，共6个周期。

曲妥珠单抗4 mg/kg，静脉注射，第1天（首剂与化疗同时用），随后2 mg/kg，静脉注射，每周1次，共17次，随后6 mg/kg，静脉注射，每3周1次，完成曲妥珠单抗共1年。

（3）AC→多西他赛+曲妥珠单抗

多柔比星（Doxorubicin，ADM）：45～55 mg/m^2，静脉注射，第1天；

环磷酰胺（Cyclophosphamide，CTX）：600 mg/m^2，静脉注射，第1天；

21天为1个周期，共4个周期

再用：多西他赛（Docetaxel，DOC）：75～100 mg/m^2，静脉注射，第1天，21天为1个周期，共4个周期。曲妥珠单抗8 mg/kg，静脉注射，第1天，随后6 mg/kg，静脉注射，3周1次，共1年。

6.辅助内分泌治疗

（1）他莫昔芬（Tamoxifen，TAM）：10 mg，口服，每天2次，连服5年。

（2）芳香化酶抑制剂（Aromatase Inhibitors，AI）连服5年，用于绝经后患者。

具体药物：阿那曲唑1 mg，口服，每天1次；

或来曲唑2.5 mg，口服，每天1次；

或依西美坦25 mg，口服，每天1次。（即三种AI任选其中之一）

（3）AI服2～3年后序贯服TAM，2～3年，共5年。

（4）TAM连服5年后序贯服AI，5年，共10年。

（三）姑息治疗

1.晚期姑息化疗

（1）单药化疗方案

1）多柔比星（Doxorubicin，ADM）：50～60 mg/m^2，静脉注射，第1天。21天为1个周期。

2）表柔比星（Epirubicin，EPI）：75～100 mg/m^2，静脉注射，第1天。21天为1个周期。

3）脂质体多柔比星35～45 mg/m^2，静脉注射，第1天，28天为1个周期。

4）紫杉醇175 mg/m^2，静脉注射，第1天，21天为1个周期。

5）多西他赛60～100 mg/m^2，静脉注射，第1天，21天为1个周期。

6）白蛋白结合的紫杉醇260 mg/m^2，静脉注射。

21天为1个周期。

7）吉西他滨（Gemcitabine，GEM）：1000~1250 mg/m^2，静脉注射；第1、8、15天，28天为1个周期。

（2）CMF方案：同辅助化疗部分。

（3）AC方案：同辅助化疗部分。

（4）CAF方案：同辅助化疗部分。

（5）CEF方案：同辅助化疗部分。

（6）AT方案-1

多柔比星45~55 mg/m^2，静脉注射，第1天。

紫杉醇135~175 mg/m^2，静脉注射，第1天。

21天为1个周期。

（7）AT方案-2

多柔比星45~55 mg/m^2，静脉注射，第1天。

多西他赛75 mg/m^2，静脉注射，第1天。

21天为1个周期。

（8）XT方案（多西他赛/卡培他滨）

多西他赛75 mg/m^2，静脉注射，第1天。

卡培他滨1000 mg/m^2，口服，每天2次，第1~14天，21天为1个周期。

（9）GT方案

紫杉醇135~175 mg/m^2，静脉注射，第1天。

吉西他滨1000 mg/m^2，静脉注射，第1、8天（第1天在紫杉醇之后），21天为1个周期。

（10）GEM+NVB

吉西他滨1000 mg/m^2，静脉注射，第1、8天。

长春瑞滨25 mg/m^2，静脉注射，第1、8天。

21天为1个周期。

2. 晚期姑息内分泌治疗

（1）他莫昔芬10 mg，口服，每天2次。

（2）阿那曲唑1 mg，口服，每天1次。

（3）来曲唑2.5 mg，口服，每天1次。

（4）依西美坦25 mg，口服，每天1次。

（5）甲羟孕酮500 mg，口服，每天2次。

（6）醋酸甲地孕酮160 mg，口服，每天1次。

3. Her-2过表达晚期乳腺癌的靶向治疗

（1）PCH方案

紫杉醇135~175 mg/m^2，静脉注射，第1天。

卡铂AUC=6，静脉注射，第1天。

21天为1个周期。

（2）紫杉醇175 mg/m²，静脉注射，第1天。

21天为1个周期。

（3）紫杉醇80~90 mg/m²，静脉注射，第1天，每周1次。

（4）多西他赛80~100 mg/m²，静脉注射，第1天，21天为1个周期。

（5）长春瑞滨25 mg/m²，静脉注射，第1天，每周1次。

（6）卡培他滨1000~1250 mg/m²，口服，每天2次，第1~14天。

（7）拉帕替尼1000 mg，口服，每天1次。

上述方案分别加用曲妥珠单抗4 mg/m²，静脉注射，第1天，随后2 mg/kg，静脉注射，每周1次。或曲妥珠单抗8 mg/kg，静脉注射，第1天，随后6 mg/kg，静脉注射，每3周1次。

（8）拉帕替尼+卡培他滨

拉帕替尼1250 mg，口服，每天2次。

卡培他滨1000 mg/m²口服，每天2次，第1~14天。

21天为1个周期。

4. 其他靶向治疗

贝伐单抗+紫杉醇方案

紫杉醇90 mg/m²，静脉注射，第1、8、15天。

贝伐单抗10 mg/m²，静脉注射，第1、15天。

28天为1个周期。

（四）用药说明及注意事项

1. 乳腺癌化疗方案较多，选择化疗方案时要充分考虑下列因素：化疗方案中含有蒽环类和紫杉类药物的化疗方案作用较强，相对有效率较高，但这两类药物都有心脏毒性，且为剂量限制性毒性（即累积使用剂量达到一定标准时心脏毒性会大大增加），两药同时使用心脏毒性有叠加。选择化疗方案时要充分考虑：

（1）患者基础情况一般状态与主要脏器的功能。

（2）化疗目标。

（3）化疗药物副作用。

（4）既往化疗用药情况包括药物敏感性、化疗间隔的长短、前次化疗的近远期毒性，评估患者对药物毒性承受能力，并尊重患者的意愿，改善患者生活质量也是选择化疗药物时重要的考虑因素。

2. 综合评估上述辅助化疗的疗效及毒副反应，1~5为优先考虑的方案。

3. 蒽环类药物：主要不良反应有心脏毒性、骨髓抑制等，治疗期间要严密监测心功能、血常规。药物渗出血管外会引起组织坏死，要注意保护血管，建议采用PICC置管防止药物外渗。多柔比星、表柔比星、吡柔比星，三者作用相近可以互换替代，但不良反应方面表柔比星的心脏毒性及骨髓抑制作用相对较轻。

4. 含曲妥珠单抗的方案只用于HER-2阳性（HIC检测3+）患者，其主要不良反应有心脏毒性，治疗前应检查心脏彩超左心室射血分数（LVEF）<50%者不宜使用，而且治疗期间要定期监测，每月一次，该药不宜与蒽环类药物同时使用，以免加重心脏毒性。

5. 所有化疗药物都有不同程度的骨髓抑制、胃肠道反应、肝肾功能损害等不良反应。治疗过程中需要严密观察化疗药物副作用：有无过敏、消化道反应、骨髓抑制、肝肾功能损伤等，并酌情处理，详见化疗药物毒副作用处理章节。同时对所预见的副作用作预防处理（如消化道反应可于化疗前予昂丹司琼8 mg静脉滴注或推注），紫杉醇和多西他赛用药前要做抗过敏预处理，方法如前述。吉西他滨发生皮疹的概率较高，用药前给予5～10 mg地塞米松静脉推注可减轻不良反应。另外可用紫杉醇液体替代紫杉醇剂量不变，前者不良反应相对较小。

6. 凡乳腺癌ER和/或PR阳性的患者手术后都需要内分泌治疗。应该在化、放疗结束后给予内分泌治疗（一般不同时进行）。乳腺癌内分泌治疗中，他莫昔芬片绝经前后患者都可用，AI单独使用只适用于绝经后患者，AI包括：来曲唑、阿那曲唑、依西美坦，可选择其中任意一种口服。

四、中医中药治疗处方

（一）辨证论治

1.肝郁气滞型

辨证要点：乳房结块，皮色不变，质地较硬，推之可移或固定，乳房胀痛，两胁作胀，心烦易怒，口苦咽干，头晕目眩，舌质淡，淡红或稍红，苔薄白或嫩黄，脉弦或弦滑。

治法：疏肝理气，软坚散结。

方药：逍遥散加减。方以逍遥散疏肝理气养血，瓜蒌、夏枯草，浙贝、白芷软坚散结，山慈姑解毒抗癌，乳房胀痛，胁痛甚可加青瓜皮、郁金。

2.热毒蕴结型

辨证要点：肿块迅速增大，伴有疼痛，间或红肿，甚则溃烂翻花，污水恶臭，口干舌燥，或有发热，大便秘结，舌红或暗红，苔黄白或厚，脉弦数或滑数。

治法：清肝泻火，解毒化瘀。

方药：龙胆泻肝汤加减。方用龙胆泻肝汤清肝泻火，七叶一枝花、山慈姑、土鳖、郁金解毒祛瘀。若高热，大便秘结，可加用大黄泻火解毒。

3.脾虚痰结

辨证要点：乳中结块，坚硬不平，腋下瘰疬，咳嗽有痰，头晕纳呆，面色萎黄，大便滞下，舌岸，苔白厚腻，脉弦滑。

治法：健脾益气，化痰软坚。

方药：香贝养荣汤加减。方用香贝养荣汤健脾益气，化痰软坚。咳嗽多色白，可加用陈皮，法夏。肿块坚硬可加用僵蚕、石见穿、全瓜蒌。

4.肝肾阴虚

辨证要点：乳中结块或翻花溃烂，渗流黄水或血水，头晕目眩，烦躁失眠，形体消瘦，腰膝酸软，月经不调，口苦或口干，脉弦细数或弦数。舌质红或降，无苔或少苔。

治法：滋养肝肾，扶正抗癌。

方药：杞菊地黄汤加减。方用杞菊地黄汤滋养肝肾，热甚可酌加五味消毒饮。鳖甲，玄参养阴软坚，草河车，山慈姑解毒抗癌。

（二）中成药

1. 犀黄丸　清·王洪绪《外科证治全生集》，方由牛黄、麝香、乳香、没药组成，具有解毒散结、消肿止痛的功效。主治乳岩、瘰疬、痰核，横痃，肺痈，肠痈等。实验研究能抑制小鼠梭形细胞瘤和肉瘤的生长。

2. 小金丹　明·陈实功《外科正宗》。方由白胶香、草乌、五灵脂、地龙肉、木鳖子、乳香、没药、当归、香墨组成。具有化痰散结，祛瘀通络的功效。主治痰核流注、瘰疬、乳岩、阴疽。凡肿瘤患者证属寒湿痰瘀阻络者可使用，虚证不宜。实验证明能抑制小鼠棱形细胞瘤和肉瘤的生长。

3. 醒消丸　明·陈实功《外科正宗》。方由乳香、没药、明雄黄、麝香组成。具有消肿散结，解毒活血的功效。主治痈毒初起，乳痈乳岩，瘰疬鼠疮，疔毒恶疮，无名肿毒等。

第二节　肺癌

肺癌（lung cancer）是肿瘤细胞源于支气管黏膜或腺体的恶性肿瘤。肺癌为当前世界各地最常见的恶性肿瘤之一，发病率大城市明显高于农村，在我国几个大城市中如上海、天津、北京、广州等，肺癌死亡率居恶性肿瘤之首。

一、临床表现

肺癌的临床表现因原发肿瘤的部位、大小、类型、是否侵犯或压迫邻近器官以及有无转移的不同而异。常见的临床表现有以下几个方面：

（一）肿瘤所引起的局部和全身症状

如咳嗽、血痰、胸闷胸痛、气促、发热、食欲不振、体重减轻、晚期出现恶病质等。

（二）肿瘤外侵与转移的症状

上腔静脉阻塞综合征、贺纳氏综合征、潘寇氏综合征、累及喉返神经引起声嘶、脑转移出现头痛、呕吐、偏瘫；骨转移引起相应部位的持续性疼痛等。

（三）肺癌的伴随症状

肺性肥大性骨关节病、类癌综合征、男性乳房发育。从以上的描述可看出，肺癌的症状学没有特异性，与许多呼吸系统的疾病的临床表现近似。因此，依靠症状学来诊断肺癌，关键在于对肺癌的警惕性。凡是超过两周经治不愈的呼吸道症状，要高度警惕肺癌存在的可能性。

二、诊断标准

（一）肺癌诊断标准

1. 高危人群有下列情况应怀疑肺癌：持续刺激性咳嗽、痰中带血、顽固性胸痛，不明原因的四肢疼痛，出现杵状指，反复同一部位的肺炎尤其是叶段肺炎。

2. 有肺不张、肺炎、局限性哮鸣或无毒性疾病胸腔积液（尤其是血性胸腔积液），锁骨上淋巴结肿大，霍纳氏综合征，上腔静脉阻塞综合征、肺骨性关节病等临床表现。

3. 肺部X线发现一侧肺门肿块、肺野孤立性分叶状肿块、弥漫性结节状阴影、局限性肺不张、阻塞性肺炎、空洞等。有转移时可出现胸腔积液、肋骨破坏、膈肌麻痹等，胸部CT对肿大部位、性质以及纵隔内肿大淋巴结的判断优于普通X线检查。

4. 痰脱落细胞或胸水检查找到肿瘤细胞可确诊。

5. 纤维支气管镜检查，可发现生长叶亚段以上支气管壁内的肿瘤，并可取活组织病检。周围性肺癌可在B超或CT引导下经皮穿刺活检。

6. 如发现肿大的浅表淋巴结，可做淋巴结穿刺或取淋巴结活检。

7. 放射性核素肺扫描有助于诊断。

8. 对可疑患者可行剖胸探查。

（二）肺小细胞癌诊断标准

1. 肺小细胞癌光镜特点

（1）癌组织弥漫浸润，癌细胞杂乱地、无结构地排列，被纤细的纤维组织分隔为大小不一的片块状，但有时癌细胞也可排在索状或小染状，癌细胞条索间为富有血管的纤维结缔组织。

（2）少数癌组织也可呈现神经内分泌分化的器官样结构：癌细胞出现菊形团状排列；癌巢周细胞呈栅栏状结构。

（3）癌细胞小，一般其大小不超过3个静止期淋巴细胞；典型的癌细胞呈卵圆形或雀麦细胞形（oat cell），伴多少不等的多角形细胞和梭形细胞；细胞排列密集，胞质少，细胞分界不清。

（4）核轮廓清楚，深染，染色质呈微细颗粒状；没有核仁或核仁不明显；核分裂异常活跃，平均>80个/10 HPF，最高可达200个10 HPF（higt-power field，HPF）。

（5）在外科切除手术标本，癌组织广泛坏死，也是肺小细胞癌的特点；但在纤支镜活检标本或穿过胸壁细针穿刺的组织，则坏死不明显或没有坏死。坏死灶内可见血管周围癌细胞呈袖套状聚集；坏死灶中的血管壁可被DNA染成嗜碱性。

2. 肺小细胞癌电镜特点　肺小细胞癌超微结构上最重要的特征，是在癌细胞质内找到神经分泌颗粒，其直径80~300 nm。典型而常见的颗粒，在固定好的超薄切片中，其大小不超过200 nm；颗粒中央为致密的核心，最外层为完整界膜，在核心和界膜之间有一空晕带。颗料呈球形，形态较均一；颗粒分布于整个细胞质，但多数情况下，神经分泌颗料聚焦于胞质的指状突；尚可见少量的中间丝和微管，缺乏其他细胞器。核呈多角形或不规则，染色质丛状聚焦，偶尔核仁。细胞间可见桥粒和不成熟的细胞连接。

三、西医药物治疗思路、原则、目标与处方

（一）治疗思路、原则与目标

非小细胞肺癌的治疗需依据患者的身体状况、病理类型和临床分期而做全面考虑，通常在能够进行根治性手术治疗的患者（Ⅰ，Ⅱ期患者）目前仍然以手术治疗为主，对Ⅲa或Ⅲb期患者需进行多学科的综合治疗。Ⅳ期患者主要以姑息性治疗为主。

（二）小细胞肺癌常用化疗方案

1. 一线治疗

（1）EP方案

依托泊苷（Etoposlode，VP-16）：80~120 mg/m^2，静脉滴注，第1~3天；

顺铂（Cisplatin，DDP）：60~80 mg/m^2，静脉滴注，第1天，每3周重复1次。

（2）EC方案

依托泊苷（Etoposlode，VP-16）：100 mg/m^2，静脉滴注，第1~3天；

卡铂（Carboplatin，CBP）：AUC=5，即300~350 mg/m^{2}静脉滴注，第1天；每3周重复1次。

（3）CAV方案

环磷酰胺（Cyclophosphamide，CTX）：800 mg/m^2，静脉滴注，第1天；

多柔比星（Doxorubicin，ADM）：40~50 mg/m^2，静脉注射，第1天；

长春新碱（Vincristine，VCR）：1.4 mg/m^2，静脉注射，第1天；

每3周重复1次。

（4）CAE方案

环磷酰胺（Cyclophosphamide，CTX）：800 mg/m^2，静脉滴注，第1天；

多柔比星（Doxorubicin，ADM）：40~50 mg/m^2，静脉注射，第1天；

依托泊苷（Etoposlode，VP-16）：80 mg/m^2，静脉滴注，第1天；

每3周重复1次。

（5）IP方案

依立替康（Irinotecan，CPT-11）：60 mg/m^2，静脉滴注，第1、8、15天；

顺铂（Cisplatin，DDP）：60 mg/m^2，静脉滴注，第1天；

每4周重复1次。

（6）口服单药依托泊苷

依托泊苷（Etoposlode，VP-16）：200 mg/m^2，口服，第1~5天，每3~4周重复1次。

2. 二线治疗

（1）单用拓扑替康

拓扑替康（Topotecan，TPT）：1.25~1.5 mg/m^2，静脉滴注，第1~5天，每3周重复1次。

（2）CAV方案

环磷酰胺（Cyclophosphamide，CTX）：800 mg/m^2，静脉滴注，第1天；

多柔比星（Doxorubicin，ADM）：50 mg/m^2，静脉注射，第1天；

长春新碱（Vincristine，VCR）：1.4 mg/m^2，静脉注射，第1天；

每3周重复1次。

（3）IP方案

依立替康（Irinotecan，CPT-11）：60 mg/m^2，静脉滴注，第1、8、15天；

顺铂（Cisplatin，DDP）：DDP60 mg/m^2，静脉滴注，第1天；

每4周重复1次

（三）用药说明及注意事项

1. 化疗是小细胞肺癌的主要治疗手段之一 临床上使用多药联合化疗的疗效达70%左右。对于局限期的小细胞肺癌，目前的标准治疗为化疗联合放疗。一般认为对PS较好的局限期患者（PS<2）应尽早开始放疗（化疗2~3个疗程后）或化疗、放疗同步进行，但对PS较差的局限期经化疗仍无法达到PR的患者以单纯化疗为主。

2. 化疗方案的选择和毒副作用的评估

（1）EP方案可作为小细胞肺癌的标准一线化疗方案，3~6个月内复发者改用二线化疗方案，6个月后复发者可继续用原方案，IP方案可作为广泛期SCLC患者的一线治疗选择。

（2）所列化疗方案都要根据患者所处的不同阶段，对化疗药物不良反应的耐受情况评估，选择其中方案之一，同时对所预见的不良反应作预防处理，并仔细观察相关毒副作用的发生，并积极治疗，不良反应处理详见化疗药物毒副作用处理章节。

四、中医中药治疗

（一）辨证论治处方

1. 肺郁痰瘀型

辨证要点：咳嗽不畅，咳痰不爽，胸闷气急或胸肋背痛，痰中带血，大便秘结。舌质暗红，苔白，脉弦。

治法：清肺理气，化瘀除痰散结。

主方：苇茎汤加减。

药物：猫爪草、鱼腥草、生薏苡仁、冬瓜仁各30 g，苇茎、仙鹤草、浙贝母、款冬花各15 g，桔梗、桃仁各10 g，三七末3 g。方中苇茎、鱼腥草、桔梗、仙鹤草、清热理气；生薏苡仁、冬瓜仁、猫爪草、浙贝母化痰散结；桃仁、三七活血化瘀；天冬养阴清热；共奏理气化瘀，除痰散结之效。若痰郁化热，加金银花、连翘、黄芩；胸肋胀痛，加全瓜蒌、制乳香、制没药、延胡索。

2. 脾虚痰湿型

辨证要点：咳嗽痰多，胸闷，纳呆，神疲乏力，短气，腹胀，大便溏。舌质淡胖，边有齿印，苔白腻，脉濡缓。

治法：健脾化湿，宣肺豁痰散结。

主方：四君子汤加减。

药物：麦芽、猫爪草、全瓜蒌、生薏苡仁各30 g，党参、茯苓、白术、猪苓、浙贝母各15 g，桔梗12 g，守宫、生半夏（久煎）各10 g。方中党参、茯苓、白术健脾益气；猪苓、麦芽开胃化湿；桔梗、浙贝、守宫、猫爪草、全瓜蒌、生薏苡仁、生半夏豁痰散结。合之共奏健脾化湿，宣肺豁痰散结之效。若气虚喘咳，加西洋参、冬虫夏草、山海螺；痰热恋肺，加半枝莲、白花蛇舌草。

3. 阴虚痰热型

辨证要点：咳嗽痰少，或干咳无痰，痰中带血，胸翳，气促，心烦失眠，口干，大便秘结，潮热盗汗。舌质红，苔少或薄黄，脉细数。

治法：滋肾清肺，豁痰散结。

主方：沙参麦冬汤加减。

药物：生薏苡仁、猫爪草、鳖甲（先煎）各30 g，沙参、仙鹤草、猪苓、天冬、浙贝母、生地黄各15 g，桔梗12 g，麦冬、守宫各10 g。方中沙参、麦冬、天冬、生地黄养阴清热；守宫、生薏苡仁、浙贝母、桔梗、仙鹤草、猫爪草豁痰散结；鳖甲滋肾软坚；猪苓利湿。合之共奏滋肾清肺，豁痰散结之效。若咯血不止，加白茅根、白及、田七粉；自汗气短，加人参、冬虫夏草、黄芪、五味子；便秘，加黑芝麻、大黄。

4. 气阴两虚型

辨证要点：咳嗽少痰，咳声低微，痰中带血，气促，神疲乏力，纳少短气，口干不多饮。舌质红，苔薄，脉细弱。

治法：益气养阴，化痰散结。

主方：生脉散加减。

药物：党参、仙鹤草、浙贝母、黄芪、天冬、百合各15 g，西洋参（另炖）、麦冬、五味子、守宫、北杏仁、山慈姑各10 g。方中西洋参益气养阴；党参、黄芪补益肺气；麦冬、天冬、百合养阴生津；五味子滋补肺津；浙贝母、北杏仁、山慈姑、仙鹤草化痰散结。合之共奏益气养阴，化痰散结之效。若痰中带血，加白及、花蕊石、三七；胸背疼痛，加延胡索、枳壳、郁金；高热不退，加水牛角、白薇、紫雪丹；大便干结，加生地黄、大黄；胸腔积液，加桑白皮、葶苈子、大枣；颈部肿核者，加猫爪草、海蛤壳、炮山甲等。

第三节　胃癌

胃癌（pastric carcinoma）是当今世界范围内发病和死亡率最高的恶性肿瘤之一，居我国消化道恶性肿瘤之首。

胃癌根据浸润深度和转移情况将其分为早期和进展期胃癌。早期是指肿瘤浸润不超过黏膜下层者；进展期胃癌是指肿瘤浸润超过黏膜下层或伴有转移的中、晚期胃癌。根据解剖划分，胃癌可发生于胃上部、中部、下部，临床上也相应的称之为贲门癌、胃体癌、胃窦癌。我国胃癌以胃窦癌常见，欧美发达国家胃癌以贲门癌常见。

一、临床表现

胃癌在早期往往无特异性的症状，包括上腹部疼痛或不适、饱胀感、恶心呕吐，厌食及食欲减退、消瘦等，这些症状常常与胃炎、胃溃疡等慢性胃部的疾病症状无明显差异，往往不易引起患者及医生的注意而误诊，病情进展则会使得上述症状加重，且易引起呕血、黑便及转移病灶的症状。

二、诊断标准与分类

（一）诊断标准

1. 临床表现　有上腹疼痛，常同时伴有食欲减退、乏力、消瘦、恶心、呕吐、呕血、黑便。但这种疾病不能被进食或服用抑酸药缓解。

2. 体征　早期可有上腹部深压痛或不适，晚期可有上腹部肿物、胃型或蠕动波、振水音、腹水征或盆底种植性结节。

3. 实验室检查　常有贫血、红细胞比积降低、粪便潜血阳性、肿瘤标志物CEA、CA199、CA125、CA72-4和血清胃蛋白酶原检查阳性。

4. 纤维胃镜检查　可见病灶为隆起、凹陷、肿块、溃疡等病变。病理活检、印片或刷片可确诊。

5. 胃钡餐造影　X线片象主要有龛影、充盈缺损、黏膜皱壁的改变、蠕动异常及梗阻性改变。

6. 胃双重造影法　早期胃癌可见表现不光滑、边缘清晰，小的充盈缺损。龛影底部呈结节状，周边黏膜集中仅表现为胃小区融合。

（二）胃癌的分型

根据胃癌的大体形态随病期不同而分为早期胃癌和进展期胃癌。

1. 早期胃癌（EGC）指病变仅侵及黏膜或黏膜下层者，不论病灶大小，有无淋巴结转移均为早期胃癌，其中直径在5～10 mm者称小胃癌，直径＜5 mm称微小胃癌。

早期癌根据肉眼形态分型：

Ⅰ型：隆起型，癌块突出5 mm以上。

Ⅱ型：浅表型，癌块突出或低陷在5 mm以内。

Ⅱa：浅表隆起型。

Ⅱb：浅表平坦型。

Ⅱc：浅表低陷型。

Ⅲ：凹陷型，凹陷深度超过5 mm。

混合型：如Ⅱa+Ⅱc，Ⅱc+Ⅱa+Ⅲ。

2. 进层期胃癌，又称中、晚期胃癌，病变时超过黏膜下层，按Borrmann分型法分4型：

Borrmann Ⅰ型，又称蕈伞形，菜花型，肿块型。

Borrmann Ⅱ型，又称非浸润溃疡型，溃疡限局型。

Borrmann Ⅲ型，又称浸润溃疡型。

Borrmann Ⅳ型，又称弥漫浸型。

三、西医药物治疗思路、原则、目标与处方

胃癌的治疗是以手术为主的综合治疗。有选择性的进行辅助化疗。总的原则为：对于Ⅰ、Ⅱ期的患者，进行胃癌根治术，如有区域淋巴结或肿瘤侵犯至肌层、浆膜层，可以考虑进行术后辅助化疗（也可以不进行辅助化疗）。对于Ⅲ期患者，亦应尽量争取进行根治术，如不能完全切除，则行姑息性切除。术中可进行局部放疗，术后进行化疗。晚期、转移性胃癌进行化疗，必要时可进行姑息性手术。

（一）新辅助化疗

1. ECF方案

表柔比星（Epirubicin，EPI）：50 mg/m²，静脉注射，第1天。

顺铂（Cisplatin，DDP）：60 mg/m²，静脉注射，第1天。

氟尿嘧啶（Fluorouracil，5-FU）：200 mg/m²，静脉滴注（持续），第1～21天，每3～4周重复1次。或750 mg/m²第1～5天，每3～4周重复1次。

2. CF方案

亚叶酸钙（Leucovorin，CF）：200 mg/m²，静脉注射，第1～5天。

氟尿嘧啶425 mg/m²，静脉注射，第1～5天，每3周重复1次。

（二）辅助治疗

1. FOLFOX方案

（1）FOLFOX4方案

奥沙利铂（Oxaliplatin，L-OHP）：85 mg/m²，静脉注射（2小时），第1天。

亚叶酸钙（Leucovorin，CF）：200 mg/m^2，静脉注射（2小时），第1、2天，

氟尿嘧啶（Fluorouracil，5-FU）：400 mg/m^2，静脉注射（快速），第1、2天，氟尿嘧啶600 mg/m^2，静脉滴注（连续22小时），第1、2天。

（2）FOLFOX6方案

奥沙利铂（Oxaliplatin，L-OHP）：85 mg/m^2，静脉滴注（2小时），第1天。

亚叶酸钙（Leucovorin，CF）：200 mg/m^2，静脉注射（2小时），第1、2天。

氟尿嘧啶（Fluorouracil，5-FU）：400 mg/m^2，静脉注射（快速），第1、2天，氟尿嘧啶2400 mg/m^2，静脉滴注（连续46小时）。

FOLFOX方案每2周重复1次。

2. 替吉奥单药

替吉奥（S-1）40 mg/m^2，口服，每天2次，第1~28天，每6周重复1次。

（三）晚期/复发胃癌的化疗

化疗与最佳支持治疗相比较，明显改善患者生存率和生活质量。

1. ELF方案

依托泊苷（Etoposlode，VP-16）：100 mg/m^2，静脉滴注（50分钟），第1~3天。

醛氢叶酸（Leucovorin，CF）：300 mg/m^2，静脉注射（10分钟），第1~3天。

氟尿嘧啶（Fluorouracil，5-FU）：500 mg/m^2，静脉注射（10分钟），第1~3天，每3~4周重复1次。

2. EOX方案

表柔比星（Epirubicin，EPI）：50 mg/m^2，静脉注射，第1天。

奥沙利铂（Oxaliplatin，L-OHP）：130 mg/m^2，静脉滴注（2小时），第1天。

卡培他滨825 mg/m^2，口服，每天2次，第1~14天，每3周重复1次。

3. DCF方案

多西他赛（Docetaxel，DOC）：75 mg/m^2，静脉滴注，第1天。

顺铂（Cisplatin，DDP）：60 mg/m^2，静脉注射，第1天。

氟尿嘧啶（Fluorouracil，5-FU）：750 mg/m^2，静脉滴注（持续），第1~5天，每3~4周重复1次。

4. FOLFIRI方案

伊立替康（Irinotecan，CPT-11）：180 mg/m^2，静脉滴注，第1天。

亚叶酸钙（Leucovorin，CF）：400 mg/m^2，静脉滴注，第1天。

氟尿嘧啶（Fluorouracil，5-FU）：400 mg/m^2，静脉注射，第1天，氟尿嘧啶2~2.4 g/m^2，静脉滴注（46小时），第1天。

该方案每2周1次。

5. XP方案

顺铂（Cisplatin，DDP）：80 mg/m^2，静脉注射，第1天。

卡培他滨（Capecitabine，CAPE）：825 mg/m^2，口服，每天2次，第1~14天，每

3周重复1次。

6. SP方案

替吉奥（Tegafur，S-1）：40 mg/m²，口服，每天2次，第1～21天。

顺铂（Cisplatin，DDP）：80 mg/m²，静脉注射，第8天。

每5周重复1次。

7. 雷莫芦单抗+紫杉醇

雷莫芦单抗（Ramucirumab）8 mg/kg，静脉注射，第1、15天。

紫杉醇（Paclitaxel，TAX）：80 mg/m²，静脉注射，第1、8、15天。

每4周重复1次。

8. 阿帕替尼

阿帕替尼500～850 mg，餐后半小时口服。

（四）用药说明及注意事项

1. 临床评估为无远处转移可手术切除的患者，首选手术治疗。术后，如为R0切除，IA期，不推荐术后辅助化疗/放疗。T2 N0者，对有高危因素如低分化腺癌、有脉管瘤栓、年轻（<35岁）患者应行术后含5 FU方案的化疗或同时化放疗。T3/4或任何T、N⁺的患者，推荐行术后辅助化疗或同时化放疗。如为R1切除，推荐术后放疗同时5 FU增敏。对R2切除的患者，推荐术后放疗同时5 FU增敏，或全身化疗，或给予最好的支持治疗。

临床评估无远处转移但不可手术切除的局部晚期胃癌，采用新辅助化疗，或者新辅助放、化疗（可行放疗同时5 FU增敏），治疗结束后进行疗效评价，如肿瘤完全或大部分缓解，合适的患者行手术切除。如肿瘤残存或出现远处转移，考虑全身化疗或参加临床试验。

有远处转移的患者，考虑全身化疗为主，或参加临床试验。不能耐受化疗的，给予最好的支持治疗。

2. 化疗方案的选择与毒副作用的评估。

（1）所列化疗方案都要根据患者所处的不同阶段，对化疗药物不良反应的耐受情况评估，选择其中方案之一，同时对所预见的不良反应作预防处理，并仔细观察相关毒副作用的发生，并积极治疗，不良反应处理详见化疗药物毒副作用处理章节。

（2）推荐氟尿嘧啶联合铂类的两药方案用于辅助化疗，其他化疗药物组成的两药及三药方案用于晚期姑息化疗，体力状态差、高龄患者、不耐受联合方案者考虑口服单药化疗。

四、中医中药治疗处方

（一）辨证论治

胃癌患者的临床表现有三个特点，一为升降失常；二为虚实夹杂；三为易旁他脏。故临症应多注意兼顾，用药亦多寒温并用，升降并用，补泻并用，根据本病的病因病机特点及临床所见，具体如下：

1. 肝胃不和型

辨证要点：胃脘胀满，痛连两胁，口苦心烦，嗳气频作，饮食少进或反胃，舌苔薄白或薄黄，脉弦细。

治法：疏肝和胃，理气止痛。

方药：逍遥散合香连丸加减。若呕吐明显可加法夏、旋复花以降气止呕，体质未虚者可选半枝莲、七叶一枝花、徐长卿等以解毒抗癌。或以四逆散合参赭培气汤（柴胡、枳壳、郁金、陈皮、白术、白芍、代赭石、白英、藤梨根、野葡萄藤等）、旋复代赭汤（柴胡、枳壳、郁金、白芍、代赭石、藤梨根、旋复花、野葡萄藤等）等加减选用。

2. 痰食瘀阻型

辨证要点：脘腹刺痛，心下痞硬，厌恶肉食，嗳腐吞酸，或肌肤甲错，或吐血便血，舌苔白，舌质暗晦或见瘀点，脉弦滑或弦涩。

治法：化痰消食，活血祛瘀。

方药：膈下逐瘀汤合二陈汤加减。可选用肿节风、七叶一枝花解毒抗癌，厚朴、法夏、枳实理气，田七、桃仁、五灵脂、蒲黄祛瘀。

3. 脾胃虚寒型

辨证要点：脘腹隐痛，喜温喜按，面色㿠白，神疲肢冷，或朝食暮吐，暮食朝吐，口淡乏味，时呕清水，倦怠短气，便溏腹泻，舌质淡胖，舌苔白润，脉沉细或沉缓。

治法：温中散寒，健脾和胃。

方药：理中汤合吴茱萸汤加减。如中寒明显者可加附子、肉桂、高良姜温中散寒、通络止痛，可加肿节风、徐长卿抗癌消积。

4. 气血亏损型

辨证要点：面色萎黄无华，骨瘦如柴，头晕目眩，心悸气促，动则喘促，倦怠乏力，腹胀纳呆，上腹部包块明显，大便干结，舌淡少苔，脉沉细无力。

治法：补气养血，扶正固本。

方药：十全大补汤加减。形体羸瘦者可加紫河车、黄精、女贞子以补血益气；如久病阴损及阳，阴阳衰竭者则加高丽参以大补元气，扶正固脱。

（二）中成药

1. 喜树碱注射液　为中草药珙桐科旱莲属植物喜树中提取的抗癌药，性味苦涩凉，具有杀虫、清热解毒散结功效，其根、果、树皮、树枝均可入药。主治胃癌、结肠癌、膀胱癌、慢性粒细胞性白血病，急性淋巴性白血病等。推荐用量为$4\sim10\,mg/m^2$，可单独或联合使用。

2. 小金丹（《外科全生集》）　由白胶香、草乌、五灵脂、地龙、木鳖子、乳香、没药、当归、麝香、墨炭组成。主治痈疽肿毒、痰核流注、乳岩瘰疬、横痃恶疮，无名肿毒、阴疽初起。有报道，用加减小金丹治疗中晚期胃癌术后，有延长生存期，提高生存率的作用。适用于病属寒痰瘀阻者。

第四节　胰腺癌

胰腺癌（pancreatic cancer）已成为我国人口死亡的十大恶性肿瘤之一。胰腺癌的发病率随年龄增长而增长，约80%的胰腺癌发生于60～80岁。吸烟是胰腺癌最突出和最一致的危险因素。

一、临床表现

胰腺癌的临床症状，取决于癌肿的生长部位，周围器官是否受累及有无并发症出现。胰头癌相对较早出现症状，而体尾癌早期症状甚少。

（一）腹痛

是胰腺癌最常见的症状，约60%以上患者为首发症状。胰腺癌腹痛的位置较深，部位不甚精确，以上腹部最多见。

（二）黄疸

主要见于胰头癌病例。部分患者可以黄疸为首发症状。胰腺癌患者的黄疸属梗阻性黄疸，由癌肿阻塞或压迫胆总管下段所致。除出现明显黄疸外，患者还可出现皮肤瘙痒、贫血及出血倾向等。

（三）消瘦

体重减轻是胰腺癌患者的常见症状。胰腺癌患者消瘦的特征是发展速度快。

（四）消化道症状

食欲不振、消化不良、恶性呕吐、腹泻便秘交替或便秘等症状时有发生，但不具特异性。

（五）肝肿大

约50%的患者可有肝肿大，其原因以淤胆为主，偶为门脉高压或癌肿转移所致。

（六）胆囊肿大

胰腺癌出现肝外阻塞性黄疸时，有时可扪及肿大胆囊。

（七）腹部肿块

胰腺位置较深，胰腺癌患者一般不易触及腹部肿块。一旦触及肿块，无论原发灶或转移灶多表明病程已属晚期。

（八）此外，部分患者可出现血栓性静脉炎、症状性糖尿病及精神症状。

二、诊断标准与分类、分级

（一）胰腺癌的诊断标准

1. 进行性加重的中腹部或左上腹部疼痛与闷胀，放射至腰背部。仰卧与侧卧时疼痛加重，坐位时疼痛可减轻，可有进行性梗阻性黄疸及严重消瘦等。

2. 上腹深部肿块，肝脏、胆囊肿大。

3. 血清癌胆抗原检测阳性。

CA199是胰腺癌的重要标记物之一，对胰腺癌的诊断有相对特异性。

4. 实验室和其他检查

（1）B超检查有胰头或胰尾部肿块表现。

（2）CT检查显示胰腺癌。PET-CT显示胰腺癌，SUV值增高。

（3）内镜逆行胰胆管造影显示胰管狭窄变形、阻塞、对比剂漏出管外等。

（4）X线检查平片见有钙化；十二指肠低张造影见十二指肠圈增大，胃幽门部或十二指肠受压、狭窄、充盈缺损或胃体后壁受压移动；横结肠、空肠受压向下移位；选择性腹腔及肠系膜上动脉造影见围绕的却静脉变形及移位。

（5）75 Se标记氮氨酸或67 Ga胰腺扫描有占位性病变。

（6）可伴有胆红素升高，血糖尿糖增高。

（二）组织病理学类型

WHO胰腺癌组织学分类：重度导管非典型增长/原生癌，导管腺癌，黏液非囊性腺癌，印戒细胞癌，腺鳞癌，未分化癌，混合型导管内分泌癌，破骨细胞样巨细胞肿瘤，浆液样囊腺癌，黏液样囊腺癌，伴或不伴有浸润的导管乳头状黏液癌，腺泡细胞癌，腺泡细胞囊腺癌，混合性腺泡-内分泌癌，实性假乳头状癌等。

组织学分级为5级（G）：Gx无法分级；G1高分化；G2中分化；G3低分化；G4未分化。

（三）临床分期

胰腺癌的临床影像分期见表19-1。

表19-1　临床影像分期

分期	临床/影像指标
Ⅰ	可切除（T1~2，部分T3，NX，M0）：腹腔干或肠系膜上动脉无包绕
	肠系膜上静脉和门静脉通畅
	无胰腺外病灶
Ⅱ	局部进展性（部分T3或T4，NX-1，M0）：
	动脉包绕（腹腔干或肠系膜上动脉）或
	静脉闭塞（肠系膜上静脉、门静脉）
	无胰腺外病灶
Ⅲ	转移（任何T，任何N，M1）
	肝脏、腹膜转移，偶尔肺部转移

三、西医药物治疗思路、原则、目标与处方

（一）治疗思路、原则与目标

胰腺癌的治疗以手术为主，但相当多患者就诊时已无法行根治术。胰头癌的手术切除率在15%左右，胰体尾癌的切除率更低，在5%左右。局部晚期不可手术的胰腺癌：中数生存仅6~10月。以5-Fu为基础的化疗加放疗与单纯放疗或化疗相比，已证实可有提高生存率。

（二）药物治疗方案

处方一：单药方案

1. 0.9%NaCl，20 mL

昂丹司琼（Ondansetron）：8 mg，静脉注射，第1~2天。

2. 0.9%NaCl，100 mL

吉西他滨（Gemcitabine，GEM）：1000 mg/m²，静脉滴注，持续0.5 h，第1、第8、第15天，每四周一次。

处方二：吉西他滨+卡培他滨（GEM+CAPE）

1. 0.9%NaCl，100 mL

吉西他滨（Gemcitabine，GEM）：1000 mg/m²，静脉滴注，持续0.5小时，第1、8天，每3周一次。

2. 卡培他滨（Capecitabine，CAPE）：850 mg/m²，口服，第1~14天，每天2次，每3周一次。

（三）用药说明及注意事项

两药联合使用毒性同时存在，Ⅲ-Ⅳ度不良事件以中性粒细胞减少最常见。推荐用于ECOG评分为0~1分，体力状态较好患者。卡培他滨常见副作用有手足综合征、高胆红素血症、腹泻、血糖升高、碱性磷酸酶升高、黏膜炎、骨髓抑制等。此方案对于有轻到中度肝肾功能损害患者应密切监护，必要时减低剂量。胰腺癌的辅助化疗应在根治术1月左右后开始；辅助化疗前准备包括腹部盆腔增强CT扫描，胸部正侧位相，外周血常规、肝肾功能、心电图及肿瘤标志物CEA；CA19-9等。化疗中及时观察并处理化疗相关不良反应。化疗副作用处理详见化疗药物毒副作用处理章节。

对不能耐受化疗患者采取中医中药治疗及对症治疗。

四、中医中药治疗

（一）辨证论治处方

1. 脾虚痰湿

辨证要点：上腹部不适或疼痛按之舒适，面色少华，消瘦倦怠，不思饮食，胸脘胀闷，恶心呕吐，口干不多饮，大便溏泄，舌质淡，苔白或腻，脉滑或弦滑。

方药：香砂六君子汤（《古今名医方论》）加减。

方义：香砂六君子汤由陈夏六君子汤加木香、砂仁而成。方中人参益气健脾，为君药。白术健脾燥湿，加强益气助运之力，为臣药；茯苓健脾渗湿，木香行气止痛，砂仁、陈皮、半夏化湿和中，共为佐药；炙甘草益气和中，调和诸药，为使药。诸药合用，共奏健脾理气、化痰祛湿之效。

2. 湿热蕴结

辨证要点：上腹部胀满不适或胀痛，发热缠绵，口渴而不喜饮，或见身黄、目黄、小便黄，口苦口臭，便溏臭秽，舌红苔黄或腻，脉数。

治法：清热化湿

方药：三仁汤（《温病条辨》）加减

方义：方中杏仁善开上焦，宣通肺气；白蔻仁宣化中焦，和畅脾胃；生苡仁疏导下焦，健脾渗湿，三药合用可使三焦宣畅、湿热分消，共为君药。半夏、厚朴化脾胃之湿，滑石、通草、竹叶清利湿热，共为臣药。

3. 肝郁血瘀

辨证要点：上腹痞块，胀满疼痛拒按，痛无休止，痛处固定，恶心呕吐或呃逆，面色晦暗，形体消瘦，纳呆食少，便秘或溏，舌质青紫，边有瘀斑，苔薄白，脉弦细或涩。

治法：活血祛瘀，行气止痛

方药：膈下逐瘀汤（《医林改错》）加减。

方义：方中桃仁、红花、川芎、当归、赤芍活血化瘀，共为君药；牡丹皮清热凉血化瘀，五灵脂破血逐瘀止痛，香附、乌药、枳壳、延胡索疏肝解郁、行气止痛，共为臣药；甘草调和诸药，为使药。

4. 阴虚内热

辨证要点：上腹部胀满不适或胀痛，低热，盗汗，午后颧红，心烦不寐，咽干口燥，口干喜饮，便燥行艰，舌质红苔燥或少苔，脉细数。

治法：养阴清热

方药：益胃汤（《温病条辨》）加减。

方义：方中生地、麦冬养阴清热、生津润燥，为甘凉益胃之上品，共为君药；北沙参、玉竹养阴生津，加强生地、麦冬益胃养阴之力，共为臣药；冰糖濡养肺胃，调和诸药，为使药。诸药合用，共奏养阴益胃之效。

（二）秘方验方

1. 西黄丸（《外科证治全生集》）　由麝香、牛黄、乳香、没药组成，具有解毒散结、消肿止痛的功效。用于痈疽疔毒，瘰疬，流注，癌肿等病症。每日2次，每次3 g，温开水送服。

2. 小金丹（《外科证治全生集》）　由白胶香、草乌、五灵脂、地龙、木鳖子、乳香、没药、当归、墨炭组成。具有化痰散结，祛瘀通络的功效。主治痰核流注、瘰疬、乳岩、阴疽初起。凡肿瘤患者证属寒湿痰瘀阻络者可使用。每日3次，每次3 g，温开水送服。

（三）中成药

1. **复方红豆杉胶囊** 系由红豆杉提取物与中药复合而成的抗癌新药，具有祛邪扶正、通络散结的作用；用于气虚痰湿、气阴两虚、气滞血虚所致的中晚期肿瘤患者的治疗。

2. **槐耳颗粒** 主要成分为槐耳菌质，具有扶正固本，活血消癥功效。适用于正气虚弱，瘀血阻滞之证，并可作为化疗者辅助治疗用药，有改善腹痛、腹胀、乏力等症状的作用。用法用量：口服，一次20 g，一日3次。一个月为1疗程，或遵医嘱。

3. **安康欣胶囊** 主要成分有黄芪、人参、丹参、补骨脂、鸡血藤、半枝莲、淫羊藿等。具有活血化瘀、软坚散结、扶正固本等功效。用法用量：口服，一次5粒，一日3次，饭后温开水送服。

第五节 原发性肝癌

原发性肝癌（primaryhepatic carcinoma）是指原发于肝细胞或肝内胆管上皮细胞的恶性肿瘤。我国是肝癌的高发区，肝癌居我国恶性肿瘤死亡原因的第二位。导致肝癌的主要危险因素包括乙型肝炎病毒感染、长期接触黄曲霉毒素、饮水污染、酒精性肝硬化等。

一、临床表现与分型

原发性肝癌起病隐匿，早期肝癌称为亚临床肝癌，可无任何临床症状与体征，或仅出现肝病所致的临床表现，如胁痛、纳呆、消瘦等，从中医的辨证角度分析，则多数患者素有情志不畅，烦躁易怒，口苦咽干，疲倦纳呆等"肝失疏泄"、"肝盛脾虚"的症状。一旦出现肝癌临床表现，则多已至中晚期，晚期症状多种多样，其中以肝区疼痛为主，可伴有腹胀、纳差、呃逆、发热、腹泻、消瘦、呕血、便血、衄血、皮下瘀斑等。肝大，质地坚硬，伴或不伴结节，压痛明显、腹水、黄疸、脾肿大为肝癌的常见体征。其中黄疸、腹水、恶病质、锁骨上淋巴结肿大及其他远处转移灶的出现是肝癌晚期的表现。

二、诊断标准

（一）病理诊断

1. 肝组织学检查证实为原发性肝癌者。

2. 肝外组织学检查证实为肝细胞癌者。

（二）临床诊断

1. 如无其他肝癌证据的AFP对流法阳性或放射免疫法＞400 μg/L，持续4周以上，并能排除妊娠、活动性肝病、生殖腺胚胎源性肿瘤及转移性肝癌者。

2. 影像学检查有明确肝内实质性病变，能排除肝血管瘤和转移性肝癌，并具有下列条件之一者：AFP＞200μg/L；典型的原发性肝癌影像学表现；无黄疸而碱性磷酸酶或r–谷氨酰转肽酶明显增高；远处有明确的转移性病灶或有血性腹水或在腹水中找到癌细胞；明确的乙型肝炎标志阳性的肝硬化。

（三）肝癌TNM分期T原发肿瘤

Tx　原发肿瘤不能评估

T0　没有原发肿瘤证据

T1　孤立肿瘤且不伴血管转移

T2　孤立肿瘤伴血管转移或多发结节且直径不大于5 cm

T3 a　多发结节且直径大于5 cm

T3 b　任何大小单发或多发肿瘤且累计门静脉或肝静脉

T4　肿瘤累及邻近器官除了胆囊或穿透脏层腹膜

N　区域淋巴结

Nx　区域淋巴结不能评估

N0　无区域淋巴结转移

N1　有区域淋巴结转移

M　远处转移

M0　无远处转移

M1　有远处转移

组织学分级（G）

GX　分级无法评估

G1　高分化

G2　中分化

G3　低分化

G4　未分化

分期

Ⅰ　期T1　N0　M0

Ⅱ　期T2　N0　M0

ⅢA　期T3 a　N0　M0

ⅢB　期T3 b　N0　M0

ⅢC　期T4　N0　M0

ⅣA　期任何T　N1　M0

ⅣB　期任何T　任何N　M1

三、西医药物治疗思路、原则、目标与处方

手术治疗为首选且唯一可能根治的方法。对于不可切除的肝癌，可采用多种局部治疗方法。化疗在肝癌治疗中的价值未得到肯定。靶向药物索拉菲尼为首个经Ⅲ期临床研究证实可延长肝癌患者生存期的系统性治疗药物。

（一）药物治疗方案

1. 介入性肝动脉化疗栓塞　介入性肝动脉插管，灌注化疗药物与栓塞剂。化疗药物可选择氟尿嘧啶1.0 g，DDP 60 mg，ADM 60 mg，MMC 10 mg中的2种或3种药物联用；栓塞剂常采用远端栓塞剂碘油与近端栓塞剂明胶海绵。水剂化疗药氟尿嘧啶直接灌注，粉剂化疗药可与碘油混合成混悬液再灌注，可发挥缓释作用。

2. 靶向治疗

索拉菲尼（Sorafenib）：400 mg，口服，每天2次。直至病情进展。

3. 全身化疗

（1）XP方案

卡培他滨（Capecitabine，CAPE）：1000 mg/m^2，口服，每天2次，第1~14天，

顺铂（Cisplatin，DDP）：60 mg/m^2，静脉滴注（需水化），第1天，

每3周重复1次。

（2）XELOX方案

卡培他滨（Capecitabine，CAPE）：1000 mg/m^2，口服，每天2次，第1~14天，

奥沙利铂（Oxaliplatin，L-OHP）：OHP）130 mg/m^2，静脉滴注，第1天，

每3周重复1次。

（3）GEMOX方案

吉西他滨（Gemcitabine，GEM）：1000 mg/m^2，静脉滴注，第1天，

奥沙利铂（Oxaliplatin，L-OHP）：100 mg/m^2，静脉滴注，第2天，

每2周重复1次。

（4）ADM+Oxaliplatin

多柔比星（Doxorubicin，ADM）：60 mg/m^2，静脉注射，第1天，

奥沙利铂（Oxaliplatin，L-OHP）：130 mg/m^2，静脉滴注，第1天，每3周重复1次。

（二）用药说明及注意事项

1. 对于无手术指征的肝癌，可选择靶向药物索拉菲尼口服。无手术指针而肝功能Child-Pugh分级A-B级可行全身化疗，整体来说化疗在原发性肝癌治疗的地位很低，一方面肝癌对化疗表现为原发性耐药，另一方面晚期肝癌的患者肝功能差不能耐受化疗，因此肝癌患者选择化疗药须慎重，而优先考虑介入治疗：如肝动脉化疗栓塞、射频消融治疗。对于伴黄疸、腹水、肝功能失代偿的晚期肝癌患者以对症支持治疗为主。

2. 索拉菲尼为晚期肝细胞肝癌的首选药物。其主要副作用有高血压、皮疹、腹

泻、用药期间要常规监测血压变化，轻度高血压给予降压处理，严重高血压需要停药。

四、中医中药治疗处方

（一）辨证论治处方

1. 肝热血瘀型

辨证要点：上腹肿块石硬，胀顶疼痛拒按，或胸胁掣痛不适，烦热口干，或烦躁口苦喜饮，大便干结，溺黄或短赤，甚则肌肤甲错，舌苔黄厚，舌质红或暗红，时有齿印，脉弦数或弦滑有力。

治法：清肝解毒，祛瘀消癥。

方药：莲花清肝汤（周岱翰方）。

半枝莲30 g，七叶一枝花30 g，白花蛇舌草30 g，蜈蚣5条，干蟾皮3 g，柴胡12 g，白芍18 g，元胡12 g，田七5 g，人工牛黄（冲）1 g。每日一剂，水煎服。

方义：本方以半枝莲、七叶一枝花、白花蛇舌草清热凉血解毒为君药，蜈蚣、干蟾皮解毒消癥散结为臣药，佐以柴胡、白芍、元胡、疏肝祛瘀止痛，以人工牛黄引药达病所。

加减：痛甚者，酌加徐长卿、蒲黄、五灵脂；大便干结加知母、大黄。

2. 肝盛脾虚型

辨证要点：上腹肿块胀顶不适，消瘦乏力，怠倦短气，腹胀纳少，进食后胀甚，眠差转侧，口干不喜饮，大便溏数，溺黄短，甚则出现腹水、黄疸、下肢浮肿，舌苔白，舌质胖，脉弦细。

治法：健脾益气，泻肝消癥。

方药：健脾泻肝煎（周岱翰方）。

党参30 g，白术20 g，茯苓20 g，苡米30 g，半枝莲30 g，七叶一枝花30 g，干蟾皮3 g，蜈蚣5条，绵茵陈24 g，柴胡15 g，厚朴15 g，人工牛黄（冲）1 g。每日一剂，水煎服。

方义：本方以党参、白术、茯苓、苡米健脾益气渗湿为君药。半枝莲、七叶一枝花、蜈蚣为臣药，清热解毒泻肝胆。佐以柴胡、厚朴，茵陈疏肝理气、利胆退黄。用人工牛黄引药至肝胆。

加减：短气乏力甚者用生晒参易党参，腹胀顶甚加槟榔、木香，有腹水黄疸去蜈蚣酌加蒲公英、徐长卿、泽泻。

3. 肝肾阴亏型

辨证要点：臌胀肢肿，蛙腹青筋，四肢柴瘦，短气喘促，唇红口干，纳呆畏食，烦躁不眠，溺短便数，甚则神错摸床，上下血溢，舌光无苔，舌质红绛，脉细数无力，或脉如雀啄。

治则：滋水涵木，益气育阴。

方药：滋肾养肝饮（周岱翰方）。

女贞子20 g，山茱肉15 g，生地黄20 g，西洋参10 g，麦冬15 g，白芍20 g，生晒参15 g，仙鹤草30 g，七叶一枝花30 g，半枝莲30 g，五味子10 g。每日两剂，早晚各服一剂，水煎服。

方义：本方以女贞子、山茱肉滋养肝肾为君药，生地黄、白芍养肝育阴，西洋参、生晒参、麦冬益气复脉为臣药，佐以仙鹤草、半枝莲、七叶一枝花凉血解毒，用五味子酸甘入肝为引药。

（二）秘方验方

1. 大黄䗪虫丸（《金匮要略》） 由大黄、䗪虫、虻虫、蛴螬、水蛭、干漆等组成。具有活血祛瘀、消肿散结的功效，适于各期肝癌正气未全虚者。每次3~6 g，每日3次。

2. 安宫牛黄丸（《温病条辨》） 由牛黄、犀角、麝香、黄连、黄芩、生栀子、朱砂、珍珠、冰片、明雄黄、郁金等组成，有清热解毒、凉血退热、醒神开窍的功效。对肝癌癌性发热、肝昏迷等有较好的作用。每次1丸，凉开水送服，每日1~3次。

（三）中成药

1. 消癥益肝片 为蟑螂提取物（总氮）的片剂，有解毒化积、消肿止痛的功效，适于各期原发性肝癌。每次6~8片，每日3次。

2. 化癥回生口服液 源于《温病条辨》中的化癥回生丹，由益母草、红花、三棱、人参、鳖甲、虻虫、乳香、阿魏、香附等34味药组成，具有消癥化瘀、益气养血、健脾补肾的功效。用于治疗肝癌、肺癌，还可用于治疗胃癌、食道癌、结肠癌、乳腺癌及女性生殖系统肿瘤如子宫颈癌、卵巢癌等。每次10 mL，每日3次。

第六节 大肠癌

大肠癌是最常见的消化道肿瘤之一，包括来自盲肠、阑尾、升结肠、横结肠、降结肠、乙状结肠、直肠和肛管的恶性肿瘤，其中前六个部分归为结肠癌（Colon cancer），后两个部位的恶性肿瘤分别为直肠癌和肛管癌（Rectal cancer and Anal cancer）。大肠癌的发病风险随年龄的增长而增加且具有明显的地域分布差异性，高发区如北美、西欧、澳大利亚和新西兰；中发地区如东欧、南欧、拉丁美洲；低发地区如非洲、亚洲和南美。大肠癌的病因至今尚未明了，但已注意到与遗传和饮食等因素可能有关。其主要的病理类型为腺癌。大肠癌发生部位以直肠最为多见。

一、临床表现与分类

大肠癌早期无明显症状，病情发展到一定程度才出现临床症状，主要有下列五方面的表现：肠刺激症状和排便习惯改变（便频、腹泻或便秘，有时便秘和腹泻交替、里急后重、肛门坠胀）、便血、肠梗阻、腹部肿块、全身中毒症状（贫血、消瘦、发热、无力等）。由于左、右结肠在胚胎学、解剖学、生理功能和病理基础都有所不同，因而两者的临床表现也不同。大肠癌发展到后期可引起局部穿孔造成急性腹膜炎、腹部脓肿；远处转移如肝转移出现肝大、黄疸、腹水；肺转移出现咳嗽、气促、血痰；脑转移出现昏迷；最后会引起恶液质、全身衰竭。肛门指检、乙状结肠镜或导光纤维结肠镜可扪及或看到肿块，腹部亦常扪及包块；全身检查可以发现贫血以及转移征象如锁上淋巴结肿大，肝肿块等。

二、诊断标准

（一）结肠癌

1. 最早的症状　排便习惯的改变，如排便次数增多，粪便带血，便稀有黏液；中下腹部隐痛。随着病变发展，再现便秘腹泻交替，以至完全性肠梗阻；腹部肿块，质硬形状不规则，肿块穿透肠壁或有小穿孔时，形成炎性包块，边界不清，较固定，压痛明显；肠梗阻加重时出现阵发性绞痛；癌肿穿孔后有腹膜炎体征。

2. 全身症状　贫血、消瘦、乏力、浮肿、发热、低蛋白血症。

3. 可转移至肝、肺、锁骨上淋巴结而出现相应征象。

4. X线钡灌肠或气钡双重造影显示结肠腔充盈缺损或龛影，黏膜破坏，肠管僵硬、狭窄或梗阻。

5. 结肠镜检查可看到肠壁溃疡、肿块及肠腔狭窄，并可切取活检。

6. B超检查　可了解有无肿块、肿块性质、肝内占位性病变。CT扫描可发现肝内转移癌及肿大的腹主动旁淋巴结。PET-CT有助于结肠癌诊断，协助分期。

7. 癌胚抗原、糖抗原19-9对结肠癌的诊断有诊断有辅助意义。

（二）直肠癌

1. 排便习惯及大便性状改变，如大便次数增多，脓血便或黏液血便，里急后重，大便形态不规则。发展至直肠、肛门狭窄或梗阻时，出现腹痛、腹胀、排便困难等低位肠梗阻表现。肛管癌可有局部疼痛、肛门部肿块、大便细窄。晚期可出现骶尾部及坐骨部剧烈疼痛，恶病体质。

2. 肛门直肠指检：早期直肠癌为不规则的硬肿块，以后为质脆的菜花样隆起或边缘外翻、基底深的恶性溃疡，直肠可固定，与周围器官粘连。指套上常带血。

3. 肛管癌和肛门周围癌可直接检查。早期有局限性皮肤增厚或小结节，以后形成边缘突起的溃疡，分泌物多，为脓血，晚期呈环状狭窄。

4. 直肠镜或乙状结肠镜检可窥见直肠肿瘤。

5. 钡灌肠检查气钡双重造影可帮助发现直肠以上多发性癌。

6. 必须取活组织作病理切片检查。

7. 作B超排除有无肝转移，女患者应作有关妇科检查。男性应进行泌尿系检查。

三、西医药物治疗思路、原则、目标与处方

目前化疗在大肠癌治疗中的作用主要有两个方面：

（一）与手术和放射治疗结合使用

对有些大肠癌患者经过根治性的手术和放射治疗后加用辅助化疗可以减少复发达到长期生存。

（二）晚期患者的姑息治疗

对一些在诊断时已出现远处转移肿瘤通过化疗能使患者的生存期延长，生活质量提高。

（三）药物治疗方案

1. 大肠癌的新辅助化疗

大肠癌的新辅助化疗一般用于直肠癌，其目的是增加保肛率，通常与54 Gy剂量的放疗联合使用。

（1）方案一：氟尿嘧啶225 mg/m^2，静脉滴注（24小时），每天1次，每周5天，放疗54 Gy。

（2）方案二：亚叶酸钙200 mg/m^2，静脉注射，每天1次4天，放疗的第1、5周给予，氟尿嘧啶400 mg/m^2，静脉注射，每天1次4天，放疗的第1、5周给予，放疗50.4 Gy。

（3）方案三：卡培他滨825 mg/m^2，口服，每天2次，每周5天，放疗54 Gy。

2. 大肠癌的辅助化疗

（1）改良FOLFOX6方案

奥沙利铂（Oxaliplatin，L-OHP）：85 mg/m^2，静脉滴注（2小时），第1天。

亚叶酸钙（Leucovorin，CF）：400 mg/m^2，静脉滴注，第1天。

氟尿嘧啶（Fluorouracil，5-FU）：400 mg/m^2，静脉注射，第1天，氟尿嘧啶2~2.4 g/m^2，静脉滴注（46小时），第1天，该方案每2周1次。

（2）CapeOX方案

奥沙利铂（Oxaliplatin，L-OHP）：130 mg/m^2，静脉滴注（2小时），第1天。

卡培他滨（Capecitabine，CAPE）：850~1000 mg/m^2，口服，每天2次，第1~14天，该方案每3周1次。

（3）改良Degramont方案

亚叶酸钙（Leucovorin，CF）：400 mg/m^2，静脉滴注，第1天。

氟尿嘧啶（Fluorouracil，5-FU）：400 mg/m^2，静脉注射，第1天，随后2~2.4 g/m^2，静脉滴注（46小时），第1天。

（4）卡培他滨方案

卡培他滨1000~1250 mg/m^2，口服，每天2次；第1~14天，应用2周，休息1周。

3. 晚期大肠癌的化疗

（1）FOLFIRI

伊立替康（Irinotecan，CPT-11）：180 mg/m²，静脉滴注，第1天。

亚叶酸钙（Leucovorin，CF）：400 mg/m²，静脉滴注，第1天。

氟尿嘧啶（Fluorouracil，5-FU）：400 mg/m²，静脉注射，第1天，氟尿嘧啶2~2.4 g/m²，静脉滴注（46小时），第1天。

该方案每2周1次。

（2）mFOLFOX6：参见辅助化疗。

（3）CapeOX：参见辅助化疗。

（4）FOLFOXIRI方案

伊立替康165 mg/m²，静脉滴注，第1天。

奥沙利铂85 mg/m²，静脉滴注，第1天。

亚叶酸钙400 mg/m²，静脉滴注，第1天。

氟尿嘧啶3.2 g/m²，静脉滴注（48小时），第1天。

每2周重复1次。

（5）单克隆抗体的联合方案

1）贝伐单抗/mFOLFIRI

FOLFIRI（参见晚期大肠癌化疗），

贝伐单抗（Avastin）5 mg/kg，每2周1次。

2）贝伐单抗/mFOLFOX6

FOLFOX6（参见大肠癌辅助化疗），

贝伐单抗5 mg/kg，每2周1次。

3）西妥昔单抗/FOLFIRI

FOLFIRI（参见晚期大肠癌化疗章节），

西妥昔单抗400 mg/m²，静脉滴注，第1周，随后250 mg/m²，静脉滴注，每周1次。

（四）用药说明及注意事项

1. 化疗在大肠癌中的作用主要有两个方面，即根治术后的辅助化疗和晚期大肠癌的姑息治疗。

Ⅰ期患者术后一般不需要辅助化疗，但有血管/淋巴管侵犯（脉管瘤栓）者应行辅助化疗。Ⅱ期患者有下列因素之一者应行术后辅助化疗：

（1）淋巴结取样不足<14个（NCCN标准）；

（2）T4（ⅡB期）；

（3）淋巴管/血管侵犯（脉管瘤栓）；

（4）病理分化程度差；

（5）分子生物学检测（免疫组化等）有预后不良因素；

（6）术前有穿孔或/和肠梗阻。Ⅲ期患者术后常规行辅助化疗，Ⅳ期患者以全身化疗为主，必要时辅助以其他局部治疗手段。

2.要对化疗方案的选择和毒副作用进行评估。

（1）所列化疗方案都要根据患者所处的不同阶段，对化疗药物副作用的耐受情况评估，选择其中方案之一。氟尿嘧啶联合奥沙利铂的两药方案为标准的辅助化疗方案，其中氟尿嘧啶可以用卡培他滨替代，疗效相近。体力状态差、高龄患者、不耐受联合方案者考虑口服单药化疗。其他化疗药物组成的两药及三药方案用于晚期、复发转移癌患者的姑息化疗，一年以上复发的患者仍可用辅助化疗方案，一年内复发的患者更改化疗方案。化疗过程中需要仔细观察相关毒副作用的发生，同时对所预见的副作用作预防处理，伊立替康的副作用有迟发性腹泻要特别重视，需要严密观察并及时处理。副作用处理详见化疗药物毒副作用处理章节。

（2）贝伐单抗联合化疗可用于晚期复发转移性大肠癌的二线及三线化疗，一般不单用。其副作用有高血压、蛋白尿、肠出血、肠穿孔。西妥昔单抗只用于晚期大肠癌KRAS基因野生型患者，不能耐受化疗的患者可以单用西妥昔单抗。另外需要注意的是贝伐单抗和西妥昔单抗都有发生过敏反应的可能，用药前需要先给予抗过敏预处理。

四、中医中药治疗处方

（一）辨证论治处方

大肠癌临床以中晚期居多，常见类型可分为湿热型、瘀毒和脾肾亏虚型、气血双亏型。病变过程较为复杂，往往出现虚实兼挟，寒热并见，故在临证时，应四诊合参，全面分析。

1.湿热型

辨证要点：腹痛腹胀，便下黏液臭秽或夹脓血，里急后重，肛门灼热，口干口苦，或伴发热、恶心等症。舌质红，苔黄腻，脉滑数。

治法：清热利湿。

方药：槐角丸加减《太平惠民和剂局方》。

成分：槐角15g，地榆15g，黄芩15g，公英15g，当归尾10g，木香6g，黄连6g，薏苡仁30g，八月札30g，茯苓15g，白花蛇舌草30g。

2.瘀毒型

辨证要点：下腹疼痛，痛有定处，便下脓血黏液，或里急后重，或便溏便细，舌质暗红或有瘀斑，苔薄黄，脉弦数。

治法：化瘀解毒。

方药：膈下逐瘀汤加减《医林改错》。

成分：桃仁15g，红花10g，当归尾6g，川芎6g，赤芍15g，五灵脂15g，延胡索15g，枳壳15g，土茯苓30g，八月札30g，甘草6g，白花蛇舌草30g。

3.脾肾亏虚型

辨证要点：腹痛隐隐，腹部肿物渐大，久泻久痢，便下脓血腥血，形体消瘦，面色苍白，声低气怯，纳呆，腰膝酸软，畏寒肢冷，舌质淡胖暗晦，苔白，脉沉细。

治法：健脾固肾，消癥散积

方药：参苓白术散加减《太平惠民和剂局方》

成分：党参15 g，白术15 g，茯苓15 g，砂仁6 g，薏苡仁30 g，陈皮6 g，八月札30 g，肉豆蔻15 g，补骨脂15 g，台乌15 g，全蝎6 g，川芎6 g。

4.气血双亏型

辨证要点：腹部隐痛，面色苍白，气短乏力，头晕体倦，舌质淡，苔薄白，脉细。

治法：益气养血

方药：归脾汤加减《济生方》

成分：黄芪15 g，党参15 g，白术15 g，茯苓15 g，木香6 g，薏苡仁30 g，当归尾10 g，川芎6 g，八月札30 g，山海螺30 g，全蝎6 g，炙甘草6 g。

（二）秘方验方

1.下瘀血汤（《金匮要略》）：大黄、桃仁、䗪虫。治大肠癌下腹刺痛，腹中癥块，便下脓血，证属瘀血内结者。

2.补中益气汤（《疡科心得集》）：黄芪、人参、白术、当归、陈皮、柴胡、升麻、炙草、煨姜、黑枣。治大肠癌便溏频数，气短纳呆，证属脾虚中气下陷者。

3.槐角地榆汤（《证治准绳·类方》）：地榆、槐角、白芍药（炒）、栀子（炒焦）、枳壳（炒）、黄芩、荆芥。治大肠癌便下黏液臭秽或夹脓血，里急后重，证属湿热下血者。

（三）中成药

1.平消胶囊：具有活血化瘀、止痛散结、清热解毒、扶正驱邪功效，用于治疗肺癌、肝癌、食管癌、胃癌、宫颈癌、乳腺癌等多种恶性肿瘤。每片含生药0.48 g。常用量，每天3次，每次4～8片，3个月为一疗程。

2.鸦胆子油（注射液或口服液）：可明显抑制肿瘤细胞DNA的合成。

第七节　膀胱癌

膀胱癌（bladder carcinoma）是起源于膀胱内壁黏膜上皮的恶性肿瘤，是泌尿系统最常见的肿瘤之一，是一种直接威胁患者生存的疾病。可发生在膀胱内任何部位，以三角区、两侧壁、后壁为最好发区。膀胱癌可发生于任何年龄，甚至于儿童。其发病率随年龄增长而增加，高发年龄50～70岁。男性膀胱癌发病率为女性的4倍。最常见的是膀胱尿路上皮癌，约占膀胱癌患者总数的90%以上，通常所说的膀胱就指膀胱尿路上皮癌，既往被称为膀胱移行细胞癌。

一、临床表现与分期

（一）血尿

间歇性无痛性肉眼血尿或镜下血尿是膀胱癌的典型和常见症状。镜下血尿出现在肉眼血尿之前，病期相对早。大多数患者以肉眼血尿就诊，多为全程血尿，也可表现为排尿初期或终末血尿。血尿多呈间歇性发生，一般早期间隔时间较长，随着病情的进展，间隔期逐渐缩短。

（二）尿频、尿急、尿痛

有20%～30%的患者会出现尿频、尿急、尿痛等症状，但较少见于早期患者。若膀胱癌肿累及膀胱颈部或前列腺或大块坏死脱落的癌组织阻塞膀胱颈口，会出现排尿困难，引发尿潴留。

（三）下腹包块

肿瘤生长到一定程度，浸润波及肌层，腹部触诊可扪及腹部正中移动性包块；若浸润到盆腔，则包块固定。

（四）转移灶表现

晚期膀胱癌可发生盆底周围浸润或远处转移，常见的远处转移部位为肝、肺、骨等器官。当肿瘤侵犯至膀胱周围组织或转移至盆腔淋巴结时，可引起腰痛，下腹部耻骨上区疼痛放射至外阴或大腿；当肿瘤侵犯到输尿管口时，可引起输尿管下端梗阻导致无尿而出现尿毒症。

二、诊断标准

（一）临床表现及影像学检查

1. 症状　血尿是膀胱癌最常见的症状，尤其是间歇全程无痛性血尿，可表现为肉眼血尿为镜下血尿，膀胱癌患者亦以尿频、尿急、尿痛即膀胱刺激征和盆腔疼痛为首发表现，其他症状还有输尿管梗阻所致腰胁部疼痛、下肢水肿、盆腔包块、尿潴留等。有的患者就诊时即表现为体重减轻、肾功能不全、腹痛骨痛均为晚期症状。

2. 体格检查　膀胱癌患者触及盆腔包块多是局部进展性肿瘤的证据。

3. 影像学检查及其他检查

（1）泌尿系平片+静脉尿路造影（KUB+IVU），了解上尿路有无肿瘤及肾功能情况。

（2）超声检查：可检查出5 mm以上的肿瘤。

（3）CT检查：可以发现肿瘤外浸润范围，淋巴结有无转移，是否侵犯相邻器官，也可用于鉴别阴性尿石、乳头状肿瘤和血块。

（4）MRI检查：和CT检查不同，不接受射线，不需要使用对肾有毒的造影剂，对肿瘤的软组织浸润容易发现，对膀胱肿瘤分期优于CT和超声检查。

（5）尿脱落细胞学检查：尿脱落细胞学检查方法简便、无创、特异性高，是膀胱癌诊断和术后随访的主要方法。对于分级高的膀胱癌，特别是原位癌，敏感性和特异性均较高。

（6）膀胱镜检查和活检：目前膀胱镜检查仍然是诊断膀胱癌最可靠的方法。通过膀胱检查可以发现膀胱是否有肿瘤，胆确肿瘤数目、大小、形态和部位，并且可以对肿瘤和可疑病变部位进行活检以明确病理诊断。

（7）需要鉴别诊断的疾病有：非特异性膀胱炎、肾结核、尿石症、腺线膀胱炎、放射性膀胱炎、良性前列腺增生、前列腺癌、子宫颈癌等。

（二）病理诊断

膀胱癌确诊依靠病理切片，其组织学分级及分期标准见下：

尿路被覆的上皮统称为尿路上皮。传统上将尿路上皮称为移行上皮。目前在文献和习惯上这两个名词常常被交替使用，本书中主要采用尿路上的概念。

三、西医药物思路、原则、目标与处方

治疗根据浅表性及浸润性膀胱癌两种方案各异。浅表性膀胱癌治疗以手术治疗及膀胱内灌注治疗为主，浸润性膀胱癌治疗包括手术、化疗、灌注及姑息放疗等。预后主要与解剖学分期、肿瘤细胞分级等有关。

（一）药物治疗方案

膀胱非肌层浸润性尿路上皮癌患者多采用经尿道膀胱肿瘤电切术，术后用膀胱灌注治疗预防复发。肌层浸润性尿路上皮癌和膀胱鳞癌、腺癌患者多采用全膀胱或部分切除术治疗。中晚期患者术前可先进行新辅助化疗。转移性膀胱癌以化疗为主，化疗的有效率为40%~65%。

化学药物治疗方案

（1）膀胱灌注化疗

吡柔比星（Pirarubicin）或（THP Therarubicin）：30 mg。

0.9%生理盐水20 mL，膀胱灌注，保留0.5~2小时，每周一次，共4~8周，随后进行膀胱维持灌注化疗，每月1次，共6~12个月。

（2）术后膀胱灌注免疫治疗

卡介苗（BCG）

斯奇康（BCG Polysaccharide and Nucleic Acid Injection）：12支，0.35 mg/mL/支。

0.9%生理盐水20 mL，灌注一般在TUR-BT术后2周开始，膀胱灌注，保留0.5~2小时，每月1次，灌注1~3年（至少维持灌注1年）。

（二）用药说明及注意事项

术后早期膀胱灌注化疗及维持膀胱灌注化疗：对于中危和高危的非肌层浸润性膀胱癌，术后24小时内即刻膀胱灌注治疗，灌注期间出现严重的膀胱刺激症状时，应延迟或停止灌注治疗，以免继发膀胱挛缩。膀胱灌注治疗的副作用与药物剂量和

灌注频率有关。膀胱灌注化疗的药物：膀胱灌注化疗常用药物包括表柔比星、丝裂霉素、吡柔比星、羟喜树碱等。表柔比星的常用剂量为50～80 mg，丝裂霉素为20～60 mg，吡柔比星为30 mg，羟喜树碱为10～20 mg。其他的化疗药物还包括吉西他滨等。灌注前不要大量饮水，避免尿液将药物稀释。膀胱灌注化疗的主要副作用是化学性膀胱炎，程度与灌注剂量和频率相关，TUR-BT术后即刻膀胱灌注更应注意药物的副作用。多数副作用在停止灌注后可以自行改善。

（三）中医中药治疗

1. 白花蛇舌草、蛇莓、蛇六谷、土茯苓、龙葵、白英、土大黄各30 g。水煎服，每日1剂。

2. 消癌平（Xiao ai ping pian）：9片，每天3次。

四、中医中药治疗处方

（一）辨证论治处方

1. 湿热下注

辨证要点：血尿鲜红，频频出现，或小便时有灼热疼痛，少腹拘急疼痛，伴有低热，口干口苦，乏力，或心烦口渴，夜寐不安，或纳呆食少，恶心呕吐，或大便不畅，舌质红，苔黄腻，脉滑数。

治法：清热利湿，活血散结。

方药：八正散（《太平惠民和剂局方》）加减。

方中以栀子、生大黄、生薏苡仁清热消肿为主药；辅以萹蓄、车前子、木通利尿；与滑石、瞿麦等配伍有清热利湿的功效；佐以小蓟、土茯苓、侧柏叶、甘草以清热解毒，凉血活血止血，增强抗癌之力。

2. 脾肾两虚

辨证要点：血尿，血色淡红，呈间歇性、无痛性，伴头晕耳鸣，腰膝酸软，乏力口淡，或腰痛腹胀，纳差，便溏，舌质淡，苔白，脉沉细。

治法：健脾益肾，软坚散结。

方药：右归丸（《景岳全书》）加减。

方中以党参、白术补中益气健脾为主药；辅以熟地黄、山茱萸、山药补益肝肾；菟丝子、枸杞、杜仲滋补肾阴；并用小量附子温阳暖肾，意在微微生火，以鼓舞肾气；佐以鳖甲、僵蚕软坚散结；甘草缓急止痛，调和诸药。

3. 瘀毒蕴结

辨证要点：血尿，尿中可见血块，或尿恶臭带腐肉，小便点滴而下或尿细如线，甚则小便阻塞，完全不通，少腹坠胀疼痛，舌质暗，瘀点瘀斑，脉沉细。

治法：解毒化瘀，活血散结。

方药：桃核承气汤（《伤寒论》）加减。

方中以桃仁破血祛瘀、大黄下瘀泄热为主药；辅以桂枝通行血脉；芒硝泄热软坚；牛膝引药下行；以甘草调和诸药为使药。

4.肾虚火旺

辨证要点：尿血鲜红，小便短赤不畅，腰膝酸软，头晕耳鸣，五心烦热，潮热颧红，口干舌燥，舌红少苔，脉细数。

治法：滋阴降火，凉血止血。

方药：知柏地黄丸（《医宗金鉴》）加减。

方中以熟地黄滋肾阴、益精髓，山茱萸滋肾益肝，山药滋肾补脾为主药；辅以泽泻泻肾降浊，丹皮泻肝火，茯苓渗脾湿，黄柏清热泻火，知母滋阴降火。

（二）中成药

1.安替可胶囊：由蟾皮等中药提取物制成。具有软坚散结，解毒定痛，养血活血之功效。用法用量：口服，一日3次，一次2粒，饭后服用；疗程6周，或遵医嘱。

2.复方斑蝥胶囊：有清热解毒，消瘀散结之功效。有明显的抗肿瘤作用，能增强机体的特异性和非特异性免疫功能。用法用量：口服，一日2次，一次3粒。

（黄海福　杨美玲）

参考文献

［1］王承德, 沈丕安, 胡荫奇. 实用中医风湿病学［M］. 北京：人民卫生出版社, 2015：583–594.

［2］中华医学会内分泌学分会. 高尿酸血症和痛风治疗的中国专家共识［J］. 中华内分泌代谢杂志, 2013, 29（11）：913–920.

［3］中华医学会风湿病学分会. 2016中国痛风诊疗指南［J］. 浙江医学, 2017, 39（21）：1823–1832.

［4］施桂英. 急性痛风关节炎的治疗选择［J］. 临床药物治疗杂志, 2012, 10（1）：1–4.

［5］郭赫, 倪青. 高尿酸血症与痛风的诊断与中医药治疗策略［J］. 中国临床医生杂志, 2018, 46（11）：1268–1270.

［6］韩潇. 协和临床用药速查手册［M］. 北京：中国协和医科大学出版社, 2015.

［7］邵志高. 治疗药物监测与给药方案设计［M］. 南京：东南大学出版社, 2010.

［8］刘建平, 李高. 生物药剂学与药物动力学［M］. 北京：人民卫生出版社, 2011.

［9］隋忠国, 荆凡波, 毕晓林, 等. 临床个体化用药［M］. 北京：人民卫生出版社, 2017.

［10］李晓宇, 刘皋林. CYP450酶特性及其应用研究进展［J］. 中国临床药理学与治疗学, 2008, 13（08）：942–946.

［11］Barbarino JM, Kroetz DL, Klein TE, et al. PharmGKB summary：very important pharmacogene information for human leukocyte antigen B ［J］. Pharmacogenetics and Genomics, 2015, 25（4）：205–221.

［12］张瑞, 魏冬青, 魏华春, 等. 药物基因组学与个性化药物设计研究进展［J］. 药学进展, 2007, 31（6）：241–246.

［13］杨莉萍, 谢婧, 刘瑶, 等. CYP2 C19*2、*3基因多态性与氯吡格雷临床疗效相关性的体系评价［J］. 中国循证医学杂志, 2012, 12（09）：1063–1070.

［14］单婷婷, 董瑞华, 秦小清, 等. 药物基因多态性与个体化用药的研究进展［J］. 医药导报, 2010, 29（1）：64–67.

［15］阳国平, 郭成贤. 药物基因组学与个体化治疗用药决策［M］. 北京：人民卫生出版社, 2012.

［16］姜远英, 许建华, 向明. 临床药物治疗学［M］. 北京：人民卫生出版社, 2003.

［17］隋忠国, 荆凡波, 毕晓林等. 临床个体化用药［M］. 北京：人民卫生出版社, 2017.

［18］殷立新, 张力辉. 老年人用药指导［M］. 北京：人民卫生出版社, 2012.

［19］杨泽民, 邓剑雄. 药品不良反应学［M］. 北京：中国中医药出版社.

［20］凌春燕, 管媛媛. 老年人药物不良反应及合理用药干预［J］. 中国医院药学杂

志, 2007, 27（7）：942-943.

［21］印晓星. 治疗药物监测［M］. 北京：人民军医出版社, 2011：7-24.

［22］邵志高. 治疗药物监测与给药方案设计［M］. 南京：东南大学出版社, 2010：199.

［23］Brüggemann RJ, Aarnoutse RE. Fundament and Prerequisites for the Application of an Antifungal TDM Service［J］. Curr Fungal Infect Rep, 2015, 9（2）：122-129.

［24］柳芳, 陈文倩, 李朋梅, 等. 治疗药物监测的概念探析［J］. 实用药物与临床, 2016, 19（3）：380-383.

［25］王菁, 刘璐, 郑恒, 等. 治疗药物监测的研究进展［J］. 中国医院药学杂志, 2017, 37（1）：1-8.

［26］张相林, 我国治疗药物监测发展及展望［J］. 中国药理学与毒理学杂志, 2015, 29（05）：741-743.

［27］黄正明. 关于治疗药物监测和药物不良反应监测若干问题的探讨［J］. 中国药物应用与监测, 2005, 2（1）：39-42.

［28］薄娜娜, 王倩, 刘旭. 血药浓度监测技术进展的研究［J］. 国际检验医学杂志, 2015, 36（22）：3291-3294.

［29］盛阳昊, 王萍, 刘丹琦, 等. 体内药物分析的HPLC柱切换平台搭建与研究进展［J］. 中国药房, 2015, 26（10）：1410-1413.

［30］谢烨, 李威, 周争朝, 等. 新型在线柱萃取高效液相色谱法测定异烟肼的血药浓度［J］. 中南药学, 2013, 11（8）：568-571.

［31］林玮玮, 王长连. 群体药物代谢动力学原理及应用进展［J］. 医学综述, 2008, 14（9）：1394-1397.

［32］陈文倩, 刘晓, 李朋梅, 等. 群体药物动力学在治疗药物监测中的应用［J］. 中国医院用药评价与分析, 2012, 12（9）：855-859.

［33］鲍红荣, 赵志刚. 治疗药物监测与药物基因组学［J］. 中国药业, 2011, 20（4）：17-19.

［34］FDA Drug Safety Communication. Reduced Effectiveness of Plavix（Clopidogrel）in Patients Who Are Poor Metabolizers of the Drug. 2010, http：//www. fda. gov/Drugs/DrugSafety/Postmarket-Drug Safety Information for Patientsand Providers/ucm203888. html.

［35］Clarke NJ. Mass Spectrometry in precision medicine： Phenotypic measurements alongside pharmacogenomics［J］. Clin Chem, 2016, 62（1）：70-76.

［36］隋忠国, 荆凡波, 毕晓林, 等. 临床个体化用药［M］. 北京：人民卫生出版社, 2017：81-83.

［37］曾英彤, 伍俊妍, 郑志华, 等译. 美国药师协会药物治疗管理服务［M］. 北京：中国医药科技出版社, 2018：77-82.

［38］陈文倩, 崔刚, 刘晓, 等. UPLC-MS/MS同时测定肾移植患者全血中环孢霉素

A、他克莫司、西罗莫司、霉酚酸及泼尼松龙［J］.中国药学杂志,2014,49（20）：1845-1849.

［39］贾辅忠,李兰娟.感染病学［M］.南京：江苏科学技术出版社,2010：3-4.

［40］任瑞琦,周蕾,向妮娟,等.中国内地人感染H7N9禽流感疫情流行病学特征分析［J］.中华流行病学杂志,2014,35（12）：1362-1365.

［41］艾效曼,胡云建,倪语星,等.2005—2014年CHINET老年患者临床分离菌耐药性监测［J］.中国感染与化疗杂志,2016,16（3）：302-314.

［42］金惠铭,陈思锋.高级临床病理生理学［M］.上海：复旦大学出版社,2010：1-10.

［43］中华医学会呼吸病学分会感染学组.铜绿假单胞菌下呼吸道感染诊治专家共识［J］.中华结核和呼吸杂志,2014,37（1）：9-15.

［44］陈佰义,何礼贤,胡必杰,等.中国鲍曼不动杆菌感染诊治与防控专家共识［J］.中华医学杂志［J］.2012,92（2）：76-85.

［45］中华医学会重症医学分会.重症患者侵袭性真菌感染诊断与治疗指南（2007）［J］.中华内科杂志,2007,46（11）：960-966.

［46］吴江,贾建平.神经病学［M］.北京：人民卫生出版社,2018：196-201.

［47］中华中医药学会.脑出血中医诊疗指南［J］.中国中医药现代远程教育,2011,9（23）：110-112.

［48］赵久良,冯云路.协和内科住院医师手册［M］.2版.北京：中国协和医科大学出版社,2017：528-529.

［49］中华医学会神经病学分会,中华医学会神经病学分会脑血管病学组.中国蛛网膜下隙出血诊治指南（2015）［J］.中华神经科杂志,2016,49（3）：182-191.

［50］韩潇.协和临床用药速查手册［M］.北京：中国协和医科大学出版社,2016：36-39.

［51］鲍远程.蛛网膜下隙出血中西诊疗指南解读［J］.中医药临床杂志,2013,25（11）：946-949.

［52］胡郁坤,陈志鹏.中医单方全书［M］.湖南：湖南科学技术出版社,2013：121-123.

［53］周德生,姚欣艳.中风病良方大全［M］.山西：山西科学技术出版社,2016：18：633-656.

［54］中国中西医结合学会神经科专业委员会,中国脑梗死中西医结合诊治指南（2017）［J］.中国中西医结合杂志,2018；38（2）：136-144.

［55］陈鹏跃,中医药治疗短暂性脑缺血发作21例临床观察.中西医结合与祖国医学,2006,6（10）：537-538.

［56］张志军,冯来会,王宝亮,等,中西医结合治疗短暂性脑缺血发作45例中医研究,2012,11（25）：31-32.

［57］杨剑明. 自拟通窍定眩汤治疗短暂性脑缺血发作临床观察. 内蒙古中医药, 2010, （9）：16-17.

［58］张瑞丽. 短暂性脑缺血发作的中医游证治疗、中国民回疗法, 2008, 750-51.

［59］周宝宽, 周探. 短暂性脑缺血发作验案3则中国中医急症, 20, 122054-2055.

［60］郎淑敏, 周恒, 唐秀丽. 轻身降脂方治疗颈动脉系统短暂脑缺血发作临床现察, 河北中医, 2011, 2：200-201.

［61］中华医学会神经病学分会, 中华医学会神经病学分会脑血管病学组. 中国脑出血诊治指南（2014）［J］. 中华神经科杂志, 2015, 48（6）：435-444.

［62］中华中医药学会. 脑出血中医诊疗指南［J］. 中国中医药现代远程教育, 2011, 9（23）：110-112.

［63］赵久良, 冯云路. 协和内科住院医师手册［M］. 2版. 北京：中国协和医科大学出版社, 2017：528-529.

［64］程爵棠, 程功文. 单方验方治百病［M］. 河南：河南科学技术出版社, 2018：53-54.

［65］旷惠桃, 潘远根, 柳景红. 中医本草疗法［M］. 湖南：湖南科学技术出版社, 2013：336-339.

［66］孔久玲. 急性脑出血治疗中单唾液酸四己糖神经节苷脂的应用效果分析［J］. 中西医结合心血管病电子杂志, 2016, 4（30）：57-58.

［67］王双虎, 陆培琴, 王珍珍, 等. 神经生长因子对脑出血患者神经功能缺损及骨桥蛋白表达的影响［J］. 蚌埠医学院学报, 2017, 42（8）：1076-1079.

［68］张星, 张永明, 赵霞, 等. 小牛血去蛋白提取物联合高压氧对HICH患者神经功能恢复的影响［J］. 脑与神经疾病杂志, 2018, 26（2）：105-109.

［69］Stratelis G, Jakobsson P, Molstad S, et al. Early detection of COPD in primary care：screening by invitation of smokers aged 40 to 55 years［J］. Br J Gen Pract, 2004, 54（500）：201-206.

［70］Zhang H, Cai B. The impact of tobacco on lung health in China［J］. Respirology, 2003, 8（1）：17-21.

［71］钟南山. 慢阻肺流行病及防治战略［J］. 医学研究通讯, 2003, 32（11）：143-144.

［72］Hnizdo E, Vallyat han V. Chronic obstructive pulmonary disease due to occupational exposure to silica dust：a review of epidemiological and pathological evidence［J］. Occup Environ Med, 2003, 60（4）：237-243.

［73］Kiraz K, Kart L, Demir R, et al. Chronic pulmonary disease in rural women exposed to biomass fumes［J］. Clin Invest Med, 2003, 26（5）：243-248.

［74］Patel IS, Vlahos I, Wilkinson TM, et al. Bronchiectasis, exacerbation indices, and inflammation in chronic obstructive pulmonary disease［J］. Am J Respir Crit Care Med, 2004, 170（4）：400-407.

［75］ 卢冰冰, 何权瀛, 陈青, 等. 预测慢性阻塞性肺病患者子代肺功能的相关因素研究［J］. 中华医学杂志, 2002, 82（16）: 1136-1139.

［76］ Kazerouni N, Alverson CJ, Redd SC, et al. Sex differences in COPD and lung cancer mortality trends United States, 1968-1999［J］. Womens Health （Larchmt）, 2004, 13（1）: 17-23.

［77］ 李曦. 慢性阻塞性肺疾病与肺源性心脏病［M］. 西安: 第四军医大学出版社, 2018: 232-465.

［78］ 苏新民. 肺心患者: 谨慎用药过冬［J］. 大众健康杂志, 2016, 12（1）: 51.

［79］ 中华医学会内分泌学分会. 高尿酸血症和痛风治疗的中国专家共识［J］. 中华内分泌代谢杂志, 2013, 29（11）: 913-920.

［80］ 中华医学会风湿病学分会. 2016中国痛风诊疗指南［J］. 浙江医学, 2017, 39（21）: 1823-1832.

［81］ 郭赫, 倪青. 高尿酸血症与痛风的诊断与中医药治疗策略［J］. 中国临床医生杂志, 2018, 46（11）: 12-14.

［82］ 李有香. 老年哮喘研究的新进展［J］. 中国老年学杂志, 2011: 31（13）: 2592-2594.

［83］ 中华医学会呼吸分会哮喘学组. 支气管哮喘防治指南（2016年版）［J］. 中华结核和呼吸杂志, 2016, 39（9）: 675-697.

［84］ 徐顺富, 南淑玲, 周涛. 中医治疗哮喘的临床进展［J］. 辽宁中医药大学学报, 2016, 08（4）: 150-153.

［85］ 王同翠, 治疗支气管哮喘验方［J］. 开卷有益: 求医问药, 2017（10）: 44.

［86］ 潘文超, 史锁芳. 中医药治疗支气管扩张症临床研究进展［J］. 江西中医药, 2009, 40（1）: 75-77.

［87］ 唐忠. 支气管扩张中医辨证治疗临床分析［J］. 心理医生, 2018, 4（24）: 133.

［88］ 刘炜. 苗药止血验方治疗痰热壅肺型支气管扩张咯血30例临床观察［J］. 当代临床医刊, 2011, 24（6）: 53-54.

［89］ 中华医学会心血管病学分会, 中华心血管病杂志编辑委员会. 中国心力衰竭诊断和治疗指南2014［J］. 中华心血管病杂志, 2014, 42（2）: 98-122.

［90］ 冠心病中医临床研究联盟, 中国中西医结合学会心血管疾病专业委员会, 中华中医药学会心病分会, 等. 慢性心力衰竭中医诊疗专家共识［J］. 中医杂志, 2014, 55（14）: 1258-1260.

［91］ 李小鹰. 心血管疾病药物治疗学［M］. 2版. 北京: 人民卫生出版社, 2013.

［92］ 中华医学会心血管病学分会, 中国老年学学会心脑血管病专业委员会. 老年高血压的诊断与治疗中国专家共识（2011版）［J］. 中华内科杂志, 2012, 51（1）: 76-82.

［93］ 中国高血压防治指南修订委员会中国高血压联盟. 2010年中国高血压防治指南［J］. 中国医学前沿杂志, 2011, 3（5）: 42-93.

［94］中华医学会心血管病学分会，中华心血管病杂志编辑委员会. 慢性稳定性心绞痛诊断与治疗指南［J］.中华心血管病杂志，2007, 35（3）：195-206.

［95］中国老年学学会心脑血管病专业委员会，中国康复医学会心脑血管病专业委员会. 稳定性冠心病口服抗血小板药物治疗中国专家共识［J］.中华心血管病杂志，2016, 44（2）：104-111.

［96］中国成人血脂异常防治指南修订联合委员会. 中国成人血脂异常防治指南（2016年修订版）［J］.中华心血管病杂志，2016, 44（10）：833-853.

［97］中华医学会心血管病学分会介入心脏病学组，中国医师协会心血管内科医师分会血栓防治专业委员会，中华心血管病杂志编辑委员会. 中国经皮冠状动脉介入治疗指南（2016）［J］.中华心血管病杂志，2016, 44（5）：382-400.

［98］中华医学会心血管病学分会，中华心血管病杂志编辑委员会. 急性ST段抬高型心肌梗死诊断和治疗指南［J］.中华心血管病杂志，2015，（43）5：380-393.

［99］中华医学会心血管病学分会，中华心血管病杂志编辑委员会. 非ST段抬高型急性冠状动脉综合征诊断和治疗指南（2016）［J］.中华心血管病杂志，2017.（45）5：359-376.

［100］中国医师协会中西医结合医师分会，中国中西医结合学会心血管病专业委员会，中国中西医结合学会重症医学专业员委员会，等. 急性心肌梗死中西医结合诊疗专家共识［J］.中国中西医结合杂志，2018（38）3：272-284.

［101］陈可冀，史大卓. 冠心病及急性心肌梗死中医临床辨证标准及防治指南［M］.北京：人民卫生出版社，2014：50.

［102］中华心血管病杂志血栓循证工作组. 非瓣膜病心房颤动患者应用新型口服抗凝药物中国专家建议［J］.中华心血管病杂志，2014, 42（5）：362-369.

［103］中华医学会神经病学分会，中华医学会神经病学分会脑血管病学组. 中国缺血性脑卒中和短暂性脑缺血发作二级预防指南2014［J］.中华神经科学杂志，2015, 48（4）：258-273.

［104］吴鸿，王振涛. 从"虚""瘀""热"论治快速性心律失常的经验仁［J］.江苏中医药，2004；25（6）：23-24.

［105］付蓉，张艳，柳士博，等. 张艳教授治疗房颤经验撷蓄［J］.长春中医药大学学报，2008；24（1）：14-15.

［106］缺血性肠病诊治中国专家建议（2011）写作组，中华医学会老年医学分会，《中华老年医学杂志》编辑委员会. 老年人缺血性肠病诊治中国专家建议（2011）［J］.中华老年医学杂志，2011, 30（1）：1-6.

［107］徐赛群，刘丽，王伟宁，等. 缺血性肠病临床特点和诊治的回顾性分析［J］.湖南师范大学学报（医学版），2016, 13（02）：90-93.

［108］吴本俨. 关注老年急性缺血性肠病诊断. 中华老年医学杂志，2009.28：286-288.

［109］闫静，杨昆，甘华田. 老年人急性肠系膜缺血的临床特征［J］.中华老年医学

杂志, 2016, 35（2）：190-194.

［110］斯锞, 杨杰, 廖文. 缺血性结肠炎青、中老年患者临床特征的比较［J］. 世界华人消化杂志, 2014, 22（34）：5376-5380.

［111］吴本俨. 不断提高对缺血性肠病诊断的认识［J］. 中华保健医学杂志, 2012, 14（6）：423-425.

［112］姚健凤, 虞阳, 张伟, 等. 伴有慢性便秘的老年缺血性结肠炎的临床特点［J］. 中华老年多器官疾病杂志, 2014, 13（3）：165-169.

［113］陈伟. 缺血性肠病的再认识［J］. 中国冶金工业医学杂志, 2016, 33（2）：148-149.

［114］Higgins PD , Davis KJ , Laine L. Systematic review：the epidemiology of ischaemic colitis［J］. Aliment Pharmacol Ther, 2004, 19（7）：729-738.

［115］李军祥, 陈喆, 肖冰等. 消化性溃疡中西医结合诊疗共识意见（2017年）［J］. 中国中西医结合消化杂志, 2018（02）：112-120.

［116］张声生, 王垂杰, 李玉等. 消化性溃疡中医诊疗专家共识意见（2017）［J］. 中华中医药杂志, 2017（09）：227-231.

［117］刘文忠. 日本《消化性溃疡循证临床实践指南（2015年）》解读［J］. 胃肠病学, 2016, 721（03）：129-137.

［118］赵树斌. 老年消化性溃疡的临床特征和内镜特点［J］. 深圳中西医结合杂志, 2016, 26（05）：51-53.

［119］赖婷婷. 老年消化性溃疡患者的相关危险因素分析及预防对策. 中国卫生产业, 2017（01）：161-163.

［120］中华医学会老年医学分会, 中华老年医学杂志编辑委员会. 老年性慢性胃炎中国共识意见［J］. 中华老年医学杂志. 2018, 37（5）：485-488.

［121］Eshmuratov A, Nah JC, Kim N, et al. The correlation of endoscopic and histological diagnosis of gastric atrophy［J］. Dig Dis Sci, 2010, 55（5）：1364-1375.

［122］Nomura S, Ida K, Terao S, et al. Endoscopic diagnosis of gastric mucosal atrophy：multicenter prospective study［J］. Dig Endosc. 2014, 26（6）：709-719.

［123］Gonzalez CA, Sanz-Anquela JM, Gisbert JP, et al. Utility of subtyping intestinal metaplasia as marker of gastric cancer risk. A review of the evidence［J］. Int J Cancer, 2013, 133（5）：1023-1032.

［124］刘文忠, 谢勇, 陆红, 等. 第五次全国幽门螺杆菌感染处理共识报告［J］. 中华消化杂志. 2017, 37（6）：364-378.

［125］中华医学会老年医学杂志编辑委员会, 中华医学会老年医学分会. 老年人质子泵抑制剂合理应用专家共识［J］. 中华老年医学杂志, 2015, 34（10）：1045-1052.

［126］中华老年医学杂志编辑委员会, 中华医学会老年医学分会. 老年人功能性消化不良诊治专家共识［J］. 中华老年医学杂志, 2015, 34（7）：698-705.

［127］中华中医药学会脾胃病分会, 张声生, 唐旭东. 慢性胃炎中医诊疗专家共识意见（2017）［J］. 中华中医药杂志. 2017, 32（7）: 3063-3064.

［128］中华医学会消化病学分会胃肠动力学组中国医学会外科学分会结直肠肛门外科学组. 中国慢性便秘诊治指南（2013, 武汉）［J］. 胃肠病学, 2013, 33（5）: 605-612.

［129］姚健凤, 郑松柏. 老年人慢性便秘的评估与处理专家共识解读［J］. 中华老年病研究电子杂志, 2017, 36（4）: 28-31.

［130］Lindberg G, Hamidss, Malfertheiner P, et al. World Gastroenterology Organisation Global Guideline: Constipation——a Global Perspective［J］. Journal of Clinical Gastroenterology, 2011, 45（6）: 483-487.

［131］赵治凤, 樊晋宇, 张光谋. 1400例肝硬化患者流行病学分析［J］. 中国卫生检验杂志, 2016（3）: 414-415.

［132］中华医学会. 临床诊疗指南: 消化系统疾病分册［M］. 北京: 人民卫生出版社, 2005: 83-83.

［133］中华医学会肝病学分会, 中华医学会感染病学分会. 慢性乙型肝炎防治指南（2010）［J］. 中华肝脏病杂志, 2011, 19（1）: 13-24.

［134］中国中西医结合学会肝病专业委员会. 肝纤维化中西医结合诊疗指南［J］. 中西医结合肝病杂志, 2006, 16（5）: 316-320.

［135］中华医学会骨科学分会关节外科学组. 骨关节炎诊疗指南（2018年版）［J］. 中华骨科杂志, 2018, 38（12）: 705-715.

［136］阎小萍, 张炬, 翁习生. 常见风湿病及相关骨科疾病中西医结合诊治［M］. 北京: 人民卫生出版社, 2015: 35-55.

［137］李满意, 娄玉钤. 娄多峰教授治疗骨关节炎经验总结［J］. 风湿病与关节炎, 2015, 4（7）: 43-46.

［138］中华医学会糖尿病学分会. 中国2型糖尿病防治指南（2017年版）［J］. 中国实用内科杂志, 2018, 38（4）: 292-344.

［139］中华中医药学会. 糖尿病中医防治指南［J］. 中国中医药现代远程教育, 2011, 9（4）: 148-151.

［140］汪耀. 实用老年医学［M］. 北京: 人民卫生出版社, 2014: 150-155.

［141］刘学兰. 中医内分泌代谢病学［M］. 北京: 科学出版社, 2017: 98-114.

［142］卫生部合理用药专家委员会. 内分泌与代谢性疾病合理用药指南［M］. 北京: 人民卫生出版社, 2014: 156-161.

［143］中国中西医结合学会心血管病专业委员会动脉粥样硬化与血脂异常专业组. 血脂异常中西医结合诊疗专家共识［J］. 中国全科医学, 2017, 20（3）: 262-269.

［144］于青, 刘新桥, 孙波, 等. 方和谦教授验方降脂汤治疗高脂血症［J］. 中国实验

方剂学杂志, 2013, 19（4）：286-288.

［145］王承德, 沈丕安, 胡荫奇. 实用中医风湿病学［M］. 北京：人民卫生出版社, 2015：583-594.

［146］中华医学会内分泌学分会. 高尿酸血症和痛风治疗的中国专家共识［J］. 中华内分泌代谢杂志, 2013, 29（11）：913-920.

［147］中华医学会风湿病学分会. 2016年中国痛风诊疗指南［J］. 浙江医学, 2017, 39（21）：1823-1832.

［148］施桂英. 急性痛风关节炎的治疗选择［J］. 临床药物治疗杂志, 2012, 10（1）：1-4.

［149］郭赫, 倪青. 高尿酸血症与痛风的诊断与中医药治疗策略［J］. 中国临床医生杂志, 2018, 46（11）：1268-1270.

［150］韩潇. 协和临床用药速查手册［M］. 北京：中国协和医科大学出版社, 2015：167-170.

［151］中华医学会骨质疏松和骨矿盐疾病分会. 原发性骨质疏松症诊疗指南（2017）［J］. 中华骨质疏松和骨矿盐疾病杂志, 2017, 10（5）：413-443.

［152］卫生部合理用药专家委员会. 内分泌与代谢性疾病合理用药指南［M］. 北京：人民卫生出版社, 2014：169-174.

［153］中国老年学学会骨质疏松委员会中医药与骨病学科组. 中医药防治原发性骨质疏松症专家共识（2015）［J］. 中国骨质疏松杂志, 2015, 21（9）：1023-1028.

［154］孙颂歌, 邱新萍, 张艳珍. 阎小萍教授补肾强督法治疗骨质疏松的临床经验［J］. 中国妇幼健康研究, 2017, 28（4）：36-37.

［155］王文胜, 李飞, 邵航, 等. 张俐教授专方治疗骨质疏松症合并骨关节炎临证经验［J］. 中华中医药杂志, 2015, 30（8）：2799-2801.

［156］陈灏珠, 林果为. 实用内科学［M］. 上海：人民卫生出版社, 2009.

［157］徐彦贵, 高仲阳, 赵学群. 内科医师处方手册［M］. 北京：人民军医出版社, 2009.

［158］谢兆霞, 贺石林等, 老年血液病的诊断与治疗［M］. 上海：中南大学出版社, 2007.

［159］沈悌, 赵永强, 周道斌等. 血液病诊断及疗效标准［M］. 北京：科学出版社, 2018.

［160］周岱翰, 林丽珠, 蒋梅等, 中医肿瘤学［M］. 广州：广东高等教育出版社, 2007.

［161］路英智, 董汉振, 张小兵. 行为疗法与药物治疗老年失眠症的对照研究［J］. 中华行为医学与脑科学杂志, 2002, 11（2）：175-176.

［162］贺弋, 邵继红. 酸枣仁合剂对中老年失眠症的防治研究［J］. 陕西中医, 2001,

22（2）：87-88.

［163］孙丽娟. 老年失眠症患者的生活质量及心理健康水平研究［J］. 精神医学杂志, 2004, 17（3）：150-151.

［164］叶人, 袁拯忠, 何金彩, 等. 补肾填精法治疗老年失眠症的临床观察［J］. 中医药学刊, 2006, 24（10）：1923-1924.

［165］杨玉玲, 王雪婷, 田玉双等. 酸枣仁治疗老年失眠症疗效观察［J］. 现代中西医结合杂志, 21（03）：258-259.

［166］朱依谆, 殷明. 药理学［M］. 北京：人民卫生出版社, 2011.

［167］雷小平, 徐萍. 药物化学［M］. 北京：高等教育出版社, 2010.

［168］鲍莎莎, 宋哲, 张金峰, 等. 米氮平联合文拉法辛治疗伴失眠的老年抑郁症患者 效果观察及对睡眠质量、血清 5-HT 的影响［J］. 临床误诊误治, 2019. 32（1）：49-53.

［169］吕海燕, 贾建平. 雌激素治疗阿尔茨海默病的争议［J］. 中国临床康复, 2005, 9（13）：125-127.

［170］杨晓帆, 郭艳芹, 陈培等. 阿尔茨海默病的分子发生机制及治疗进展［J］. 牡丹江医学院学报, 2010, 31（4）：59-61

［171］MCKEITHIG, DICKSONDW, LOWEJ. Diagnosis and man agement of dementia with Lewy bodies：third report of the DLB Consortium［J］. Neurology, 2005, 65：1863—1872.

［172］COLLERTOND, BURND, MCKEITHI. Systenlatic review and meta-analysis show that dementia with Lewy bodies is avisual-perceptual and attentiona-executive dementia［J］. Dement Geriatr Cogn Disord, 2003, 16：229-237.

［173］HARDING HARDINGAJ. BROEGA. HALLIDAYGM. Visual hall-ucinations in Lewy body disease relate to Lewy bodies in the temoral lobe［J］. Brain, 2002, 125：391-403.

［174］谢幸, 孔北华, 段涛. 妇产科学［M］. 北京：人民卫生出版社, 2018.

［175］罗颂平, 刘雁峰. 中医妇科学［M］. 北京：人民卫生出版社, 2018：131-135.

［176］徐达, 吴颢昕. 吴颢昕治疗更年期综合征经验［J］. 中国中医基础医学杂志, 2017, 23（10）：1479-1480.

［177］于红娟, 夏桂成. 夏桂成治疗更年期综合征的经验［J］. 中华中医药杂志, 2012, 27（10）：2573-2575.

［178］谢幸, 孙兆华, 段涛. 妇产科学［M］. 北京：人民卫生出版社, 2018.

［179］谈勇. 中医妇科学［M］. 北京：中国中医药出版社, 2016.

［180］游洋. 针灸治疗妇科癥瘕的体会［J］. 新中医, 1984, 10（8）：32-33.

［181］刘二兰. 穴位埋线治疗气滞血瘀型癥瘕（子宫肌瘤）的临床观察［J］. 中国继续医学教育, 2018, 10（9）：128-129.

［182］谢幸、孔北华、段涛. 妇产科学［M］. 北京：人民卫生出版社, 2018.

［183］贺建军. 定眩汤用于老年性眩晕治疗中的临床有效性研究［J］. 黑龙江中医药, 2018（5）：44-45.

［184］曾茜, 李国铭, 华荣, 等. 岭南名中医林夏泉辨治老年性眩晕经验［J］. 陕西中医药大学学报, 2015, 38（6）：27-29, 38.

［185］何江进, 洪善贻. 洪善贻运用川芎葛根汤治疗老年性眩晕经验［J］. 湖北中医药大学学报, 2016, 18（1）：104-106.

［186］赵堪兴, 杨培增, 翟佳, 等. 眼科学［M］. 北京：人民卫生出版社, 2013：150.

［187］赵家良, 胡铮, 张承芬, 等. 眼科诊疗常规［M］. 北京：人民卫生出版社, 2007：252-253.

［188］葛坚, 赵家良, 黎晓新, 等. 眼科学［M］. 北京：人民卫生出版社, 2014：211-213.

［189］陈翔, 王宇. 还原型谷胱甘肽对老年性白内障超声乳化术后早期角膜水肿的影响. 中国医师杂志 2008; 10（7）：981-982.

［190］张素贞. 莎普爱思在白内障治疗中的应用. 北方药学 2015; 2：49.

［191］李伟华, 亢泽峰. 现代医学与传统医学对白内障的研究进展与思考. 国际眼科杂志 2010; 10（2）：288-291.

［192］阴正勤, 李世迎. 眼科干细胞研究的现状及进一步研究的问题. 中华实验眼科杂志 2015; 33（9）：769-773.

［193］姜玟彤, 刘 平. 年龄相关性白内障防治药物的相关研究进展. 国际眼科杂志 2018；17（2）：243-246.

［194］段俊国, 廖品正, 詹宇坚等中医眼科学［M］. 北京：人民卫生出版社, 2015：189.

［195］赵家良, 胡铮, 张承芬, 等. 眼科诊疗常规［M］. 北京：人民卫生出版社, 2007：269-272.

［196］ZHOU W . New trend of drug therapy for glaucoma［J］. Mod Pract Med, 2015, 27（9）：1122-1125.

［197］周伟. 青光眼药物治疗的新动向［J］. 现代实用医学, 2015, 27（9）：1122-1125.

［198］PRUM B E, LIM M C, MANSBERGER S L, STEIN J D, MOROI S E; GEDDE S J, et al. Primary open-angle glaucoma suspect preferred practice pattern Guidelines［J］. O phthalmology, 2016, 123（1）：112-151.

［199］VARMAR, PEEPLES P, WALT, J G, BRAM LEY T J. Disease progression and the need for neuroprotection in glaucoma management［J］. Am J Manag Care, 2008, 14（1 Suppl）：s15-19.

［200］LIF, HUANGWB, ZHANG XL. Efficacy and safety of different regimens for primary open-angle glaucoma or ocular hypertension：asystematic review and network meta-analysis［J］. Acta Ophthalmol, 2018, 96（3）：277-284.

［201］张谱, 江冰. 青光眼的个体化药物治疗［J］. 眼科新进展, 2010, 30（10）：991–993.

［202］王培, 曾继红, 唐莉. 四川大学华西医院门诊青光眼患者药物使用情况分析［J］. 中华眼科杂志, 2018, 54（3）：189–193.

［203］BERTELMANNE, MINKON, TORUNN. Glaucoma attack following Hughes tarsoconjunctival flap：What should bedone［J］. Ophthalmologe, 2012, 109（9）：897–900.

［204］邵毅, 青光眼诊断与治疗规范–2017年英国专家共识解读［J］. 眼科新进展, 2018, 38（11）：1003.

［205］王幼生, 彭耀崧, 黄小瑛, 等. 活血化瘀中药对原发性青光眼患者视力的影响［J］. 广州中医药大学学报, 2001, 18（4）：304 –307.

［206］中华医学会眼科分会. 眼科临床指南［M］. 北京：人民卫生出版社, 2013：103.

［207］王志兵. 青光眼的中医药治疗进展研究［J］. 中国处方药, 2018, 15（12）：28–29.

［208］蒋超然. 老年性黄斑变性病因的研究新进展［J］. 现代医学与健康研究, 2018, 2（13）：191–193.

［209］辛秀琴, 吴艳峰, 尹金值, 等. 重组抗 IgE 人源化单克隆抗体治疗支气管哮喘急性发作期的疗效［J］. 中国老年学杂志, 2015, 35（17）：4926–4927.

［210］赵家良, 胡铮, 张承芬, 等. 眼科诊疗常规［M］. 北京：人民卫生出版社, 2007：401–402.

［211］pegaptanib sodium as maintenance therapy in Japanese patients with neovascular age–related macular degeneration［J］. Jpn J Ophthalmol, 2015, 59（3）：1 2015, 59（3）：73–178.

［212］AFARID M, SAEDGI S A, RAHAT F, et al. Intravotreal Injection of Bevacizumab：Review of our previous Experience［J］. Iran J Pharm Res, 2018, 17（3）：1093–1098.

［213］JOHNSTON R L, CARIUS H J, SKELLY A, et al. A Retrospeceive Study of Ranibizumab Treatment Regimens for Neovascular Age–Related Macular Degeneration（nAMD）in Australia and the United Kingdom［J］. Adv Ther, 2017, 34（3）：703–712.

［214］GUO M Y, CHENG J, ETMINAN M, et al. One year effectiveness study of intravitreal aflibercept in neovascular age–related macular degeneration：a meta–analysis［J］. Acta Ophthalmol, 2018, doi：10. 1111/aos. 13825.

［215］段俊国, 廖品正, 詹宇坚, 等. 中医眼科学［M］. 北京：人民卫生出版社, 2015：229.

［216］李谊, 朱豫, 邹倩. 七叶洋地黄双苷滴眼液治疗干性黄斑变性的临床效果

〔J〕. 实用医药杂志, 2009, 26（12）: 50.

［217］罗毅, 丁洪涛. 七叶洋地黄双苷滴眼液对老年黄斑变性的疗效观察和机制初探〔J〕. 中国生化药物杂志, 2011, 32（2）: 153-155.

［218］边波, 万征, 李永乐, 等. 高血压患者视网膜病变调查及其临床价值评价〔J〕. 中国慢性病 预防与控制, 2011, 19（2）: 170-171.

［219］魏文斌, 付晶, 傅涛, 等. 同仁眼科诊疗指南〔M〕. 北京: 人民卫生出版社, 2016: 406-407.

［220］中国高血压防治指南修订委员会. 中国高血压防治指南 2010〔J〕. 中华心血管病杂志, 2011, 39（7）: 701-708.

［221］邓伟明, 刘宗军. 中西医治疗 H 型高血压的研究进展〔J〕. 世界最新医学信息文摘, 2018, 18（98）: 106-107, 109.

［222］Leong PK, Chiu PY, Chen N. Schisandrin B elicits a glutathione antioxidant response and protects against apoptosis via the redox-sensitive ERK/Nrf2 pathway in AML12 hepatocytes〔J〕. Free Radic Res, 2011, 45（4）: 483-495.

［223］凌志红, 徐格致, 龚红华, 等. 糖基化终产物对纯化培养大鼠视网膜神经节细胞凋亡的影响〔J〕. 中华眼科杂志, 2005, 41（1）: 55-57.

［224］刘家琦, 李凤鸣, 吴静安, 等. 实用眼科学〔M〕. 北京: 人民卫生出版社, 2014: 424-426.

［225］Gillies MC, Sutter FK, Simpson JM, et al. Intravitreal triamcinolone.

［226］for refractory diabetic macular edema: two-year results of a double-masked, placebo-controlled, randomized clinical trial〔J〕. Ophthalmology 2006, 113（9）: 1533-1538.

［227］with diabetic macular edema〔J〕. Ophthalmology, 2014, 121（10）: 1904-1914.

［228］段俊国, 廖品正, 詹宇坚, 等. 中医眼科学〔M〕. 北京: 人民卫生出版社, 2012: 221-222.

［229］黄选兆, 汪吉宝, 孔维佳, 等. 实用耳鼻咽喉头颈外科学〔M〕. 北京: 人民卫生出版社, 2008.

［230］王秋菊, Hamid MA. 耳内科疾病相关基础研究与诊治新进展（下篇）〔J〕. 中华耳科学杂志, 2014（2）: 182-189.

［231］胡连生. 中医耳鼻咽喉科学〔M〕. 北京: 中国中医药出版社, 2004.

［232］李健, 李可. "肾四味"味重量轻取代重剂补肾〔J〕. 实用中医内科杂志, 2015, 29（1）: 8-10.

［233］马新燕, 吴静, 郭祥峰. 耳聋左慈丸加减联合颈项针治疗老年性耳聋的临床研究〔J〕. 中医药导报, 2017, 23（20）: 73-75.

［234］彭秀, 李莉珠, 陈伊芮, 等. 老年性耳聋的中西医防治浅析〔J〕. 亚太传统医药, 2017, 13（15）: 61-63.

［235］陆小年, 徐金华. 尖锐湿疣治疗专家共识（2017）［J］. 临床皮肤科杂志. 2018（02）：125-127.

［236］张红, 李浪, 潘启龙. 老年性尖锐湿疣的临床特点及其防治对策［J］. 右江医学. 2009（03）：284-285.

［237］Gotovtseva EP, Kapadia AS, Smolensky MH, et al. Optimal frequency of imiquimod（aldara）5% cream for the treatment of external genital warts in immunocompetent adults：a meta-analysis［J］. Sex Transm Dis, 2008, 35（4）：346-351.

［238］涂平, 郑和义, 顾恒, 等. 外用盐酸氨基酮戊酸光动力疗法治疗尖锐湿疣多中心随机对照研究［J］. 中华皮肤科杂志, 2007, 40（2）：67-70.

［239］Workowski KA, Bolan GA. Centers for Disease Control and Prevention. Sexually transmitted disease treatment guidelines, 2015［J］. MMWR Recomm Rep, 2015, 64（RR-03）：1-137.

［240］Lacey CJ, Woodhall SC, Wikstrom A, et al. 2012 European guideline for the management of anogenital warts［J］. J Eur Acad Dermatol Venereol, 2013, 27（3）：e263-e270.

［241］Wang XL, Wang HW, Wang HS, et al. Topical 5-aminolaevulinic acid-photodynamic therapy for the treatment of urethral condylomata acuminata［J］. Br J Dermatol, 2004, 151（4）：880-885.

［242］顾明明. 加味土茯苓汤熏洗治疗外阴尖锐湿疣97例.［J］中国医学创新, 2012, 9（26）：131-132.

［243］张满刚, 任占良. 中药熏洗治疗尖锐湿疣30例疗效观察［J］. 吉林医学, 2011, 32（22）：4650.

［244］中国中西医结合学会皮肤性病专业委员会老年皮肤病学组. 老年皮肤瘙痒症诊断与治疗专家共识［J］. 中国皮肤性病学杂志, 2018, 32（11）：1233-1237.

［245］Yosipovitch G, Bernhard JD. Chronic pruritus［J］. New England Journal of Medicine, 2013, 368（17）：1625-1634.

［246］Rajagopalan M, Saraswat A, Godse K, et al. Diagnosis and management of chronic pruritus：an expert consensus review［J］. Indian J Dermatol, 2017, 62（1）：7-17.

［247］Stander S. Classification of Itch［J］. Curr Probl Dermatol, 2016, 50：1-4.

［248］Stander S, Weisshaar E, Mettang T, et al. Clinical classification of itch：a position paper of the International Forum for the Study of Itch［J］. Acta Derm Venereol, 2007, 87（4）：291-294.

［249］Zuberbier T, Aberer W, Asero R, et al. The EAACI/GA（2）LEN/EDF/WAO guideline for the definition, classification, diagnosis and management of urticaria［J］. Allergy, 2018, 73（7）：1393-1414.

［250］ Valdes-Rodriguez R, Stull C, Yosipovitch G. Chronic pruritus in the elderly：pathophysiology, diagnosis and management［J］. Drugs Aging, 2015, 32（3）：201-215.

［251］ Nowak D, Yeung J. Diagnosis and treatment of pruritus［J］. Can Fam Physician, 2017, 63（12）：918-924.

［252］ Sher L G, Chang J, Patel IB, et al. Relieving the pruritus of atopic dermatitis： a meta-analysis［J］. Acta Derm Venereol, 2012, 92（5）：455-461.

［253］ Katayama I, Aihara M, Ohya Y, et al. Japanese guidelines for atopic dermatitis 2017［J］. Allergol Int, 2017, 66（2）：230-247.

［254］ Hayama K, Takano Y, Tamura J, et al. Effectiveness of a heparinoid-containing moisturiser to treat senile xerosis［J］. Australas J Dermatol, 2015, 56（1）：36-39.

［255］ Grozdev IS, Van Voorhees AS, Gottlieb AB, et al. Psoriasis in the elderly： from the Medical Board of the National Psoriasis Foundation［J］. J Am Acad Dermatol, 2011, 65（3）：537-545.

［256］ O'Donoghue M, Tharp MD. Antihistamines and their role as antipruritics［J］. Dermatol Ther, 2005, 18（4）：333-340.

［257］ Yosipovitch G, Bernhard JD. Clinical practice. Chronic pruritus［J］. N Engl J Med, 2013, 368（17）：1625-1634.

［258］ 中国中西医结合学会皮肤性病专业委员会环境与职业性皮肤病学组. 抗组胺药在皮肤科应用专家共识［J］. 中华皮肤科杂志, 2017, 50（6）：393-396.

［259］ Lee J, Shin JU, Noh S, et al, Clinical efficacy and safety of naltrexone combination therapy in older patients with severe pruritus［J］. Ann Dermatol, 2016, 28（2）：159-163.

［260］ Raap U, Stander S, Metz M. Pathophysiology of itch and new treatments［J］. Curr Opin Allergy Clin Immunol, 2011, 11（5）：420-427.

［261］ Kumagai H, Ebata T, Takamori K, et al. Effect of a novel kappa-receptor agonist, nalfurafine hydrochloride, on severe itch in 337 haemodialysis patients： a Phase Ⅲ, randomized, double-blind, placebo-controlled study［J］. Nephrol Dial Transplant, 2010, 25（4）：1251-1257.

［262］ Matsuda KM, Sharma D, Schonfeld AR, et al. Gabapentin and pregabalin for the treatment of chronic pruritus［J］. J Am Acad Dermatol, 2016, 75（3）：619-625.

［263］ Stander S, Bockenholt B, Schurmeyer-Horst F, et al. Treatment of chronic pruritus with the selective serotonin re-uptake inhibitors paroxetine and fluvoxamine：results of an open-labelled, two-arm proof-of-concept study［J］. Acta Derm Venereol, 2009, 89（1）：45-51.

［264］Sharma D, Kwatra SG. Thalidomide for the treatment of chronic refractory pruritus ［J］. J Am Acad Dermatol, 2016, 74（2）：363-369.

［265］Hammes S, Hermann J, Roos S, et al. UVB 308-nm excimer light and bath PUVA：combination therapy is very effective in the treatment of prurigo nodularis ［J］. J Eur Acad Dermatol Venereol, 2011, 25（7）：799-803.

［266］Ko MJ, Yang JY, Wu HY, et al. Narrowband ultraviolet B phototherapy for patients with refractory uraemic pruritus： a randomized controlled trial ［J］. Br J Dermatol, 2011, 165（3）：633-639.

［267］Pérez-Pérez L, Allegue F, Fabeiro JM, et al. Notalgia paresthesica successfully treated with narrow-band UVB： report of five cases ［J］. J Eur Acad Dermatol Venereol, 2010, 24（6）：730-732.

［268］中华中医药学会皮肤科分会. 皮肤瘙痒症中医治疗专家共识［J］. 中国中西医结合皮肤性病学杂志, 2017, 16（2）：189-190.

［269］赵炳南, 张志礼. 简明中医皮肤病学［M］. 北京：中国中医药出版社. 2014：178.

［270］赵辨. 中国临床皮肤病学［M］. 南京：江苏科学技术出版社, 2009：394-398.

［271］中华中医药学会皮肤科分会. 蛇串疮中医诊疗指南（2014年修订版）［J］. 中医杂志, 2015, 56（13）：1163-1168.

［272］带状疱疹后神经痛诊疗共识编写专家组. 带状疱疹后神经痛诊疗中国专家共识［J］. 中国疼痛医学杂志, 2016, 22（3）：161-167.

［273］中国疾病预防控制中心性病控制中心, 中华医学会皮肤性病学分会性病学组, 中国医师协会皮肤科医师分会性病亚专业委员会. 梅毒、淋病、生殖器疱疹、生殖道沙眼衣原体感染诊疗指南（2014）［J］. 中华皮肤科杂志, 2014, 47（5）：365-372.

［274］Horner P, Blee K, O ' Mahony C, et al. UK National Guideline on the management of non-gonococcal urethritis. Int J STD AIDS, 2016, 27（2）：85-96.

［275］Alberta Health Public Health Notifiable Disease Management Guide-lines Non-Gonococcal Urethritis. Government of Alberta, 2013.

［276］范瑞强, 邓丙戌, 杨志波. 中医皮肤性病学（临床版）［M］. 北京：科学技术文献出版社, 2010：773-783.

［277］张健斌, 兰天培. 自拟清毒汤合罗红霉素治疗非淋菌性尿道炎疗效观察［J］. 福建中医药, 2015, 46（1）：21-22.

［278］中国疾病预防控制中心性病控制中心, 中华医学会皮肤性病学分会性病学组, 中国医师协会皮肤科医师分会性病亚专业委员会. 梅毒、淋病、生殖器疱疹、生殖道沙眼衣原体感染诊疗指南（2014）［J］. 中华皮肤科杂志, 2014, 47（5）：365-372.

［279］张先家,刘伟.老年临床药物治疗学.北京：科学技术文献出版社,2014.

［280］王蔚文.临床疾病诊断与疗效判断标准.北京：科学技术文献出版社,2010.

［281］周继如,张智博,罗恒.合理有效安全用药处方手册.北京：科学技术文献出版社,2018.